奈特神经科学彩色图谱

NETTER'S ATLAS OF NEUROSCIENCE

（第 3 版）

奈特神经科学彩色图谱
NETTER'S ATLAS OF NEUROSCIENCE
（第 3 版）

原著 **David L. Felten,** MD, PhD
M. Kerry O' Banion, MD, PhD
Mary Summo Maida, PhD

主译　李安然
主审　张卫光

绘图：**Frank H. Netter,** MD

参与绘图
James A. Perkins, MFA, CMI, FAMI
Carlos A. G. Machado, MD
John A. Craig, MD

北京大学医学出版社

NAITE SHENJING KEXUE CAISE TUPU (DI 3 BAN)

图书在版编目（CIP）数据

　　奈特神经科学彩色图谱：第 3 版 /（美）大卫 L. 费尔顿（David L.
Felten），（美）M. 克里. 欧班宁（M. Kerry O'. Banion），（美）玛丽. 苏
莫. 梅达（Mary Summo Maida）原著；李安然主译. – 北京：北京大学
医学出版社，2018.6（2021.6 重印）
　　书名原文：Netter's Atlas of Neuroscience, 3rd Edition
　　ISBN 978-7-5659-1748-6

　　Ⅰ. ①奈… Ⅱ. ①大… ②M… ③玛… ④李… Ⅲ. ①
神经科学—图谱 Ⅳ. ①R74-64

　　中国版本图书馆CIP 数据核字(2017) 第 329886 号

奈特神经科学彩色图谱（第 3 版）

主　　译：李安然
出版发行：北京大学医学出版社
地　　址：（100191）北京市海淀区学院路 38 号　北京大学医学部院内
电　　话：发行部 010-82802230；图书邮购 010-82802495
网　　址：http : //www.pumpress.com.cn
E－mail：booksale@bjmu.edu.cn
印　　刷：北京金康利印刷有限公司
经　　销：新华书店
责任编辑：陈　奋　　责任校对：金彤文　　责任印制：李　啸
开　　本：889mm×1194mm　1/16　印张：32.25　字数：1175 千字
版　　次：2018 年 6 月第 1 版　2021 年 6 月第 2 次印刷
书　　号：ISBN 978-7-5659-1748-6
定　　价：290.00 元
版权所有，违者必究
（凡属质量问题请与本社发行部联系退换）

译者名单

主　译：李安然（美国韦尔斯利学院）
主　审：张卫光（北京大学基础医学院）

译　者（按姓氏笔画排序）：

丁慧如（北京大学基础医学院）

王　旭（北京大学第一临床医学院）

王鼎予（北京大学第一临床医学院）

方　璇（北京大学基础医学院）

刘怀存（北京大学基础医学院）

全　葳（北京大学第一临床医学院）

李　旭（积水潭医院）

李安然（美国韦尔斯利学院）

张　文（北京大学第三临床医学院）

张卫光（北京大学基础医学院）

张苏杰（北京大学第二临床医学院）

张季蕾（北京大学第三临床医学院）

张馨雨（北京大学第三临床医学院）

崔浩然（北京大学第三临床医学院）

夏舜尧（北京医院）

徐　霆（北京大学药学院）

崔　璨（北京大学第一临床医学院）

樊　婧（北京大学基础医学院）

中文版序（一）

用可能的艺术去诠释不确定的医学

安然是我好朋友的女儿。一天，她妈妈跟我说，安然翻译了一本《奈特神经科学彩色图谱》，希望我给她的书写个序。

安然仅是一位美国大学四年级的学生，一个尚未进入医科大学的孩子，怎么会对这样繁重而枯燥的工作感兴趣？什么是她的源动力？什么方法能使得这样的工作在两年半的时间内高效完成？这些都引起了我极大的兴趣，我特别邀请她到我办公室来面谈。

在阳光明媚的办公室里，我欣赏地观察着坐在我面前的这个女孩：双眼充满着智慧的光芒，非常自信但毫不夸张地向我娓娓道来她一路学习的驱动力。

安然的妈妈是医生，她从小受医学的熏陶，使她养成了一个良好的学习习惯：对自己感兴趣的东西可以很快找到如何获取知识的途径和方法。她一直对神经科学充满好奇。高一到美国读书时，就参加了一个学习生理解剖的业余兴趣班，教课老师是一位退休的神经外科医生，尽管这个班只有6个不涉世事的孩子，但他以极大的热忱免费教授这些孩子。老师对一周两次的课极其认真地准备，各种标本图谱一应俱全。学生则极努力地学习，安然每次上课都会认真做笔记并素描标本和图谱。课后再复习课上的内容，把素描细节补上并着色标注。她就是通过这样一笔一划的描绘把复杂的神经系统牢牢记住。安然给我看她的笔记本，我被她精致的笔记惊呆了！

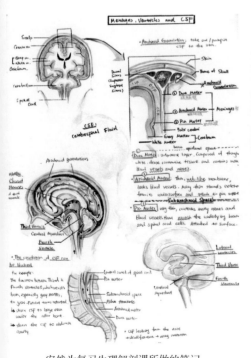

安然为复习生理解剖课所做的笔记

且不说这些图的色彩、明暗、比例等的真实，单就每个部位的解剖词标定，对一个高中生来说都是生涩难懂和枯燥乏味的，难得她还能如此津津乐道地标出和牢记于心。她告诉我，之所以要画图，就是为了要记住这些看起来互相没有关系而又生疏的词汇。画图过程中通过一笔一划的描画，就能记住了。尽管她还没有学习大脑的结构，但这个方法的确是强化记忆的过程：画图的过程调动了大脑中结构、立体重建、逻辑联系等功能的连接，构成一个强化的记忆链，把自己的能力和智慧发展到极致。

我问她："你怎么想起要翻译这本书？"她笑着说："我学的是英文的解剖名词，回来在与中国学生交流时发现无法沟通。由此而萌生出要翻译这本书的想法。通过翻译，参考大量中文解剖书，会对自己理解和记忆都很有帮助。"好聪明的孩子！我面试过无数学生，有聪明的、狡黠的、羞涩的、拘谨的、紧张的、诚恳的、老实的、厚道的、勤奋的，等等，但很少有学生如此认真自觉地去以自己的兴趣出发，自我设计各种学习方法去追求自己心目中的理想！她为了自己的理想，可以整个暑假伏案工作，完全沉浸在"懂得"和"记得"的喜悦之中。

现代临床医学之父威廉·奥斯勒说过："医学是不确定的科学，是可能的艺术。"人体太复杂，像个小宇宙，我们对人体的了解仅是苍海一粟。它是一个极复杂的系统，可以像图谱一样分章别类地介绍，但不可以独立地存在。因此，对每一个图案的注释都要带着对整体功能的理解去认识。绘画就有这样的整体感和联系的认知。记得世界介入神经界公认的奇才、法国著名的神经解剖学、神经放射学教授 Pierre Lasjaunias 就把他对神经胚胎发育对后天性疾病的影响用图画表现出来。在他的画里，我们看到的不仅是逼真，而是研究智慧的结晶！他关于颅-内外"危险吻合"的血管分布图堪称世界介入神经科医生必备的宝典！由此可见，"可能的艺术"可以把"不确定的医学"逐渐完善。

一本好书可以改变人的一生。这本《奈特神经科学彩色图谱》的翻译，也许可以是造就未来一批伟大的神经外科医生的基石，安然可能就是其中的一员。我一生培养了许多学生，正如孟子曰："集天下英才而教之"，这是我人生中的三大至乐之一。也许我再没有机会亲自教授安然了，但愿为她翻译的书作序，也算是助她成长过程中的一臂之力。

奈特若在天有灵，看到有这么年轻有为的继承者，也会欣慰地赞叹！

是为序。

凌　锋

中国国际神经科学研究所执行所长

2018 年 1 月 14 日於法国阿尔卑斯山

中文版序（二）

一年前，安然把一本 477 页的 *NETTER'S Atlas of Neuroscience*（*3rd edition*）拿给了我，希望翻译成中文版本，使广大中国医生和医学生更加深刻地领悟神经科学的魅力，也能更近距离地欣赏奈特图谱的精美。认真翻阅这本图谱以后，发现其主要内容是神经解剖学，正与我的专业人体解剖学不谋而合，我很痛快地答应做该书中文版的主审并迅速投入到翻译的指导工作中。但随着翻译的展开，我渐渐发现这本图谱的内容不但涵盖了组织胚胎学、细胞生物学、神经解剖学、神经生理学、神经生物学、医学免疫学、分子生物学、神经病学、神经系统影像学等诸多学科，还添加了大量基础医学的最新研究进展和临床应用。我意识到"轻敌"了。

《奈特神经科学彩色图谱》共分为 3 个部分，即神经系统概述、局部神经科学和系统神经科学，又细分成 16 个章节，包含有千余幅精美的神经科学油画图，的确是知识和视觉的一场盛宴。在安然的统筹规划和张馨雨的协调安排下，众位译者历经百余天，终于在 2017 年年初完成了翻译初稿，其后是漫长而艰辛的互审和校对工作。这是大家精诚合作、砥砺前行的成果。他们朝气蓬勃，才华横溢；除了安然身在美国的 Wellesley College 外，其余译者均来自北京大学，当然也包括我。我为他们每一个人感到骄傲和自豪。

在翻译过程中，专业名词的中文翻译主要参考了《神经解剖学》（张培林主编）、《人体解剖学——下册》（张朝佑主编）、《格氏解剖学》（徐群渊主译）和《奈特人体解剖学彩色图谱》（张卫光主译）等权威书籍。此外，我们还得到了陈春花副教授和伊鸣研究员等来自多学科专业老师的帮助，借此表示衷心的感谢。

翻译和审校过程中，我们也走了一些弯路。首先是我的轻敌，不再赘述；其次是想尽量保留原书中的英文图注，以更好地展现奈特神经科学图谱的魅力，但这给排版带来了很大困难，有些地方也只能忍痛割爱，仅保留了中文翻译，敬请谅解。此外，我们还尽可能依照原文进行翻译，如保留了"杏仁核"和"Parkinson"等许多国际上常用的疾病症状和名称，未翻译成国内常用的"杏仁体"和"帕金森"；第三是我的"吹毛求疵"，自求审核每一行文字、每一幅图、推敲某一个词的确切翻译，故书稿的审核整整持续了两百余天。神经科学博大精深，新的研究成果层出不穷，尽管我们力求准确，仔细查证了众多的知识内容和研究进展，但确因水平和知识面有限，书中必定存在许多理解错误、语法不当、审校不细之处，恳请读者鼎力斧正和谅解。

张卫光
北京大学基础医学院
2017 年冬于北医

译者前言

第一次拜读奈特博士的著作时，我还是一名高中生。当时，我为复习生理解剖课所做的手绘笔记被曾是麻省总医院神经外科医生的老师 Dr. Alex Wall 看到，遂被赠予了一本《奈特病理学图谱》，以资鼓励。从那时起，我便视奈特博士为偶像，折服于他对人体解剖结构精准而细腻的描绘，敬佩他独特的构思以及那些自然流露于笔触、随处可见的教学寓意。身兼外科医生和艺术家的奈特博士，把科学与艺术完美结合，将自己丰富的临床经验和艺术灵感融会贯通至他笔下的每一幅插画中，生动灵活地为读者展现了解剖学的临床运用。几年后，进入神经科学领域的我在看到奈特博士所绘著的《神经解剖彩色图谱》时，不禁再次为其折服，并强烈希望能将这样的精品与更多的同行分享，尤其希望有助于国内同道。因此，有幸可以翻译再版的《奈特神经科学彩色图谱》，触摸大师出神入化的绘图，感悟其跃然纸上的神韵、感受大师精益求精的科学精神，我感到不胜荣幸，亦诚惶诚恐。我愿以最虔诚的态度和认真的精神再现原著的精髓，并将其呈现给热爱神经科学的读者们。

《奈特神经科学彩色图谱》（第 3 版）是由美国著名神经科学专家 Dr. David L. Felten, Dr. M. Kerry O'Banion 和 Mary S. Maida 联袂编著的一本关于神经解剖、生理、病理和临床表现的神经科学图谱，包含两百余幅奈特博士精美的手绘画稿，适用于从事医学、神经科学专业和对神经科学感兴趣的读者们学习使用。在奈特博士手绘彩图的基础上，本书还添加了高清的磁共振成像（MRI）、血管造影、计算机断层扫描（CT）以及组织切片染色等图像，将这些图像与 3D 神经系统解剖图进行对照，视觉化地诠释了神经解剖学、生理学、及病理学之间的联系。与上一版相比，第 3 版新增了"临床意义"板块，简明扼要地展示了基础科学与临床应用在神经科学中的结合。本译本更是首次采用了中英文双注解形式，保留了所有的英文专业词汇，以便读者在桥接基础神经科学与临床应用的同时，能够利用此书更好地阅读英文学术著作，对接国际前沿的神经科学研究。对于广大学习神经科学的本科生、研究生，以及从事临床和科研的工作者而言，本书不仅是一部首选的神经科学图谱，更是一本高效的教辅和参考书。

　　在本书中文版付梓之际，我由衷感谢相助于翻译、审校和编辑的每一位专家和同事。特别感谢著名的解剖学专家、北京大学医学部张卫光教授的悉心指导和严谨审校，感谢张老师用他数十年从事解剖学教学和学术出版的经验为我们释疑解惑，为本书的出版保驾护航；感谢北京大学医学部基础医学院陈春花副教授和北京大学神经科学研究所伊鸣研究员所提供的专业帮助；感谢共同完成翻译工作的张馨雨、张季蕾、王鼎予、李旭、夏舜尧、崔浩然、全葳、张苏杰和张文、丁慧如、王旭、方璇、刘怀存、徐霆、崔璨、樊婧等来自北京大学的青年医师；感谢陈奋老师对本书一丝不苟的编辑校对；感谢北京大学医学出版社，特别是总编赵莳老师的信任与支持；感谢家人和朋友们一如既往的支持和帮助，是你们的鼓励让我完成了这份挑战！对笔者而言，长达两年余的翻译亦是一次系统学习和深造的过程。鉴于译者才疏学浅，翻译之中有理解不当、纰漏疏忽之处在所难免，还请各位专家前辈、同道学者评述赐正。最后，希望本书能够带领读者开启一次激动人心的阅读之旅，体会到神经科学的复杂与美丽，促进这个方兴未艾的学科在我国的普及和发展。

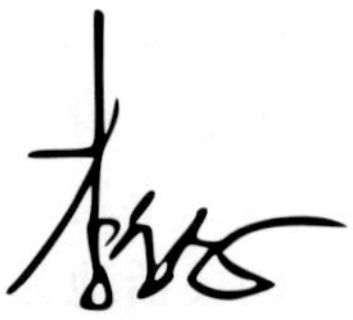

李安然（Anran Li）
2018 年 5 月于美国韦尔斯利学院
Wellesley College，USA

原著前言

如同《奈特神经科学彩色图谱》的第 1 版和第 2 版，第 3 版将弗兰克·奈特（Frank Netter）博士所描绘的局部神经解剖学和系统神经解剖学的丰富精美插图与关于大脑、脊髓和周围神经系统的知识巧妙结合，构成了一本极具科学性和艺术性的神经图谱。Jim Perkins 和 John Craig 的优秀插画，更是对原版奈特图谱进行了有效的补充。

第 1 版收录了从脊髓至脑干的矢状面、冠状面和横截面的切片图。第 2 版在此基础上加入了由计算机断层扫描（CT）、磁共振成像（MRI）（包括 T1 和 T2 加权）、正电子发射断层扫描（PET）、功能性磁共振成像（fMRI）和弥散张量成像（DTI）所生成的图像。这些图像为中枢神经系统轴突联合、关联与投射通路提供了伪彩色图像。该版还收录了各轴位（fullplate）的 MRIs，并将其分别与 John Craig 博士所绘制的脑干横截面、矢状面和冠状面的插图进行了逐一对比。新添加的 200 多个"临床意义"更是为关键部位的主要功能提供了简明的临床讨论。这些临床讨论旨在帮助读者搭建各板块中的解剖生理知识与其相关临床问题的桥梁。

第 3 版在前两版的基础上添加了许多新的元素。如神经系统概述部分的第一章——"神经元及其特性"已被彻底修订和整编。新增加了约 15 个与分子和细胞相关的板块，包括星形胶质细胞、小胶质细胞、少突胶质细胞、轴突转运、生长和营养因子、核转录因子、神经元干细胞生物学等。整本图谱中增加了约 50 个新的板块。其中的许多插图使用了 Jim Perkins 的作品，体现了他清晰、美丽地表现分子和细胞的卓越能力。我们同时添加了脊髓和脑干的组织学横截面图以匹配之前已有的插图。添加了更多脑干部分的切片，用以展示髓质、脑桥和中脑的主要血管综合征。许多新的显微照片也被收录进了新版图谱中，以增加插图的清晰度。

第 3 版保留了前两版的整体结构：①神经系统概述；②局部神经科学和③系统神经科学。这些部分被进一步细分成不同章节，方便读者阅读并融会贯通上下文。我们在每一张主要插图中都提供了简明的图例以标出其中主要的功能性信息，尤其是当该图与临床评估相关时。我们坚信，像《奈特神经科学彩色图谱》这样深度和精度的图谱应该着重强调学习的重点，而非罗列长而繁琐的如教科书般的解释。尽管如此，精美的插图结合图例和相关的临床讨论还是能够对局部和系统神经系统解剖的基本组成、结构和功能提供全面的讲解。

《奈特神经科学彩色图谱》提供了对包括周围神经系统及其靶组织、中枢神经系统、脑室系统、脑膜、脑血管系统、神经发育和神经内分泌调控在内的整个神经系统的一个综合概览。全书包含的细节充实但并不繁琐，以便读者可以对人类神经科学，包括医学院校中神经医学、神经系统解剖学和神经生理学课程所涵盖的内容有一个基础的认识。

我们正处在一个医疗体系快速变化、医学领域知识爆炸的时代，其中尤为明显的就是正在不断革新的分子生物学。在这样的时代背景下，医学院校面临着不得不增加越来越多的非基础科学课程的压力。强调以高科技检验、结果解析和成像代替以采集病史和体格检查为基础的临床实践逐渐成为一个危险的趋势。很多医学院校为了努力"降低"教学强度，开展了更多以问题为导向的（我们赞赏的）小组教学，目的是加快学生进入临床实践的步伐。

从长远来看，在如此紧张的医学院课表中加入这些额外课程的代价就是基础科学课程的减少，以解剖学、生理学、组织学和胚胎学为甚。我们坚信，每一名医生都应该具备扎实的基础知识。为了缩短基础科学课程的长度而只要求医学生们掌握 12 对脑神经中 3 对的功能和临床意义，并美其名曰"代表性示例"是非常不负责任的。虽然医学生们总是迫不及待地想进入临床诊治患者，但是他们需要具备最起码的基础知识才有可能担当起这样的重任，特别是在他们需要用临床经验而不是死记硬背的知识来诊疗患者的时候。

《奈特神经科学彩色图谱》大纲

本书的神经系统概述部分介绍了神经系统的基本组成和结构特征，可谓是一个非常大体的概览。它为读者深入了解局部和系统神经系统科学打下了重要的基础。神经系统概述部分的章节包括了神经元及其特性，前脑、脑干和小脑、脊髓、脑膜、脑室系统、脑血管系统以及神经系统发生的简介。

局部神经科学部分介绍了周围神经系统、脊髓、脑干和小脑以及前脑（间脑和端脑）的结构组成。本书由外周开始，继而向颅侧延伸，即从后部向前端。周围神经系统部分详细描述了外周神经系统的躯体和自主神经支配。在这一章中，我们并没有严格地将中枢神经系统和周围神经系统区分处理，而是希望可以带领读者从大体

解剖学的角度来了解周围神经系统和自主神经系统。详细地学习局部解剖对于诊断、理解并定位机体的局部损伤十分重要，包括脑卒中、脑肿瘤、创伤、特异性脱髓鞘病变、炎症反应和其他局部问题。本节中的许多临床相关知识会帮助读者了解如"脑血管供应问题是如何导致脑梗死的"这样的问题（如，脑干综合征）。

系统神经科学部分描述了感觉系统、运动系统（包括小脑和基底核，值得注意的是，这两个区域还参与除运动外系统的其他活动）、自主神经 - 下丘脑 - 边缘系统（包括神经内分泌）和更高级的皮质功能。我们遵循了 Nauta 教授的理念，将各个感觉系统与其依次相对应的反射通路、小脑通路和丘系通路进行了归纳与整理。对于运动系统，我们从下运动神经元梳理到各个系统内的上运动神经元，然后依次讲解小脑和基底核对上运动神经元系统的重要调节作用。对于自主神经 - 下丘脑 - 边缘系统，我们从自主神经的节前和节后组织讲起，然后过渡到脑干和下丘脑对自主神经传出信号的调节作用，最后是边缘系统和大脑皮质对下丘脑和自主神经传出信号的调节作用。系统神经科学是理解和进行神经系统检查的基础。我们认为，对于学习神经科学的学生不仅应该了解局部神经系统的组成，还应该了解系统的组成。不同时具备这样的双重理解是很难完整地对一个神经系统疾病患者进行临床评估。

面对像神经科学这样复杂的学科，拥有对神经系统整体结构和主要区域的扎实的理解不仅仅是一个"好主意"或者是一种理想目标，而应该是一种基本要求。本书第 1 版的两位作者（David L. Felten, MD, PhD 和 Ralph F. Jozefowicz, MD）以及 M. Kerry O'Banion, MD, PhD. 与 Ralph F. Jozefowicz, MD 均将这种教学方法付诸实践，并在过去 15 余年的教学生涯中取得了惊人的成绩。但这显然不是我们编写本图谱的初衷。我们长久以来真正为之努力的是能够培养出具有基础和临床神经科学工作胜任力，并且能为患者提供优质服务的学生。我们衷心地珍惜在这个学科领域所获得的成就。培养知识渊博和岗位胜任的学生是我们教育成功的目标。我们希望学生们可以通过本书，欣赏神经系统的美与复杂，并受到启发，从而为这个探索人类行为和崇高志向的伟大生物医学前沿学科做出在基础知识和临床应用方面的双重贡献。

David L. Felten

原著者简介

David L. Felten, MD, PhD 是位于纽约州皮茨福德的生物技术公司 Clerisy 集团的董事长及科研与医疗顾问委员会主席。他曾任 William Beaumont 研究所科研与医疗副主任、奥克兰大学 William Beaumont 医学院创始人及研究副院长。在这之前，他曾担任西东大学研究生医学教育科研副院长、SusanSamueli 医学中心执行主任、加州大学尔湾分校解剖学与神经生物学教授、Loma Linda 医学神经免疫学中心创始人、罗切斯特大学医学院神经生物学研究所所长和解剖学与神经生物学教研室主任。Felton 博士于 1969 年在麻省理工学院获得学士学位，而后分别在 1973 年和 1974 年获得宾夕法尼亚大学医学博士和神经科学博士双学位。他开创了对淋巴器官自主神经调控的探索，奠定了神经–免疫信号先驱性研究的基础。

Felten 博士杰出的成就为他带来了许多奖项和荣誉，其中包括一项著名的 John D. & Catherine T. MacArthur 大奖、两项 NIH 功勋奖、Alfred P. Solan 奖学金以及 Andrew W. Mellon 奖学金等。

在著作方面，Felten 博士参与编写了神经免疫学教科书 *Psychoneuroimmunology (Academic Press, 3rd eition, 2001)*，并同罗切斯特大学医学院的 Robert Ader、Nicholas Cohen 博士一起主编了同一领域内的著作*Brain, Behavior and Immunity*。作为一名资深学者，Felten 博士至今共发表了 210 余篇同行评审期刊的文章，其中的部分内容被媒体广泛引用。他还在全美医学考试委员会任职多年并担任了神经科学委员会主席。

M. Kerry O'Banion, MD, PhD 是罗切斯特大学医学院的教授，神经生物和解剖学临时主任以及罗切斯特大学医学家培训项目的主任。他在伊利诺伊大学香槟分校获得科学学士学位，而后在同一学校获得医学博士和科研型博士学位。在罗切斯特大学做博士后学者期间，O'Banion 博士成功克隆了环氧合酶 -2，并发现了其在介导炎症中的关键作用。

O'Banion 博士在神经炎症领域有超过 20 年的工作经历，尤其是在细胞因子对疾病病理的介导上。他目前受 NIH 和 NASA 的资助，着重于研究炎症调节对阿尔茨海默症的潜在益处、持续性脑照射的影响以及个体暴露在宇宙辐射中对神经退行性疾病的潜在风险。迄今为止，O'Banion 博士针对相关内容已发表了 120 余篇同行评审期刊论文。

O'Banion 博士自 1997 年起接任 Felten 博士开始联合主导罗切斯特大

学医学院神经科学系。他主要协办了医学院三年级临床实习的辅助课程 *Mind, Brain, and Behavior* II，并担任了罗切斯特医学培训项目 MSTP 的项目主席。

Mary E. Maida, PhD　她将自己毕生的精力奉献于研究、教学，指导未来医学工作者、企业家和领导两家转化医学研究公司中。她是罗切斯特大学医学院神经生理与解剖课程的兼职教师，同时也是罗切斯特大学 Simon 商学院的客座创业导师。Maida 博士在取得微生物学和免疫学的学士学位后又主修了财务和运营管理。非比寻常的教育经历使她选择在养育完子女后再次回归医学学术研究，陆续在迈阿密大学医学院和罗切斯特大学医学院完成了神经生理与解剖学硕士和分子神经科学博士学位。

在照看完子女回归医疗和基础科学后，Maida 博士的兴趣从微生物学 / 免疫学转移到了神经免疫学这个广泛的领域。在该领域中，她主要侧重研究中枢神经系统和免疫系统是如何错综复杂地相互交流、维持基础功能、应对病原体或损伤的，尤其是这两个系统（以及和别的系统之间）是如何相互给予与交付的等。

Maida 博士在多个学科领域获得过荣誉与奖项，包括伊克塞尔希尔学院杰出校友奖、纽约州杰出贡献奖、Partners 医疗终身学习奖、大罗切斯特地区卓越技术成就奖、Mark Ain 商业竞赛导师奖和多个公开邀请奖决赛的入围奖。

作为一名神经免疫学者，Maida 博士大力提倡精神 - 思想 - 身体之间的关系。她很荣幸地当选了美国退伍军人及家属抚恤机构的董事会成员和社区志愿者，以及关心患病儿童及家属协会的董事成员和社区志愿者。Maida 博士还以她父母的名义在伊克塞尔希尔学院设立了奖学金。作为业余活动，她热爱网球、跑步、高尔夫、健身和马术。她还是一名艺术赞助人、音乐家和表演艺术家。

艺术家简介

M. Kerry O'Banion, MD, PhD

    Frank H. Netter, MD（弗兰克·奈特博士） 于 1906 年生于美国纽约市。他曾在学生艺术联合会和美国国家设计院学习绘画艺术，后前往纽约大学医学院学习医学，并于 1931 年获得了医学博士学位。他的素描早在学生时期就引起了医学界的关注。许多医学教授和医生纷纷聘请他为一些文章和著作绘制插图。在 1944 年成为职业外科医生后，奈特继续在业余时间从事绘画工作，最终放弃了医生的职业，全身心地投入到其钟爱的绘画艺术中。在第二次世界大战期间，奈特博士在美国军队服役，退役后便开始与 CIBA 制药公司（现 Novartis 制药公司）的长期合作。长达 45 年的合作使他积累了宝贵的医学艺术财富，成为世界各国的医生和其他医务工作者十分熟悉和爱戴的医学插画艺术家。

    2005 年，Elsevier 公司从 Icon 公司购买了奈特博士图集及其他出版物的版权。现如今，Elsevier 已经出版了 50 余本奈特系列丛书。第 13 卷《奈特医学图集》收入了奈特博士创作的 20 000 多幅插画中的大部分，使之成为世界上最著名的医学巨著之一。《奈特人体解剖学彩色图谱》首次出版于 1989 年，涵盖了奈特图集中大部分的解剖插画。该书现已被译为 16 种语言，成为全世界医学生及健康领域相关学生在学习中首选的解剖学图谱。

    奈特博士的作品之所以受到人们的青睐，不仅仅是因为其超凡的美术水平，更是因为其中所蕴含的丰富知识。正如奈特博士于 1949 年所说："……阐明主题是图画的根本目的和最高目标。作为医学艺术作品，不管绘制得多么美，艺术构思和主题表达多么巧妙，如果不能阐明其中的医学观点，就将失去价值。"奈特博士的绘画设计、构思、观察和处理内容的角度与方法全部淋漓尽致地体现在其作品当中，使他的绘画作品展现了空前的科学和艺术价值。

    弗兰克·奈特博士，这位杰出的医学工作者和艺术家，于 1991 年与世长辞。

    通过以下网址可了解更多受奈特启发而从事医学艺术创作的画家：http://www.netterimages.com/artist/netter.htm.

Carlos Machado, MD　被 Novartis 选为奈特博士的继承者。他成为继奈特博士之后奈特医学插画合集的主要画家。

作为一名自学成才的医学插画师，心脏病专家 Carlos Machado 在奈特博士的原版画稿的基础上做了细微的更新，并创作了许多以奈特风格为主的新画作，成为奈特合集的扩展。Machado 博士高超的画技和他对医患关系敏锐的洞察力造就了他生动、难忘的视觉风格。他对每个绘画主题的潜心钻研使他成为现如今首屈一指的医学插画家。

通过以下网址可了解更多关于他的背景：http://www.netterimages.com/artist/machado.htm.

James A. Perkins, CMI, FAMI　是罗切斯特理工学院的医学插画教授，解剖学讲师。他是董事会认证的医学插画家和医学插画协会的会员。作为一名可视化生物过程的专家，Perkins 教授曾参与绘制 40 余本医学教科书，其中主要包括病理学、生理学和分子生物学领域。20 多年来，他一直是 Elsevier 出版的"罗宾斯"系列病理学文章的唯一插画家，包括该系列的代表作品《罗宾斯基础病理学》。他自 2001 年开始为奈特合集贡献作品，创作了《奈特人体生理学图谱》《奈特药理学插画》和《奈特神经科学彩色图谱》等著作中绝大部分的新画作。

Perkins 教授在康奈尔大学获得生物学和地质学的学士学位，随后在德克萨斯大学的罗切斯特大学学习脊椎动物古生物学和解剖学。他在罗切斯特理工学院获得医学插画的美术硕士学位，并在重返罗切斯特理工学院任教之前花了几年时间从业于医学出版领域和 Medical Legal Exhibits。

通过以下网址可了解更多关于他的背景：http://www.netterimages.com/artist/perkins.htm

题　词

纪念 *Walle J.H. Nauta, MD, PhD,* 麻省理工学院神经科学研
究所教授
　一位才华横溢、具有开创精神的著名神经科学家
　一名杰出的、富有感召力的教师
　一位善良、慈爱，对学生全力支持，对专业知识见解
深刻的导师
　一个无与伦比的榜样，拥有超凡的人格

致我的太太，*Mary E. Maida, PhD*
　一个完美的妻子、合作伙伴和朋友
我的灵感和动力
　一名优秀的研究员、教师、科学创新者和执行总裁
　一个集智慧、美丽、善良与成就于一身的女人

David L. Felten

纪念 *Teresa Bellofatto, Nicholas Summo* 和 *Robert Summo*
　我亲爱的家人和朋友。纪念他们在健康面临巨大挑战
　　的时候所保持的坚定决心和积极态度。
　他们展现出了在恐怖无情的疾病面前，人类精神的
　　力量和人性之善的美好
　他们教导我们，不治之症是可以被治愈的
　让关于他们的记忆激励我们不懈进取，在探索健康
　　与疾病的分子机制、生理机制和系统机制的
　　道路上继续前进

David L. Felten

Mary E. Maida

纪念 *Fred Coyner* 和 *Nellie Rogers*。他们美好的灵魂虽然经不住暮年的消耗，但却激励我转向了对脑功能障碍和神经科学的研究。

致我的父母，*Terry O'Banion* 和 *Mary Rogers*。他们作为教育工作者，以学习的名义教会了我服务的价值，鼓励我追求自己对大自然的热爱，即使我收集的化石堆满房间，做的化学实验味道刺鼻，甚至引发了几场你们到现在都不知道的小火灾。

致我同为教育家的太太，*Dorothy Petrie*。感谢她的爱，感谢她对我在双休日和深夜里无休无止写作的无条件支持，感谢她一直提醒我说，投身科研是一份礼物，应该将它与所有人分享。

M. Kerry O'Banion

纪念我的母亲，*Mary D. Summo, MS*。一直以来，她毫无保留地将她的爱，她的时间、才华、聪慧和睿智的教诲给予我们兄弟姐妹六人和她的十个外孙，谢谢您，妈妈。

纪念我的父亲，*Dr. Anthony J, Summo*，一个真正多才多艺的人。他早在心理生物学、生物心理学以及创伤后应激障碍（*PTSD*）被主流医学承认之前就接受并推广了它们。他的那本夹着醋酸纤维纸的 *Ciba-Geigy* 版奈特的"绿皮书"一直放在我家的客厅茶几上。这本书令我深深地着迷，奠定了我今后对科学和医学的热爱。

致我的丈夫，*David L. Felten, MD, PhD*，和我的儿子 *Michael* 与 *Matthew Maida*。没有你们的爱、鼓励和支持，我永远也不会成为我今天这样的女人。正如我们的祖训所言：向前！永远向前！

Mary E. Maida

致　谢

几十年来，弗兰克·奈特（Frank Netter）博士所创作的精美且实用的艺术作品为人们理解解剖学、生理学和医学中极为重要的关系提供了视觉基础。一代医生和医疗从业人员追随"大师"的脚步，传承奈特精神，通过自己的知识与理解为病人护理做出了伟大贡献。与其他解剖学艺术相比，奈特博士的作品自成一派，堪称独一无二。数十年来，奈特博士作品中的神经系统部分成为医学界和神经科学学生心目中的教科书。能构建第 1 版和第 2 版，以及现在更新的第 3 版《奈特神经科学彩色图谱》的框架，并填补最前沿的信息是我的荣幸。能为下一代的医生和医疗从业人员做出永久的贡献大概是无论何人都能够获得的最大荣幸了。

同样要感谢 Walle JH. Nauta。他在麻省理工学院所教授的神经系统相关课程为本图谱的大纲构架提供了灵感。一直以来，Nauta 教授致力于强调神经系统概述的重要性。本图谱第二部分中的局部神经系统解剖以及关于感觉、运动和自主神经系统概念的讲解尤其体现了他的授课风格。作为大学期间 Nauta 博士实验室的学生，我对能将这些内容添加进更新版的《奈特神经科学彩色图谱》感到荣幸。Nauta 博士是我在学习神经科学时的入门导师。当年的他就是使用奈特博士第 1 版的神经系统"绿皮书"为我们进行个人辅导，提供深刻见解的。我希望下一代的学子们可以从这位杰出的老师、伟大的科学家所遗留下来的知识财富中受益。

感谢我们杰出的艺术家和医疗插画师 James Perkins 为本图谱所绘制的清晰、美丽、有创意的插图。James 是一名优秀的解剖学家，尤其擅长将原本复杂的系统和作用机制用通俗易懂的插图描绘出来。

感谢罗切斯特大学医学院病理系神经病理学助理教授 Gairelle A. Yeaney，MD 为我们提供脑干横截面的神经病理学标本。这些标本使我们能够将前几版中的插图与真实的神经病理学切片进行对比和评估。

感谢现西北大学学生 Sasha Kurumety。她对轴突运输的评估和总结为图谱第一章中新图表的绘制做出了贡献。

特别感谢 Elsevier Clinical Solutions 的优秀编辑 Marybeth Thiel，高级内容发展专家、高级内容战略家 Elyse O'Grady 和高级项目经理 John Casey。他们协助指导了第 3 版的再版过程，为我们引入了许多新的资源，包括新的分子版（特别是在第一章）、显微照片、脊髓和脑干的组织学切片以及新的临床相关文献等。

　　我还要感谢我的朋友、同事以及这本图谱的合著者 Kerry O'Banion。从分子细节到神经系统之间的相互作用，Kerry 对神经科学的理解之深刻是惊人的。我们有幸在过去近 30 年的时光中在教学和科研领域共同努力。作为一名首席脑炎专家和资深分子生物学家，他对于此次再版中专业知识的贡献是十分宝贵的。

　　感谢神经病学教育界的巨匠 Ralph Jozefowicz。能与他一同在罗切斯特大学医学院的神经科学课程中合作，学习他对神经内科临床上的深刻见解并将其与学生和同僚们分享使我感到十分荣幸。

　　最后，我要感谢我的妻子 Mary (Mary E. Maida)。我再次感谢你坚定不移的爱和你对坚守这个极具挑战性的项目的支持与鼓励。谢谢你忍耐我长时间埋首于近乎没完没了的杂乱手稿和文件夹中。我尤其感谢你愿意亲自加入这一项目，成为第 3 版的合著者。作为一名分子神经科学家，你的专业知识和你对于复杂概念杰出的解释与简化能力为此次再版做出了不可磨灭的贡献。

David L. Felten

　　首先，我要感谢 David Felten，不仅仅是为其对第 3 版图谱的贡献，更是为他长期以来的支持、鼓励和友谊。其次，我要感谢罗切斯特大学的神经病学教授 RalphJozefowicz，MD。他与 David Felten 一起向我展示了如何成为一名杰出的神经科学导师。最后，我要对过去和现在与我一同在这探索科学的道路上不断汲取新知识的同事和学生们说一声"谢谢"。

M. Kerry O'Banion

　　直至今日，我依然记得自己对那本置于我童年客厅咖啡桌上的原版奈特"绿皮书"是多么的着迷。我会坐在那里盯着其中的一页看上几个小时，每一次都是又一页美丽且复杂的人体解剖和生理学图谱。我就这样日复一日地一边回忆我所看到的图像，一边渐渐理解其中的含义。这些含有奈特博士手绘的原始插图可谓是我对科学和医学产生兴趣和追求的起源。50 年后的今天，能被邀请加入《奈特神经科学彩色图谱》第 3 版的编写使我感到无比荣幸。

　　感谢我的父母 Anthony J. 博士和 Mary Summo 博士，为我的童年创造了这样一个充实的成长环境，鼓励和支持我们去追求自己的梦想。

　　感谢罗切斯特大学医学院和口腔研究生院神经科学项目为我这样一个非传统的学生提供了追求梦想的机会。此外，我还要真诚地感谢我的导师 M. KerryO'Banion，John Olschowka，Richard Phipps 和 DeniseFiglewicz。能够成为你们的朋友和同事是我的荣幸。

　　最后，我要对我的丈夫 David Felten，我的儿子 Michael 和 Matthew Maida——我生命中最大的拉拉队员，致以我最深切的谢意。你们每天的幽默与笑声帮助我保持了免疫系统的健康。谢谢你们帮助我实现远远超出我想象的成就。

Mary E. Maida

目 录

第三部分　系统神经科学

第一部分　神经系统概述

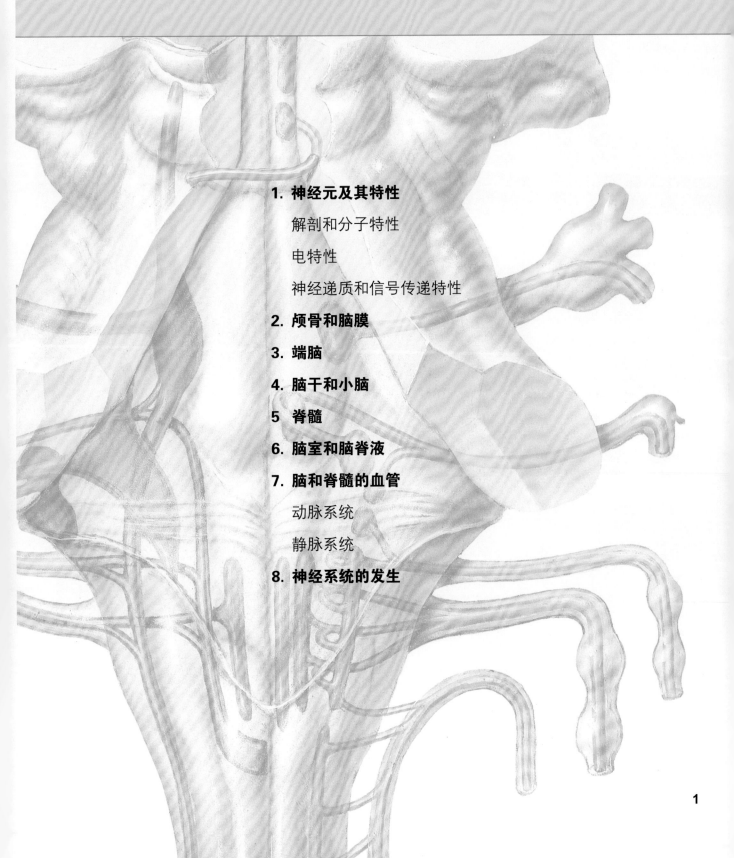

1

1

神经元及其特性

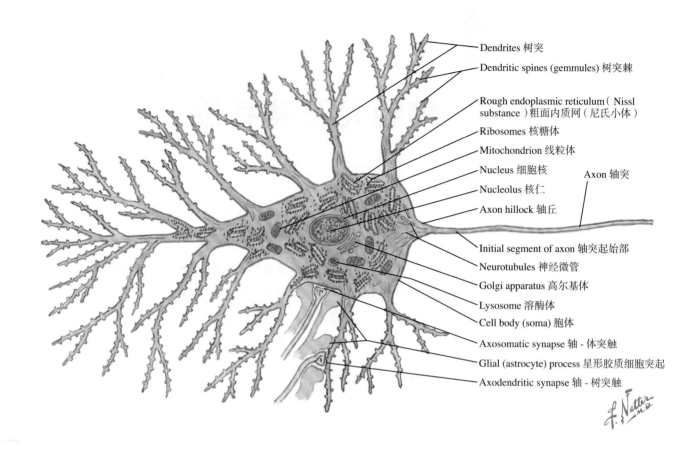

Dendrites 树突
Dendritic spines (gemmules) 树突棘
Rough endoplasmic reticulum（Nissl substance）粗面内质网（尼氏小体）
Ribosomes 核糖体
Mitochondrion 线粒体
Nucleus 细胞核
Nucleolus 核仁
Axon hillock 轴丘
Axon 轴突
Initial segment of axon 轴突起始部
Neurotubules 神经微管
Golgi apparatus 高尔基体
Lysosome 溶酶体
Cell body (soma) 胞体
Axosomatic synapse 轴 - 体突触
Glial (astrocyte) process 星形胶质细胞突起
Axodendritic synapse 轴 - 树突触

解剖和分子特性

1.1　神经元的结构

　　神经元的结构反映了每个神经元的功能特点。传入信息从轴突末端传递到神经元的胞体和树突上。这些连接胞体和树突的突触被星形胶质细胞的突起保护，彼此绝缘。树突提供了神经元绝大部分的表面积，有些树突分支处的突起形成轴 - 树突触的特异位点。每一种神经元的树突都有独特的分支形式，这种分支被称为树突状树或者树枝状分支。神经元胞体的直径从几微米到 100 μm 不等。神经元细胞质含有大量粗面内质网，体现了蛋白质合成对维持神经元及其突触功能的必要性。高尔基体参与信号分子的包装、转运和释放。神经元需要大量的线粒体以满足其巨大的能量消耗，特别是在离子泵和膜电位的维持方面。每一个神经元都只有一个轴突（偶尔没有）。轴突通常是从胞体发生（偶尔从树突发生，如某些海马回 CA 神经细胞）。胞体在轴丘处逐渐变细形成轴突，其起始部通常含有钠离子通道，成为轴突电位激发的第一位点。轴突从胞体向外延伸不同的长度，可至 1 m 甚至更长。中枢神经系统的少突胶质细胞和周围神经系统的施万细胞形成髓鞘，包被直径为 1 ~ 2 μm 以上的轴突。一个轴突可以分支为 50 万余个轴突末端；或终止于高度集中的特定位点（如感受精细触觉的躯体感觉反射区）；或投射到脑内特定区域（如

去甲肾上腺素轴突能投射至蓝斑）。轴突终止在离胞体和树突较远位置的神经元被称为巨型神经元；轴突终止在离胞体和树突近的位置的为小型神经元，又称局部环路神经元或中间神经元。尽管锥体细胞和低级运动神经元常常被当做"典型"神经元来描述，但因每一种类型的神经元都有自己的独特形态，故所谓的"典型"神经元其实并不存在。

临床意义

　　神经元需要进行大量的新陈代谢来维持其功能的完整性，尤其是那些用来形成和传递动作电位的膜电位调节功能。由于神经元本身不能储存三磷酸腺苷（ATP），需要有氧代谢来生成 ATP，所以神经元需要持续消耗大量的氧和葡萄糖，甚至可以高达人体的 15% ~ 20%。当人体处于饥饿状态时，由于葡萄糖可用度有限，大脑可以逐渐转为消耗 3- 羟基丁酸和乙酰乙酸。然而这种转换并不是一个瞬间的进程，并且无法用来缓冲急性低血糖的发作。由心脏病或者缺血性卒中引发的短至 5 分钟的缺血性发作可以导致某些神经元群体的永久性损坏，比如海马回 CA1 区的锥体细胞。较长时间的脑缺血可以导致广泛的神经元死亡。因为神经元是有丝分裂后细胞，所以除了一小部分的中间神经元以外，绝大多数死亡的神经元将无法得到再生。另外，因为神经元具有有丝分裂后细胞的性质，所以它们不会发生癌变。脑肿瘤通常来源于神经胶质细胞、室管膜细胞和脑膜细胞。

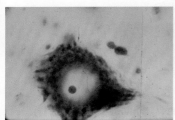

A. 脊髓下运动神经元，尼氏体（粗面内质网）染色后呈紫色。核仁在透明的细胞核中。甲酚紫染色。

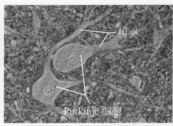

B. 小脑 Purkinje（蒲肯野）细胞。大型树突从胞体分支。细胞间神经原纤维和背景神经突起染色密集。银染。

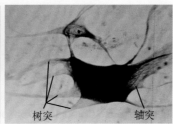

C. 脊髓神经元。许多大型树突从胞体分支，较小的轴突在 3 点钟方向伸出。墨汁染色。

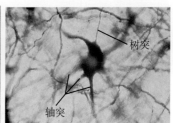

D. 网状结构神经元。重金属浸渍显示部分神经元及其突起。高尔基染色。

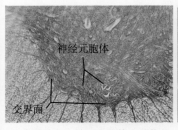

E. 脊髓前角。神经元胞体和缠绕的轴突、树突见脊髓前角的神经纤维处。灰质和白质的界面非常明显。卡哈尔染色。

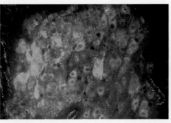

F. 腹腔 - 肠系膜上神经节。乙醛酸荧光组织化学显示去甲肾上腺素能神经元。

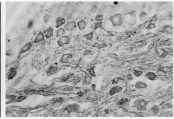

G. 腹腔 - 肠系膜上神经节。免疫组织化学染色显示了在这些神经元中白细胞介素 -2 受体的表达。

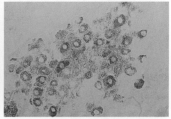

H. 腹腔 - 肠系膜上神经节。乙酰胆碱酯酶组织化学染色提示了在这种酶的存在下，乙酰胆碱被裂解成胆碱和乙酰辅酶 A。

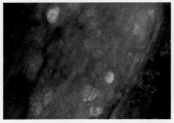

I. 荧光金染色下的腹腔 - 肠系膜上神经节。该处神经元的染色剂已从注射部位被逆向转运到由疑核（NA）神经纤维支配的大鼠免疫组织中。(NA: nucleus ambiguous)

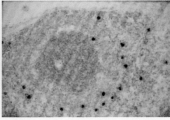

J. 脾边缘的免疫细胞。原位杂交显示这些深染的非神经细胞中存在促肾上腺皮质激素释放因子（CRF）的基因。CRF 是由神经元分泌到下丘脑垂体门静脉系统的重要释放因子。免疫系统的非神经细胞不但含有 CRF，还可以分泌 CRF。

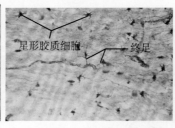

K. 中枢神经系统的星形胶质细胞突起延伸到灰质，细胞终足延伸到中枢神经系统血管表面，构成血脑屏障。银染。

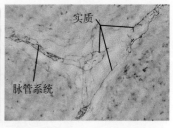

L. NA 交感神经节的神经元轴突支配脾的脉管系统和实质（T 淋巴细胞区和边缘区）。本免疫组织化学染色还显示了酪氨酸羟化酶（TH）；该酶是酪氨酸合成儿茶酚胺反应中的限速酶。

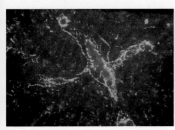

M. NA 神经元轴突的显示与图 L 相同。去甲肾上腺素染色和乙醛酸荧光组织化学染色。

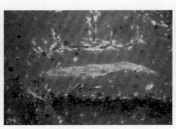

N. NA 神经元轴突同图 L 和 M。明胶墨体灌注用于显示脉管。部分明胶墨汁被边缘区域的巨噬细胞噬取。

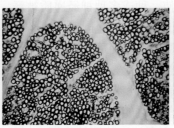

O. 髓鞘化的外周神经束簇横截面。锇酸染色显示髓鞘化轴突；非髓鞘化轴突不显示。

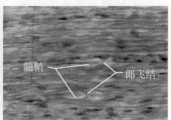

P. 外周神经轴突纵截面。油红 O 染色展示出由髓鞘（浅色区域）包绕的纵向轴突，郎飞结处有明显的髓鞘同位。

1.2　神经元的三维结构和神经组织学特性

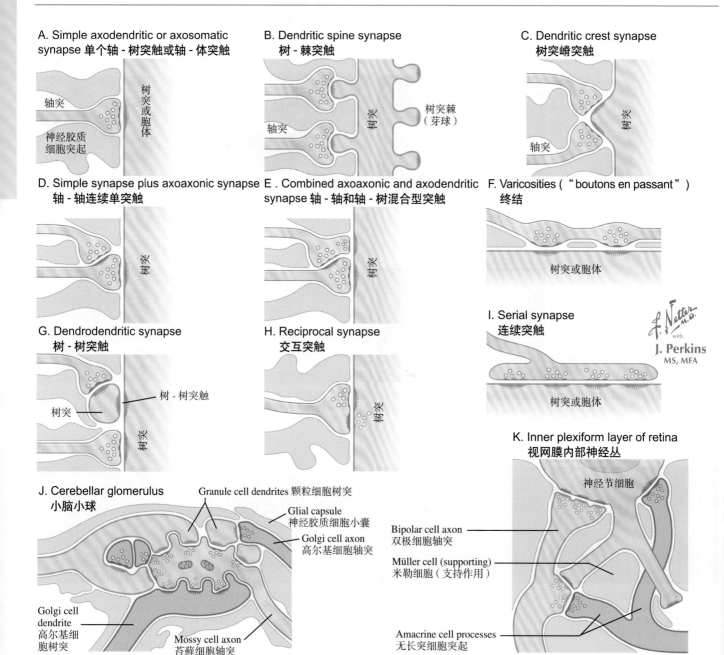

A. Simple axodendritic or axosomatic synapse 单个轴 - 树突触或轴 - 体突触

轴突
神经胶质细胞突起
树突或胞体

B. Dendritic spine synapse 树 - 棘突触

轴突
树突
树突棘（芽球）

C. Dendritic crest synapse 树突嵴突触

轴突
树突

D. Simple synapse plus axoaxonic synapse 轴 - 轴连续单突触

树突

E. Combined axoaxonic and axodendritic synapse 轴 - 轴和轴 - 树混合型突触

树突

F. Varicosities（"boutons en passant"）终结

树突或胞体

G. Dendrodendritic synapse 树 - 树突触

树 - 树突触
树突
树突

H. Reciprocal synapse 交互突触

树突

I. Serial synapse 连续突触

树突或胞体

J. Cerebellar glomerulus 小脑小球

Granule cell dendrites 颗粒细胞树突
Glial capsule 神经胶质细胞小囊
Golgi cell axon 高尔基细胞轴突
Golgi cell dendrite 高尔基细胞树突
Mossy cell axon 苔藓细胞轴突

K. Inner plexiform layer of retina 视网膜内部神经丛

神经节细胞
Bipolar cell axon 双极细胞轴突
Müller cell (supporting) 米勒细胞（支持作用）
Amacrine cell processes 无长突细胞突起

1.3　突触的种类

突触是传导动作电位的位点。动作电位通过兴奋 - 分泌耦联触发钙离子内流，使一种或多种神经递质被释放到突触间隙（典型的突触间隙宽约 20 nm）。神经递质作用于靶神经元细胞膜的受体上，使静息电位转变为动作电位。这些突触后电位被称作"等级电位"（graded potentials）。大部分突触将信息通过轴 - 树突触或者轴 - 体突触传递到靶神经元。一些特化的突触，如交互突触或混合突触对靶神经元的兴奋有特定的调控作用。树 - 树突触有助于激发成组的相关神经元，例如支配膈肌同步收缩的膈神经元。

临床意义

在特定的大脑区域和在外周靶细胞的重要神元群体中，突触结构决定了传入信息的影响力。在神经肌肉接头，运动轴突的动作电位激发释放足够量的乙酰胆碱，以保证肌肉终板电位达到阈值，启动下一个动作电位。相比之下，传入网状结构神经元的神经信号则大多需要时间总和或空间总和来使神经元达到阈值；这种编排涉及多突触的调节。对于一些关键的神经元，如下运动神经元（LMNs），传入信息主要来自于脑干的上运动神经元（UMNs），通过脊髓的中间神经元传递；另外大量的总和也是激活 LMNs 的必要因素。与此不同的是，皮质脊髓上运动神经元的单一突触可以直接将信息传入到下运动神经元接近轴丘 / 轴突起始端的位置，在下运动神经元中激发动作电位（例如手指细微动作的调节）。某些神经元的复杂突触阵列，如我们在上图小脑和视网膜中看到的那些复杂结构，允许关键神经元进行串行和并行的调节，为相邻神经元兴奋提供横向调制。

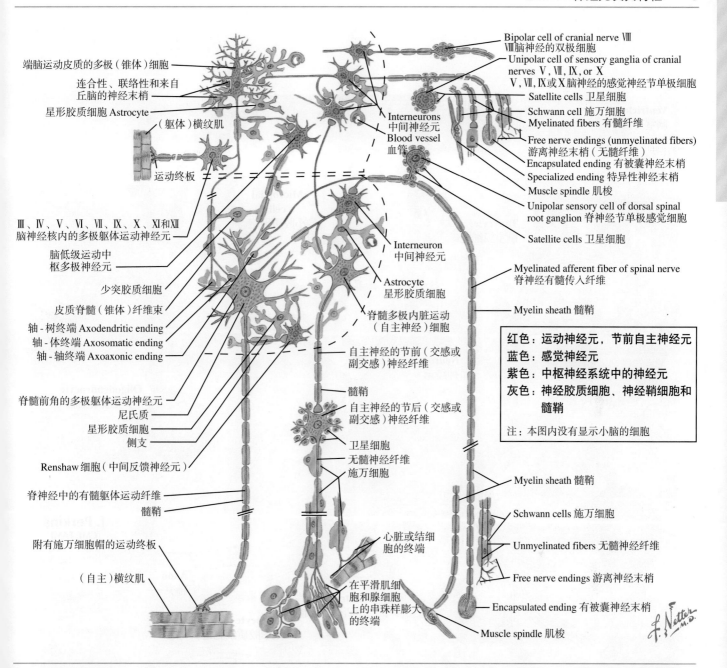

端脑运动皮质的多极（锥体）细胞

连合性、联络性和来自
丘脑的神经末梢

星形胶质细胞 Astrocyte

（躯体）横纹肌

运动终板

Ⅲ、Ⅳ、Ⅴ、Ⅵ、Ⅶ、Ⅸ、Ⅹ、Ⅺ和Ⅻ
脑神经核内的多极躯体运动神经元

脑低级运动中
枢多极神经元

少突胶质细胞

皮质脊髓（锥体）纤维束

轴 - 树终端 Axodendritic ending

轴 - 体终端 Axosomatic ending

轴 - 轴终端 Axoaxonic ending

脊髓前角的多极躯体运动神经元

尼氏质

星形胶质细胞

侧支

Renshaw 细胞（中间反馈神经元）

脊神经中的有髓躯体运动纤维

髓鞘

附有施万细胞帽的运动终板

（自主）横纹肌

Bipolar cell of cranial nerve Ⅷ
Ⅷ脑神经的双极细胞

Unipolar cell of sensory ganglia of cranial
nerves Ⅴ, Ⅶ, Ⅸ, or Ⅹ
Ⅴ、Ⅶ、Ⅸ或Ⅹ脑神经的感觉神经节单极细胞

Satellite cells 卫星细胞

Schwann cell 施万细胞

Myelinated fibers 有髓纤维

Free nerve endings (unmyelinated fibers)
游离神经末梢（无髓纤维）

Encapsulated ending 有被囊神经末梢

Specialized ending 特异性神经末梢

Muscle spindle 肌梭

Unipolar sensory cell of dorsal spinal
root ganglion 脊神经节单极感觉细胞

Satellite cells 卫星细胞

Myelinated afferent fiber of spinal nerve
脊神经有髓传入纤维

Myelin sheath 髓鞘

Interneurons
中间神经元
Blood vessel
血管

Interneuron
中间神经元

Astrocyte
星形胶质细胞

脊髓多极内脏运动
（自主神经）细胞

自主神经的节前（交感或
副交感）神经纤维

髓鞘

自主神经的节后（交感或
副交感）神经纤维

卫星细胞

无髓神经纤维

施万细胞

心脏或结细
胞的终端

在平滑肌细
胞和腺细胞
上的串珠样膨大
的终端

Myelin sheath 髓鞘

Schwann cells 施万细胞

Unmyelinated fibers 无髓神经纤维

Free nerve endings 游离神经末梢

Encapsulated ending 有被囊神经末梢

Muscle spindle 肌梭

红色：运动神经元，节前自主神经元
蓝色：感觉神经元
紫色：中枢神经系统中的神经元
灰色：神经胶质细胞、神经鞘细胞和
　　　髓鞘

注：本图内没有显示小脑的细胞

1.4 神经元类型

　　本图展示了中间神经元和投射神经元在形状大小、轴突分支和轴突投射方面的特点。在中枢神经系统（CNS）中（由虚线标出），神经胶质细胞（星形胶质细胞、小胶质细胞、少突胶质细胞）对神经元起到了支持、保护和维护作用。初级感觉神经元（蓝色）将能量或刺激转换为电信号，从而将感觉信息传入 CNS。在 CNS 的传出纤维中，运动纤维（红色）通过神经肌肉接头传入骨骼肌肉纤维；自主神经的节前纤维（红色）传出到自主神经节，换元后支配心肌、平滑肌、腺体、代谢细胞或免疫系统细胞。除了初级感觉神经元、下运动神经元（LMNs）和节前自主感觉神经元外，其他神经元主要存在于 CNS 的脑（上虚线框）或脊髓中（下虚线框）。本图中的神经元和神经胶质细胞不按比例绘制。

临床意义

　　我们可以从神经的形态和构造中推测该类型神经元的功能。背根神经节细胞的胞体上基本没有突触，其感受器紧邻轴突起始部，可以直接激发轴突起始部至阈值。这种布局得以让中枢神经系统全面地控制和分析初始的感觉传入信息。小脑的Purkinje 细胞拥有巨大的平面树突状树，这种结构可以激活数百条平行纤维，并且可以通过控制攀援纤维来制造背景兴奋。上述布局为 Purkinje 细胞的输出信息提供网络调制，经由小脑核深部神经元传递到运动神经元中，不间断地调整运动的完成度和协调性。与很多拥有局部连接和小型中间神经元的区域不同，网状结构中的单树突神经元接受广泛、多元的外源性信号输入。单树突神经元的这一特点对大脑皮质的觉醒和意识格外重要；损坏这些关键神经元可能会引发昏迷。下运动神经元和节前自主神经从它们的树突和胞体处集合大量传入信息，整合成适用于最后公路神经元的激活模式，将信号传递到外周效应组织，以此实现机体的所有行为。

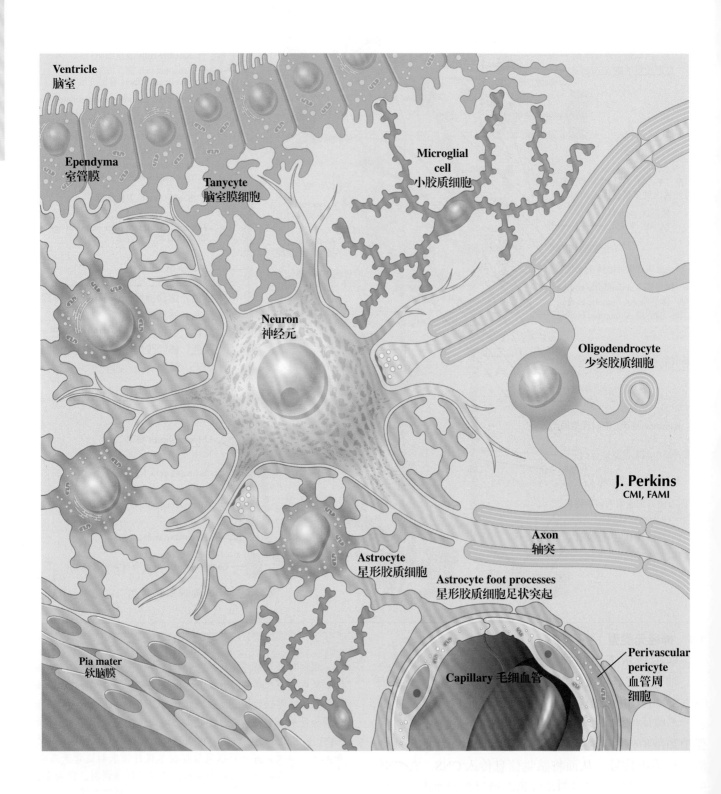

Ventricle
脑室

Ependyma
室管膜

Tanycyte
脑室膜细胞

Microglial cell
小胶质细胞

Neuron
神经元

Oligodendrocyte
少突胶质细胞

J. Perkins
CMI, FAMI

Axon
轴突

Astrocyte
星形胶质细胞

Astrocyte foot processes
星形胶质细胞足状突起

Pia mater
软脑膜

Capillary 毛细血管

Perivascular pericyte
血管周细胞

1.5　神经胶质细胞

星形胶质细胞帮助神经元及其突触在结构上保持绝缘，为神经元提供钠离子螯合、营养支持、生长支持和信号转导功能。少突胶质细胞形成中枢神经系统内的髓鞘。小胶质细胞是一种巨噬细胞，参与细胞吞噬、炎症反应、包浆移动和生长因子的分泌以及一些中枢神系统的免疫反应。血管周细胞在血管附近参与类似活动。施万细胞形成外周神经细胞的髓鞘，为这些细胞提供营养支持，维持其生长活动，并修复周围的神经元。被激活的 T 淋巴细胞可以进入中枢神经系统进行接近 24 小时的免疫监控。

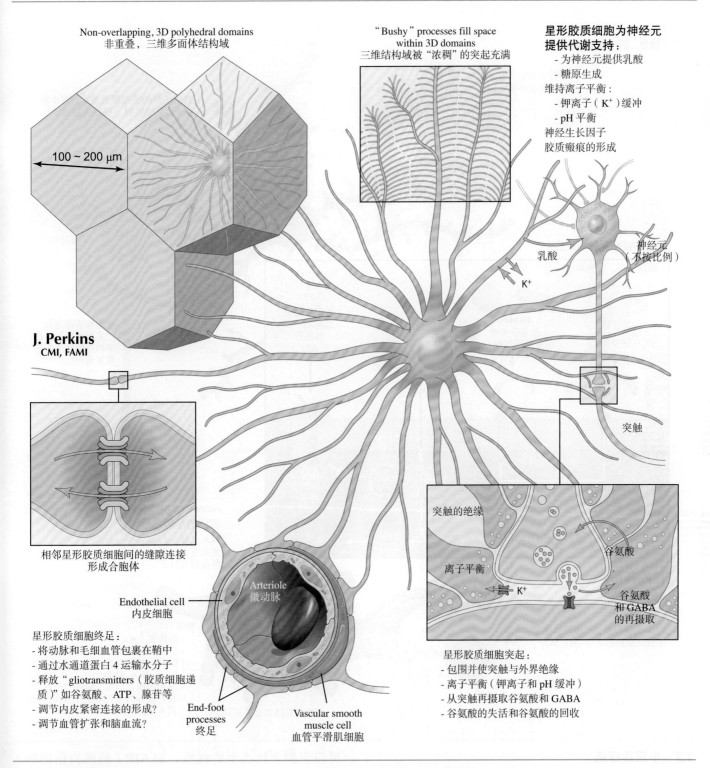

Non-overlapping, 3D polyhedral domains
非重叠，三维多面体结构域

100 ~ 200 μm

J. Perkins
CMI, FAMI

"Bushy" processes fill space within 3D domains
三维结构域被"浓稠"的突起充满

星形胶质细胞为神经元提供代谢支持：
- 为神经元提供乳酸
- 糖原生成
维持离子平衡：
- 钾离子（K+）缓冲
- pH 平衡
神经生长因子
胶质瘢痕的形成

乳酸

K+

神经元
（不按比例）

突触

相邻星形胶质细胞间的缝隙连接形成合胞体

Endothelial cell
内皮细胞

Arteriole
微动脉

星形胶质细胞终足：
- 将动脉和毛细血管包裹在鞘中
- 通过水通道蛋白 4 运输水分子
- 释放 "gliotransmitters（胶质细胞递质）"如谷氨酸、ATP、腺苷等
- 调节内皮紧密连接的形成？
- 调节血管扩张和脑血流？

End-foot processes
终足

Vascular smooth muscle cell
血管平滑肌细胞

突触的绝缘

离子平衡

谷氨酸

K+

谷氨酸和 GABA 的再摄取

星形胶质细胞突起：
- 包围并使突触与外界绝缘
- 离子平衡（钾离子和 pH 缓冲）
- 从突触再摄取谷氨酸和 GABA
- 谷氨酸的失活和谷氨酸的回收

1.6　星形胶质细胞

　　星形胶质细胞是中枢神经系统中数量最多的胶质细胞，它们来源于神经外胚层，与中枢神经系统中的神经突起、突触、血管和软膜 - 神经胶质膜密切相关。灰质中的星形胶质细胞称为原浆型星形胶质细胞，白质中的被称为纤维型星形胶质细胞。这些细胞的胞体直径从几微米到十几微米不等。他们排列于宽 100 ~ 200 μm 的非重叠三维多面体结构域中（在原始人类中可达 400 μm）。在结构上，星形胶质细胞的突起相互交错，形成合胞体来保护突触（大小可接近 1 μm）。星形胶质细胞的终足

与血管内皮细胞和相对应的平滑肌细胞交接，它们的突起则由内而外覆盖整个软膜。

　　在生理上，星形胶质细胞的突起调控离子平衡（K+缓冲），经水通道蛋白 4 运输水分子，回收并再循环谷氨酸和 GABA，为神经元提供代谢支持，并在中枢神经系统受伤时形成胶质瘢痕组织。星形胶质细胞还可以释放生长因子和生物活性因子（被称为胶质细胞递质），如谷氨酸、ATP 和腺苷。在神经系统发生时，特异型神经胶质细胞——放射状胶质细胞——可以在中枢神经元有序迁移时充当支架。

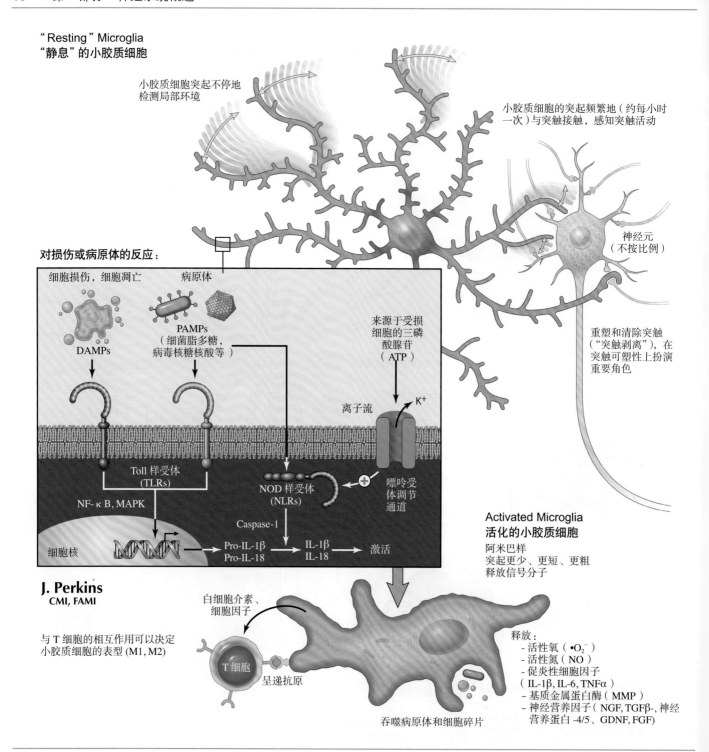

"Resting" Microglia
"静息"的小胶质细胞

小胶质细胞突起不停地检测局部环境

小胶质细胞的突起频繁地（约每小时一次）与突触接触，感知突触活动

神经元（不按比例）

对损伤或病原体的反应：

细胞损伤，细胞凋亡

病原体

PAMPs（细菌脂多糖，病毒核糖核酸等）

DAMPs

来源于受损细胞的三磷酸腺苷（ATP）

重塑和清除突触（"突触剥离"），在突触可塑性上扮演重要角色

离子流

K⁺

Toll 样受体（TLRs）

NOD 样受体（NLRs）

嘌呤受体调节通道

NF-κB, MAPK

Caspase-1

Activated Microglia
活化的小胶质细胞
阿米巴样
突起更少、更短、更粗
释放信号分子

细胞核

Pro-IL-1β
Pro-IL-18

IL-1β
IL-18

激活

J. Perkins
CMI, FAMI

白细胞介素、细胞因子

与 T 细胞的相互作用可以决定小胶质细胞的表型 (M1, M2)

T 细胞

呈递抗原

吞噬病原体和细胞碎片

释放：
- 活性氧（•O₂⁻）
- 活性氮（NO）
- 促炎性细胞因子（IL-1β, IL-6, TNFα）
- 基质金属蛋白酶（MMP）
- 神经营养因子（NGF, TGFβ-, 神经营养蛋白 -4/5, GDNF, FGF）

1.7 小胶质细胞

小胶质细胞发生于卵黄囊，由卵黄囊中的间充质细胞驻留在中枢神经系统而形成。它们具有自我更新能力，并且可以不间断地监测局部微环境，以高达 1.5 µm/min 的速度来回移动。其突起可以 2～3 µm/min 的速度伸缩。他们覆盖的领域宽 15～30 µm，很少相互重叠。静息的小胶质细胞胞体直径为 5～6 µm；活化的小胶质细胞呈阿米巴样，胞体直径可达 10 µm。

小胶质细胞对凋亡的细胞和细胞碎片有吞噬作用，在发育中的和已成年的中枢神经系统中重塑并清除突触，对损伤和病原体进行免疫应答。小胶质细胞的受体

可以识别多种类型的刺激，如 ATP（局部损伤指标）、对濒死细胞释放的分子（DAMPS：损伤相关因子模式）有响应的 Toll 样受体（TLRs）或病原体（PAMPS：病原体相关因子模式），例如革兰氏阴性菌的脂多糖或是病毒中的双链核糖核酸。

活化的小胶质细胞产生活性氧（ROS）、活性氮（RNS，如 NO）、促炎性细胞因子（IL-1β、IL-6、TNF-α）、基质金属蛋白酶（MMP）和神经营养因子（如神经生长因子、TGF-β、神经营养蛋白 -4/5、GDNF、FGF）。活化的小胶质细胞释放的这些信号分子能影响神经元和星形胶质细胞，引起功能障碍。

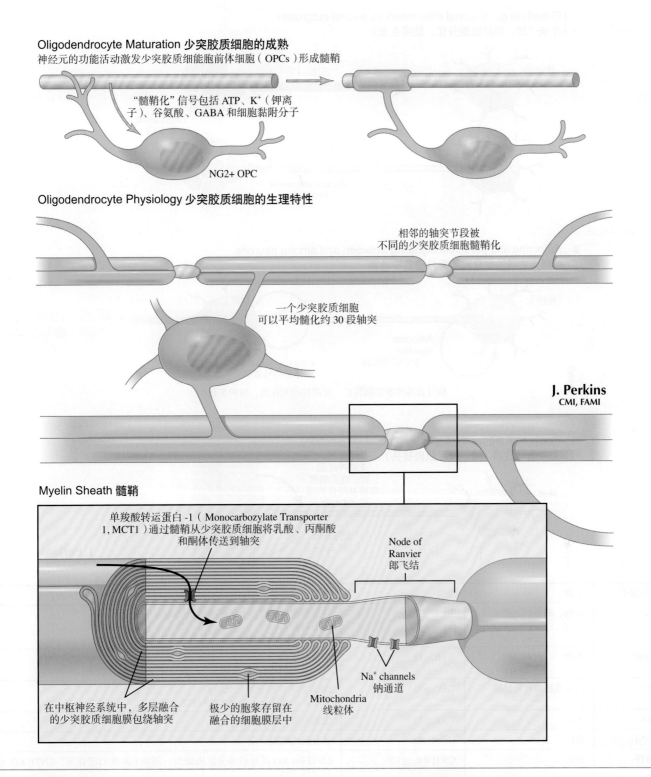

Oligodendrocyte Maturation 少突胶质细胞的成熟
神经元的功能活动激发少突胶质能胞前体细胞（OPCs）形成髓鞘

"髓鞘化"信号包括 ATP、K⁺（钾离子）、谷氨酸、GABA 和细胞黏附分子

NG2+ OPC

Oligodendrocyte Physiology 少突胶质细胞的生理特性

相邻的轴突节段被
不同的少突胶质细胞髓鞘化

一个少突胶质细胞
可以平均髓化约 30 段轴突

J. Perkins
CMI, FAMI

Myelin Sheath 髓鞘

单羧酸转运蛋白 -1（Monocarbolyate Transporter
1, MCT1）通过髓鞘从少突胶质细胞将乳酸、丙酮酸
和酮体传送到轴突

Node of
Ranvier
郎飞结

Na⁺ channels
钠通道

在中枢神经系统中，多层融合
的少突胶质细胞膜包绕轴突

极少的胞浆存留在
融合的细胞膜层中

Mitochondria
线粒体

1.8　少突胶质细胞

　　少突胶质细胞是源自神经外胚层的胶质细胞，主要功能是在中枢神经系统包绕轴突，形成髓鞘。髓鞘化取决于如轴突的大小和信号分子（如 ATP、钾离子、谷氨酸、GABA 和一部分细胞黏附分子）等因素。每一个少突胶质细胞可以平均使约 30 段轴突髓鞘化（部分甚至高达 60 条轴突）；相邻两节段的轴突会被不同的少突胶质细胞形成髓鞘。这种髓鞘化的模式导致轴突上每隔一段距离就会出现没有髓鞘的部分，也就是郎飞结之间的结

间区。结间区的轴突膜电阻高，有钠通道，使得动作电在传导过程中不断被初始化，形成跳跃式传导。针对特定的少突胶质细胞蛋白的免疫攻击可导致多发性硬化，引发脱髓鞘病变和神经元损伤。少突胶质细胞前体细胞可以在此基础上复制再生，并重新使脱髓鞘的区域髓鞘化。少突胶质细胞膜含有单羧酸转运蛋白 -1（MCT1），其主要功能为向轴突运送乳酸、丙酮酸和酮体。少突胶质细胞前体细胞（OPCs）存在成年人 CNS 中，拥有 NG2 和 PDGFα 两种受体。

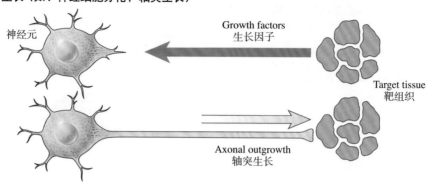

Ⅰ. Growth (e.g., neuronal differentiation, axonal outgrowth
生长（如：神经细胞分化，轴突生长）

神经元
Growth factors
生长因子
Target tissue
靶组织
Axonal outgrowth
轴突生长

Ⅱ. Autocrine and paracrine signaling between and among neurons
神经元之间的自分泌和旁分泌信号通路

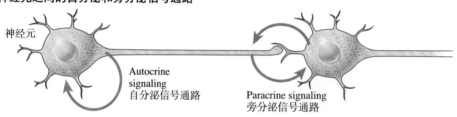

神经元
Autocrine signaling
自分泌信号通路
Paracrine signaling
旁分泌信号通路

信号通路抑制细胞凋亡，促进神经元存活，维护突触

Ⅲ. Reciprocal signaling (e.g., neuromuscular junction)
交互信号通路（如：神经肌肉接头）

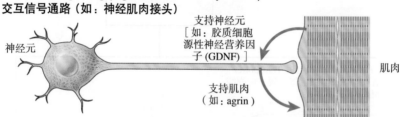

支持神经元
［如：胶质细胞源性神经营养因子 (GDNF)］
神经元
支持肌肉
（如：agrin）
肌肉

J. Perkins
CMI, FAMI

生长因子	来源	受体	主要作用：
NGF	皮肤，海马？	TrkA, p75	皮肤伤害性感受器［背根神经节 (DRG) 小神经元］ 交感神经元 基底前脑胆碱能神经元（不是唯一必需的生长因子）
BDNF	多源	TrkB, p75	突触可塑性 在外周，BDNF KO 小鼠表现出前庭神经节神经元损失
NT3	高尔基腱器官和肌梭	TrkC, p75	DRG 的本体感觉神经元损失 无 γ 运动神经元；小鼠出生时死亡
NT4	多源	TrkB, p75	没有显著表型
GDNF	肌肉	Grfα1, Ret	部分肌肉缺失
CNTF	肌肉？	CNTFRα, gp130	CNTFRα KO 可导致部分肌肉缺失，但因 LIF 依旧起作用，CNTF KO 不会导致少肌
IGF-1	肌肉	IGFR-1, IGFR-2	部分肌肉缺失
VEGF	肌肉	Flk-1, Flt-1, Flt-4	胚胎期致死（血管形成的必要生长因子）

NGF，神经生长因子；BDNF，脑源性神经营养因子；NT3 和 NT4，神经营养因子 3 和 4；GDNF，胶质细胞源性的神经营养因子；CNTF，睫状神经营养因子；IGF-1，胰岛素样生长因子 1；VEGF，血管内皮生长因子；Trk，酪氨酸激酶；KO，敲除；LIF，白血病抑制因子

1.9　神经生长因子和神经营养因子

神经生长因子和神经营养因子是由神经元、神经胶质细胞和靶组织产生的信号分子，它们影响神经细胞分化、轴突生长和信号通路的建立，维护以中枢或外周为目标的神经通路等。这些因子通过特定的受体发挥作用，诱导特异分子的产生，如：agrin 主要作用于神经肌肉接头处的烟碱胆碱能受体。上表中罗列了一些已知的生长因子，包括其来源、受体和可能的作用。

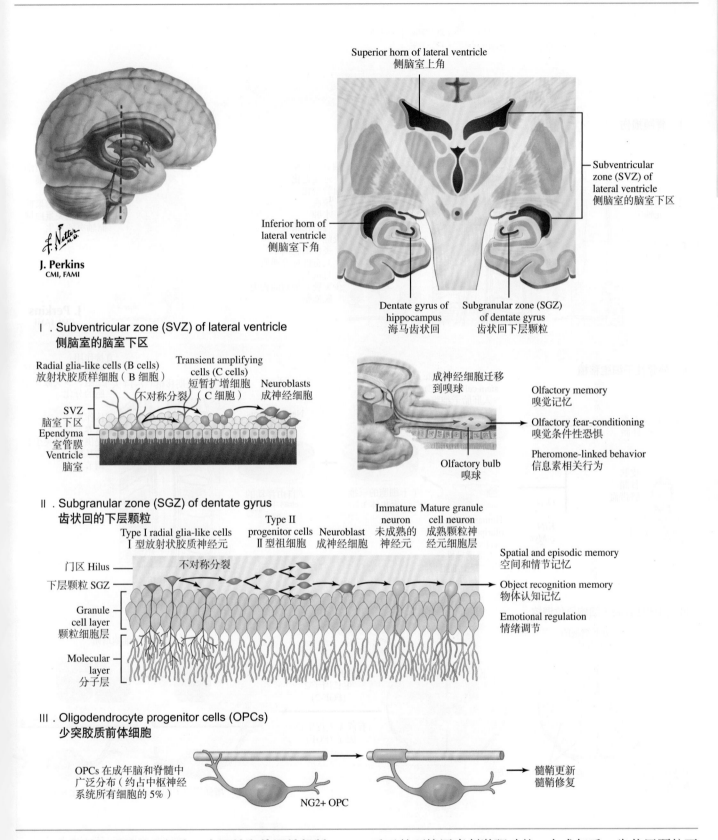

J. Perkins
CMI, FAMI

Superior horn of lateral ventricle
侧脑室上角

Subventricular zone (SVZ) of lateral ventricle
侧脑室的脑室下区

Inferior horn of lateral ventricle
侧脑室下角

Dentate gyrus of hippocampus
海马齿状回

Subgranular zone (SGZ) of dentate gyrus
齿状回下层颗粒

I . Subventricular zone (SVZ) of lateral ventricle
侧脑室的脑室下区

Radial glia-like cells (B cells)
放射状胶质样细胞（B 细胞）

Transient amplifying cells (C cells)
短暂扩增细胞（C 细胞）

Neuroblasts
成神经细胞

不对称分裂

SVZ
脑室下区
Ependyma
室管膜
Ventricle
脑室

成神经细胞迁移到嗅球

Olfactory memory
嗅觉记忆

Olfactory fear-conditioning
嗅觉条件性恐惧

Pheromone-linked behavior
信息素相关行为

Olfactory bulb
嗅球

II . Subgranular zone (SGZ) of dentate gyrus
齿状回的下层颗粒

Type I radial glia-like cells
I 型放射状胶质神经元

Type II progenitor cells
II 型祖细胞

Neuroblast
成神经细胞

Immature neuron
未成熟的神经元

Mature granule cell neuron
成熟颗粒神经元细胞层

门区 Hilus

不对称分裂

下层颗粒 SGZ

Granule cell layer
颗粒细胞层

Molecular layer
分子层

Spatial and episodic memory
空间和情节记忆

Object recognition memory
物体认知记忆

Emotional regulation
情绪调节

III . Oligodendrocyte progenitor cells (OPCs)
少突胶质前体细胞

OPCs 在成年脑和脊髓中广泛分布（约占中枢神经系统所有细胞的 5%）

NG2+ OPC

髓鞘更新
髓鞘修复

1.10　中枢神经系统的干细胞：内源性和外源性机制

胚胎发育首先涉及干细胞增殖，继而是细胞的分化和迁移。在中枢神经系统中，源于神经管的神经干细胞一直存在于侧脑室的脑室下区（I）。神经细胞的增殖、分化和迁移在产前中枢神经系统发育过程中达到一个高峰。出生后，位于侧脑室脑室下区的干细胞继续增殖，并在脑的许多区域生成颗粒细胞神经元；这一过程是由后天的环境因素刺激驱动的。在成年后，齿状回颗粒下区的放射状胶质样细胞促进成神经细胞的生成，进而分化出更多新的颗粒细胞层神经元（II）。此外，遍布整个中枢神经系统的少突胶质前体细胞可以增殖分化为成熟的少突胶质细胞（III）。这一过程有助于修复受脱髓鞘病变影响的中枢神经系统轴突（如多发性硬化病变）。

Ⅰ.**脊髓损伤**

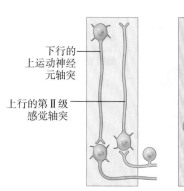

外部损伤

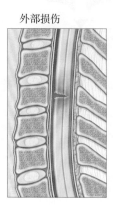

急性期（1~14 天）

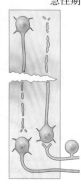

下行的
上运动神经
元轴突

上行的第Ⅱ级
感觉轴突

轴突被切断
远端退化
血管变化
缺血
水肿
过氧化脂质
炎症
炎性细胞因子
兴奋性神经递质
自由基
少突胶质细胞的丧失
脱髓鞘

慢性期 (>14 天)

由活化的星形胶质细
胞生成胶质瘢痕

硫酸软骨素蛋白聚糖
和髓鞘相关蛋白抑
制轴突的再生

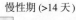

J. Perkins
CMI, FAMI

Ⅱ.**外源性干细胞移植**

直接作用：
神经元，星形胶质
细胞，少突胶质细
胞的分化

在亚急性期移植（7~14 天）

间接作用：
营养支持
提供允许轴突生长
的基础
调节炎症

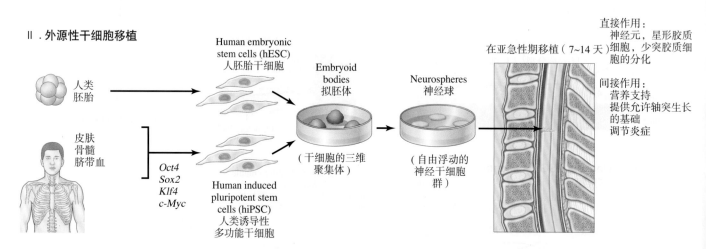

Human embryonic
stem cells (hESC)
人胚胎干细胞

人类
胚胎

皮肤
骨髓
脐带血

Oct4
Sox2
Klf4
c-Myc

Human induced
pluripotent stem
cells (hiPSC)
人类诱导性
多功能干细胞

Embryoid
bodies
拟胚体

（干细胞的三维
聚集体）

Neurospheres
神经球

（自由浮动的
神经干细胞
群）

Ⅲ.**内源性脊髓干细胞原位调控**

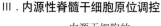

内源干细胞的
两个群体：

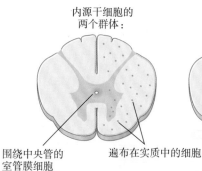

输注成纤维细胞
生长因子 2
(FGF-2)

有或无表皮生长
因子 (EGF)

室管膜干细胞增殖

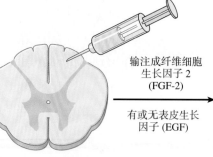

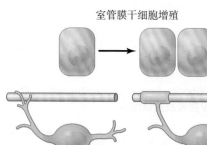

围绕中央管的
室管膜细胞

遍布在实质中的细胞

增强实质中的少突胶质细胞的分化和成熟

1.11　干细胞治疗

　　这里描述了脊髓损伤后干细胞治疗的最新方法。①
脊髓损伤后的病理进程显示了脊髓对损伤的急、慢性应
答。②在亚急性期使用外源性干细胞移植可以诱导神经

元和神经胶质细胞的分化，并提供营养支持、调节炎症
反应。③输注生长因子原位调控内源性干细胞。尽管这
些方法仍处在实验阶段，但仍体现了干细胞生物学知识
的应用，提供了对脊髓损伤等破坏性疾病治疗的可能性。

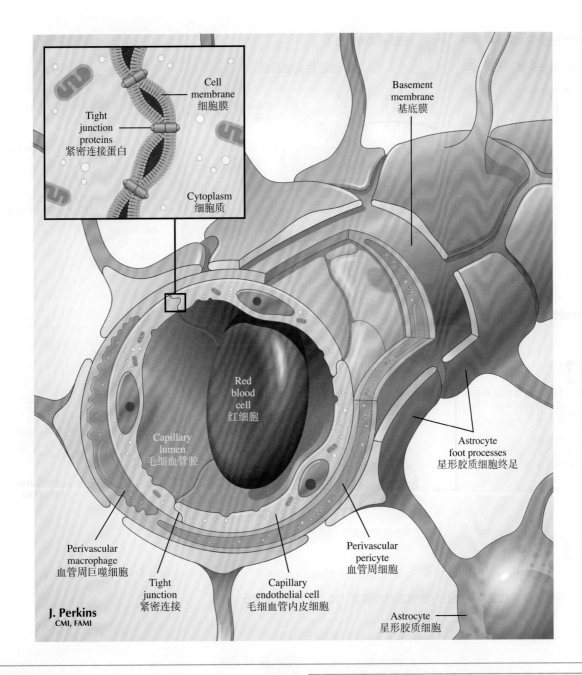

1.12　血脑屏障

　　血脑屏障（BBB）是指存在于血液与中枢神经系统之间的细胞界面。其功能主要是稳定脑组织内环境，确保神经元和胶质细胞能在最佳状态下工作，阻止不必要的大分子入侵，尤其是有害物质。血脑屏障中最主要的细胞是毛细血管内皮细胞。它们精密连接的网络可以有效地限制大分子物质从连接处通过，包括某些针对中枢神经系统的药物。此外，脑毛细血管内皮细胞的胞饮作用提供了有选择性的物质运输，向中枢神经系统传输对于能量生成和氨基酸代谢必不可缺的物质。更有许多星形胶质细胞的血管终足包围内皮细胞及其基膜，协助将代谢物从血管传输到神经细胞，并可以影响特定基因产物在内皮细胞中的表达。这些星形胶质细胞突起还可以移除细胞间隙中多余的钾离子和神经递质。

临床意义

　　血脑屏障从解剖学上讲主要是指脑毛细血管内皮细胞的紧密连接所形成的细胞界面，其作用是保护中枢神经系统不受外来大分子和有害物质的侵入。神经胶质细胞同血脑屏障一起，保护了神经元所处的离子环境及代谢环境。有一些脑内区域是不受血脑屏障保护的，如化学性催吐感受区、终板血管器（OVLT）和一些含有通过分析外围循环从而调控脑活动的特化细胞的区域等。在保护脑内环境的同时，血脑屏障也给针对中枢神经系统的药物带来了不小的挑战。很多抗生素和其他药剂无法通过血脑屏障，只能通过结合载体分子或者鞘内给药的方式来达到治疗效果。在脑肿瘤、神经变性病、脑水肿或中风等临床疾病中，血脑屏障被严重破坏，脑组织直接暴露在外周循环中。目前已有将针对性药剂传输到血脑屏障内的尝试。这种疗法可保护脑组织在血脑屏障遇到病理侵袭时不受进一步伤害。

Ⅰ. 内源性损伤（急性脑卒中、外伤、细菌感染等）应答

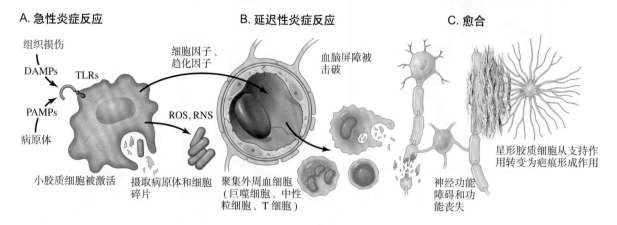

A. 急性炎症反应　　　　　　　　B. 延迟性炎症反应　　　　　　　C. 愈合

组织损伤
DAMPs
TLRs
PAMPs
病原体

细胞因子、趋化因子
ROS, RNS

小胶质细胞被激活　　摄取病原体和细胞碎片

聚集外周血细胞（巨噬细胞、中性粒细胞、T 细胞）

血脑屏障被击破

神经功能障碍和功能丧失

星形胶质细胞从支持作用转变为疤痕形成作用

Ⅱ. 外源性刺激应答

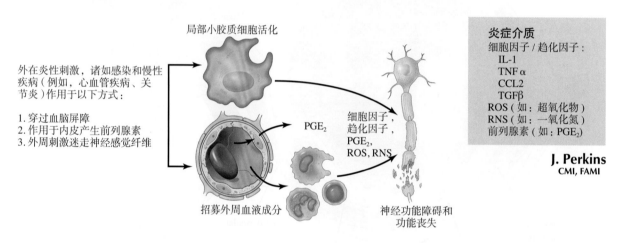

局部小胶质细胞活化

外在炎性刺激，诸如感染和慢性疾病（例如，心血管疾病、关节炎）作用于以下方式：

1. 穿过血脑屏障
2. 作用于内皮产生前列腺素
3. 外周刺激迷走神经感觉纤维

PGE₂

细胞因子，趋化因子，PGE₂，ROS, RNS

招募外周血液成分

神经功能障碍和功能丧失

炎症介质
细胞因子 / 趋化因子：
　IL-1
　TNFα
　CCL2
　TGFβ
ROS（如：超氧化物）
RNS（如：一氧化氮）
前列腺素（如：PGE₂）

J. Perkins
CMI, FAMI

Ⅲ. 内源性蛋白质病变或神经退行性病变过程应答（如：阿尔茨海默病）

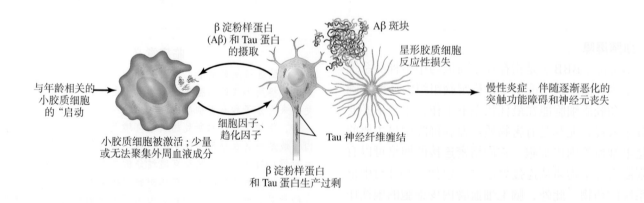

β 淀粉样蛋白（Aβ）和 Tau 蛋白的摄取

Aβ 斑块

星形胶质细胞反应性损失

与年龄相关的小胶质细胞的"启动"

细胞因子、趋化因子

慢性炎症，伴随逐渐恶化的突触功能障碍和神经元丧失

小胶质细胞被激活；少量或无法聚集外周血液成分

Tau 神经纤维缠结

β 淀粉样蛋白和 Tau 蛋白生产过剩

1.13　中枢神经系统炎症

中枢神经系统的炎症反应在以下几种情况中发生：Ⅰ. 对内源性损伤的炎症反应，如脑卒中、外伤或感染，包括急性炎症反应，延迟性炎症反应，以及愈合过程。Ⅱ. 对外源性炎症刺激的应答，如感染和慢性疾病，通常涉及大量炎性介质穿过血脑屏障、引发前列腺素释放和中枢神经功能障碍与功能丧失。Ⅲ. 对内源性蛋白质病变或神经退行性病变过程的应答，如阿尔茨海默病中β淀粉样斑块或 Tau 神经元纤维缠结的形成，这种蛋白质病变均是导致突触功能障碍和神经元缺失的慢性炎症反应。

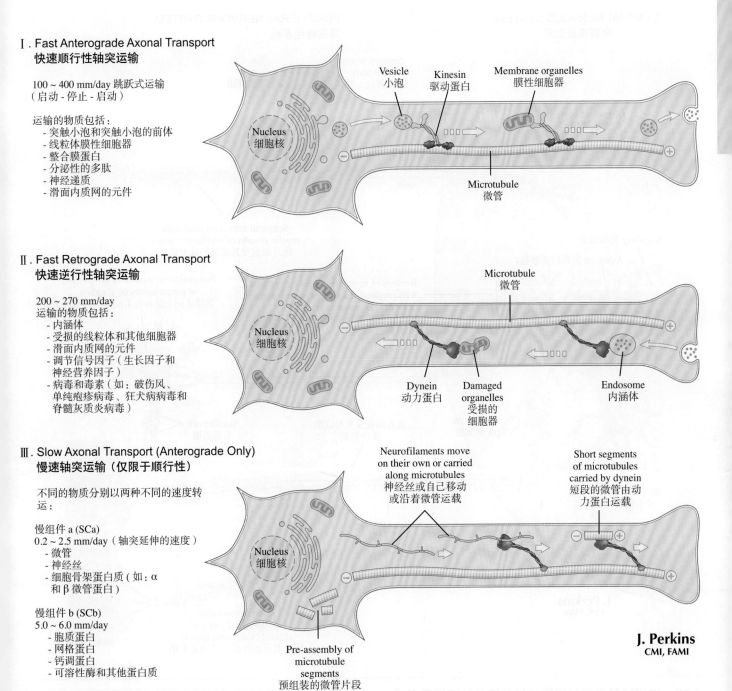

I. Fast Anterograde Axonal Transport
快速顺行性轴突运输

100 ~ 400 mm/day 跳跃式运输
（启动 - 停止 - 启动）

运输的物质包括：
- 突触小泡和突触小泡的前体
- 线粒体膜性细胞器
- 整合膜蛋白
- 分泌性的多肽
- 神经递质
- 滑面内质网的元件

II. Fast Retrograde Axonal Transport
快速逆行性轴突运输

200 ~ 270 mm/day
运输的物质包括：
- 内涵体
- 受损的线粒体和其他细胞器
- 滑面内质网的元件
- 调节信号因子（生长因子和神经营养因子）
- 病毒和毒素（如：破伤风、单纯疱疹病毒、狂犬病病毒和脊髓灰质炎病毒）

III. Slow Axonal Transport (Anterograde Only)
慢速轴突运输（仅限于顺行性）

不同的物质分别以两种不同的速度转运：

慢组件 a (SCa)
0.2 ~ 2.5 mm/day（轴突延伸的速度）
- 微管
- 神经丝
- 细胞骨架蛋白质（如：α 和 β 微管蛋白）

慢组件 b (SCb)
5.0 ~ 6.0 mm/day
- 胞质蛋白
- 网格蛋白
- 钙调蛋白
- 可溶性酶和其他蛋白质

J. Perkins
CMI, FAMI

1.14 中枢和外周神经系统的轴突运输

细胞内的细胞器和分子既可以从胞体向轴突方向（顺行）运输，也可以从轴突向胞体方向（逆行）运输。I. 快速顺行性运输利用驱动蛋白的运输机制，将囊泡、细胞器、膜蛋白、神经递质以及滑面内质网复合物以 100 ~ 400 mm/d 的速度，进行跳跃式运输。II. 快速逆行系性运输利用动力蛋白运输机制，将内涵体、受损的细胞器、生长因子、营养因子和一些病毒和毒素以 200 ~ 270 mm/d 的速度送回到胞体。神经解剖学已对快速顺行性和逆行性运输机制进行了探索。如应用标记化合物（辣根过氧化物酶、荧光金）进行逆行追踪和应用放射性标记蛋白进行顺行追踪。III. 慢速顺行性运转能够以 0.2 ~ 2.5 mm/d (SCa) 的速度运载微管、神经丝和细胞骨架蛋白，或以 5.0 ~ 6.0 mm/d (SCb) 的速度运输其他酶和蛋白。这种缓慢运输是控制损伤后轴突恢复的限速因子；当损伤发生时，恢复的速率通常为 1 mm/d。

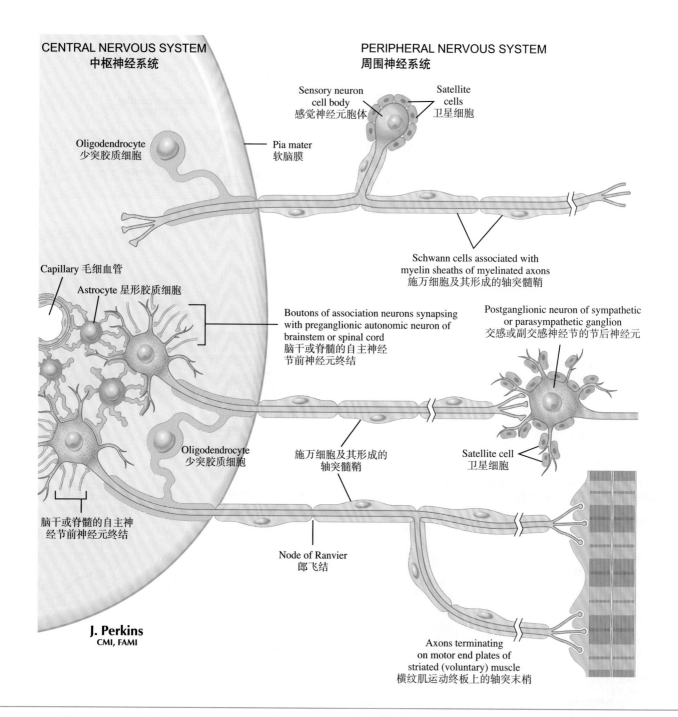

CENTRAL NERVOUS SYSTEM
中枢神经系统

PERIPHERAL NERVOUS SYSTEM
周围神经系统

Sensory neuron cell body
感觉神经元胞体

Satellite cells
卫星细胞

Oligodendrocyte
少突胶质细胞

Pia mater
软脑膜

Schwann cells associated with myelin sheaths of myelinated axons
施万细胞及其形成的轴突髓鞘

Capillary 毛细血管

Astrocyte 星形胶质细胞

Boutons of association neurons synapsing with preganglionic autonomic neuron of brainstem or spinal cord
脑干或脊髓的自主神经节前神经元终结

Postganglionic neuron of sympathetic or parasympathetic ganglion
交感或副交感神经节的节后神经元

Oligodendrocyte
少突胶质细胞

施万细胞及其形成的轴突髓鞘

Satellite cell
卫星细胞

脑干或脊髓的自主神经节前神经元终结

Node of Ranvier
郎飞结

J. Perkins
CMI, FAMI

Axons terminating on motor end plates of striated (voluntary) muscle
横纹肌运动终板上的轴突末梢

1.15　中枢神经系统和周围神经系统的轴突髓鞘形成

在中枢神经系统中，轴突髓鞘是由少突胶质细胞形成的。每个少突胶质细胞可以形成几条独立轴突的髓鞘，但只能在每个轴突上形成一个髓鞘节段。在周围神经系统中，感觉、运动以及自主神经节前纤维的髓鞘都是由施万细胞来形成的。一个施万细胞只能在单个轴突上形成一个节段的髓鞘。两个相邻的髓鞘节段之间的区域被称为郎飞结，这段裸露的轴突细胞膜上含有钠通道，可使传导过程中的动作电位被再激发。这一传导方式被称为神经冲动的跳跃式传导。

临床意义

髓鞘的完整性对于中枢和周围神经系统神经元的正常功能而言是必不可少的。在任一系统中，轴突周围的髓鞘损伤都可以破坏原轴突的功能性活动。中枢神经系统的轴突髓鞘可以受到自身免疫疾病的损伤，如多发性硬化，可导致如失明、复视（由眼球运动不协调导致）、感觉丧失、协调性丧失等一系列症状。因为少突胶质细胞的增殖和髓鞘再生，这些症状可能会间歇性地出现。在周围神经系统中，各种类型的损伤，包括毒素、糖尿病或自身免疫病吉兰－巴雷综合征，都可以导致该处轴突的脱髓鞘病变，其主要临床表现为感觉丧失、瘫痪或无力。周围神经轴突的髓鞘再生由施万细胞主导。临床上可以通过测量中枢神经系统的感觉诱发电位和周围神经系统的信息传导速度来评估轴突的传导状态。

神经鞘膜和卫星细胞的形成

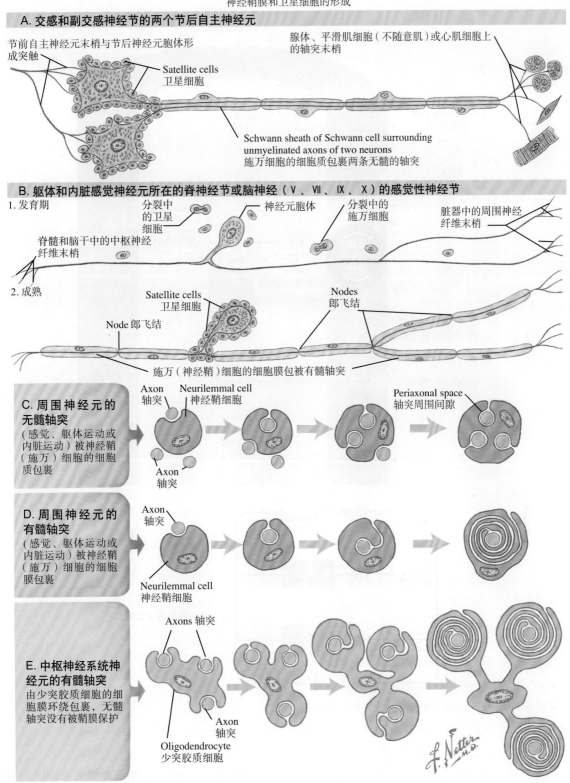

A. 交感和副交感神经节的两个节后自主神经元

节前自主神经元末梢与节后神经元胞体形成突触

腺体、平滑肌细胞（不随意肌）或心肌细胞上的轴突末梢

Satellite cells
卫星细胞

Schwann sheath of Schwann cell surrounding unmyelinated axons of two neurons
施万细胞的细胞质包裹两条无髓的轴突

B. 躯体和内脏感觉神经元所在的脊神经节或脑神经（Ⅴ、Ⅶ、Ⅸ、Ⅹ）的感觉性神经节

1. 发育期

分裂中的卫星细胞

神经元胞体

分裂中的施万细胞

脏器中的周围神经纤维末梢

脊髓和脑干中的中枢神经纤维末梢

2. 成熟

Satellite cells
卫星细胞

Nodes
郎飞结

Node 郎飞结

施万（神经鞘）细胞的细胞膜包被有髓轴突

C. 周围神经元的无髓轴突
（感觉、躯体运动或内脏运动）被神经鞘（施万）细胞的细胞质包裹

Axon
轴突

Neurilemmal cell
神经鞘细胞

Periaxonal space
轴突周围间隙

Axon
轴突

D. 周围神经元的有髓轴突
（感觉、躯体运动或内脏运动）被神经鞘（施万）细胞的细胞膜包裹

Axon
轴突

Neurilemmal cell
神经鞘细胞

E. 中枢神经系统神经元的有髓轴突
由少突胶质细胞的细胞膜环绕包裹，无髓轴突没有被鞘膜保护

Axons 轴突

Axon
轴突

Oligodendrocyte
少突胶质细胞

f. Netter m.d.

1.16　髓鞘的发生和轴突的包被

　　髓鞘的发生需要神经元和支持髓鞘化的细胞之间的相互作用。周围神经无髓纤维被一层施万细胞（神经鞘细胞）的细胞质包裹。当一个直径不小于 1～2 μm 的轴突触发髓鞘形成时，每个施万细胞会用许多层细胞膜将一个轴突的单节段紧紧包被，形成一个髓鞘节段。在中枢神经系统中，少突胶质细胞会伸展出多个细胞质臂，将彼此独立的多条轴突的单个节段（偶尔是两个自主节前轴突）用多层细胞膜紧紧包绕。虽然髓鞘的形成主要发生在发育期，但施万细胞可以在轴突损伤后再生髓鞘，少突胶质细胞也可以在髓鞘损伤和中枢神经系统发生脱髓鞘病变后（如多发性硬化）增殖并再生髓鞘。

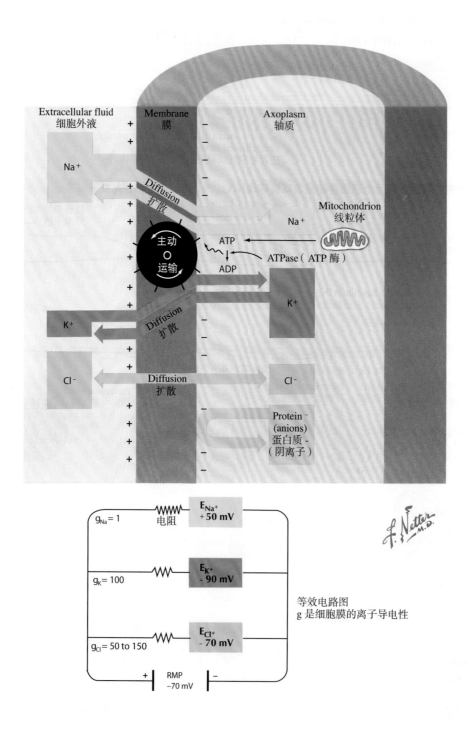

等效电路图
g 是细胞膜的离子导电性

电特性

1.17　神经元静息电位

细胞膜对不同离子的通透性差异导致阳离子（+）和阴离子（-）在神经元细胞膜内外不均匀分布。这种不均匀分布是由分离和扩散电荷的力来决定的。细胞膜对离子的通透性随着细胞膜的去极化（趋于 0）和超极化（远离 0）而改变。与细胞外液的电压相比，神经元静息电位通常为 -90 mV。细胞外钠离子浓度为 145 mEq/L，

比细胞内高 15 mEq/L；细胞外氯离子浓度为 105 mEq/L，比细胞内高 8 mEq/L。细胞外钾离子浓度为 3.5 mEq/L，反而低于细胞内的 130 mEq/L。细胞内外钾离子的浓度差使得神经元的静息电位接近于钾离子的平衡电位（就好像细胞膜只对钾离子具有通透性一样）。Na$^+$-K$^+$-ATP 酶主动地将钠离子泵出细胞，同时将钾离子泵入细胞。下图中展示的是使用 Nernst 方程式计算出的钠离子、钾离子和氯离子的等效电路图。

A. 离子进出细胞膜的能力取决于浓度和静电力。离子从浓度较高处流至浓度较低处，如图中所描绘的钾离子（K⁺）外流：钾离子从钾浓度较高的细胞内流向钾浓度较低的细胞外。

B. 电荷极性相反的离子互相吸引。在这个例子中，K⁺离子从正电位的细胞外环境流向负电位的细胞内。离子浓度和静电力共同决定离子扩散的方向。离子的平衡电位是指该离子净扩散为零时的跨膜电位。

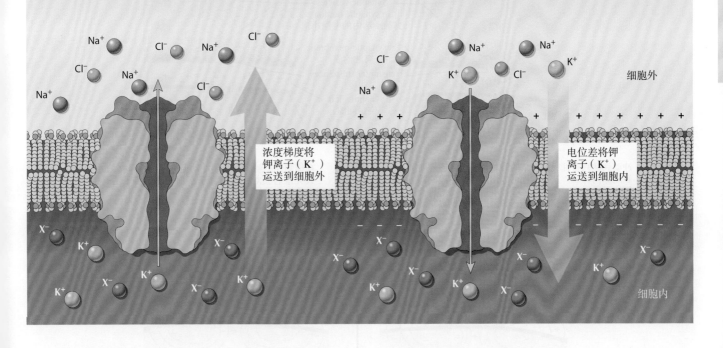

浓度梯度将钾离子（K⁺）运送到细胞外

电位差将钾离子（K⁺）运送到细胞内

钠通道的三种状态。C. 在静息状态下，由于激活门通道的关闭而导致没有离子流。D. 当细胞膜开始去极化时，激活门通道打开，钠离子内流。E. 随着细胞逐渐去极化，失活门通道关闭，钠离子内流停止。只有当细胞复极化后钠通道才会恢复成静息状态下的关闭状态。

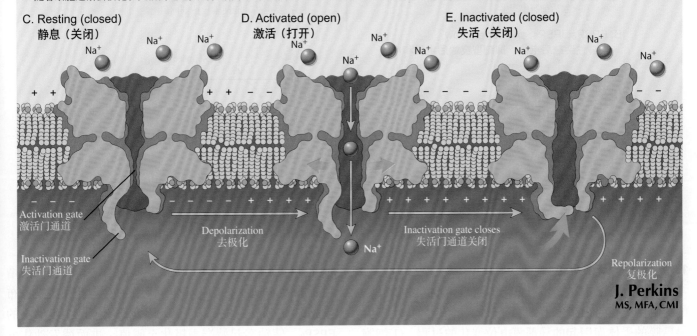

C. Resting (closed)
静息（关闭）

D. Activated (open)
激活（打开）

E. Inactivated (closed)
失活（关闭）

Activation gate
激活门通道

Inactivation gate
失活门通道

Depolarization
去极化

Inactivation gate closes
失活门通道关闭

Repolarization
复极化

J. Perkins
MS, MFA, CMI

1.18　神经元膜电位和钠通道

上图描绘的是由离子流促进形成的神经元静息电位和在神经元兴奋状态下的钠通道的三个状态。

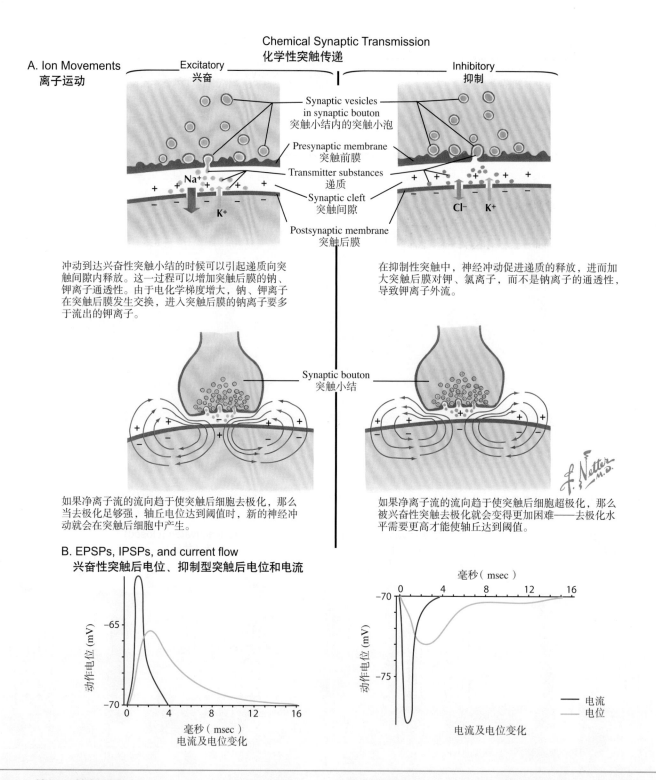

Chemical Synaptic Transmission
化学性突触传递

A. Ion Movements
离子运动

Excitatory
兴奋

Inhibitory
抑制

Synaptic vesicles
in synaptic bouton
突触小结内的突触小泡

Presynaptic membrane
突触前膜

Transmitter substances
递质

Synaptic cleft
突触间隙

Postsynaptic membrane
突触后膜

Na+

K+

Cl-　K+

冲动到达兴奋性突触小结的时候可以引起递质向突触间隙内释放。这一过程可以增加突触后膜的钠、钾离子通透性。由于电化学梯度增大，钠、钾离子在突触后膜发生交换，进入突触后膜的钠离子要多于流出的钾离子。

在抑制性突触中，神经冲动促进递质的释放，进而加大突触后膜对钾、氯离子，而不是钠离子的通透性，导致钾离子外流。

Synaptic bouton
突触小结

如果净离子流的流向趋于使突触后细胞去极化，那么当去极化足够强，轴丘电位达到阈值时，新的神经冲动就会在突触后细胞中产生。

如果净离子流的流向趋于使突触后细胞超极化，那么被兴奋性突触去极化就会变得更加困难——去极化水平需要更高才能使轴丘达到阈值。

B. EPSPs, IPSPs, and current flow
兴奋性突触后电位、抑制型突触后电位和电流

毫秒（msec）

动作电位（mV）

电流及电位变化

毫秒（msec）

动作电位（mV）

电流
电位

电流及电位变化

1.19　神经元等级电位

A. 离子运动。兴奋性（EPSPs）或抑制性（IPSPs）的突触后电位是由突触前细胞释放的神经递质作用于突触后膜的受体而引起的局部膜电位变化的过程。①细胞膜对阳离子通透性的增加导致 Na^+ 内流，膜电位因此趋于 0（去极化，兴奋性突触后电位）；②细胞膜对 Cl^- 离子通透性的增加导致 Cl^- 内流与补充性 K^+ 内流，膜电位因此远离 0（超极化，抑制性突触后电位）。神经递质的作用所产生的兴奋性和抑制性突触后电位对神经元有

着局部的影响。这种局部影响随时间的增长和距离的增大而消散，但还是可以对神经元总的兴奋性和离子分布造成影响。单一的兴奋性输入通常是不能产生足够高的 EPSPs，使轴突起始端去极化至阈值，进而诱发动作电位的。相比之下，多个 EPSPs 在时间和空间上的总和则可以使突触后膜达到阈值。IPSPs 可以抵消 EPSPs 在诱导膜电位达到阈值上的作用。B. 兴奋性突触后电位、抑制性突触后电位和电流。EPSP 和 IPSP 诱导突触后电流（红色）和电位（蓝色）的变化。

A. 突触后神经元，多条突触前纤维在这里终止。图中标为粉色的纤维跨越突触间隙向突触后神经元传递兴奋性信息，标为蓝色的则是抑制性纤维，向突触后神经元传达的抑制性信息。

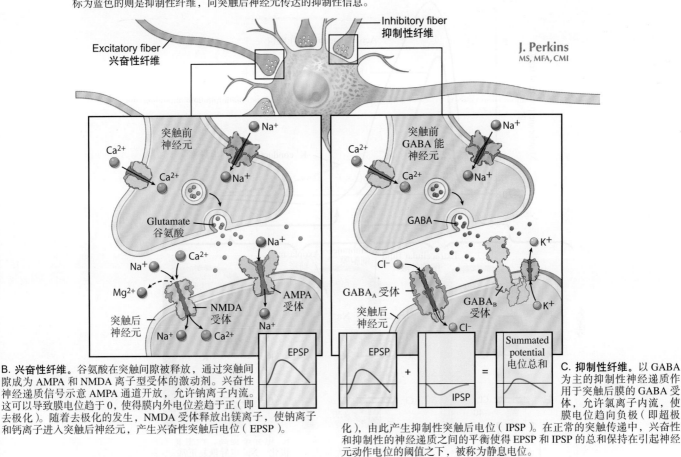

B. 兴奋性纤维。谷氨酸在突触间隙被释放，通过突触间隙成为 AMPA 和 NMDA 离子型受体的激动剂。兴奋性神经递质信号示意 AMPA 通道开放，允许钠离子内流。这可以导致膜电位趋于 0，使得膜内外电位差趋向于正（即去极化）。随着去极化的发生，NMDA 受体释放出镁离子，使钠离子和钙离子进入突触后神经元，产生兴奋性突触后电位（EPSP）。

C. 抑制性纤维。以 GABA 为主的抑制性神经递质作用于突触后膜的 GABA 受体，允许氯离子内流，使膜电位趋向负极（即超极化），由此产生抑制性突触后电位（IPSP）。在正常的突触传递中，兴奋性和抑制性的神经递质之间的平衡使得 EPSP 和 IPSP 的总和保持在引起神经元动作电位的阈值之下，被称为静息电位。

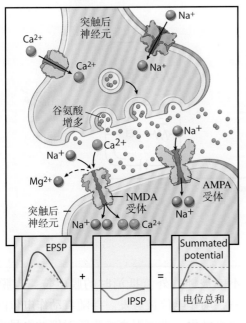

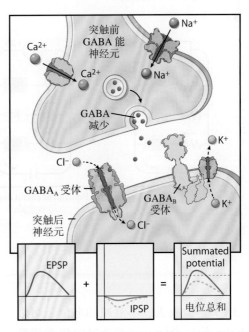

D. 谷氨酸增多产生兴奋性突触后电位（EPSP）。随着兴奋性神经递质的增多，突触后神经元细胞膜电位愈发趋于正向，产生更多 EPSP。兴奋性和抑制性信号的总和逐渐超过阈值，引发动作电位。

E. 抑制性突触后电位（IPSP）的减少。当抑制性神经递质减少时，IPSP随之减少，突触后神经元细胞膜逐渐去极化。兴奋性和抑制性信号的总和逐渐超过阈值，引发动作电位。

1.20　兴奋性和抑制性突触后电位的机制

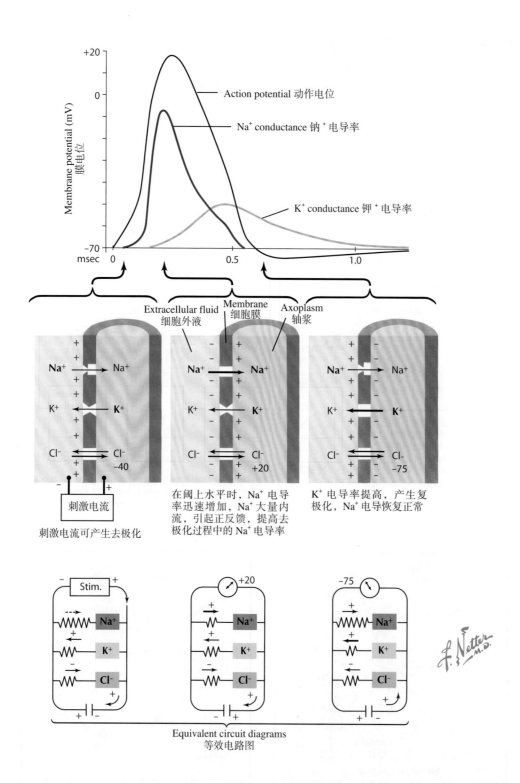

在阈上水平时，Na⁺ 电导率迅速增加，Na⁺ 大量内流，引起正反馈，提高去极化过程中的 Na⁺ 电导率

K⁺ 电导率提高，产生复极化，Na⁺ 电导恢复正常

刺激电流可产生去极化

Equivalent circuit diagrams
等效电路图

1.21　动作电位

　　动作电位（APs）是全或无、不衰减的电位，可以长距离（1m 或更多）传导电信号，并通过电化学耦联（兴奋 - 分泌耦联）触发神经递质的释放。动作电位通常始于轴突起始部。兴奋性突触后电位的时间与空间总和引起足够的兴奋（去极化），进而导致钠通道开放，使膜电位达到阈值。阈值是指钠离子通过钠通道的内流量不能被钾的外流抵消时的膜电位。当膜电位达到阈值后，动作电位被触发。伴随着动作电位的上升，轴突迅速去极化，进而提高细胞膜对钾的电导率。钾内流的增加抵消了快速去极化的作用，使膜电位得以回到静息水平。动作电位被启动后，或沿轴突迅速传导，或在每个相邻的郎飞结重新发起（有髓纤维），或不断使相邻的细胞膜去极化并达到阈值（无髓纤维）。

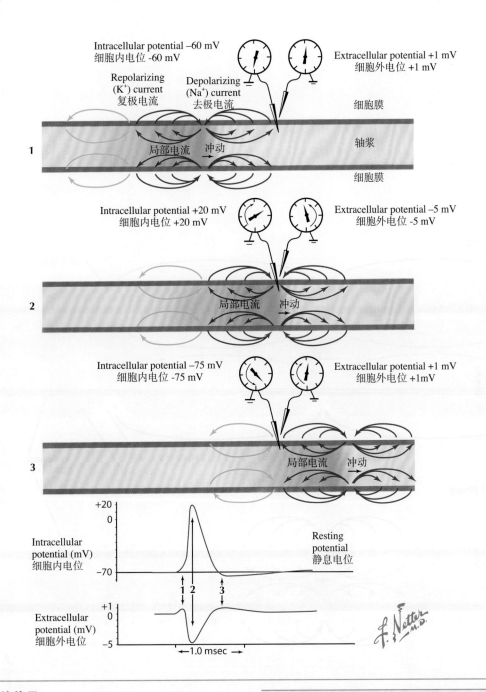

1.22 动作电位的传导

当动作电位（AP）在轴突膜的特异位点产生时（通常是在起始部），钠离子内流会导致细胞外离子环境的改变，使同一轴突上相邻区域产生局部离子流。这一变化会使邻近的郎飞结（有髓纤维）或轴突膜（无髓纤维）去极化，促使该邻近区域的电位达到阈值，进而再次引发动作电位。有髓纤维可沿轴突髓鞘节段反复形成动作电位，加快动作电位的传导。动作电位沿轴突从一个郎飞结到另一个郎飞结的传导被称为跳跃式传导。

临床意义

动作电位是在去极化的作用下钠离子电导率增加而导致的神经元膜电位的"爆炸性逆转"，这通常是外来的神经递质形成的等级电位累积效应。钾离子电导率在这种爆炸性逆转后迅速增加，促使膜电位恢复至静息水平。这一过程通常发生在轴突起始端。有髓纤维上的动作电位传导——跳跃式传导，需要动作电位沿轴突在髓鞘节段的每个无髓区域（郎飞结）反复形成。动作电位之所以能再次形成是因为下一个郎飞结处有电压变化。如果动作电位外的多个郎飞结钠离子电导都被局部麻醉剂阻断了，那么动作电位传导会因此终止或者直接消失。这是由于该动作电位距离没有被阻断的、功能健全的郎飞结太远，动作电位无法刺激该处的被动电流达到阈值。这种阻碍动作电位在郎飞结再次产生的机制揭示了卡因类药物的作用机理，如普鲁卡因和利多卡因。这类药物常作为局部麻醉剂被用于外科手术和牙科手术中。

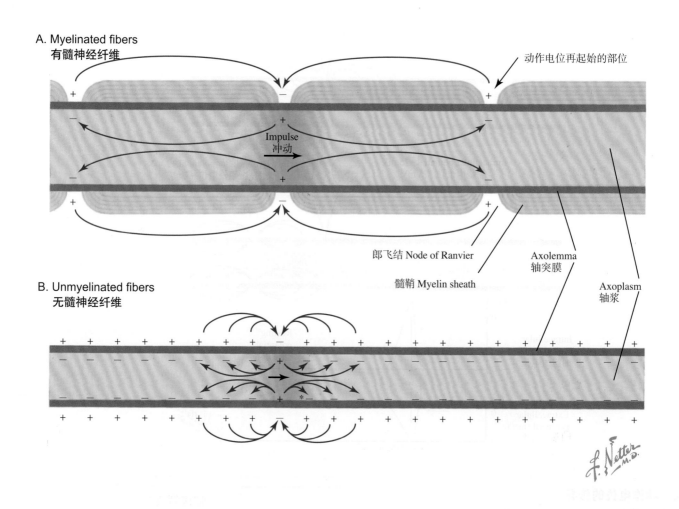

A. Myelinated fibers
有髓神经纤维

动作电位再起始的部位

Impulse
冲动

郎飞结 Node of Ranvier

髓鞘 Myelin sheath

Axolemma
轴突膜

Axoplasm
轴浆

B. Unmyelinated fibers
无髓神经纤维

1.23 传导速度

A.动作电位的传导速度随轴突直径的增加而增加。髓鞘的存在也可以加快传导速度。在有髓神经纤维中，动作电位从郎飞结到郎飞结进行跳跃式传导。B.在无髓纤维中，动作电位通过使临近的细胞膜去极化、引起新的动作电位而沿轴突传导。

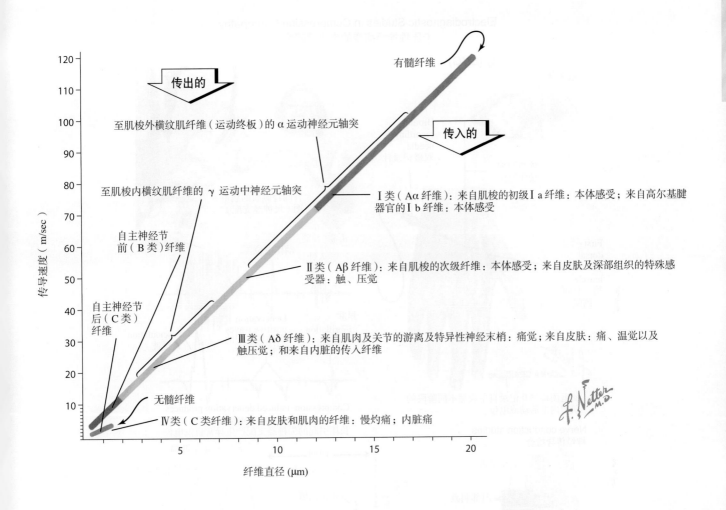

1.24　周围神经纤维的分类：根据纤维粗细和传导速度

　　无髓鞘的周围神经纤维（直径 1～2 μm）传导动作电位的速度缓慢（1～2 m/sec），这是因为无髓传导是依靠整个轴突膜沿着轴突依次去极化产生动作电位（APs）而完成的。此类周围神经纤维被称为Ⅳ类纤维。有髓鞘的周围神经纤维（直径 2～20+ μm）则以较快的速度传导动作电位（2～120+ m/sec），这因为是有髓神经冲动由于郎飞结的存在只在髓鞘的间隔处进行跳跃式传导。直径越大的轴突传导动作电位的速度也越快。临床研究已经可以连续记录不同类别的有髓周围神经纤维（Ⅰ、Ⅱ和Ⅲ类纤维）的传导速度，并且可以评估神经传导的功能性。传导速度可以通过在特定位点（腘窝）放置刺激电极进行测量。刺激电极改变电流，在待测的轴突激发动作电位。记录电极被放置在肌腹远端可以测量到肌肉收缩和神经传导潜伏期的位置。图中各类有髓神经纤维旁边是对该类型纤维的功能描述。

临床意义

　　外周神经轴突的直径大于 2 μm 时会触发相邻施万细胞形成髓鞘。不同大小的周围神经纤维有着不同的功能，同时也会受到不同种类的损伤。因此，细小纤维神经病，如麻风病、损伤痛及温觉（通过小直径轴突）等在影响其他本类型的神经传导时不会影响到精细触觉、LMN 功能，或者Ⅰa 传入纤维的反射功能。同样，粗大直径轴突的损伤，如脱髓鞘性神经炎，可以导致迟缓性瘫痪，伴随肌肉萎缩和反射的消失（运动神经）以及精细感觉（感觉神经）的丧失，但却不会影响到自主神经功能或者是由细小无髓纤维传导的痛觉和温觉。

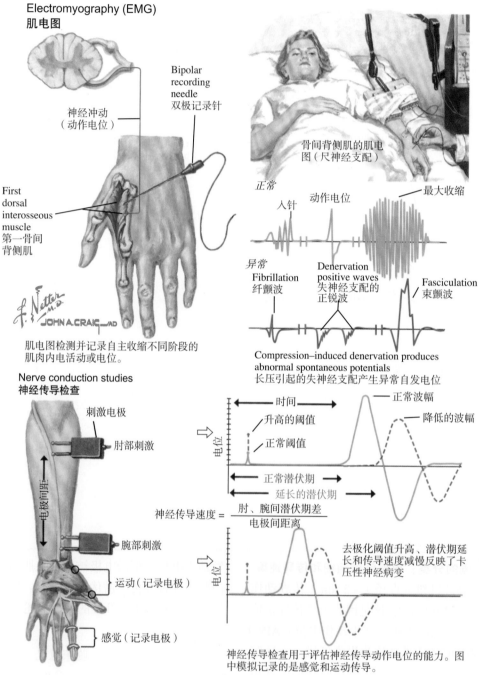

Electrodiagnostic Studies in Compression Neuropathy
卡压性神经病变的电生理研究

Electromyography (EMG)
肌电图

Bipolar recording needle
双极记录针

神经冲动
（动作电位）

骨间背侧肌的肌电图（尺神经支配）

正常

入针　动作电位　　最大收缩

First dorsal interosseous muscle
第一骨间背侧肌

异常

Fibrillation
纤颤波

Denervation positive waves
失神经支配的正锐波

Fasciculation
束颤波

肌电图检测并记录自主收缩不同阶段的肌肉内电活动或电位。

Compression–induced denervation produces abnormal spontaneous potentials
长压引起的失神经支配产生异常自发电位

Nerve conduction studies
神经传导检查

刺激电极

肘部刺激

电极间距

腕部刺激

运动（记录电极）

感觉（记录电极）

时间

正常波幅

升高的阈值

降低的波幅

正常阈值

电位

正常潜伏期

延长的潜伏期

$$神经传导速度 = \frac{肘、腕间潜伏期差}{电极间距离}$$

去极化阈值升高、潜伏期延长和传导速度减慢反映了卡压性神经病变

电位

神经传导检查用于评估神经传导动作电位的能力。图中模拟记录的是感觉和运动传导。

1.25　肌电图和传导速度研究

肌电图检测并记录自主收缩不同阶段的肌内电活动。这些记录对诊断肌病和神经轴索损伤有很大帮助。

对神经传导率的检测可以有效评估感觉及运动神经纤维的电传导和诱发动作电位的能力，有助于诊断有髓纤维的损伤。

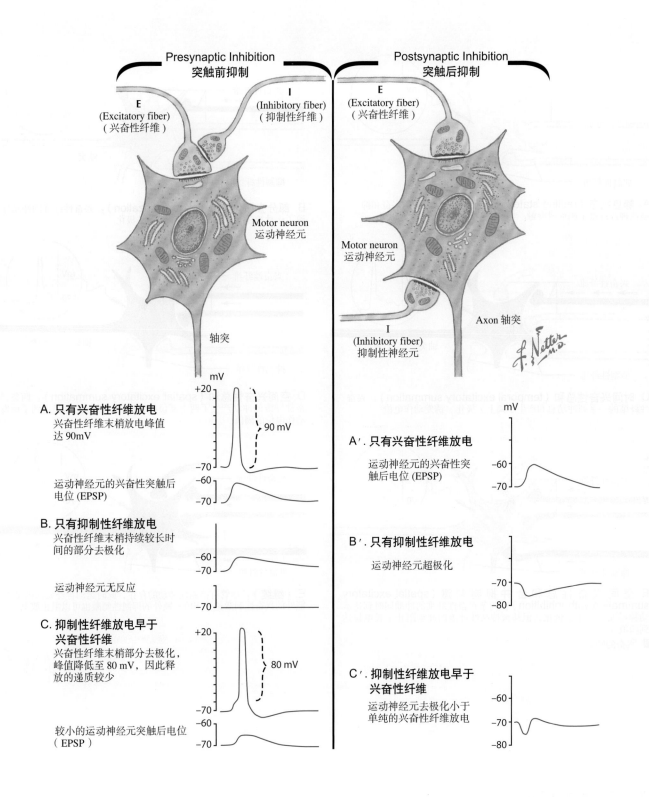

Presynaptic Inhibition
突触前抑制

E
(Excitatory fiber)
（兴奋性纤维）

I
(Inhibitory fiber)
（抑制性纤维）

Postsynaptic Inhibition
突触后抑制

E
(Excitatory fiber)
（兴奋性纤维）

Motor neuron
运动神经元

Motor neuron
运动神经元

Axon 轴突

I
(Inhibitory fiber)
抑制性神经元）

轴突

mV

A. 只有兴奋性纤维放电

兴奋性纤维末梢放电峰值
达 90mV

运动神经元的兴奋性突触后
电位 (EPSP)

90 mV

+20

−70

−60
−70

B. 只有抑制性纤维放电

兴奋性纤维末梢持续较长时
间的部分去极化

运动神经元无反应

−60
−70

−70

**C. 抑制性纤维放电早于
兴奋性纤维**

兴奋性纤维末梢部分去极化,
峰值降低至 80 mV,因此释
放的递质较少

较小的运动神经元突触后电位
（EPSP）

+20

80 mV

−70

−60
−70

mV

A′. 只有兴奋性纤维放电

运动神经元的兴奋性突
触后电位 (EPSP)

−60

−70

B′. 只有抑制性纤维放电

运动神经元超极化

−70

−80

**C′. 抑制性纤维放电早于
兴奋性纤维**

运动神经元去极化小于
单纯的兴奋性纤维放电

−60

−70

−80

1.26　突触前和突触后抑制

　　抑制性突触调节神经元的兴奋性。图中显示的是作用于运动神经元的突触前抑制（左）和突触后抑制（右）。

突触后抑制在突触后膜引起局部超极化。突触前抑制涉及兴奋性轴突末梢去极化,可以减少兴奋性轴突末梢去极化时 Ca^{2+} 的内流,从而降低兴奋性突触后电位（EPSP）。

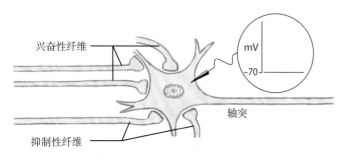

A. 静息状态（resting state）：运动神经元与周围的兴奋和抑制性神经纤维末梢形成突触

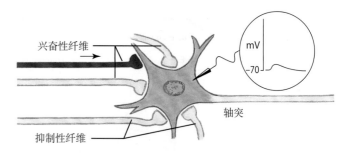

B. 部分去极化（partial depolarization）：兴奋性纤维的冲动导致了运动神经元的局部（阈值以下）去极化

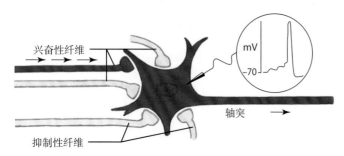

C. 时间兴奋性总和（temporal excitatory summation）：兴奋性纤维的一系列冲动总和产生了阈上去极化，诱发动作电位

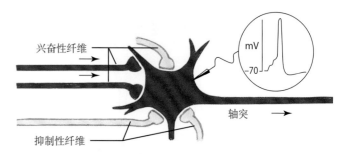

D. 空间兴奋性总和（spatial excitatory summation）：两条兴奋性纤维的冲动产生了两个部位的去极化，他们的总和达到了诱发动作电位的阈值

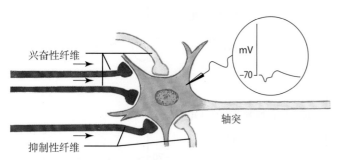

E. 空间兴奋性总和合并抑制刺激（spatial excitatory summation with inhibition）：两条兴奋性纤维的冲动同时到达运动神经元，产生去极化，但却被抑制性纤维的冲动阻止了膜电位达到阈值

■ 兴奋的轴突

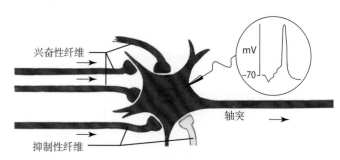

E.（继续）：尽管有抑制性冲动的存在，此时运动神经元却因接受额外的兴奋性刺激达到阈值；额外的抑制性刺激也可以阻止放电

1.27 空间和时间总和

　　神经元接收多个兴奋性和抑制性的传入冲动。C. 时间总和是指在一条兴奋性纤维中，一系列阈下兴奋性突触后电位累积，使突触后细胞产生动作电位。时间总和之所以能够发生，是因为兴奋性突触后电位在细胞膜局部完全恢复到静息水平之前就已经在时间上进行了叠加。D. 空间总和是指两个或多个阈下兴奋性突触后电位由于协同作用，诱发动作电位。E. 时间总和与空间总和都可以被同时传入的抑制性冲动调节，抑制性和兴奋性的神经元可以释放许多不同种类的神经递质，其功效取决于配体 - 受体相互作用下的离子通道。

Origin and Spread of Seizures
癫痫样放电的起因与播散

A. 大脑皮质神经元的正常放电模式

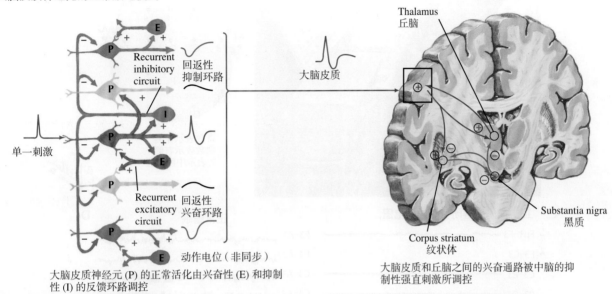

大脑皮质神经元（P）的正常活化由兴奋性（E）和抑制性（I）的反馈环路调控

大脑皮质和丘脑之间的兴奋通路被中脑的抑制性强直刺激所调控

B. 大脑皮质神经元的癫痫样放电模式

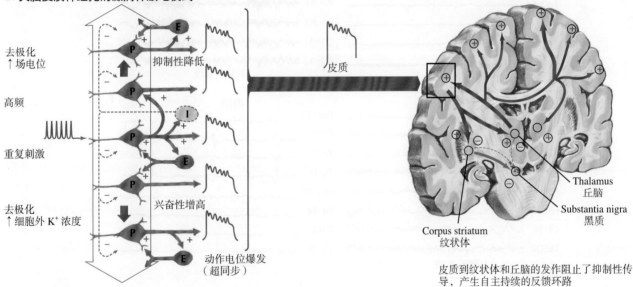

重复性的皮质活化可以增强兴奋性传导并压制抑制性传导，形成自主持续的兴奋性环路（猝发），扩散到邻近神经元（募集）

皮质到纹状体和丘脑的发作阻止了抑制性传导，产生自主持续的反馈环路

JOHN A.CRAIG—AD

1.28 大脑皮质神经元正常和癫痫样放电的起因与播散

大脑皮质的电活动总和可以被脑电图（EEG）监测。正常的皮质电活动反映了通过反馈调控的兴奋性和抑制性作用总和。丘脑到皮质的传入信息可以激发兴奋性电冲动；中脑则可以对其提供抑制性控制。重复性的皮质活化能压制抑制性传导，增强兴奋性反馈，并将邻近的神经元募集到重复的兴奋性环路中。这些自主持续的兴奋性反馈可以引发并播散癫痫样放电。

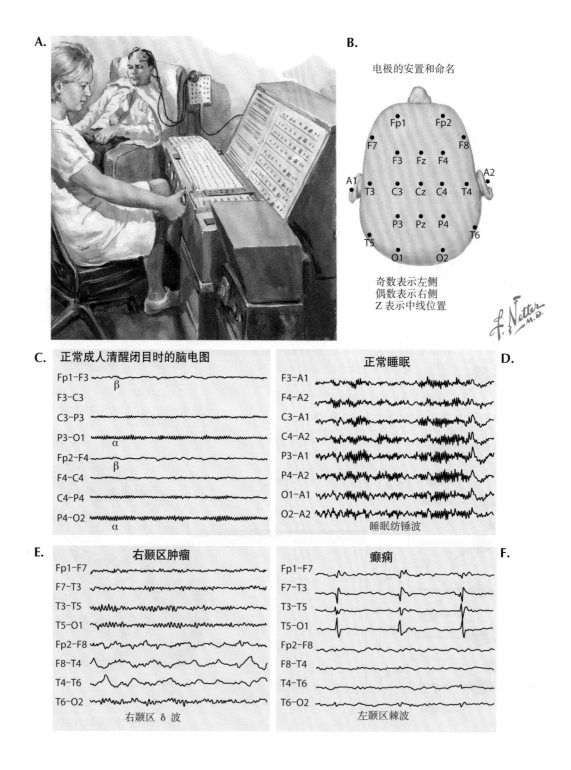

A.

B.

电极的安置和命名

Fp1 Fp2
F7 F8
F3 Fz F4
A1 A2
T3 C3 Cz C4 T4
P3 Pz P4
T5 T6
O1 O2

奇数表示左侧
偶数表示右侧
Z 表示中线位置

C. 正常成人清醒闭目时的脑电图

Fp1-F3
F3-C3
C3-P3
P3-O1
Fp2-F4
F4-C4
C4-P4
P4-O2

D. 正常睡眠

F3-A1
F4-A2
C3-A1
C4-A2
P3-A1
P4-A2
O1-A1
O2-A2

睡眠纺锤波

E. 右颞区肿瘤

Fp1-F7
F7-T3
T3-T5
T5-O1
Fp2-F8
F8-T4
T4-T6
T6-O2

右颞区 δ 波

F. 癫痫

Fp1-F7
F7-T3
T3-T5
T5-O1
Fp2-F8
F8-T4
T4-T6
T6-O2

左颞区棘波

1.29 脑电图

脑电图（electroencephalography, EEG）通过测量电极之间电活动差异之和来记录大脑皮质电活动的总和。记录电极（引线）被安置在至少16个头皮标准位点上，用以记录关键电极之间的电位差。脑电图记录的基本波包括α波（9~10 Hz，在枕叶位置，主要在成人清醒时的安静闭目状态下出现）；β波（20~25 Hz，在额前和中央区前位置，在清醒或浅睡状态下广泛出现）；δ波（2~2.5 Hz，在额前和中央区，在清醒时不出现，但在深睡、昏迷或中毒状态下广泛出现）；以及θ波（5~6 Hz，在中央区，平稳、且不在清醒时出现，但在成人困倦时广泛出现）。图（B）为电极的安置。图（C）为清醒闭目时的正常脑电图示例，图（D）为睡眠时的正常脑电图。图（E）与图（F）分别显示了肿瘤病人和癫痫样病人的异常脑电活动，例如在全身性强直-阵挛性癫痫发作时出现的棘波（广泛性的快速多棘和棘-慢波）和在意识丧失性癫痫发作时出现的3Hz棘波。

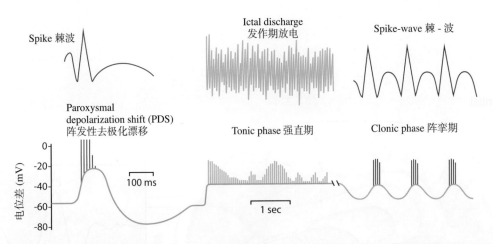

A. 阵发性去极化漂移（PDS）是癫痫发作的特性，是大群去极化的神经元共同产生动作电位所形成的，如图中大型去极化上方的竖线所示。PDS 后紧随复极化。该 PDS 和复极化各对应脑电图上的一个棘和波。当神经元大规模去极化却不进入复极化阶段时大脑便会异常放电。这种异常放电对应发作的强直期。发作期间抑制增强，去极化在一个周期的 PDS 过后发生，对应发作的阵挛期。

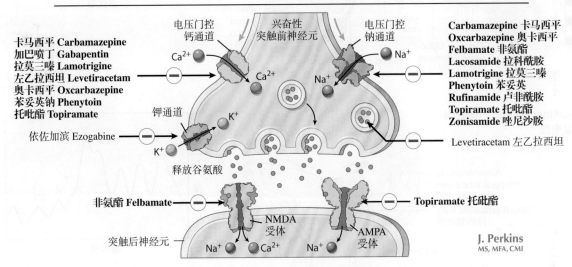

B. 降低细胞兴奋性的分子靶向抗癫痫药物实例。这些药物可以通过阻断钙、钠、钾通道，或减少通过 NMDA 和 AMPA 受体的离子流来发挥作用。左乙拉西坦结合突触小泡，减少神经递质的释放。

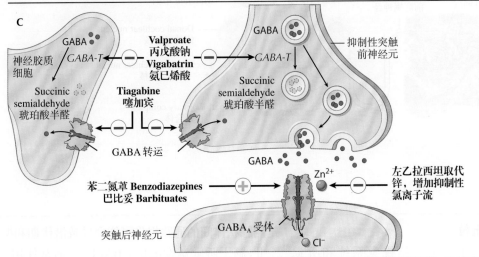

C. 增强抑制性的分子靶向抗癫痫药物实例。药物可能会通过阻断 GABA 的摄取来增加 GABA 在突触后的浓度，通过减少 GABA 的降解来增加细胞内的 GABA。抑制性药物通常通过增加 GABA 受体的氯离子流来达到抑制作用，如巴比妥类和苯二氮䓬类药物。左乙拉西坦取代 GABA 受体上的锌，以增加抑制性氯离子流。

1.30　广泛性癫痫样放电的放电类型和药物作用位点

图中描绘的是大脑广泛性癫痫样放电的放电类型以及降低兴奋性、增强抑制性的抗癫痫药物的作用位点。

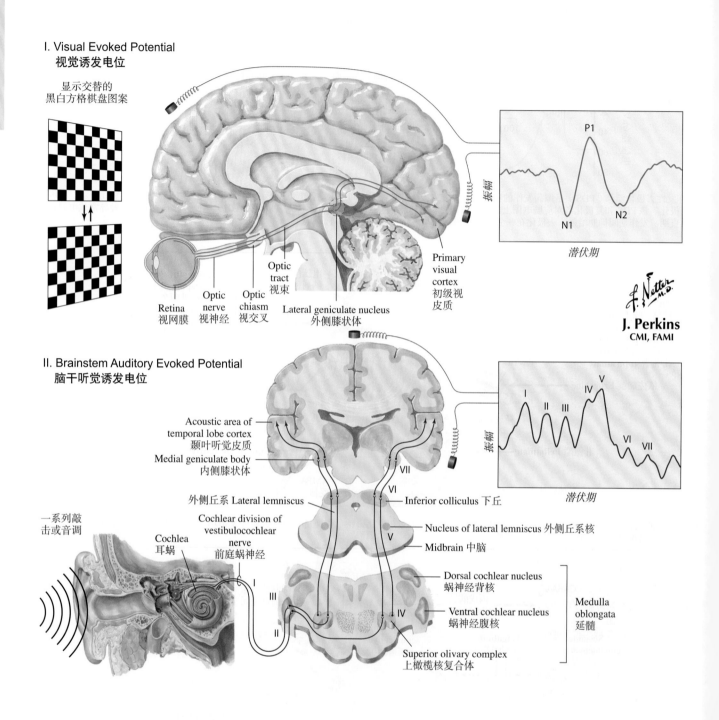

I. Visual Evoked Potential
视觉诱发电位

显示交替的
黑白方格棋盘图案

P1

N1　N2

振幅

潜伏期

Retina
视网膜

Optic
nerve
视神经

Optic
chiasm
视交叉

Optic
tract
视束

Lateral geniculate nucleus
外侧膝状体

Primary
visual
cortex
初级视
皮质

f. Netter M.D.

J. Perkins
CMI, FAMI

II. Brainstem Auditory Evoked Potential
脑干听觉诱发电位

Acoustic area of
temporal lobe cortex
颞叶听觉皮质

Medial geniculate body
内侧膝状体

外侧丘系 Lateral lemniscus

一系列敲
击或音调

Cochlear division of
vestibulocochlear
nerve
前庭蜗神经

Cochlea
耳蜗

I　II　III　IV　V

VI　VII

振幅

潜伏期

VII

VI

Inferior colliculus 下丘

Nucleus of lateral lemniscus 外侧丘系核

Midbrain 中脑

Dorsal cochlear nucleus
蜗神经背核

Ventral cochlear nucleus
蜗神经腹核

Superior olivary complex
上橄榄核复合体

Medulla
oblongata
延髓

1.31　视觉和听觉诱发电位

　　电生理记录可以用于评估包括视觉系统和听觉系统在内的特定感觉系统的完整性。Ⅰ.视觉诱发电位（VEP）。通常使用交替闪烁的黑白方格棋盘图案（2 Hz）作为视觉刺激，记录电极置于初级视觉皮质中线位置。正常记录的潜伏期为 N1 70 msec（负 1），P1 100 msec（正 1），和 N2 140 msec（负 2）。视网膜至外

侧膝状体间的通路损伤可能会导致潜伏期和振幅的异常。Ⅱ.脑干听觉诱发电位（BAEP）。通常使用一系列的敲击声或铃声作为声音刺激，记录电极置于颞叶听觉皮质。完全记录共 7 个波，其潜伏期各不相同：Ⅰ.听神经远端；Ⅱ.听神经近端；Ⅲ.蜗神经核；Ⅳ.上橄榄核复合体；Ⅴ.外侧丘系核；Ⅵ.下丘；Ⅶ.内侧膝状体。潜伏期和振幅的改变可反映听觉通路中特定位置的损坏。

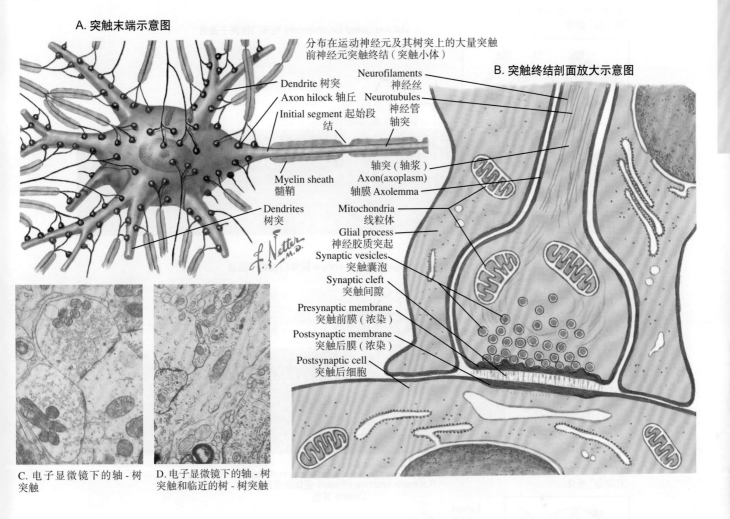

A. 突触末端示意图

分布在运动神经元及其树突上的大量突触
前神经元突触终结（突触小体）

B. 突触终结剖面放大示意图

Neurofilaments 神经丝
Neurotubules 神经管

Dendrite 树突
Axon hilock 轴丘
Initial segment 起始段结

Myelin sheath 髓鞘
Dendrites 树突

轴突（轴浆）
Axon(axoplasm)
轴膜 Axolemma
Mitochondria 线粒体
Glial process 神经胶质突起
Synaptic vesicles 突触囊泡
Synaptic cleft 突触间隙
Presynaptic membrane 突触前膜（浓染）
Postsynaptic membrane 突触后膜（浓染）
Postsynaptic cell 突触后细胞

C. 电子显微镜下的轴 - 树突触

D. 电子显微镜下的轴 - 树突触和临近的树 - 树突触

神经递质和信号传导特性

1.32　突触的形态

突触是神经元与神经元、神经元与效应器或靶细胞之间相互联系的位点。A 为典型的神经元，其胞体和树突上接受了很多突触联系，均来自有髓和无髓的轴突。有髓的传入纤维失去髓鞘，形成许多分支，分支末端形成神经终结（突触）作用于靶神经元上（图中为运动神经元）。B 为放大的轴 - 体突触。突触囊泡内含神经递质。当动作电位到达突触末端区域时，去极化会引发 Ca^{2+} 内流，导致许多突触囊泡与突触前膜融合，向突触间隙中释放出神经递质。这些神经递质与突触后膜上的受体结合，产生分等级的兴奋性或抑制性突触后电位，或作用于靶细胞内的信号系统，起到调节细胞内信号转导的作用。有时候，神经递质的释放位点和靶细胞上的神经递质受体是错位的（可能是在临近处或远处）。大部分神经末端可以释放多种神经递质；这一过程是由基因活化和轴突活动频率与持续时间来调节的。有些神经末端含有响应自体释放的神经递质的突触前受体，这些受体在突触末端被激活，可用于调节神经递质的释放。还有一些神经末端含有高亲和的摄取载体，这些载体将神经递质转运回神经末端进行包装再利用（如：多巴胺、去甲肾上腺素和 5- 羟色胺）。

临床意义

突触末端，尤其是轴 - 树和轴 - 体末端，在一些诸如下运动神经元这样的神经细胞上极为丰富。突触的分布决定了靶神经元的兴奋性，其分布的方式是由层次结构和下行通路中的中间神经元所决定的。一旦一个重要的传入来源被破坏（如可能由缺血性脑卒中引发的内囊病变中的皮质脊髓束）或者是上运动神经元的下行通路被整体破坏（如脊髓损伤），剩余的潜在传入来源就可以扩散并占据空出的原有位点，弥补缺失的正常突触代偿。这样一来，从 I a 类传入神经纤维和其他经由中间神经元传入的初级感觉纤维就可以代为支配靶运动神经元，甚至造成过度兴奋。这一现象可以用来解释初级肌梭传入刺激（肌肉牵张反射）和屈肌反射传入（伤害性刺激）刺激下的肌张力增高和腱反射亢进。近期研究表明，突触的生长、可塑性和重塑性可以持续到成年期，甚至是老年期。

中枢神经系统神经递质、受体和药物靶点

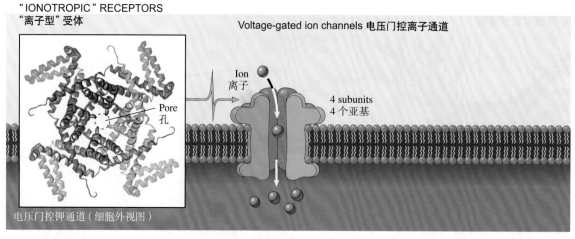

"IONOTROPIC" RECEPTORS
"离子型"受体

Voltage-gated ion channels 电压门控离子通道

Ion
离子

Pore
孔

4 subunits
4 个亚基

电压门控钾通道（细胞外视图）

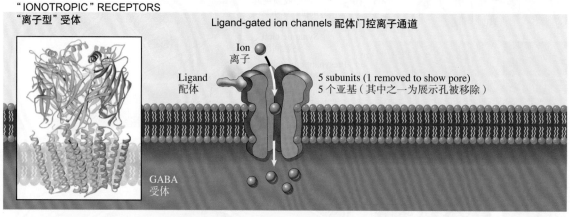

"IONOTROPIC" RECEPTORS
"离子型"受体

Ligand-gated ion channels 配体门控离子通道

Ion
离子

Ligand
配体

5 subunits (1 removed to show pore)
5 个亚基（其中之一为展示孔被移除）

GABA
受体

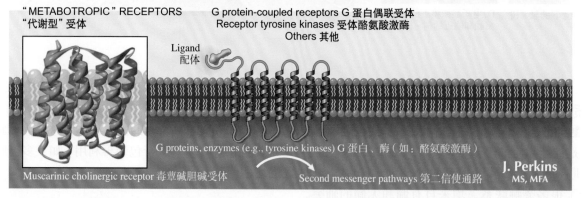

"METABOTROPIC" RECEPTORS
"代谢型"受体

G protein-coupled receptors G 蛋白偶联受体
Receptor tyrosine kinases 受体酪氨酸激酶
Others 其他

Ligand
配体

G proteins, enzymes (e.g., tyrosine kinases) G 蛋白、酶（如：酪氨酸激酶）

Muscarinic cholinergic receptor 毒蕈碱胆碱受体

Second messenger pathways 第二信使通路

J. Perkins
MS, MFA

部分中枢神经系统的神经递质和神经调质

Acetylcholine, 乙酰胆碱
Adenosine, 腺苷
AMP, ADP, ATP
Anandamide, 花生四烯酸乙醇胺
Aspartate, 天冬氨酸
Bombesin, 蛙皮素
Bradykinin, 缓激肽
Calcitonin gene–related
　peptide (CGRP), 降钙素基因相关肽
Cholecystokinin, 胆囊收缩素
Cytokines, 细胞因子

Dopamine, 多巴胺
Eicosanoids, 花生酸类
Endothelins, 内皮素
Epinephrine, 肾上腺素
FMRF-amide-related
　peptides FMRF, 酰胺 - 相关肽
GABA, γ - 氨基丁酸
Galanin, 甘丙肽
Gastrin, 胃泌素
Glutamate, 谷氨酸

Glutamine, 谷氨酰胺
Glycine, 甘氨酸
Histamine, 组胺
Neuropeptide Y, 神经肽 Y
Neurosteroids, 神经甾
Neurotensin, 神经降压素
NO (nitric oxide), 一氧化氮
Norepinephrine, 去甲肾上腺素
Opioid peptides, 阿片肽
(endorphins, 内啡肽
enkephalins, 脑啡肽
dynorphins, 强啡肽)

Oxytocin, 催产素
Somatostatin, 生长抑素
Substance P, P 物质
　(tachykinins)（速激肽）
Taurine, 牛磺酸
Vasoactive intestinal
　polypeptide (VIP), 血管
　活性肠肽
Vasopressin, 加压素

1.33　神经元的分子信号传导机制

上图显示的是神经元中不同类型的分子信号作用机制，包括离子型受体（电压门控离子通道和配体门控通道）和代谢型受体。

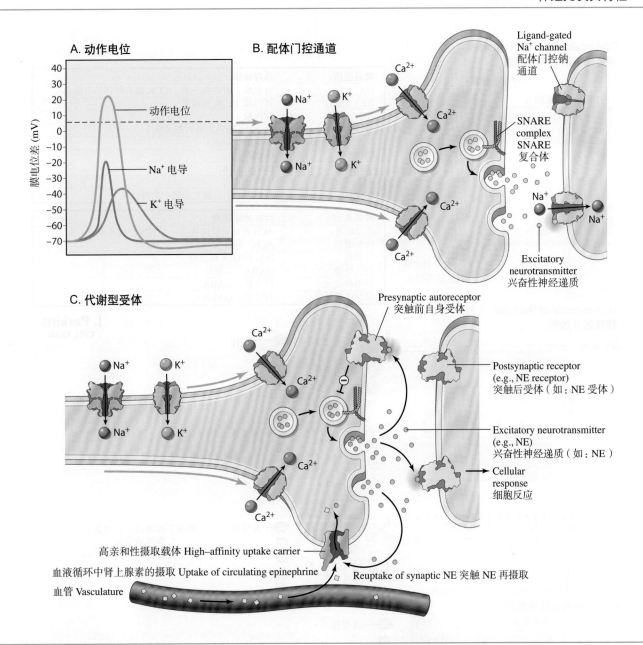

A. 动作电位

膜电位差（mV）

40
30
20
10
0
-10
-20
-30
-40
-50
-60
-70

动作电位

Na⁺ 电导

K⁺ 电导

B. 配体门控通道

Na⁺　K⁺

Na⁺　K⁺

Ca²⁺

Ca²⁺

Ca²⁺

Ligand-gated Na⁺ channel
配体门控钠通道

SNARE complex
SNARE 复合体

Na⁺　Na⁺

Excitatory neurotransmitter
兴奋性神经递质

C. 代谢型受体

Na⁺　K⁺

Na⁺　K⁺

Ca²⁺

Ca²⁺

Ca²⁺

Presynaptic autoreceptor
突触前自身受体

Postsynaptic receptor (e.g., NE receptor)
突触后受体（如：NE 受体）

Excitatory neurotransmitter (e.g., NE)
兴奋性神经递质（如：NE）

Cellular response
细胞反应

高亲和性摄取载体 High–affinity uptake carrier

血液循环中肾上腺素的摄取 Uptake of circulating epinephrine

血管 Vasculature

Reuptake of synaptic NE 突触 NE 再摄取

1.34　神经递质的释放

A. 大部分离子电导被动作电位（AP）所触发。B. 离子电导和配体门控通道共同调控神经递质（NT）的释放，影响突触后兴奋。神经递质被包装在突触小泡中；这些小泡响应神经末端去极化和钙内流，通过 SNARE 复合体机制与神经末端细胞膜融合。通过这种蛋白对接、膜融合和神经递质胞吐，多个小泡可以同时释放它们所含的神经递质，这种量子式释放可以产生突触后刺激。SNARE 蛋白家族代表的是由四个 α- 螺旋组成的可溶性 NSF（N- 乙基马来酰亚胺敏感因子）附着蛋白受体，具有调节囊泡融合和胞吐的作用。C. 代谢型受体应答于神经末端去极化和由 SNARE 复合物介导的囊泡膜融合以及胞吐作用。突触后和突触前受体均与神经递质结合（在上图实例中为去甲肾上腺素，NE），将受体 - 配体结合转化为细胞内的信号转导。突触前受体可以调节神经末端兴奋性和相应神经递质的释放。突触后受体可以

调节突触后兴奋性和突触后膜对其他神经递质的应答。高亲和性摄取载体将 NE 从突触间隙运回神经末端，再次分装进突触小泡。这种 NE 摄取载体还可以从血液循环中摄取肾上腺素（E）。被摄取的肾上腺素也被分装进 NE 突触小泡，在随后的神经末端去极化时被优先释放。这种肾上腺素替代神经递质的机制，可在交感神经反应中增强受体的活化（尤其是对 β 受体的活化）。

临床意义

肉毒毒素（Botox）是一种在神经末梢裂解 SNARE 蛋白的蛋白水解酶，通过阻止囊泡与神经末端膜融合来阻止神经递质的释放。也就是说，此时神经元的动作电位无法促使神经递质的释放。对于胆碱能运动终板的靶肌肉而言，肉毒素可以导致肌肉麻痹。在临床上，这种毒素可以用来缓解痉挛性斜颈、肌张力障碍和其他慢性肌肉过度收缩症状所导致的肌肉痉挛。在美容界，这种毒素还被用来选择性地瘫痪面部肌肉，减少面部的皱纹。

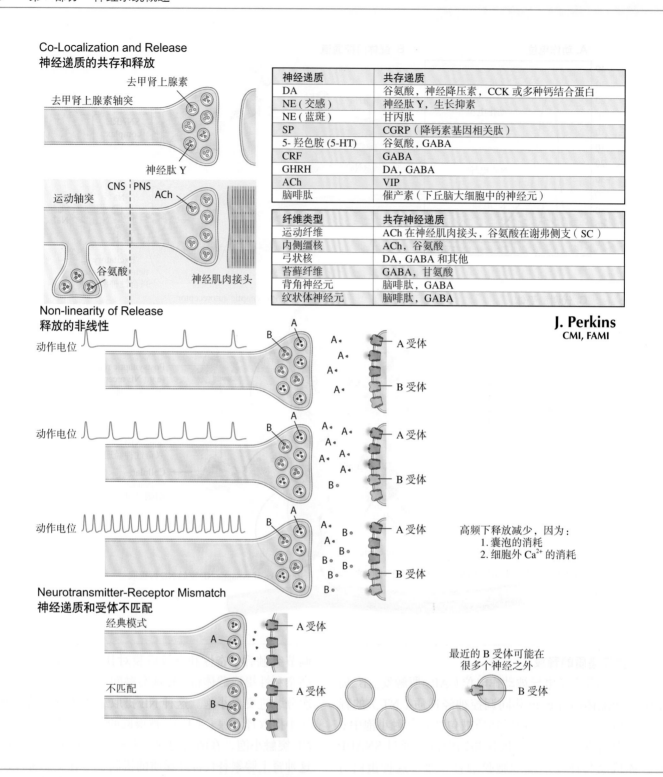

Co-Localization and Release
神经递质的共存和释放

去甲肾上腺素
去甲肾上腺素轴突

神经肽 Y

CNS | PNS
运动轴突　　ACh

谷氨酸

神经肌肉接头

神经递质	共存递质
DA	谷氨酸，神经降压素，CCK 或多种钙结合蛋白
NE（交感）	神经肽 Y，生长抑素
NE（蓝斑）	甘丙肽
SP	CGRP（降钙素基因相关肽）
5- 羟色胺 (5-HT)	谷氨酸，GABA
CRF	GABA
GHRH	DA，GABA
ACh	VIP
脑啡肽	催产素（下丘脑大细胞中的神经元）

纤维类型	共存神经递质
运动纤维	ACh 在神经肌肉接头，谷氨酸在谢弗侧支（SC）
内侧缰核	ACh，谷氨酸
弓状核	DA，GABA 和其他
苔藓纤维	GABA，甘氨酸
背角神经元	脑啡肽，GABA
纹状体神经元	脑啡肽，GABA

J. Perkins
CMI, FAMI

Non-linearity of Release
释放的非线性

动作电位
A
B
A
A 受体
A
A
B 受体
A

动作电位
B
A
A 受体
A
A
A
B 受体
B

动作电位
B
A
B
A 受体
A
B
B
B 受体
B
B
B

高频下释放减少，因为：
1. 囊泡的消耗
2. 细胞外 Ca^{2+} 的消耗

Neurotransmitter-Receptor Mismatch
神经递质和受体不匹配

经典模式
A
A 受体

最近的 B 受体可能在
很多个神经之外

不匹配
A 受体
B
B 受体

1.35　单个神经元多种神经递质的合成、释放和信号传递

许多，甚至是大多数的神经末端都可以共同储存和释放多种神经递质（NT）；每一种神经递质均被包装在各自的突触小泡中。上图的表格显示了主要的共存神经递质，依照递质类型和纤维类型排序。一些学者认为，单一类型的神经末端中可以同时存在多达 7 种不同的神经递质。其中某些神经递质只存在于突触前细胞质中，不会通过囊泡被量子式释放。另一些神经递质被包装在胞体的囊泡中，由轴突来运输（如：神经肽）；其他神经递质则在神经末端被局部合成和（或）包装（如：氨基酸、单胺）。

神经递质的传递通常是非线性的。有些神经递质会在动作电位（AP）频率更高时减少其量子式释放，其他共存神经递质则只在高频动作电位时被释放。另一影响神经递质功能性传递后果的现象是频繁的神经递质 - 受体不匹配。一些神经递质释放到突触间隙后立即激活突触后膜上的受体（如：在神经肌肉接头初的乙酰胆碱），还有一些神经递质只能与远处的局部受体结合。因此，只有较为强效或长时间的递质释放才可以使递质到达并激活这类受体。

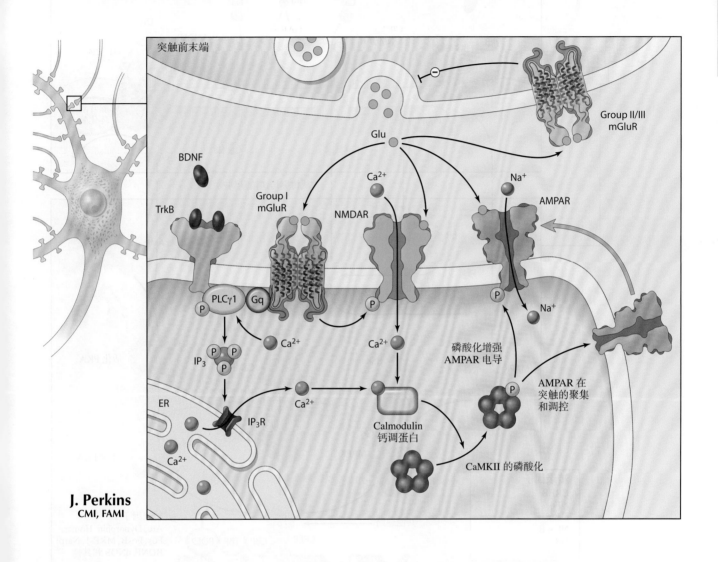

1.36　神经信号传导：兴奋性突触的局部突触强度调控

　　兴奋性突触释放的谷氨酸可以与不同的受体结合，包括受配体调节的钠通道（α- 氨基 -3- 羟基 -5- 甲基 -4- 异恶唑丙酸受体；AMPAR）、钙通道（N- 甲基 -D- 天冬氨酸受体；NMDAR），以及几种亚型的 G 蛋白偶联代谢型谷氨酸受体（mGLuRs）。在这种突触，重复放电可以调控突触强度，其机制为：谷氨酸结合 NMDA 受体，使钙通道打开。钙内流造成第二信使钙离子的浓度升高，激活钙 - 钙调蛋白激酶 II（CaMKII），使 AMPA 受体磷酸化，进而增强 AMPA 受体的效能和稳定性。mGluR1 通常存在于突触后膜，可以通过 Gq 蛋白介导激活磷脂酶 C γ1（PLC γ1），产生三磷酸肌醇（IP3），并通过激活三磷酸肌醇受体（IP3R）从内质网（ER）中释放存储的钙离子。mGLuR2 和 3 则通常存在于突触前位点，通过与 G 蛋白偶联的第二信使释放谷氨酸，进行反馈抑制。其他因子，例如脑源性神经营养因子（BDNF），则可通过激活酪氨酸激酶 B（TrkB）来调节谷氨酸信号传递，激活磷脂酶 C γ1，并通过三磷酸肌醇机制从内质网释放钙离子。

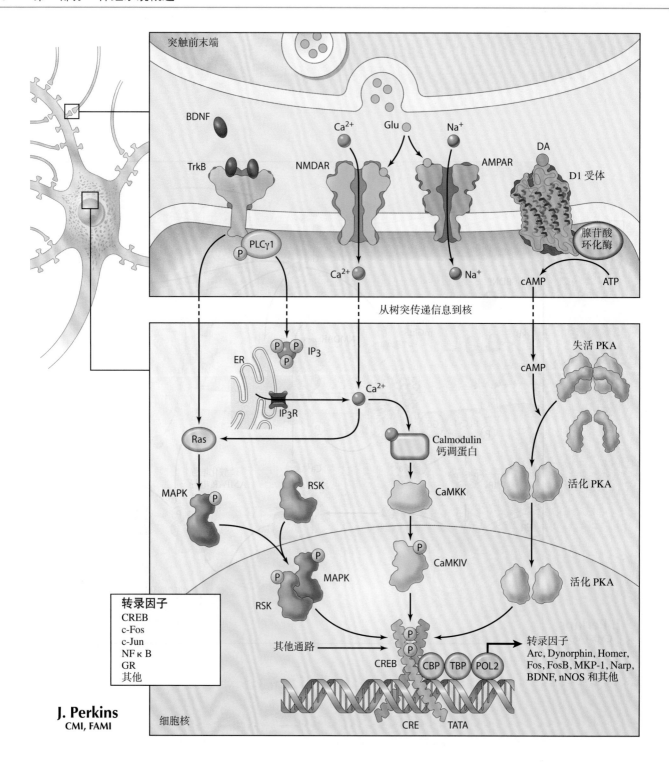

1.37 神经信号传导：核信号的调控

除了对于单个突触的短期调控外，兴奋性神经元放电的增加还可以引起突触后细胞基因表达的变化。如 NMDA 受体活化和脑源性神经营养因子（BDNF）结合 TrkB 时，钙离子内流，激活钙-钙调蛋白酶 IV（CaxMKIV），磷酸化并激活 cAMP 应答元件结合蛋白（CREB）的转录因子，进而募集重要的转录元件，包括 CREB 结合蛋白（CBP）、TATA 结合蛋白（TBP）、和 RNA 聚合酶 II（POL2）等。这些转录元件作用于有 cAMP 反应元件（CRE）的基因，最终导致突触可塑性

相关因子的转录。CREB 也可以被 cAMP 依赖型蛋白激酶 A（PKA）磷酸化，为基因转录提供一种通过 G 蛋白偶联受体调控的机制，如多巴胺 1 受体（D1 受体）。生长因子受体的激活，如 TrkB，可以激活 Ras 依赖型丝裂原活化蛋白激酶（MAPK）的通路，最终导致 CREB 被 MAPK 或核糖体 s6 激酶（RSK）二聚体磷酸化。除了 CREB 外，许多其他的转录因子也可以在活化后影响神经细胞的基因表达。这些转录因子包括 c-Fos、C-Jun、核因子 κB（NF-κB）和类固醇激素受体，如糖皮质激素受体（GR，见图 1.38）。

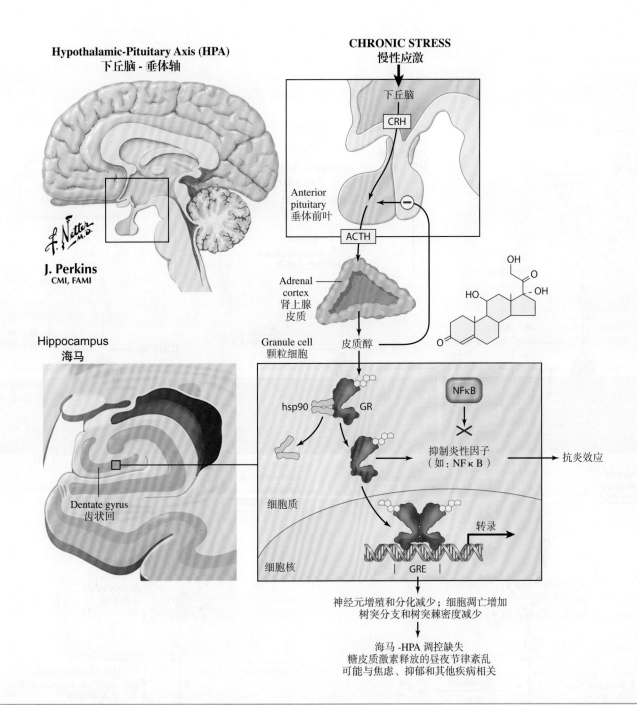

Hypothalamic-Pituitary Axis (HPA)
下丘脑 - 垂体轴

J. Perkins
CMI, FAMI

CHRONIC STRESS
慢性应激

下丘脑

CRH

Anterior pituitary
垂体前叶

ACTH

Adrenal cortex
肾上腺皮质

Granule cell
颗粒细胞

皮质醇

Hippocampus
海马

Dentate gyrus
齿状回

hsp90　GR

NFκB

抑制炎性因子
（如：NFκB）

抗炎效应

细胞质

细胞核

转录

GRE

神经元增殖和分化减少；细胞凋亡增加
树突分支和树突棘密度减少

海马 -HPA 调控缺失
糖皮质激素释放的昼夜节律紊乱
可能与焦虑、抑郁和其他疾病相关

1.38　糖皮质激素对神经元和细胞凋亡的调控

糖皮质激素的产生是由下丘脑 - 垂体 - 肾上腺（HPA）轴控制的，其中下丘脑促肾上腺皮质激素释放激素（CRH）通过垂体门脉循环刺激垂体前叶细胞产生促肾上腺皮质激素（ACTH）。ACTH 转而刺激肾上腺皮质产生糖皮质激素。皮质醇与糖皮质激素受体（GR）在部分神经元的细胞质中相互作用，影响其从伴侣蛋白，如热休克蛋白（HSP）90 的分离，并使其易位到细胞核。在那里，活化的 GR 与糖皮质激素反应元件（GRE）相互作用，影响基因的转录。皮质醇对身体的许多组织有促进代谢和抗炎的作用。在后一种情况中，皮质醇通过抑制炎性转录因子，如核因子 κB(NF-κBκ) 进行

抗炎。在正常情况下，下丘脑 - 垂体 - 肾上腺轴由包括海马对 CRH 释放的调制在内的多个反馈层面进行调节，形成全身皮质醇的昼夜节律。在海马，低等到中等水平的皮质醇通过支持突触可塑性来促进最佳的记忆获取与巩固。在慢性应激的情况下，持续性高水平的皮质醇则可以对海马神经元，尤其是齿状回的颗粒细胞产生负面影响，从而抑制神经发生、降低树突复杂性并诱发细胞凋亡。海马细胞的丧失和功能障碍可以导致海马丧失控制皮质醇释放的能力，从而引起皮质醇释放的昼夜节律紊乱，常见于阿尔茨海默病。这种变化已被证实与精神疾病的发生有关。皮质醇昼夜节律紊乱还是导致代谢紊乱和外周躯体性肥胖的原因之一。

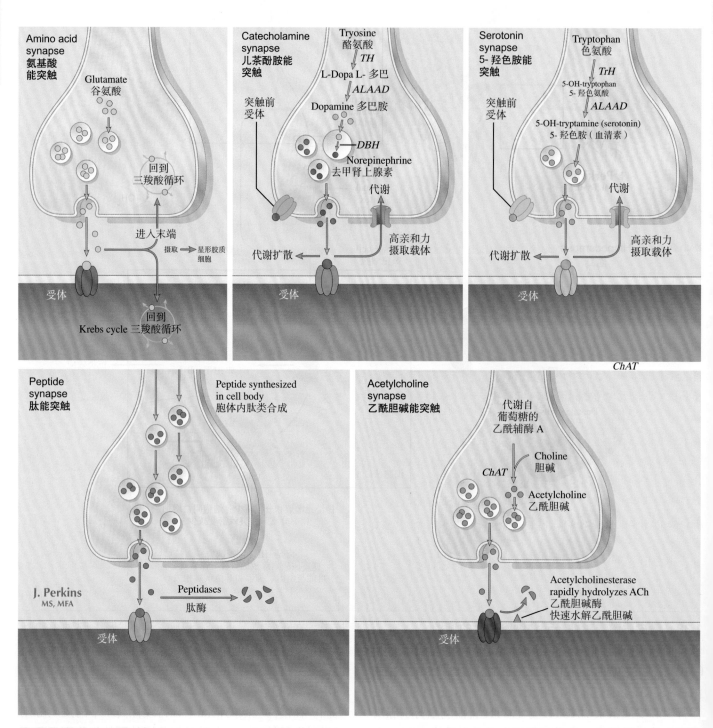

Chemical Neurotransmission
神经化学转导

1.39　神经化学转导

氨基酸能突触

存在于突触小泡内的氨基酸可以作为神经递质被神经元释放。谷氨酸是中枢神经系统中最丰富的神经递质。一些从突触小泡释放出的谷氨酸会与突触后膜受体结合。释放出的谷氨酸作为没有活性的氨基酸，会被突触前或突触后的神经元摄取，回到三羧酸循环，或被再利用，以行使一系列其他功能。在中枢系统中的谷氨酸也可被星形胶质神经细胞摄取再利用。

儿茶酚胺能突触

儿茶酚胺由食物中摄入的酪氨酸合成，由载体系统竞争性地摄入到大脑。酪氨酸通过限速酶酪氨酸羟化酶（TH）合成为左旋多巴（L-Dopa）。剩余的酪氨酸在细胞质中通过芳香型 L- 氨基酸脱羧酶（ALAAD）转化成多巴胺。生成的多巴胺被纳入突触小泡，暂时储存后释放。在去甲肾上腺能神经末端，多巴胺 β 羟化水解酶（DBH）在突触囊泡中进一步水解多巴胺，形成去甲肾上腺素。在肾上腺素能神经末端，去甲肾上腺素通过 N- 甲基苯乙醇胺转移酶（PNMT）甲基化生成肾上腺素。释放后，儿茶酚胺神经递质与位于突触后膜上的相应受体（多巴胺和 α- 和 β- 肾上腺素能受体）结合，改变突触后膜兴奋性，进而激活第二信使（二者或同时进行）。儿茶酚胺也可以作用于突触前膜受体，调节突触前末端兴奋性以及相应神经递质的释放。儿茶酚胺主要通过突触前膜（高亲和力的摄取载体）的再摄取失活，还有一小部分通过代谢（单胺氧化酶脱氨作用和儿茶酚 -O- 甲基化）及扩散失活。

5- 羟色胺（血清素）能突触

5- 羟色胺由食物中摄入的色氨酸合成，通过载体系统竞争性地摄入大脑。色氨酸由限速酶色氨酸羟化酶（TrH）催化合成为 5- 羟色氨酸。5- 羟色氨酸通过 ALAAD 在细胞质中转化为 5- 羟色胺。生成的 5- 羟色胺被存储于突触小泡中。释放后，5- 羟色胺可以与突触后膜上的受体结合，调节突触后兴奋性，激活第二信使（二者或同时进行）。5- 羟色胺也可以作用于突触前膜受体（5-HT 受体），调节突触前末端兴奋性和相应的神经递质的释放。5- 羟色胺通过突触前膜（高亲和力载体）的再摄取失活，还有一小部分通过代谢和扩散失活。

肽能突触

神经肽由激素原合成，大的肽段由 mRNA 在胞体中合成。较大的肽段在翻译后裂解为活性神经肽，后者被包装于突触小泡中，沿轴浆运输。这些囊泡被贮存在神经末端，直到被动作电位引起的适当的兴奋 - 分泌耦联刺激释放。释放的神经肽与突触后膜的受体结合。在中枢神经系统中，肽能神经末端和肽能反应的细胞膜受体之间经常会出现结构上的定位不匹配现象，这表明递质释放的量和扩散的程度可能是神经肽神经转导中的重要因素。被释放出的神经肽通过肽酶失活。

乙酰胆碱（胆碱能）突触

乙酰胆碱（ACh）由食入的胆碱和乙酰辅酶 A（CoA）合成，是由胆碱乙酰转移酶（ChAT）催化的葡萄糖代谢机制衍生而来的。乙酰胆碱被储存于突触小泡中；释放后，它能与突触后膜的胆碱受体（烟碱型和毒蕈碱型）结合，影响突触后细胞的兴奋性。乙酰胆碱通过乙酰胆碱酯酶快速水解（裂解）而失活。

临床意义

脑内儿茶酚胺合成率受到其前体氨基酸酪氨酸可用性的限制；5- 羟色胺是吲哚胺的一种，其合成率受限于可利用的前体氨基酸色氨酸。酪氨酸和色氨酸与其他氨基酸竞争，包括苯丙氨酸、亮氨酸、异亮氨酸和缬氨酸，因为它们共享一个被大脑摄入的载体机制。当饮食中的蛋白质含量丰富时，酪氨酸含量充足，可以合成大量儿茶酚胺；当饮食中缺乏足够的蛋白质时，色氨酸则会多于酪氨酸，5- 羟色胺的合成也就因此更多。这种膳食组成的机制可以影响 5- 羟色胺的合成，但不适用于儿茶酚胺。这种机制同时还可以对情绪和情感行为产生影响。在发育的关键阶段，如果因为蛋白质营养不良引起可用胚胎酪氨酸不足，那么中枢神经系统的去甲肾上腺素神经元轴突就不能发挥其对皮质神经元发育的影响（如视觉皮质）；同时，树突的发育障碍会导致双目失去对关键的皮质神经元的反应。由此看来，食物的营养含量及膳食平衡对于正常的大脑发育和持续的情感行为是十分重要的。

2

颅骨和脑膜

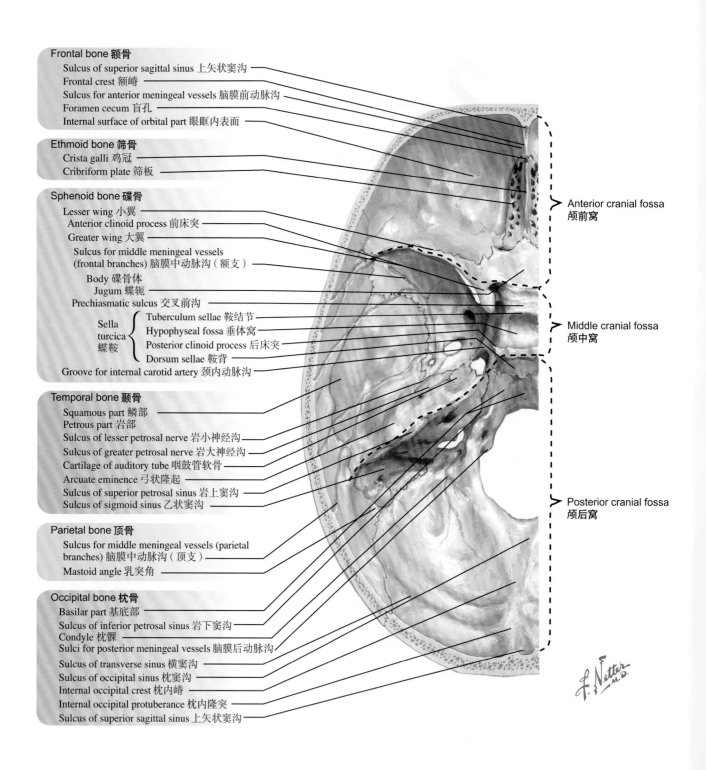

Frontal bone 额骨
- Sulcus of superior sagittal sinus 上矢状窦沟
- Frontal crest 额嵴
- Sulcus for anterior meningeal vessels 脑膜前动脉沟
- Foramen cecum 盲孔
- Internal surface of orbital part 眼眶内表面

Ethmoid bone 筛骨
- Crista galli 鸡冠
- Cribriform plate 筛板

Sphenoid bone 碟骨
- Lesser wing 小翼
- Anterior clinoid process 前床突
- Greater wing 大翼
- Sulcus for middle meningeal vessels (frontal branches) 脑膜中动脉沟（额支）
- Body 碟骨体
- Jugum 蝶轭
- Prechiasmatic sulcus 交叉前沟
- Sella turcica 蝶鞍
  - Tuberculum sellae 鞍结节
  - Hypophyseal fossa 垂体窝
  - Posterior clinoid process 后床突
  - Dorsum sellae 鞍背
- Groove for internal carotid artery 颈内动脉沟

Temporal bone 颞骨
- Squamous part 鳞部
- Petrous part 岩部
- Sulcus of lesser petrosal nerve 岩小神经沟
- Sulcus of greater petrosal nerve 岩大神经沟
- Cartilage of auditory tube 咽鼓管软骨
- Arcuate eminence 弓状隆起
- Sulcus of superior petrosal sinus 岩上窦沟
- Sulcus of sigmoid sinus 乙状窦沟

Parietal bone 顶骨
- Sulcus for middle meningeal vessels (parietal branches) 脑膜中动脉沟（顶支）
- Mastoid angle 乳突角

Occipital bone 枕骨
- Basilar part 基底部
- Sulcus of inferior petrosal sinus 岩下窦沟
- Condyle 枕髁
- Sulci for posterior meningeal vessels 脑膜后动脉沟
- Sulcus of transverse sinus 横窦沟
- Sulcus of occipital sinus 枕窦沟
- Internal occipital crest 枕内嵴
- Internal occipital protuberance 枕内隆突
- Sulcus of superior sagittal sinus 上矢状窦沟

Anterior cranial fossa 颅前窝

Middle cranial fossa 颅中窝

Posterior cranial fossa 颅后窝

2.1 成人颅底上面观

颅窝前、中、后分别容纳前额叶、颞叶以及小脑和脑干。颅窝之间以骨性结构和硬脑膜为界。脑水肿或颅内肿物增加的颅内压可局限于病变颅窝。嗅神经穿过筛板上的筛孔与嗅球连接，累及此处的头部外伤可撕脱嗅丝，造成嗅觉障碍。

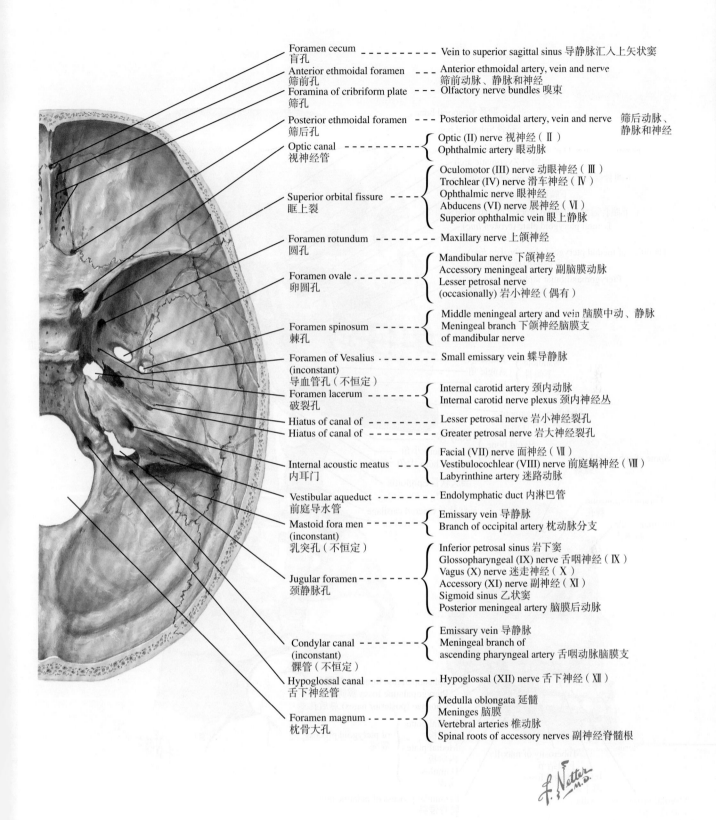

Foramen cecum 盲孔 ------- Vein to superior sagittal sinus 导静脉汇入上矢状窦

Anterior ethmoidal foramen 筛前孔 --- Anterior ethmoidal artery, vein and nerve 筛前动脉、静脉和神经

Foramina of cribriform plate 筛孔 --- Olfactory nerve bundles 嗅束

Posterior ethmoidal foramen 筛后孔 --- Posterior ethmoidal artery, vein and nerve 筛后动脉、静脉和神经

Optic canal 视神经管 ------- { Optic (II) nerve 视神经（Ⅱ）
Ophthalmic artery 眼动脉 }

Superior orbital fissure 眶上裂 --- { Oculomotor (III) nerve 动眼神经（Ⅲ）
Trochlear (IV) nerve 滑车神经（Ⅳ）
Ophthalmic nerve 眼神经
Abducens (VI) nerve 展神经（Ⅵ）
Superior ophthalmic vein 眼上静脉 }

Foramen rotundum 圆孔 ------- Maxillary nerve 上颌神经

Foramen ovale 卵圆孔 ------- { Mandibular nerve 下颌神经
Accessory meningeal artery 副脑膜动脉
Lesser petrosal nerve (occasionally) 岩小神经（偶有） }

Foramen spinosum 棘孔 ------- { Middle meningeal artery and vein 脑膜中动、静脉
Meningeal branch 下颌神经脑膜支
of mandibular nerve }

Foramen of Vesalius (inconstant) 导血管孔（不恒定） ------- Small emissary vein 蝶导静脉

Foramen lacerum 破裂孔 ------- { Internal carotid artery 颈内动脉
Internal carotid nerve plexus 颈内神经丛 }

Hiatus of canal of ------- Lesser petrosal nerve 岩小神经裂孔

Hiatus of canal of ------- Greater petrosal nerve 岩大神经裂孔

Internal acoustic meatus 内耳门 --- { Facial (VII) nerve 面神经（Ⅶ）
Vestibulocochlear (VIII) nerve 前庭蜗神经（Ⅷ）
Labyrinthine artery 迷路动脉 }

Vestibular aqueduct 前庭导水管 ------- Endolymphatic duct 内淋巴管

Mastoid fora men (inconstant) 乳突孔（不恒定） ------- { Emissary vein 导静脉
Branch of occipital artery 枕动脉分支 }

Jugular foramen 颈静脉孔 ------- { Inferior petrosal sinus 岩下窦
Glossopharyngeal (IX) nerve 舌咽神经（Ⅸ）
Vagus (X) nerve 迷走神经（Ⅹ）
Accessory (XI) nerve 副神经（Ⅺ）
Sigmoid sinus 乙状窦
Posterior meningeal artery 脑膜后动脉 }

Condylar canal (inconstant) 髁管（不恒定） ------- { Emissary vein 导静脉
Meningeal branch of
ascending pharyngeal artery 舌咽动脉脑膜支 }

Hypoglossal canal 舌下神经管 ------- Hypoglossal (XII) nerve 舌下神经（Ⅻ）

Foramen magnum 枕骨大孔 ------- { Medulla oblongata 延髓
Meninges 脑膜
Vertebral arteries 椎动脉
Spinal roots of accessory nerves 副神经脊髓根 }

2.2　成人颅底裂孔

　　重要的神经和血管通过颅底裂孔进入颅内。颅底裂孔处的压力、牵拉和肿块可以对这些穿行其中的结构造成损伤。

临床意义

　　颅底裂孔是有众多神经和血管穿行的狭窄开口。在正常条件下，颅底裂孔足以使这些穿行结构不受压力和牵拉的影响。然而当有肿物时，这些结构可能被压迫甚至受损。例如，内耳道肿瘤可导致患侧面神经和前庭蜗神经损伤，而颈静脉孔处的肿瘤易造成舌咽神经、迷走神经和副神经脊髓根的损伤。

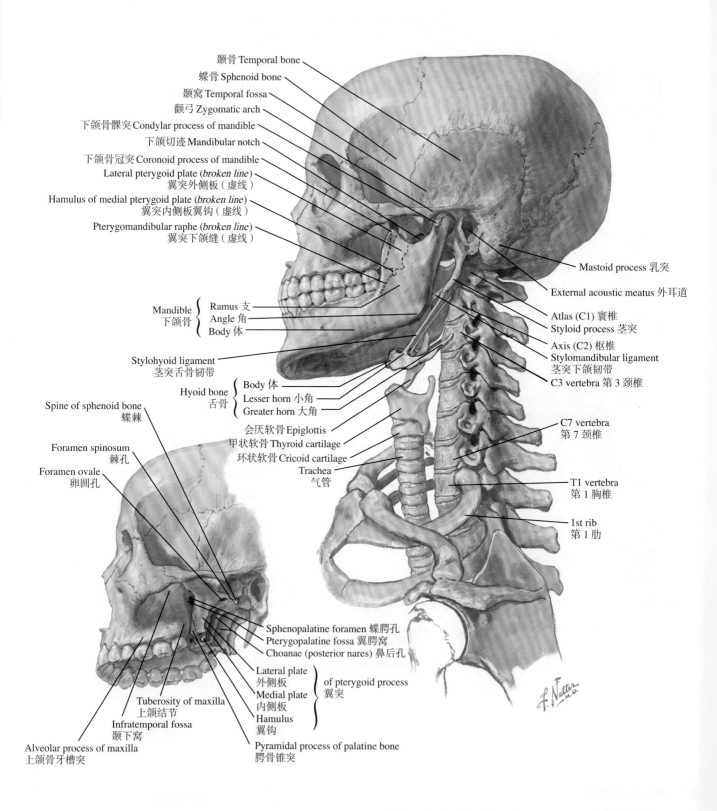

颞骨 Temporal bone
蝶骨 Sphenoid bone
颞窝 Temporal fossa
颧弓 Zygomatic arch
下颌骨髁突 Condylar process of mandible
下颌切迹 Mandibular notch
下颌骨冠突 Coronoid process of mandible
Lateral pterygoid plate (*broken line*)
翼突外侧板（虚线）
Hamulus of medial pterygoid plate (*broken line*)
翼突内侧板翼钩（虚线）
Pterygomandibular raphe (*broken line*)
翼突下颌缝（虚线）

Mandible   Ramus 支
下颌骨   Angle 角
         Body 体

Stylohyoid ligament
茎突舌骨韧带

Hyoid bone   Body 体
舌骨   Lesser horn 小角
            Greater horn 大角

会厌软骨 Epiglottis
甲状软骨 Thyroid cartilage
环状软骨 Cricoid cartilage
Trachea
气管

Mastoid process 乳突
External acoustic meatus 外耳道
Atlas (C1) 寰椎
Styloid process 茎突
Axis (C2) 枢椎
Stylomandibular ligament
茎突下颌韧带
C3 vertebra 第3颈椎

C7 vertebra
第7颈椎

T1 vertebra
第1胸椎

1st rib
第1肋

Spine of sphenoid bone
蝶棘
Foramen spinosum
棘孔
Foramen ovale
卵圆孔

Sphenopalatine foramen 蝶腭孔
Pterygopalatine fossa 翼腭窝
Choanae (posterior nares) 鼻后孔

Lateral plate
外侧板
Medial plate
内侧板   } of pterygoid process
Hamulus   翼突
翼钩

Pyramidal process of palatine bone
腭骨锥突

Tuberosity of maxilla
上颌结节
Infratemporal fossa
颞下窝
Alveolar process of maxilla
上颌骨牙槽突

2.3 头颈部的骨性结构

颅骨为脑提供骨性保护。由脊椎和椎间盘组成的脊
柱则为脊髓提供保护。第1颈椎（寰椎）和枕骨在枕骨
大孔处紧密联合，将脊柱和颅骨连在一起。

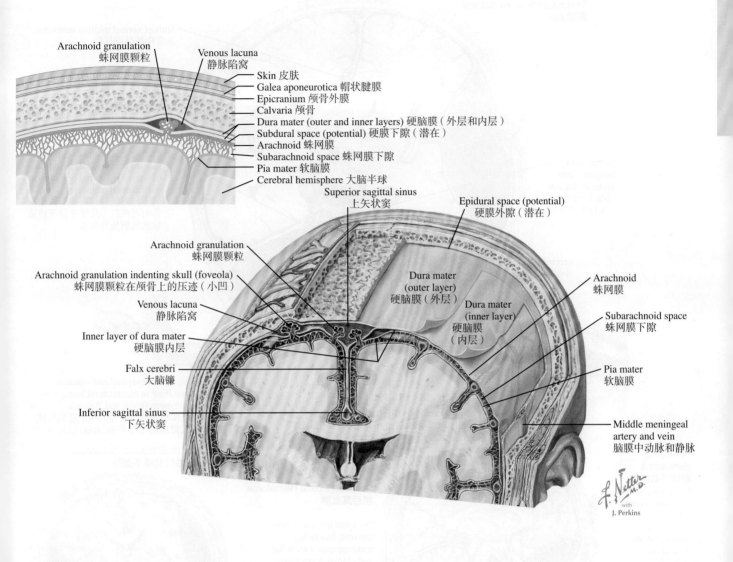

Arachnoid granulation
蛛网膜颗粒

Venous lacuna
静脉陷窝

Skin 皮肤
Galea aponeurotica 帽状腱膜
Epicranium 颅骨外膜
Calvaria 颅骨
Dura mater (outer and inner layers) 硬脑膜（外层和内层）
Subdural space (potential) 硬膜下隙（潜在）
Arachnoid 蛛网膜
Subarachnoid space 蛛网膜下隙
Pia mater 软脑膜
Cerebral hemisphere 大脑半球

Superior sagittal sinus
上矢状窦

Epidural space (potential)
硬膜外隙（潜在）

Arachnoid granulation
蛛网膜颗粒

Arachnoid granulation indenting skull (foveola)
蛛网膜颗粒在颅骨上的压迹（小凹）

Venous lacuna
静脉陷窝

Inner layer of dura mater
硬脑膜内层

Falx cerebri
大脑镰

Inferior sagittal sinus
下矢状窦

Dura mater
(outer layer)
硬脑膜（外层）

Dura mater
(inner layer)
硬脑膜
（内层）

Arachnoid
蛛网膜

Subarachnoid space
蛛网膜下隙

Pia mater
软脑膜

Middle meningeal
artery and vein
脑膜中动脉和静脉

2.4　脑膜与脑、颅骨的关系示意图

　　脑膜为中枢神经系统提供保护和支持。软脑膜是最内层的脑膜，它与有着脑沟、脑叶和其他内褶的神经组织表面紧密相贴。它还与星形胶质细胞的末端足突紧密连接，形成软膜 - 神经胶质膜。蛛网膜是一层精细而有凸起的膜结构，它与软脑膜外层相连并延伸到神经沟和褶皱中。在这两层脑膜之间的空隙被称为蛛网膜下隙，蛛网膜下隙中流动着为脑组织提供营养和保护的脑脊液。蛛网膜下隙中走行着进出中枢神经系统的动、静脉。颅内动脉瘤的破裂可导致蛛网膜下隙血肿。

　　硬脑膜是一层坚韧的保护性外膜，其内侧与蛛网膜相连。它在某些地方分成两层，形成静脉窦，引导静脉回流。蛛网膜颗粒从蛛网膜下隙突入静脉窦（特别是在上矢状窦处），形成单向阀门结构，允许脑脊液经此进入静脉并回流至心脏。在化脓性脑膜炎等情况下，蛛网膜颗粒处回流受阻，可导致颅内压升高。脑的动脉和静脉在蛛网膜下隙内走行。其中脑静脉也被称为桥静脉，它们最终汇入硬脑膜静脉窦。头部外伤可造成静脉与硬脑膜窦交汇处撕裂。桥静脉撕脱可发生于轻度颅外伤的老年脑萎缩患者及严重颅外伤的青年患者。撕脱后的静脉出血积聚在内层硬脑膜与蛛网膜之间，将其分隔开来，形成硬脑膜下隙。这一过程在老年患者中通常发生缓慢（慢性硬膜下血肿），但在重度脑外伤时则发生较快（急性硬膜下血肿）。硬膜下血肿患者，尤其是急性病程者，会因脑水肿或颅内血肿压迫导致颅内压急剧升高而危及生命。硬脑膜与颅骨内表面紧密相贴，颅骨骨折可能造成脑膜中动脉的分支撕裂，进而使硬脑膜与颅骨分离，并造成硬膜外血肿。

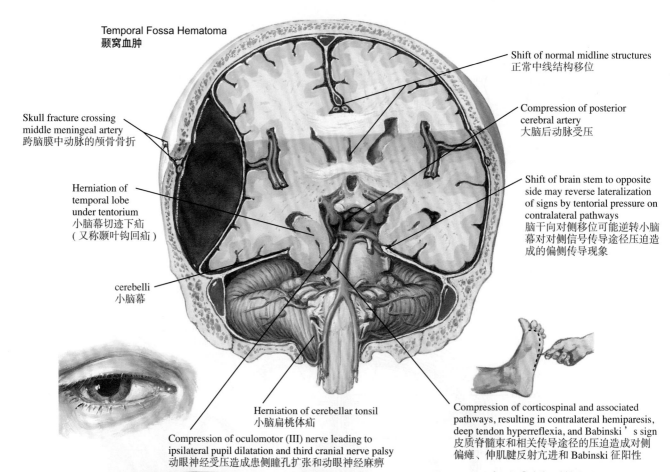

Temporal Fossa Hematoma
颞窝血肿

Shift of normal midline structures
正常中线结构移位

Skull fracture crossing middle meningeal artery
跨脑膜中动脉的颅骨骨折

Compression of posterior cerebral artery
大脑后动脉受压

Herniation of temporal lobe under tentorium
小脑幕切迹下疝（又称颞叶钩回疝）

Shift of brain stem to opposite side may reverse lateralization of signs by tentorial pressure on contralateral pathways
脑干向对侧移位可能逆转小脑幕对对侧信号传导途径压迫造成的偏侧传导现象

cerebelli
小脑幕

Herniation of cerebellar tonsil
小脑扁桃体疝

Compression of oculomotor (III) nerve leading to ipsilateral pupil dilatation and third cranial nerve palsy
动眼神经受压造成患侧瞳孔扩张和动眼神经麻痹

Compression of corticospinal and associated pathways, resulting in contralateral hemiparesis, deep tendon hyperreflexia, and Babinski's sign
皮质脊髓束和相关传导途径的压迫造成对侧偏瘫、伸肌腱反射亢进和 Babinski 征阳性

Subfrontal Hematoma
额叶下血肿
Frontal trauma: headache, poor cerebration, intermittent disorientation, anisocoria
额叶创伤：
头痛、精神不济、间歇性眩晕、双瞳孔不等大

Posterior Fossa Hematoma
颅后窝血肿

Occipital trauma and/or fracture: headache, meningismus, cerebellar and cranial nerve signs, Cushing's triad
枕骨创伤和（或）骨折：
头痛、假性脑膜炎、小脑和颅神经综合征、Cushing 三联症

Acute Subdural Hematoma
急性硬脑膜下血肿

Section showing acute subdural hematoma on right side and subdural hematoma associated with temporal lobe intracerebral hematoma ("burst" temporal lobe) on left
断面图显示右侧急性硬膜下血肿以及与左侧颞叶脑内血肿（"爆裂"颞叶）相关的硬膜下血肿

2.5 颅内血肿

外伤或颅骨骨折可能造成脑膜动脉（尤其是脑膜中动脉）的破裂并引起硬膜外血肿。损伤引起的出血使硬脑膜与颅骨分离。血液填充在此处原本潜在的腔隙中。形成的血肿可压迫临近的脑组织产生局部病灶，也可能导致远处脑组织脱出于小脑幕（小脑幕切迹疝）或大脑镰（镰下疝），形成脑疝。脑疝可以影响意识、呼吸、血压，改变运动神经兴奋性、瞳孔的大小或造成其他神经系统症状，甚至致命。成人严重的颅骨外伤可损伤从脑组织穿经蛛网膜下隙、汇入硬脑膜窦的桥静脉（多发生于上矢状窦）。继发的静脉出血导致蛛网膜与硬脑膜内层脱离，血液聚集在此形成硬膜下血肿。正常情况下，硬膜下腔只是潜在的腔隙，血肿中含有的蛋白质或其他成分会引起继发性水液潴留，增加肿块处液体的积聚，使血肿进一步增大。硬膜下血肿也可能是脑内出血导致的，即脑内血肿。

3

端脑和间脑

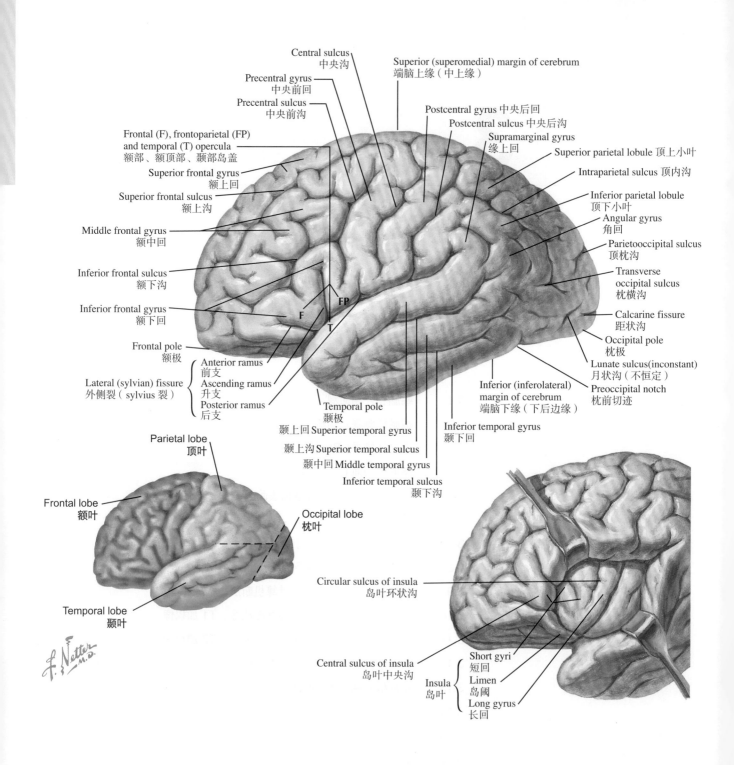

Central sulcus 中央沟
Precentral gyrus 中央前回
Precentral sulcus 中央前沟
Superior (superomedial) margin of cerebrum 端脑上缘（中上缘）
Postcentral gyrus 中央后回
Postcentral sulcus 中央后沟
Supramarginal gyrus 缘上回
Superior parietal lobule 顶上小叶
Intraparietal sulcus 顶内沟
Inferior parietal lobule 顶下小叶
Angular gyrus 角回
Parietooccipital sulcus 顶枕沟
Transverse occipital sulcus 枕横沟
Calcarine fissure 距状沟
Occipital pole 枕极
Lunate sulcus(inconstant) 月状沟（不恒定）
Preoccipital notch 枕前切迹
Frontal (F), frontoparietal (FP) and temporal (T) opercula 额部、额顶部、颞部岛盖
Superior frontal gyrus 额上回
Superior frontal sulcus 额上沟
Middle frontal gyrus 额中回
Inferior frontal sulcus 额下沟
Inferior frontal gyrus 额下回
Frontal pole 额极
Anterior ramus 前支
Ascending ramus 升支
Posterior ramus 后支
Lateral (sylvian) fissure 外侧裂（sylvius 裂）
Temporal pole 颞极
颞上回 Superior temporal gyrus
颞上沟 Superior temporal sulcus
颞中回 Middle temporal gyrus
Inferior temporal sulcus 颞下沟
Inferior (inferolateral) margin of cerebrum 端脑下缘（下后边缘）
Inferior temporal gyrus 颞下回

Parietal lobe 顶叶
Frontal lobe 额叶
Occipital lobe 枕叶
Temporal lobe 颞叶

Circular sulcus of insula 岛叶环状沟
Central sulcus of insula 岛叶中央沟
Insula 岛叶
Short gyri 短回
Limen 岛阈
Long gyrus 长回

3.1 端脑：外侧面观

大脑皮质的褶皱得以使大片的皮质被紧密折叠成一个小的体积，这种现象在灵长类中尤为突出。标志性的沟裂将端脑分成各个脑叶，外侧裂（sylvius 裂）分出下方的颞叶和上方的顶叶、额叶；中央沟则将顶叶和额叶分开。一些脑回的命名与特定的功能活动相关。额上回、额下回以及颞回等，则是大脑皮质解剖分区的"标志性"命名法。岛叶也称为第五脑叶，其外层由其他脑叶包绕，隐藏于外侧裂的深部。

临床意义

大脑皮质的一些功能，如长时记忆和认知功能等，不易被定位于某一特定的脑回或皮质区域，但其他一些功能则可被准确定位。例如，左脑额下回与语言表达相关；枕极，尤其距状沟上下的皮质则负责处理视网膜－膝状体－距状沟传递的视觉信息。特定功能区的损伤，如颞叶的视觉皮质联合区，则可造成特定的功能缺陷，如面孔失认或不能辨识移动的物体。这一特点为研究感觉神经网络是如何提取对象特征的提供了思路。

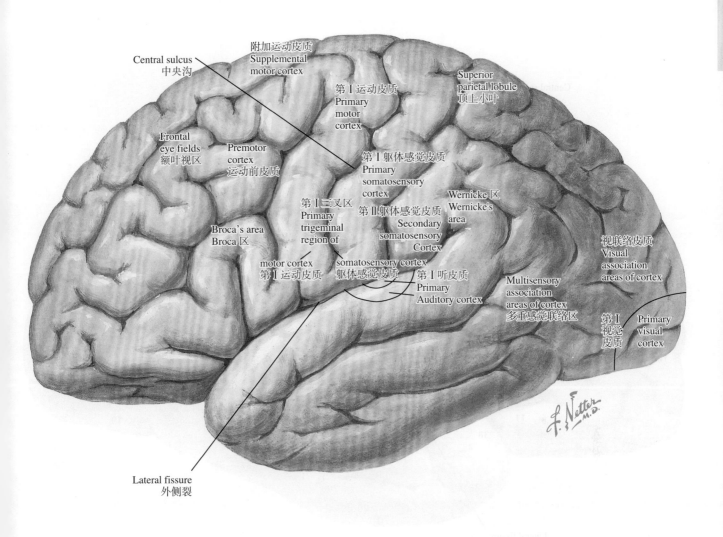

Central sulcus 中央沟
附加运动皮质 Supplemental motor cortex
第 I 运动皮质 Primary motor cortex
Superior parietal lobule 顶上小叶
Frontal eye fields 额叶视区
Premotor cortex 运动前皮质
第 I 躯体感觉皮质 Primary somatosensory cortex
Broca's area Broca 区
第 I 三叉区 Primary trigeminal region of motor cortex 第 I 运动皮质
第 II 躯体感觉皮质 Secondary somatosensory Cortex
躯体感觉皮质 somatosensory cortex
Wernicke 区 Wernicke's area
视联络皮质 Visual association areas of cortex
第 I 听皮质 Primary Auditory cortex
Multisensory association areas of cortex 多重感觉联络区
第 I 视觉皮质 Primary visual cortex
Lateral fissure 外侧裂

3.2　端脑外侧观：功能分区

　　大脑半球的一些局部区域与特定功能有关，包括运动皮质、附加运动皮质和运动前皮质、额眼运动区、第 I 躯体感觉皮质和其他相关的感觉区。听觉皮质位于外侧沟下部（赫氏回或称颞横回）。视觉皮质位于枕极。大脑左半球的语言区包括 Broca 区（负责语言表达）和 Wernicke 区（负责语言接收）。这些皮质区域受损将导致特定功能的丧失。功能区的命名与其所在脑回的命名（如，运动皮质和中央前回）之间有部分重叠，但并不完全一致。

临床意义

　　大脑皮质的一些特定区域（或脑回），例如中央前回（或称第 I 运动皮质）和中央后回（第 I 躯体感觉皮质）有一定的拓扑性定位特征。因此，对侧手和上肢的感觉定位于外侧，躯干的感觉更多地分布在偏内侧，而下肢的感觉更多地定位在中线且越过边界至中央旁小叶。面和头部的感觉定位在这些脑回的更外侧缘，位于外侧裂的上方。这样的分区现象有着重要的功能性意义：特定区域的损伤只会造成相应功能的丧失。例如大脑前动脉出血所造成中线部位的损伤，只会造成对侧下肢躯体感觉的丧失和轻度麻痹，而不会累及上肢。

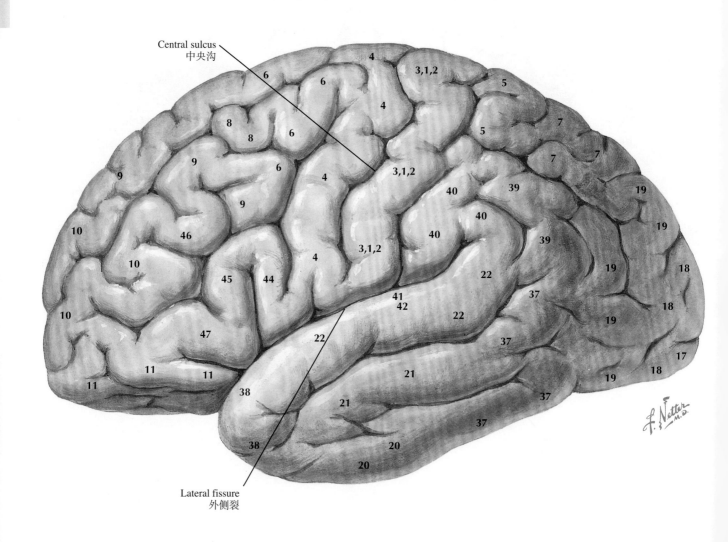

Central sulcus
中央沟

Lateral fissure
外侧裂

3.3 端脑外侧观：Brodmann 分区

1909 年，Korbinian Brodmann 根据组织学观察结果将大脑皮质划分为具有特定厚度和层次的区域，称为 Brodmann 分区。他的分区法至今仍被用以描述皮质功能分区，尤其是感觉分区。例如，运动皮质是 4 区；第 I 躯体感觉皮质包括 3、1 和 2 区；第 I 视觉皮质在 17 区。

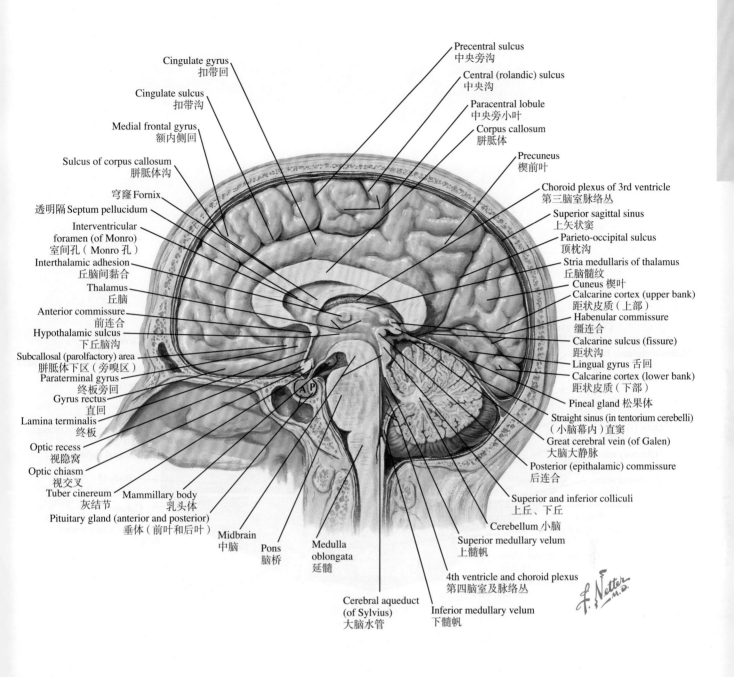

Cingulate gyrus
扣带回

Cingulate sulcus
扣带沟

Medial frontal gyrus
额内侧回

Sulcus of corpus callosum
胼胝体沟

穹窿 Fornix

透明隔 Septum pellucidum

Interventricular
foramen (of Monro)
室间孔（Monro 孔）

Interthalamic adhesion
丘脑间黏合

Thalamus
丘脑

Anterior commissure
前连合

Hypothalamic sulcus
下丘脑沟

Subcallosal (parolfactory) area
胼胝体下区（旁嗅区）

Paraterminal gyrus
终板旁回

Gyrus rectus
直回

Lamina terminalis
终板

Optic recess
视隐窝

Optic chiasm
视交叉

Tuber cinereum
灰结节

Mammillary body
乳头体

Pituitary gland (anterior and posterior)
垂体（前叶和后叶）

Midbrain
中脑

Pons
脑桥

Medulla
oblongata
延髓

Cerebral aqueduct
(of Sylvius)
大脑水管

Inferior medullary velum
下髓帆

4th ventricle and choroid plexus
第四脑室及脉络丛

Superior medullary velum
上髓帆

Cerebellum 小脑

Superior and inferior colliculi
上丘、下丘

Posterior (epithalamic) commissure
后连合

Great cerebral vein (of Galen)
大脑大静脉

Straight sinus (in tentorium cerebelli)
（小脑幕内）直窦

Pineal gland 松果体

Calcarine cortex (lower bank)
距状皮质（下部）

Lingual gyrus 舌回

Calcarine sulcus (fissure)
距状沟

Habenular commissure
缰连合

Calcarine cortex (upper bank)
距状皮质（上部）

Cuneus 楔叶

Stria medullaris of thalamus
丘脑髓纹

Parieto-occipital sulcus
顶枕沟

Superior sagittal sinus
上矢状窦

Choroid plexus of 3rd ventricle
第三脑室脉络丛

Precuneus
楔前叶

Corpus callosum
胼胝体

Paracentral lobule
中央旁小叶

Central (rolandic) sulcus
中央沟

Precentral sulcus
中央旁沟

3.4　脑的内侧面（正中矢状面）观

　　上图显示了延髓和脊髓交界处及以上的整个神经轴，包括脑干、间脑和端脑。胼胝体是连接左右大脑半球主要的纤维束，同时它也将大脑皮质与下方的丘脑、穹窿以及前脑皮质下结构分开。包含室间孔（Munro孔）、第三脑室（位于间脑）、中脑导水管（位于中脑）以及第四脑室（位于脑桥和延髓之间）的脑室系统均可以在正中矢状面看到。脑脊液为脑组织提供了深部（脑室系统）和浅部（蛛网膜下隙的脑脊液）两重保护，并参与调节分子的运输。丘脑则相当于大脑皮质的门户。下丘脑与正中隆起（灰结节）相邻，可通过垂体对内分泌系统发挥重要的调节作用。正中矢状面可显示中脑丘或称上丘（视觉低级处理中心）、下丘（听觉低级处理中心）或合称顶盖四叠体。

　　正中矢状面中还可见中脑丘（顶盖四叠体），即上丘（视觉低级处理中心）和下丘（听觉低级处理中心）。

临床意义

　　左右大脑半球通过连合纤维相连，其中最大的纤维束是胼胝体，它将两侧脑叶对应联系起来。当这些连合纤维被切断（也称裂脑）时，左右半球将无法了解对侧半球的活动，传入到一侧半球的信息亦无法得到另一侧半球的相应回应。当裂脑发生时，只有最基础的情感认知可以同时发生在两侧半球。据推测，这种发生在分离半球间的交流是通过间脑或脑干等低级中枢进行的。

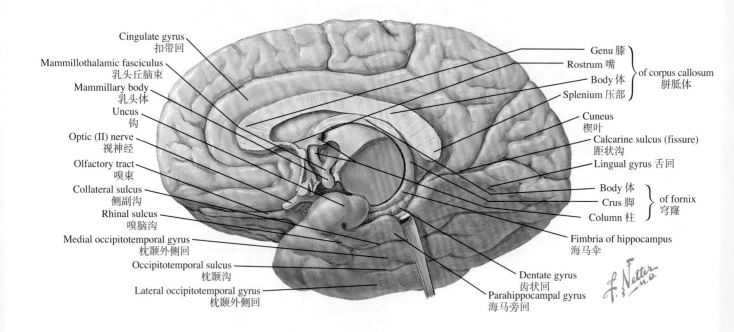

Cingulate gyrus
扣带回

Mammillothalamic fasciculus
乳头丘脑束

Mammillary body
乳头体

Uncus
钩

Optic (II) nerve
视神经

Olfactory tract
嗅束

Collateral sulcus
侧副沟

Rhinal sulcus
嗅脑沟

Medial occipitotemporal gyrus
枕颞外侧回

Occipitotemporal sulcus
枕颞沟

Lateral occipitotemporal gyrus
枕颞外侧回

Genu 膝
Rostrum 嘴
Body 体
Splenium 压部
of corpus callosum
胼胝体

Cuneus
楔叶

Calcarine sulcus (fissure)
距状沟

Lingual gyrus 舌回

Body 体
Crus 脚
Column 柱
of fornix
穹窿

Fimbria of hippocampus
海马伞

Dentate gyrus
齿状回

Parahippocampal gyrus
海马旁回

3.5　端脑内侧面（正中矢状面去除脑干）

　　脑干移除后，我们可以在正中矢状面上看到从颞叶的海马结构延伸到透明隔和下丘脑的 C 形的穹窿，以及海马旁皮质、齿状回和海马伞、钩（嗅区）等颞叶结构。在下丘脑还可见乳头体的尾部和与丘脑相连的乳头丘脑束。

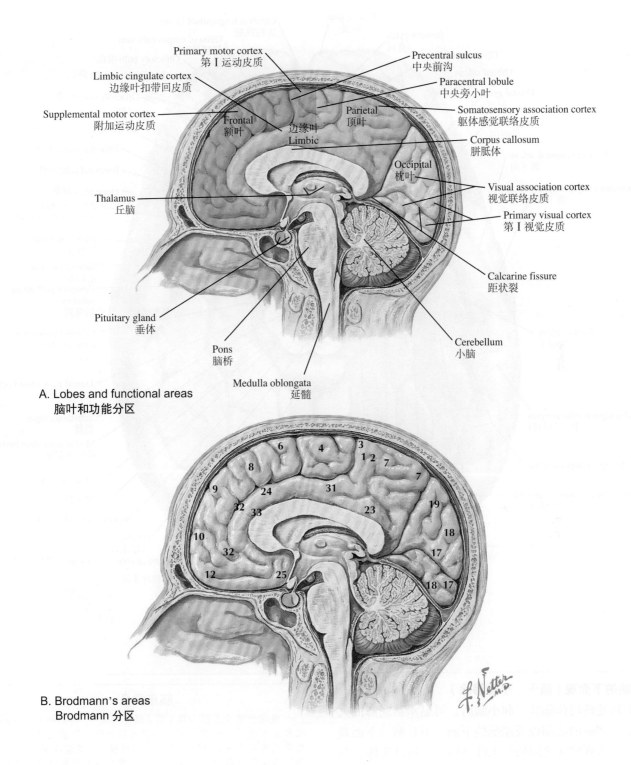

A. Lobes and functional areas
脑叶和功能分区

B. Brodmann's areas
Brodmann 分区

3.6　脑的内侧面观

　　A.脑叶及功能分区。扣带回是边缘叶的标志性结构，上图反映了它与其他前脑边缘系统以及与控制自主神经系统的下丘脑的联系。正中矢状图中显示了皮质的功能分区，尤其是与视觉相关的功能分区。上、下肢的感觉和运动皮质定位于脑的内侧部，由大脑前动脉供

血。这一区域易因血管病变（大脑前动脉梗阻）或肿瘤压迫（矢状窦旁脑膜瘤）而受损，从而可导致对侧下肢的运动和感觉障碍。B.正中矢状面上的 Brodmann 分区。主要的功能区包括第 I 视觉皮质区（17 区）、视皮质联络区（18 区、19 区）及一直延续到中线处，位于中央旁小叶的 4 区（运动皮质）和 3、1、2 区（第 I 感觉皮质）。

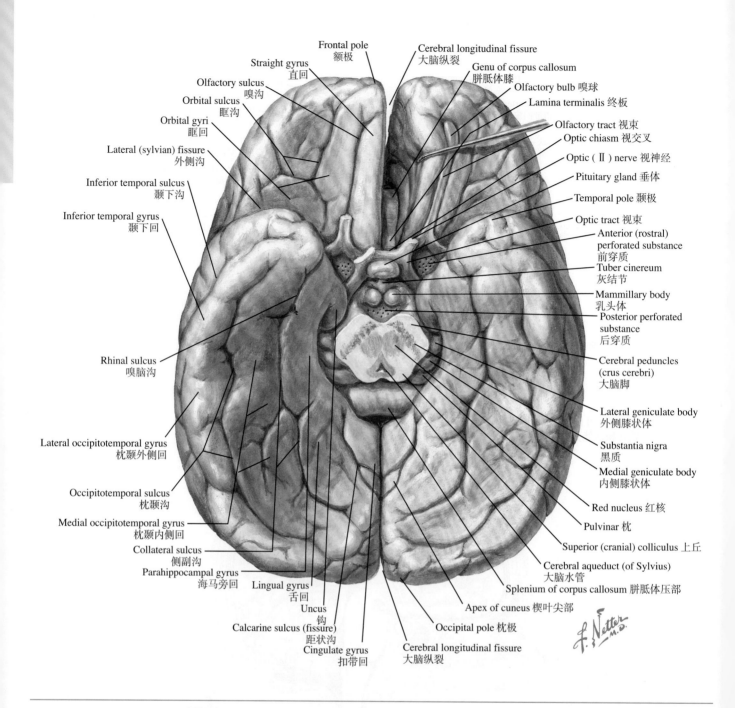

Frontal pole 额极
Cerebral longitudinal fissure 大脑纵裂
Straight gyrus 直回
Genu of corpus callosum 胼胝体膝
Olfactory sulcus 嗅沟
Olfactory bulb 嗅球
Orbital sulcus 眶沟
Lamina terminalis 终板
Orbital gyri 眶回
Olfactory tract 视束
Lateral (sylvian) fissure 外侧沟
Optic chiasm 视交叉
Optic (Ⅱ) nerve 视神经
Inferior temporal sulcus 颞下沟
Pituitary gland 垂体
Inferior temporal gyrus 颞下回
Temporal pole 颞极
Optic tract 视束
Anterior (rostral) perforated substance 前穿质
Tuber cinereum 灰结节
Mammillary body 乳头体
Posterior perforated substance 后穿质
Rhinal sulcus 嗅脑沟
Cerebral peduncles (crus cerebri) 大脑脚
Lateral geniculate body 外侧膝状体
Lateral occipitotemporal gyrus 枕颞外侧回
Substantia nigra 黑质
Occipitotemporal sulcus 枕颞沟
Medial geniculate body 内侧膝状体
Medial occipitotemporal gyrus 枕颞内侧回
Red nucleus 红核
Collateral sulcus 侧副沟
Pulvinar 枕
Parahippocampal gyrus 海马旁回
Superior (cranial) colliculus 上丘
Lingual gyrus 舌回
Cerebral aqueduct (of Sylvius) 大脑水管
Uncus 钩
Splenium of corpus callosum 胼胝体压部
Calcarine sulcus (fissure) 距状沟
Apex of cuneus 楔叶尖部
Cingulate gyrus 扣带回
Occipital pole 枕极
Cerebral longitudinal fissure 大脑纵裂

3.7 脑的下面观（脑干、小脑移除）

中脑处横切移除脑干和小脑后，可显示脑底部的大脑皮质、间脑的底部以及端脑的下面。下丘脑的下面观可见从尾部到嘴部之间的标志性结构，包括乳头体、灰结节、垂体和视交叉。垂体与视交叉相近的部位十分重要，这是因为损伤视交叉神经纤维可导致双颞侧偏盲，而这种损伤可能是垂体肿瘤的早期症状之一。图中也呈现了胼胝体的膝和压部。中脑横断面展示上丘、中脑导水管、导水管周围灰质、红核、黑质和大脑脚。

临床意义

嗅球和嗅束直接与钩（第Ⅰ嗅觉皮质）、杏仁核等其他脑边缘结构相联系。嗅觉是唯一不需间脑处理，而直接传递信息至前脑的感觉系统，体现了人类进化过程中，嗅觉在觅食、防御、繁衍等生存功能方面的重要性。嗅觉损伤可导致情绪行为的改变。另外，频繁发作的累及颞叶的复杂性部分癫痫病常常伴有嗅觉先兆。嗅觉功能或基因表达异常可能是 Alzheimer 症的早期征兆之一。

视神经、视交叉和视束延至外侧膝状体（核）、丘脑枕和上丘。视神经损伤会造成同侧视野全盲；视交叉损伤将导致双颞侧视野缺失；视束的损伤则可导致对侧视野偏盲。还有一些视觉信息由视束传入下丘脑，在视交叉上核终止。这一视觉输入信息包括总光通量和曝光强度，可对昼夜节律，诸如皮质醇分泌等进行调节。这种昼夜节律的失调将导致激素，如褪黑素分泌的改变及其他代谢异常，例如皮质醇节律失常引起的向心性肥胖倾向。

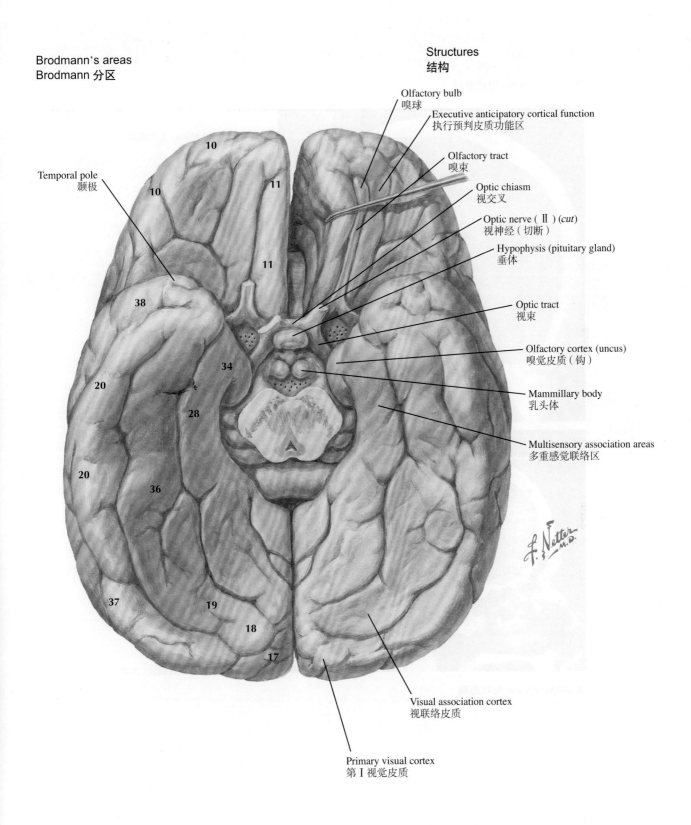

Brodmann's areas
Brodmann 分区

Structures
结构

Olfactory bulb
嗅球

Executive anticipatory cortical function
执行预判皮质功能区

Temporal pole
颞极

Olfactory tract
嗅束

Optic chiasm
视交叉

Optic nerve (Ⅱ) (cut)
视神经（切断）

Hypophysis (pituitary gland)
垂体

Optic tract
视束

Olfactory cortex (uncus)
嗅觉皮质（钩）

Mammillary body
乳头体

Multisensory association areas
多重感觉联络区

Visual association cortex
视联络皮质

Primary visual cortex
第 Ⅰ 视觉皮质

3.8　脑的下面观：功能分区和 Brodmann 分区

上图显示了左侧大脑半球颞叶的内侧观，尤其是与海马结构、杏仁核和嗅觉系统相关的皮质结构。

在大脑右半球可见 Brodmann 分区。

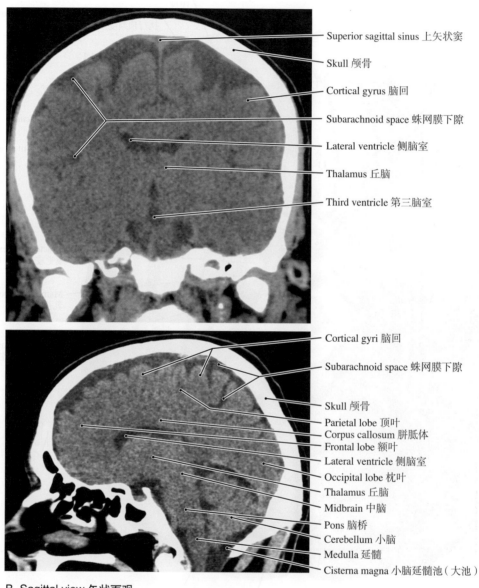

A. Coronal view 冠状面观

Superior sagittal sinus 上矢状窦
Skull 颅骨
Cortical gyrus 脑回
Subarachnoid space 蛛网膜下隙
Lateral ventricle 侧脑室
Thalamus 丘脑
Third ventricle 第三脑室

Cortical gyri 脑回
Subarachnoid space 蛛网膜下隙
Skull 颅骨
Parietal lobe 顶叶
Corpus callosum 胼胝体
Frontal lobe 额叶
Lateral ventricle 侧脑室
Occipital lobe 枕叶
Thalamus 丘脑
Midbrain 中脑
Pons 脑桥
Cerebellum 小脑
Medulla 延髓
Cisterna magna 小脑延髓池（大池）

B. Sagittal view 矢状面观

3.9　端脑：冠状位、矢状位计算机断层扫描成像

计算机断层扫描（CT）是以 X 线为基础，用于成像显示脑的内部结构，尤其是诸如血液潴留时导致的组织密度差异的成像方法（A 和 B）。螺旋 CT 扫描可以迅速得到所需深度的大脑断层图像。CT 可以显示出软组织、流体以及骨骼，并可以借助造影剂显示血管，或者在由于血脑屏障损坏、造影剂流至颅内细胞外间隙时，反向显现出肿物。

A. Axial view 轴位图

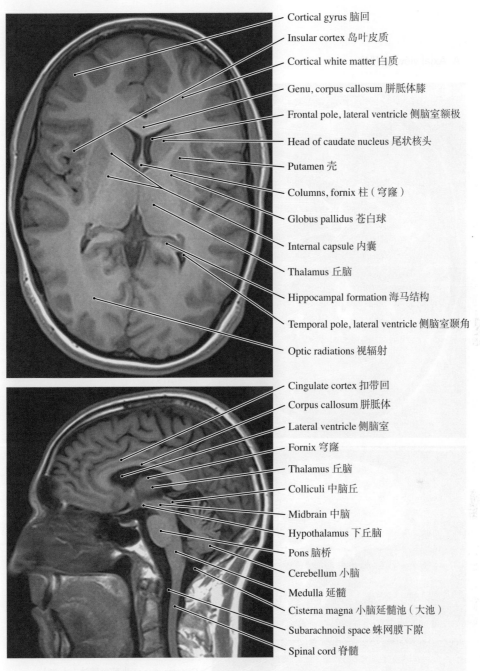

Cortical gyrus 脑回
Insular cortex 岛叶皮质
Cortical white matter 白质
Genu, corpus callosum 胼胝体膝
Frontal pole, lateral ventricle 侧脑室额极
Head of caudate nucleus 尾状核头
Putamen 壳
Columns, fornix 柱（穹窿）
Globus pallidus 苍白球
Internal capsule 内囊
Thalamus 丘脑
Hippocampal formation 海马结构
Temporal pole, lateral ventricle 侧脑室颞角
Optic radiations 视辐射

Cingulate cortex 扣带回
Corpus callosum 胼胝体
Lateral ventricle 侧脑室
Fornix 穹窿
Thalamus 丘脑
Colliculi 中脑丘
Midbrain 中脑
Hypothalamus 下丘脑
Pons 脑桥
Cerebellum 小脑
Medulla 延髓
Cisterna magna 小脑延髓池（大池）
Subarachnoid space 蛛网膜下隙
Spinal cord 脊髓

B. Sagittal view 矢状面观

3.10　端脑：轴状位、矢状位磁共振成像，T1 加权像

A. 轴状位；B. 矢状面观。磁共振成像（MRI）的基本原理是将电磁波的短脉冲串（射频脉冲）发射至磁场，被扫描仪中患者组织内的质子吸收，从而引发质子因能量激发所形成的共振；在此之后，弛豫状态下的质子释放能量，回到初始状态。过程中，探测器记录释放出的能量，通过电脑处理显示出被扫描的组织，完成均一成像。脉冲的间隔（毫秒），又称重复时间（TR）和回波信号采集的间隔（回波时间，TE）提供了不同加权像下的各种对比信息。较短的 TR 和 TE 值能获得较好的 T1 加权图像；较长的 TR 和 TE 值能获得较好的 T2 加权图像。T1 加权像在观察正常脑结构以及脑干、颈、胸脊髓时尤为有效。脑室系统及蛛网膜下隙在 T1 加权像中为黑色。T2 加权像适用于显示梗死、肿瘤、水肿和脱髓鞘等病理改变。钆等造影剂由于可以穿过血脑屏障而常被用于显示肿瘤。

A. Axial view 轴状位

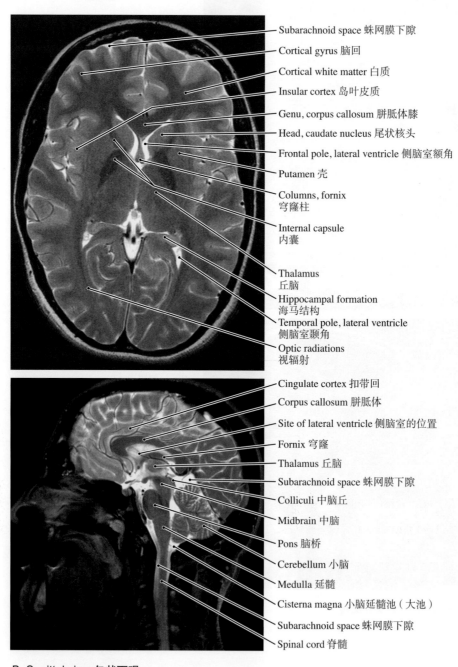

Subarachnoid space 蛛网膜下隙
Cortical gyrus 脑回
Cortical white matter 白质
Insular cortex 岛叶皮质
Genu, corpus callosum 胼胝体膝
Head, caudate nucleus 尾状核头
Frontal pole, lateral ventricle 侧脑室额角
Putamen 壳
Columns, fornix
穹窿柱
Internal capsule
内囊
Thalamus
丘脑
Hippocampal formation
海马结构
Temporal pole, lateral ventricle
侧脑室颞角
Optic radiations
视辐射

Cingulate cortex 扣带回
Corpus callosum 胼胝体
Site of lateral ventricle 侧脑室的位置
Fornix 穹窿
Thalamus 丘脑
Subarachnoid space 蛛网膜下隙
Colliculi 中脑丘
Midbrain 中脑
Pons 脑桥
Cerebellum 小脑
Medulla 延髓
Cisterna magna 小脑延髓池（大池）
Subarachnoid space 蛛网膜下隙
Spinal cord 脊髓

B. Sagittal view 矢状面观

3.11 端脑：轴状位、矢状位磁共振成像，T2 加权像

A. 轴状位；B. 矢状面观。T2 加权图像在显示脑室

系统和脑脊液脑池时尤为有效。脑室系统和蛛网膜下隙在 T2 加权像中为白色。

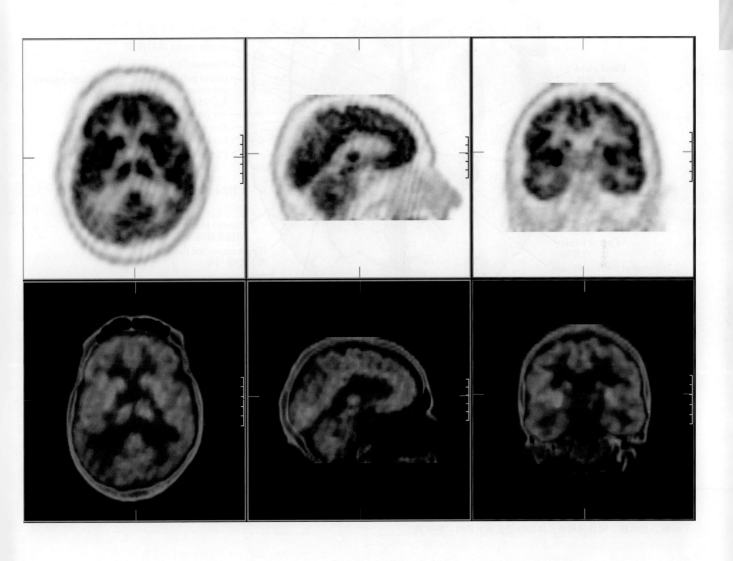

3.12　正电子发射计算机断层显像扫描

　　正电子发射计算机断层显像（PET）扫描的基本原理是探测标记了例如 ^{11}C、^{13}N、^{15}O、^{18}F 等放射性核素的分布。^{18}F 标记的葡萄糖类似物，氟代脱氧葡萄糖（FDG）可以穿过血脑屏障。FDG 第一次代谢后的产物固定不动，因此 FDG 可用来反映大脑的葡萄糖摄取情况。该技术是研究与神经系统疾病相关的精妙的大脑生理过程的有力工具。FDG 的分布可以通过使用标准层析技术在全身或脑内追踪示踪剂而进行定位和重建。在以上轴位图、矢状图和冠状图中，16 排螺旋 CT 系统在 PET 信息采集后，均进行了传输测量和校正。PET 和 CT 图像由解剖配准软件自动合成（彩图所示）。

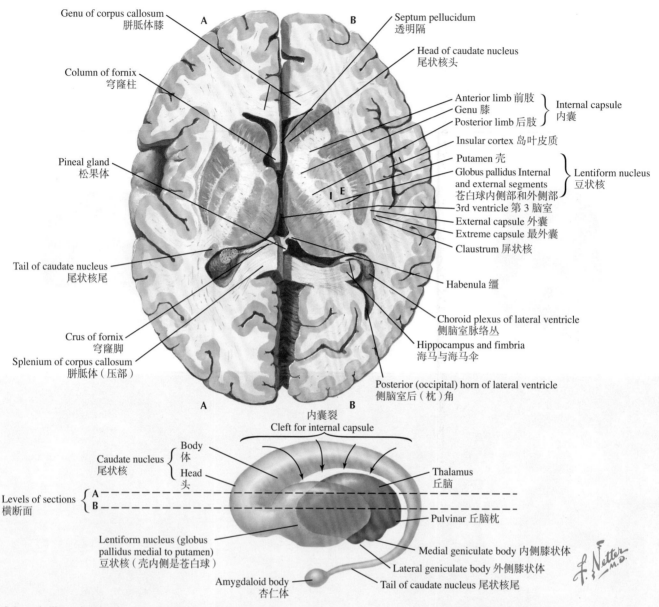

Schematic illustration showing interrelationship of thalamus, lentiform nucleus, caudate nucleus, and amygdaloid body (viewed from side).
丘脑、豆状核、尾状核和杏仁体的位置关系示意图：侧面观

3.13 基底核：端脑水平断面

通过脑的两个水平断面展示了基底节、内囊和丘脑（下方模式图中）的解剖学特征和位置关系。尾状核呈C形结构，从额叶连至颞叶；上图的横断面经过了尾状核的两个不同部位（头部和尾部）。内囊前肢、膝和后肢中包含进出大脑皮质的大部分纤维束。尾状核头和尾状核体在前肢的内侧，而丘脑在后肢的内侧。这些关系对理解成像结果和理解由于血管病变或中风导致的特定的功能障碍非常重要。苍白球内侧部和外侧部在壳的内侧。外囊、屏状核、最外囊和岛叶皮质自壳外侧向外依次排列。穹窿也是C形的纤维束，被横断面分为脚和柱。

临床意义

基底节（尾状核、壳、苍白球）与内囊形成特定的解剖关系。尾状核头和体在内囊前肢内侧，丘脑在内囊后肢内侧，苍白球和壳则在内囊前肢和后肢的外侧。基底神经节病变以运动障碍为主要特征，虽然也包括情绪和认知障碍。一些运动障碍与基底节及相关结构的急性变性有关。例如 Huntington 舞蹈症与尾状核头部退行性变有关，Parkinson 症与黑质多巴胺能致密部退行性变有关。另一些运动障碍与基底节神经回路抑制或兴奋性改变有关。重建这一神经回路可能需要药物治疗、消融手术或脑深部刺激。

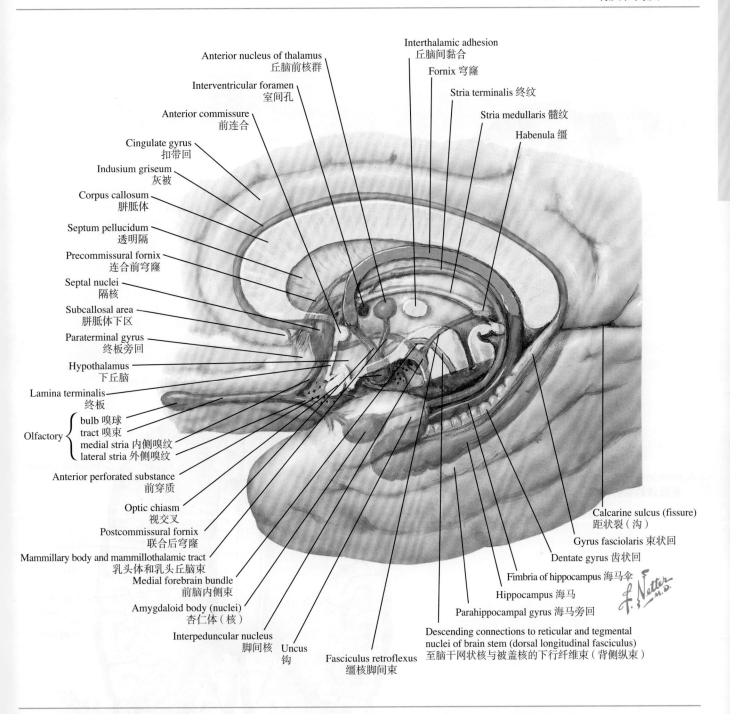

Anterior nucleus of thalamus 丘脑前核群

Interventricular foramen 室间孔

Anterior commissure 前连合

Cingulate gyrus 扣带回

Indusium griseum 灰被

Corpus callosum 胼胝体

Septum pellucidum 透明隔

Precommissural fornix 连合前穹窿

Septal nuclei 隔核

Subcallosal area 胼胝体下区

Paraterminal gyrus 终板旁回

Hypothalamus 下丘脑

Lamina terminalis 终板

Olfactory { bulb 嗅球
tract 嗅束
medial stria 内侧嗅纹
lateral stria 外侧嗅纹 }

Anterior perforated substance 前穿质

Optic chiasm 视交叉

Postcommissural fornix 联合后穹窿

Mammillary body and mammillothalamic tract 乳头体和乳头丘脑束

Medial forebrain bundle 前脑内侧束

Amygdaloid body (nuclei) 杏仁体（核）

Interpeduncular nucleus 脚间核

Uncus 钩

Fasciculus retroflexus 缰核脚间束

Interthalamic adhesion 丘脑间黏合

Fornix 穹窿

Stria terminalis 终纹

Stria medullaris 髓纹

Habenula 缰

Calcarine sulcus (fissure) 距状裂（沟）

Gyrus fasciolaris 束状回

Dentate gyrus 齿状回

Fimbria of hippocampus 海马伞

Hippocampus 海马

Parahippocampal gyrus 海马旁回

Descending connections to reticular and tegmental nuclei of brain stem (dorsal longitudinal fasciculus) 至脑干网状核与被盖核的下行纤维束（背侧纵束）

3.14　前脑边缘系统的主要结构

limbic 源于 *limbus*，意为环。边缘系统中的许多结构和它们的通路形成了围绕间脑的环。它们参与情绪行为和个体对内、外刺激的独特反应。海马结构和它的主要通路（穹窿），连至间脑前极，形成了前连合的前部（连至隔膜）和后部（连至下丘脑）。杏仁核有多个通路，其中一条呈 C 形围绕间脑，进入下丘脑和前脑基底部的终纹。嗅束直接与前脑边缘部的一些结构相连。嗅觉系统也是唯一越过丘脑和终板直接与端脑皮质和皮质下区域连接的感觉系统。从隔核至缰核（丘脑髓纹）的连接将前脑边缘与脑干联系起来。杏仁体和海马（阴影部分）在脑皮质深部。

临床意义

许多前脑边缘结构与下丘脑和杏仁核、终纹间存在纤维连接。它们与下丘脑间的纤维连接常通过海马、穹窿等 C 形结构。杏仁体还可通过杏仁核腹侧通路直接连至丘脑，它接收来自皮质的多种感觉信息，尤其是恐惧感，并向皮质进行反馈。双侧杏仁核损伤导致患者无法产生恐惧感，同时也无法感受他人表情中传递的恐惧。

海马结构处理大量从颞叶、下托和内嗅皮质输入的信息，并通过穹窿向下丘脑和隔核传递，继而通过丘脑传递至扣带回皮质。这些结构是 Papez 回路的一部分。海马结构尤其易受到缺血性损伤。双侧损伤将导致新的信息无法转化成长期记忆。例如，老年人经常忘记几分钟前与他交谈的人是谁或早餐的内容（甚至是否吃了早餐），但可以想起过去事情的细节。

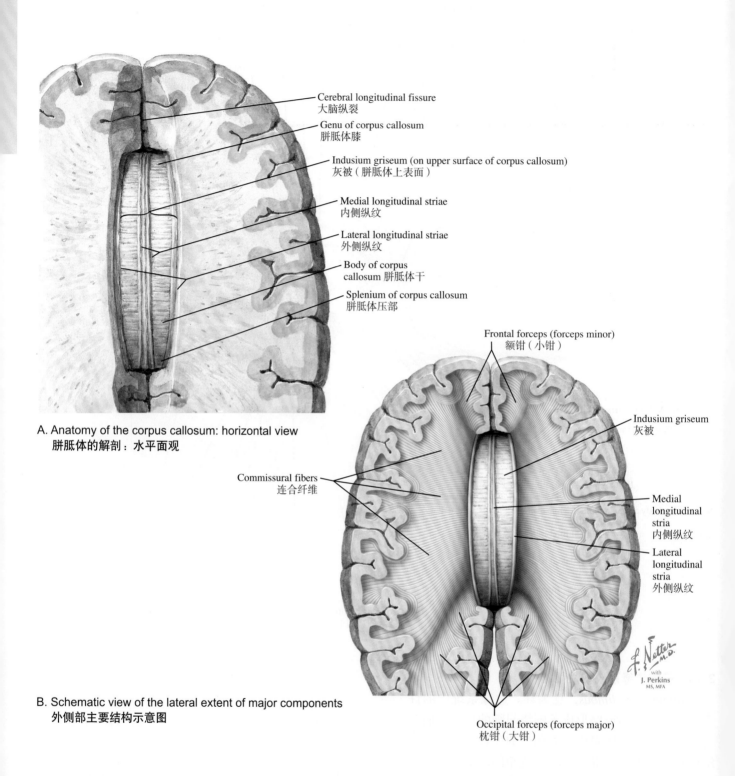

A. Anatomy of the corpus callosum: horizontal view
胼胝体的解剖：水平面观

Cerebral longitudinal fissure
大脑纵裂

Genu of corpus callosum
胼胝体膝

Indusium griseum (on upper surface of corpus callosum)
灰被（胼胝体上表面）

Medial longitudinal striae
内侧纵纹

Lateral longitudinal striae
外侧纵纹

Body of corpus callosum 胼胝体干

Splenium of corpus callosum
胼胝体压部

Frontal forceps (forceps minor)
额钳（小钳）

Indusium griseum
灰被

Medial longitudinal stria
内侧纵纹

Lateral longitudinal stria
外侧纵纹

Commissural fibers
连合纤维

Occipital forceps (forceps major)
枕钳（大钳）

B. Schematic view of the lateral extent of major components
外侧部主要结构示意图

3.15 胼胝体

A.胼胝体解剖：水平切面观。胼胝体是大脑半球之间最主要的连合纤维，也是影像研究中较明显的标志。将其表面背侧的组织移除后，可以从上方看到其水平切面更深部（偏向腹侧）前方的膝和后方的压部（图3.13）。

B.外侧部主要结构示意图。胼胝体的很多连合纤维，尤其是分别连接两侧额区和枕区的连合纤维构成的钳，越过中线分别延伸至嘴部和尾部。这些连合纤维使两个"孤立"的半球得以相互沟通，协调活动。

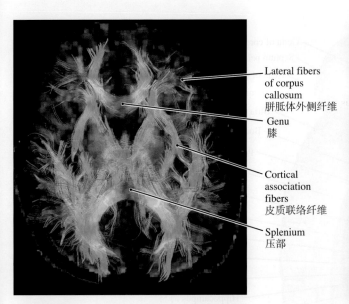

Lateral fibers
of corpus
callosum
胼胝体外侧纤维

Genu
膝

Cortical
association
fibers
皮质联络纤维

Splenium
压部

A. Axial view
轴位图

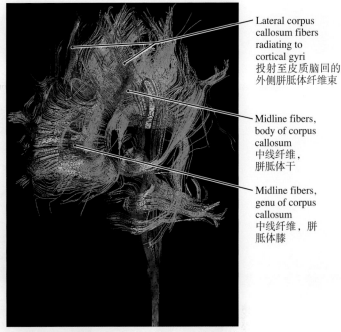

Lateral corpus
callosum fibers
radiating to
cortical gyri
投射至皮质脑回的
外侧胼胝体纤维束

Midline fibers,
body of corpus
callosum
中线纤维，
胼胝体干

Midline fibers,
genu of corpus
callosum
中线纤维，胼
胝体膝

B. Oblique sagittal view
斜矢状位观

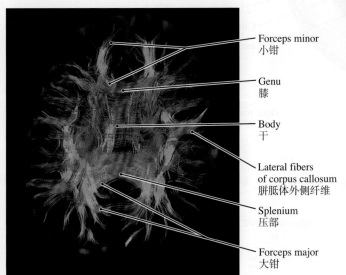

Forceps minor
小钳

Genu
膝

Body
干

Lateral fibers
of corpus callosum
胼胝体外侧纤维

Splenium
压部

Forceps major
大钳

C. Axial view
轴位图

3.16　胼胝体扩散张量彩色成像

A～C, 扩散加权成像（DWI）也称扩散张量成像（DTI），可提供独特的相关组织活性、架构和细胞功能的信息。在多数组织中，限制性水扩散具有各向同性或与方向无关的特点。如大脑白质和外周神经等具有一定结构的组织，由于细胞的排列，扩散具有各向异性。这种扩散可以通过利用物体在多方向的扩散敏感性，以张量的形式进行量化评价。六个或更多的弥散加权测量张量场计算是基于 Stejskal-Tanner 扩散方程体系进行的。扩散张量成像使脑和脊髓轴突束的重建成为可能。白质的三维结构可基于扩散张量的本征矢量进行追踪。为区分不同方向辐射的纤维束，我们采用了彩色的模式图。绿色代表前后方向的本征矢量；红色代表左右方向的本征矢量；蓝色代表上下方向的本征矢量。在这些图像中，胼胝体主要是由呈红色的左右方向的连合纤维束体现的。

A. Dissection of the hippocampal formation and fornix
海马结构和穹窿解剖

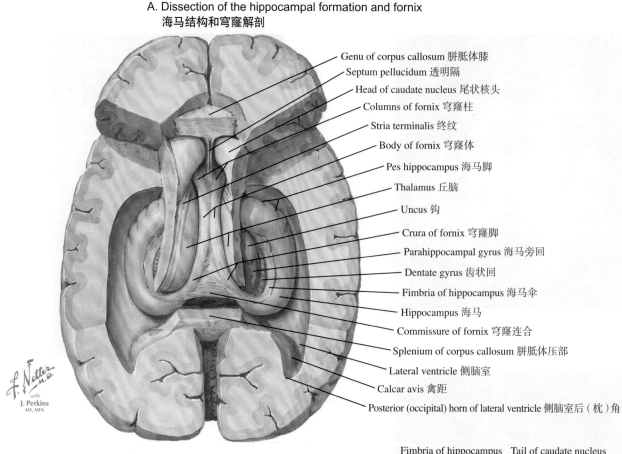

Genu of corpus callosum 胼胝体膝
Septum pellucidum 透明隔
Head of caudate nucleus 尾状核头
Columns of fornix 穹窿柱
Stria terminalis 终纹
Body of fornix 穹窿体
Pes hippocampus 海马脚
Thalamus 丘脑
Uncus 钩
Crura of fornix 穹窿脚
Parahippocampal gyrus 海马旁回
Dentate gyrus 齿状回
Fimbria of hippocampus 海马伞
Hippocampus 海马
Commissure of fornix 穹窿连合
Splenium of corpus callosum 胼胝体压部
Lateral ventricle 侧脑室
Calcar avis 禽距
Posterior (occipital) horn of lateral ventricle 侧脑室后（枕）角

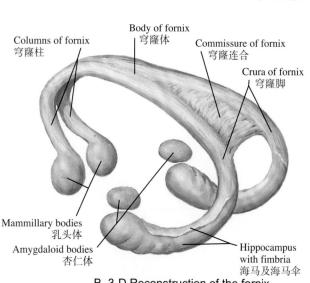

Columns of fornix 穹窿柱
Body of fornix 穹窿体
Commissure of fornix 穹窿连合
Crura of fornix 穹窿脚
Mammillary bodies 乳头体
Amygdaloid bodies 杏仁体
Hippocampus with fimbria 海马及海马伞

B. 3-D Reconstruction of the fornix
穹窿三维结构

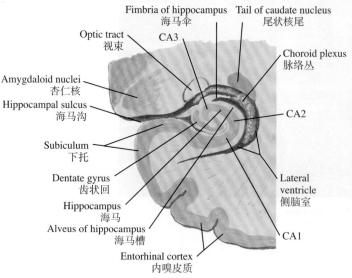

Fimbria of hippocampus 海马伞
Tail of caudate nucleus 尾状核尾
Optic tract 视束
CA3
Choroid plexus 脉络丛
Amygdaloid nuclei 杏仁核
Hippocampal sulcus 海马沟
CA2
Subiculum 下托
Dentate gyrus 齿状回
Hippocampus 海马
Alveus of hippocampus 海马槽
Lateral ventricle 侧脑室
CA1
Entorhinal cortex 内嗅皮质

C. Hippocampal formation in coronal section
海马结构冠状断面

3.17 海马结构和穹窿

上图展示了海马和齿状回的关系。本图中，皮质、白质和胼胝体已被移除，侧脑室被打开，尾状核头和丘脑在靠近中线处被切除，故得以从上面观察到包括齿状回和穹窿相关部分的完整的海马结构。穹窿前后肢沿内侧上行，最终在胼胝体下方、最背侧并行。左下图即为

状如拱形的纤维束。海马结构占据侧脑室颞角的很大一部分。齿状回与海马阿蒙角（CA）内部结构（CA1 和 CA3 区）、下托、内嗅皮质邻近。CA1 区的锥体神经元对缺血损伤极为敏感，CA3 的锥体神经元易被高浓度皮质类固醇（皮质醇）损伤。缺血和（或）高皮质类固醇对这两个区域锥体神经元的损伤具有协同效应。

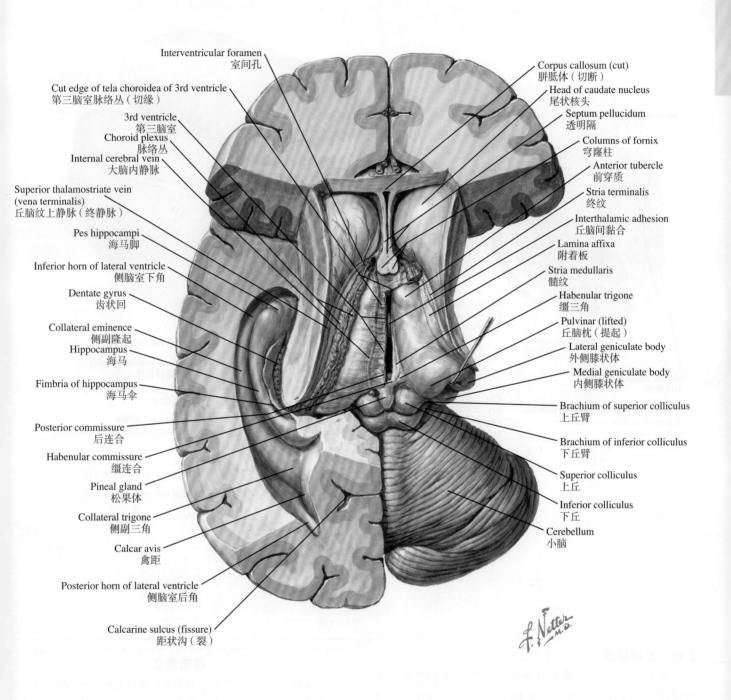

Interventricular foramen
室间孔

Cut edge of tela choroidea of 3rd ventricle
第三脑室脉络丛（切缘）

3rd ventricle
第三脑室

Choroid plexus
脉络丛

Internal cerebral vein
大脑内静脉

Superior thalamostriate vein
(vena terminalis)
丘脑纹上静脉（终静脉）

Pes hippocampi
海马脚

Inferior horn of lateral ventricle
侧脑室下角

Dentate gyrus
齿状回

Collateral eminence
侧副隆起

Hippocampus
海马

Fimbria of hippocampus
海马伞

Posterior commissure
后连合

Habenular commissure
缰连合

Pineal gland
松果体

Collateral trigone
侧副三角

Calcar avis
禽距

Posterior horn of lateral ventricle
侧脑室后角

Calcarine sulcus (fissure)
距状沟（裂）

Corpus callosum (cut)
胼胝体（切断）

Head of caudate nucleus
尾状核头

Septum pellucidum
透明隔

Columns of fornix
穹窿柱

Anterior tubercle
前穿质

Stria terminalis
终纹

Interthalamic adhesion
丘脑间黏合

Lamina affixa
附着板

Stria medullaris
髓纹

Habenular trigone
缰三角

Pulvinar (lifted)
丘脑枕（提起）

Lateral geniculate body
外侧膝状体

Medial geniculate body
内侧膝状体

Brachium of superior colliculus
上丘臂

Brachium of inferior colliculus
下丘臂

Superior colliculus
上丘

Inferior colliculus
下丘

Cerebellum
小脑

3.18 丘脑的解剖

从上方观察丘脑。丘脑外侧的整个右脑被移除。尾状核头被切开，移除胼胝体和丘脑背侧的所有组织，第三脑室从背侧打开。松果体在中线部位，邻近第三脑室尾部，分泌调节昼夜节律、睡眠和免疫应答的褪黑素。上丘和下丘在中脑的背侧。在图左侧可见侧脑室颞角、海马结构与丘脑的关系。终静脉和脉络丛伴随终纹沿丘脑外侧方走行。终纹沿背侧丘脑内表面走行。

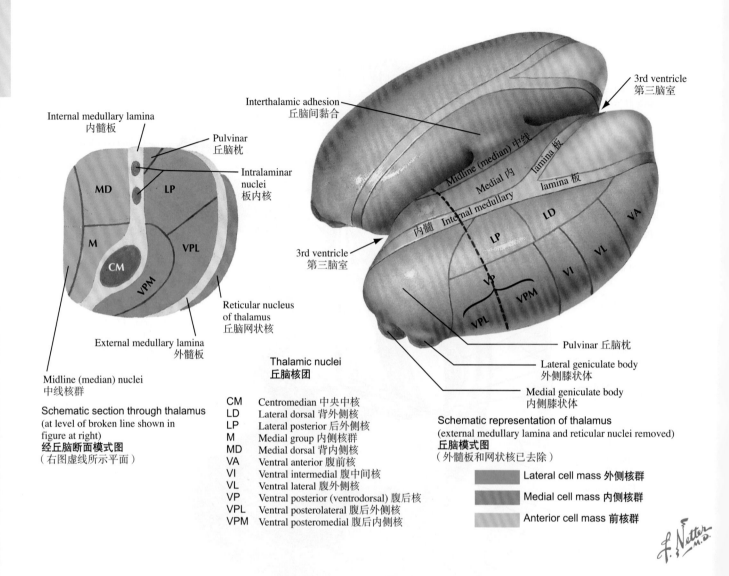

Internal medullary lamina
内髓板

Pulvinar
丘脑枕

Intralaminar
nuclei
板内核

Interthalamic adhesion
丘脑间黏合

3rd ventricle
第三脑室

Midline (median) 中线

Medial 内

lamina 板

Internal medullary lamina

内髓 Internal medullary lamina

3rd ventricle
第三脑室

Reticular nucleus
of thalamus
丘脑网状核

External medullary lamina
外髓板

Midline (median) nuclei
中线核群

Schematic section through thalamus
(at level of broken line shown in
figure at right)
经丘脑断面模式图
（右图虚线所示平面）

Thalamic nuclei
丘脑核团

CM	Centromedian 中央中核
LD	Lateral dorsal 背外侧核
LP	Lateral posterior 后外侧核
M	Medial group 内侧核群
MD	Medial dorsal 背内侧核
VA	Ventral anterior 腹前核
VI	Ventral intermedial 腹中间核
VL	Ventral lateral 腹外侧核
VP	Ventral posterior (ventrodorsal) 腹后核
VPL	Ventral posterolateral 腹后外侧核
VPM	Ventral posteromedial 腹后内侧核

Pulvinar 丘脑枕

Lateral geniculate body
外侧膝状体

Medial geniculate body
内侧膝状体

Schematic representation of thalamus
(external medullary lamina and reticular nuclei removed)
丘脑模式图
（外髓板和网状核已去除）

Lateral cell mass 外侧核群

Medial cell mass 内侧核群

Anterior cell mass 前核群

3.19　丘脑核团

丘脑由髓板（白质）分为各个核群（内侧核团、外侧核团、前核团）。许多丘脑核属于特异性核团，与大脑皮质的特定区域存在往返的纤维联系。一些核团与大脑皮质有弥散的、非特定的联系，如内髓板内（中央中核、束旁核等板内核）、内髓板外（丘脑网状核）的核团。

临床意义

丘脑综合征（后外侧丘脑综合征或 Dejerine-Roussy 综合征）是由于供应腹后外侧核所在丘脑区域的丘脑膝状动脉阻塞造成的。该综合征最初表现为对侧所有感觉消失，其中精细感觉比粗感觉丧失更彻底。通常，对侧肢体发生严重的自发性疼痛，一般表现为弥漫且持久的刺痛、烧灼痛或撕裂样疼痛。甚至光的刺激都可以诱发这样的疼痛（痛觉过敏），其他感官刺激或情感的变化都会导致这样的痛感。甚至当痛觉和温度感受（原始感觉）阈值升高后，丘脑的疼痛也仍然可能存在，这被称为痛阈缺失性痛。如果伴有下丘脑核团或相关基底神经节回路的血管损伤，患者可能除了感觉损伤外，还会出现单侧抽搐（舞蹈症或手足徐动症）。

4

脑干和小脑

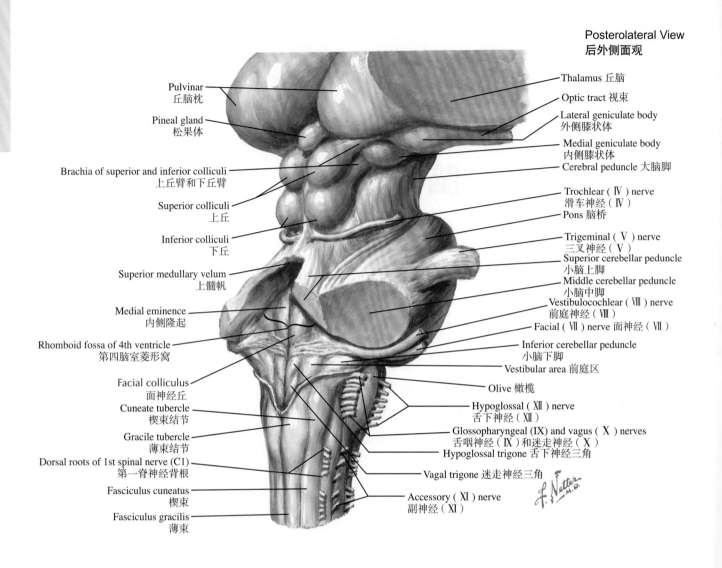

Posterolateral View
后外侧面观

Pulvinar
丘脑枕

Pineal gland
松果体

Brachia of superior and inferior colliculi
上丘臂和下丘臂

Superior colliculi
上丘

Inferior colliculi
下丘

Superior medullary velum
上髓帆

Medial eminence
内侧隆起

Rhomboid fossa of 4th ventricle
第四脑室菱形窝

Facial colliculus
面神经丘

Cuneate tubercle
楔束结节

Gracile tubercle
薄束结节

Dorsal roots of 1st spinal nerve (C1)
第一脊神经背根

Fasciculus cuneatus
楔束

Fasciculus gracilis
薄束

Thalamus 丘脑

Optic tract 视束

Lateral geniculate body
外侧膝状体

Medial geniculate body
内侧膝状体

Cerebral peduncle 大脑脚

Trochlear (Ⅳ) nerve
滑车神经（Ⅳ）

Pons 脑桥

Trigeminal (Ⅴ) nerve
三叉神经（Ⅴ）

Superior cerebellar peduncle
小脑上脚

Middle cerebellar peduncle
小脑中脚

Vestibulocochlear (Ⅷ) nerve
前庭神经（Ⅷ）

Facial (Ⅶ) nerve 面神经（Ⅶ）

Inferior cerebellar peduncle
小脑下脚

Vestibular area 前庭区

Olive 橄榄

Hypoglossal (Ⅻ) nerve
舌下神经（Ⅻ）

Glossopharyngeal (IX) and vagus (Ⅹ) nerves
舌咽神经（Ⅸ）和迷走神经（Ⅹ）

Hypoglossal trigone 舌下神经三角

Vagal trigone 迷走神经三角

Accessory (Ⅺ) nerve
副神经（Ⅺ）

4.1 脑干表面解剖：后外侧面观

　　整个端脑、大部分间脑以及小脑被移除，以显示脑干背面。三个小脑脚（上、中、下）及小脑也被除去。背根神经进入脊髓，脑神经进出脑干。第四对脑神经（滑车神经）是唯一从脑干背侧面传出的神经。第四脑室底的结节和三角以位于其深面的神经核团命名。上丘与下丘构成中脑的背面，内侧和外侧膝状体（核）分别与视觉和听觉反射相关，在图中的间脑最底部显示。

临床意义

　　面神经丘是位于脑桥第四脑室底的一个隆起，其下有展神经（脑神经Ⅵ）核与面神经（脑神经Ⅶ）核的轴突，面神经轴突环绕展神经核。发生于第四脑室的肿瘤或其他病变可能会引起展神经（Ⅵ）和面神经（Ⅶ）的相关症状，包括①展神经核受损导致同侧眼外直肌瘫痪与眼内斜视（展神经核轴突在内侧纵束中下降加入动眼神经Ⅲ）；②面神经膝轴突受损导致同侧面瘫。

　　小脑脚包含传入与传出神经纤维。小脑上脚包含到达红核与丘脑（特别是腹外侧核）的大部分传出神经纤维，而小脑下脚则包含到达前庭核与网状核的大部分传出神经纤维。小脑中脚包含皮质—脑桥—小脑束。传入纤维主要通过小脑下脚，其次通过小脑上脚进入小脑。小脑半球或者与半球相连的小脑脚受损会引起同侧相关症状，包括肢体共济失调、轻度肌张力低下、辨距不良（距离判断错误）、动作不协调（特别是多关节运动）、意向性震颤（运动过程中）、轮替运动障碍（不能快速交替运动）、不能合适地抑制运动（回击现象）等。

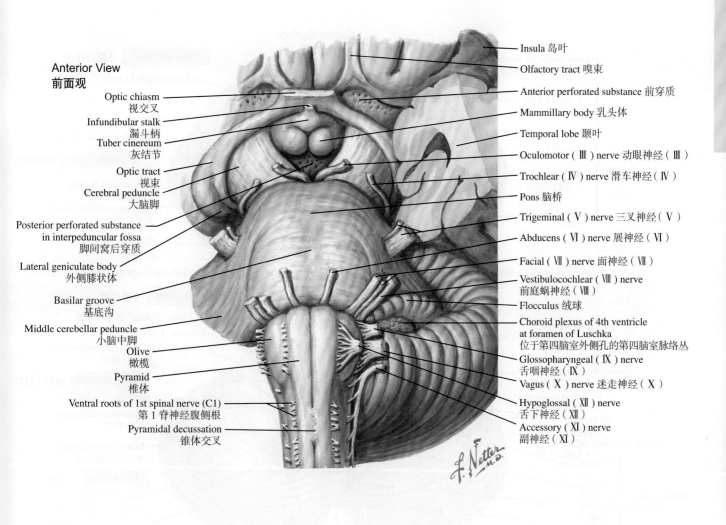

Anterior View
前面观

Optic chiasm
视交叉

Infundibular stalk
漏斗柄

Tuber cinereum
灰结节

Optic tract
视束

Cerebral peduncle
大脑脚

Posterior perforated substance
in interpeduncular fossa
脚间窝后穿质

Lateral geniculate body
外侧膝状体

Basilar groove
基底沟

Middle cerebellar peduncle
小脑中脚

Olive
橄榄

Pyramid
锥体

Ventral roots of 1st spinal nerve (C1)
第 1 脊神经腹侧根

Pyramidal decussation
锥体交叉

Insula 岛叶

Olfactory tract 嗅束

Anterior perforated substance 前穿质

Mammillary body 乳头体

Temporal lobe 颞叶

Oculomotor（Ⅲ）nerve 动眼神经（Ⅲ）

Trochlear（Ⅳ）nerve 滑车神经（Ⅳ）

Pons 脑桥

Trigeminal（Ⅴ）nerve 三叉神经（Ⅴ）

Abducens（Ⅵ）nerve 展神经（Ⅵ）

Facial（Ⅶ）nerve 面神经（Ⅶ）

Vestibulocochlear（Ⅷ）nerve
前庭蜗神经（Ⅷ）

Flocculus 绒球

Choroid plexus of 4th ventricle
at foramen of Luschka
位于第四脑室外侧孔的第四脑室脉络丛

Glossopharyngeal（Ⅸ）nerve
舌咽神经（Ⅸ）

Vagus（Ⅹ）nerve 迷走神经（Ⅹ）

Hypoglossal（Ⅻ）nerve
舌下神经（Ⅻ）

Accessory（Ⅺ）nerve
副神经（Ⅺ）

4.2 脑干表面解剖：前面观

　　切开左侧颞叶以显示脑干前（腹侧）面。大脑脚是内囊后肢尾端的直接延伸，包含从内囊分别到脊髓和脑干的皮质脊髓束和皮质延髓束。锥体交叉是延髓尾端和脊髓的分界标志。脑神经Ⅺ（副神经）与颈髓上部的外侧缘相联。脑神经Ⅻ（舌下神经）、Ⅹ（迷走神经）和Ⅺ（舌咽神经）出自延髓腹外侧。脑神经Ⅵ（展神经），Ⅶ（面神经）和Ⅷ（前庭蜗神经）出自延髓和脑桥的交界处。脑神经Ⅴ（三叉神经）出自脑桥上部的外侧缘。脑神经Ⅲ（动眼神经）出自位于中脑尾端正中部位的脚间窝。在过去的几个世纪，解剖学家认为视神经、视交叉、视束（脑神经Ⅱ）和嗅神经（脑神经Ⅰ）并不是周围神经，而属于中枢神经系统的脑神经。

临床意义

　　动眼神经（脑神经Ⅲ）出自脑干腹侧面的脚间窝，位于大脑脚的内侧缘。当颅前窝和颅中窝的脑内压增高，如出现肿瘤、损伤引发水肿或其他占位性病变时，脑干可以疝入由硬膜形成的坚韧翼状的小脑幕，形成脑疝。引发的小脑幕疝会压迫同侧动眼神经（交感神经受损导致同侧瞳孔持续性扩张，以及运动神经纤维受损导致的眼内视障碍）和大脑脚（导致对侧偏瘫）。

　　延髓锥体包含了来自同侧皮质的下行皮质脊髓束，尤其来自运动区和运动前区。大部分皮质脊髓束在锥体（80%）发生交叉，交叉后形成在对侧脊髓内下行的皮质脊髓侧束。脊髓上动脉的上支或者椎动脉的正中旁支梗死可引起同侧锥体损伤（对侧偏瘫）、同侧内侧丘系损伤（对侧精细躯体感觉，如精细触觉、振动觉和关节位置觉丧失）和同侧舌下神经（脑神经Ⅻ）损伤（同侧舌肌瘫痪，伸舌偏向患侧）。这些症状被统称为Dejerine综合征。偏瘫是非痉挛性的，以肌张力轻度丧失、手部精细运动丧失和跖伸反射（Babinski征）为特征。单纯锥体损伤似乎并不会引起痉挛状态，当锥体束损伤合并其他下行系统的损伤，如合并运动相关皮质或其他脑干内的上运动神经元损伤时，才会引发痉挛。因此，用"锥体束综合征"来描述痉挛性瘫痪（硬瘫）并不妥当，存在解剖学错误。

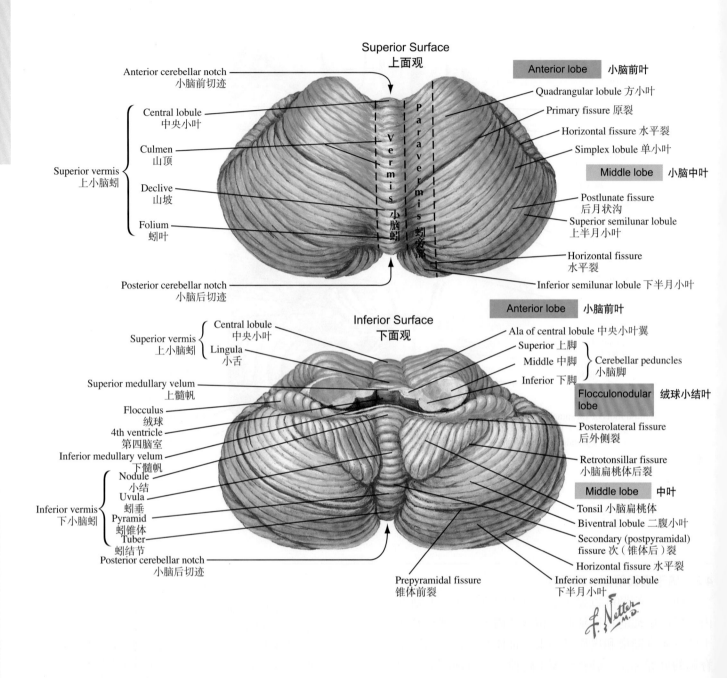

Superior Surface
上面观

Anterior cerebellar notch
小脑前切迹

Anterior lobe 小脑前叶

Central lobule
中央小叶

Quadrangular lobule 方小叶

Culmen
山顶

Primary fissure 原裂

Superior vermis
上小脑蚓

Horizontal fissure 水平裂

Simplex lobule 单小叶

Declive
山坡

Middle lobe 小脑中叶

Folium
蚓叶

Postlunate fissure
后月状沟

Superior semilunar lobule
上半月小叶

Posterior cerebellar notch
小脑后切迹

Horizontal fissure
水平裂

Inferior semilunar lobule 下半月小叶

Vermis 小脑蚓   Paravermis 蚓旁部

Inferior Surface
下面观

Anterior lobe 小脑前叶

Superior vermis
上小脑蚓

Central lobule
中央小叶

Lingula
小舌

Ala of central lobule 中央小叶翼

Superior 上脚

Middle 中脚   Cerebellar peduncles 小脑脚

Inferior 下脚

Superior medullary velum
上髓帆

Flocculonodular lobe 绒球小结叶

Flocculus
绒球

4th ventricle
第四脑室

Posterolateral fissure
后外侧裂

Inferior medullary velum
下髓帆

Retrotonsillar fissure
小脑扁桃体后裂

Nodule
小结

Middle lobe 中叶

Uvula
蚓垂

Tonsil 小脑扁桃体

Inferior vermis
下小脑蚓

Pyramid
蚓锥体

Biventral lobule 二腹小叶

Tuber
蚓结节

Secondary (postpyramidal) fissure 次（锥体后）裂

Posterior cerebellar notch
小脑后切迹

Horizontal fissure 水平裂

Prepyramidal fissure
锥体前裂

Inferior semilunar lobule
下半月小叶

4.3 小脑解剖：外部特征

以上彩图为小脑上（背）侧面和下（腹）侧面。为显示小脑外观，小脑脚被切断。小脑腹侧面是第四脑室顶。小脑的经典解剖学分区为：小脑前叶、中叶和绒球小结叶；不同分区损伤会引起与之相应的综合征。小脑蚓、蚓旁部和两侧半球的小脑皮质与小脑深部核团具有明确投射关系（小脑蚓对应顶核与外侧前庭神经核；小脑蚓旁区域对应球状核与栓状核；外侧半球对应齿状核）。小脑深部核团与上运动神经元之间存在神经反馈环路，调控特定的运动反射。这些联系对理解上运动神经元是如何协调完成特定功能任务有着重要作用。

临床意义

小脑前叶（原小脑）通过脊髓小脑束接受来自身体，尤其是四肢的大量本体感受器的信息传入，对协调下肢运动尤为重要。小脑前叶可通过神经纤维联系外侧前庭神经核，帮助调节肌张力。部分酗酒患者的小脑前叶存在选择性的皮质变性，临床表现为分腿站立和共济失调步态，但几乎无构音障碍和动眼障碍。患者行走时腿部僵硬，可能是支配伸肌的外侧前庭神经核去抑制造成的。典型患者在进行跟－膝－胫试验时并无小脑严重受损的表现。该疾病目前几乎没有好的治疗方法。

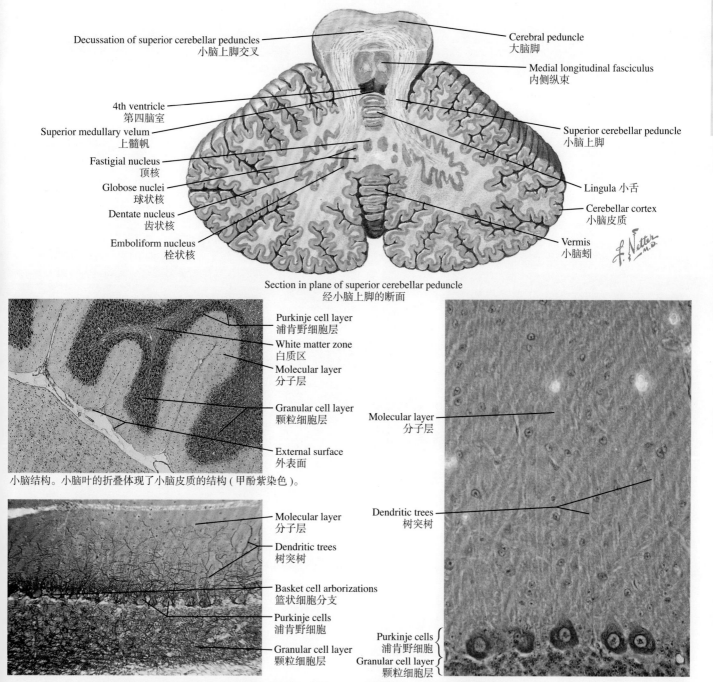

Decussation of superior cerebellar peduncles
小脑上脚交叉

Cerebral peduncle
大脑脚

Medial longitudinal fasciculus
内侧纵束

4th ventricle
第四脑室

Superior medullary velum
上髓帆

Superior cerebellar peduncle
小脑上脚

Fastigial nucleus
顶核

Globose nuclei
球状核

Lingula 小舌

Dentate nucleus
齿状核

Cerebellar cortex
小脑皮质

Emboliform nucleus
栓状核

Vermis
小脑蚓

Section in plane of superior cerebellar peduncle
经小脑上脚的断面

Purkinje cell layer
浦肯野细胞层

White matter zone
白质区

Molecular layer
分子层

Molecular layer
分子层

Granular cell layer
颗粒细胞层

Dendritic trees
树突树

External surface
外表面

小脑结构。小脑叶的折叠体现了小脑皮质的结构 (甲酚紫染色)。

Molecular layer
分子层

Dendritic trees
树突树

Basket cell arborizations
篮状细胞分支

Purkinje cells
浦肯野细胞

Granular cell layer
颗粒细胞层

Purkinje cells
浦肯野细胞

Granular cell layer
颗粒细胞层

小脑皮质。平面上浦肯野细胞的巨大树突树形成分枝进入分子层。篮状
细胞分枝包围浦肯野细胞。颗粒细胞层包含颗粒细胞和高尔基细胞。分
子层包含外侧的卫星细胞和篮状细胞 (Cajal 染色纤维着色)。

小脑皮质。浦肯野细胞树突树进入分子层。在颗粒层有密集的颗粒细胞
(甲酚紫染色，相差显微镜观察)。

4.4　小脑解剖：内部特征

　　这张横断面图显示了小脑的主要内部分区。在外侧
区，小脑皮质（3 层）折叠形成很多叶片。叶片深层是
白质，包含与大脑皮质相连的传入和传出纤维。白质深
层是小脑深核，主要接受来自小脑皮质浦肯野细胞轴突
的投射。小脑深核也接受传入小脑的苔藓纤维和攀援纤

维的侧支。这些直达小脑深核的传入信息可以被传送到
相应的上运动神经元，对运动进行粗略调节；而经小脑
皮质到达小脑深核的传入信息被传出到运动神经元，形
成反馈环路，可对运动进行精细调节。小脑脚内部通向
小脑深核，包含有大量的纤维束，连接小脑、脑干及
丘脑。

5

脊　髓

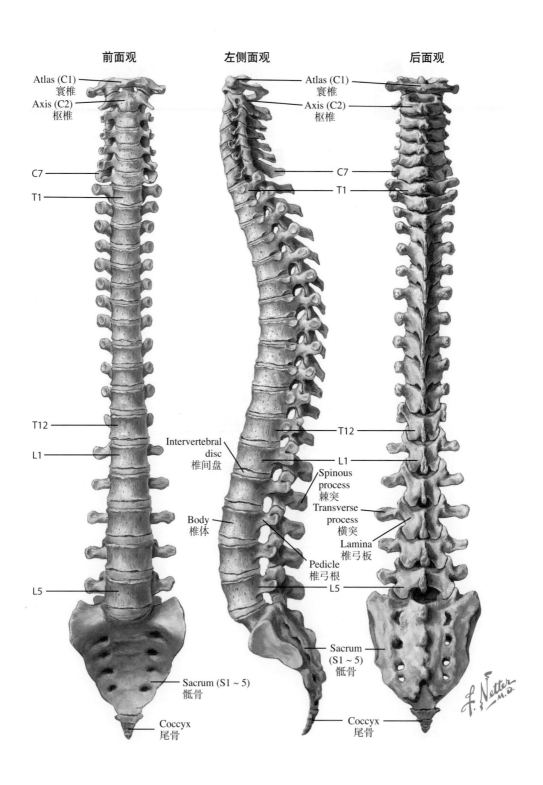

前面观　　　　　　左侧面观　　　　　　后面观

Atlas (C1) 寰椎
Axis (C2) 枢椎
C7
T1
T12
L1
L5
Sacrum (S1 ~ 5) 骶骨
Coccyx 尾骨

Atlas (C1) 寰椎
Axis (C2) 枢椎
C7
T1
Intervertebral disc 椎间盘
Body 椎体
Pedicle 椎弓根

Atlas (C1) 寰椎
Axis (C2) 枢椎
C7
T1
T12
L1
Spinous process 棘突
Transverse process 横突
Lamina 椎弓板
L5
Sacrum (S1 ~ 5) 骶骨
Coccyx 尾骨

5.1　脊柱：骨性解剖

　　脊柱的三面观显示了椎间盘和椎体的关系。椎间盘靠近椎间孔，当椎间盘内髓核突出时可压迫脊神经根。例如，髓核突出压迫后根可引起剧烈的放射性疼痛，如压迫前根则会引起所支配肌肉的运动功能障碍。成人脊髓第一腰椎就终止了，因此可在腰大池（蛛网膜下隙）抽取脑脊液。

Anteroposterior Radiograph
X 线正位片

Lateral Radiograph
X 线侧位片

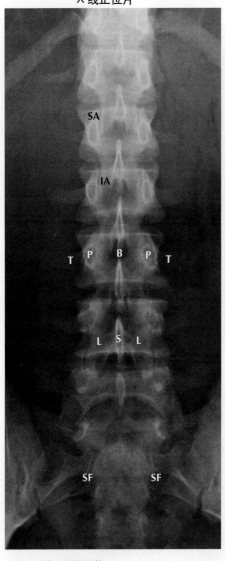

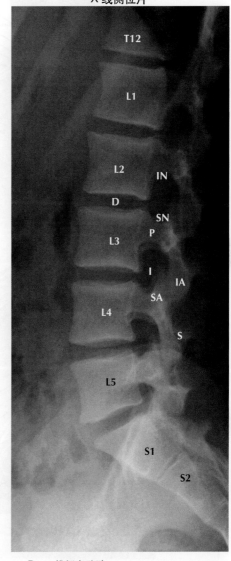

B	第三腰椎椎体
IA	第一腰椎下关节突
L	第四腰椎椎板
P	第三腰椎椎弓根
S	第四腰椎棘突
SA	第一腰椎上关节突
SF	骶孔
T	第三腰椎横突

D	椎间盘腔隙
I	椎间孔
IA	第三腰椎下关节突
IN	第二腰椎下切迹
P	第三腰椎椎弓根
S	第四腰椎棘突
SA	第四腰椎上关节突
SN	第三腰椎椎上切迹
注释：椎骨已编号	

5.2 腰椎：影像学

这些腰部 X 线片显示了腰椎的前后位和侧位。椎体、棘突和横突可见，在正常的 X 线片中，椎间盘填充的空间整齐对称。椎间盘突出可能会表现出填充空间不对称，但是腰神经根病和椎间盘突出并不总伴有 X 线片上的异常。

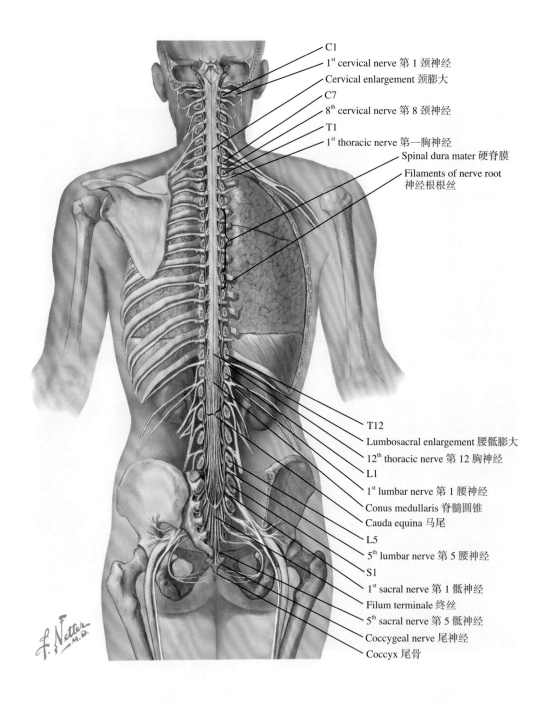

C1
1st cervical nerve 第 1 颈神经
Cervical enlargement 颈膨大
C7
8th cervical nerve 第 8 颈神经
T1
1st thoracic nerve 第一胸神经
Spinal dura mater 硬脊膜
Filaments of nerve root
神经根根丝

T12
Lumbosacral enlargement 腰骶膨大
12th thoracic nerve 第 12 胸神经
L1
1st lumbar nerve 第 1 腰神经
Conus medullaris 脊髓圆锥
Cauda equina 马尾
L5
5th lumbar nerve 第 5 腰神经
S1
1st sacral nerve 第 1 骶神经
Filum terminale 终丝
5th sacral nerve 第 5 骶神经
Coccygeal nerve 尾神经
Coccyx 尾骨

5.3　脊髓：大体解剖

　　为清晰显示脊髓后（背）面，椎骨后部被移除。颈膨大和腰骶膨大反映了四肢的神经支配。脊髓从延髓向尾侧延续，其起始部穿过枕骨大孔。脊髓圆锥位于第一腰椎（L1）之下。因脊柱比脊髓的纵向生长速度快，故成人脊髓下端的终止位置高于新生儿。脊神经根需在蛛网膜下隙内走行一段距离才能到达相应的椎间孔离开脊柱，这一点在腰池（终池）末端最为明显。腰池内的神经根束称为马尾。腰池是蛛网膜下隙的膨大部，可自此抽取脑脊液。终丝有助于把脊髓尾端固定至尾骨。

临床意义

　　成人脊髓末端位于第一腰椎椎体处，神经根向下延伸为马尾，最终从相应椎间孔离开。腰池内充满脑脊液，在此穿刺抽取脑脊液可避免穿刺针损伤神经。脑脊液成分是临床上评估神经系统疾病（如：感染、出血、炎症、退行性病变等）情况的重要参考指标。脑脊液检查内容包括颜色、外观、黏度、细胞学分析、红细胞与白细胞数量、蛋白质和葡萄糖浓度等。在临床操作中需注意的是，当颅内压升高时，从腰池抽取脑脊液可能会导致枕骨大孔疝。

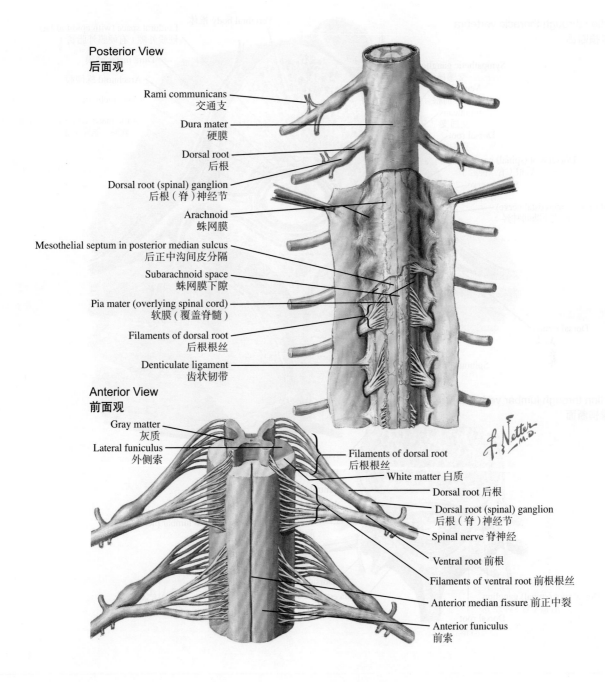

Posterior View
后面观

Rami communicans
交通支

Dura mater
硬膜

Dorsal root
后根

Dorsal root (spinal) ganglion
后根（脊）神经节

Arachnoid
蛛网膜

Mesothelial septum in posterior median sulcus
后正中沟间皮分隔

Subarachnoid space
蛛网膜下隙

Pia mater (overlying spinal cord)
软膜（覆盖脊髓）

Filaments of dorsal root
后根根丝

Denticulate ligament
齿状韧带

Anterior View
前面观

Gray matter
灰质

Lateral funiculus
外侧索

Filaments of dorsal root
后根根丝

White matter 白质

Dorsal root 后根

Dorsal root (spinal) ganglion
后根（脊）神经节

Spinal nerve 脊神经

Ventral root 前根

Filaments of ventral root 前根根丝

Anterior median fissure 前正中裂

Anterior funiculus
前索

5.4 脊髓：脊膜和脊神经根

上图所示为后（背）面观的脊膜和脊髓。软脊膜紧贴于脊髓表面。蛛网膜包裹在软脊膜外层，并与具有保护作用的纤维性硬膜紧紧相贴。这些脊膜向外侧包裹至神经根。纤维性的齿状韧带可帮助固定脊髓。脊髓后动脉沿后根入髓处的内侧走行，为脊髓背侧供血。下图所示为除去脊膜的脊髓前（腹）面观。沿脊髓背侧和腹侧纵向连续排列的根丝汇聚成脊髓的后根和前根。

临床意义

相邻的脊神经根丝在不同节段成组汇聚，形成前根和后根。椎间盘突出通常由屈曲损伤引起，若髓核向后外侧方突出，则会压迫后根。L5~S1 和 L4~L5 的椎间盘突出通常影响下肢，C6~C7、C5~C6 和 C4~C5 的椎间盘突出多影响上肢。神经根支配区域的尖锐、放射性疼痛是椎间盘突出最常见症状。在某些椎间盘突出的病例中，肌肉的牵张反射可能会减弱或消失。因后根发出的轴突至少分布于三个皮肤节段，故单一后根受压引起的神经根病变不会造成支配区域感觉的完全丧失。椎间盘突出引起前根受压的情况则较为少见，前根受压时，可能会导致其支配肌肉的肌力明显减弱。

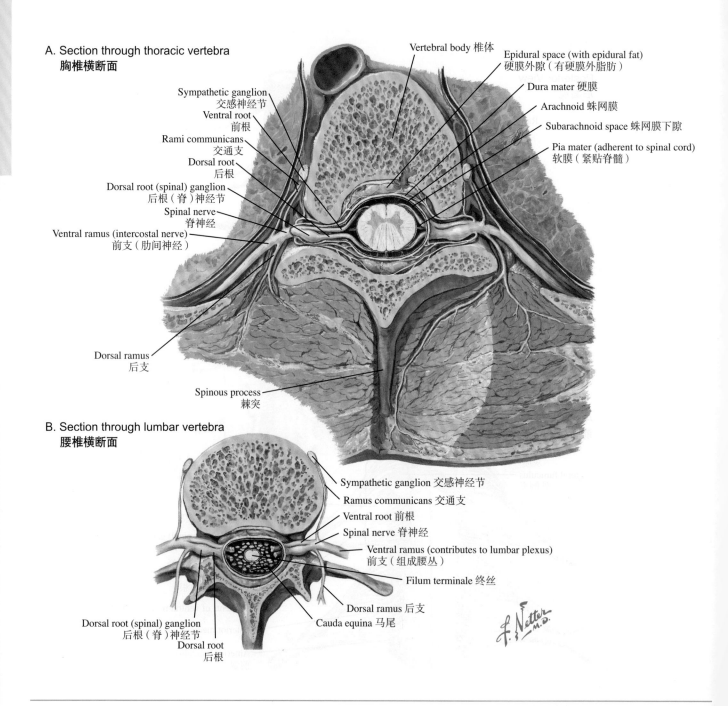

A. Section through thoracic vertebra
胸椎横断面

Sympathetic ganglion
交感神经节
Ventral root
前根
Rami communicans
交通支
Dorsal root
后根
Dorsal root (spinal) ganglion
后根（脊）神经节
Spinal nerve
脊神经
Ventral ramus (intercostal nerve)
前支（肋间神经）

Vertebral body 椎体
Epidural space (with epidural fat)
硬膜外隙（有硬膜外脂肪）
Dura mater 硬膜
Arachnoid 蛛网膜
Subarachnoid space 蛛网膜下隙
Pia mater (adherent to spinal cord)
软膜（紧贴脊髓）

Dorsal ramus
后支

Spinous process
棘突

B. Section through lumbar vertebra
腰椎横断面

Sympathetic ganglion 交感神经节
Ramus communicans 交通支
Ventral root 前根
Spinal nerve 脊神经
Ventral ramus (contributes to lumbar plexus)
前支（组成腰丛）
Filum terminale 终丝
Dorsal ramus 后支
Cauda equina 马尾

Dorsal root (spinal) ganglion
后根（脊）神经节
Dorsal root
后根

5.5　脊髓：横断面原位解剖

　　A.椎管内的脊髓被脊膜包绕。后根和前根穿过椎间孔。硬膜外隙及其脂肪有时可作为麻醉药的注射位点，例如在分娩时镇痛的硬膜外麻醉。动脉和静脉与脊神经和神经根相互伴行。脊髓前后动脉系统不能完全满足整个脊髓的供血，所以一些发自主动脉的节段性动脉成为重要吻合支，补充了脊髓前后动脉系统的供血；影响主动脉血流的手术可能会影响脊髓供血。交感神经链神经节（椎旁节）靠近椎体前侧，在应激反应时起重要作用。脊神经前支和后支支配相应区域。椎骨棘向背部突出，体表检查可触及。B.腰椎处的蛛网膜下隙，内有终丝和马尾。

临床意义

　　后根和前根穿过相邻的蛛网膜下隙，合并形成外周神经。这些神经根与汇成的神经有时会成为自身免疫系统的攻击靶点，造成急性自身免疫性脱髓鞘炎症（多发性神经根神经病），被称为 Guillain-Barré 综合征（吉兰-巴雷综合征，GBS）。GBS 是一种急性、进行性、对称性肌无力疾病，通常由四肢远端起病向近端发展，可能造成包括呼吸肌在内的全部肌肉系统的瘫痪，在数小时到数日内发作。肌无力通常伴有四肢远端感觉异常。GBS 发病前多有感染性疾病的发生，例如空肠弯曲杆菌性肠炎、Epstein-Barr 综合征、巨细胞病毒感染或肺炎支原体感染，这些感染可能是引发针对外周髓鞘的自身免疫攻击的诱因。大多数 GBS 的患者通过髓鞘再生，在一年甚至更长时间后逐渐恢复；但其中至少有 10% 的患者会留有严重后遗症，一小部分患者甚至会死亡。

A. 经脊髓不同节段的横断面

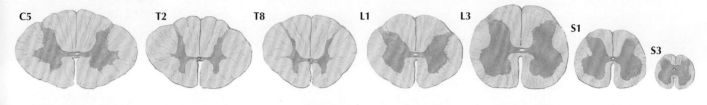

C5　　T2　　T8　　L1　　L3　　S1　　S3

B. 脊髓主要纤维束（组合图）

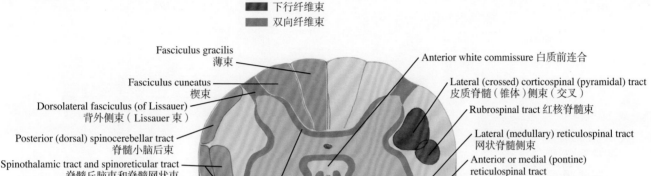

　　上行纤维束
　　下行纤维束
　　双向纤维束

Fasciculus gracilis
薄束

Fasciculus cuneatus
楔束

Dorsolateral fasciculus (of Lissauer)
背外侧束（Lissauer 束）

Posterior (dorsal) spinocerebellar tract
脊髓小脑后束

Spinothalamic tract and spinoreticular tract
脊髓丘脑束和脊髓网状束

Anterior (ventral) spinocerebellar tract
脊髓小脑前束

Spino-olivary tract
脊髓橄榄束

Fasciculus proprius
固有束

Medial longitudinal fasciculus
内侧纵束

Anterior white commissure 白质前连合

Lateral (crossed) corticospinal (pyramidal) tract
皮质脊髓（锥体）侧束（交叉）

Rubrospinal tract 红核脊髓束

Lateral (medullary) reticulospinal tract
网状脊髓侧束

Anterior or medial (pontine)
reticulospinal tract
网状脊髓前束或内侧束（脑桥）

Vestibulospinal tract 前庭脊髓束

Tectospinal tract 顶盖脊髓束

Anterior (uncrossed) corticospinal tract
皮质脊髓前束（未交叉）

5.6　脊髓：白质和灰质

　　A. 7 个具有代表性的脊髓横断面。图中展示了每个平面的相对大小和灰质大小的多样性。与四肢相连的脊髓平面灰质更多。白质的绝对面积从尾端到头端逐渐增多，反映了每个平面中上行纤维束的加入和下行纤维束的终止。B. 灰质包含后角和前角，而且在 T1~L2 节段中出现中间外侧细胞柱（侧角），是交感神经节前神经元胞体所在处。白质被分为后索、外侧索和前索，均包含多个神经束。前外侧索的脊髓丘脑束 / 网状脊髓束传递痛温觉信息，后索传递精细触觉。皮质脊髓束是主要的下行上运动神经束，主要经行外侧索，同时也有一部分分经行前索内侧。每个横断面中都存在后根传入区和前根传出区。

临床意义

　　在各个脊髓平面中，后角和前角的大小有很显著的多样性。颈膨大和腰骶膨大内含大量感觉神经元、中间神经元和运动神经元，对应了四肢传入和传出的神经支配。膨大处的下运动神经元 (LMNs) 易被脊髓灰质炎病毒感染。急性脊髓灰质炎易导致部分下运动神经元死亡，导致相应肌肉去神经化、萎缩、弛缓性麻痹及肌张力与反射丧失。在病毒感染后存活的神经元可发出轴突重新占据已死亡的下运动神经元的位置。这些神经元会进一步控制更大的运动单位（每个胞体支配更多的肌纤维），但这种额外负担可能会导致这些神经元在急性期后数十年发生变性而引起肌无力，见脊髓灰质炎后综合征。由于大规模的疫苗接种，脊髓灰质炎在美国等西方国家现已少见，但在一些发展中国家仍有发生。

　　上行纤维束和下行纤维束在后索、外侧索和前索的特定区域汇集，它们的某些区域在维生素 B₁₂（钴胺素）缺乏时易受损伤，甲基丙二酰辅酶 A 变位酶的减少也会导致有髓纤维受损。恶性贫血在数月到数年内可能继发神经系统症状。损伤累及后索和部分外侧索。后索损伤伴有足部和腿部感觉异常，且经常累及手部和前臂，表现为感觉性共济失调和跨越步态；同时有振动觉、本体感觉和精细触觉丧失，被称为 Romberg 征。外侧索受损伴有痉挛性麻痹，同时出现肌张力增强、肌肉牵张反射和跖伸反射等症状。早期诊断并给予维生素 B₁₂ 的治疗可以使病情快速逆转并痊愈。

6

脑室和脑脊液

Ventricles of Brain
脑室

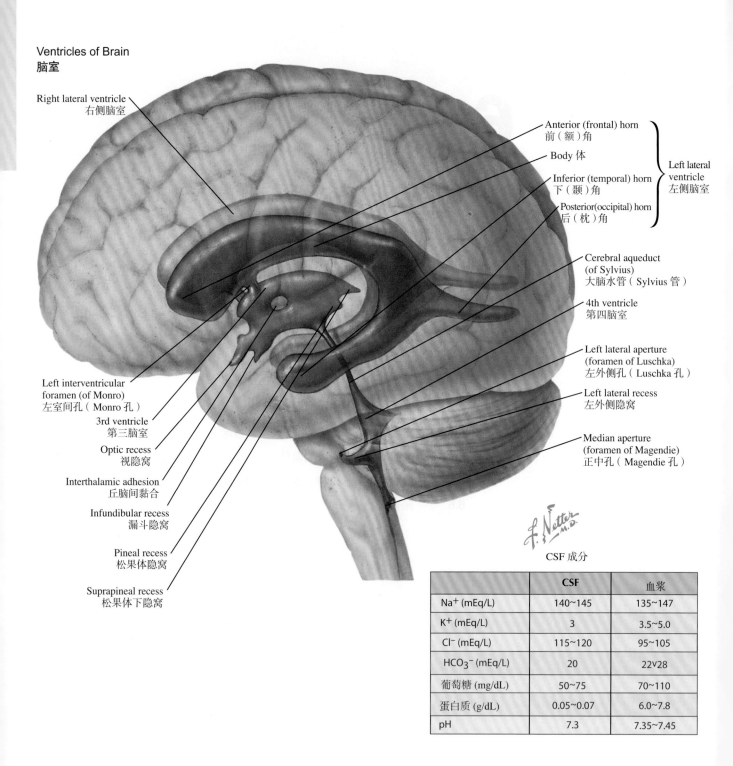

Right lateral ventricle
右侧脑室

Anterior (frontal) horn
前（额）角

Body 体

Inferior (temporal) horn
下（颞）角

Posterior(occipital) horn
后（枕）角

Left lateral
ventricle
左侧脑室

Cerebral aqueduct
(of Sylvius)
大脑水管（Sylvius 管）

4th ventricle
第四脑室

Left lateral aperture
(foramen of Luschka)
左外侧孔（Luschka 孔）

Left lateral recess
左外侧隐窝

Median aperture
(foramen of Magendie)
正中孔（Magendie 孔）

Left interventricular
foramen (of Monro)
左室间孔（Monro 孔）

3rd ventricle
第三脑室

Optic recess
视隐窝

Interthalamic adhesion
丘脑间黏合

Infundibular recess
漏斗隐窝

Pineal recess
松果体隐窝

Suprapineal recess
松果体下隐窝

CSF 成分

	CSF	血浆
Na$^+$ (mEq/L)	140~145	135~147
K$^+$ (mEq/L)	3	3.5~5.0
Cl$^-$ (mEq/L)	115~120	95~105
HCO$_3^-$ (mEq/L)	20	22V28
葡萄糖 (mg/dL)	50~75	70~110
蛋白质 (g/dL)	0.05~0.07	6.0~7.8
pH	7.3	7.35~7.45

6.1　脑室的解剖

　　侧脑室为 C 形，反映了端脑的发育顺序：先向上、后，再向下、前行至颞叶。侧脑室与尾状核头、体的位置关系在众多导致侧脑室向中线偏移的情况中是重要的影像学标志，如脑积水、亨廷顿舞蹈症引起的尾状核萎缩、肿瘤等。脑脊液（CSF）流过室间孔进入狭窄的第三脑室，然后进入大脑水管，最后进入第四脑室。大脑水管处的梗阻可以造成内源性脑积水，并伴随梗阻头端的脑室扩张。脑脊液可从正中孔（Magendie 孔）和外侧孔（Luschka 孔）流出，进入蛛网膜下隙膨大区域，即脑池。这些小孔也是脑脊液容易堵塞的部位。脉络丛突入脑室生产脑脊液。

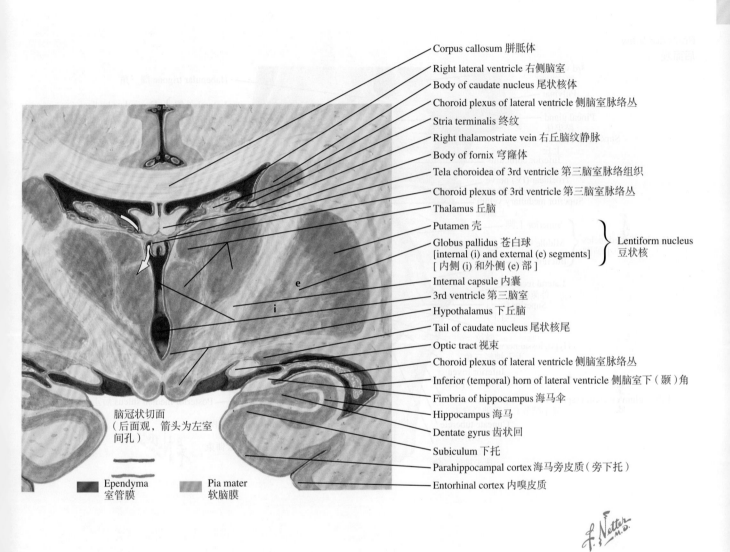

Corpus callosum 胼胝体

Right lateral ventricle 右侧脑室

Body of caudate nucleus 尾状核体

Choroid plexus of lateral ventricle 侧脑室脉络丛

Stria terminalis 终纹

Right thalamostriate vein 右丘脑纹静脉

Body of fornix 穹窿体

Tela choroidea of 3rd ventricle 第三脑室脉络组织

Choroid plexus of 3rd ventricle 第三脑室脉络丛

Thalamus 丘脑

Putamen 壳

Globus pallidus 苍白球
[internal (i) and external (e) segments]
[内侧 (i) 和外侧 (e) 部]

Lentiform nucleus 豆状核

Internal capsule 内囊

3rd ventricle 第三脑室

Hypothalamus 下丘脑

Tail of caudate nucleus 尾状核尾

Optic tract 视束

Choroid plexus of lateral ventricle 侧脑室脉络丛

Inferior (temporal) horn of lateral ventricle 侧脑室下（颞）角

Fimbria of hippocampus 海马伞

Hippocampus 海马

Dentate gyrus 齿状回

Subiculum 下托

Parahippocampal cortex 海马旁皮质（旁下托）

Entorhinal cortex 内嗅皮质

脑冠状切面
（后面观，箭头为左室
间孔）

Ependyma
室管膜

Pia mater
软脑膜

6.2 前脑冠状断面下的脑室解剖

　　经过间脑的冠状切面展示了侧脑室体、狭窄的室间孔（Munro 孔）以及中线处的第三脑室。脑脊液从侧脑室流入第三脑室，脉络丛突入侧脑室和第三脑室，生产脑脊液。侧脑室颞（下）角和对应的脉络丛在颞叶处显示。

Posterior View
后面观

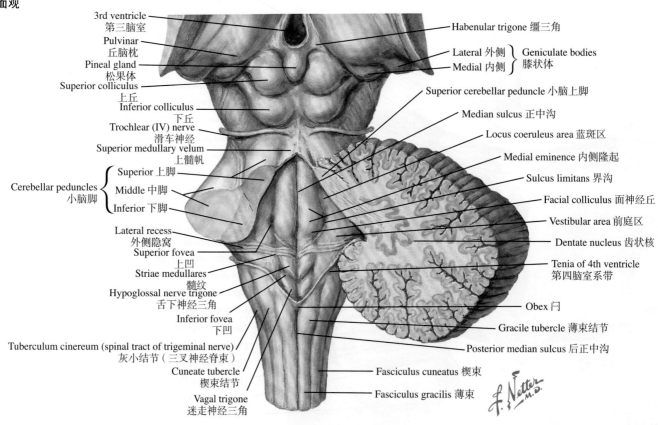

3rd ventricle 第三脑室
Pulvinar 丘脑枕
Pineal gland 松果体
Superior colliculus 上丘
Inferior colliculus 下丘
Trochlear (IV) nerve 滑车神经
Superior medullary velum 上髓帆
Cerebellar peduncles 小脑脚
Superior 上脚
Middle 中脚
Inferior 下脚
Lateral recess 外侧隐窝
Superior fovea 上凹
Striae medullares 髓纹
Hypoglossal nerve trigone 舌下神经三角
Inferior fovea 下凹
Tuberculum cinereum (spinal tract of trigeminal nerve) 灰小结节（三叉神经脊束）
Cuneate tubercle 楔束结节
Vagal trigone 迷走神经三角

Habenular trigone 缰三角
Lateral 外侧 } Geniculate bodies 膝状体
Medial 内侧 }
Superior cerebellar peduncle 小脑上脚
Median sulcus 正中沟
Locus coeruleus area 蓝斑区
Medial eminence 内侧隆起
Sulcus limitans 界沟
Facial colliculus 面神经丘
Vestibular area 前庭区
Dentate nucleus 齿状核
Tenia of 4th ventricle 第四脑室系带
Obex 闩
Gracile tubercle 薄束结节
Posterior median sulcus 后正中沟
Fasciculus cuneatus 楔束
Fasciculus gracilis 薄束

6.3 第四脑室的解剖：后面观（小脑移除）

菱形的第四脑室贯穿脑桥和延髓。Magendie 孔和 Lu-schka 孔需始终保持通畅，以便脑脊液流入脑池。第四脑室底双侧的对称突起、凹陷和沟可以用来界定脑干表面下的解剖结构，如舌下神经区、迷走神经区和前庭区。脑干中心血管、呼吸与代谢功能的重要中枢位于第四脑室底的深部，易受到此区域肿瘤造成的损伤。第四脑室外侧边缘被粗大的小脑脚环绕，小脑脚负责小脑、脑干与间脑之间的沟通。在局促的脑干区域诊断肿瘤和血管病变很困难，因此这些解剖关系在该区的影像研究中具有重要意义。

Median Sagittal Section
正中矢状切面

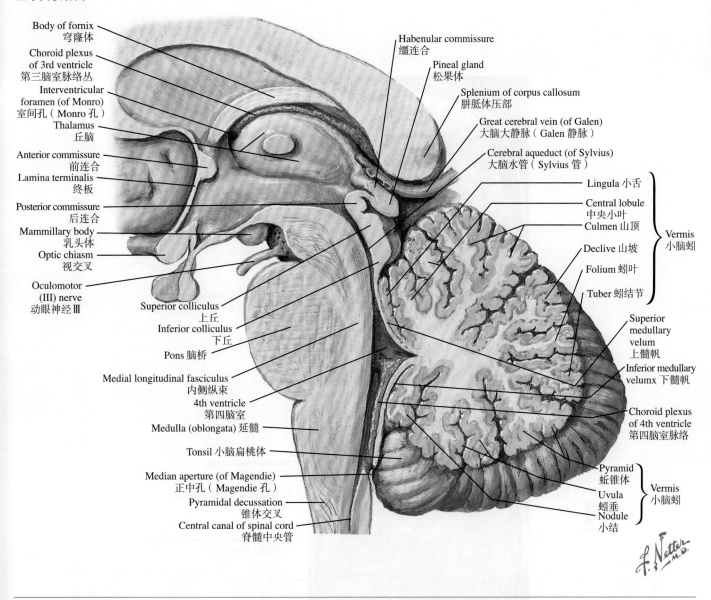

Body of fornix
穹窿体

Choroid plexus
of 3rd ventricle
第三脑室脉络丛

Interventricular
foramen (of Monro)
室间孔（Monro 孔）

Thalamus
丘脑

Anterior commissure
前连合

Lamina terminalis
终板

Posterior commissure
后连合

Mammillary body
乳头体

Optic chiasm
视交叉

Oculomotor
(III) nerve
动眼神经 Ⅲ

Superior colliculus
上丘

Inferior colliculus
下丘

Pons 脑桥

Medial longitudinal fasciculus
内侧纵束

4th ventricle
第四脑室

Medulla (oblongata) 延髓

Tonsil 小脑扁桃体

Median aperture (of Magendie)
正中孔（Magendie 孔）

Pyramidal decussation
锥体交叉

Central canal of spinal cord
脊髓中央管

Habenular commissure
缰连合

Pineal gland
松果体

Splenium of corpus callosum
胼胝体压部

Great cerebral vein (of Galen)
大脑大静脉（Galen 静脉）

Cerebral aqueduct (of Sylvius)
大脑水管（Sylvius 管）

Lingula 小舌

Central lobule
中央小叶

Culmen 山顶

Declive 山坡

Folium 蚓叶

Tuber 蚓结节

Vermis
小脑蚓

Superior
medullary
velum
上髓帆

Inferior medullary
velumx 下髓帆

Choroid plexus
of 4th ventricle
第四脑室脉络

Pyramid
蚓锥体

Uvula
蚓垂

Nodule
小结

Vermis
小脑蚓

6.4　第四脑室的解剖：侧面观

正中矢状切面图中显示了呈菱形的第四脑室。头端，狭窄的大脑水管进入第四脑室；尾端，脑脊液通过Magendie 孔流入蛛网膜下隙中膨大的脑池。在正常情况下，脑脊液不会流经脊髓中央管。脑干背侧表面即第四脑室底，大脑脚形成第四脑室外侧边界，髓帆和小脑形成第四脑室顶。第四脑室也存在能产生脑脊液的脉络丛。在间脑处显示了第三脑室和室间孔（Munro 孔）。

临床意义

脉络丛产脑脊液，位于侧脑室、第三和第四脑室。脑脊液的产生与回流处于平衡状态，即使微小变动也会改变脑室内压与颅内压。绝大部分脑水肿是由脑脊液回流阻塞（内部脑积水）或不能回流进入静脉窦（外部脑积水）引起的，有时也会发生脑脊液生成异常的情况。脉络丛炎症或乳头瘤能引起分泌过多性脑积水。相反，如果因放射、外伤、脑膜炎或腰椎穿刺继发导致脉络丛受损，则可引起脑脊液产生的减少（脑脊液不足），相应出现长时间持续性头痛。

脑脊液从第四脑室的正中孔（Megendie 孔）和外侧孔（Luschka 孔）离开脑室系统。这些孔道需保持通畅以便脑脊液流入蛛网膜下隙，营养中枢神经系统，然后回流通过蛛网膜粒进入静脉窦。Magendie 孔在这些孔道中最为重要。发生小脑扁桃体下疝畸形时，小脑扁桃体进入枕骨大孔，挤压 Magendie 孔造成阻塞。脑室内肿瘤压迫第四脑室较低的部位时也可造成阻塞。这种低位阻塞可造成整个脑室系统的扩张，包括第四脑室、第三脑室以及侧脑室。

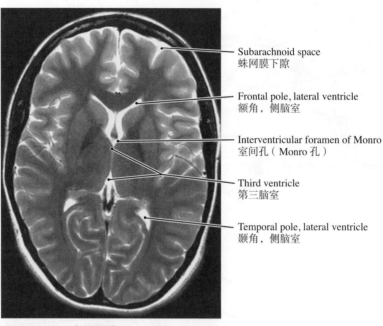

Subarachnoid space
蛛网膜下隙

Frontal pole, lateral ventricle
额角，侧脑室

Interventricular foramen of Monro
室间孔（Monro 孔）

Third ventricle
第三脑室

Temporal pole, lateral ventricle
颞角，侧脑室

A. Axial view 水平面观

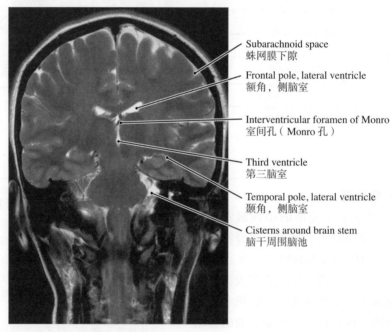

Subarachnoid space
蛛网膜下隙

Frontal pole, lateral ventricle
额角，侧脑室

Interventricular foramen of Monro
室间孔（Monro 孔）

Third ventricle
第三脑室

Temporal pole, lateral ventricle
颞角，侧脑室

Cisterns around brain stem
脑干周围脑池

B. Coronal view 冠状面观

6.5　侧脑室磁共振成像：水平面与冠状面观

　　图 A 和图 B 是大脑水平面和冠状面的 T2 加权磁共振成像，展示了脑室系统（白色）和脑池结构，可见侧脑室的额角与颞角。图 3.11 显示了 T2 加权正中矢状面像，展示了正中矢状面的脑室系统和相关的脑池。

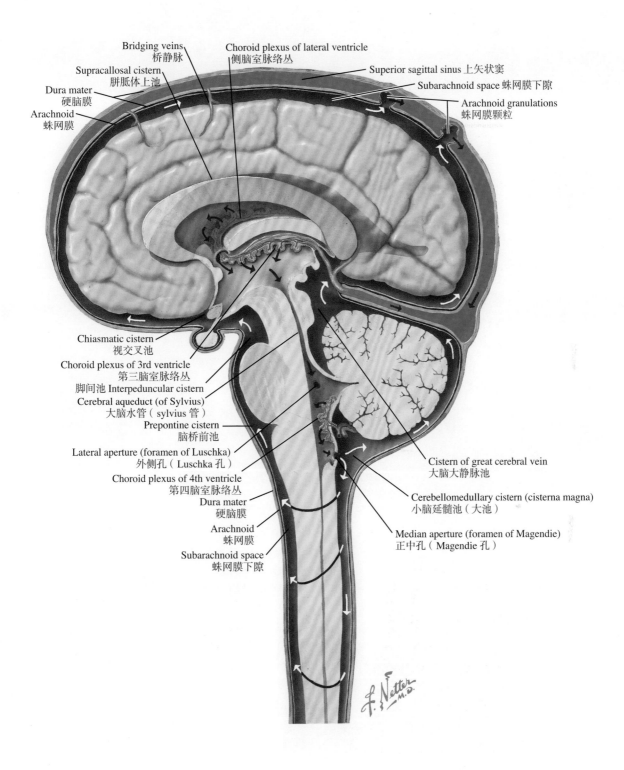

Bridging veins
桥静脉

Choroid plexus of lateral ventricle
侧脑室脉络丛

Supracallosal cistern
胼胝体上池

Dura mater
硬脑膜

Arachnoid
蛛网膜

Superior sagittal sinus 上矢状窦

Subarachnoid space 蛛网膜下隙

Arachnoid granulations
蛛网膜颗粒

Chiasmatic cistern
视交叉池

Choroid plexus of 3rd ventricle
第三脑室脉络丛

脚间池 Interpeduncular cistern

Cerebral aqueduct (of Sylvius)
大脑水管（sylvius 管）

Prepontine cistern
脑桥前池

Lateral aperture (foramen of Luschka)
外侧孔（Luschka 孔）

Choroid plexus of 4th ventricle
第四脑室脉络丛

Dura mater
硬脑膜

Arachnoid
蛛网膜

Subarachnoid space
蛛网膜下隙

Cistern of great cerebral vein
大脑大静脉池

Cerebellomedullary cistern (cisterna magna)
小脑延髓池（大池）

Median aperture (foramen of Magendie)
正中孔（Magendie 孔）

6.6　脑脊液的循环

脑脊液最初是在脑室内流动的，先经过侧脑室、第三脑室，后经大脑水管到达第四脑室。脑脊液经过的某些部位可发生阻塞，继而引起内部性脑水肿和颅内压升高。脑脊液流经第四脑室后进入蛛网膜下隙内膨大的脑池。脑池包围脑和脊髓，提供浮力，形成缓冲，保护其中的中枢神经系统结构免受微小外伤。一些脑池，如腰大池，可作为脑脊液抽取的位点（腰椎穿刺）。由于静脉瓣的存在，静脉血单向流动形成静脉压力，为脑脊液通过蛛网膜粒回流进入静脉系统提供了驱动力。此回流系统受损将造成外源性脑积水，因此，脑脊液的产生、流动和回流必须保持精确的平衡。脑脊液还具有运输某些调控分子（如前列腺素、白介素），以及为脑室附近结构的旁分泌提供通道的功能。

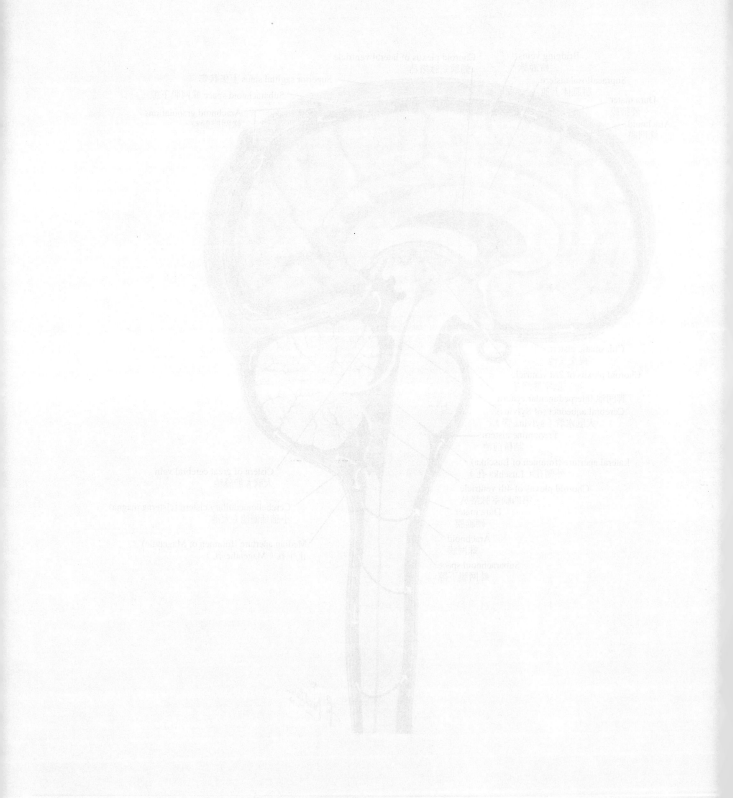

7

脑和脊髓的血管

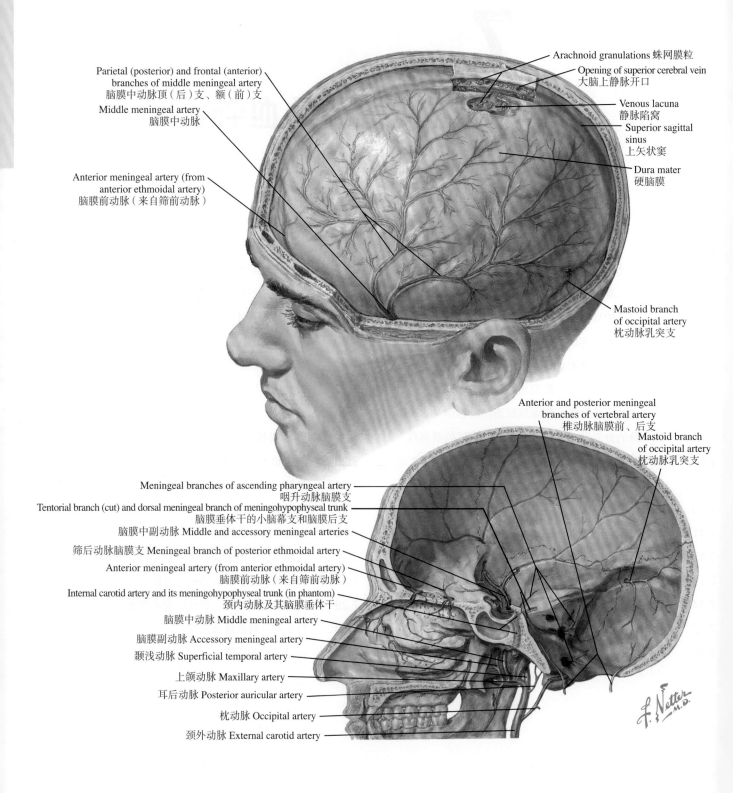

Parietal (posterior) and frontal (anterior)
branches of middle meningeal artery
脑膜中动脉顶（后）支、额（前）支

Middle meningeal artery
脑膜中动脉

Anterior meningeal artery (from
anterior ethmoidal artery)
脑膜前动脉（来自筛前动脉）

Arachnoid granulations 蛛网膜粒

Opening of superior cerebral vein
大脑上静脉开口

Venous lacuna
静脉陷窝

Superior sagittal
sinus
上矢状窦

Dura mater
硬脑膜

Mastoid branch
of occipital artery
枕动脉乳突支

Meningeal branches of ascending pharyngeal artery
咽升动脉脑膜支

Tentorial branch (cut) and dorsal meningeal branch of meningohypophyseal trunk
脑膜垂体干的小脑幕支和脑膜后支

脑膜中副动脉 Middle and accessory meningeal arteries

筛后动脉脑膜支 Meningeal branch of posterior ethmoidal artery

Anterior meningeal artery (from anterior ethmoidal artery)
脑膜前动脉（来自筛前动脉）

Internal carotid artery and its meningohypophyseal trunk (in phantom)
颈内动脉及其脑膜垂体干

脑膜中动脉 Middle meningeal artery

脑膜副动脉 Accessory meningeal artery

颞浅动脉 Superficial temporal artery

上颌动脉 Maxillary artery

耳后动脉 Posterior auricular artery

枕动脉 Occipital artery

颈外动脉 External carotid artery

Anterior and posterior meningeal
branches of vertebral artery
椎动脉脑膜前、后支

Mastoid branch
of occipital artery
枕动脉乳突支

动脉系统

7.1 脑膜的动脉：与颅骨和硬脑膜的关系

脑膜的动脉位于硬脑膜外面，不仅为硬脑膜供应血流，还为相邻的颅骨提供血流，并且与一些脑动脉形成吻合支。颅骨因容纳这些血管形成凹痕或浅沟，这种关系反映了颅骨骨折时的一个重要的功能性结果：脑膜中动脉撕裂（通常是位居中部的脑膜中动脉），并导致动脉血液在硬脑膜外蓄积，形成硬膜外血肿。这种硬脑膜外血肿属于占位性肿块，会导致颅内压升高，并可能引发脑疝，尤其是在小脑幕游离缘的位置。即使是非常轻微的骨折也有可能导致这种危险的后果。

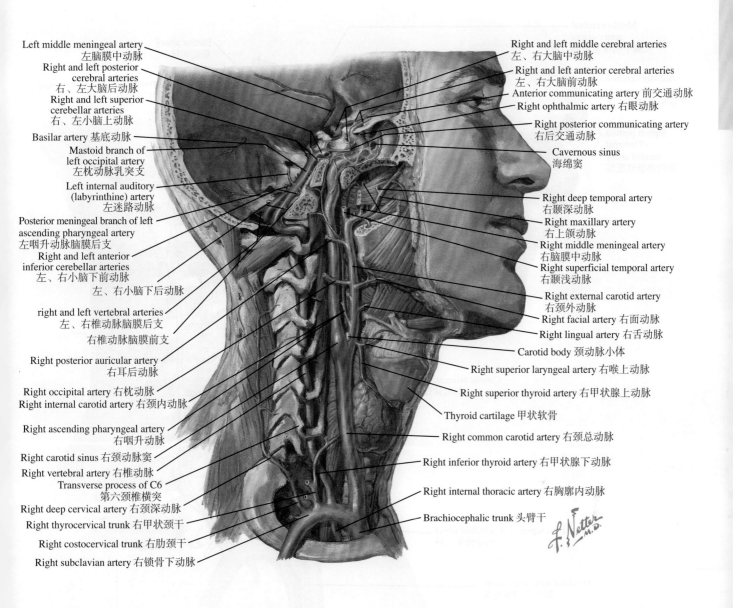

Left middle meningeal artery
左脑膜中动脉

Right and left posterior cerebral arteries
右、左大脑后动脉

Right and left superior cerebellar arteries
右、左小脑上动脉

Basilar artery 基底动脉

Mastoid branch of left occipital artery
左枕动脉乳突支

Left internal auditory (labyrinthine) artery
左迷路动脉

Posterior meningeal branch of left ascending pharyngeal artery
左咽升动脉脑膜后支

Right and left anterior inferior cerebellar arteries
左、右小脑下前动脉

左、右小脑下后动脉

right and left vertebral arteries
左、右椎动脉脑膜后支

右椎动脉脑膜前支

Right posterior auricular artery
右耳后动脉

Right occipital artery 右枕动脉

Right internal carotid artery 右颈内动脉

Right ascending pharyngeal artery
右咽升动脉

Right carotid sinus 右颈动脉窦

Right vertebral artery 右椎动脉

Transverse process of C6
第六颈椎横突

Right deep cervical artery 右颈深动脉

Right thyrocervical trunk 右甲状颈干

Right costocervical trunk 右肋颈干

Right subclavian artery 右锁骨下动脉

Right and left middle cerebral arteries
左、右大脑中动脉

Right and left anterior cerebral arteries
左、右大脑前动脉

Anterior communicating artery 前交通动脉

Right ophthalmic artery 右眼动脉

Right posterior communicating artery
右后交通动脉

Cavernous sinus
海绵窦

Right deep temporal artery
右颞深动脉

Right maxillary artery
右上颌动脉

Right middle meningeal artery
右脑膜中动脉

Right superficial temporal artery
右颞浅动脉

Right external carotid artery
右颈外动脉

Right facial artery 右面动脉

Right lingual artery 右舌动脉

Carotid body 颈动脉小体

Right superior laryngeal artery 右喉上动脉

Right superior thyroid artery 右甲状腺上动脉

Thyroid cartilage 甲状软骨

Right common carotid artery 右颈总动脉

Right inferior thyroid artery 右甲状腺下动脉

Right internal thoracic artery 右胸廓内动脉

Brachiocephalic trunk 头臂干

7.2　脑和脑膜的动脉血供

颈内动脉和椎动脉沿颈部上行并进入颅骨，供应脑的血流。因为动脉在转弯处和分支处（如颈总动脉向颈内动脉和颈外动脉的分叉处）易形成湍流，故此处容易发生动脉粥样硬化。颈总动脉分叉处是粥样硬化斑块的好发部位，易导致脑的前部因缺血发生卒中。颈内动脉穿过海绵窦，当发生颈内动脉-海绵窦瘘时，穿行此区域的动眼神经和三叉神经会受到损伤。检测这些血管血流量变化是诊断相应疾病的重要依据。现如今，在大部分情况下，应用磁共振血管造影和血流多普勒分析能够取代此前使用染料进行的脑血管造影。

临床意义

成对的颈动脉和椎动脉供应脑和部分脊髓的血液。颈动脉供血范围包括脑以及大部分脑局域，但是枕叶和颞叶的下表面除外。颈总动脉分支处是动脉粥样硬化斑块的好发地，会引起前脑的血流量逐渐减少直至发生阻塞。短暂性脑缺血是脑卒中的先兆。而最好的治疗是以锻炼、合理饮食、体重控制为主，精细调节血脂水平和炎症介质的预防措施。当由于动脉粥样硬化出现严重梗死症状时，可以对患者进行颈动脉内膜剥脱术以清除斑块，并尝试为前循环开放更丰富的血流。经过严格的对照试验所制定的诊断标准可以帮助判断梗死患者的状况是更适合手术切除或是保守药物治疗。目前的实验正在研究颈动脉支架的使用对大脑血流量的影响。

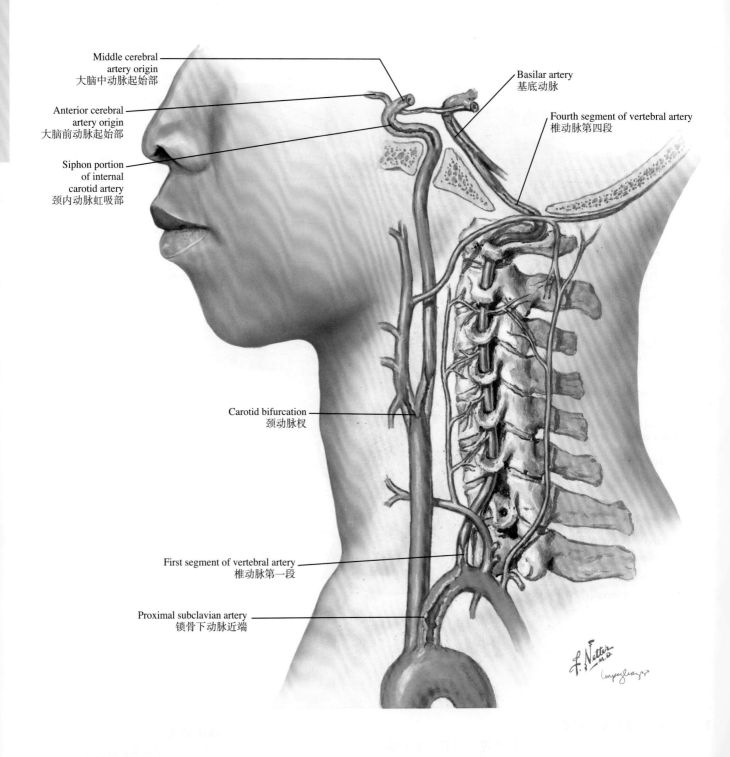

Middle cerebral
artery origin
大脑中动脉起始部

Anterior cerebral
artery origin
大脑前动脉起始部

Siphon portion
of internal
carotid artery
颈内动脉虹吸部

Basilar artery
基底动脉

Fourth segment of vertebral artery
椎动脉第四段

Carotid bifurcation
颈动脉杈

First segment of vertebral artery
椎动脉第一段

Proximal subclavian artery
锁骨下动脉近端

7.3　脑血管栓塞性疾病的好发部位

　　动脉粥样硬化是颈内动脉病变的主要原因，常引起脑缺血，尤其是在老年人群中。动脉粥样硬化斑块是由循环系统内的血脂和纤维组织沉积在大、中型动脉内膜所产生的。高血压和炎症介质的存在会加剧斑块的形成。动脉分支点存在湍流，因此尤易形成斑块。

　　血管内皮表面的破损会导致血小板的聚集和血栓的形成，这些血栓会随血液循环从上游移动至循环系统的终末支。

　　除了遗传因素，诱发动脉粥样硬化斑块的危险因素还包括吸烟、2 型糖尿病、高血压及高胆固醇血症。此处展示了最常见的脑循环动脉粥样硬化发生位置，包括颈总动脉分叉处和颈内动脉起始部、颈动脉虹吸部、大脑中动脉和前动脉的主干、锁骨下动脉近端、椎动脉的第一节段和第四节段以及基底动脉。

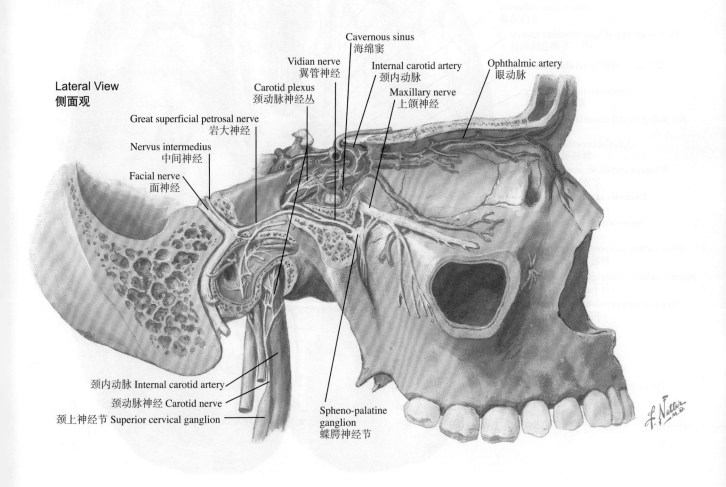

Cavernous sinus
海绵窦

Vidian nerve
翼管神经

Carotid plexus
颈动脉神经丛

Internal carotid artery
颈内动脉

Maxillary nerve
上颌神经

Ophthalmic artery
眼动脉

Lateral View
侧面观

Great superficial petrosal nerve
岩大神经

Nervus intermedius
中间神经

Facial nerve
面神经

颈内动脉 Internal carotid artery

颈动脉神经 Carotid nerve

颈上神经节 Superior cervical ganglion

Spheno-palatine
ganglion
蝶腭神经节

7.4　颈动脉及眼动脉的走行

　　眼动脉是颈内动脉的第一个主要分支，为眼球、眼外肌和相邻的结构供血。临床上发生脑血管疾病时，第一要检查此动脉。由于眼动脉为颈内动脉的第一个分支，来自颈总动脉分叉处等位置的血栓和动脉粥样硬化斑块可能穿过眼动脉，导致受累眼球一过性缺血，发生短暂的失明（黑蒙）。

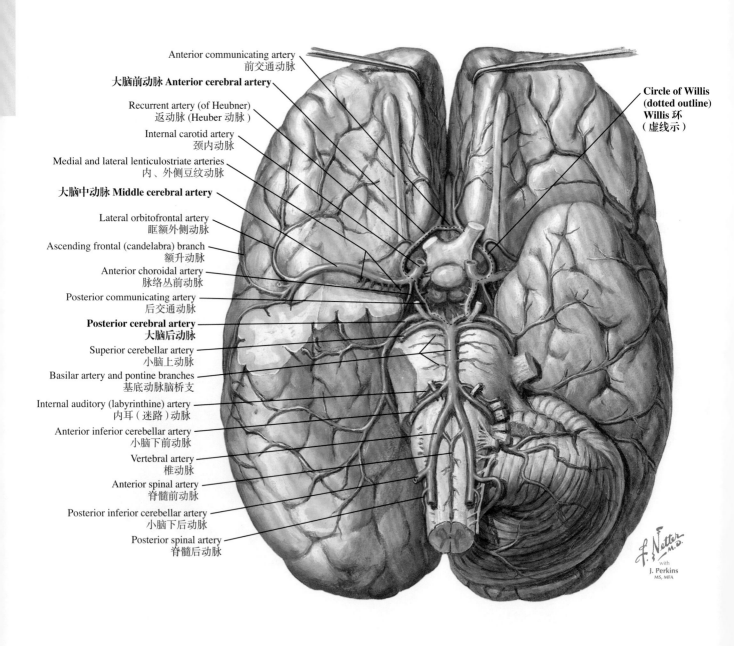

Anterior communicating artery
前交通动脉

大脑前动脉 Anterior cerebral artery

Recurrent artery (of Heubner)
返动脉 (Heuber 动脉)

Internal carotid artery
颈内动脉

Medial and lateral lenticulostriate arteries
内、外侧豆纹动脉

大脑中动脉 Middle cerebral artery

Lateral orbitofrontal artery
眶额外侧动脉

Ascending frontal (candelabra) branch
额升动脉

Anterior choroidal artery
脉络丛前动脉

Posterior communicating artery
后交通动脉

Posterior cerebral artery
大脑后动脉

Superior cerebellar artery
小脑上动脉

Basilar artery and pontine branches
基底动脉脑桥支

Internal auditory (labyrinthine) artery
内耳（迷路）动脉

Anterior inferior cerebellar artery
小脑下前动脉

Vertebral artery
椎动脉

Anterior spinal artery
脊髓前动脉

Posterior inferior cerebellar artery
小脑下后动脉

Posterior spinal artery
脊髓后动脉

**Circle of Willis
(dotted outline)
Willis 环**
（虚线示）

7.5 脑动脉的分支分布：底面观

图示大脑前部（大脑中、前动脉）循环、后部（椎基底动脉系统及其终末支和大脑后动脉）循环，及其主要的动脉分支。图中右侧颞极被切除以显示大脑中动脉通过外侧裂的走行。Willis 环（两侧大脑中、前动脉和大脑后动脉以及前、后交通动脉）围绕下丘脑基底部。该结构看似能使两侧的前、后部循环血液自由流动，但实际上，它通常不能在阻塞区提供有效的侧支循环。

临床意义

椎基底动脉系统供应大脑后部循环的血液，包括脑干大部、部分间脑、枕叶和前脑颞叶下部。成对的大脑后动脉是椎基底动脉系统的终末支。大脑后动脉阻塞（基底动脉顶部的阻塞）会损伤同侧颞叶，包括距状沟的上下两侧。在功能上，此处阻塞可影响对侧的视觉，被称为对侧同向偏盲。如果大脑中动脉和大脑后循环有吻合，则可能出现黄斑回避现象。

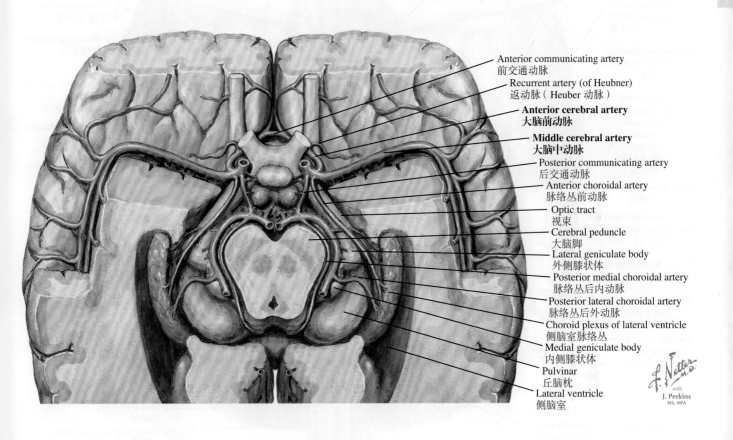

Anterior communicating artery
前交通动脉

Recurrent artery (of Heubner)
返动脉（Heuber 动脉）

Anterior cerebral artery
大脑前动脉

Middle cerebral artery
大脑中动脉

Posterior communicating artery
后交通动脉

Anterior choroidal artery
脉络丛前动脉

Optic tract
视束

Cerebral peduncle
大脑脚

Lateral geniculate body
外侧膝状体

Posterior medial choroidal artery
脉络丛后内动脉

Posterior lateral choroidal artery
脉络丛后外动脉

Choroid plexus of lateral ventricle
侧脑室脉络丛

Medial geniculate body
内侧膝状体

Pulvinar
丘脑枕

Lateral ventricle
侧脑室

7.6　脑动脉的分支分布：切除脑底面结构显示 Willis 环

图示大脑 Willis 环和脉络丛动脉的走行。这些为脑部供血的动脉均为终末动脉，互相之间缺乏吻合支，故难以在其他动脉被阻断时协助供血。因此，当为大脑某一特定区域供血的动脉发生阻塞时，对应区域会发生缺血，继而造成器官结构及功能的损坏。

临床意义

大脑中动脉起始部处的阻塞并不常见，但一旦发生则会影响这条重要动脉的全部供血区域。起始处附近的阻塞通常是由栓塞引起的，而不是由动脉粥样硬化或是血栓性病变引起。此处的阻塞会引发对侧肢体偏瘫（痉挛性）、对侧中枢性面神经麻痹（面下部）、对侧肢体麻木和对侧同向偏盲等；如果涉及左侧脑半球，则还会出现完全性失语。其他可能出现的问题包括疾病感缺失（无法识别身体残疾）、对侧忽略和空间定向障碍。

Frontal View with Hemispheres Retracted, Tilted for a View of the Ventral Brain Stem
拉开大脑半球的前面观，脑干腹侧斜侧面观

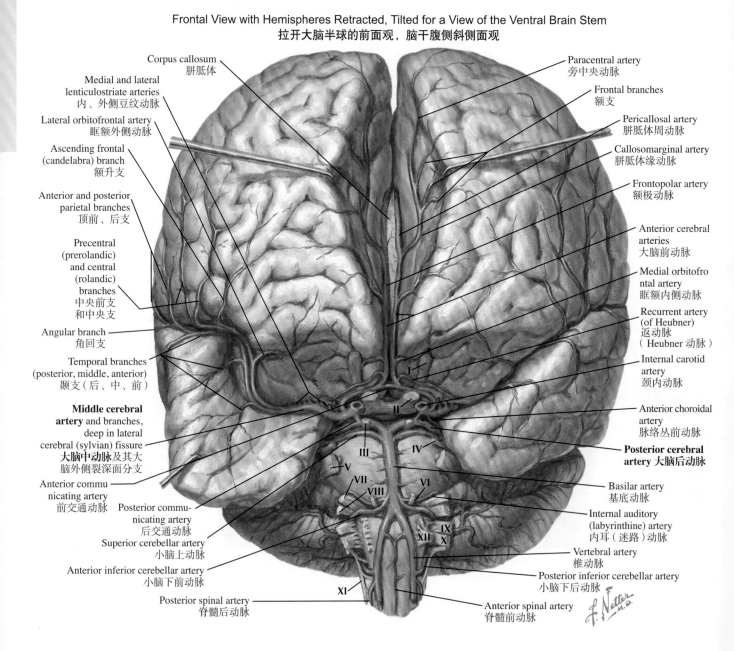

Corpus callosum
胼胝体

Medial and lateral
lenticulostriate arteries
内、外侧豆纹动脉

Lateral orbitofrontal artery
眶额外侧动脉

Ascending frontal
(candelabra) branch
额升支

Anterior and posterior
parietal branches
顶前、后支

Precentral
(prerolandic)
and central
(rolandic)
branches
中央前支
和中央支

Angular branch
角回支

Temporal branches
(posterior, middle, anterior)
颞支（后、中、前）

**Middle cerebral
artery** and branches,
deep in lateral
cerebral (sylvian) fissure
大脑中动脉及其大
脑外侧裂深面分支

Anterior commu
nicating artery
前交通动脉

Posterior commu
nicating artery
后交通动脉

Superior cerebellar artery
小脑上动脉

Anterior inferior cerebellar artery
小脑下前动脉

Posterior spinal artery
脊髓后动脉

Paracentral artery
旁中央动脉

Frontal branches
额支

Pericallosal artery
胼胝体周动脉

Callosomarginal artery
胼胝体缘动脉

Frontopolar artery
额极动脉

Anterior cerebral
arteries
大脑前动脉

Medial orbitofro
ntal artery
眶额内侧动脉

Recurrent artery
(of Heubner)
返动脉
（Heubner 动脉）

Internal carotid
artery
颈内动脉

Anterior choroidal
artery
脉络丛前动脉

**Posterior cerebral
artery** 大脑后动脉

Basilar artery
基底动脉

Internal auditory
(labyrinthine) artery
内耳（迷路）动脉

Vertebral artery
椎动脉

Posterior inferior cerebellar artery
小脑下后动脉

Anterior spinal artery
脊髓前动脉

I II III IV V VI VII VIII IX X XI XII

7.7 脑动脉的分支分布：拉开两侧大脑半球的前面观

　　拉开大脑两半球后，可见大脑前动脉和其沿中线的分支分布。前动脉供应与对侧下肢相系的感觉及运动皮质内侧区的血流；因此，大脑前动脉的阻塞会影响对侧下肢的感觉和运动。打开外侧裂后，可见大脑中动脉走行，其分支分布于整个大脑半球。大脑中动脉终末支的梗死会影响到对侧上肢，若梗死发生在左侧，还会影响到语言功能。更接近起始部的梗死会影响大脑中动脉至内囊的血供，引起全部对侧肢体偏瘫和对侧面下部下垂；这是由皮质脊髓束、走行于内囊后肢的其他皮质运动神经纤维以及内囊膝部的皮质延髓神经纤维缺血受损伤所导致的。

临床意义

　　大脑前动脉来源于颈内动脉，在颈内动脉延续为大脑中动脉处分出。大脑前动脉为脑内侧面供血。前交通动脉瘤、蛛网膜下隙出血引发的血管痉挛或大脑镰疝以及栓塞均会导致大脑前动脉的梗死。大脑前动脉在远离返动脉（Heubner 动脉）处的梗阻会导致对侧下肢的痉挛性麻痹和感觉缺失；若病变发生在返动脉起始处，则可能会涉及上半身和四肢。此外还可能出现的症状包括：膀胱内括约肌乏力、额叶释放症状和双眼共轭地向受累侧偏差等（由于额叶控制眼部的区域遭到破坏）。

Coronal Section through the Head of the Caudate Nucleus
经尾状核头的冠状切面

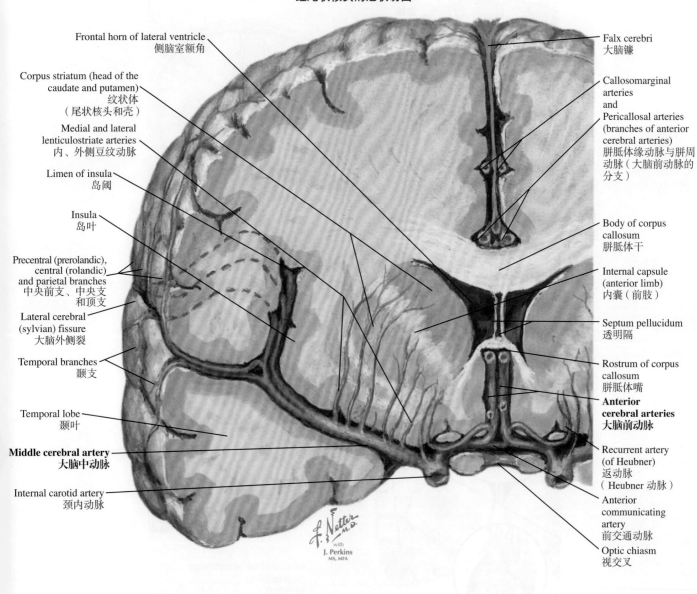

Frontal horn of lateral ventricle
侧脑室额角

Corpus striatum (head of the
caudate and putamen)
纹状体
（尾状核头和壳）

Medial and lateral
lenticulostriate arteries
内、外侧豆纹动脉

Limen of insula
岛阈

Insula
岛叶

Precentral (prerolandic),
central (rolandic)
and parietal branches
中央前支、中央支
和顶支

Lateral cerebral
(sylvian) fissure
大脑外侧裂

Temporal branches
颞支

Temporal lobe
颞叶

Middle cerebral artery
大脑中动脉

Internal carotid artery
颈内动脉

Falx cerebri
大脑镰

Callosomarginal
arteries
and
Pericallosal arteries
(branches of anterior
cerebral arteries)
胼胝体缘动脉与胼周
动脉（大脑前动脉的
分支）

Body of corpus
callosum
胼胝体干

Internal capsule
(anterior limb)
内囊（前肢）

Septum pellucidum
透明隔

Rostrum of corpus
callosum
胼胝体嘴

Anterior
cerebral arteries
大脑前动脉

Recurrent artery
(of Heubner)
返动脉
（Heubner 动脉）

Anterior
communicating
artery
前交通动脉

Optic chiasm
视交叉

7.8　脑动脉分支的分布：冠状切面观

　　大脑中动脉（MCA）是颈内动脉（ICA）的主要延续。大脑中动脉沿外侧沟走行，其分支同时为脑深部结构和大脑皮质的外凸面供血。豆纹动脉（卒中动脉）是大脑中动脉较细的分支，穿行于基底神经节和脑的内囊区域。此处发生的卒中会造成典型的对侧肢体（痉挛性）偏瘫伴随失语症，上肢的症状往往更加严重。

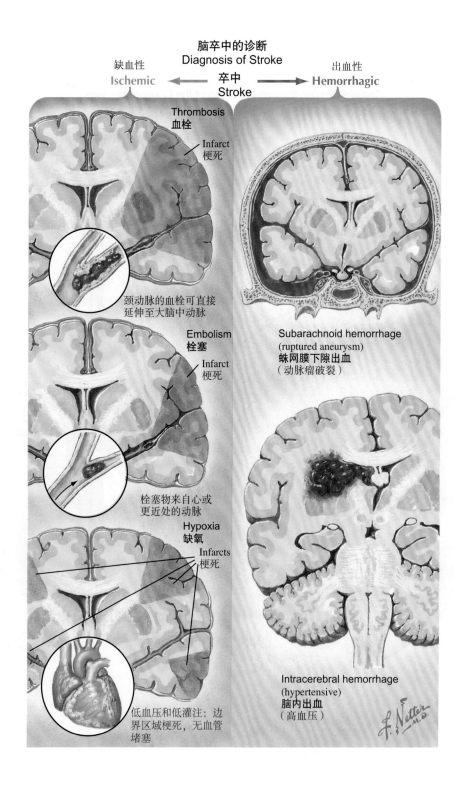

脑卒中的诊断
Diagnosis of Stroke

缺血性
Ischemic　←　卒中
Stroke　→　出血性
Hemorrhagic

Thrombosis
血栓

Infarct
梗死

颈动脉的血栓可直接
延伸至大脑中动脉

Embolism
栓塞

Infarct
梗死

栓塞物来自心或
更近处的动脉

Hypoxia
缺氧

Infarcts
梗死

低血压和低灌注：边
界区域梗死，无血管
堵塞

Subarachnoid hemorrhage
(ruptured aneurysm)
蛛网膜下隙出血
（动脉瘤破裂）

Intracerebral hemorrhage
(hypertensive)
脑内出血
（高血压）

7.9　脑卒中的种类

脑卒中分为两种类型：缺血性和出血性。缺血性脑卒中包括血栓性脑卒中、栓塞性脑卒中和缺氧性脑卒中。出血性脑卒中包括蛛网膜下隙出血（动脉瘤破裂）和脑内出血（高血压卒中或与使用抗凝药物有关的出血）。

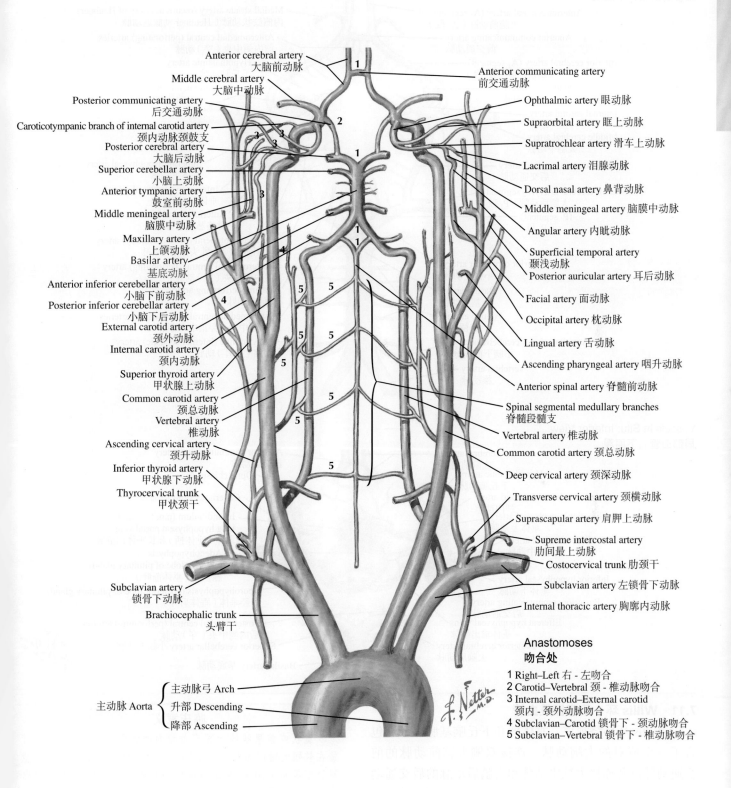

Anterior cerebral artery
大脑前动脉

Middle cerebral artery
大脑中动脉

Posterior communicating artery
后交通动脉

Caroticotympanic branch of internal carotid artery
颈内动脉颈鼓支

Posterior cerebral artery
大脑后动脉

Superior cerebellar artery
小脑上动脉

Anterior tympanic artery
鼓室前动脉

Middle meningeal artery
脑膜中动脉

Maxillary artery
上颌动脉

Basilar artery
基底动脉

Anterior inferior cerebellar artery
小脑下前动脉

Posterior inferior cerebellar artery
小脑下后动脉

External carotid artery
颈外动脉

Internal carotid artery
颈内动脉

Superior thyroid artery
甲状腺上动脉

Common carotid artery
颈总动脉

Vertebral artery
椎动脉

Ascending cervical artery
颈升动脉

Inferior thyroid artery
甲状腺下动脉

Thyrocervical trunk
甲状颈干

Subclavian artery
锁骨下动脉

Brachiocephalic trunk
头臂干

主动脉 Aorta {
主动脉弓 Arch
升部 Descending
降部 Ascending

Anterior communicating artery
前交通动脉

Ophthalmic artery 眼动脉

Supraorbital artery 眶上动脉

Supratrochlear artery 滑车上动脉

Lacrimal artery 泪腺动脉

Dorsal nasal artery 鼻背动脉

Middle meningeal artery 脑膜中动脉

Angular artery 内眦动脉

Superficial temporal artery
颞浅动脉

Posterior auricular artery 耳后动脉

Facial artery 面动脉

Occipital artery 枕动脉

Lingual artery 舌动脉

Ascending pharyngeal artery 咽升动脉

Anterior spinal artery 脊髓前动脉

Spinal segmental medullary branches
脊髓段髓支

Vertebral artery 椎动脉

Common carotid artery 颈总动脉

Deep cervical artery 颈深动脉

Transverse cervical artery 颈横动脉

Suprascapular artery 肩胛上动脉

Supreme intercostal artery
肋间最上动脉

Costocervical trunk 肋颈干

Subclavian artery 左锁骨下动脉

Internal thoracic artery 胸廓内动脉

Anastomoses
吻合处

1 Right–Left 右 - 左吻合
2 Carotid–Vertebral 颈 - 椎动脉吻合
3 Internal carotid–External carotid
颈内 - 颈外动脉吻合
4 Subclavian–Carotid 锁骨下 - 颈动脉吻合
5 Subclavian–Vertebral 锁骨下 - 椎动脉吻合

7.10 脑动脉的示意图

本示意图显示了为脑部供血的动脉血管及其吻合支。Willis 环位于示意图上部的中央。由图可见，大脑前部（大脑中动脉、大脑前动脉）与后部（椎基底系统、大脑后动脉）的血液循环是相对独立的。

Vessels Dissected Out: Inferior View
血管解剖图：下面观

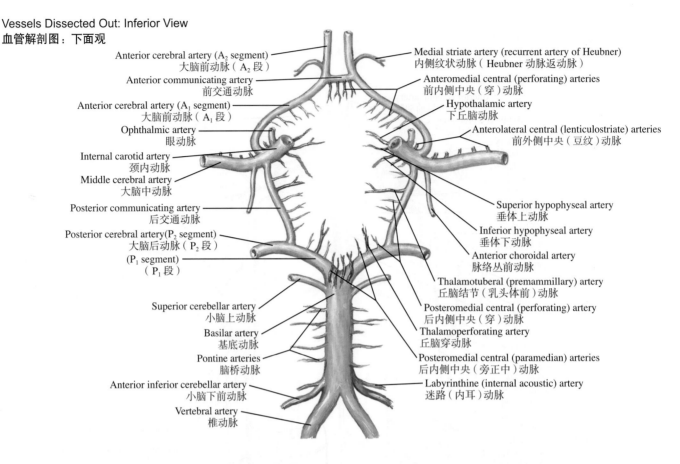

Anterior cerebral artery (A₂ segment)
大脑前动脉（A₂ 段）

Anterior communicating artery
前交通动脉

Anterior cerebral artery (A₁ segment)
大脑前动脉（A₁ 段）

Ophthalmic artery
眼动脉

Internal carotid artery
颈内动脉

Middle cerebral artery
大脑中动脉

Posterior communicating artery
后交通动脉

Posterior cerebral artery(P₂ segment)
大脑后动脉（P₂ 段）

(P₁ segment)
（P₁ 段）

Superior cerebellar artery
小脑上动脉

Basilar artery
基底动脉

Pontine arteries
脑桥动脉

Anterior inferior cerebellar artery
小脑下前动脉

Vertebral artery
椎动脉

Medial striate artery (recurrent artery of Heubner)
内侧纹状动脉（Heubner 动脉返动脉）

Anteromedial central (perforating) arteries
前内侧中央（穿）动脉

Hypothalamic artery
下丘脑动脉

Anterolateral central (lenticulostriate) arteries
前外侧中央（豆纹）动脉

Superior hypophyseal artery
垂体上动脉

Inferior hypophyseal artery
垂体下动脉

Anterior choroidal artery
脉络丛前动脉

Thalamotuberal (premammillary) artery
丘脑结节（乳头体前）动脉

Posteromedial central (perforating) artery
后内侧中央（穿）动脉

Thalamoperforating artery
丘脑穿动脉

Posteromedial central (paramedian) arteries
后内侧中央（旁正中）动脉

Labyrinthine (internal acoustic) artery
迷路（内耳）动脉

Vessels in Situ: Inferior View
局部血管：下面观

Anterior cerebral artery
大脑前动脉

Hypothalamic artery
下丘脑动脉

Internal carotid artery
颈内动脉

Superior hypophyseal artery
垂体上动脉

Middle cerebral artery
大脑中动脉

Inferior hypophyseal artery
垂体下动脉

Posterior communicating artery
后交通动脉

Efferent hypophyseal veins
垂体输出静脉

Posterior cerebral artery
大脑后动脉

Anterior communicating artery
前交通动脉

Optic chiasm 视交叉

Cavernous sinus 海绵窦

Infundibulum (pituitary stalk) and
long hypophyseal portal veins
漏斗（垂体柄）和长垂体门静脉

Adenohypophysis
(anterior lobe of pituitary gland)
腺垂体（垂体前叶）

Neurohypophysis (posterior lobe of pituitary gland)
神经垂体（垂体后叶）

Posteromedial central (perforating) arteries
后内侧中央（穿）动脉

Superior cerebellar artery 小脑上动脉

Basilar artery 基底动脉

7.11　Willis 环：示意图及血管

　　Willis 环环绕视束、垂体柄和下丘脑基底部。它包含了三个成对的大脑动脉、连接双侧大脑前动脉的前交通动脉以及连接大脑中动脉和大脑后动脉的后交通动脉。当脑动脉中一支主要动脉发生阻塞时，交通动脉的血流通常无法补充梗阻动脉对脑的灌流；Willis 环完整，并可通过交通动脉实现有效侧支循环血流的人，仅占约人群的 20%。Willis 环还是脑动脉瘤最常见的发生部位。

临床意义

　　囊状或浆果状的动脉瘤占颅内动脉瘤的 80%；他们有可能在较短的时间内（几天至几周）在脑动脉中形成的。浆果型动脉瘤最易在 Willis 环动脉连接处形成。动脉瘤的破裂导致出血并流入脑脊液（蛛网膜下隙出血），产生剧烈的头痛、恶心、呕吐和脑膜刺激症状，有时还会导致知觉丧失。蛛网膜下隙突然出血可以立即致命。尸体解剖的研究结果表明，动脉瘤可能永远不会破裂。未经治疗的曾经破裂的动脉瘤有大约有 1/3 的可能性在两个月内再次出血，并可能会致命；其他的动脉瘤破裂并发症还包括脑血管梗阻和受影响血管的痉挛。其治疗包括夹闭动脉瘤或使用线圈、气球将其阻断。

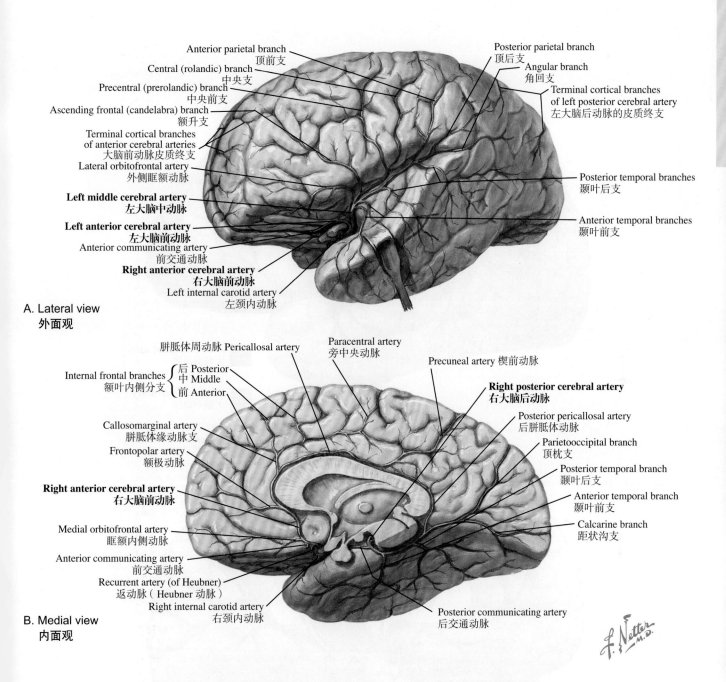

Anterior parietal branch 顶前支
Central (rolandic) branch 中央支
Precentral (prerolandic) branch 中央前支
Ascending frontal (candelabra) branch 额升支
Terminal cortical branches of anterior cerebral arteries 大脑前动脉皮质终支
Lateral orbitofrontal artery 外侧眶额动脉
Left middle cerebral artery **左大脑中动脉**
Left anterior cerebral artery **左大脑前动脉**
Anterior communicating artery 前交通动脉
Right anterior cerebral artery **右大脑前动脉**
Left internal carotid artery 左颈内动脉

Posterior parietal branch 顶后支
Angular branch 角回支
Terminal cortical branches of left posterior cerebral artery 左大脑后动脉的皮质终支
Posterior temporal branches 颞叶后支
Anterior temporal branches 颞叶前支

A. Lateral view 外面观

胼胝体周动脉 Pericallosal artery
Paracentral artery 旁中央动脉
Precuneal artery 楔前动脉
Internal frontal branches 额叶内侧分支 {后 Posterior 中 Middle 前 Anterior}
Right posterior cerebral artery **右大脑后动脉**
Callosomarginal artery 胼胝体缘动脉支
Posterior pericallosal artery 后胼胝体动脉
Frontopolar artery 额极动脉
Parietooccipital branch 顶枕支
Posterior temporal branch 颞叶后支
Right anterior cerebral artery **右大脑前动脉**
Anterior temporal branch 颞叶前支
Medial orbitofrontal artery 眶额内侧动脉
Calcarine branch 距状沟支
Anterior communicating artery 前交通动脉
Recurrent artery (of Heubner) 返动脉（Heubner 动脉）
Right internal carotid artery 右颈内动脉
Posterior communicating artery 后交通动脉

B. Medial view 内面观

f. Netter M.D.

7.12 脑动脉的分支分布：外侧面观和内侧面观

A. 大脑中动脉及其分支沿大脑半球的外侧表面分布于额叶、顶叶及颞叶的前中部。相应位置的阻塞会导致对侧躯体感觉和运动功能障碍，尤其是上半身。若内囊供血受累，则会累及整个对侧躯体。B. 大脑前动脉分布于大脑半球的额叶和顶叶内侧面区域，其梗阻会导致下半身的感觉和运动障碍。大脑后动脉分布于枕叶和颞叶的下表面，如发生梗阻则导致对侧视野的缺损。

临床意义

大脑中动脉是颈内动脉的分支，在外侧裂内走行，发出分支到达大脑半球的上外侧面，还可发出穿支到达脑的深层。大脑血管的"梗阻"会以几种不同的形式出现：约 1/3 为动脉粥样硬化／硬化卒中（通常发作于一过性脑缺血之后）；约 1/3 为栓塞性卒中；近 20% 为腔隙性（小远端）脑梗死；10% 为脑出血；剩余比例较小的有动脉瘤破裂和动静脉畸形。腔隙性脑梗死为发生在小穿支血管供血区的小梗死，包括如壳核、尾状核、内囊、丘脑、脑桥和大脑白质等区域（直径为 3~4 μm 至 2 cm 之间）。它们多数为动脉粥样硬化相关的脑梗死，尤其易伴随高血压或糖尿病。症状由受损的脑区决定，包括虚弱、偏瘫、对侧感觉缺失、共济失调等。

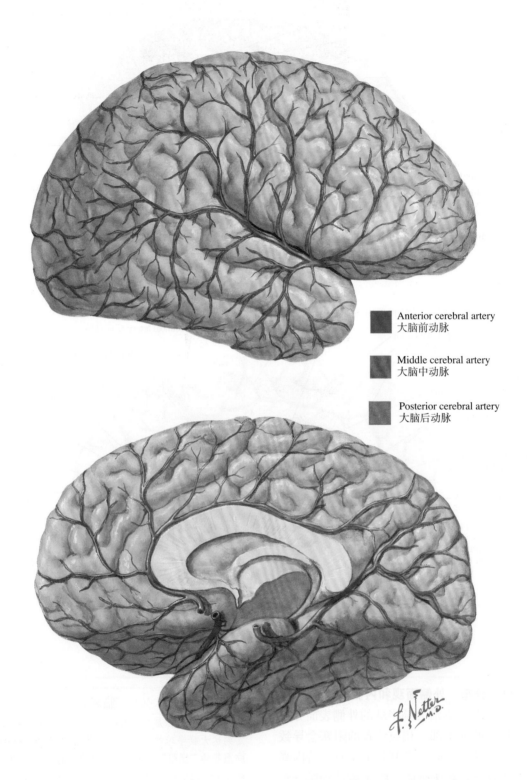

Anterior cerebral artery
大脑前动脉

Middle cerebral artery
大脑中动脉

Posterior cerebral artery
大脑后动脉

7.13 脑动脉的分支分布范围

图示大脑前动脉、大脑中动脉和大脑后动脉在大脑半球内侧面及外侧面的分支分布，体现了这些动脉特定的供血范围。在动脉交汇处特别用不同颜色标注了分界区域。

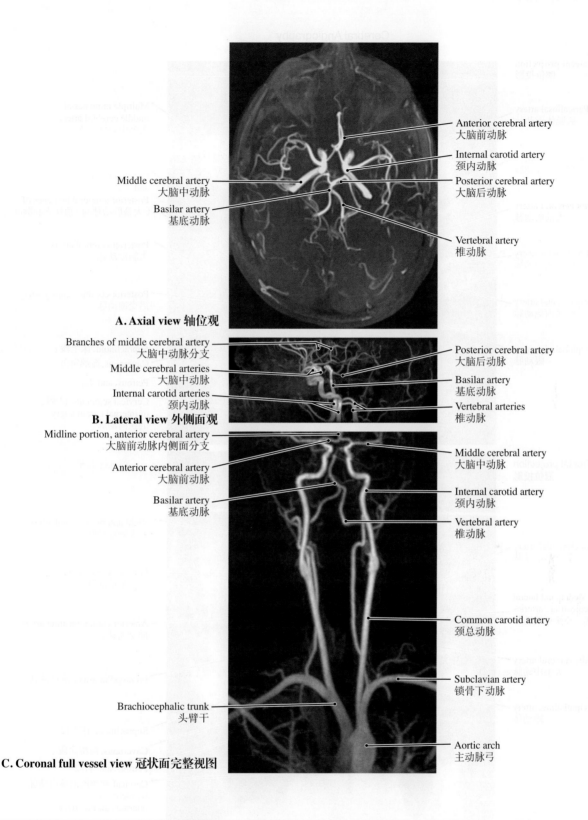

A. Axial view 轴位观

Anterior cerebral artery
大脑前动脉

Internal carotid artery
颈内动脉

Posterior cerebral artery
大脑后动脉

Middle cerebral artery
大脑中动脉

Basilar artery
基底动脉

Vertebral artery
椎动脉

Branches of middle cerebral artery
大脑中动脉分支

Middle cerebral arteries
大脑中动脉

Internal carotid arteries
颈内动脉

Posterior cerebral artery
大脑后动脉

Basilar artery
基底动脉

Vertebral arteries
椎动脉

B. Lateral view 外侧面观

Midline portion, anterior cerebral artery
大脑前动脉内侧面分支

Anterior cerebral artery
大脑前动脉

Basilar artery
基底动脉

Middle cerebral artery
大脑中动脉

Internal carotid artery
颈内动脉

Vertebral artery
椎动脉

Common carotid artery
颈总动脉

Subclavian artery
锁骨下动脉

Brachiocephalic trunk
头臂干

Aortic arch
主动脉弓

C. Coronal full vessel view 冠状面完整视图

7.14　磁共振血管造影：冠状面和外侧面观

A. 轴位观；B. 外侧面观；C. 冠状面完整血管造影图。磁共振血管造影（MRA）利用宏观的血液流动呈现出脑血管的图像。依靠这种技术，血流信号可显示为亮暗两种状态：与常规自旋回波脉冲序列结合时，血液显示为暗色；与梯度回波脉冲序列结合时，血液显示为明亮。MRA 的两种类型是依据磁共振中的两个基本流动效应定义的：基于规模效应的时间飞越法（TOF），和基于相移效应的相位对比法（PC）。这些 MRA 图像的成像原理是当流入或流出成像容积的质子飞行时间不同时，会增强或减弱信号，形成流动相关增强现象。背景（静止组织）因受到持续射频脉冲迅速饱和，而流入组织因没有饱，所以在射频脉冲下产生的信号强度较大，故而产生流动相关增强，表现为正流反差。

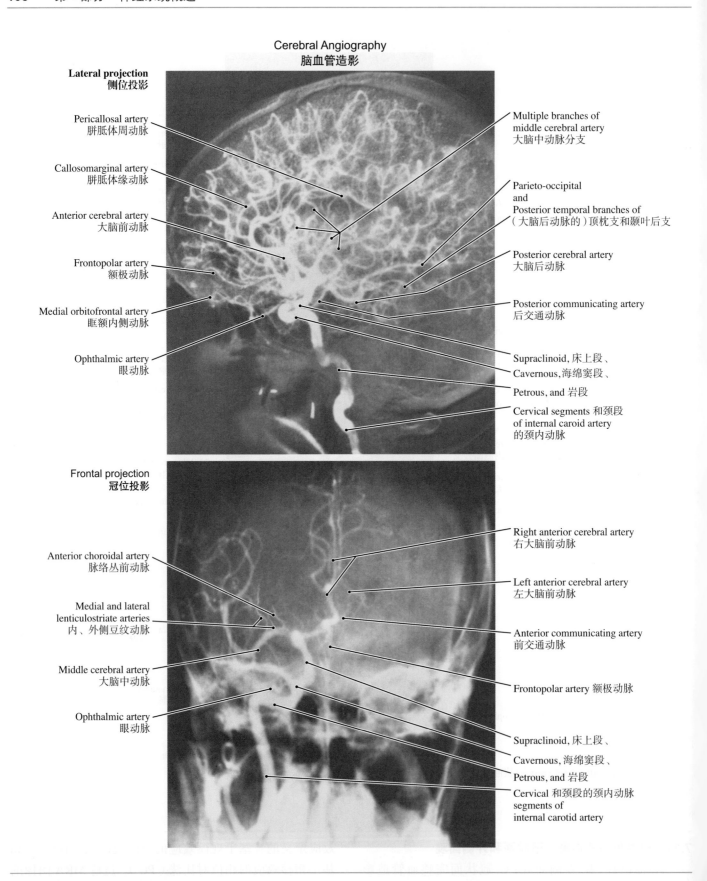

Cerebral Angiography
脑血管造影

Lateral projection
侧位投影

Pericallosal artery
胼胝体周动脉

Callosomarginal artery
胼胝体缘动脉

Anterior cerebral artery
大脑前动脉

Frontopolar artery
额极动脉

Medial orbitofrontal artery
眶额内侧动脉

Ophthalmic artery
眼动脉

Multiple branches of
middle cerebral artery
大脑中动脉分支

Parieto-occipital
and
Posterior temporal branches of
（大脑后动脉的）顶枕支和颞叶后支

Posterior cerebral artery
大脑后动脉

Posterior communicating artery
后交通动脉

Supraclinoid, 床上段、
Cavernous, 海绵窦段、
Petrous, and 岩段
Cervical segments 和颈段
of internal caroid artery
的颈内动脉

Frontal projection
冠位投影

Anterior choroidal artery
脉络丛前动脉

Medial and lateral
lenticulostriate arteries
内、外侧豆纹动脉

Middle cerebral artery
大脑中动脉

Ophthalmic artery
眼动脉

Right anterior cerebral artery
右大脑前动脉

Left anterior cerebral artery
左大脑前动脉

Anterior communicating artery
前交通动脉

Frontopolar artery 额极动脉

Supraclinoid, 床上段、
Cavernous, 海绵窦段、
Petrous, and 岩段
Cervical 和颈段的颈内动脉
segments of
internal carotid artery

7.15　颈内动脉的血管造影

　　上图是颈内动脉血管造影的侧位片，拍摄于向颈内动脉注射了放射显影剂之后。图中标注了颈内动脉的主要分支，特别是大脑前动脉和大脑中动脉的分支。下图是在颈总动脉注射了放射显影剂后，颈内动脉血管造影的正位片。图中标注了颈内动脉的主要分支。通常情况下，MRA 足以反映大脑动脉的状况，但要想得到可供教学使用的详细血管解剖信息，还需在注射对照药剂后进行血管造影。

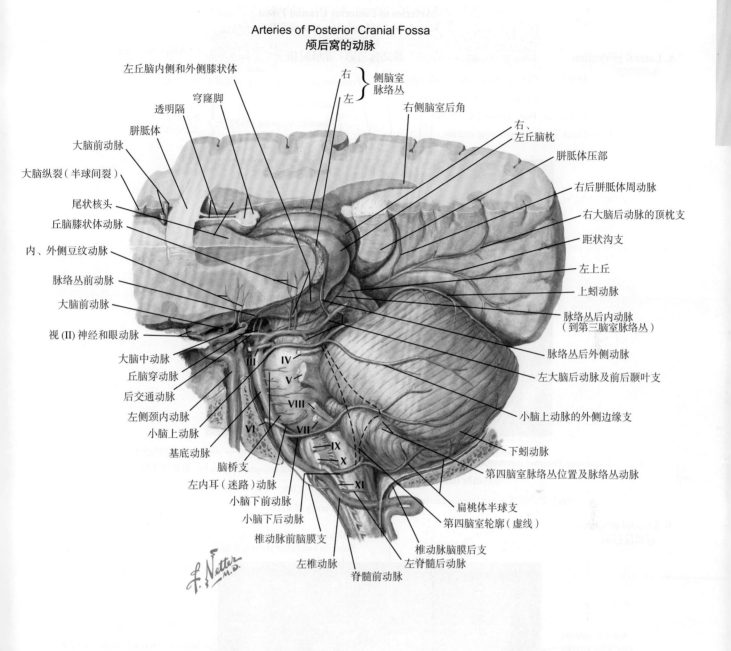

Arteries of Posterior Cranial Fossa
颅后窝的动脉

左丘脑内侧和外侧膝状体

穹窿脚

透明隔

胼胝体

大脑前动脉

大脑纵裂（半球间裂）

尾状核头

丘脑膝状体动脉

内、外侧豆纹动脉

脉络丛前动脉

大脑前动脉

视（II）神经和眼动脉

大脑中动脉

丘脑穿动脉

后交通动脉

左侧颈内动脉

小脑上动脉

基底动脉

脑桥支

左内耳（迷路）动脉

小脑下前动脉

小脑下后动脉

椎动脉前脑膜支

左椎动脉

脊髓前动脉

右 ⎫
左 ⎬ 侧脑室脉络丛

右侧脑室后角

右、
左丘脑枕

胼胝体压部

右后胼胝体周动脉

右大脑后动脉的顶枕支

距状沟支

左上丘

上蚓动脉

脉络丛后内动脉
（到第三脑室脉络丛）

脉络丛后外动脉

左大脑后动脉及前后颞叶支

小脑上动脉的外侧边缘支

下蚓动脉

第四脑室脉络丛位置及脉络丛动脉

扁桃体半球支

第四脑室轮廓（虚线）

椎动脉脑膜后支

左脊髓后动脉

III IV V VIII VI VII IX X XI

7.16　椎基底动脉系统

两侧的椎动脉在中线处汇合，形成基底动脉。中央穿支延伸入脑干的中央，供应楔形区域。这些分支的梗阻会导致"交叉性瘫"，即对侧躯体运动功能障碍（皮质脊髓束于锥体交叉以上的损伤）合并同侧脑干/脑神经症状。椎基底动脉发出较大的短、长环旋支，例如小脑下后动脉（PICA）、小脑下前动脉（AICA）和小脑上动脉（SCA）。这些动脉供血区域的卒中会引发同侧脑干相关的感觉、运动、自主神经症状和对侧躯体感觉异常。例如，椎动脉或小脑下后动脉的梗阻会导致对侧躯体和同侧面部痛温觉丧失。基底动脉终支实际上是大脑后动脉，分布于视皮质和下颞叶，其梗阻会引发对侧偏盲。

临床意义

椎基底动脉发出几种类型的分支。分布在最内侧的为旁正中分支。由于皮质脊髓束交叉后进入脊髓，这一分支的梗阻通常涉及同侧脑神经的功能障碍和对侧肢体偏瘫。这类脑梗又被称为交替性偏瘫。动脉的长、短旋动脉分布在更加外侧的区域，此处的梗死通常会导致感觉、运动、自主神经损伤等复杂的综合症状，如延髓外侧综合征就是由于一侧椎动脉或小脑下后动脉梗阻导致的。

Arteries of Posterior Cranial Fossa
Vertebral Angiograms: Arterial Phase
后颅窝的动脉
椎动脉造影：动脉时相

A. Lateral projection
　外侧投影

脉络丛后叶动脉 Posterior lateral choroidal arteries　　Posterior pericallosal artery 胼胝体后周围动脉

小脑上动脉 Superior cerebellar arteries　　Parieto-occipital 顶枕支

大脑后动脉 Posterior cerebral arteries　　Posterior temporal 颞叶后支 } Branches of posterior cerebral artery 大脑后动脉分支

丘脑穿动脉 Thalamoperforating arteries　　Calcarine 距状沟支 }

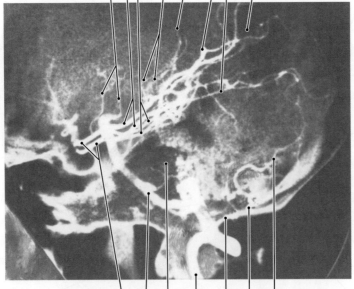

后交通动脉 Posterior communicating arteries　　Inferior vermian artery 下小脑蚓动脉
基底动脉 Basilar artery　　Tonsillohemispheric branches 扁桃体半球支
小脑下前动脉 Anterior inferior cerebellar artery　　Posterior inferior cerebellar artery 小脑下后动脉
Vertebral artery 椎动脉

B. Frontal projection
　冠状位投影

Posterior cerebral arteries 大脑后动脉
Superior cerebellar arteries 小脑上动脉

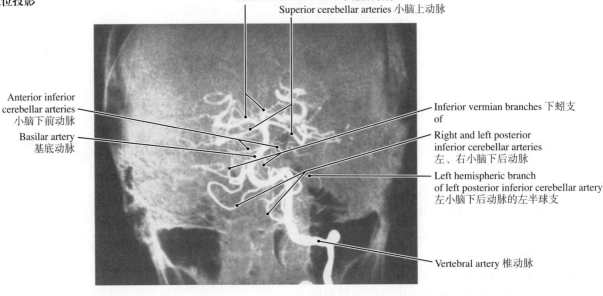

Anterior inferior cerebellar arteries 小脑下前动脉
Basilar artery 基底动脉

Inferior vermian branches 下蚓支 of
Right and left posterior inferior cerebellar arteries 左、右小脑下后动脉
Left hemispheric branch of left posterior inferior cerebellar artery 左小脑下后动脉的左半球支
Vertebral artery 椎动脉

7.17　椎基底动脉系统血管造影

这些图片为注射放射性显影剂后，椎基底动脉（后）循环系统的外侧位和冠状位血管造影。椎基底动脉系统中的主要分支均被标注。

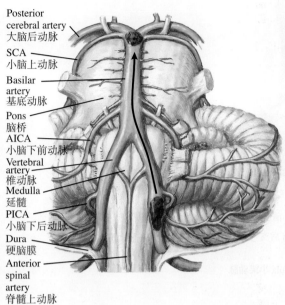

Posterior cerebral artery 大脑后动脉
SCA 小脑上动脉
Basilar artery 基底动脉
Pons 脑桥
AICA 小脑下前动脉
Vertebral artery 椎动脉
Medulla 延髓
PICA 小脑下后动脉
Dura 硬脑膜
Anterior spinal artery 脊髓上动脉

当椎动脉靠近小脑下后动脉（PICA）起始部发生梗阻时，对侧椎动脉可为其提供补偿性的供血。如果小脑下后动脉起始部梗阻，则可能引发延髓外侧综合征（见上图）。血凝块可能会延伸至阻塞脊髓前动脉分支，引起偏瘫，甚至阻塞基底动脉分叉部，导致基底动脉尖端综合征。

A

Posterior cerebral arteries 大脑后动脉
小脑上动脉 SCA
脑桥 Pons
Paramedian and short circumferential penetrating branches 旁正中和短旋穿支
Basilar artery (occluded) 基底动脉（封闭段）
小脑下前动脉 AICA
延髓 Medulla
椎动脉 Vertebral arteries
小脑下后动脉 PICA
脊髓前动脉 Anterior spinal artery

基底动脉发生阻塞时，小脑上动脉（SCA）、小脑下前动脉（AICA）和小脑下后动脉（PICA）的侧支循环可提供血流补偿。基底动脉分支为旁正中动脉、短旋动脉（AICA）和长旋动脉（SCA）的一些穿支。这些分支的部分或全部阻塞可能会导致脑桥梗死。AICA 和 PICA 的阻塞也可能导致小脑梗死。

B

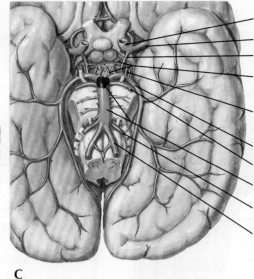

Internal carotid artery 颈内动脉
Middle cerebral artery 大脑中动脉
Posterior communicating artery 后交通动脉
Thalamoperforating arteries to medial thalamus 到丘脑内侧部的丘脑穿动脉
Thalamoperforating arteries to lateral thalamus 到丘脑外侧部的丘脑穿动脉
Posterior cerebral artery 大脑后动脉
Superior cerebellar artery 小脑上动脉
Basilar artery and obstruction 基底动脉及其梗阻
Anterior inferior cerebellar artery 小脑下前动脉
Vertebral artery 椎动脉

C

由大脑后动脉供血的区域（蓝色）和相应位置梗阻的临床表现

Medial thalamus and midbrain 丘脑内侧部和中脑
Hypersomnolence 嗜睡症
Small, nonreactive pupils 瞳孔缩小无反射
Bilateral third cranial nerve palsy 动眼神经麻痹
Behavioral alterations 行为异常
Hallucinosis 幻觉性精神病
Lateral thalamus and posterior limb of internal capsule 丘脑外侧部及内囊后肢
Hemisensory loss 偏身感觉缺失
Hippocampus and medial temporal lobes 海马和内侧颞叶
Memory loss 记忆丧失
Splenium of corpus callosum 胼胝体压部
Alexia without agraphia 失读症（不伴随失写）
Calcarine area 距状区
Hemianopsia (or bilateral blindness if both posterior cerebral arteries occluded) 偏盲（如果双侧大脑后动脉梗阻则为双侧）

D

7.18 椎基底动脉系统的梗阻部位

A. 脑干底部的动脉，表现有椎动脉／小脑下后动脉梗阻以及基底动脉尖端综合征。

B. 脑干动脉外侧观，显示旁正中支与脑干短、长旋支之间潜在的侧支循环。

C. 椎基底动脉系统与大脑后动脉终末支，显示基底动脉顶部梗阻。

D. 大脑后动脉供血的范围及发生梗阻后可能的功能障碍。

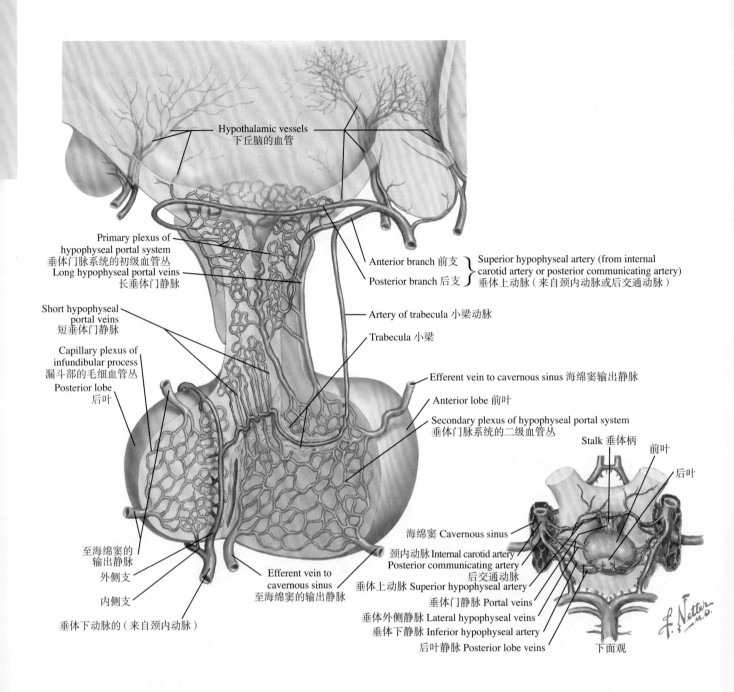

Hypothalamic vessels 下丘脑的血管

Primary plexus of hypophyseal portal system 垂体门脉系统的初级血管丛
Long hypophyseal portal veins 长垂体门静脉

Anterior branch 前支
Posterior branch 后支
} Superior hypophyseal artery (from internal carotid artery or posterior communicating artery) 垂体上动脉（来自颈内动脉或后交通动脉）

Short hypophyseal portal veins 短垂体门静脉

Artery of trabecula 小梁动脉

Trabecula 小梁

Capillary plexus of infundibular process 漏斗部的毛细血管丛
Posterior lobe 后叶

Efferent vein to cavernous sinus 海绵窦输出静脉

Anterior lobe 前叶

Secondary plexus of hypophyseal portal system 垂体门脉系统的二级血管丛

Stalk 垂体柄
前叶
后叶

至海绵窦的输出静脉
外侧支
内侧支
垂体下动脉的（来自颈内动脉）

Efferent vein to cavernous sinus 至海绵窦的输出静脉

海绵窦 Cavernous sinus
颈内动脉 Internal carotid artery
Posterior communicating artery 后交通动脉
垂体上动脉 Superior hypophyseal artery
垂体门静脉 Portal veins
垂体外侧静脉 Lateral hypophyseal veins
垂体下静脉 Inferior hypophyseal artery
后叶静脉 Posterior lobe veins

下面观

7.19 下丘脑和垂体的血液供应

垂体上动脉（来自颈内动脉或后交通动脉）为下丘脑和垂体柄提供血液，并与垂体下动脉（来自脖颈内动脉）的分支吻合。该动脉的分布特点是垂体门脉系统所独有的，系统内的初级血管丛来源于小动脉和毛细血管，之后发出分支进入腺垂体。神经元合成下丘脑释放和抑制因子，经血管丛释放入门脉系统。门脉系统直接将高浓度的因子输入腺垂体的二级血管丛，以此保持腺垂体细胞浸润于高浓度的释放和抑制因子中。这种独立的血管联系通道使下丘脑得以通过直接或反馈作用，对腺垂体激素的释放达到精确的调控。

临床意义

初级垂体门脉系统与长垂体门静脉汇合，构成了次级的垂体门脉系统。这种血管分布允许细胞体在下丘脑或其他结构的神经末梢分泌释放和抑制因子，进入独立的血管门脉系统，使腺垂体中的各类因子浓度大幅度升高，达到中枢神经系统调控释放和抑制因子，影响神经内分泌，并通过其下游调控靶器官和整个机体的最终目的。例如，促肾上腺皮质激素释放激素（或因子）诱导垂体前叶释放促肾上腺皮质激素进入全身循环，激活肾上腺，释放皮质醇及其他类固醇激素。这样的下丘脑－垂体－肾上腺系统有助于调节糖代谢、胰岛素分泌、免疫应答、脂肪分布和许多机体的重要反应。促肾上腺激素释放激素神经元受到神经传入信息、激素反馈和炎症介质的广泛调控，共同协调机体的应激反应。

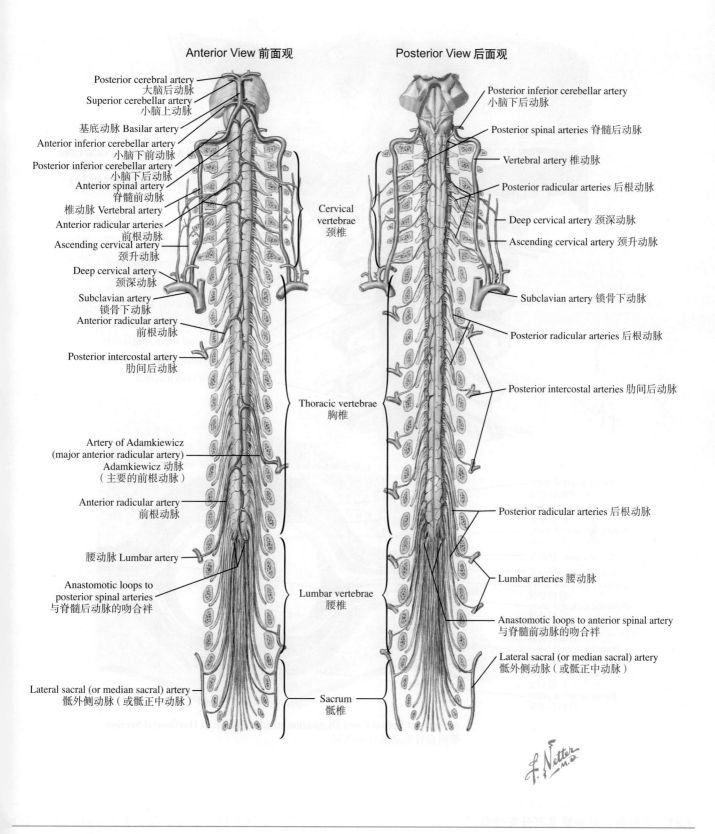

Anterior View 前面观

Posterior cerebral artery
大脑后动脉
Superior cerebellar artery
小脑上动脉
基底动脉 Basilar artery
Anterior inferior cerebellar artery
小脑下前动脉
Posterior inferior cerebellar artery
小脑下后动脉
Anterior spinal artery
脊髓前动脉
椎动脉 Vertebral artery
Anterior radicular arteries
前根动脉
Ascending cervical artery
颈升动脉
Deep cervical artery
颈深动脉
Subclavian artery
锁骨下动脉
Anterior radicular artery
前根动脉
Posterior intercostal artery
肋间后动脉

Cervical vertebrae
颈椎

Thoracic vertebrae
胸椎

Artery of Adamkiewicz
(major anterior radicular artery)
Adamkiewicz 动脉
（主要的前根动脉）

Anterior radicular artery
前根动脉

腰动脉 Lumbar artery

Anastomotic loops to
posterior spinal arteries
与脊髓后动脉的吻合祥

Lumbar vertebrae
腰椎

Lateral sacral (or median sacral) artery
骶外侧动脉（或骶正中动脉）

Sacrum
骶椎

Posterior View 后面观

Posterior inferior cerebellar artery
小脑下后动脉
Posterior spinal arteries 脊髓后动脉
Vertebral artery 椎动脉
Posterior radicular arteries 后根动脉
Deep cervical artery 颈深动脉
Ascending cervical artery 颈升动脉
Subclavian artery 锁骨下动脉
Posterior radicular arteries 后根动脉
Posterior intercostal arteries 肋间后动脉
Posterior radicular arteries 后根动脉
Lumbar arteries 腰动脉
Anastomotic loops to anterior spinal artery
与脊髓前动脉的吻合祥
Lateral sacral (or median sacral) artery
骶外侧动脉（或骶正中动脉）

7.20 脊髓动脉的血液供应：纵向观

脊髓的主要动脉血液供应来自于脊髓前动脉和成对的脊髓后动脉，二者均为椎动脉的分支。这些来自于后循环的动脉血液不足以供应除颈段以下的脊髓。根动脉可以补充脊髓的血流。它起源于主动脉，是脊髓前动脉和脊髓后动脉主要的吻合血管。前根动脉中较大的分支通常来源于 L2 区域，被称为 Adamkiewicz 动脉。这些重要前根动脉的血流阻断，尤其是外科手术中主动脉血流的中断，会导致脊髓的梗死。

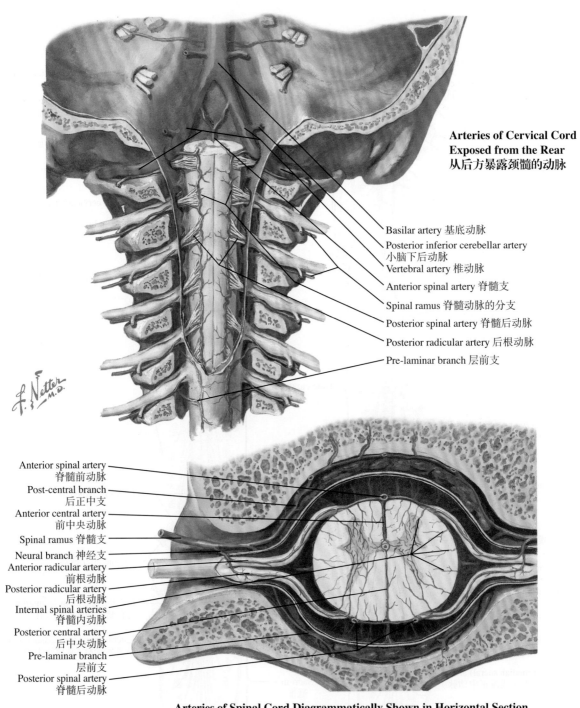

**Arteries of Cervical Cord
Exposed from the Rear
从后方暴露颈髓的动脉**

Basilar artery 基底动脉

Posterior inferior cerebellar artery
小脑下后动脉

Vertebral artery 椎动脉

Anterior spinal artery 脊髓支

Spinal ramus 脊髓动脉的分支

Posterior spinal artery 脊髓后动脉

Posterior radicular artery 后根动脉

Pre-laminar branch 层前支

Anterior spinal artery
脊髓前动脉

Post-central branch
后正中支

Anterior central artery
前中央动脉

Spinal ramus 脊髓支

Neural branch 神经支

Anterior radicular artery
前根动脉

Posterior radicular artery
后根动脉

Internal spinal arteries
脊髓内动脉

Posterior central artery
后中央动脉

Pre-laminar branch
层前支

Posterior spinal artery
脊髓后动脉

**Arteries of Spinal Cord Diagrammatically Shown in Horizontal Section
横断面脊髓动脉分布图解**

7.21　脊髓前、后动脉及其分支分布

　　脊髓前、后动脉走行于蛛网膜下隙，并发出分支。脊髓前动脉会发出节段性分支，进入前正中裂并供应脊髓的前 2/3 的区域。其中一个分支的堵塞会导致同侧受累节段所支配的肌肉的弛缓性瘫痪，受累区域以下位置发生同侧痉挛性瘫痪（上运动神经元轴突受损），以及对侧受损平面以下位置的痛、温觉丧失（由于前外侧脊髓丘脑系统/脊髓网状系统的损伤）。脊髓后动脉的分支供应脊髓后 1/3 的区域。该动脉堵塞会引起同侧受损位置以下区域的精细触觉、振动觉和关节位置觉丧失（由于薄束、楔束，即背侧柱的损伤）。

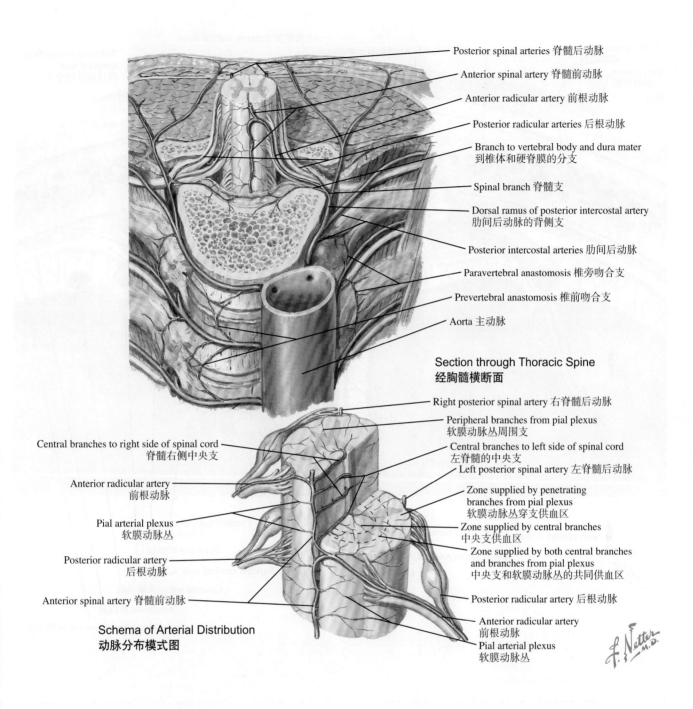

Posterior spinal arteries 脊髓后动脉

Anterior spinal artery 脊髓前动脉

Anterior radicular artery 前根动脉

Posterior radicular arteries 后根动脉

Branch to vertebral body and dura mater
到椎体和硬脊膜的分支

Spinal branch 脊髓支

Dorsal ramus of posterior intercostal artery
肋间后动脉的背侧支

Posterior intercostal arteries 肋间后动脉

Paravertebral anastomosis 椎旁吻合支

Prevertebral anastomosis 椎前吻合支

Aorta 主动脉

**Section through Thoracic Spine
经胸髓横断面**

Right posterior spinal artery 右脊髓后动脉

Peripheral branches from pial plexus
软膜动脉丛周围支

Central branches to left side of spinal cord
左脊髓的中央支

Left posterior spinal artery 左脊髓后动脉

Zone supplied by penetrating
branches from pial plexus
软膜动脉丛穿支供血区

Zone supplied by central branches
中央支供血区

Zone supplied by both central branches
and branches from pial plexus
中央支和软膜动脉丛的共同供血区

Posterior radicular artery 后根动脉

Anterior radicular artery
前根动脉

Pial arterial plexus
软膜动脉丛

Central branches to right side of spinal cord
脊髓右侧中央支

Anterior radicular artery
前根动脉

Pial arterial plexus
软膜动脉丛

Posterior radicular artery
后根动脉

Anterior spinal artery 脊髓前动脉

**Schema of Arterial Distribution
动脉分布模式图**

7.22　脊髓的动脉供应：横断面观

颈部以下脊髓的主要动脉血供来源于根动脉（上图）。这些肋间的血供还分布于相邻的骨和肌肉中。供应脊髓的穿动脉来源于脊髓前动脉的中央支和围绕脊髓外侧的软膜血管丛。

临床意义

来自脊髓前动脉的阶段性分支为脊髓的前 2/3 部分供血。脊髓前动脉梗阻时会出现剧烈的放射性腿部疼痛。根据梗阻水平的不同，可出现急性弛缓性下肢轻瘫或者四肢轻瘫症状。因双边侧索受累，导致上运动神经元受损，症状继而发展为痉挛性下肢轻瘫或伴有反射亢进的四肢轻瘫。只有在梗阻的平面，也就是下运动神经元受损的地方，才会出现伴随反射减弱的弛缓性麻痹反应以及双侧跖伸反应。前外侧区域的脊髓丘脑/脊髓网状系统缺血时会出现双侧痛觉丧失和温度敏感的症状。当脊髓前动脉梗阻时，走行于外侧索，控制膀胱和肠道的下行纤维会受到损坏。在 T1 以上的脊髓前动脉病变中，调控 T1 中间外侧细胞柱相连的下行交感神经纤维受损，导致双侧的 Horner 综合征，表现为双侧上眼睑下垂、缩瞳症和无汗。

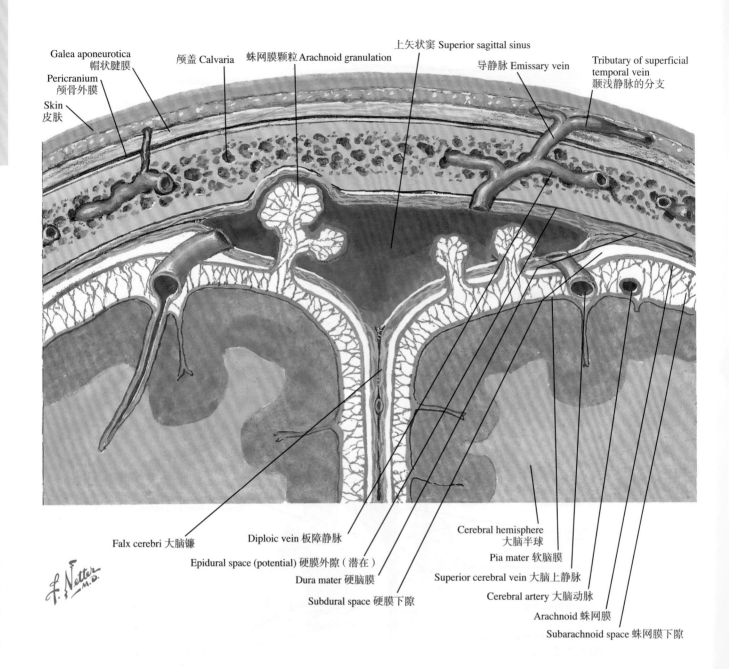

帽状腱膜 Galea aponeurotica / 颅盖 Calvaria / 蛛网膜颗粒 Arachnoid granulation / 上矢状窦 Superior sagittal sinus / 导静脉 Emissary vein / 颞浅静脉的分支 Tributary of superficial temporal vein / 颅骨外膜 Pericranium / 皮肤 Skin

Falx cerebri 大脑镰 / Diploic vein 板障静脉 / Epidural space (potential) 硬膜外隙（潜在） / Dura mater 硬脑膜 / Subdural space 硬膜下隙 / Cerebral hemisphere 大脑半球 / Pia mater 软脑膜 / Superior cerebral vein 大脑上静脉 / Cerebral artery 大脑动脉 / Arachnoid 蛛网膜 / Subarachnoid space 蛛网膜下隙

静脉系统
7.23　脑膜和大脑浅静脉

　　上矢状窦和其他硬脑膜窦接受多种来源的静脉血，包括引流皮质表面血液的大脑浅静脉，引流脑膜血流的脑膜静脉，引流颅骨内外层之间通道内血液的板障静脉，以及连接静脉窦和颅骨的导静脉。这些静脉没有静脉瓣，可以与相应静脉系统和静脉窦自由交通。这一结构特征成为了导致颅外感染病灶转移入颅内静脉窦的重要因素。近期研究表明，脑膜系统中还存在淋巴引流系统。

临床意义

　　蛛网膜颗粒是将脑脊液运输入硬脑膜窦并回到静脉循环的单向瓣膜。大脑静脉延伸至蛛网膜下隙，并进入上矢状窦。重度颅脑损伤时，这些桥静脉会被撕裂，并相应地导致硬膜下区域的静脉出血，将硬脑膜和蛛网膜分开，成为占位性肿块，导致大脑水肿。急性硬膜下水肿会危及生命，尤其是对于有头部外伤的年轻患者。慢性硬膜下血肿常常发生在相关部位有轻度创伤的老人身上，这是因为他们的下脑半球轻度萎缩，使桥静脉更易延展和断裂。缓慢积聚的硬膜下血肿最终会导致颅内压升高，表现为头痛、昏睡、神志不清、癫痫发作与局灶性神经功能异常。大的硬膜下血肿通常可以进行手术引流，而老年人的小血肿则通常可以自行消失。

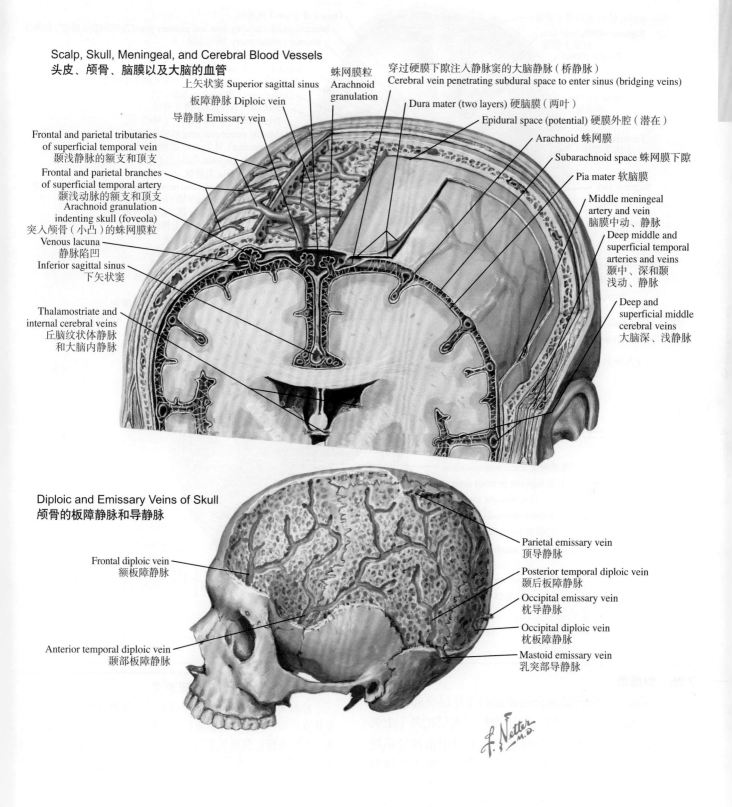

Scalp, Skull, Meningeal, and Cerebral Blood Vessels
头皮、颅骨、脑膜以及大脑的血管

蛛网膜粒 Arachnoid granulation

上矢状窦 Superior sagittal sinus
板障静脉 Diploic vein
导静脉 Emissary vein

穿过硬膜下隙注入静脉窦的大脑静脉（桥静脉）
Cerebral vein penetrating subdural space to enter sinus (bridging veins)

Dura mater (two layers) 硬脑膜（两叶）

Epidural space (potential) 硬膜外腔（潜在）

Frontal and parietal tributaries of superficial temporal vein
颞浅静脉的额支和顶支

Frontal and parietal branches of superficial temporal artery
颞浅动脉的额支和顶支

Arachnoid granulation indenting skull (foveola)
突入颅骨（小凸）的蛛网膜粒

Venous lacuna
静脉陷凹

Inferior sagittal sinus
下矢状窦

Thalamostriate and internal cerebral veins
丘脑纹状体静脉和大脑内静脉

Arachnoid 蛛网膜

Subarachnoid space 蛛网膜下隙

Pia mater 软脑膜

Middle meningeal artery and vein
脑膜中动、静脉

Deep middle and superficial temporal arteries and veins
颞中、深和颞浅动、静脉

Deep and superficial middle cerebral veins
大脑深、浅静脉

Diploic and Emissary Veins of Skull
颅骨的板障静脉和导静脉

Frontal diploic vein
额板障静脉

Anterior temporal diploic vein
颞部板障静脉

Parietal emissary vein
顶导静脉

Posterior temporal diploic vein
颞后板障静脉

Occipital emissary vein
枕导静脉

Occipital diploic vein
枕板障静脉

Mastoid emissary vein
乳突部导静脉

7.24 静脉：大脑浅静脉、脑膜静脉、板障静脉和导静脉

来自颅骨、脑膜和大脑皮质的静脉血液回流入上矢

状窦和其他硬脑膜窦，使得这一区域易受到来自浅静脉汇入中央静脉窦的血流的感染。

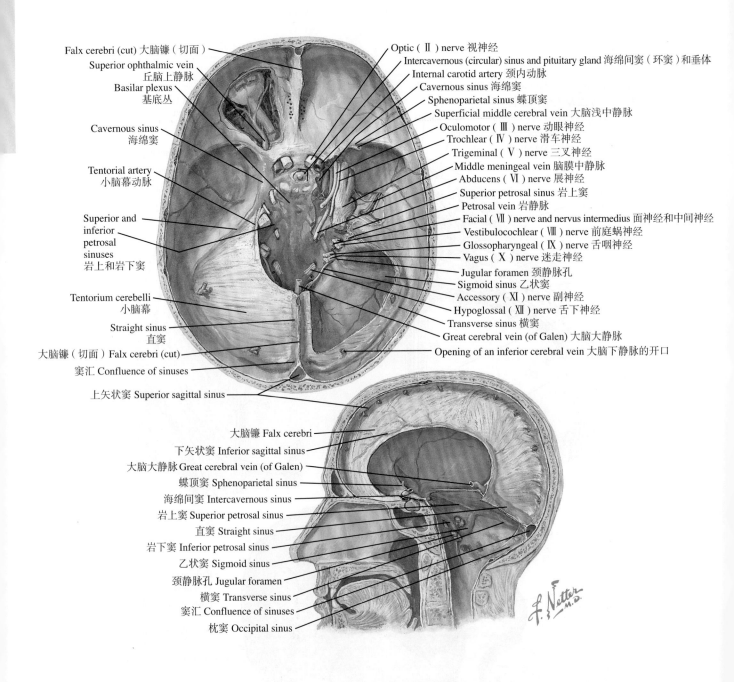

Falx cerebri (cut) 大脑镰（切面）
Superior ophthalmic vein 丘脑上静脉
Basilar plexus 基底丛
Cavernous sinus 海绵窦
Tentorial artery 小脑幕动脉
Superior and inferior petrosal sinuses 岩上和岩下窦
Tentorium cerebelli 小脑幕
Straight sinus 直窦
大脑镰（切面）Falx cerebri (cut)
窦汇 Confluence of sinuses
上矢状窦 Superior sagittal sinus

Optic（Ⅱ）nerve 视神经
Intercavernous (circular) sinus and pituitary gland 海绵间窦（环窦）和垂体
Internal carotid artery 颈内动脉
Cavernous sinus 海绵窦
Sphenoparietal sinus 蝶顶窦
Superficial middle cerebral vein 大脑浅中静脉
Oculomotor（Ⅲ）nerve 动眼神经
Trochlear（Ⅳ）nerve 滑车神经
Trigeminal（Ⅴ）nerve 三叉神经
Middle meningeal vein 脑膜中静脉
Abducens（Ⅵ）nerve 展神经
Superior petrosal sinus 岩上窦
Petrosal vein 岩静脉
Facial（Ⅶ）nerve and nervus intermedius 面神经和中间神经
Vestibulocochlear（Ⅷ）nerve 前庭蜗神经
Glossopharyngeal（Ⅸ）nerve 舌咽神经
Vagus（Ⅹ）nerve 迷走神经
Jugular foramen 颈静脉孔
Sigmoid sinus 乙状窦
Accessory（Ⅺ）nerve 副神经
Hypoglossal（Ⅻ）nerve 舌下神经
Transverse sinus 横窦
Great cerebral vein (of Galen) 大脑大静脉
Opening of an inferior cerebral vein 大脑下静脉的开口

大脑镰 Falx cerebri
下矢状窦 Inferior sagittal sinus
大脑大静脉 Great cerebral vein (of Galen)
蝶顶窦 Sphenoparietal sinus
海绵间窦 Intercavernous sinus
岩上窦 Superior petrosal sinus
直窦 Straight sinus
岩下窦 Inferior petrosal sinus
乙状窦 Sigmoid sinus
颈静脉孔 Jugular foramen
横窦 Transverse sinus
窦汇 Confluence of sinuses
枕窦 Occipital sinus

7.25　静脉窦

　　大脑镰和小脑幕是融合的硬膜内及外层突起，将颅骨划分为颅前、中、后窝。位于硬脑膜夹层的外（上矢状窦）和内（下矢状窦）静脉通道将来自中枢神经系统的浅、深区域的血液分别引流入颈内静脉。脑大静脉和直窦、横窦在窦汇合并，继而流入中枢神经系统后方的区域。感染可通过这些静脉窦进入脑循环。静脉窦血栓的形成可引起血流停滞（静脉压的下降）并导致该供血区域出现供血不足。硬脑膜的突起，如大脑镰和小脑幕，质韧而坚硬。颅内高压时，大脑的一部分会穿过这层硬膜形成脑疝。

临床意义

　　静脉窦血栓的形成常并发感染。海绵窦血栓可由鼻旁窦、中耳或面部疖肿的区域感染引起。前海绵窦血栓可导致剧烈头痛或轻微头痛、同侧视力丧失、眼球突出、眼球水肿（球结膜水肿）、眼球和眼外肌神经（第Ⅲ、Ⅳ、Ⅵ脑神经）及穿过静脉窦的三叉神经眼部分支的麻痹。这种病变可能会加重导致偏瘫，也可能会影响到与之相关的另一侧海绵窦、岩上窦及其他静脉结构。

　　岩窦血栓可能是因中耳感染蔓延而形成的。岩下窦血栓可能会损害展神经，而岩上窦血栓可损伤半月神经节（三叉神经节），产生面部疼痛。如果形成了横窦血栓，则可出现脑神经Ⅸ、Ⅹ、Ⅺ受损症状。

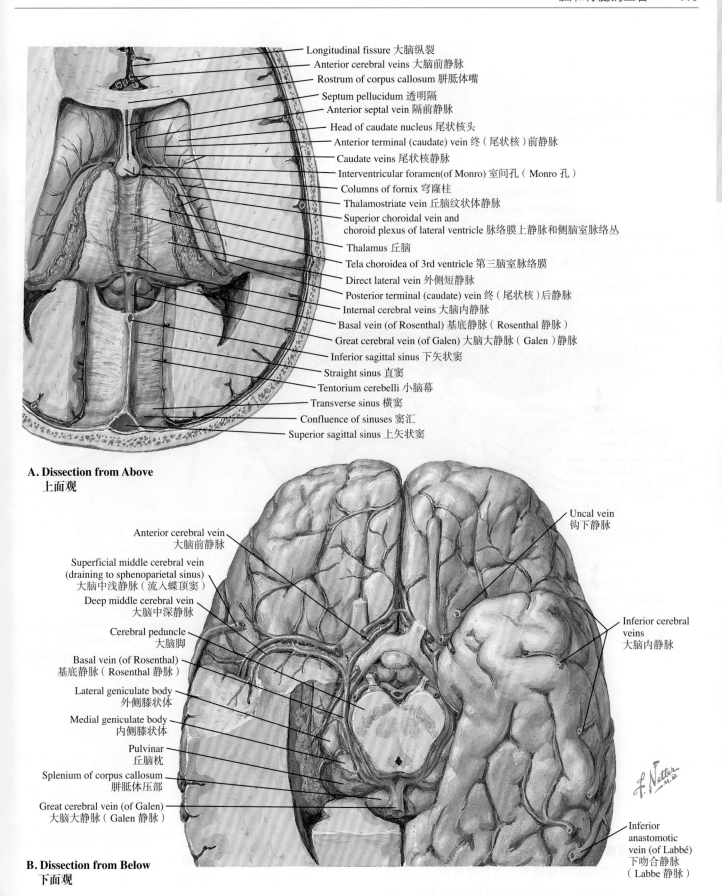

Longitudinal fissure 大脑纵裂
Anterior cerebral veins 大脑前静脉
Rostrum of corpus callosum 胼胝体嘴
Septum pellucidum 透明隔
Anterior septal vein 隔前静脉
Head of caudate nucleus 尾状核头
Anterior terminal (caudate) vein 终（尾状核）前静脉
Caudate veins 尾状核静脉
Interventricular foramen(of Monro) 室间孔（Monro 孔）
Columns of fornix 穹窿柱
Thalamostriate vein 丘脑纹状体静脉
Superior choroidal vein and choroid plexus of lateral ventricle 脉络膜上静脉和侧脑室脉络丛
Thalamus 丘脑
Tela choroidea of 3rd ventricle 第三脑室脉络膜
Direct lateral vein 外侧短静脉
Posterior terminal (caudate) vein 终（尾状核）后静脉
Internal cerebral veins 大脑内静脉
Basal vein (of Rosenthal) 基底静脉（Rosenthal 静脉）
Great cerebral vein (of Galen) 大脑大静脉（Galen）静脉
Inferior sagittal sinus 下矢状窦
Straight sinus 直窦
Tentorium cerebelli 小脑幕
Transverse sinus 横窦
Confluence of sinuses 窦汇
Superior sagittal sinus 上矢状窦

A. Dissection from Above
上面观

Anterior cerebral vein 大脑前静脉
Superficial middle cerebral vein (draining to sphenoparietal sinus) 大脑中浅静脉（流入蝶顶窦）
Deep middle cerebral vein 大脑中深静脉
Cerebral peduncle 大脑脚
Basal vein (of Rosenthal) 基底静脉（Rosenthal 静脉）
Lateral geniculate body 外侧膝状体
Medial geniculate body 内侧膝状体
Pulvinar 丘脑枕
Splenium of corpus callosum 胼胝体压部
Great cerebral vein (of Galen) 大脑大静脉（Galen 静脉）

Uncal vein 钩下静脉
Inferior cerebral veins 大脑内静脉
Inferior anastomotic vein (of Labbé) 下吻合静脉（Labbe 静脉）

B. Dissection from Below
下面观

7.26　大脑深静脉的回流

A. 丘脑和基底节上面观，显示了由前脑深部区域进入后静脉窦的静脉回流。B. 去除脑干后的大脑下面观。

前脑和中脑静脉血流汇入大脑大静脉（Galen 静脉），然后汇入直窦。

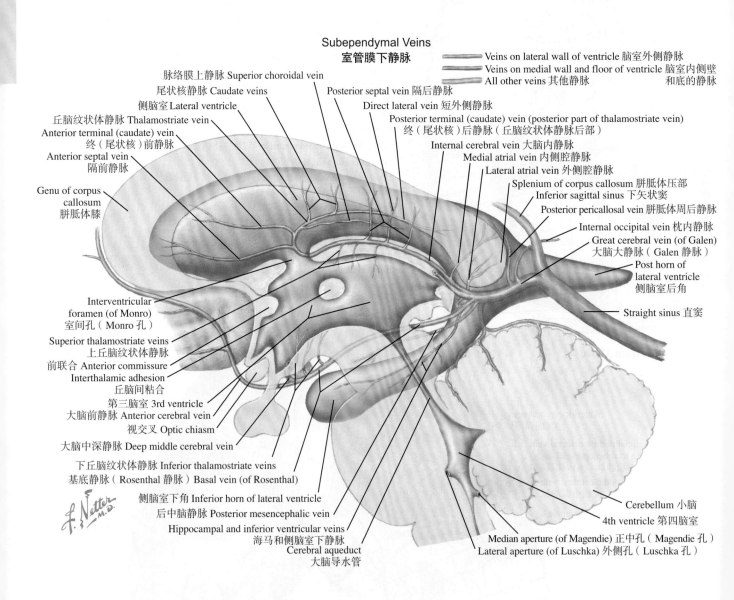

Subependymal Veins
室管膜下静脉

━━━ Veins on lateral wall of ventricle 脑室外侧静脉
━━━ Veins on medial wall and floor of ventricle 脑室内侧壁
All other veins 其他静脉 和底的静脉

脉络膜上静脉 Superior choroidal vein
尾状核静脉 Caudate veins
侧脑室 Lateral ventricle
丘脑纹状体静脉 Thalamostriate vein
Anterior terminal (caudate) vein
终（尾状核）前静脉
Anterior septal vein
隔前静脉
Genu of corpus callosum
胼胝体膝

Posterior septal vein 隔后静脉
Direct lateral vein 短外侧静脉
Posterior terminal (caudate) vein (posterior part of thalamostriate vein)
终（尾状核）后静脉（丘脑纹状体静脉后部）
Internal cerebral vein 大脑内静脉
Medial atrial vein 内侧腔静脉
Lateral atrial vein 外侧腔静脉
Splenium of corpus callosum 胼胝体压部
Inferior sagittal sinus 下矢状窦
Posterior pericallosal vein 胼胝体周后静脉
Internal occipital vein 枕内静脉
Great cerebral vein (of Galen)
大脑大静脉（Galen 静脉）
Post horn of lateral ventricle
侧脑室后角
Straight sinus 直窦

Interventricular foramen (of Monro)
室间孔（Monro 孔）
Superior thalamostriate veins
上丘脑纹状体静脉
前联合 Anterior commissure
Interthalamic adhesion
丘脑间粘合
第三脑室 3rd ventricle
大脑前静脉 Anterior cerebral vein
视交叉 Optic chiasm
大脑中深静脉 Deep middle cerebral vein
下丘脑纹状体静脉 Inferior thalamostriate veins
基底静脉（Rosenthal 静脉）Basal vein (of Rosenthal)
侧脑室下角 Inferior horn of lateral ventricle
后中脑静脉 Posterior mesencephalic vein
Hippocampal and inferior ventricular veins
海马和侧脑室下静脉
Cerebral aqueduct
大脑导水管

Cerebellum 小脑
4th ventricle 第四脑室
Median aperture (of Magendie) 正中孔（Magendie 孔）
Lateral aperture (of Luschka) 外侧孔（Luschka 孔）

7.27 大脑深静脉的回流及其与脑室的关系

中枢神经系统的室管膜下区将静脉血或向上引流入上矢状窦，或向下流入大脑大静脉（Galen 静脉），而二者均汇入直窦。这一区域的静脉的阻塞会导致回流受阻和灌注不足，引发相应引流区域周围脑组织的缺血。

临床意义

静脉血栓形成后可引发一系列继发病变，特别是在邻近静脉窦、中耳或相邻面部区域。非感染性静脉血栓可能是由包括脱水、癌症、真性红细胞增多症和其他高黏滞综合征、炎症以及其他疾病引起的。其症状因为感染发生的位置以及基本病理传播的过程而有所不同，包括头痛、恶心和呕吐、虚弱和感觉缺失，有时还会伴发失语症和昏迷。

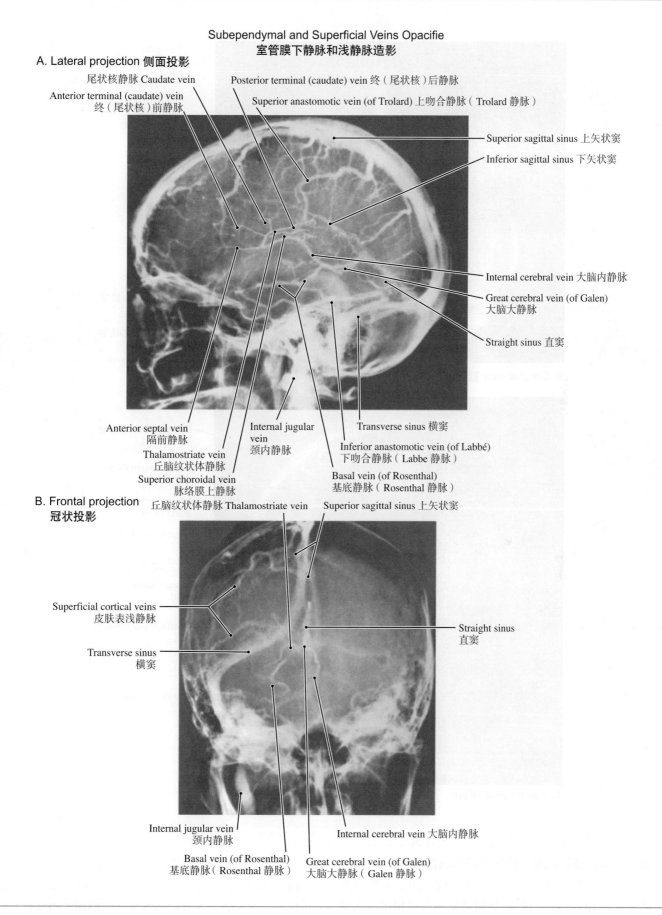

Subependymal and Superficial Veins Opacifie
室管膜下静脉和浅静脉造影

A. Lateral projection 侧面投影

尾状核静脉 Caudate vein

Anterior terminal (caudate) vein
终（尾状核）前静脉

Posterior terminal (caudate) vein 终（尾状核）后静脉

Superior anastomotic vein (of Trolard) 上吻合静脉（Trolard 静脉）

Superior sagittal sinus 上矢状窦

Inferior sagittal sinus 下矢状窦

Internal cerebral vein 大脑内静脉

Great cerebral vein (of Galen)
大脑大静脉

Straight sinus 直窦

Anterior septal vein
隔前静脉

Internal jugular
vein
颈内静脉

Transverse sinus 横窦

Thalamostriate vein
丘脑纹状体静脉

Inferior anastomotic vein (of Labbé)
下吻合静脉（Labbe 静脉）

Superior choroidal vein
脉络膜上静脉

Basal vein (of Rosenthal)
基底静脉（Rosenthal 静脉）

B. Frontal projection
冠状投影

丘脑纹状体静脉 Thalamostriate vein

Superior sagittal sinus 上矢状窦

Superficial cortical veins
皮肤表浅静脉

Straight sinus
直窦

Transverse sinus
横窦

Internal jugular vein
颈内静脉

Internal cerebral vein 大脑内静脉

Basal vein (of Rosenthal)
基底静脉（Rosenthal 静脉）

Great cerebral vein (of Galen)
大脑大静脉（Galen 静脉）

7.28　颈内静脉造影：静脉分段造影

　　这些侧面观和冠状面观的静脉投影显示出了上矢状窦、下矢状窦和大脑大静脉（Galen 静脉）中的血液流入直窦、横窦、基底静脉和颈内静脉的情况。大脑中的静脉血即以此方式回流入心。

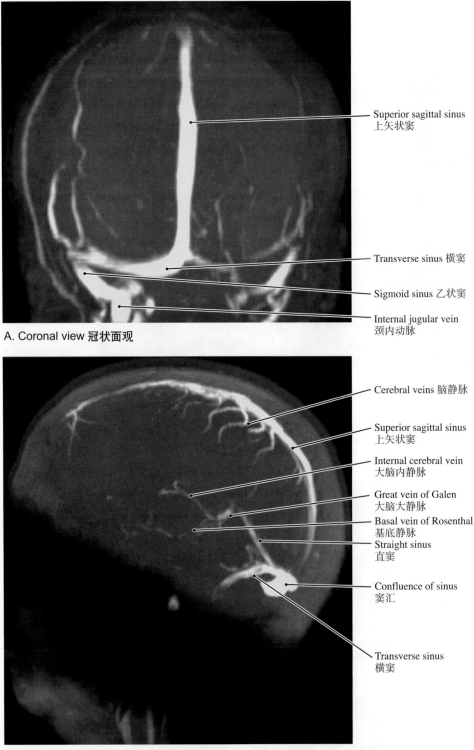

A. Coronal view 冠状面观

- Superior sagittal sinus
  上矢状窦
- Transverse sinus 横窦
- Sigmoid sinus 乙状窦
- Internal jugular vein
  颈内动脉

B. Lateral view 侧面观

- Cerebral veins 脑静脉
- Superior sagittal sinus
  上矢状窦
- Internal cerebral vein
  大脑内静脉
- Great vein of Galen
  大脑大静脉
- Basal vein of Rosenthal
  基底静脉
- Straight sinus
  直窦
- Confluence of sinus
  窦汇
- Transverse sinus
  横窦

7.29　磁共振静脉成像：冠状面观和侧面观

磁共振静脉成像与磁共振动脉成像使用的是相同的流体成像原理（见图7.14）。与动脉血的流动相比，大脑静脉血的流动显著地趋于减缓和稳定。梯度回声序列对流速检测敏感，却对流动的方向检测不敏感。为了将动脉血流与静脉血流区分开，必须先在心脏下方的离心血流或者心脏上方的进心血流放置预饱和带，以便选择性地对动脉或静脉成像。在一个典型的头部磁共振静脉造影中，饱和带被置于颈动脉分叉处，而可移动的饱和带则被置于层面的后部。许多个二维薄层面以此方式与血管近乎垂直地放置。A 为冠状面观，B 为侧面观。这些图像显示了主要的大脑静脉和脑内的静脉窦。

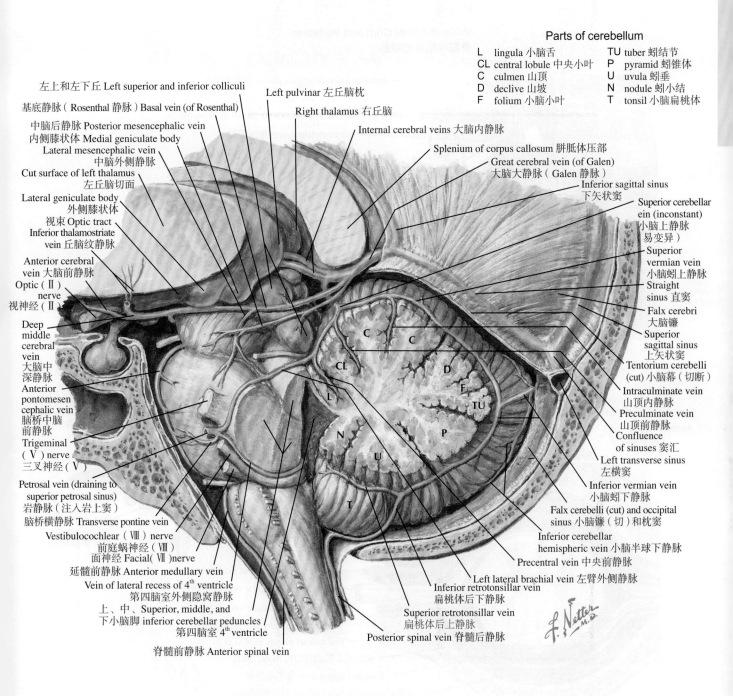

Parts of cerebellum

L	lingula 小脑舌		TU	tuber 蚓结节
CL	central lobule 中央小叶		P	pyramid 蚓锥体
C	culmen 山顶		U	uvula 蚓垂
D	declive 山坡		N	nodule 蚓小结
F	folium 小脑小叶		T	tonsil 小脑扁桃体

左上和左下丘 Left superior and inferior colliculi
基底静脉（Rosenthal 静脉）Basal vein (of Rosenthal)
中脑后静脉 Posterior mesencephalic vein
内侧膝状体 Medial geniculate body
Lateral mesencephalic vein
中脑外侧静脉
Cut surface of left thalamus
左丘脑切面
Lateral geniculate body
外侧膝状体
视束 Optic tract
Inferior thalamostriate
vein 丘脑纹静脉
Anterior cerebral
vein 大脑前静脉
Optic（Ⅱ）
视神经（Ⅱ）
nerve
Deep
middle
cerebral
vein
大脑中
深静脉
Anterior
pontomesen
cephalic vein
脑桥中脑
前静脉
Trigeminal
（Ⅴ）nerve
三叉神经（Ⅴ）
Petrosal vein (draining to
superior petrosal sinus)
岩静脉（注入岩上窦）
脑桥横静脉 Transverse pontine vein
Vestibulocochlear（Ⅷ）nerve
前庭蜗神经（Ⅷ）
面神经 Facial（Ⅶ）nerve
延髓前静脉 Anterior medullary vein
Vein of lateral recess of 4th ventricle
第四脑室外侧隐窝静脉
上、中、Superior, middle, and
下小脑脚 inferior cerebellar peduncles
第四脑室 4th ventricle
脊髓前静脉 Anterior spinal vein

Left pulvinar 左丘脑枕
Right thalamus 右丘脑
Internal cerebral veins 大脑内静脉
Splenium of corpus callosum 胼胝体压部
Great cerebral vein (of Galen)
大脑大静脉（Galen 静脉）
Inferior sagittal sinus
下矢状窦
Superior cerebellar
ein (inconstant)
小脑上静脉
（易变异）
Superior
vermian vein
小脑蚓上静脉
Straight
sinus 直窦
Falx cerebri
大脑镰
Superior
sagittal sinus
上矢状窦
Tentorium cerebelli
(cut) 小脑幕（切断）
Intraculminate vein
山顶内静脉
Preculminate vein
山顶前静脉
Confluence
of sinuses 窦汇
Left transverse sinus
左横窦
Inferior vermian vein
小脑蚓下静脉
Falx cerebelli (cut) and occipital
sinus 小脑镰（切）和枕窦
Inferior cerebellar
hemispheric vein 小脑半球下静脉
Precentral vein 中央前静脉
Left lateral brachial vein 左臂外侧静脉
Inferior retrotonsillar vein
扁桃体后下静脉
Superior retrotonsillar vein
扁桃体后上静脉
Posterior spinal vein 脊髓后静脉

7.30 脑干和小脑的静脉回流

脑干和小脑的静脉回流在解剖学层面上呈现多样化。颅后窝的静脉可回流来自小脑和脑干的血液。上部的静脉回流小脑上方和脑干上部的血液，向后流入大脑大静脉（Galen 静脉）和直窦，或向外侧流入横窦和岩上窦。前部的静脉或岩部静脉将脑干前部、小脑半球的上、下表面及第四脑室外侧区的静脉血回流至岩上窦。后部的静脉或幕静脉则将小脑蚓下部和上、下小脑半球中间部的血液回流至横窦或直窦。

临床意义

窦的交汇发生在颅后窝和枕叶的交汇处。上矢状窦内的血液汇入窦汇，最终流入颈内静脉。静脉窦血栓最常见的发生部位是上矢状窦。上矢状窦血栓在上矢状窦的后部形成时，常会导致头痛、颅内压升高和由此引发的视盘水肿（24 小时之后），并经常伴有意识减退和昏迷。

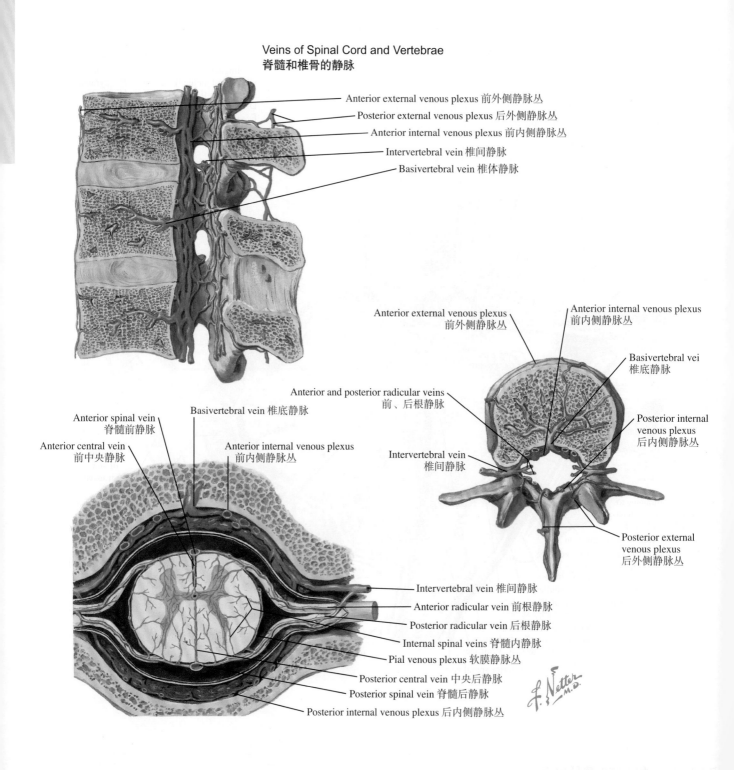

Veins of Spinal Cord and Vertebrae
脊髓和椎骨的静脉

Anterior external venous plexus 前外侧静脉丛
Posterior external venous plexus 后外侧静脉丛
Anterior internal venous plexus 前内侧静脉丛
Intervertebral vein 椎间静脉
Basivertebral vein 椎体静脉

Anterior external venous plexus
前外侧静脉丛
Anterior internal venous plexus
前内侧静脉丛
Basivertebral vei
椎底静脉
Anterior and posterior radicular veins
前、后根静脉
Posterior internal
venous plexus
后内侧静脉丛
Intervertebral vein
椎间静脉
Posterior external
venous plexus
后外侧静脉丛

Anterior spinal vein
脊髓前静脉
Basivertebral vein 椎底静脉
Anterior central vein
前中央静脉
Anterior internal venous plexus
前内侧静脉丛

Intervertebral vein 椎间静脉
Anterior radicular vein 前根静脉
Posterior radicular vein 后根静脉
Internal spinal veins 脊髓内静脉
Pial venous plexus 软膜静脉丛
Posterior central vein 中央后静脉
Posterior spinal vein 脊髓后静脉
Posterior internal venous plexus 后内侧静脉丛

7.31　脊髓的静脉回流

　　脊髓的内、外静脉丛沿整个脊柱的长轴延伸，围绕椎骨形成广泛吻合的静脉环。来自脊髓、椎骨和韧带的血液流入这些静脉丛。胸腔内压和脑脊液的压力变化可以通过静脉丛传递，从而影响静脉血容量。这些静脉丛最终会通过椎间静脉引流入椎静脉、肋间后静脉、腰静脉及骶外侧静脉。

临床意义

　　椎静脉丛与硬膜外脂肪一同存在于环绕脊髓的硬膜外间隙中。硬膜外隙的宽度足以允许导管的插入，故可进行局部麻醉。在局部麻醉剂时，麻醉剂被静脉丛吸收，扩散到相邻的脊髓中，达到或略低于静脉麻醉水平的麻醉效果。这种硬膜外麻醉技术通常被用在分娩时。对于其他各类外科手术而言，硬膜外麻醉的效果也通常优于一般麻醉。

8

神经系统的发生

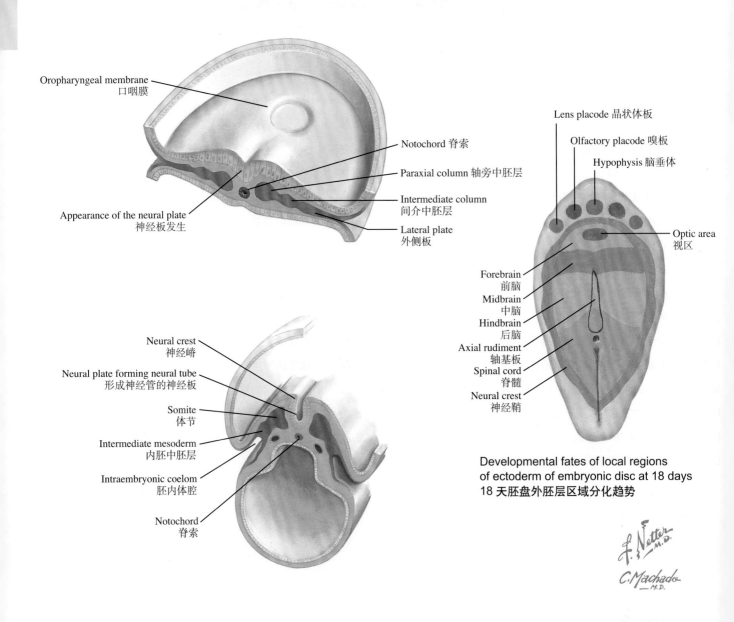

Oropharyngeal membrane
口咽膜

Notochord 脊索

Paraxial column 轴旁中胚层

Intermediate column
间介中胚层

Appearance of the neural plate
神经板发生

Lateral plate
外侧板

Neural crest
神经嵴

Neural plate forming neural tube
形成神经管的神经板

Somite
体节

Intermediate mesoderm
内胚中胚层

Intraembryonic coelom
胚内体腔

Notochord
脊索

Lens placode 晶状体板

Olfactory placode 嗅板

Hypophysis 脑垂体

Optic area
视区

Forebrain
前脑
Midbrain
中脑
Hindbrain
后脑
Axial rudiment
轴基板
Spinal cord
脊髓
Neural crest
神经鞘

Developmental fates of local regions
of ectoderm of embryonic disc at 18 days
18 天胚盘外胚层区域分化趋势

8.1　神经板、神经管及神经嵴的发生

　　神经板、神经管和神经嵴在胚胎发育的第 18 天形成。其深面的脊索诱导神经板和中线神经沟形成。隆起的外缘形成神经皱襞，进一步形成神经嵴，分化成周围神经系统（peripheral nervous system，PNS）。在胚胎发育早期，神经前体细胞对毒素侵入及其他形式的损伤十分敏感。

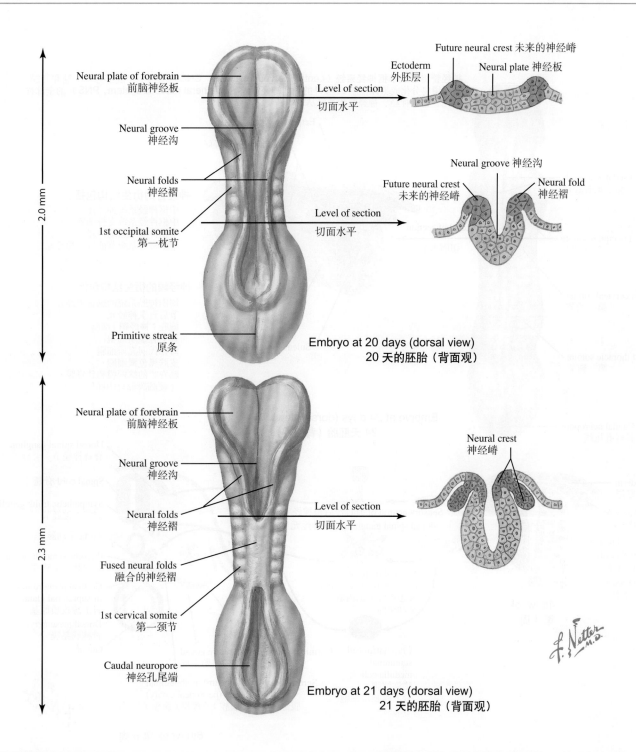

Neural plate of forebrain
前脑神经板

Neural groove
神经沟

Neural folds
神经褶

1st occipital somite
第一枕节

Primitive streak
原条

Level of section
切面水平

Level of section
切面水平

Future neural crest 未来的神经嵴
Ectoderm
外胚层
Neural plate 神经板

Neural groove 神经沟
Future neural crest
未来的神经嵴
Neural fold
神经褶

2.0 mm

Embryo at 20 days (dorsal view)
20 天的胚胎（背面观）

Neural plate of forebrain
前脑神经板

Neural groove
神经沟

Neural folds
神经褶

Fused neural folds
融合的神经褶

1st cervical somite
第一颈节

Caudal neuropore
神经孔尾端

Level of section
切面水平

Neural crest
神经嵴

2.3 mm

Embryo at 21 days (dorsal view)
21 天的胚胎（背面观）

8.2 神经胚形成

胚胎发育至第 21 或 22 天时，神经盘及其中线的神经沟增厚并沿着两侧缘卷曲隆起，使得两侧缘在中线融合形成完整的神经管。中央管位于神经管中心，进一步发育成为脑室系统。神经胚同时向头侧和尾侧逐渐延伸。这个过程若受到阻断可导致完整神经管形成障碍，在头侧可形成无脑畸形，在尾侧可形成脊柱裂。

临床意义

随着神经盘形成神经管，神经褶融合、开始向中间聚拢并逐渐向头侧尾侧延伸最终形成神经胚。神经管未闭合可导致畸形，并影响相关肌肉、骨骼、皮肤及脑膜的发育。如果前神经孔未闭合大脑发育障碍形成无脑畸形，同时会伴发面部畸形。这种畸形是致死的。后（尾侧）神经孔形成障碍会导致脊柱裂，并影响椎弓融合。在腰部可出现囊状突出，内含脑膜（脑脊膜膨出）或脑膜和脊髓膨出（脑脊膜脊髓膨出）。脑脊膜脊髓膨出常伴有下肢瘫痪、肠道和膀胱功能障碍，病变水平感觉障碍，下肢运动功能障碍并伴有脑水肿或 Amold-Chiari 畸形，需要脑室－腹膜腔或脑室－颈静脉分流。

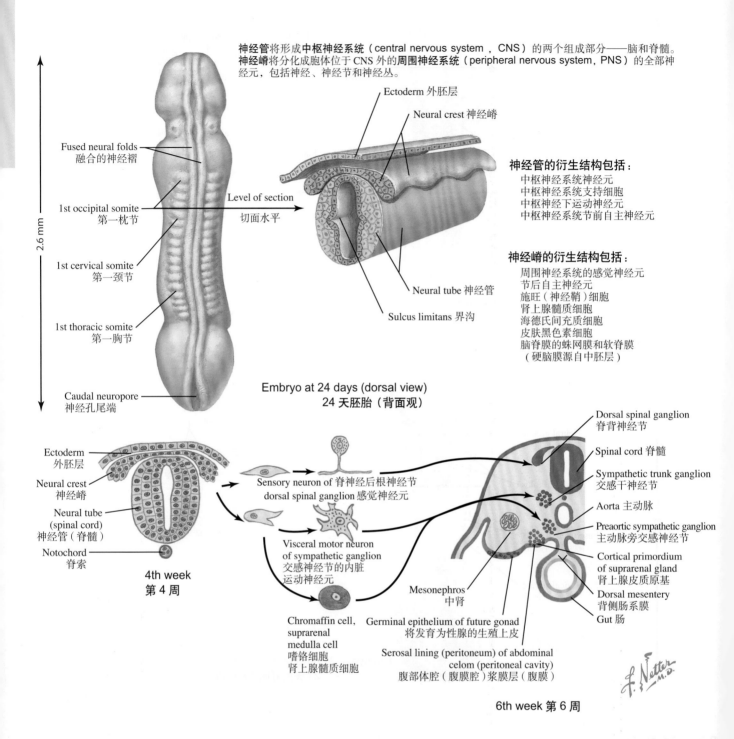

神经管将形成**中枢神经系统**（central nervous system，CNS）的两个组成部分——脑和脊髓。**神经嵴**将分化成胞体位于 CNS 外的**周围神经系统**（peripheral nervous system，PNS）的全部神经元，包括神经、神经节和神经丛。

Ectoderm 外胚层

Neural crest 神经嵴

神经管的衍生结构包括：
中枢神经系统神经元
中枢神经系统支持细胞
中枢神经下运动神经元
中枢神经系统节前自主神经元

神经嵴的衍生结构包括：
周围神经系统的感觉神经元
节后自主神经元
施旺（神经鞘）细胞
肾上腺髓质细胞
海德氏间充质细胞
皮肤黑色素细胞
脑脊膜的蛛网膜和软脊膜
（硬脑膜源自中胚层）

Fused neural folds
融合的神经褶

1st occipital somite
第一枕节

Level of section
切面水平

1st cervical somite
第一颈节

1st thoracic somite
第一胸节

Neural tube 神经管

Sulcus limitans 界沟

2.6 mm

Caudal neuropore
神经孔尾端

Embryo at 24 days (dorsal view)
24 天胚胎（背面观）

Ectoderm
外胚层

Neural crest
神经嵴

Neural tube
(spinal cord)
神经管（脊髓）

Notochord
脊索

4th week
第 4 周

Sensory neuron of 脊神经后根神经节
dorsal spinal ganglion 感觉神经元

Visceral motor neuron
of sympathetic ganglion
交感神经节的内脏
运动神经元

Chromaffin cell,
suprarenal
medulla cell
嗜铬细胞
肾上腺髓质细胞

Mesonephros
中肾

Germinal epithelium of future gonad
将发育为性腺的生殖上皮

Serosal lining (peritoneum) of abdominal
celom (peritoneal cavity)
腹部体腔（腹膜腔）浆膜层（腹膜）

Dorsal spinal ganglion
脊背神经节

Spinal cord 脊髓

Sympathetic trunk ganglion
交感干神经节

Aorta 主动脉

Preaortic sympathetic ganglion
主动脉旁交感神经节

Cortical primordium
of suprarenal gland
肾上腺皮质原基

Dorsal mesentery
背侧肠系膜

Gut 肠

6th week 第 6 周

8.3　神经管发育和神经嵴形成

神经管通过界沟分为腹侧半和背侧半，界沟是中央管向外的突出，将中央管分为两部分，上方为翼板，下方为基板。这个重要的标识线在成年人脑室系统部分位置仍可见到。翼板是许多感觉神经元的发生原基。基板是脊髓和脑干许多运动或自主神经元的发生原基。在神经皱襞边缘的神经嵴细胞联合形成位于神经管上方的神经嵴。神经管和神经嵴从原始的外胚层分离。

临床意义

神经嵴发育成周围神经系统的多种神经成分，包括初级感觉神经元、节后自主神经元、施万细胞、肾上腺髓质嗜铬细胞、软脑膜和蛛网膜细胞、黑色素细胞以及一些头部的间叶细胞。神经嵴形成或移行障碍可导致 Hirschsprung 病（先天性巨结肠）和家族性自主神经功能紊乱。先天性巨结肠是由于结肠感觉信号缺失，而家族性自主神经紊乱会出现自主神经功能紊乱（心血管功能紊乱、胃肠功能紊乱）以及感觉功能障碍（尤其是痛温觉）。

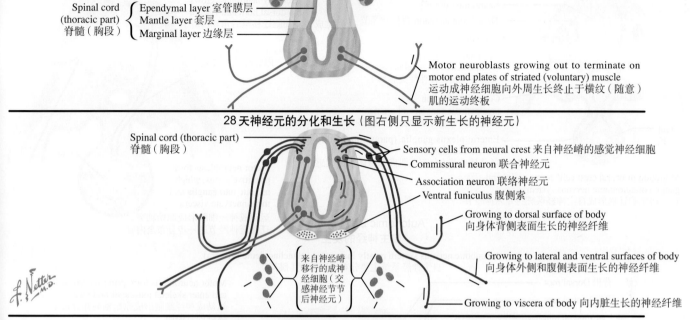

26 天神经元的分化和生长

神经嵴 Neural crest

Spinal cord (thoracic part) 脊髓（胸段）
- Ependymal layer 室管膜层
- Mantle layer 套层
- Marginal layer 边缘层

Motor neuroblasts growing out to terminate on motor end plates of striated (voluntary) muscle 运动成神经细胞向外周生长终止于横纹（随意）肌的运动终板

28 天神经元的分化和生长（图右侧只显示新生长的神经元）

Spinal cord (thoracic part) 脊髓（胸段）

Sensory cells from neural crest 来自神经嵴的感觉神经细胞
Commissural neuron 联合神经元
Association neuron 联络神经元
Ventral funiculus 腹侧索

Growing to dorsal surface of body 向身体背侧表面生长的神经纤维

Growing to lateral and ventral surfaces of body 向身体外侧和腹侧表面生长的神经纤维

来自神经嵴移行的成神经细胞（交感神经节后神经元）

Growing to viscera of body 向内脏生长的神经纤维

5~7 周神经元的分化和生长（图右侧只显示第28天后新生长的神经元）

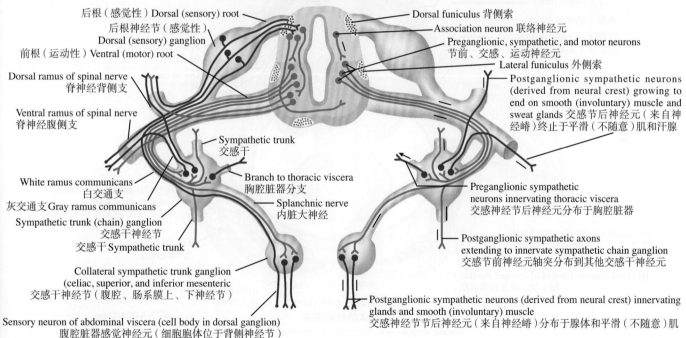

后根（感觉性）Dorsal (sensory) root
后根神经节（感觉性）Dorsal (sensory) ganglion
前根（运动性）Ventral (motor) root
Dorsal ramus of spinal nerve 脊神经背侧支
Ventral ramus of spinal nerve 脊神经腹侧支
White ramus communicans 白交通支
灰交通支 Gray ramus communicans
Sympathetic trunk (chain) ganglion 交感干神经节
交感干 Sympathetic trunk
Collateral sympathetic trunk ganglion (celiac, superior, and inferior mesenteric 交感干神经节（腹腔、肠系膜上、下神经节）
Sensory neuron of abdominal viscera (cell body in dorsal ganglion) 腹腔脏器感觉神经元（细胞胞体位于背侧神经节）

Dorsal funiculus 背侧索
Association neuron 联络神经元
Preganglionic, sympathetic, and motor neurons 节前、交感、运动神经元
Lateral funiculus 外侧索
Postganglionic sympathetic neurons (derived from neural crest) growing to end on smooth (involuntary) muscle and sweat glands 交感节后神经元（来自神经嵴）终止于平滑（不随意）肌和汗腺

Sympathetic trunk 交感干
Branch to thoracic viscera 胸腔脏器分支
Splanchnic nerve 内脏大神经

Preganglionic sympathetic neurons innervating thoracic viscera 交感神经节后神经元分布于胸腔脏器

Postganglionic sympathetic axons extending to innervate sympathetic chain ganglion 交感节前神经元轴突分布到其他交感干神经元

Postganglionic sympathetic neurons (derived from neural crest) innervating glands and smooth (involuntary) muscle 交感神经节节后神经元（来自神经嵴）分布于腺体和平滑（不随意）肌

8.4 周围突的发生

周围突的发生是一个复杂的过程，包括中枢和外周神经突向外周延伸、营养和趋化因子的作用以及受神经支配的靶器官对轴突的导引和维持。背根神经节细胞是双极细胞，其周围突与单一或复杂的感受器相连，中枢突延伸至中枢神经系统（central nervous system，CNS）与二级感觉神经元形成突触联系。下运动神经元通过脊神经前根或脑运动神经，轴突分布至发育中的骨骼肌，

在突触连接处形成神经肌肉接头。运动神经元若不能建立这样的突触联系，会导致骨骼肌退化。中枢节前神经轴变起自脊神经前根终于交感干神经节或椎旁节或内脏周围的副交感神经节内的交感神经节细胞。节后轴突与靶器官形成突触联系，包括平滑肌、心肌、分泌腺、某些代谢细胞（肝细胞、脂肪细胞）和免疫器官实质内的免疫细胞。当这些连接被破坏，会出现感觉、运动和自主神经障碍等周围神经病变的症状。

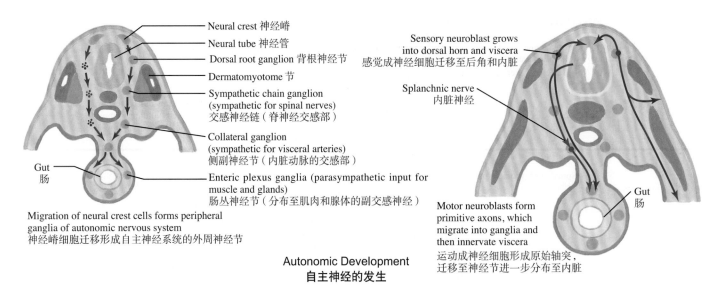

Neural crest 神经嵴
Neural tube 神经管
Dorsal root ganglion 背根神经节
Dermatomyotome 节
Sympathetic chain ganglion (sympathetic for spinal nerves) 交感神经链（脊神经交感部）
Collateral ganglion (sympathetic for visceral arteries) 侧副神经节（内脏动脉的交感部）
Gut 肠
Enteric plexus ganglia (parasympathetic input for muscle and glands) 肠丛神经节（分布至肌肉和腺体的副交感神经）

Migration of neural crest cells forms peripheral ganglia of autonomic nervous system
神经嵴细胞迁移形成自主神经系统的外周神经节

Sensory neuroblast grows into dorsal horn and viscera
感觉成神经细胞迁移至后角和内脏
Splanchnic nerve 内脏神经
Gut 肠
Motor neuroblasts form primitive axons, which migrate into ganglia and then innervate viscera
运动成神经细胞形成原始轴突，迁移至神经节进一步分布至内脏

Autonomic Development
自主神经的发生
Autonomic nervous system mostly innervates splanchnopleure (viscera)
自主神经系统主要分布至胚脏壁（脏层）

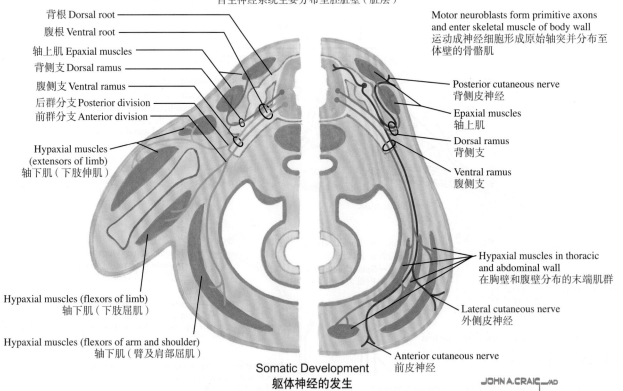

背根 Dorsal root
腹根 Ventral root
轴上肌 Epaxial muscles
背侧支 Dorsal ramus
腹侧支 Ventral ramus
后群分支 Posterior division
前群分支 Anterior division
Hypaxial muscles (extensors of limb) 轴下肌（下肢伸肌）
Hypaxial muscles (flexors of limb) 轴下肌（下肢屈肌）
Hypaxial muscles (flexors of arm and shoulder) 轴下肌（臂及肩部屈肌）

Motor neuroblasts form primitive axons and enter skeletal muscle of body wall
运动成神经细胞形成原始轴突并分布至体壁的骨骼肌
Posterior cutaneous nerve 背侧皮神经
Epaxial muscles 轴上肌
Dorsal ramus 背侧支
Ventral ramus 腹侧支
Hypaxial muscles in thoracic and abdominal wall 在胸壁和腹壁分布的末端肌群
Lateral cutaneous nerve 外侧皮神经
Anterior cutaneous nerve 前皮神经

Somatic Development
躯体神经的发生
Somatic nervous system innervates somatopleure (body wall)
躯体神经系统分布至胚体层（体壁）

JOHN A.CRAIG—AD

8.5　躯体和内脏神经发生

　　胚体壁和胚脏壁构成周围神经系统发育的胚胎基础，进一步分化成脊（躯体）神经和内脏（自主）神经。胚体壁从外胚层和侧板中胚层躯体部发育而来。内胚层体节迁移至胚体壁形成体壁的两侧和腹侧部分，同时还包括下肢。胚脏层由内胚层和侧板中胚层分化而来，进一步形成内脏器官。其腹侧支迁移入胚体壁，内脏神经分布至胚脏壁。胸部和腰部内脏神经含有交感和内脏感觉神经轴突成分。盆内脏神经（S2～S4）含有副交感和内脏感觉神经轴突成分。

Changes in ventral dermatome pattern (cutaneous sensory nerve distribution) during limb development
在肢体发育过程中腹侧皮节神经分布变化（感觉皮神经分布）

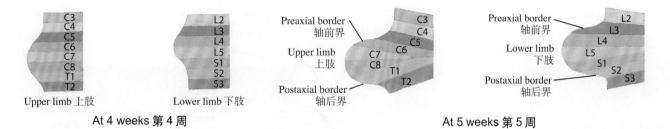

Upper limb 上肢 ｜ Lower limb 下肢

At 4 weeks 第 4 周

At 5 weeks 第 5 周

At 7 weeks 第 7 周

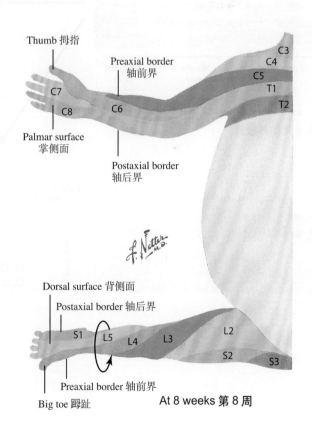

At 8 weeks 第 8 周

8.6　四肢自旋和皮节

下肢自旋使得中轴前后界翻转，皮节呈螺旋形。脊神经分布至下肢表面进而延伸至中间和下方；跗趾由偏头侧的神经支配（L4），而小趾由偏尾侧的神经支配（S1）。下肢是躯干的延伸，最尾侧人神经（骶部和尾部）分布在会阴而不是双足。颈部神经主要有序地分布在上肢，上肢皮节仅有轻微的自旋。

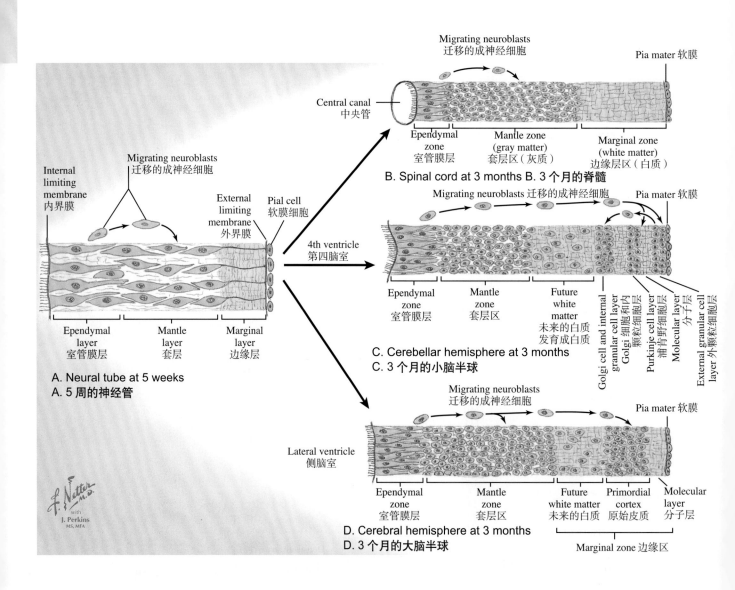

A. Neural tube at 5 weeks
A. 5 周的神经管

Internal limiting membrane 内界膜
Migrating neuroblasts 迁移的成神经细胞
External limiting membrane 外界膜
Pial cell 软膜细胞
Ependymal layer 室管膜层
Mantle layer 套层
Marginal layer 边缘层

B. Spinal cord at 3 months B. 3 个月的脊髓

Migrating neuroblasts 迁移的成神经细胞
Central canal 中央管
Pia mater 软膜
Ependymal zone 室管膜层
Mantle zone (gray matter) 套层区（灰质）
Marginal zone (white matter) 边缘层区（白质）

C. Cerebellar hemisphere at 3 months
C. 3 个月的小脑半球

Migrating neuroblasts 迁移的成神经细胞
Pia mater 软膜
4th ventricle 第四脑室
Ependymal zone 室管膜层
Mantle zone 套层区
Future white matter 未来的白质 发育成白质
Golgi cell and internal granular cell layer Golgi 细胞和内颗粒细胞层
Purkinje cell layer 蒲肯野细胞层
Molecular layer 分子层
External granular cell layer 外颗粒细胞层

D. Cerebral hemisphere at 3 months
D. 3 个月的大脑半球

Migrating neuroblasts 迁移的成神经细胞
Pia mater 软膜
Lateral ventricle 侧脑室
Ependymal zone 室管膜层
Mantle zone 套层区
Future white matter 未来的白质
Primordial cortex 原始皮质
Molecular layer 分子层
Marginal zone 边缘区

8.7 神经管壁的增殖和分化

在胚胎发育的早期（第 5 周），沿中央管分布的室管膜层内的成神经细胞从室管膜表面向软膜表面方向运动，并在移动的过程中增殖。神经管不同部位的神经迁移成不同的分布状态。在脊髓，神经元迁移至内侧套层，将外侧的边缘层作为轴突的传导部位。在小脑皮质，一些神经元迁移至外层软膜的表面，形成外颗粒层。在那里，颗粒细胞进一步向内迁移与其他脑皮质深层的神经元形成突触联系。在大脑皮质，神经元向外侧迁移，因此灰质（神经细胞胞体）位于大脑表面，而内侧为白质（神经纤维）。发育的过程反映了成熟后的解剖结构、血液供应以及对肿瘤、血管损伤、外伤和其他因素的易损性。

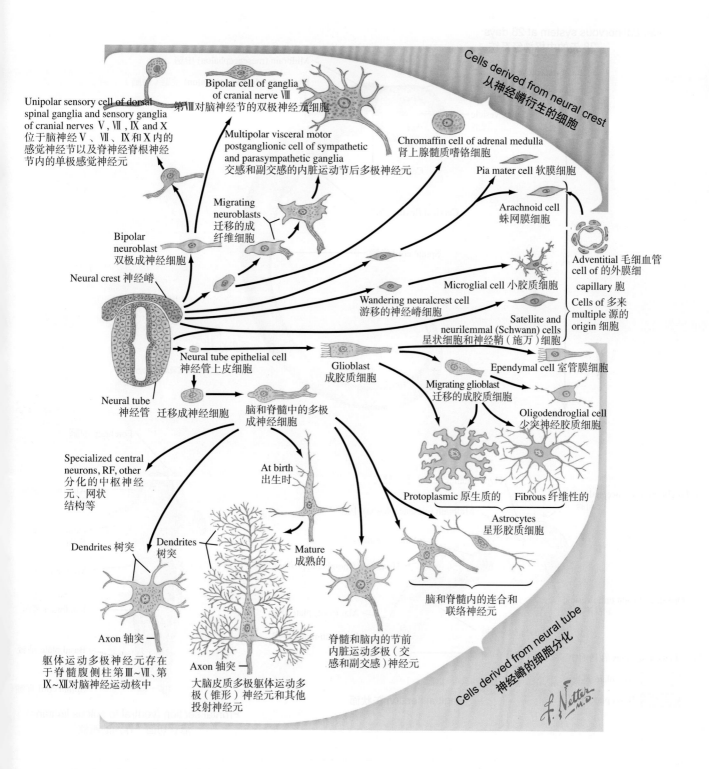

Cells derived from neural crest
从神经嵴衍生的细胞

Unipolar sensory cell of dorsal spinal ganglia and sensory ganglia of cranial nerves Ⅴ, Ⅶ, Ⅸ and Ⅹ
位于脑神经Ⅴ、Ⅶ、Ⅸ和Ⅹ内的感觉神经节以及脊神经脊根神经节内的单极感觉神经元

Bipolar cell of ganglia of cranial nerve Ⅷ
第Ⅷ对脑神经节的双极神经元细胞

Multipolar visceral motor postganglionic cell of sympathetic and parasympathetic ganglia
交感和副交感的内脏运动节后多极神经元

Chromaffin cell of adrenal medulla
肾上腺髓质嗜铬细胞

Pia mater cell 软膜细胞

Arachnoid cell 蛛网膜细胞

Migrating neuroblasts
迁移的成纤维细胞

Bipolar neuroblast
双极成神经细胞

Neural crest 神经嵴

Wandering neuralcrest cell
游移的神经嵴细胞

Microglial cell 小胶质细胞

Adventitial 毛细血管cell of 的外膜细 capillary 胞
Cells of 多来 multiple 源的 origin 细胞

Satellite and neurilemmal (Schwann) cells
星状细胞和神经鞘（施万）细胞

Neural tube epithelial cell
神经管上皮细胞

Glioblast
成胶质细胞

Migrating glioblast
迁移的成胶质细胞

Ependymal cell 室管膜细胞

Neural tube 神经管　迁移成神经细胞

脑和脊髓中的多极成神经细胞

Oligodendroglial cell
少突神经胶质细胞

Specialized central neurons, RF, other
分化的中枢神经元、网状结构等

At birth
出生时

Protoplasmic 原生质的　Fibrous 纤维性的

Astrocytes
星形胶质细胞

Dendrites 树突

Dendrites
树突

Dendrites
树突

Mature
成熟的

脑和脊髓内的连合和联络神经元

Axon 轴突

躯体运动多极神经元存在于脊髓腹侧柱第Ⅲ~Ⅶ、第Ⅸ~Ⅻ对脑神经运动核中

Axon 轴突

大脑皮质多极躯体运动多极（锥形）神经元和其他投射神经元

脊髓和脑内的节前内脏运动多极（交感和副交感）神经元

Cells derived from neural tube
神经嵴的细胞分化

F. Netter M.D.

8.8　神经管和神经嵴分化

神经管室管膜细胞分化出成神经细胞，进而分化出中枢神经系统神经元。成神经细胞同时还会分化出神经胶质细胞，进而分化为成熟的室管膜细胞、星形胶质细胞和少突胶质细胞。小胶质细胞是中枢神经系统的"吞噬细胞"，主要来自中胚层的前体细胞。神经胶质细胞是中枢神经肿瘤的来源。神经嵴细胞分化出周围神经系统的结构，包括初级感觉神经元、交感和副交感神经系统自主神经节节后神经元、肾上腺髓质的嗜铬细胞、软脑膜和蛛网膜细胞、施万细胞（周围神经系统的支持细胞）以及其他特殊类型的细胞。神经嵴细胞在某些疾病中被选择性破坏（如家族性自主神经功能异常），并可能分化成特殊类型的肿瘤，如嗜铬细胞瘤。大多数小胶质细胞是从卵黄囊中特殊的间充质细胞分化而来的。

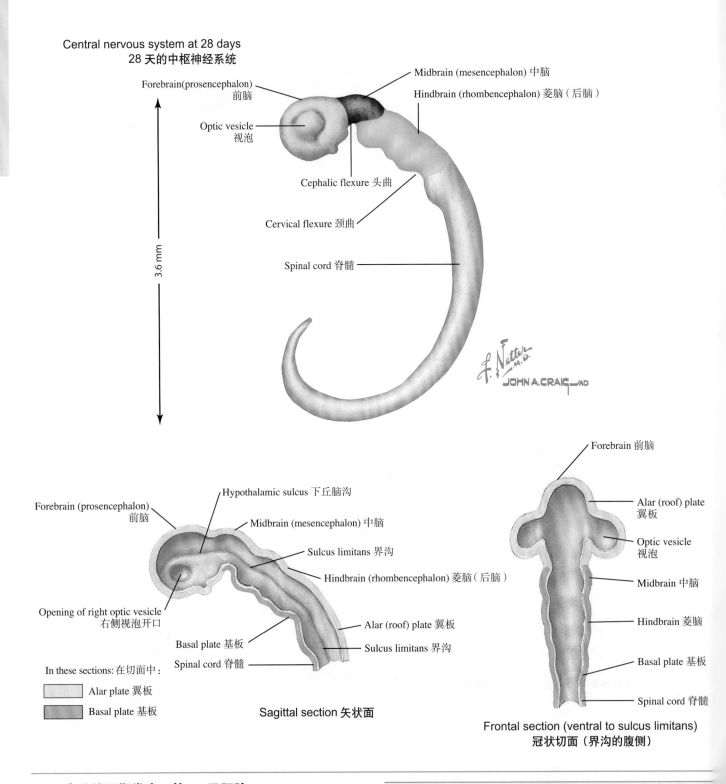

Central nervous system at 28 days
28 天的中枢神经系统

Forebrain(prosencephalon) 前脑

Optic vesicle 视泡

Midbrain (mesencephalon) 中脑

Hindbrain (rhombencephalon) 菱脑（后脑）

Cephalic flexure 头曲

Cervical flexure 颈曲

Spinal cord 脊髓

3.6 mm

Forebrain (prosencephalon) 前脑

Hypothalamic sulcus 下丘脑沟

Midbrain (mesencephalon) 中脑

Sulcus limitans 界沟

Hindbrain (rhombencephalon) 菱脑（后脑）

Opening of right optic vesicle 右侧视泡开口

Alar (roof) plate 翼板

Basal plate 基板

Sulcus limitans 界沟

Spinal cord 脊髓

In these sections: 在切面中：

Alar plate 翼板

Basal plate 基板

Sagittal section 矢状面

Forebrain 前脑

Alar (roof) plate 翼板

Optic vesicle 视泡

Midbrain 中脑

Hindbrain 菱脑

Basal plate 基板

Spinal cord 脊髓

**Frontal section (ventral to sulcus limitans)
冠状切面（界沟的腹侧）**

8.9 大脑的早期发育：第 28 天胚胎

　　神经管的不同成分向不同方向膨胀分化，使得神经管弯曲和褶皱将神经管分为头侧部和尾侧部。不同程度的膨大形成头侧的头曲、尾侧的颈曲。其中有三个部位的细胞增殖分化迅速：头侧的前脑、中部的中脑和尾部的后脑。脑室系统随之扭曲膨胀以适应神经的快速增长。前脑的尾侧部分（未来的间脑）向外侧膨胀形成视泡，进一步发育成视网膜和视神经。

临床意义

　　视泡从前脑也就是未来的间脑发育而来。因此，网膜实际上是由中枢神经系统衍生而来，而非由外周神经的神经嵴分化。视网膜的血供来自于中枢神经系统血管网，视网膜的神经节细胞（投射至视神经、视交叉和视束）实际上是中枢神经系统轴突，其外包裹着由少突胶质细胞形成的髓鞘，周围为蛛网膜下隙及脑脊液。作为中枢神经系统神经束，在多发性硬化中会出现视神经中枢性脱髓鞘。视网膜血管是中枢神经脉管系统中唯一能够通过检眼镜观察到的血管。

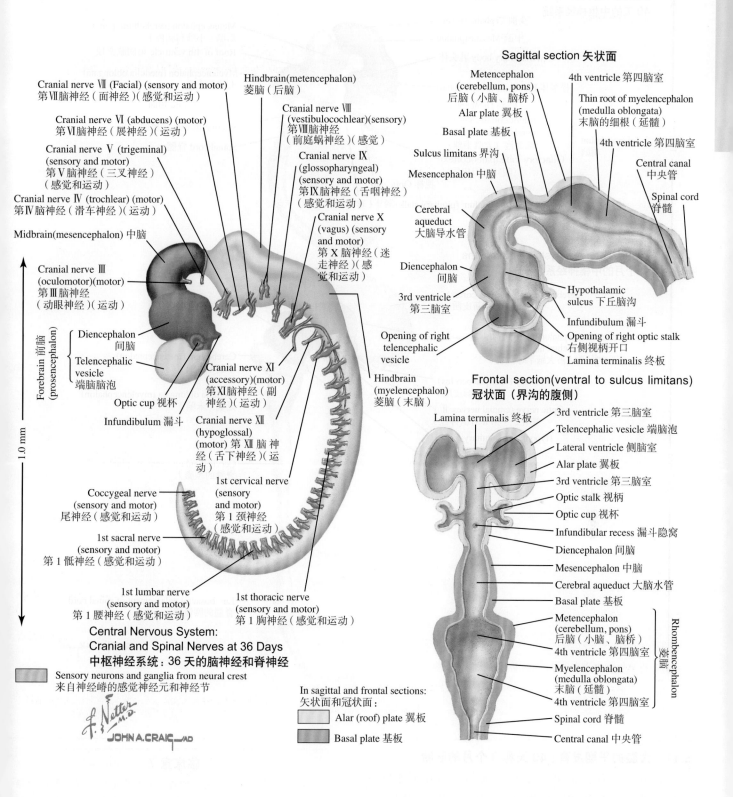

Sagittal section 矢状面

Cranial nerve Ⅶ (Facial) (sensory and motor)
第Ⅶ脑神经（面神经）（感觉和运动）

Cranial nerve Ⅵ (abducens) (motor)
第Ⅵ脑神经（展神经）（运动）

Cranial nerve Ⅴ (trigeminal)
(sensory and motor)
第Ⅴ脑神经（三叉神经）
（感觉和运动）

Cranial nerve Ⅳ (trochlear) (motor)
第Ⅳ脑神经（滑车神经）（运动）

Midbrain(mesencephalon) 中脑

Cranial nerve Ⅲ
(oculomotor)(motor)
第Ⅲ脑神经
（动眼神经）（运动）

Diencephalon
间脑

Telencephalic
vesicle
端脑脑泡

Forebrain (prosencephalon) 前脑

Optic cup 视杯

Infundibulum 漏斗

1.0 mm

Hindbrain(metencephalon)
菱脑（后脑）

Cranial nerve Ⅷ
(vestibulocochlear)(sensory)
第Ⅷ脑神经
（前庭蜗神经）（感觉）

Cranial nerve Ⅸ
(glossopharyngeal)
(sensory and motor)
第Ⅸ脑神经（舌咽神经）
（感觉和运动）

Cranial nerve Ⅹ
(vagus) (sensory
and motor)
第Ⅹ脑神经（迷
走神经）（感
觉和运动）

Cranial nerve Ⅺ
(accessory)(motor)
第Ⅺ脑神经（副
神经）（运动）

Cranial nerve Ⅻ
(hypoglossal)
(motor) 第Ⅻ脑神
经（舌下神经）（运
动）

1st cervical nerve
(sensory
and motor)
第1颈神经
（感觉和运动）

Coccygeal nerve
(sensory and motor)
尾神经（感觉和运动）

1st sacral nerve
(sensory and motor)
第1骶神经（感觉和运动）

1st lumbar nerve
(sensory and motor)
第1腰神经（感觉和运动）

1st thoracic nerve
(sensory and motor)
第1胸神经（感觉和运动）

Hindbrain
(myelencephalon)
菱脑（末脑）

Central Nervous System:
Cranial and Spinal Nerves at 36 Days
中枢神经系统：36 天的脑神经和脊神经

Sensory neurons and ganglia from neural crest
来自神经嵴的感觉神经元和神经节

f. Netter m.d.
JOHN A.CRAIG AD

Metencephalon
(cerebellum, pons)
后脑（小脑、脑桥）

Alar plate 翼板

Basal plate 基板

Sulcus limitans 界沟

Mesencephalon 中脑

Cerebral
aqueduct
大脑导水管

Diencephalon
间脑

3rd ventricle
第三脑室

Opening of right
telencephalic
vesicle

4th ventricle 第四脑室

Thin root of myelencephalon
(medulla oblongata)
末脑的细根（延髓）

4th ventricle 第四脑室

Central canal
中央管

Spinal cord
脊髓

Hypothalamic
sulcus 下丘脑沟

Infundibulum 漏斗

Opening of right optic stalk
右侧视柄开口

Lamina terminalis 终板

Frontal section(ventral to sulcus limitans)
冠状面（界沟的腹侧）

Lamina terminalis 终板

3rd ventricle 第三脑室

Telencephalic vesicle 端脑泡

Lateral ventricle 侧脑室

Alar plate 翼板

3rd ventricle 第三脑室

Optic stalk 视柄

Optic cup 视杯

Infundibular recess 漏斗隐窝

Diencephalon 间脑

Mesencephalon 中脑

Cerebral aqueduct 大脑水管

Basal plate 基板

Metencephalon
(cerebellum, pons)
后脑（小脑、脑桥）

4th ventricle 第四脑室

Myelencephalon
(medulla oblongata)
末脑（延髓）

4th ventricle 第四脑室

Spinal cord 脊髓

Central canal 中央管

Rhombencephalon 菱脑

In sagittal and frontal sections:
矢状面和冠状面：

Alar (roof) plate 翼板

Basal plate 基板

8.10　大脑的早期发育：第 36 天胚胎

　　胚胎发育至第 36 天，前脑开始迅速膨胀发育，形成间脑（丘脑和下丘脑）和端脑（基底节、边缘系统、嗅觉系统和大脑皮质）。前脑快速发育的同时伴有间脑中狭小的第三脑室和端脑内的中央管上端 C 形侧脑室的

形成。菱脑进一步发育成两个独立的部分，后脑（形成脑桥和小脑）和末脑（形成延髓）。脊神经和脑神经开始分化的同时伴随着感觉和运动神经元分化，并和它们外周的靶器官形成突触联系。

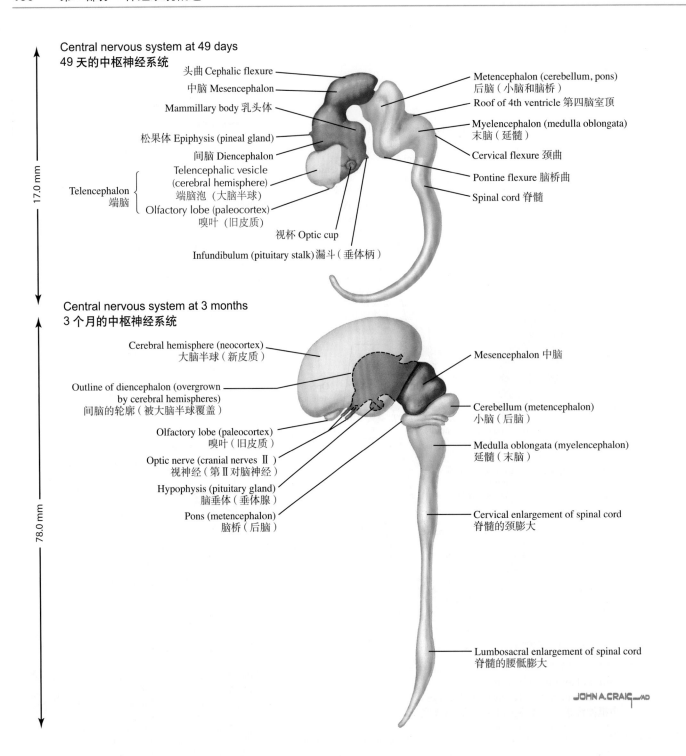

Central nervous system at 49 days
49 天的中枢神经系统

头曲 Cephalic flexure

中脑 Mesencephalon

Mammillary body 乳头体

松果体 Epiphysis (pineal gland)

间脑 Diencephalon

Telencephalon
端脑
Telencephalic vesicle
(cerebral hemisphere)
端脑泡（大脑半球）
Olfactory lobe (paleocortex)
嗅叶（旧皮质）

视杯 Optic cup

Infundibulum (pituitary stalk) 漏斗（垂体柄）

Metencephalon (cerebellum, pons)
后脑（小脑和脑桥）
Roof of 4th ventricle 第四脑室顶
Myelencephalon (medulla oblongata)
末脑（延髓）
Cervical flexure 颈曲
Pontine flexure 脑桥曲
Spinal cord 脊髓

17.0 mm

Central nervous system at 3 months
3 个月的中枢神经系统

Cerebral hemisphere (neocortex)
大脑半球（新皮质）

Outline of diencephalon (overgrown
by cerebral hemispheres)
间脑的轮廓（被大脑半球覆盖）

Olfactory lobe (paleocortex)
嗅叶（旧皮质）

Optic nerve (cranial nerves Ⅱ)
视神经（第Ⅱ对脑神经）

Hypophysis (pituitary gland)
脑垂体（垂体腺）

Pons (metencephalon)
脑桥（后脑）

Mesencephalon 中脑

Cerebellum (metencephalon)
小脑（后脑）

Medulla oblongata (myelencephalon)
延髓（末脑）

Cervical enlargement of spinal cord
脊髓的颈膨大

Lumbosacral enlargement of spinal cord
脊髓的腰骶膨大

78.0 mm

JOHN A. CRAIG—AD

8.11　大脑的早期发育：49 天和 3 个月的胚胎

　　在胚胎发育至第 49 天，间脑和端脑分化成不同的
结构：背侧丘脑和间脑腹侧的下丘脑、嗅叶、基底节、
前脑边缘系统结构和端脑的大脑皮质。后脑（脑桥）和
末脑（延髓）进一步发育、折叠，通过屈曲的脑桥分为
两部分。后脑的菱形缘发育形成小脑，随着神经元向
背侧迁移跨越在脑桥和大部分脑干之上。中脑向背侧扩
大，形成上丘和下丘（四叠体）。脊髓进一步发育延伸，
与形成四肢的外周组织相连，形成颈膨大和腰骶膨大。

临床意义

　　前脑发育成间脑和端脑的过程又称作前脑形成。两侧大脑
半球形成障碍会导致前脑无裂畸形，仅形成一个增大的前脑
室、发育不良的间脑和异常发育的端脑结构。前脑形成的严重
缺陷也同时伴有面部畸形。

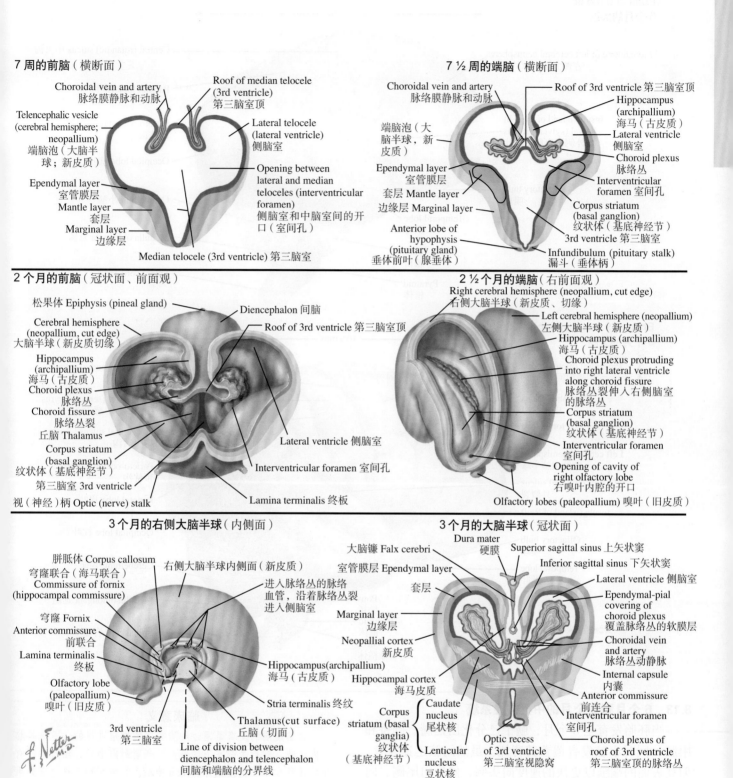

7周的前脑（横断面）

Choroidal vein and artery 脉络膜静脉和动脉

Telencephalic vesicle (cerebral hemisphere; neopallium) 端脑泡（大脑半球；新皮质）

Ependymal layer 室管膜层

Mantle layer 套层

Marginal layer 边缘层

Roof of median telocele (3rd ventricle) 第三脑室顶

Lateral telocele (lateral ventricle) 侧脑室

Opening between lateral and median teloceles (interventricular foramen) 侧脑室和中脑室间的开口（室间孔）

Median telocele (3rd ventricle) 第三脑室

7½周的端脑（横断面）

Choroidal vein and artery 脉络膜静脉和动脉

端脑泡（大脑半球，新皮质）

Ependymal layer 室管膜层

套层 Mantle layer

边缘层 Marginal layer

Anterior lobe of hypophysis (pituitary gland) 垂体前叶（腺垂体）

Roof of 3rd ventricle 第三脑室顶

Hippocampus (archipallium) 海马（古皮质）

Lateral ventricle 侧脑室

Choroid plexus 脉络丛

Interventricular foramen 室间孔

Corpus striatum (basal ganglion) 纹状体（基底神经节）

3rd ventricle 第三脑室

Infundibulum (pituitary stalk) 漏斗（垂体柄）

2个月的前脑（冠状面、前面观）

松果体 Epiphysis (pineal gland)

Cerebral hemisphere (neopallium, cut edge) 大脑半球（新皮质切缘）

Hippocampus (archipallium) 海马（古皮质）

Choroid plexus 脉络丛

Choroid fissure 脉络丛裂

丘脑 Thalamus

Corpus striatum (basal ganglion) 纹状体（基底神经节）

第三脑室 3rd ventricle

视（神经）柄 Optic (nerve) stalk

Diencephalon 间脑

Roof of 3rd ventricle 第三脑室顶

Lateral ventricle 侧脑室

Interventricular foramen 室间孔

Lamina terminalis 终板

2½个月的端脑（右前面观）

Right cerebral hemisphere (neopallium, cut edge) 右侧大脑半球（新皮质、切缘）

Left cerebral hemisphere (neopallium) 左侧大脑半球（新皮质）

Hippocampus (archipallium) 海马（古皮质）

Choroid plexus protruding into right lateral ventricle along choroid fissure 脉络丛裂伸入右侧脑室的脉络丛

Corpus striatum (basal ganglion) 纹状体（基底神经节）

Interventricular foramen 室间孔

Opening of cavity of right olfactory lobe 右嗅叶内腔的开口

Olfactory lobes (paleopallium) 嗅叶（旧皮质）

3个月的右侧大脑半球（内侧面）

胼胝体 Corpus callosum

穹窿联合（海马联合）Commissure of fornix (hippocampal commissure)

穹窿 Fornix

Anterior commissure 前联合

Lamina terminalis 终板

Olfactory lobe (paleopallium) 嗅叶（旧皮质）

3rd ventricle 第三脑室

右侧大脑半球内侧面（新皮质）

进入脉络丛的脉络血管，沿着脉络丛裂进入侧脑室

Hippocampus (archipallium) 海马（古皮质）

Stria terminalis 终纹

Thalamus (cut surface) 丘脑（切面）

Line of division between diencephalon and telencephalon 间脑和端脑的分界线

3个月的大脑半球（冠状面）

Dura mater 硬膜

大脑镰 Falx cerebri

室管膜层 Ependymal layer

套层

Marginal layer 边缘层

Neopallial cortex 新皮质

Hippocampal cortex 海马皮质

Corpus striatum (basal ganglia) 纹状体（基底神经节）

Caudate nucleus 尾状核

Lenticular nucleus 豆状核

Superior sagittal sinus 上矢状窦

Inferior sagittal sinus 下矢状窦

Lateral ventricle 侧脑室

Ependymal-pial covering of choroid plexus 覆盖脉络丛的软膜层

Choroidal vein and artery 脉络丛动静脉

Internal capsule 内囊

Anterior commissure 前连合

Interventricular foramen 室间孔

Optic recess of 3rd ventricle 第三脑室视隐窝

Choroid plexus of roof of 3rd ventricle 第三脑室顶的脉络丛

8.12 前脑的发育：7周至3个月的胚胎

发育中的间脑神经元向头侧和背侧迁移，而后围绕着间脑向颞叶前极形成一个C形结构。海马在其背侧和前侧形成，并以C形路线向前颞叶迁移。杏仁核以相似的模式发育，留下一个C形的终纹路径。侧脑室的解剖也呈相似的C形过程。尾核围绕着端脑以C形的轨迹延伸，膨大的神经核位于前部，纤细的体部和尾部终止于腹侧侧脑室下角。胼胝体和前连合连接两侧大脑半球。内囊在两侧前脑中间部向中心汇聚，后支继续向尾侧延伸形成大脑脚。

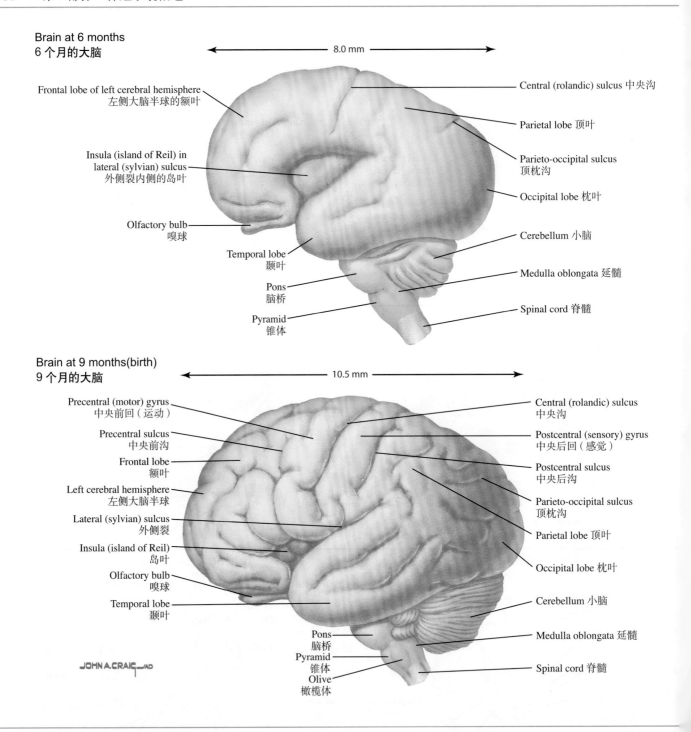

Brain at 6 months
6 个月的大脑

8.0 mm

Frontal lobe of left cerebral hemisphere
左侧大脑半球的额叶

Insula (island of Reil) in
lateral (sylvian) sulcus
外侧裂内侧的岛叶

Olfactory bulb
嗅球

Temporal lobe
颞叶

Pons
脑桥

Pyramid
锥体

Central (rolandic) sulcus 中央沟

Parietal lobe 顶叶

Parieto-occipital sulcus
顶枕沟

Occipital lobe 枕叶

Cerebellum 小脑

Medulla oblongata 延髓

Spinal cord 脊髓

Brain at 9 months(birth)
9 个月的大脑

10.5 mm

Precentral (motor) gyrus
中央前回（运动）

Precentral sulcus
中央前沟

Frontal lobe
额叶

Left cerebral hemisphere
左侧大脑半球

Lateral (sylvian) sulcus
外侧裂

Insula (island of Reil)
岛叶

Olfactory bulb
嗅球

Temporal lobe
颞叶

Central (rolandic) sulcus
中央沟

Postcentral (sensory) gyrus
中央后回（感觉）

Postcentral sulcus
中央后沟

Parieto-occipital sulcus
顶枕沟

Parietal lobe 顶叶

Occipital lobe 枕叶

Cerebellum 小脑

Medulla oblongata 延髓

Spinal cord 脊髓

Pons
脑桥

Pyramid
锥体

Olive
橄榄体

JOHN A.CRAIG—AD

8.13 6 个月和 9 个月的中枢神经系统

当胚胎发育至 6 个月，脑干已分化出延髓、脑桥和中脑，同时小脑发育覆盖其背侧。虽然间脑迅速发育，但其表面的端脑以更快的速度向头侧，然后向尾侧、向下和向前形成颞叶。从 6 个月到 9 个月，大脑皮质形成其特有的脑沟和脑回，同时小脑皮质形成折叠和分叶。前脑内的主要成分包括基底节、边缘系统（例如：杏仁核和海马）、嗅觉系统和大脑皮质迅速发育。大多数神经元在出生时就已经存在，小脑的颗粒细胞、海马齿状回、大脑皮质在出生后形成，受到周围环境的刺激和影响。出生前和出生后的环境主要会影响神经系统发育和功能。

临床意义

大脑皮质的发育是通过细胞有序的增殖进行的，首先是脑室内区域，然后是脑室下区域。从产前到出生后，细胞进行有序的迁移和相互连接延伸。皮质神经元的增殖和迁移过程如果出现问题，会引起脑沟和脑回的形成障碍，从而形成无脑沟脑回的无脑回畸形。在某些情况下，脑回可以特别细小（小脑回畸形）和异常增大（巨脑回畸形）。这些发育障碍同时会伴有神经功能缺陷和发育迟缓。

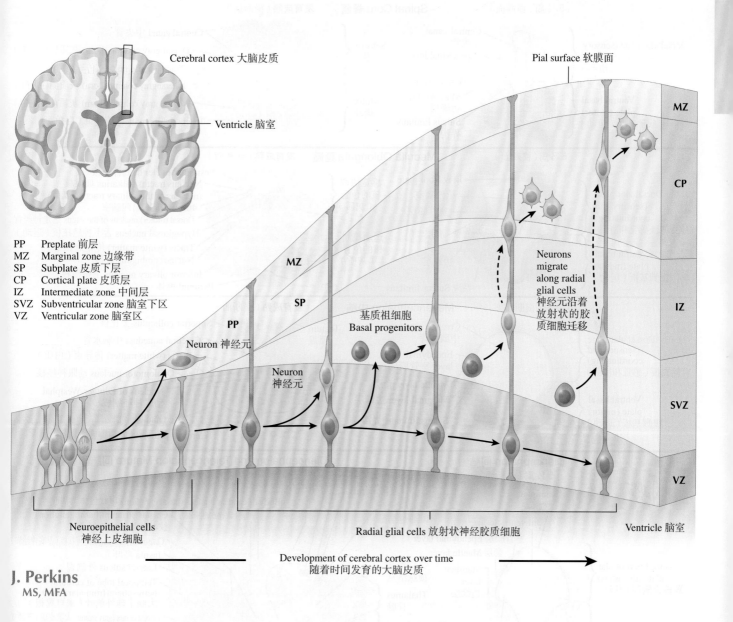

Cerebral cortex 大脑皮质

Ventricle 脑室

Pial surface 软膜面

MZ
CP
IZ
SVZ
VZ

PP　Preplate 前层
MZ　Marginal zone 边缘带
SP　Subplate 皮质下层
CP　Cortical plate 皮质层
IZ　Intermediate zone 中间层
SVZ　Subventricular zone 脑室下区
VZ　Ventricular zone 脑室区

MZ
SP
PP
Neuron 神经元

Neuron
神经元

基质祖细胞
Basal progenitors

Neurons
migrate
along radial
glial cells
神经元沿着
放射状的胶
质细胞迁移

Neuroepithelial cells
神经上皮细胞

Radial glial cells 放射状神经胶质细胞

Ventricle 脑室

Development of cerebral cortex over time
随着时间发育的大脑皮质

J. Perkins
MS, MFA

8.14　新皮质发育中神经形成和细胞迁移

大脑皮质早期发育过程中，神经上皮祖细胞从位于脑室内表面和软膜外表面的细胞体延伸复制。它们形成神经元在前板增殖，同时产生神经胶质细胞。星形胶质细胞保持与脑室和软膜表面的联系并发育成有丝分裂后皮质神经元。这些神经元沿着星形胶质细胞向皮质表面迁移，并在皮质增殖。皮质神经元由内而外在皮质增殖，最先产生的神经元位置最深，后生成的神经元位置更浅表。这些神经元分化形成联络神经元（皮质和皮质联系）

和投射神经元（投射到皮质下更深处结构）。大多数底层神经元凋亡，尽管部分会保留并分化成局部（间隙）中间神经元。皮质颗粒细胞从室管膜下区域增殖，沿切线和放射状迁移至皮质。这些神经元充分增殖并在出生后在环境因素刺激下迁移。神经发生、增殖、迁移、分化和整合成复杂的神经网络（固有、投射和联络）是一个复杂的过程，随后是出生后轴突和树突发育成熟并形成联络，使得皮质发育容易受到环境的影响和破坏。

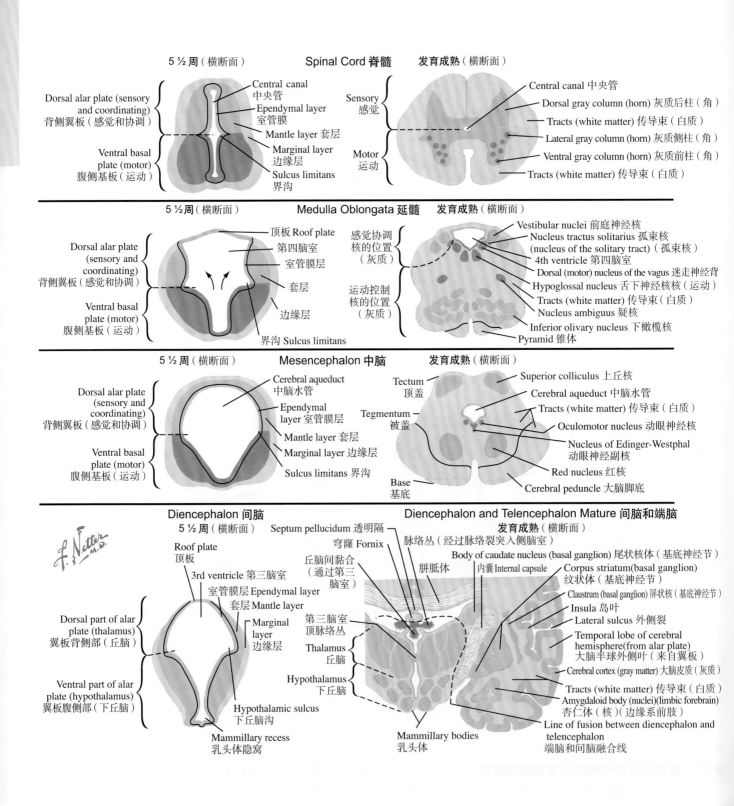

5 ½周（横断面） **Spinal Cord 脊髓** 发育成熟（横断面）

Dorsal alar plate (sensory and coordinating) 背侧翼板（感觉和协调）
Ventral basal plate (motor) 腹侧基板（运动）

Central canal 中央管
Ependymal layer 室管膜
Mantle layer 套层
Marginal layer 边缘层
Sulcus limitans 界沟

Sensory 感觉
Motor 运动

Central canal 中央管
Dorsal gray column (horn) 灰质后柱（角）
Tracts (white matter) 传导束（白质）
Lateral gray column (horn) 灰质侧柱（角）
Ventral gray column (horn) 灰质前柱（角）
Tracts (white matter) 传导束（白质）

5 ½周（横断面） **Medulla Oblongata 延髓** 发育成熟（横断面）

Dorsal alar plate (sensory and coordinating) 背侧翼板（感觉和协调）
Ventral basal plate (motor) 腹侧基板（运动）

顶板 Roof plate
第四脑室
室管膜层
套层
边缘层
界沟 Sulcus limitans

感觉协调核的位置（灰质）
运动控制核的位置（灰质）

Vestibular nuclei 前庭神经核
Nucleus tractus solitarius 孤束核 (nucleus of the solitary tract)（孤束核）
4th ventricle 第四脑室
Dorsal (motor) nucleus of the vagus 迷走神经背
Hypoglossal nucleus 舌下神经核核（运动）
Tracts (white matter) 传导束（白质）
Nucleus ambiguus 疑核
Inferior olivary nucleus 下橄榄核
Pyramid 锥体

5 ½周（横断面） **Mesencephalon 中脑** 发育成熟（横断面）

Dorsal alar plate (sensory and coordinating) 背侧翼板（感觉和协调）
Ventral basal plate (motor) 腹侧基板（运动）

Cerebral aqueduct 中脑水管
Ependymal layer 室管膜层
Mantle layer 套层
Marginal layer 边缘层
Sulcus limitans 界沟

Tectum 顶盖
Tegmentum 被盖
Base 基底

Superior colliculus 上丘核
Cerebral aqueduct 中脑水管
Tracts (white matter) 传导束（白质）
Oculomotor nucleus 动眼神经核
Nucleus of Edinger-Westphal 动眼神经副核
Red nucleus 红核
Cerebral peduncle 大脑脚底

Diencephalon 间脑
5 ½周（横断面）
Diencephalon and Telencephalon Mature 间脑和端脑
发育成熟（横断面）

Roof plate 顶板
3rd ventricle 第三脑室
室管膜层 Ependymal layer
套层 Mantle layer
Marginal layer 边缘层

Dorsal part of alar plate (thalamus) 翼板背侧部（丘脑）
Ventral part of alar plate (hypothalamus) 翼板腹侧部（下丘脑）

Hypothalamic sulcus 下丘脑沟
Mammillary recess 乳头体隐窝

Septum pellucidum 透明隔
穹窿 Fornix
丘脑间黏合（通过第三脑室）
脉络丛（经过脉络裂突入侧脑室）
胼胝体
第三脑室顶脉络丛
Thalamus 丘脑
Hypothalamus 下丘脑
Mammillary bodies 乳头体

内囊 Internal capsule
Body of caudate nucleus (basal ganglion) 尾状核体（基底神经节）
Corpus striatum(basal ganglion) 纹状体（基底神经节）
Claustrum (basal ganglion) 屏状核（基底神经节）
Insula 岛叶
Lateral sulcus 外侧裂
Temporal lobe of cerebral hemisphere(from alar plate) 大脑半球外侧叶（来自翼板）
Cerebral cortex (gray matter) 大脑皮质（灰质）
Tracts (white matter) 传导束（白质）
Amygdaloid body (nuclei)(limbic forebrain) 杏仁体（核）边缘系前肢
Line of fusion between diencephalon and telencephalon 端脑和间脑融合线

8.15 5周半胚胎和成人中枢神经系统区域对比

5 周半的脑室系统宽大，随着神经系统的迅速发育，脑室相对减小。成人的脊髓中央管实际上是封闭的，并不参与脑脊液（cerebrospinal fluid，CSF）循环。第四脑室在上方外侧部开口，界沟区分运动神经核（中间部）和感觉神经核（外侧部）。成人的大脑导水管依旧十分

细小，第三脑室两侧内聚形成一条裂隙。侧脑室增宽成C形。基板形成运动和自主神经结构，其轴突离开中枢神经系统分布至外周。翼板形成脊髓和脑干中的感觉衍生系统，随后向腹侧迁移（下橄榄核、脑桥核和红核）。菱状唇、后脑翼状衍生物进而发育成小脑。间脑和端脑也是翼板的衍生物。

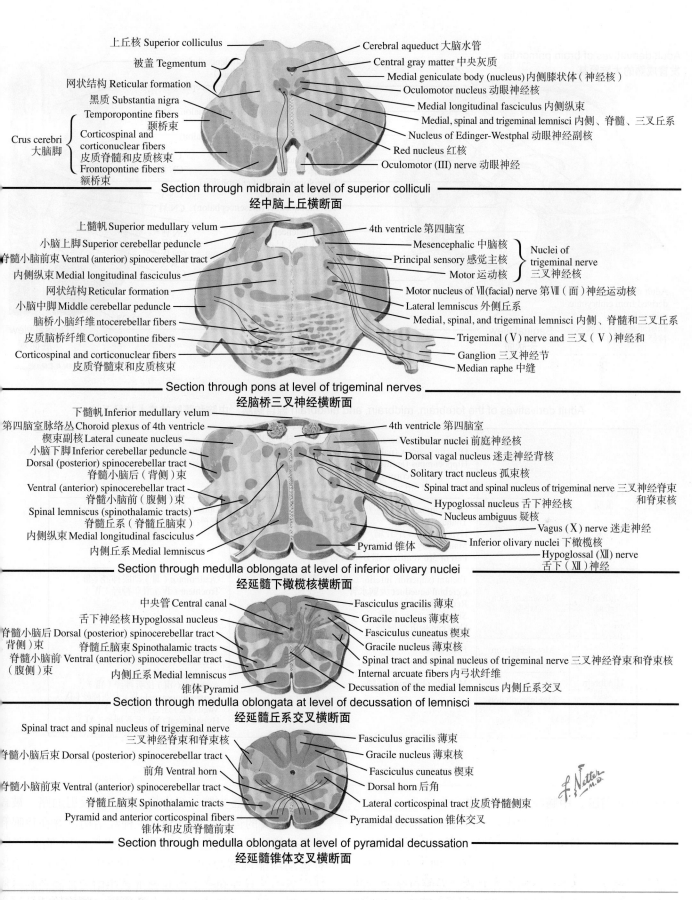

上丘核 Superior colliculus
被盖 Tegmentum
网状结构 Reticular formation
黑质 Substantia nigra
Temporopontine fibers 颞桥束
Crus cerebri 大脑脚
Corticospinal and corticonuclear fibers 皮质脊髓和皮质核束
Frontopontine fibers 额桥束
Cerebral aqueduct 大脑水管
Central gray matter 中央灰质
Medial geniculate body (nucleus) 内侧膝状体（神经核）
Oculomotor nucleus 动眼神经核
Medial longitudinal fasciculus 内侧纵束
Medial, spinal and trigeminal lemnisci 内侧、脊髓、三叉丘系
Nucleus of Edinger-Westphal 动眼神经副核
Red nucleus 红核
Oculomotor (III) nerve 动眼神经

Section through midbrain at level of superior colliculi
经中脑上丘横断面

上髓帆 Superior medullary velum
小脑上脚 Superior cerebellar peduncle
脊髓小脑前束 Ventral (anterior) spinocerebellar tract
内侧纵束 Medial longitudinal fasciculus
网状结构 Reticular formation
小脑中脚 Middle cerebellar peduncle
脑桥小脑纤维 ntocerebellar fibers
皮质脑桥纤维 Corticopontine fibers
Corticospinal and corticonuclear fibers 皮质脊髓束和皮质核束
4th ventricle 第四脑室
Mesencephalic 中脑核
Principal sensory 感觉主核 · Nuclei of trigeminal nerve 三叉神经核
Motor 运动核
Motor nucleus of VII (facial) nerve 第 VII（面）神经运动核
Lateral lemniscus 外侧丘系
Medial, spinal, and trigeminal lemnisci 内侧、脊髓和三叉丘系
Trigeminal (V) nerve and 三叉（V）神经和
Ganglion 三叉神经节
Median raphe 中缝

Section through pons at level of trigeminal nerves
经脑桥三叉神经横断面

下髓帆 Inferior medullary velum
第四脑室脉络丛 Choroid plexus of 4th ventricle
楔束副核 Lateral cuneate nucleus
小脑下脚 Inferior cerebellar peduncle
Dorsal (posterior) spinocerebellar tract 脊髓小脑后（背侧）束
Ventral (anterior) spinocerebellar tract 脊髓小脑前（腹侧）束
Spinal lemniscus (spinothalamic tracts) 脊髓丘系（脊髓丘脑束）
内侧纵束 Medial longitudinal fasciculus
内侧丘系 Medial lemniscus
4th ventricle 第四脑室
Vestibular nuclei 前庭神经核
Dorsal vagal nucleus 迷走神经背核
Solitary tract nucleus 孤束核
Spinal tract and spinal nucleus of trigeminal nerve 三叉神经脊束和脊束核
Hypoglossal nucleus 舌下神经核
Nucleus ambiguus 疑核
Vagus (X) nerve 迷走神经
Inferior olivary nuclei 下橄榄核
Pyramid 锥体
Hypoglossal (XII) nerve 舌下（XII）神经

Section through medulla oblongata at level of inferior olivary nuclei
经延髓下橄榄核横断面

中央管 Central canal
舌下神经核 Hypoglossal nucleus
脊髓小脑后 Dorsal (posterior) spinocerebellar tract （背侧）束
脊髓丘脑束 Spinothalamic tracts
脊髓小脑前 Ventral (anterior) spinocerebellar tract （腹侧）束
内侧丘系 Medial lemniscus
锥体 Pyramid
Fasciculus gracilis 薄束
Gracile nucleus 薄束核
Fasciculus cuneatus 楔束
Gracile nucleus 薄束核
Spinal tract and spinal nucleus of trigeminal nerve 三叉神经脊束和脊束核
Internal arcuate fibers 内弓状纤维
Decussation of the medial lemniscus 内侧丘系交叉

Section through medulla oblongata at level of decussation of lemnisci
经延髓丘系交叉横断面

Spinal tract and spinal nucleus of trigeminal nerve 三叉神经脊束和脊束核
脊髓小脑后束 Dorsal (posterior) spinocerebellar tract
前角 Ventral horn
脊髓小脑前束 Ventral (anterior) spinocerebellar tract
脊髓丘脑束 Spinothalamic tracts
Pyramid and anterior corticospinal fibers 锥体和皮质脊髓前束
Fasciculus gracilis 薄束
Gracile nucleus 薄束核
Fasciculus cuneatus 楔束
Dorsal horn 后角
Lateral corticospinal tract 皮质脊髓侧束
Pyramidal decussation 锥体交叉

Section through medulla oblongata at level of pyramidal decussation
经延髓锥体交叉横断面

.16　脑干翼板和基板的衍化

　　翼板和基板的衍化模式从脊髓延伸至脑干。翼板衍化成感觉神经核（菱形唇进一步形成小脑）和迁移至腹

侧的神经核形成下橄榄核、脑桥核、红核和其他结构。基板分化形成运动和自主神经节前神经核。

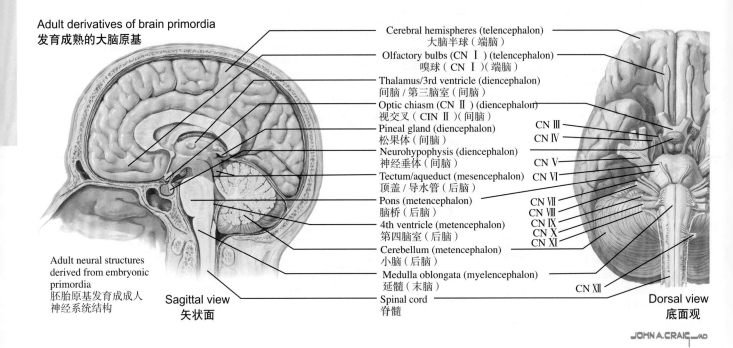

Adult derivatives of brain primordia
发育成熟的大脑原基

Adult neural structures derived from embryonic primordia
胚胎原基发育成成人神经系统结构

Sagittal view
矢状面

Cerebral hemispheres (telencephalon)
大脑半球（端脑）
Olfactory bulbs (CN Ⅰ) (telencephalon)
嗅球（CN Ⅰ）（端脑）
Thalamus/3rd ventricle (diencephalon)
间脑 / 第三脑室（间脑）
Optic chiasm (CN Ⅱ) (diencephalon)
视交叉（CIN Ⅱ）（间脑）
Pineal gland (diencephalon)
松果体（间脑）
Neurohypophysis (diencephalon)
神经垂体（间脑）
Tectum/aqueduct (mesencephalon)
顶盖 / 导水管（后脑）
Pons (metencephalon)
脑桥（后脑）
4th ventricle (metencephalon)
第四脑室（后脑）
Cerebellum (metencephalon)
小脑（后脑）
Medulla oblongata (myelencephalon)
延髓（末脑）
Spinal cord
脊髓

CN Ⅲ
CN Ⅳ
CN Ⅴ
CN Ⅵ
CN Ⅶ
CN Ⅷ
CN Ⅸ
CN Ⅹ
CN Ⅺ
CN Ⅻ

Dorsal view
底面观

JOHN A.CRAIG AD

Adult derivatives of the forebrain, midbrain, and hindbrain 源自端脑、中脑和菱脑的成人神经系统

Forebrain 前脑	Telencephalon 端脑	Cerebral hemispheres (neocortex) 大脑半球（新皮质） Olfactory cortex (paleocortex) 嗅皮质（旧皮质） Hippocampus (archicortex) 海马体（古皮质） Basal ganglia/corpus striatum 基底节 / 纹状体 Lateral and 3rd ventricles 侧脑室和第三脑室	Nerves: 神经： Olfactory (Ⅰ) 嗅神经（Ⅰ）
	Diencephalon 间脑	Optic cup/nerves 视杯 / 神经 Thalamus 丘脑 Hypothalamus 下丘脑 Mammillary bodies 乳头体 Part of 3rd ventricle 部分第三脑室	Optic (Ⅱ) 视神经（Ⅱ）
Midbrain 中脑	Mesencephalon 中脑	Tectum (superior, inferior colliculi) 顶盖（上、下丘） Cerebral aqueduct 大脑水管 Red nucleus 红核 Substantia nigra 黑质 Crus cerebelli 小脑脚	Oculomotor (Ⅲ) 动眼神经（Ⅲ） Trochlear (Ⅳ) 滑车神经（Ⅳ）
Hindbrain 菱脑	Metencephalon 后脑	Pons 脑桥 Cerebellum 小脑	Trigeminal (Ⅴ) 三叉神经（Ⅴ） Abducens (Ⅵ) 展神经（Ⅵ） Facial (Ⅶ) 面神经（Ⅶ） Acoustic (Ⅷ) 位听神经（Ⅷ） Glossopharyngeal (Ⅸ) 舌咽神经（Ⅸ） Vagus (Ⅹ) 迷走神经（Ⅹ） Hypoglossal (Ⅺ) 舌下神经（Ⅺ）
	Myelencephalon 末脑	Medulla oblongata 延髓	

8.17 成人前脑、中脑和菱脑的分化

端脑由四个主要部分构成：大脑皮质、前脑边缘结构、基底神经节和嗅觉系统。间脑包括两个主要部分：丘脑和下丘脑，以及两个较小的结构，即上丘和下丘。丘脑与大脑皮质存在广泛的内在联络，同时也是端脑的门户。下丘脑接受来自前脑边缘系统和脑干内脏感觉核的传入信息，调节神经内分泌和内脏自主神经功能。中脑包括上 / 下丘、顶盖和大脑脚。上丘传递视觉、下丘传递听觉信息至大脑高级中枢、脑干和反射通路。被盖中包含重要的运动、感觉和自主神经结构，并在睡眠和觉醒中扮演重要角色。大脑脚是内囊后肢尾部的延续，对运动功能调节起到特别重要的作用。小脑在协调运动、姿势、移动和平衡中起到重要作用。延髓和脑桥通过与颅神经广泛联系，整合脊神经传入的机体感觉、运动和自主神经信息。

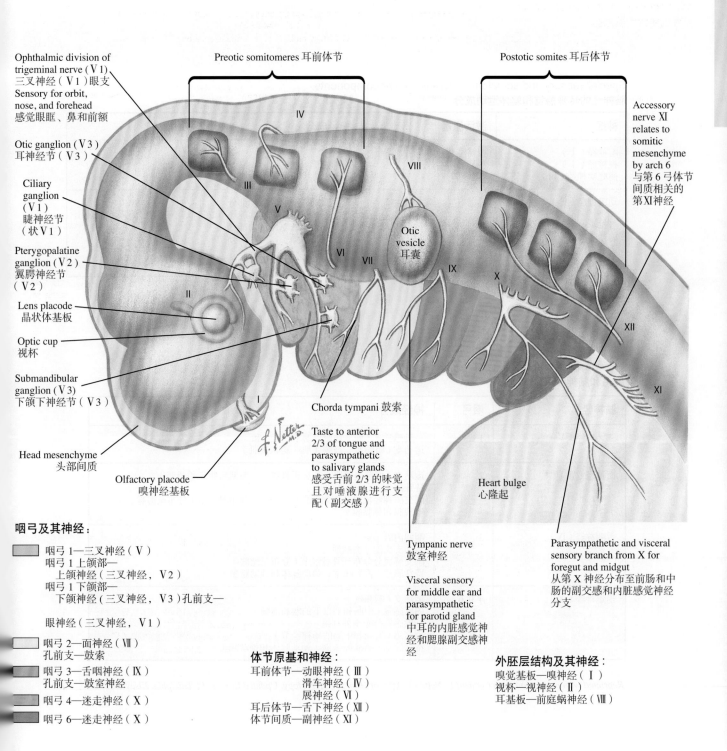

Ophthalmic division of
trigeminal nerve（Ⅴ1）
三叉神经（Ⅴ1）眼支
Sensory for orbit,
nose, and forehead
感觉眼眶、鼻和前额

Otic ganglion（Ⅴ3）
耳神经节（Ⅴ3）

Ciliary
ganglion
（Ⅴ1）
睫神经节
（状Ⅴ1）

Pterygopalatine
ganglion（Ⅴ2）
翼腭神经节
（Ⅴ2）

Lens placode
晶状体基板

Optic cup
视杯

Submandibular
ganglion（Ⅴ3）
下颌下神经节（Ⅴ3）

Head mesenchyme
头部间质

Olfactory placode
嗅神经基板

Preotic somitomeres 耳前体节

Postotic somites 耳后体节

Accessory
nerve Ⅺ
relates to
somitic
mesenchyme
by arch 6
与第6弓体节
间质相关的
第Ⅺ神经

Otic
vesicle
耳囊

Chorda tympani 鼓索

Taste to anterior
2/3 of tongue and
parasympathetic
to salivary glands
感受舌前2/3的味觉
且对唾液腺进行支
配（副交感）

Heart bulge
心隆起

Tympanic nerve
鼓室神经

Visceral sensory
for middle ear and
parasympathetic
for parotid gland
中耳的内脏感觉神
经和腮腺副交感神
经

Parasympathetic and visceral
sensory branch from Ⅹ for
foregut and midgut
从第Ⅹ神经分布至前肠和中
肠的副交感和内脏感觉神经
分支

咽弓及其神经：

咽弓1—三叉神经（Ⅴ）
咽弓1上颌部—
　　上颌神经（三叉神经，Ⅴ2）
咽弓1下颌部—
　　下颌神经（三叉神经，Ⅴ3）孔前支—

　　眼神经（三叉神经，Ⅴ1）

咽弓2—面神经（Ⅶ）
孔前支—鼓索
咽弓3—舌咽神经（Ⅸ）
孔前支—鼓室神经
咽弓4—迷走神经（Ⅹ）
咽弓6—迷走神经（Ⅹ）

体节原基和神经：
耳前体节—动眼神经（Ⅲ）
　　　　　滑车神经（Ⅳ）
　　　　　展神经（Ⅵ）
耳后体节—舌下神经（Ⅻ）
体节间质—副神经（Ⅺ）

外胚层结构及其神经：
嗅觉基板—嗅神经（Ⅰ）
视杯—视神经（Ⅱ）
耳基板—前庭蜗神经（Ⅷ）

8.18　脑神经原基

　　12对脑神经顺序从发育中的大脑出颅，除了第Ⅺ对脑神经是从最尾部出颅。脑神经和表面基板、头节或咽弓相连，它们支配其分化出的所有结构和组织。迷走神经支配4和6对咽弓。尽管耳、睫状、翼腭和下颌下神经节在解剖上与三叉神经等分支相连，但这些神经节主要包含副交感神经系统的节后神经元，接受脑神经Ⅲ、Ⅶ、Ⅸ相关的节前神经元传入。

Special sensory and somatomotor cranial nerve components
脑神经的特殊感觉和躯体运动成分

神经	激活原基	神经成分
嗅神经（Ⅰ） 视神经（Ⅰ） 前庭蜗神经（Ⅷ）	嗅神经基板 视杯 耳基板	特殊感觉（嗅觉） 特殊感觉（视觉） 特殊感觉（听觉和平衡觉）
动眼神经（Ⅲ） 滑车神经（Ⅳ） 展神经（Ⅵ） 舌下神经（Ⅻ） 副神经（Ⅺ）	耳前节 耳前节 耳前节 耳后体节 第6号间质	支配眼外肌的躯体运动部分 副交感成分分布至睫状神经节（分布至瞳孔括约肌和睫状肌） 支配上斜肌的躯体运动部分 支配外直肌的躯体运动部分 支配舌肌的躯体运动成分 支配胸锁乳突肌和斜方肌的躯体运动神经

Pharyngeal arch cranial nerve components
咽弓和脑神经成分

脑神经	咽弓	神经成分
三叉神经（Ⅴ）	1	一般感觉支（面、眼眶、鼻和口腔）和 运动支（咀嚼肌、鼓膜张肌、腭帆张肌）
面神经（Ⅶ）	2	运动支（面部表情肌、茎突舌骨肌、二腹肌后腹、镫骨肌） 特殊感觉（舌前2/3的味觉） 副交感神经成分分布到翼腭神经节和下颌下神经节（分布至泪腺、唾液腺和鼻黏膜）
舌咽神经（Ⅸ）	3	咽的内脏感觉 运动支支配茎突咽肌 副交感成分分布到耳神经节（分布至腮腺） 特殊感觉（舌后味觉；颈动脉体和颈动脉窦）
迷走神经（Ⅹ）	4和6	运动支（咽和喉） 内脏感觉（中肠和咽以下的喉和前肠） 一般感觉分布至外耳道 副交感（前肠和中肠的肠神经节） 特殊感觉（咽喉部味觉、颈动脉体和颈动脉窦）

Reprinted with permission from Cochard L. NetterÕs Atlas of Human Embryology, Updated Edition. Philadelphia: Elsevier, 2012.

8.19 脑神经纤维成分

头和颈部的咽弓神经元包含若干种神经纤维成分。大多数都含有支配咽弓间质层发育的骨骼肌的运动神经元，支配咽弓（咽和喉）内胚层内界的内脏感觉神经元和外胚层表面和口凹的一般感觉神经元。体节发育成眼外肌和舌肌。基板和视杯与头部的特殊感觉器官相连。脑神经Ⅲ、Ⅶ、Ⅸ和Ⅹ含有副交感脑神经节前神经成分，受其原始神经远端神经节支配。

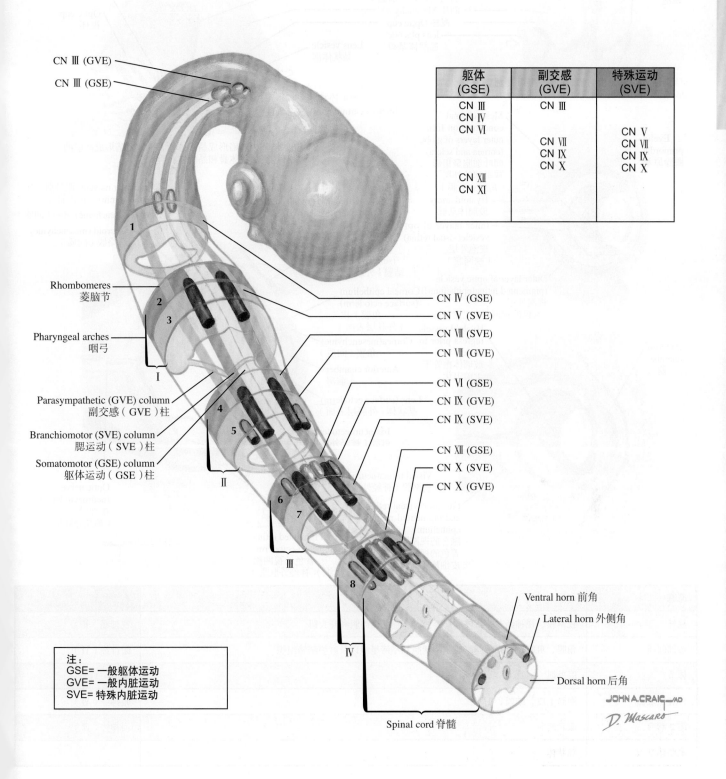

躯体 (GSE)	副交感 (GVE)	特殊运动 (SVE)
CN Ⅲ CN Ⅳ CN Ⅵ	CN Ⅲ	
	CN Ⅶ CN Ⅸ CN Ⅹ	CN Ⅴ CN Ⅶ CN Ⅸ CN Ⅹ
CN Ⅻ CN Ⅺ		

CN Ⅲ (GVE)
CN Ⅲ (GSE)

Rhombomeres
菱脑节

Pharyngeal arches
咽弓

Parasympathetic (GVE) column
副交感（GVE）柱

Branchiomotor (SVE) column
腮运动（SVE）柱

Somatomotor (GSE) column
躯体运动（GSE）柱

CN Ⅳ (GSE)
CN Ⅴ (SVE)
CN Ⅶ (SVE)
CN Ⅶ (GVE)
CN Ⅵ (GSE)
CN Ⅸ (GVE)
CN Ⅸ (SVE)
CN Ⅻ (GSE)
CN Ⅹ (SVE)
CN Ⅹ (GVE)

Ventral horn 前角
Lateral horn 外侧角
Dorsal horn 后角

注：
GSE= 一般躯体运动
GVE= 一般内脏运动
SVE= 特殊内脏运动

Spinal cord 脊髓

JOHN A. CRAIG__AD
D. Mascaro

8.20 脑干和脊髓的运动和自主节前神经元发生

脊髓灰质柱发育成躯体下运动神经元（腹角）和节前自主神经元（侧角）。灰质柱向头部延伸至脑干，柱中各解剖位置间继续保持大致相同的毗邻关系，但形成一系列分开排列成行的神经核。菱脑神经核的 1/3 分化成腮运动神经元，支配咽弓肌肉。躯体运动和腮运动神经元都属于下运动神经元，都具有从中枢神经系统发出的与骨骼肌纤维形成突触联系的轴突。

外胚层表面 Surface ectoderm

Optic vesicle
视泡

Neuroectoderm(forebrain)
神经外胚层（前脑）

间质 Mesenchyme

视杯 Optic cup

lens placode
晶状体基板

Optic stalk
视柄

Optic cup
视杯

Lens vesicle
晶状体泡

早期眼睛的发育是由前脑的神经外胚叶外翻（视泡）和邻近的外胚层表面增厚（晶状体基板）

Hyaloid artery
玻璃体动脉

Internal carotid artery
颈内动脉

晶状体基板内陷形成晶状体囊。视泡内陷形成两层的视杯包绕晶状体囊和晶状体血管。

Mesenchymal condensation forms outer layers of globe (cornea and sclera)
间叶细胞聚集形成眼球的外层（角膜和巩膜）

Eyelid primordia
眼睑原基

Hyaloid artery
玻璃体动脉

Inner laayer of optic vesicle(visual retina)
视泡外层（视网膜）

Outer layer of optic vesicle (pigmented retina[epithelium])
视泡外层（着色的视网膜[上皮]）

Orbicularis ovuki (2nd pharyngeal arch)
眼轮匝肌（第 2 咽弓）

Conjunctiva (surface ectoderm)
结膜（外胚层表面）

Corneal epithelium (surface ectoderm)
角膜上皮（外胚层表面）

Extraocular muscles 眼外肌（耳 (preotic somitomeres) 前节）

Sclera (mesenchyme) 巩膜（间质）

Choroid (mesenchyme) 脉络膜（间质）

Cornea(mesenchyme) 角膜（间质）

Anterior chamber 前房

Anterior chamber
前房

Hyaloid vessels regress prior to birth
玻璃体血管于生前退化

Lens (surface ectoderm)
晶状体（外胚层表面）

Iris(neuroectoderm)
虹膜（神经外胚层）

Visual retina(neuroectoderm)
视网膜（神经外胚层）

Fusion of visual retina and pigmented retinal epithelium
融合的视网膜和着色的视网膜上皮细胞

Pigmented retina (epithelium neuro-ectoderm)
着色的视网膜（上皮组织）（神经外胚层）

Optic nerve (neuroectoderm)
视神经（神经外胚层）

JOHN A.CRAIG─AD

原基	衍生物	相关神经
视杯	视网膜、视神经、睫状体和虹膜上皮、瞳孔括约肌和开大肌	视神经（Ⅱ）
头部间质	角膜、巩膜、脑膜、脉络膜、睫状肌和结缔组织以及虹膜结缔组织	眼神经（Ⅵ）
体节	眼外肌	Ⅲ，Ⅳ，Ⅵ
外胚层表面	眼睑上皮、结膜、泪腺	眼神经（Ⅵ）
第 2 咽弓	眼轮匝肌	面神经（Ⅶ）
晶状体基板	晶状体	

8.21　眼和眼眶的发生

　　神经管呈双层延伸形成视杯，进一步发育成视网膜和视神经。延伸的神经管包绕原始囊泡，并在腹侧凹陷处容纳血管。虹膜和睫状体由视杯上皮的部分形成。视杯的两层完全不融合，并可在视网膜剥离时被分开。中胚层的结缔组织包括巩膜、角膜和脉络膜。眼外肌从体节分化而来。眼睑上皮从外胚层表面发育而来并与结膜和角膜上皮延续。

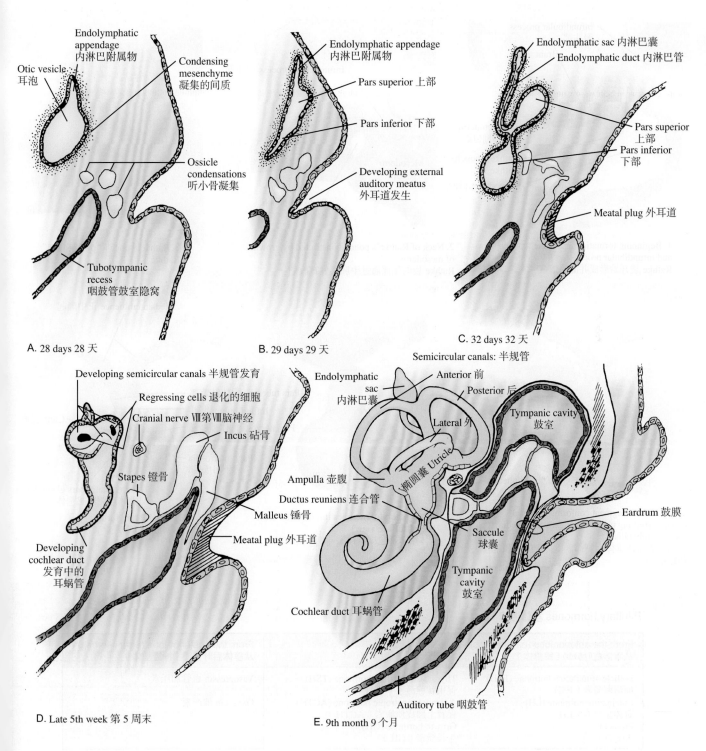

A. 28 days 28 天

Otic vesicle 耳泡
Endolymphatic appendage 内淋巴附属物
Condensing mesenchyme 凝集的间质
Ossicle condensations 听小骨凝集
Tubotympanic recess 咽鼓管鼓室隐窝

B. 29 days 29 天

Endolymphatic appendage 内淋巴附属物
Pars superior 上部
Pars inferior 下部
Developing external auditory meatus 外耳道发生

C. 32 days 32 天

Endolymphatic sac 内淋巴囊
Endolymphatic duct 内淋巴管
Pars superior 上部
Pars inferior 下部
Meatal plug 外耳道

D. Late 5th week 第 5 周末

Developing semicircular canals 半规管发育
Regressing cells 退化的细胞
Cranial nerve Ⅷ第Ⅷ脑神经
Incus 砧骨
Stapes 镫骨
Developing cochlear duct 发育中的耳蜗管
Malleus 锤骨
Meatal plug 外耳道

E. 9th month 9 个月

Semicircular canals: 半规管
Anterior 前
Posterior 后
Lateral 外
Endolymphatic sac 内淋巴囊
Tympanic cavity 鼓室
Utricle 椭圆囊
Ampulla 壶腹
Ductus reuniens 连合管
Saccule 球囊
Eardrum 鼓膜
Tympanic cavity 鼓室
Cochlear duct 耳蜗管
Auditory tube 咽鼓管

8.22　耳的发生

耳包括外耳（耳郭、外耳道到鼓膜）；中耳 [听小骨（锤骨、砧骨和镫骨）]；内耳（骨迷路和膜迷路、耳蜗和半规管）。外耳从第一鳃弓发育而来，中耳从第一咽囊发育而来，而内耳从耳基板发育而来。

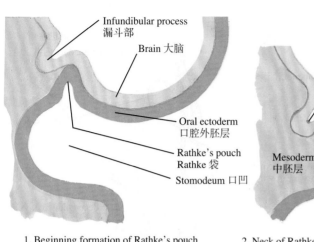

1. Beginning formation of Rathke's pouch and infundibular process
Rathke 袋开始形成并漏斗形成

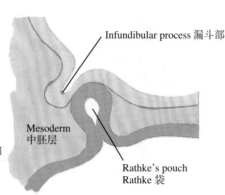

2. Neck of Rathke's pouch constricted by growth of mesoderm
Rathke 袋的颈部通过中胚层发育收缩

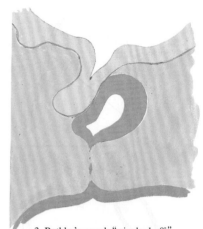

3. Rathke's pouch "pinched off"
Rathke 袋"夹闭"

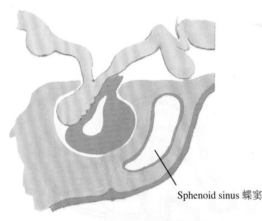

4. Pinched-off segment conforms to neural process, forming pars distalis, pars intermedia, and pars tuberalis
突入的囊形成垂体远侧部、垂体中间部和垂体结节部

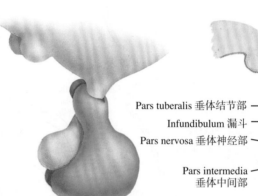

5. Pars tuberalis encircles infundibular stalk (lateral surface view)
垂体结节部包围垂体漏斗柄（侧面观）

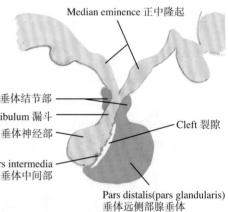

6. Mature form
成熟状态

Pituitary hormones 垂体激素

From the anterior lobe (pars distalis) 从垂体前叶分泌（腺垂体）		From the posterior lobe (pars nervosa) 从垂体后叶分泌（神经垂体）
Follicle-stimulating hormone (FSH) 卵泡刺激素（FSH）	Thyroid-stimulating hormone (TSH) 促甲状腺激素（TSH）	Vasopressin 血管加压素
Luteinizing hormone (LH) 黄体生成素（LH）	Adrenocorticotropic hormone (ACTH) 促肾上腺皮质激素（ACTH）	Oxytocin 催产素
Prolactin 催乳素	Growth hormone (GH) 生长激素（GH）	

8.23　垂体的发生

垂体由两个单独的原基共同发育而来。前叶（腺垂体）从原口凹顶发育而来并围绕后叶（神经垂体）的基底部。后叶从脑发育而来并通过垂体柄和下丘脑相连。垂体后叶分泌催产素和血管加压素进入血液循环。前叶中含有垂体细胞。脑内神经元向独立的血管交通支和垂体门脉系统中分泌释放和抑制因子，刺激这些垂体细胞分泌激素，如黄体生成素、卵泡刺激素、催乳素、促甲状腺激素、促肾上腺皮质激素和生长激素到循环系统。

Frontal section (ventral to sulcus limitans) at 36 days
36 天 冠状面（界沟的腹侧）

Lamina terminalis 终板

Telencephalic vesicle
端脑泡

3rd ventricle
第三脑室

Lateral ventricle 侧脑室

Alar plate
翼板

3rd ventricle
第三脑室

Optic stalk 视柄

Optic cup 视杯

Infundibular recess
漏斗隐窝

Diencephalon 间脑

Cerebral aqueduct
中脑水管

Mesencephalon 中脑

Basal plate 基板

Rhombencephalon 菱脑

Metencephalon
(cerebellum, pons)
后脑（小脑、脑桥）

Metacoele
(4th ventricle)
后腔（第四脑室）

Myelencephalon
(medulla oblongata) 末脑（延髓）

4th ventricle
第四脑室

Lateral aperture of 4th ventricle
(of Luschka) in lateral recess
第四脑室外侧隐窝的外侧孔（Luschka 孔）

Median aperture of 4th ventricle
(of Magendie) in roof
第四脑室顶的正中孔（Magendie 孔）

Spinal cord 脊髓

Central canal 中央管

Ependymal lining of cavities of brain at 3 months
3 个月胚胎的脑室腔

Left lateral ventricle
左侧脑室

Right lateral
ventricle
右侧脑室

Interventricular foramen
(of Monro)
室间孔（Monro 孔）

3rd ventricle
第三脑室

Infundibular recess
(on ventral surface)
漏斗隐窝（在腹侧面）

Cerebral aqueduct
(of Sylvius)
大脑水管（Sylvius 导水管）

Median aperture of 4th ventricle
(of Magendie) in roof
第四脑室顶的正中孔（Magendie 孔）

Central canal of spinal cord
脊髓的中央管

Ependymal lining of cavities of brain at 9 months (birth)
9 月胚胎（出生时）的脑室腔

Right lateral ventricle
右侧脑室

Region of invagination of
choroid plexus along choroid
fissure of lateral ventricle
沿侧脑室脉络膜裂伸入脉络丛

Right interventricular canal
(of Monro) 右侧室间孔（Monro 孔）

Foramen in 3rd ventricle
for interthalamic adhesion
丘脑间黏合在第三脑室形成的孔

Thalamic impression
丘脑压迹

Optic recess of 3rd ventricle
第三脑室视隐窝

Infundibular recess
漏斗隐窝

Region of invagination of
choroid plexus along choroid
fissure of lateral ventricle
沿侧脑室脉络丛裂伸入脉络丛

Cerebral aqueduct (of Sylvius)
大脑水管

Anterior horn of left lateral
ventricle in frontal lobe
在额叶的左侧脑室前角

Central part of left lateral ventricle
左侧脑室的中间部

Suprapineal recess of 3rd ventricle
第三脑室松果体上隐窝

Pineal recess 松果体隐窝

Inferior horn of left lateral
ventricle in temporal lobe
在颞叶的左侧脑室下角

Posterior horn of left lateral
ventricle in occipital lobe
在枕叶的左侧脑室的后角

Superior recess of 4th ventricle
第四脑室上隐窝

Left lateral aperture (of Luschka)
of 4th ventricle
第四脑室左外侧孔（Luschka 孔）

Median aperture (of Magendie)
of 4th ventricle
第四脑室正中孔（Magendie 孔）

Central canal of spinal cord
脊髓的中央管

8.24 脑室的发生

　　脑干和前脑的快速发育改变了脑室前后一致的外形。C 形的侧脑室随着端脑发育形成，并通过室间孔这一缩窄的通路与第三脑室相通。细长的大脑导水管在中脑部仍十分纤细，开口于菱形增宽的第四脑室。第四脑室正中（Magendie）孔和外侧（Luschka）孔使得脑室系统和发育中的蛛网膜下隙池相连通。脑脊液从蛛网膜颗粒回流入静脉系统，单向瓣使得脑脊液仅能从蛛网膜下隙回流至硬膜（静脉）窦，尤其是上矢状窦。

临床意义

　　原始脑泡的发育和神经系统不成比例的发育和屈曲，形成 C 型的脑室系统。侧脑室与端脑相连，第三脑室和间脑相连，大脑导水管和中脑相连，第四脑室和后脑相连［后脑（脑桥）和末脑（延髓）］。Magendie 和 Luschka 孔使得脑脊液可以进入蛛网膜下隙，在妊娠早期即可出现。脑脊液循环受阻可引起内部脑积水。常见的阻塞为大脑导水管闭锁，伴有第三和侧脑室增宽。另一个常见的梗阻为 Dandy-Walker 综合征，常有第四脑室畸形，包括 Magendie 和 Luschka 孔闭锁，引起全脑室系统脑积水、小脑发育不全和颅后窝囊肿形成。

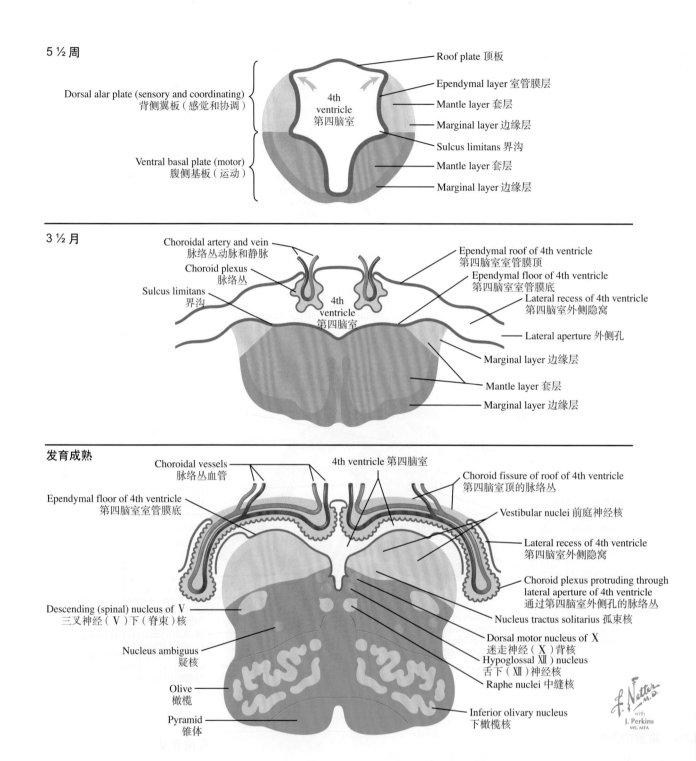

5 ½ 周

Dorsal alar plate (sensory and coordinating)
背侧翼板（感觉和协调）

Ventral basal plate (motor)
腹侧基板（运动）

Roof plate 顶板

Ependymal layer 室管膜层

Mantle layer 套层

Marginal layer 边缘层

Sulcus limitans 界沟

Mantle layer 套层

Marginal layer 边缘层

4th ventricle 第四脑室

3 ½ 月

Choroidal artery and vein
脉络丛动脉和静脉

Choroid plexus
脉络丛

Sulcus limitans
界沟

4th ventricle 第四脑室

Ependymal roof of 4th ventricle
第四脑室室管膜顶

Ependymal floor of 4th ventricle
第四脑室室管膜底

Lateral recess of 4th ventricle
第四脑室外侧隐窝

Lateral aperture 外侧孔

Marginal layer 边缘层

Mantle layer 套层

Marginal layer 边缘层

发育成熟

Choroidal vessels
脉络丛血管

Ependymal floor of 4th ventricle
第四脑室室管膜底

Descending (spinal) nucleus of V
三叉神经（V）下（脊束）核

Nucleus ambiguus
疑核

Olive
橄榄

Pyramid
锥体

4th ventricle 第四脑室

Choroid fissure of roof of 4th ventricle
第四脑室顶的脉络丛

Vestibular nuclei 前庭神经核

Lateral recess of 4th ventricle
第四脑室外侧隐窝

Choroid plexus protruding through
lateral aperture of 4th ventricle
通过第四脑室外侧孔的脉络丛

Nucleus tractus solitarius 孤束核

Dorsal motor nucleus of X
迷走神经（X）背核

Hypoglossal XII) nucleus
舌下（XII）神经核

Raphe nuclei 中缝核

Inferior olivary nucleus
下橄榄核

8.25　第四脑室的发生

　　源于后脑原始中央管的第四脑室扩张成为最终状态，是一个复杂的过程。界沟在发育早期（5 周半）就显现出来，原始侧壁向外向下扩张，同时顶板向两侧扩张（5 周半）。进而界沟演变成第四脑室底的背侧边界标志线，从而区分中间的运动部和外侧的感觉部。第四脑室外侧孔（Luschka 孔）开口于蛛网膜下隙。在成熟的脑室（最底部图），成对的外侧孔是脑脊液内外循环的连接通道，其必须保持通畅才可有效防止脑积水的发生。

Spinal bifida occulta 隐性脊柱裂

Dermal sinus 皮窦

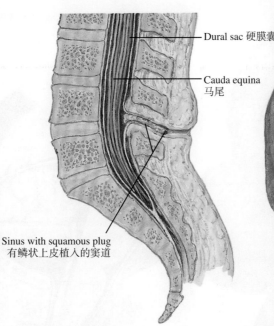

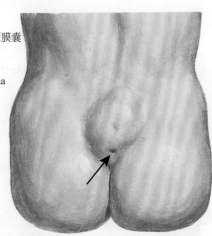

Dural sac 硬膜囊

Cauda equina
马尾

Sinus with squamous plug
有鳞状上皮植入的窦道

Fat pad overlying spina bifida occulta. Tuft
of hair or only skin dimple may be present,
or there may be no external manifestation.
Dermal sinus also present in this case (*arrow*)
隐性脊柱裂表面覆盖脂肪垫。其上可有丛
生的毛发、皮肤隐窝，或者没有外在表
现。大部分脊柱裂为这种表现（箭头）

Types of spina bifida aperta with protrusion of spinal contents
以突出物是否含有脊髓内容物区分不同类型脊柱裂

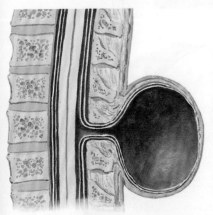

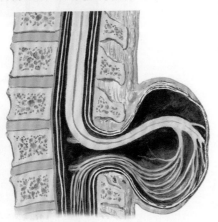

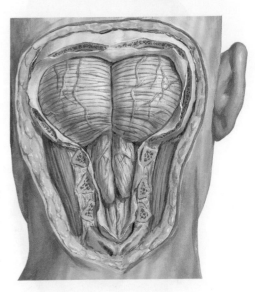

Meningocele
脑脊膜膨出

Meningomyelocele
脑脊膜脊髓膨出

Arnold-Chiari syndrome decompression
Arnold-Chiari 综合征减压术

8.26　神经管缺陷

椎弓发育异常会发生脊柱裂；这种神经管未能在体表下迁移，并且生骨节细胞不能迁移至其上，形成椎弓。脊髓可能暴露于体表（脊柱裂），可引起严重的功能缺陷或死亡，并且有极高的感染风险。脊髓膨出常位于腰部，可能表现为脊髓和神经根膨出（脑脊膜脊髓膨出），或表现为脑脊液膨出（脑脊膜膨出）。这些缺损修补后，可能会出现小脑扁桃体下疝（Arnold-Chiari 畸形），进而出现严重的功能缺陷，如膀胱和肠道功能障碍以及下肢的运动和感觉障碍。脊柱裂为良性病变，脊柱裂可以通过缺陷部位的小丛毛发和小窦孔鉴别。

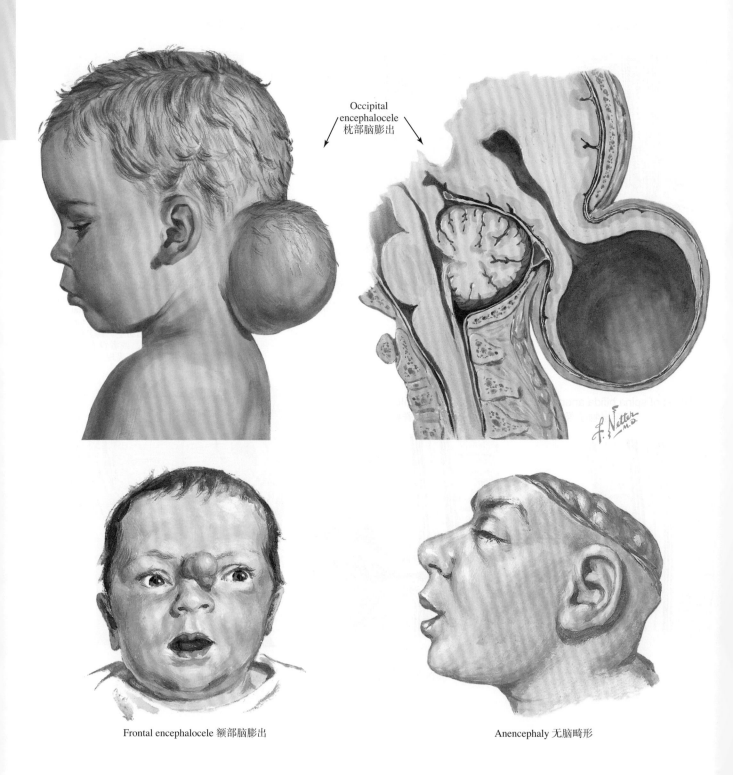

Frontal encephalocele 额部脑膨出

Anencephaly 无脑畸形

8.27　脑和颅骨缺陷

　　神经管吻侧部缺陷会影响脑和颅骨发育。如果枕骨或者其他中轴骨未能骨化，脑膜和脑组织就可能突入囊中（脑膨出）。如果吻部（头盖部）的神经孔未能关闭，脑和部分颅骨将不能正常发育（无脑儿），组织直接暴露于环境中。这种异常状态胎儿均无法存活。Arnold-Chiari 畸形可以伴或不伴脊柱畸形，如形成脊髓脑脊膜膨出；这种畸形发育可致小脑扁桃体疝，即脑组织通过枕骨大孔膨出压迫脑干生命中枢引起死亡。

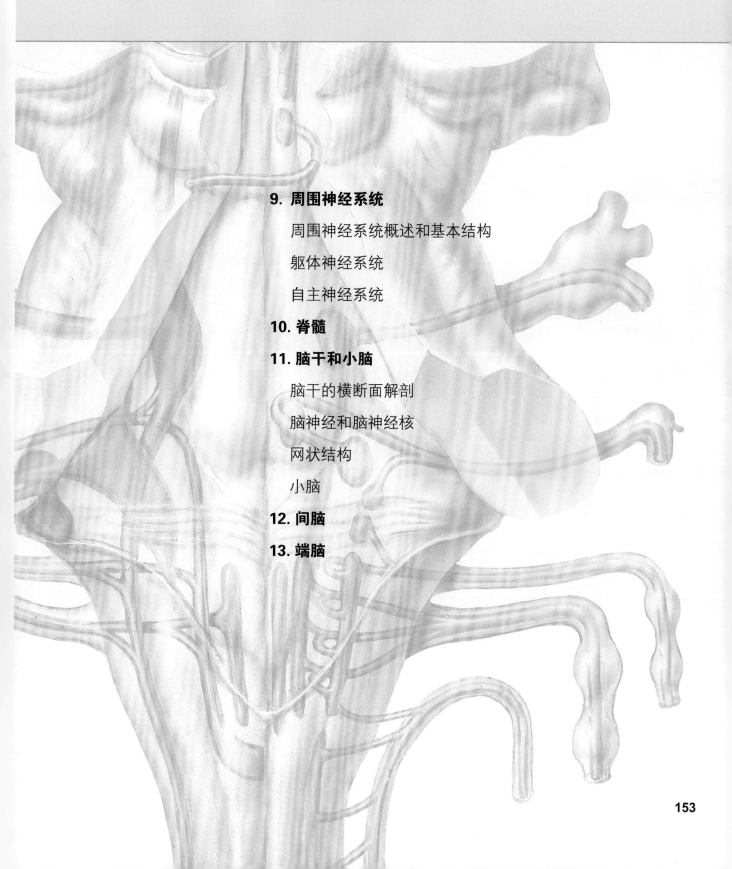

第二部分　局部神经科学

9

周围神经系统

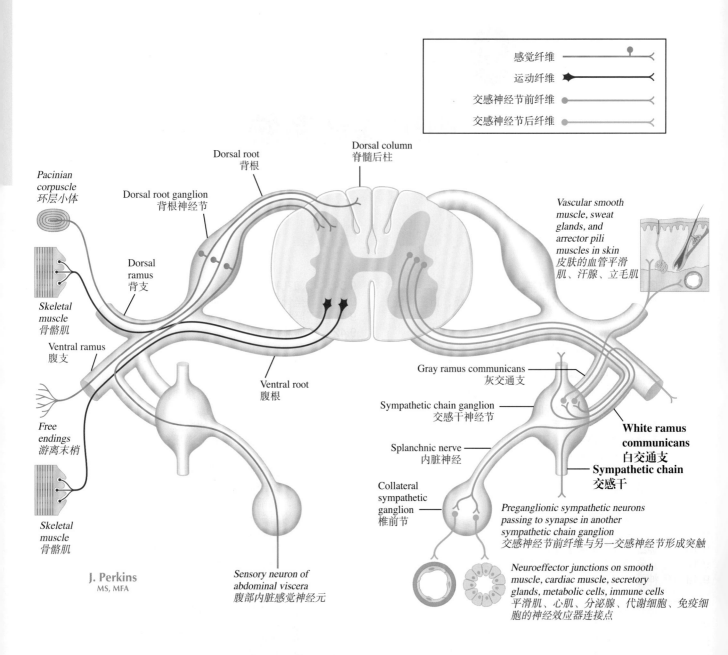

感觉纤维
运动纤维
交感神经节前纤维
交感神经节后纤维

Pacinian corpuscle 环层小体

Dorsal root 背根

Dorsal root ganglion 背根神经节

Dorsal column 脊髓后柱

Dorsal ramus 背支

Skeletal muscle 骨骼肌

Ventral ramus 腹支

Ventral root 腹根

Free endings 游离末梢

Skeletal muscle 骨骼肌

J. Perkins
MS, MFA

Sensory neuron of abdominal viscera 腹部内脏感觉神经元

Vascular smooth muscle, sweat glands, and arrector pili muscles in skin 皮肤的血管平滑肌、汗腺、立毛肌

Gray ramus communicans 灰交通支

Sympathetic chain ganglion 交感干神经节

Splanchnic nerve 内脏神经

Collateral sympathetic ganglion 椎前节

White ramus communicans 白交通支
Sympathetic chain 交感干

Preganglionic sympathetic neurons passing to synapse in another sympathetic chain ganglion 交感神经节前纤维与另一交感神经节形成突触

Neuroeffector junctions on smooth muscle, cardiac muscle, secretory glands, metabolic cells, immune cells 平滑肌、心肌、分泌腺、代谢细胞、免疫细胞的神经效应器连接点

周围神经系统概述和基本结构

9.1 脊髓与周围神经（感觉神经、运动神经、自主神经）示意图

　　周围神经包括初级感觉神经元轴突、下运动神经元、自主神经节前及节后神经元。初级感觉神经元轴突的外周（远）端有感受器（转导元件），与轴突起始部相接续。轴突的近端（中枢突）进入中枢神经系统（CNS），终止于与反射通路、小脑通路及丘系通路有关的二级感觉神经核。脊髓前角的下运动神经元经过脊髓腹根（前根）发出轴突，形成到达骨骼肌的周围神经，形成神经 - 肌肉接头。自主神经节前神经元发出轴突穿过腹根（后根），终止于自主神经节或肾上腺髓质。节后神经元发出轴突形成内脏神经和周围神经，在平滑肌、心肌、分泌腺、代谢细胞和免疫系统细胞处形成神经 - 效应器接头。

临床意义

　　周围神经是由背根和腹根先合并然后再分支形成的，这一过程类似于臂丛的形成。合并形成的周围神经中仅包含几种轴突类型，包括下运动神经元轴突（α 和 γ）、初级感觉神经元轴突（有髓神经纤维和无髓神经纤维）以及自主神经纤维（主要为交感神经节前纤维）。周围神经破坏性的损伤可能会导致所支配骨骼肌的弛缓性瘫痪（失去肌张力和去神经性萎缩）、支配区域部分或全部躯体感觉的丧失以及失去交感神经支配导致的某些自主神经功能障碍（如血管舒张和无汗）。周围神经刺激性的损伤多表现为放射至支配区域的疼痛。

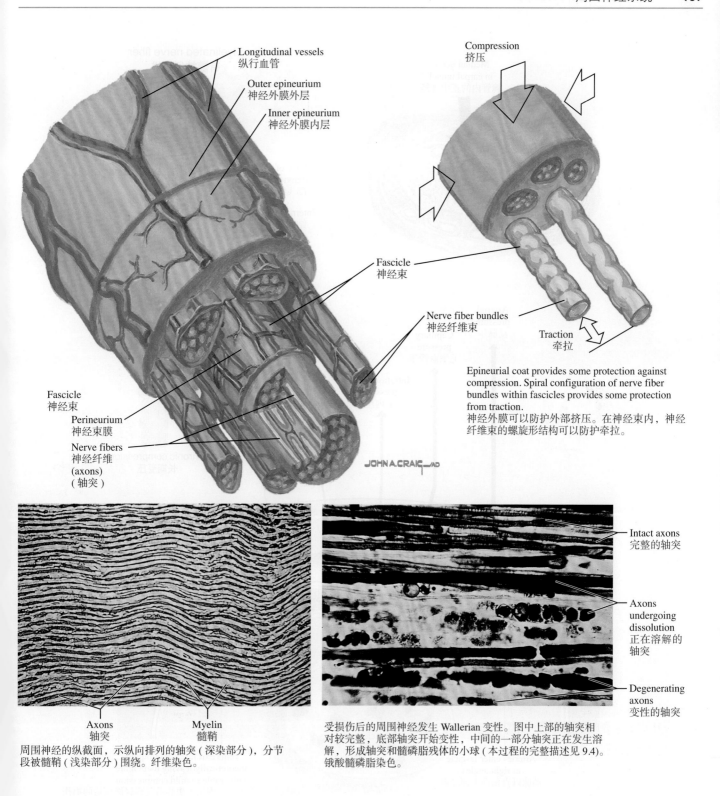

Longitudinal vessels
纵行血管

Outer epineurium
神经外膜外层

Inner epineurium
神经外膜内层

Compression
挤压

Fascicle
神经束

Nerve fiber bundles
神经纤维束

Traction
牵拉

Fascicle
神经束

Perineurium
神经束膜

Nerve fibers
神经纤维
(axons)
（轴突）

Epineurial coat provides some protection against compression. Spiral configuration of nerve fiber bundles within fascicles provides some protection from traction.
神经外膜可以防护外部挤压。在神经束内，神经纤维束的螺旋形结构可以防护牵拉。

JOHN A. CRAIG—AD

Intact axons
完整的轴突

Axons undergoing dissolution
正在溶解的轴突

Degenerating axons
变性的轴突

Axons
轴突

Myelin
髓鞘

周围神经的纵截面，示纵向排列的轴突（深染部分），分节段被髓鞘（浅染部分）围绕。纤维染色。

受损伤后的周围神经发生 Wallerian 变性。图中上部的轴突相对较完整，底部轴突开始变性，中间的一部分轴突正在发生溶解，形成轴突和髓磷脂残体的小球（本过程的完整描述见 9.4）。锇酸髓磷脂染色。

9.2　周围神经解剖

　　周围神经包括有髓神经纤维、无髓神经纤维，将神经纤维相互集聚的结缔组织鞘，以及局部血管（神经滋养血管）。无髓神经纤维被施万细胞的细胞质包裹，这一结构称为施万细胞鞘。单个的施万细胞构成髓鞘，包裹着有髓神经纤维，形成一个个独立的节段。相邻髓鞘之间裸露的部分称为郎飞结，这里有钠离子通道，是动作电位产生和消失的地方。神经内膜在神经束内的各神经纤维之间，是具有支持作用的疏松结缔组织。多个神经纤维构成的神经束被支持细胞和胶原结缔组织构成的神经束膜所包裹，神经束膜是血管和神经之间的屏障，能够防止可能的有害物质在局部扩散，从而保护轴突。在神经病理情况下（比如糖尿病性神经病变），这一神经束膜的屏障会被打破。神经外膜是在最外层包裹整个神经的结缔组织，具有支持作用。

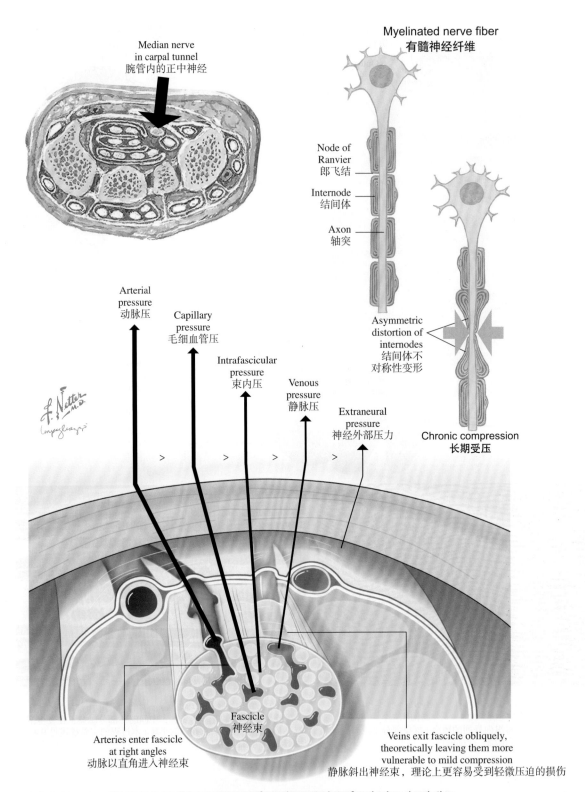

Median nerve
in carpal tunnel
腕管内的正中神经

Myelinated nerve fiber
有髓神经纤维

Node of
Ranvier
郎飞结

Internode
结间体

Axon
轴突

Asymmetric
distortion of
internodes
结间体不
对称性变形

Chronic compression
长期受压

Arterial
pressure
动脉压

Capillary
pressure
毛细血管压

Intrafascicular
pressure
束内压

Venous
pressure
静脉压

Extraneural
pressure
神经外部压力

Arteries enter fascicle
at right angles
动脉以直角进入神经束

Fascicle
神经束

Veins exit fascicle obliquely,
theoretically leaving them more
vulnerable to mild compression
静脉斜出神经束，理论上更容易受到轻微压迫的损伤

Pressure gradient necessary for adequate intrafascicular circulation
压力梯度是神经束内循环正常的必要条件

9.3 神经压迫和压力梯度

当神经受到慢性挤压时，如腕管综合征时正中神经卡压，有髓神经纤维的结间体会发生形变（伴随着反复的脱髓鞘和髓鞘再生），同时也会发生局部缺血和神经内膜水肿。神经内膜水肿会导致静脉淤血，静脉压升高，从而导致受累的周围神经出现代谢、生理功能紊乱和组织学损伤。受累的轴突表现出双向的轴浆运输障碍。糖尿病会增加周围神经卡压、神经内膜水肿和轴浆运输障碍的风险。慢性压迫可以导致受累神经的退行性变。

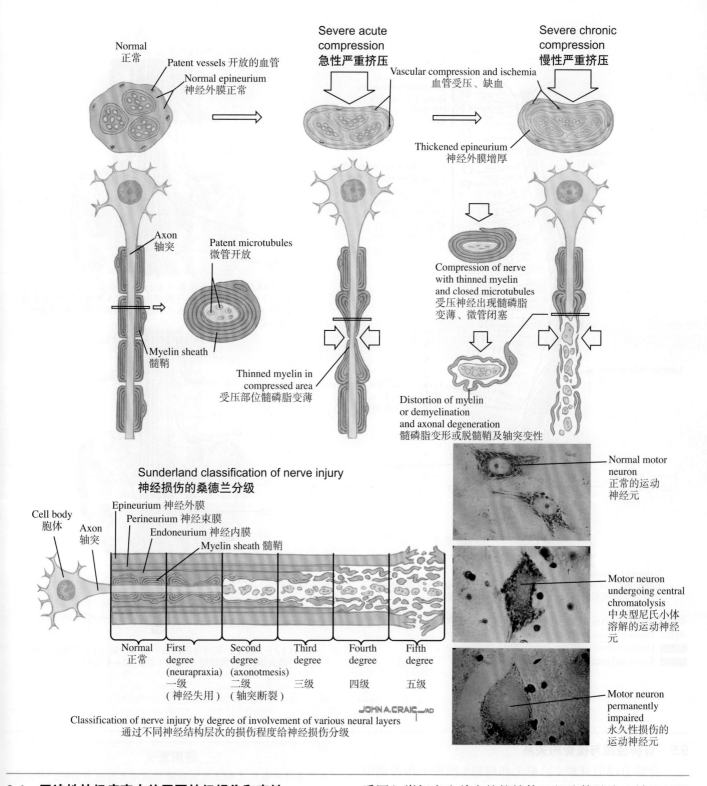

Severe acute
compression
急性严重挤压

Severe chronic
compression
慢性严重挤压

Normal
正常

Patent vessels 开放的血管

Normal epineurium
神经外膜正常

Vascular compression and ischemia
血管受压、缺血

Thickened epineurium
神经外膜增厚

Axon
轴突

Patent microtubules
微管开放

Myelin sheath
髓鞘

Thinned myelin in
compressed area
受压部位髓磷脂变薄

Compression of nerve
with thinned myelin
and closed microtubules
受压神经出现髓磷脂
变薄、微管闭塞

Distortion of myelin
or demyelination
and axonal degeneration
髓磷脂变形或脱髓鞘及轴突变性

Sunderland classification of nerve injury
神经损伤的桑德兰分级

Cell body
胞体

Axon
轴突

Epineurium 神经外膜
Perineurium 神经束膜
Endoneurium 神经内膜
Myelin sheath 髓鞘

Normal
正常

First
degree
(neurapraxia)
一级
（神经失用）

Second
degree
(axonotmesis)
二级
（轴突断裂）

Third
degree
三级

Fourth
degree
四级

Fifth
degree
五级

Classification of nerve injury by degree of involvement of various neural layers
通过不同神经结构层次的损伤程度给神经损伤分级

Normal motor
neuron
正常的运动
神经元

Motor neuron
undergoing central
chromatolysis
中央型尼氏小体
溶解的运动神经
元

Motor neuron
permanently
impaired
永久性损伤的
运动神经元

JOHN A.CRAIG_AD

9.4 压迫性神经病变中的周围神经损伤和变性

当周围神经受到压迫或损伤时，轴突发生损伤的神经元内部和支持组织会发生一系列反应。在损伤部位，可能出现轴突损伤、髓鞘变薄或明显的脱髓鞘。在损伤部位远端，轴突的外周部位可能会发生变性（即Wallerian变性），导致周围轴突的破碎和溶解。为变性轴突形成髓鞘的施万细胞也会破碎变性。然而基底膜会保持完整，作为"脚手架"引导将来的轴突再生。神经元的中央（近端）部位会发生"染色质溶解"。尼氏体（内

质网）崩解产生单个的核糖体，细胞体肿胀，神经元调节其代谢以合成结构和修复性的物质，尝试维护神经元并使其尽可能从损伤中恢复。如果神经元成功从损伤中恢复，那么这一修复过程会逐渐逆转，神经元向外周萌出一个轴突样的伸展，试图向之前脱落的目标位置重新附着。施万细胞增殖，并在新长出的轴突周围产生新的髓鞘，但新生髓鞘的节间距比原生髓鞘的节间距要短，厚度比原生髓鞘薄，因此，新生的轴突传导速度比原生未受损的轴突要慢。

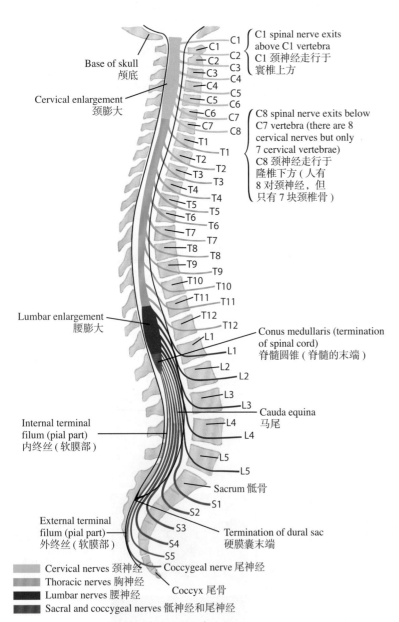

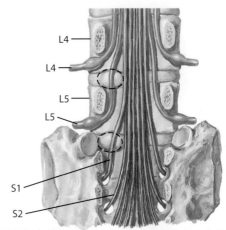

腰椎间盘突出并不常累及走行于椎间盘上方的神经。在 L4～5 水平，椎间盘的外侧突出累及 L5 腰神经，而不累及 L4 腰神经；在 L5～S1 水平，椎间盘的突出累及 S1 骶神经，而不累及 L5 腰神经。

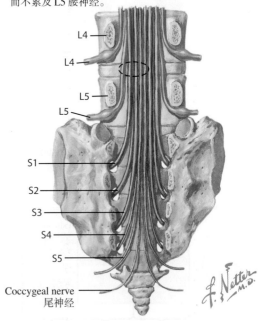

在 L4～5 水平，椎间盘的内侧突出很少累及 L4 腰神经，但可能会累及 L5 腰神经，有时还累及 S1～4 骶神经。

9.5　脊神经根与椎骨的关系

脊髓节段的背根（后根）和腹根（前根）作为周围突从脊髓发出，起始部位被脊膜覆盖。当轴突进入周围神经系统时，施万细胞对轴突起到髓鞘形成和支持的作用。神经根走行于椎间孔，椎间孔位于相邻两个椎骨之间，突出的椎间盘（髓核）可能会于此处侵犯神经根，从而导致感觉或运动障碍。感觉神经纤维和运动神经纤维分别在脊神经的后支和前支内走行。自主神经纤维（有髓鞘）从腹根发出进入白交通支（节前支），并于自主神经节换元。神经节细胞发出节后神经纤维（无髓鞘），节后神经纤维穿过灰交通支并汇入周围神经。

临床意义

脊柱的纵向生长速度比脊髓的纵向生长速度要快，所以成人的脊髓末端与 L1 腰椎的椎体毗邻。神经根从 L1 下方走向椎间孔，尾部在终池中穿过蛛网膜下隙后形成马尾。马尾的损伤可由肿瘤（如室管膜瘤、脂肪瘤）或是椎间盘突出引起。症状的出现可能是进行性加重和不规律性的，这是因为在终池中有充足的空间供神经根移动。在神经根型疼痛中，坐骨神经分布的区域常常会发生疼痛，伴有进行性的感觉丧失；占位如果更接近尾侧，则可能会导致在会阴处（生殖区）骶神经分布区域的感觉丧失；也有可能发生排便、排尿和勃起功能的丧失。更为接近头端的损伤可能导致双腿的弛缓性瘫痪。

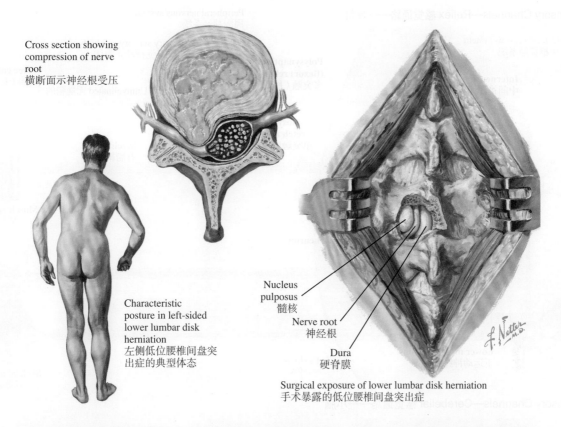

Cross section showing compression of nerve root
横断面示神经根受压

Characteristic posture in left-sided lower lumbar disk herniation
左侧低位腰椎间盘突出症的典型体态

Nucleus pulposus
髓核

Nerve root
神经根

Dura
硬脊膜

Surgical exposure of lower lumbar disk herniation
手术暴露的低位腰椎间盘突出症

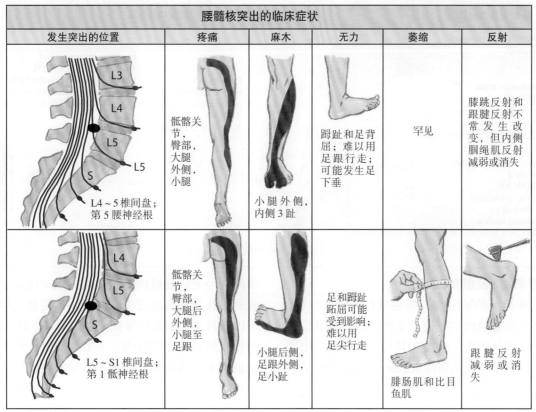

腰髓核突出的临床症状					
发生突出的位置	疼痛	麻木	无力	萎缩	反射
L4~5椎间盘；第5腰神经根	骶髂关节，臀部，大腿外侧，小腿	小腿外侧，内侧3趾	蹬趾和足背屈；难以用足跟行走；可能发生足下垂	罕见	膝跳反射和跟腱反射不常发生改变，但内侧腘绳肌反射减弱或消失
L5~S1椎间盘；第1骶神经根	骶髂关节，臀部，大腿后外侧，小腿至足跟	小腿后侧，足跟外侧，足小趾	足和蹬趾跖屈可能受到影响；难以用足尖行走	腓肠肌和比目鱼肌	跟腱反射减弱或消失

9.6　腰椎间盘突出：L4~L5 与 L5~S1

在 L4~L5 与 L5~S1 水平的低位腰椎间盘突出的特征与临床表现。

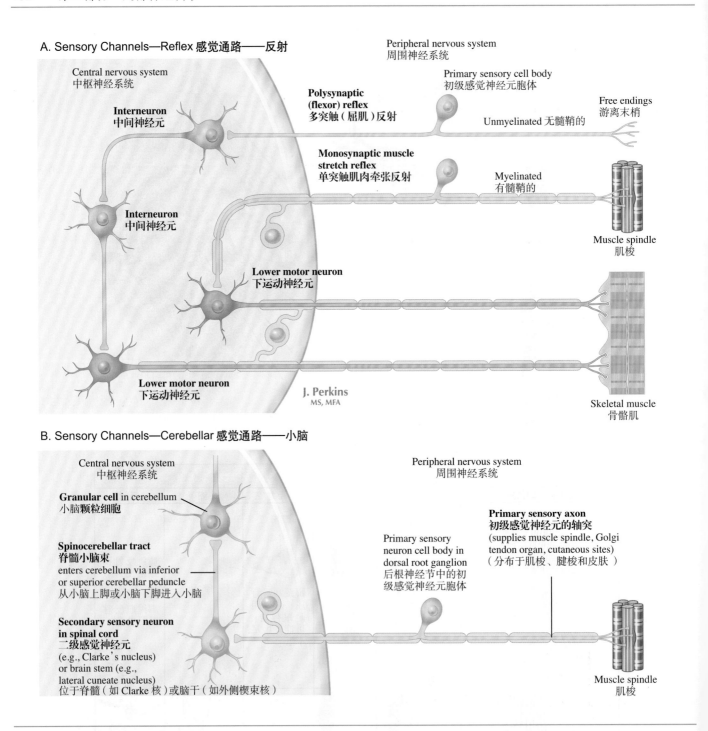

A. Sensory Channels—Reflex 感觉通路——反射

Central nervous system 中枢神经系统

Peripheral nervous system 周围神经系统

Interneuron 中间神经元

Primary sensory cell body 初级感觉神经元胞体

Polysynaptic (flexor) reflex 多突触（屈肌）反射

Free endings 游离末梢

Unmyelinated 无髓鞘的

Monosynaptic muscle stretch reflex 单突触肌肉牵张反射

Myelinated 有髓鞘的

Interneuron 中间神经元

Muscle spindle 肌梭

Lower motor neuron 下运动神经元

Lower motor neuron 下运动神经元

J. Perkins MS, MFA

Skeletal muscle 骨骼肌

B. Sensory Channels—Cerebellar 感觉通路——小脑

Central nervous system 中枢神经系统

Peripheral nervous system 周围神经系统

Granular cell in cerebellum 小脑颗粒细胞

Primary sensory axon 初级感觉神经元的轴突 (supplies muscle spindle, Golgi tendon organ, cutaneous sites) （分布于肌梭、腱梭和皮肤）

Spinocerebellar tract 脊髓小脑束 enters cerebellum via inferior or superior cerebellar peduncle 从小脑上脚或小脑下脚进入小脑

Primary sensory neuron cell body in dorsal root ganglion 后根神经节中的初级感觉神经元胞体

Secondary sensory neuron in spinal cord 二级感觉神经元 (e.g., Clarke＇s nucleus) or brain stem (e.g., lateral cuneate nucleus) 位于脊髓（如 Clarke 核）或脑干（如外侧楔束核）

Muscle spindle 肌梭

9.7　感觉传导通路：反射和小脑

初级感觉神经元的轴突与二级感觉神经元在反射、脊髓小脑通路和丘系通路中有信息交换，将所转导信息从周围传向中枢神经系统。A. 反射传导通路通过一个或多个突触将初级感觉神经元和前角细胞（下运动神经元）联系在一起，从而针对感觉刺激实现非意识性反射运动。这些反射的完成可以仅通过孤立的脊髓节段就能够实现，而不涉及大脑的参与。在单突触反射通路中，从肌梭上行的初级感觉神经元轴突通过后根和参与肌肉牵张反射收缩的下运动神经元直接联系在一起，这是在人类中枢神经系统中发现的唯一单突触反射通路。多突触反射通路主要完成屈肌（收缩）反应，通过一个或多个中间神经元，使肌肉产生协调的运动模式，以控制躯体躲避潜在的伤害或攻击性刺激。多突触反射通路的信号可以通过多个节段传导到同侧或对侧。B. 初级躯体感觉神经元的轴突携带肌肉、关节、肌腱、韧带和皮肤的非意识性本体感觉信息，途经后根与脊髓、脑干尾端中的次级感觉神经元形成突触。这些二级神经元通过脊髓小脑通路，将外周的信息传递给同侧的小脑。脊髓小脑背侧束和脊髓小脑腹侧束传导躯体下部（T6 水平以下）的信息，脊髓小脑侧吻束和楔小脑束传导躯体上部的信息（T6 水平以上）。与此同时，也存在多突触连接的脊髓小脑通路（脊髓 - 橄榄 - 小脑通路和脊髓 - 网状结构 - 小脑通路）。

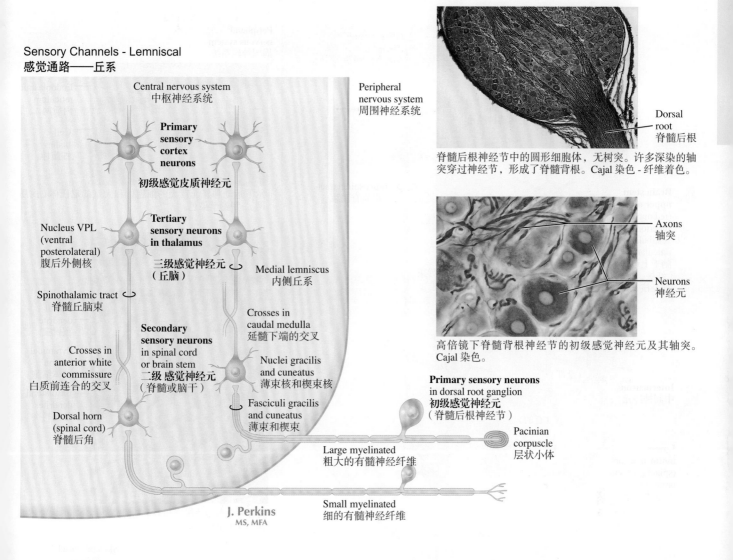

Sensory Channels - Lemniscal
感觉通路——丘系

Central nervous system
中枢神经系统

Peripheral nervous system
周围神经系统

Primary sensory cortex neurons

初级感觉皮质神经元

Nucleus VPL (ventral posterolateral)
腹后外侧核

Tertiary sensory neurons in thalamus

三级感觉神经元 （丘脑）

Medial lemniscus
内侧丘系

Spinothalamic tract
脊髓丘脑束

Crosses in caudal medulla
延髓下端的交叉

Secondary sensory neurons in spinal cord or brain stem
二级 感觉神经元 （脊髓或脑干）

Nuclei gracilis and cuneatus
薄束核和楔束核

Crosses in anterior white commissure
白质前连合的交叉

Dorsal horn (spinal cord)
脊髓后角

Fasciculi gracilis and cuneatus
薄束和楔束

Large myelinated
粗大的有髓神经纤维

Dorsal root
脊髓后根

脊髓后根神经节中的圆形细胞体，无树突。许多深染的轴突穿过神经节，形成了脊髓背根。Cajal 染色 - 纤维着色。

Axons
轴突

Neurons
神经元

高倍镜下脊髓背根神经节的初级感觉神经元及其轴突。Cajal 染色。

Primary sensory neurons in dorsal root ganglion
初级感觉神经元 （脊髓后根神经节）

Pacinian corpuscle
层状小体

Small myelinated
细的有髓神经纤维

J. Perkins
MS, MFA

9.8 感觉传导通路：丘系

初级感觉神经元的轴突传递浅表和深部组织内感受器产生的意识性感觉信息。这些轴突通过脊髓背根进入中枢神经系统，并终止于脊髓或脑干的二级神经核。二级感觉神经元的轴突起自二级神经核，于中线交叉后上行形成丘系通路，终止于对侧的丘脑。这些特异的丘脑核团再将信号投射到第一感觉皮质的特定区域，该区域能够对输入的意识性感觉信息进行精细的分析。躯体感觉信息注入两条通路，分别是浅感觉和本体感觉通路。本体感觉信息（精细触觉、振动觉、关节位置觉）通过初级感觉神经元（脊髓后根神经节细胞）的有髓神经纤维传递至延髓的薄束核（身体下部，T6 水平以下）和楔束核（身体上部，T6 水平以上）。薄束核和楔束核发出内侧丘系。内侧丘系是一个交叉的二级感觉通路，终止于丘脑腹后外侧核（VPL），该核团与中央后回（Brodmann 3、1、2 区）的皮质神经元存在投射。这

一整套的本体感觉系统在形成上有很强的区域特征，身体的每一个区域在相应的核团和通路当中都有对应体现。浅感觉信息（痛觉、温度觉、粗触觉）通过初级感觉神经元（脊髓后根神经节细胞），经纤细的有髓、无髓神经纤维，投射至脊髓后角的神经元。这些脊髓神经元发出脊髓丘脑束（脊髓丘系），该二级感觉通路终止于丘脑腹后外侧核的不同部位。这部分腹后外侧核与第一感觉皮质和位于中央后回外侧后部的躯体感觉辅助区存在联系。一些无髓的痛觉浅感觉神经纤维终止于脊髓后角，并与脊髓内一系列的中间神经元联系，后者主要投射至脑干网状结构（脊髓网状通路）。这种更加弥散的痛觉系统通过丘脑的非特异性神经核投射，到达躯体感觉皮质和更广泛的皮质区，可以引起持续时间和剧烈程度都超过外界刺激所产生的痛觉。对这一系统的慢性刺激可以导致慢性神经性疼痛，这种疼痛通过中枢机制维持和加强。

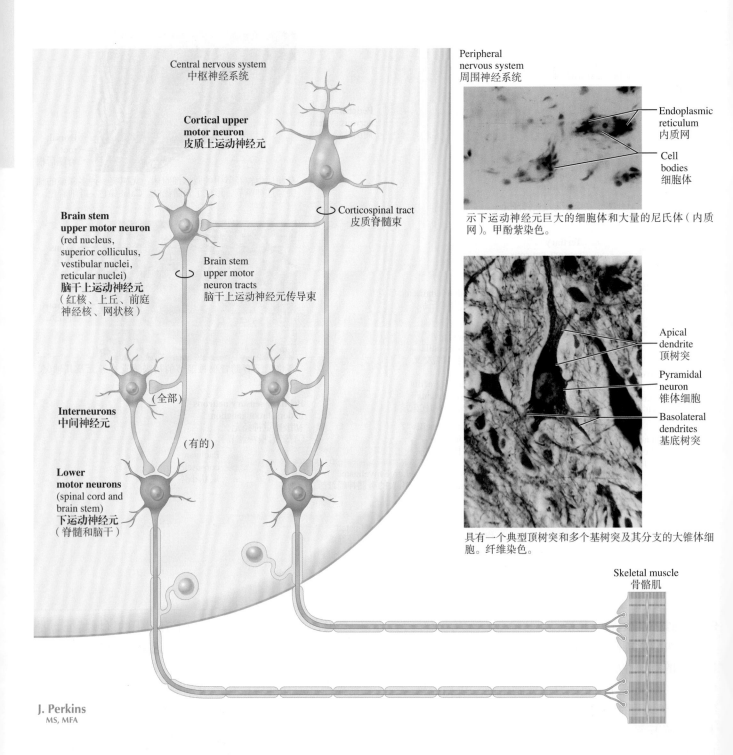

Central nervous system
中枢神经系统

Cortical upper
motor neuron
皮质上运动神经元

Brain stem
upper motor neuron
(red nucleus,
superior colliculus,
vestibular nuclei,
reticular nuclei)
脑干上运动神经元
（红核、上丘、前庭
神经核、网状核）

Corticospinal tract
皮质脊髓束

Brain stem
upper motor
neuron tracts
脑干上运动神经元传导束

Interneurons
中间神经元

（全部）

（有的）

Lower
motor neurons
(spinal cord and
brain stem)
下运动神经元
（脊髓和脑干）

J. Perkins
MS, MFA

Peripheral
nervous system
周围神经系统

Endoplasmic
reticulum
内质网

Cell
bodies
细胞体

示下运动神经元巨大的细胞体和大量的尼氏体（内质网）。甲酚紫染色。

Apical
dendrite
顶树突

Pyramidal
neuron
锥体细胞

Basolateral
dendrites
基底树突

具有一个典型顶树突和多个基树突及其分支的大锥体细胞。纤维染色。

Skeletal muscle
骨骼肌

9.9 运动传导通路：上、下运动神经元的基本结构

下运动神经元位于脊髓前角及脑干的运动脑神经核内，它们发出的轴突通过腹根或脑神经支配骨骼肌。下运动神经元与肌纤维形成神经-肌肉接头，并释放神经递质乙酰胆碱，作用于骨骼肌纤维上的烟碱受体。一个运动单位包括一个下运动神经元及其轴突和该轴突支配的肌纤维。下运动神经元受到脑内上运动神经元群组的调控和协调。脑干的上运动神经元调节肌张力和姿势，皮质上运动神经元（来自皮质脊髓束和皮质延髓束）调节自主运动或意向性运动。皮质上运动神经元还与脑干的上运动神经元形成广泛联系，并可能协调后者的活动。小脑和基底节与上运动神经元联系，分别辅助运动的协调和运动形式的选择；二者不直接与下运动神经元联系。

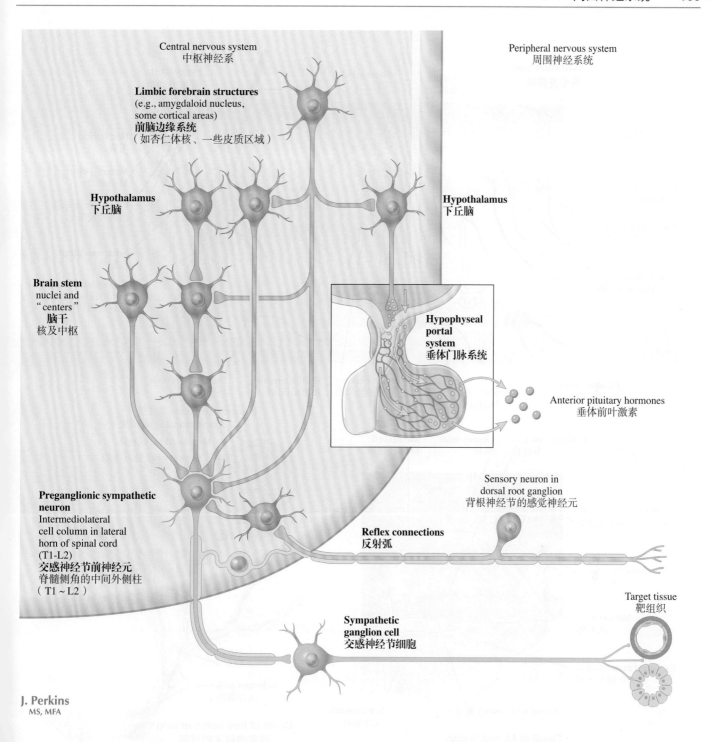

Central nervous system
中枢神经系

Peripheral nervous system
周围神经系统

Limbic forebrain structures
(e.g., amygdaloid nucleus,
some cortical areas)
前脑边缘系统
（如杏仁体核、一些皮质区域）

Hypothalamus
下丘脑

Hypothalamus
下丘脑

Brain stem
nuclei and
"centers"
脑干
核及中枢

Hypophyseal portal system
垂体门脉系统

Anterior pituitary hormones
垂体前叶激素

Sensory neuron in
dorsal root ganglion
背根神经节的感觉神经元

Preganglionic sympathetic neuron
Intermediolateral
cell column in lateral
horn of spinal cord
(T1-L2)
交感神经节前神经元
脊髓侧角的中间外侧柱
（T1～L2）

Reflex connections
反射弧

Target tissue
靶组织

Sympathetic ganglion cell
交感神经节细胞

J. Perkins
MS, MFA

9.10　自主神经传导通路

交感神经系统（sympathetic nervous system，SNS）节前神经元位于脊髓胸腰段（T1～L2）的侧角，即中间外侧柱（胸腰系统）；副交感神经系统（parasympathetic nervous system，PsNS）节前神经元位于第Ⅲ、Ⅶ、Ⅸ、Ⅹ对脑神经的神经核和脊髓S2～S4的灰质中间带内（颅骶系统）。节前神经元的轴突经脑神经或脊髓腹根出中枢神经系统，并终止于神经干或椎前神经节（SNS），或终止于壁内神经节或其支配的器官旁节（PsNS）。节后自主神经元支配平滑肌、心肌、分泌腺、代谢细胞（如肝细胞、脂肪细胞）和免疫细胞。交感神经系统是针对应急需求作出或战或逃的应急反应的系统；副交感神经系统是一个在相对安静状态下或消化、排泄过程中对机体起到平衡、修复功能的系统。节前反应由来自于脑干（自主神经中心）、下丘脑和前脑边缘系统的自主神经上运动神经元等同结构所协调。感觉输入或脑（包括大脑皮质）的信号产生影响内脏功能或情感反应的信息，这些信息被传递到中枢自主调节系统中后，能够协调机体产生恰当的自主反应。这些中枢自主调节系统协调的自主神经反应既影响内脏功能，也影响垂体腺的神经内分泌激素释放。

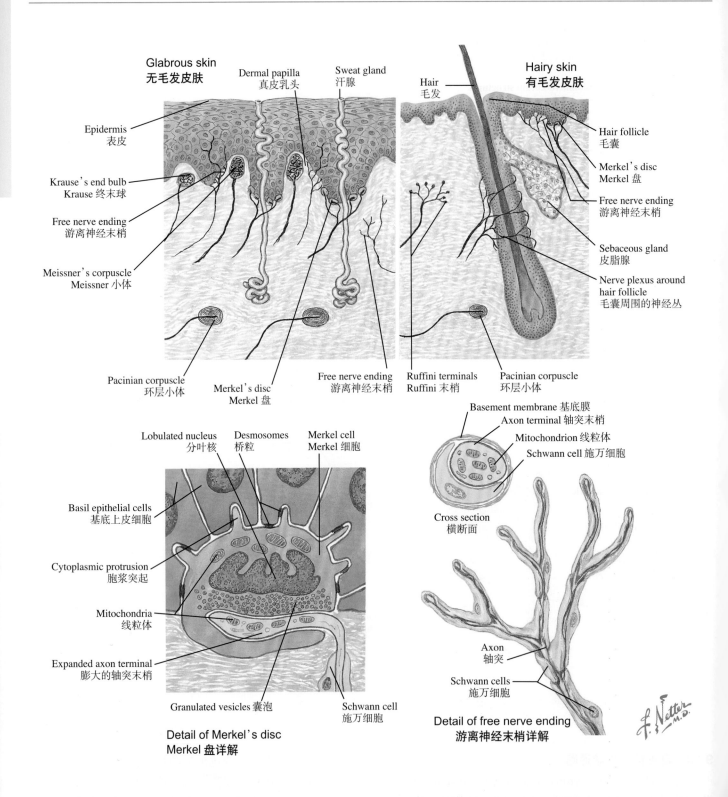

Glabrous skin
无毛发皮肤

Dermal papilla
真皮乳头

Sweat gland
汗腺

Hair
毛发

Hairy skin
有毛发皮肤

Epidermis
表皮

Hair follicle
毛囊

Merkel's disc
Merkel 盘

Free nerve ending
游离神经末梢

Krause's end bulb
Krause 终末球

Free nerve ending
游离神经末梢

Sebaceous gland
皮脂腺

Meissner's corpuscle
Meissner 小体

Nerve plexus around
hair follicle
毛囊周围的神经丛

Pacinian corpuscle
环层小体

Merkel's disc
Merkel 盘

Free nerve ending
游离神经末梢

Ruffini terminals
Ruffini 末梢

Pacinian corpuscle
环层小体

Lobulated nucleus
分叶核

Desmosomes
桥粒

Merkel cell
Merkel 细胞

Basement membrane 基底膜
Axon terminal 轴突末梢

Mitochondrion 线粒体

Schwann cell 施万细胞

Basil epithelial cells
基底上皮细胞

Cross section
横断面

Cytoplasmic protrusion
胞浆突起

Mitochondria
线粒体

Expanded axon terminal
膨大的轴突末梢

Axon
轴突

Schwann cells
施万细胞

Granulated vesicles 囊泡

Schwann cell
施万细胞

Detail of Merkel's disc
Merkel 盘详解

Detail of free nerve ending
游离神经末梢详解

9.11 皮肤感受器

皮肤感受器位于初级感觉神经元轴突的远端，它们的功能类似于树突，即受到阈刺激时能够在神经纤维的起始节段产生动作电位。尽管人们认为特定种类的感受器只能编码意识性感觉信息，但两者之前并无确切的联系。无毛发皮肤和有毛发皮肤都存在多种多样的感受器，能够感受作用于体表的机械刺激、温度刺激或疼痛刺激（有意识地感受为疼痛）。这些感受器包括游离神经末梢（疼痛、温度感受器）和囊状末梢，后者包括环层小体（感受振动或短促触压的快适应机械感受器）、Merkel 盘（感受皮肤持续变形或持续触压的慢适应机械感受器）、Meissner 小体（感受移动触压的快适应机械感受器）、Ruffini 末梢（感受作用于有毛发皮肤的稳定触压的慢适应机械感受器）、毛囊感受器（快适应感受器）和 Krause 终末球（可能是温度感受器）。初级感觉神经元轴突的起始节段与感受器直接相连。

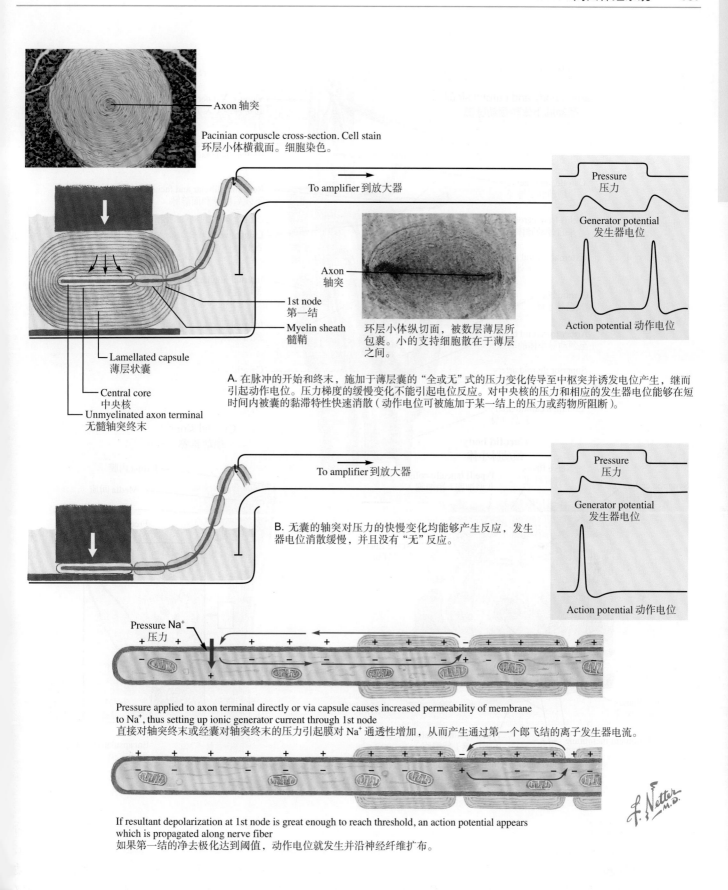

Axon 轴突

Pacinian corpuscle cross-section. Cell stain
环层小体横截面。细胞染色。

To amplifier 到放大器

Pressure
压力

Generator potential
发生器电位

Action potential 动作电位

Axon
轴突

环层小体纵切面，被数层薄层所包裹。小的支持细胞散在于薄层之间。

1st node
第一结

Myelin sheath
髓鞘

Lamellated capsule
薄层状囊

Central core
中央核

Unmyelinated axon terminal
无髓轴突终末

A. 在脉冲的开始和终末，施加于薄层囊的"全或无"式的压力变化传导至中枢突并诱发电位产生，继而引起动作电位。压力梯度的缓慢变化不能引起电位反应。对中央核的压力和相应的发生器电位能够在短时间内被囊的黏滞特性快速消散（动作电位可被施加于某一结上的压力或药物所阻断）。

To amplifier 到放大器

Pressure
压力

Generator potential
发生器电位

Action potential 动作电位

B. 无囊的轴突对压力的快慢变化均能够产生反应，发生器电位消散缓慢，并且没有"无"反应。

Pressure Na⁺
压力

Pressure applied to axon terminal directly or via capsule causes increased permeability of membrane to Na⁺, thus setting up ionic generator current through 1st node
直接对轴突终末或经囊对轴突终末的压力引起膜对 Na⁺ 通透性增加，从而产生通过第一个郎飞结的离子发生器电流。

If resultant depolarization at 1st node is great enough to reach threshold, an action potential appears which is propagated along nerve fiber
如果第一结的净去极化达到阈值，动作电位就发生并沿神经纤维扩布。

9.12　环层小体

　　环层小体是机械感受器，它能够将机械力或位移转化为粗大的初级感觉神经元轴突中的动作电位。机械刺激可以被环层小体薄层的黏滞特性以及相关的辅助细胞减缓。当启动电位的大小足以使轴突起始部位达到阈值时，动作电位就会产生。机械形变的开始和终止能够增加轴突的离子通透性，从而优化完善了环层小体对振动刺激所产生的生理反应。

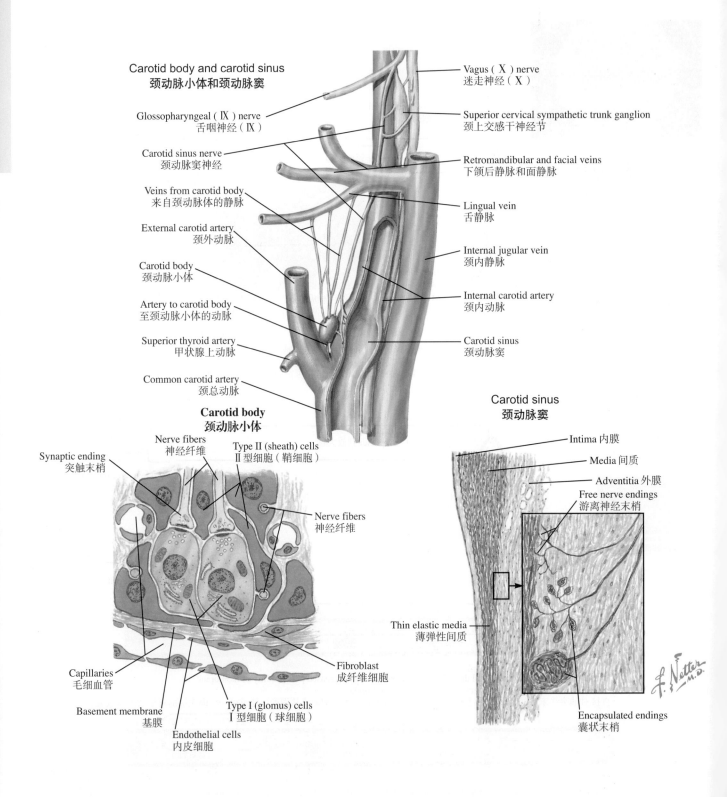

Carotid body and carotid sinus
颈动脉小体和颈动脉窦

Vagus（Ⅹ）nerve
迷走神经（Ⅹ）

Glossopharyngeal（Ⅸ）nerve
舌咽神经（Ⅸ）

Superior cervical sympathetic trunk ganglion
颈上交感干神经节

Carotid sinus nerve
颈动脉窦神经

Retromandibular and facial veins
下颌后静脉和面静脉

Veins from carotid body
来自颈动脉体的静脉

Lingual vein
舌静脉

External carotid artery
颈外动脉

Internal jugular vein
颈内静脉

Carotid body
颈动脉小体

Internal carotid artery
颈内动脉

Artery to carotid body
至颈动脉小体的动脉

Superior thyroid artery
甲状腺上动脉

Carotid sinus
颈动脉窦

Common carotid artery
颈总动脉

Carotid body
颈动脉小体

Carotid sinus
颈动脉窦

Nerve fibers
神经纤维

Type II (sheath) cells
Ⅱ型细胞（鞘细胞）

Synaptic ending
突触末梢

Intima 内膜

Media 间质

Adventitia 外膜

Free nerve endings
游离神经末梢

Nerve fibers
神经纤维

Capillaries
毛细血管

Thin elastic media
薄弹性间质

Basement membrane
基膜

Fibroblast
成纤维细胞

Type I (glomus) cells
Ⅰ型细胞（球细胞）

Endothelial cells
内皮细胞

Encapsulated endings
囊状末梢

9.13 内感受器

内感受器包括体内的疼痛感受器、化学感受器和牵张感受器，它们将身体内部状态传递给中枢神经系统。颈动脉小体是特殊的化学感受器，（在缺氧状态下）能够感受二氧化碳或血液低 pH 的细微变化，从而使呼吸加快。颈动脉小体与第Ⅸ对脑神经的传入神经纤维形成联系，并由后者将冲动投射至延髓的孤束核尾部。颈动脉窦是颈动脉的薄壁区域，含有囊状和游离神经末梢，这些神经末梢起着牵张感受器的作用，即作为压力感受器，对动脉压的升高做出反应，将初级传入信号经第Ⅸ对脑神经投射至延髓的孤束核尾部，引起反射性心率下降和血压降低。

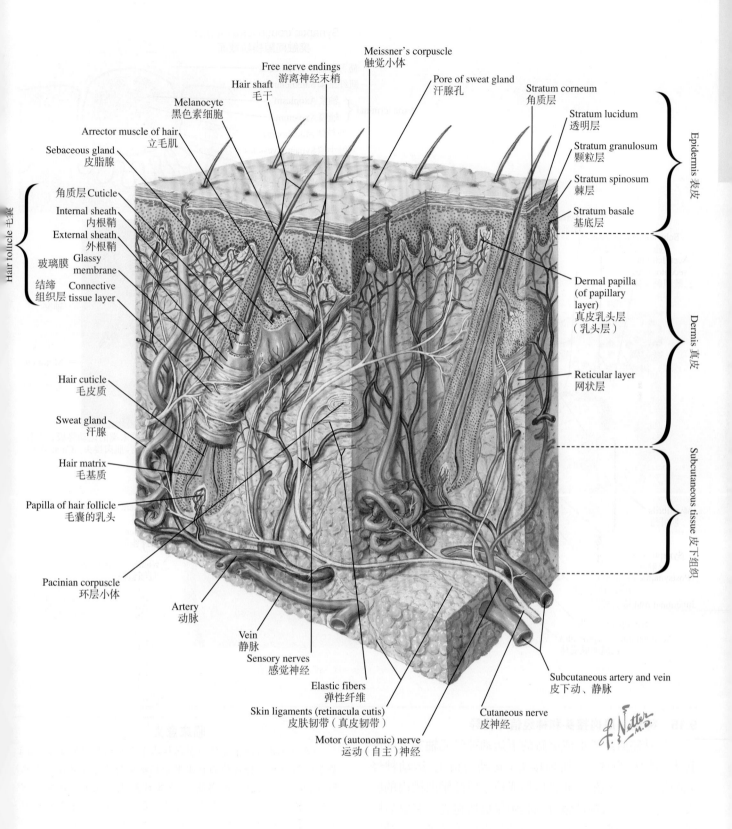

Meissner's corpuscle
触觉小体

Free nerve endings
游离神经末梢

Hair shaft
毛干

Melanocyte
黑色素细胞

Arrector muscle of hair
立毛肌

Sebaceous gland
皮脂腺

Pore of sweat gland
汗腺孔

Stratum corneum
角质层

Stratum lucidum
透明层

Stratum granulosum
颗粒层

Stratum spinosum
棘层

Stratum basale
基底层

Epidermis 表皮

角质层 Cuticle

Internal sheath
内根鞘

External sheath
外根鞘

玻璃膜 Glassy
membrane

结缔
组织层 Connective
tissue layer

Hair follicle 毛囊

Dermal papilla
(of papillary
layer)
真皮乳头层
（乳头层）

Dermis 真皮

Hair cuticle
毛皮质

Sweat gland
汗腺

Hair matrix
毛基质

Papilla of hair follicle
毛囊的乳头

Reticular layer
网状层

Subcutaneous tissue 皮下组织

Pacinian corpuscle
环层小体

Artery
动脉

Vein
静脉

Sensory nerves
感觉神经

Elastic fibers
弹性纤维

Skin ligaments (retinacula cutis)
皮肤韧带（真皮韧带）

Motor (autonomic) nerve
运动（自主）神经

Cutaneous nerve
皮神经

Subcutaneous artery and vein
皮下动、静脉

f. Netter
M.D.

9.14　皮肤及其神经

　　皮肤含有许多类型的感受器（见图 9.11），它们将快适应和慢适应的机械刺激和形变转换成初级传入纤维的电冲动。游离神经末梢主要与疼痛感受器、外周树枝状无髓神经纤维联系，某些疼痛感受器和温度感受器与

细的有髓神经纤维联系。这些神经纤维收集躯体感觉信息并将其传递到浅感觉传导通路，即脊髓丘脑束或脊髓网状丘系。更为复杂的囊状感受器将躯体感觉信息传递给传导本体感觉的脊髓背（后）柱或内侧丘系，并与较大的有髓神经纤维联系。

Synaptic trough (cross section)
突触间隙横切截面

施万细胞 Schwann cell
肌纤维膜 Sarcolemma
Axon terminal { 轴浆 Axoplasm
轴膜 Axolemma
线粒体 Mitochondria
突触小泡 Synaptic vesicles
突触间隙 Synaptic cleft
肌纤维膜 Folds of
皱褶 sarcolemma
肌浆 Sarcoplasm

Active zone
激活区

Schwann cell process
施万细胞的突起
Acetylcholine
receptor sites
乙酰胆碱受体

Neurilemma 神经膜
Axoplasm 轴浆
Schwann cell 施万细胞
Mitochondria 线粒体
Basement membrane 基底膜
Nucleus of Schwann cell 施万细胞核
Presynaptic membrane 突触前膜
Active zone 激活区
Synaptic vesicles 突触小泡

Synaptic trough
突触槽

Axons
轴突

Motor end
plates
运动终板

运动神经纤维末端的运动终板，与骨
骼肌形成神经 - 肌肉接头。Cajal 染色 -
纤维着色。

Myofibrils
肌纤维

Synaptic cleft
突触间隙
Postsynaptic membrane
突触后膜
Junctional fold 接头皱褶

Sarcoplasm 肌浆
Acetylcholine receptor sites
乙酰胆碱受体

Basement membrane
基底膜
Sarcolemma
肌纤维膜
Nucleus of muscle cell
肌细胞核

9.15   神经 – 肌肉接头和神经信号传导

　　与骨骼肌纤维形成突触的下运动神经元轴突末端的
膨大结构称为神经 - 肌肉接头（运动终板）。运动神经
元的轴突失去髓鞘，并扩展形成位于肌纤维凹槽内的膨
大末端，这一结构被施万细胞胞浆层所包裹。突触后膜
进一步形成许多二级皱褶，当动作电位传递到运动神经
元终末时，数百个突触囊泡同时释放出囊内的乙酰胆碱
（Ach），使之进入突触间隙。Ach 结合肌肉膜上的烟碱
受体，激发运动终板电位（EPP），通常 EPP 的大小足
以引发肌肉的动作电位，继而引起肌肉纤维的收缩。一
个肌纤维只有一个神经 - 肌肉接头，但一个运动神经元
的轴突可以支配多条肌纤维。

临床意义

　　运动终板的动作电位会引起钙离子介导的乙酰胆碱（ACh）
量子化的释放，释放的 ACh 作用于突触后膜的烟碱受体，引起
肌肉的收缩（兴奋收缩耦联）。在重症肌无力患者，体内的烟
碱能受体抗体会大大减少活性受体的数量，使之无法对释放的
ACh 做出反应。ACh 囊泡的大小和数量通常是一定的，因此如
果受累的肌肉反复收缩，就会很容易感到疲劳。眼肌、面肌和
眼球肌最易在此种疾病中受累，表现为上睑下垂、表情淡漠、
复视斜视、构音障碍、发音困难和吞咽困难。病情进展时四肢
肌受累，以近端无力为重。肌肉不表现为失用和萎缩，因为其
没有失去神经支配，也可诱发出肌肉牵张反射。

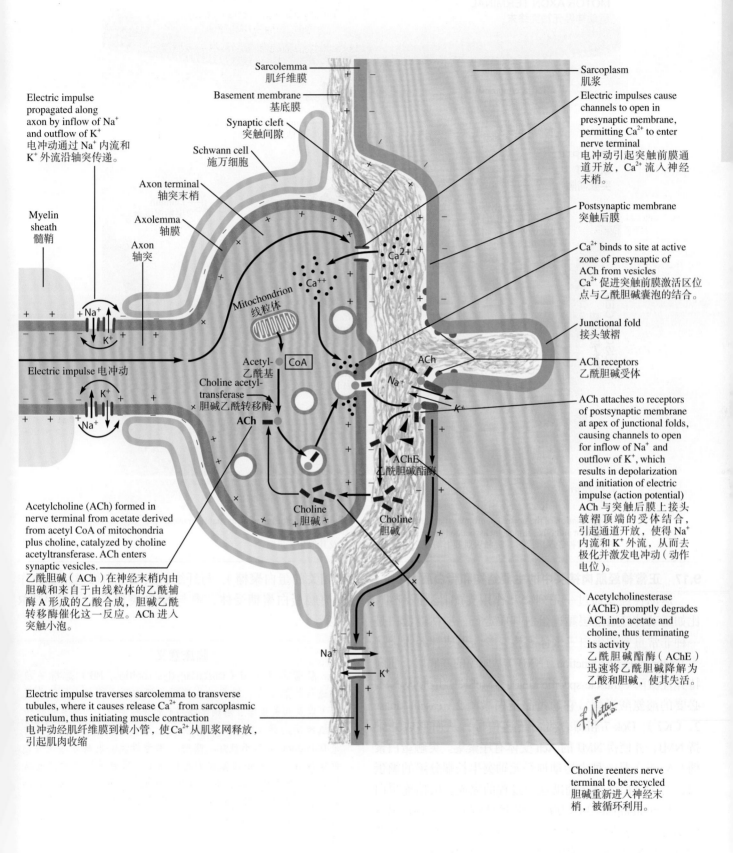

Electric impulse propagated along axon by inflow of Na$^+$ and outflow of K$^+$
电冲动通过 Na$^+$ 内流和 K$^+$ 外流沿轴突传递。

Myelin sheath
髓鞘

Axon
轴突

Electric impulse 电冲动

Mitochondrion
线粒体

Acetyl-
乙酰基

CoA

Choline acetyl-transferase
胆碱乙酰转移酶

ACh

Acetylcholine (ACh) formed in nerve terminal from acetate derived from acetyl CoA of mitochondria plus choline, catalyzed by choline acetyltransferase. ACh enters synaptic vesicles.
乙酰胆碱（ACh）在神经末梢内由胆碱和来自于由线粒体的乙酰辅酶 A 形成的乙酸合成，胆碱乙酰转移酶催化这一反应。ACh 进入突触小泡。

Axon terminal
轴突末梢

Axolemma
轴膜

Sarcolemma
肌纤维膜

Basement membrane
基底膜

Synaptic cleft
突触间隙

Schwann cell
施万细胞

Ca^{2+}

Ca^{++}

ACh

Na$^+$

K$^+$

AChE
乙酰胆碱酯酶

Choline
胆碱

Choline
胆碱

Sarcoplasm
肌浆

Electric impulses cause channels to open in presynaptic membrane, permitting Ca^{2+} to enter nerve terminal
电冲动引起突触前膜通道开放，Ca^{2+} 流入神经末梢。

Postsynaptic membrane
突触后膜

Ca^{2+} binds to site at active zone of presynaptic of ACh from vesicles
Ca^{2+} 促进突触前膜激活区位点与乙酰胆碱囊泡的结合。

Junctional fold
接头皱褶

ACh receptors
乙酰胆碱受体

ACh attaches to receptors of postsynaptic membrane at apex of junctional folds, causing channels to open for inflow of Na$^+$ and outflow of K$^+$, which results in depolarization and initiation of electric impulse (action potential)
ACh 与突触后膜上接头皱褶顶端的受体结合，引起通道开放，使得 Na$^+$ 内流和 K$^+$ 外流，从而去极化并激发电冲动（动作电位）。

Acetylcholinesterase (AChE) promptly degrades ACh into acetate and choline, thus terminating its activity
乙酰胆碱酯酶（AChE）迅速将乙酰胆碱降解为乙酸和胆碱，使其失活。

Electric impulse traverses sarcolemma to transverse tubules, where it causes release Ca^{2+} from sarcoplasmic reticulum, thus initiating muscle contraction
电冲动经肌纤维膜到横小管，使 Ca^{2+} 从肌浆网释放，引起肌肉收缩

Na$^+$

K$^+$

Choline reenters nerve terminal to be recycled
胆碱重新进入神经末梢，被循环利用。

f. Netter m.s.

9.16　神经 - 肌肉接头生理学

运动神经纤维的动作电位引起乙酰胆碱的释放，从而激活肌膜上的烟碱受体，引起肌肉收缩，这一过程被称为兴奋收缩耦联。

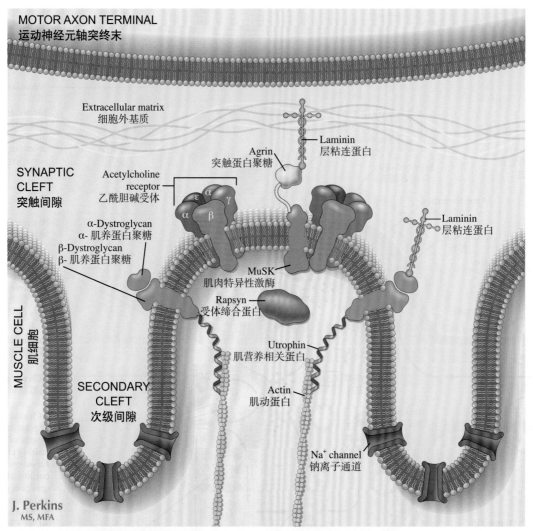

Representation of the normal neuromuscular junction, adult acetylcholine receptor in the postsynaptic muscle membrane and other important associated proteins
图示正常神经肌接头、突触后肌膜上的成熟乙酰胆碱受体以及其他相关蛋白。

9.17　正常神经肌肉接头中的主要结构和蛋白质

运动神经元通过一系列交互作用支配骨骼肌纤维，比如运动神经通过层黏连蛋白基质走行。层粘连蛋白是一种非常重要的蛋白三聚体家族，参与形成神经肌肉接头（neuromuscular junction，NMJ）基质膜的基底层。肌肉特异性激酶（muscle-specific kinase，MuSK）是形成 NMJ 必要的酪氨酸激酶，它通过酪蛋白激酶 2（casein kinase 2，CK2）、Dok-7 和缔合蛋白传递信号，从而形成并维持 NMJ，并使得 NMJ 的 Ach 受体有序聚集。突触蛋白聚糖（Agrin）是一种由运动神经元轴突生长端分泌的糖蛋白，与 MuSK 结合并辅助这一过程的完成。层粘连蛋白 α4（laminin-alpha4）作为突触前组织物能够和突触蛋白聚糖结合，后者是一种突触后组织物。这些分子对于维持 NMJ 突触前和突触后特化结构的对接附着不可或缺。

肌营养相关蛋白（utrophin）连接着细胞外基质和纤维状肌动蛋白（F-actin）螺旋丝（和肌球蛋白同为肌纤维收缩器的一部分），并参与维持肌动蛋白微丝的结构防止其解聚。肌营养相关蛋白和肌养蛋白聚糖（肌养蛋白相关的蛋白聚糖），与纤维状肌动蛋白微丝结合，作为突触蛋白聚糖受体，参与 NMJ 突触后位点的 AChR 聚集。

临床意义

肌营养不良症（muscular dystrophies，MD）是指一组以进行性肌无力、肌肉功能障碍、肌肉蛋白变性（如肌养蛋白）以及相关生理、解剖学障碍（如脊柱侧突）为特点的遗传性肌肉疾病群。肌营养不良症有很多种类型。儿童最常见的是 Duchenne 营养不良症。患者主要为男性，发病原因是 X 染色体短臂上肌养蛋白基因的隐性突变。患者骨骼肌和其他结构（如胃肠系统、脑、心、内分泌系统）受累。由于缺少肌养蛋白和肌养蛋白相关复合物，肌肉的细胞骨架受损，导致肌肉萎缩，常伴有脂肪和结缔组织的堆积（假性肥大性肌营养不良）。肌无力可伴有心力衰竭和呼吸衰竭。标准治疗方法为作业疗法和物理治疗。然而，近来人们开发出了一种新的分子治疗方法。与 mRNA 序列互补结合的反义寡核苷酸（antisense oligonucleotides，AONs）能够越过外显子部分，并诱导产生骨骼肌内一部分肌养蛋白功能性亚型的数量。在这一疗法广泛应用前，尚需进一步改进其可行性和有效性。

A. Smooth muscle
平滑肌

平滑肌细胞（切断）
施万细胞包裹
神经细胞轴突
神经末梢

施万细胞包裹

平滑肌细胞

膨体

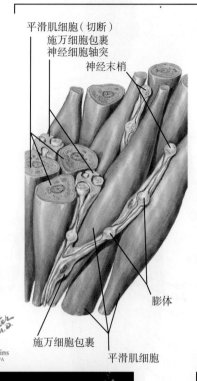

B. Gland (submandibular)
腺体（下颌下腺）

交感神经末梢
膨体
黏液细胞
施万细胞包裹
施万细胞体包绕神经轴突

浆液细胞
膨体
施万细胞包裹
神经细胞轴突
副交感神经末梢

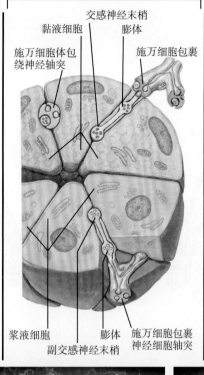

C. Lymphoid tissue (spleen)
淋巴组织（脾）

血管腔
平滑肌细胞
神经效应器接头外膜区

T cell

动脉周围淋巴鞘
T 细胞间的交感神经末梢

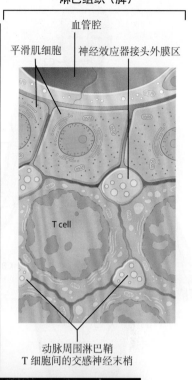

D. 去甲肾上腺素能交感神经节后纤维支配胸腺附近的胸脂肪细胞，乙醛酸荧光组化染色 (9.18 D~I)。神经纤维和末梢呈蓝绿色。

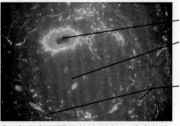

动脉
动脉周围淋巴鞘
边缘窦

G. 中央白髓周围的去甲肾上腺素能交感神经纤维，示横切面，神经纤维也出现于动脉周围淋巴鞘的 T 细胞周围及边缘窦的抗原呈递细胞旁。

E. 去甲肾上腺素能交感神经纤维支配下颌下腺及其导管 (F)。

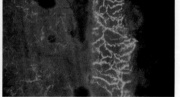

H. 脾白髓内的去甲肾上腺素能神经纤维（见图 G），示纵行的中央动脉。

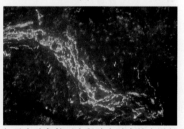

I. 示实验条件下小鼠脾白髓内的去甲肾上腺素能神经纤维（见图 H），实验中给予小鼠大剂量环磷酰胺，暂时性动员 T 细胞和其他免疫细胞使之离开脾，显著减少了白髓的细胞密度。去甲肾上腺素能神经纤维适应了脾白髓结构和细胞密度的改变，末梢的连接部位不变，但末梢的密度增大了，白髓当中的分布也变得更加密集。停止给药后，白髓细胞再生，去甲肾上腺素能神经末梢的形态、分布和密度都恢复到了正常形态（图 H）。

9.18　神经效应器接头

　　自主神经节后神经纤维与心肌、平滑肌（ A ）、内分泌腺（ B ）、代谢细胞如肝细胞和脂肪细胞及免疫系统细胞（ C ）形成神经效应器接头。交感神经系统中的神经末梢主要以去甲肾上腺素作为神经递质，而副交感神经系统则为乙酰胆碱。这些神经末梢不形成典型的中枢神经系统或运动终板式的突触，而是形成神经效应器连接，释放神经递质到间隙内，使得神经递质作为一种旁分泌物广泛扩散，通过细胞上相应的受体，启动突触后反应（包括许多类型的免疫细胞）。其他部位也有一些相似的情况，如终止于淋巴细胞的交感神经。并不是所有的平滑肌细胞都被神经效应器支配，它们通过缝隙连接，当被神经支配的平滑肌收缩时可同时收缩。

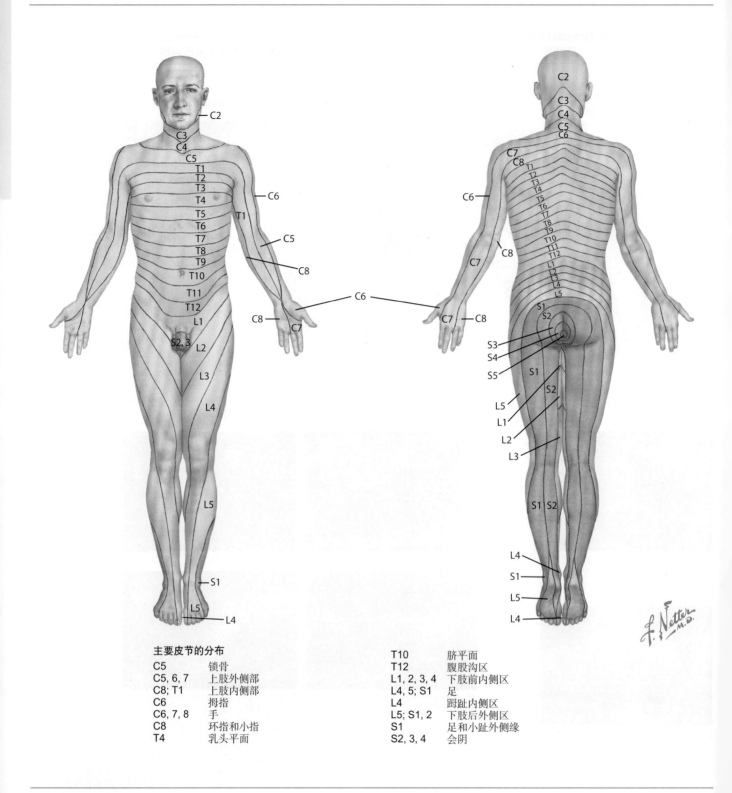

主要皮节的分布

C5	锁骨
C5, 6, 7	上肢外侧部
C8; T1	上肢内侧部
C6	拇指
C6, 7, 8	手
C8	环指和小指
T4	乳头平面

T10	脐平面
T12	腹股沟区
L1, 2, 3, 4	下肢前内侧区
L4, 5; S1	足
L4	踇趾内侧区
L5; S1, 2	下肢后外侧区
S1	足和小趾外侧缘
S2, 3, 4	会阴

躯体神经系统

9.19　脊神经节段性分布

　　一个皮肤节段是指一条脊神经根所支配的皮肤区域，支配该区域的神经元胞体位于背根神经节。脊神经根分布的区域与相应的脊髓节段分布区域一致，但相邻神经根之间的皮肤支配区域则呈重叠分布。因此，如图所示，单根背根神经被切断或功能障碍只会导致该皮肤节段区域感觉迟钝（感觉功能减弱），而不会导致麻木（感觉功能完全丧失）。皮肤节段的麻木至少需要损伤3条脊髓背根：中间一条及上下相邻各一条。与此相反，刺激性损伤（如椎间盘突出）会在相应的皮肤区域产生尖锐的放射性疼痛。在下肢的肢芽发育时，肢芽会拉长与自身内胚层核心及外胚层包被相对应的神经根。发育的下肢沿纵轴内旋，产生了斜方向的皮节。L1和L2支配的皮节与S2和S3支配的皮节相邻，这是因为介于两者之间的节段迁移到了下肢更远端的部位。了解皮肤节段分布，对于判断周围神经损伤的位置以及区分周围神经损伤和神经根损伤极为重要。

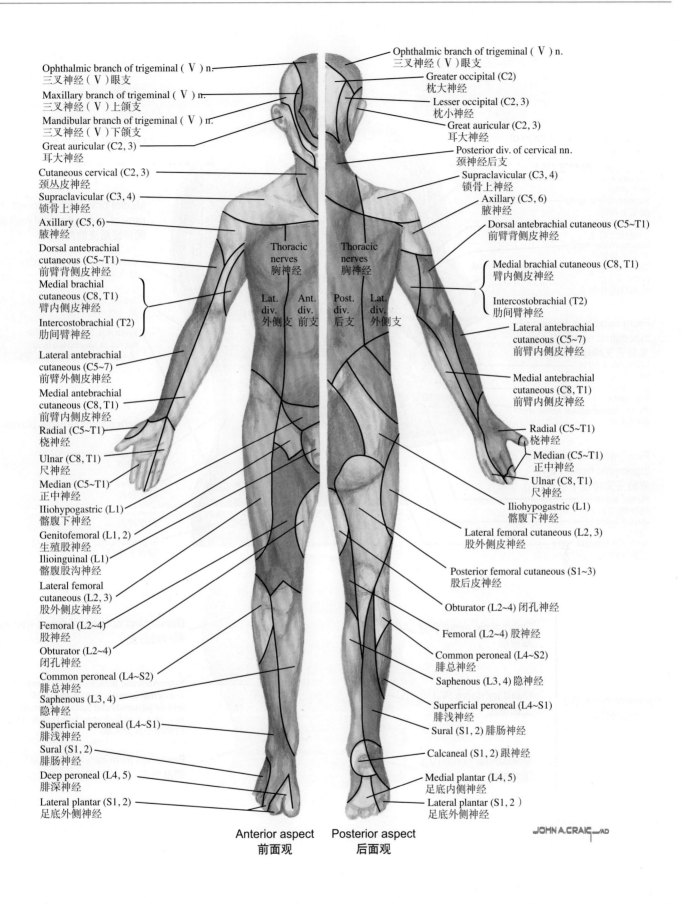

Ophthalmic branch of trigeminal（Ⅴ）n.
三叉神经（Ⅴ）眼支

Maxillary branch of trigeminal（Ⅴ）n.
三叉神经（Ⅴ）上颌支

Mandibular branch of trigeminal（Ⅴ）n.
三叉神经（Ⅴ）下颌支

Great auricular (C2, 3)
耳大神经

Cutaneous cervical (C2, 3)
颈丛皮神经

Supraclavicular (C3, 4)
锁骨上神经

Axillary (C5, 6)
腋神经

Dorsal antebrachial cutaneous (C5~T1)
前臂背侧皮神经

Medial brachial cutaneous (C8, T1)
臂内侧皮神经

Intercostobrachial (T2)
肋间臂神经

Lateral antebrachial cutaneous (C5~7)
前臂外侧皮神经

Medial antebrachial cutaneous (C8, T1)
前臂内侧皮神经

Radial (C5~T1)
桡神经

Ulnar (C8, T1)
尺神经

Median (C5~T1)
正中神经

Iliohypogastric (L1)
髂腹下神经

Genitofemoral (L1, 2)
生殖股神经

Ilioinguinal (L1)
髂腹股沟神经

Lateral femoral cutaneous (L2, 3)
股外侧皮神经

Femoral (L2~4)
股神经

Obturator (L2~4)
闭孔神经

Common peroneal (L4~S2)
腓总神经

Saphenous (L3, 4)
隐神经

Superficial peroneal (L4~S1)
腓浅神经

Sural (S1, 2)
腓肠神经

Deep peroneal (L4, 5)
腓深神经

Lateral plantar (S1, 2)
足底外侧神经

Thoracic nerves
胸神经

Lat. div.
外侧支

Ant. div.
前支

Post. div.
后支

Lat. div.
外侧支

Ophthalmic branch of trigeminal（Ⅴ）n.
三叉神经（Ⅴ）眼支

Greater occipital (C2)
枕大神经

Lesser occipital (C2, 3)
枕小神经

Great auricular (C2, 3)
耳大神经

Posterior div. of cervical nn.
颈神经后支

Supraclavicular (C3, 4)
锁骨上神经

Axillary (C5, 6)
腋神经

Dorsal antebrachial cutaneous (C5~T1)
前臂背侧皮神经

Medial brachial cutaneous (C8, T1)
臂内侧皮神经

Intercostobrachial (T2)
肋间臂神经

Lateral antebrachial cutaneous (C5~7)
前臂内侧皮神经

Medial antebrachial cutaneous (C8, T1)
前臂内侧皮神经

Radial (C5~T1)
桡神经

Median (C5~T1)
正中神经

Ulnar (C8, T1)
尺神经

Iliohypogastric (L1)
髂腹下神经

Lateral femoral cutaneous (L2, 3)
股外侧皮神经

Posterior femoral cutaneous (S1~3)
股后皮神经

Obturator (L2~4) 闭孔神经

Femoral (L2~4) 股神经

Common peroneal (L4~S2)
腓总神经

Saphenous (L3, 4) 隐神经

Superficial peroneal (L4~S1)
腓浅神经

Sural (S1, 2) 腓肠神经

Calcaneal (S1, 2) 跟神经

Medial plantar (L4, 5)
足底内侧神经

Lateral plantar (S1, 2）
足底外侧神经

Anterior aspect
前面观

Posterior aspect
后面观

JOHN A. CRAIG—AD

9.20　周围神经的皮肤分布

周围神经向皮肤的特定区域发出感觉支和神经末梢，这些区域可能受同一神经支配，一个神经可同时分布于多个皮区。神经损伤可能会导致这一神经分布区域所有感觉的丧失（麻木）。特定神经支配的区域因人而异。

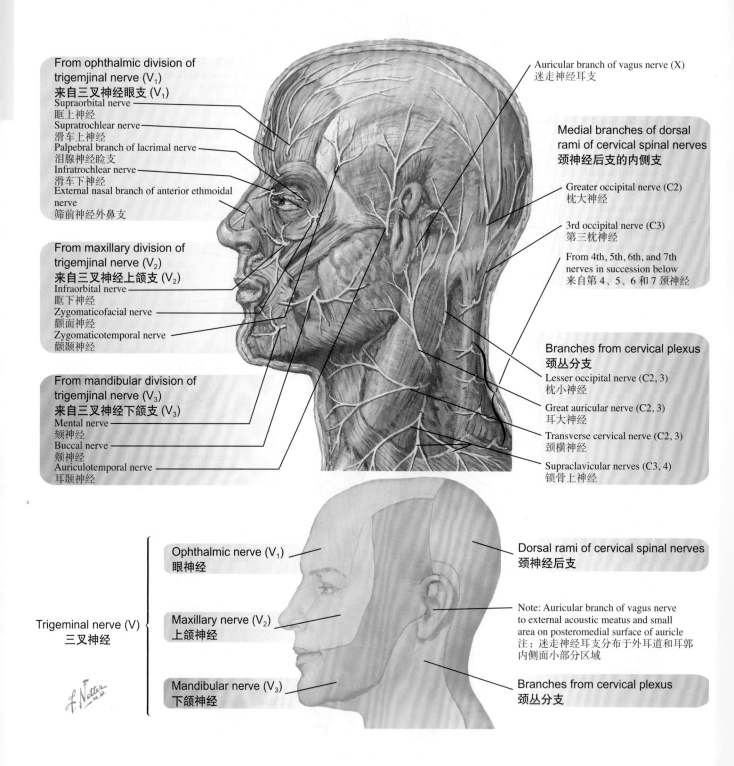

From ophthalmic division of trigemjinal nerve (V₁)
来自三叉神经眼支 (V₁)
Supraorbital nerve
眶上神经
Supratrochlear nerve
滑车上神经
Palpebral branch of lacrimal nerve
泪腺神经睑支
Infratrochlear nerve
滑车下神经
External nasal branch of anterior ethmoidal nerve
筛前神经外鼻支

From maxillary division of trigemjinal nerve (V₂)
来自三叉神经上颌支 (V₂)
Infraorbital nerve
眶下神经
Zygomaticofacial nerve
颧面神经
Zygomaticotemporal nerve
颧颞神经

From mandibular division of trigemjinal nerve (V₃)
来自三叉神经下颌支 (V₃)
Mental nerve
颏神经
Buccal nerve
颊神经
Auriculotemporal nerve
耳颞神经

Auricular branch of vagus nerve (X)
迷走神经耳支

Medial branches of dorsal rami of cervical spinal nerves
颈神经后支的内侧支
Greater occipital nerve (C2)
枕大神经
3rd occipital nerve (C3)
第三枕神经
From 4th, 5th, 6th, and 7th nerves in succession below
来自第 4、5、6 和 7 颈神经

Branches from cervical plexus
颈丛分支
Lesser occipital nerve (C2, 3)
枕小神经
Great auricular nerve (C2, 3)
耳大神经
Transverse cervical nerve (C2, 3)
颈横神经
Supraclavicular nerves (C3, 4)
锁骨上神经

Trigeminal nerve (V)
三叉神经

Ophthalmic nerve (V₁)
眼神经
Maxillary nerve (V₂)
上颌神经
Mandibular nerve (V₃)
下颌神经

Dorsal rami of cervical spinal nerves
颈神经后支

Note: Auricular branch of vagus nerve to external acoustic meatus and small area on posteromedial surface of auricle
注：迷走神经耳支分布于外耳道和耳郭内侧面小部分区域

Branches from cervical plexus
颈丛分支

9.21　头颈部的皮神经分布

　　头颈部的皮神经来自颈神经后支、颈丛分支和三叉神经的三个分支。

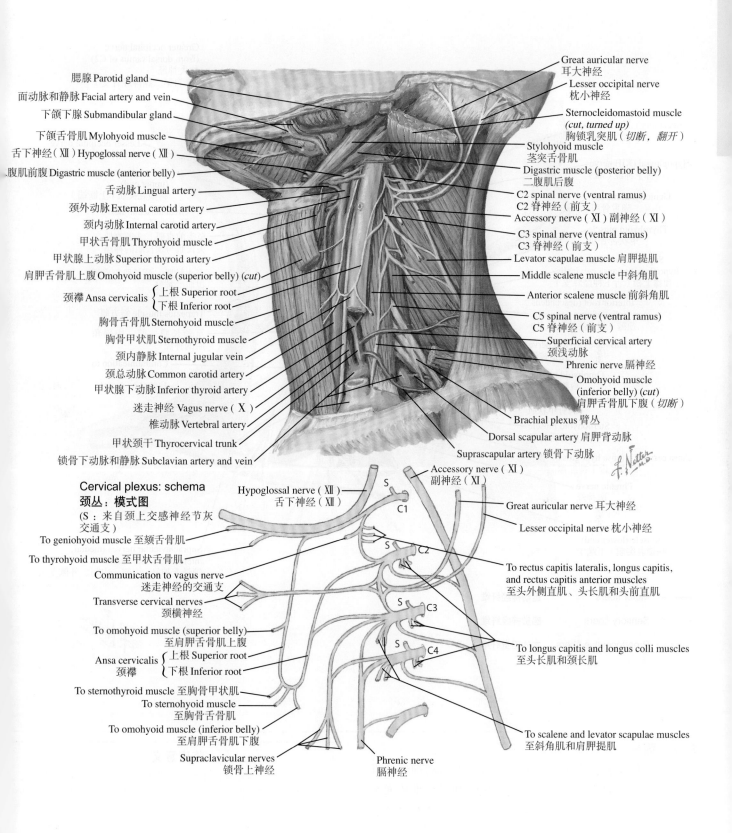

腮腺 Parotid gland
面动脉和静脉 Facial artery and vein
下颌下腺 Submandibular gland
下颌舌骨肌 Mylohyoid muscle
舌下神经（ⅩⅡ）Hypoglossal nerve（ⅩⅡ）
二腹肌前腹 Digastric muscle (anterior belly)
舌动脉 Lingual artery
颈外动脉 External carotid artery
颈内动脉 Internal carotid artery
甲状舌骨肌 Thyrohyoid muscle
甲状腺上动脉 Superior thyroid artery
肩胛舌骨肌上腹 Omohyoid muscle (superior belly) (cut)
颈襻 Ansa cervicalis { 上根 Superior root / 下根 Inferior root
胸骨舌骨肌 Sternohyoid muscle
胸骨甲状肌 Sternothyroid muscle
颈内静脉 Internal jugular vein
颈总动脉 Common carotid artery
甲状腺下动脉 Inferior thyroid artery
迷走神经 Vagus nerve（Ⅹ）
椎动脉 Vertebral artery
甲状颈干 Thyrocervical trunk
锁骨下动脉和静脉 Subclavian artery and vein

Great auricular nerve 耳大神经
Lesser occipital nerve 枕小神经
Sternocleidomastoid muscle (cut, turned up) 胸锁乳突肌（切断，翻开）
Stylohyoid muscle 茎突舌骨肌
Digastric muscle (posterior belly) 二腹肌后腹
C2 spinal nerve (ventral ramus) C2 脊神经（前支）
Accessory nerve（ⅩⅠ）副神经（ⅩⅠ）
C3 spinal nerve (ventral ramus) C3 脊神经（前支）
Levator scapulae muscle 肩胛提肌
Middle scalene muscle 中斜角肌
Anterior scalene muscle 前斜角肌
C5 spinal nerve (ventral ramus) C5 脊神经（前支）
Superficial cervical artery 颈浅动脉
Phrenic nerve 膈神经
Omohyoid muscle (inferior belly) (cut) 肩胛舌骨肌下腹（切断）
Brachial plexus 臂丛
Dorsal scapular artery 肩胛背动脉
Suprascapular artery 锁骨下动脉

Cervical plexus: schema
颈丛：模式图
（S：来自颈上交感神经节灰交通支）

To geniohyoid muscle 至颏舌骨肌
To thyrohyoid muscle 至甲状舌骨肌
Communication to vagus nerve 迷走神经的交通支
Transverse cervical nerves 颈横神经
To omohyoid muscle (superior belly) 至肩胛舌骨肌上腹
Ansa cervicalis 颈襻 { 上根 Superior root / 下根 Inferior root
To sternothyroid muscle 至胸骨甲状肌
To sternohyoid muscle 至胸骨舌骨肌
To omohyoid muscle (inferior belly) 至肩胛舌骨肌下腹
Supraclavicular nerves 锁骨上神经

Hypoglossal nerve（ⅩⅡ）舌下神经（ⅩⅡ）
Accessory nerve（ⅩⅠ）副神经（ⅩⅠ）
Great auricular nerve 耳大神经
Lesser occipital nerve 枕小神经
To rectus capitis lateralis, longus capitis, and rectus capitis anterior muscles 至头外侧直肌、头长肌和头前直肌
To longus capitis and longus colli muscles 至头长肌和颈长肌
To scalene and levator scapulae muscles 至斜角肌和肩胛提肌
Phrenic nerve 膈神经

9.22 颈丛的实地解剖
颈丛及其下方的模式图展示了 C1～C4 神经根的周围神经分支以及其所支配的肌肉。

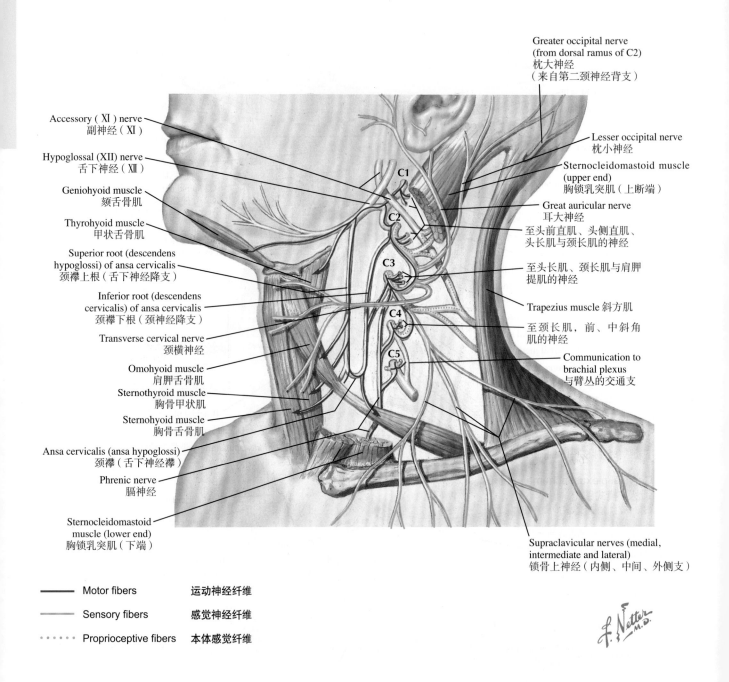

Accessory（XI）nerve
副神经（XI）

Hypoglossal (XII) nerve
舌下神经（XII）

Geniohyoid muscle
颏舌骨肌

Thyrohyoid muscle
甲状舌骨肌

Superior root (descendens
hypoglossi) of ansa cervicalis
颈襻上根（舌下神经降支）

Inferior root (descendens
cervicalis) of ansa cervicalis
颈襻下根（颈神经降支）

Transverse cervical nerve
颈横神经

Omohyoid muscle
肩胛舌骨肌

Sternothyroid muscle
胸骨甲状肌

Sternohyoid muscle
胸骨舌骨肌

Ansa cervicalis (ansa hypoglossi)
颈襻（舌下神经襻）

Phrenic nerve
膈神经

Sternocleidomastoid
muscle (lower end)
胸锁乳突肌（下端）

Greater occipital nerve
(from dorsal ramus of C2)
枕大神经
（来自第二颈神经背支）

Lesser occipital nerve
枕小神经

Sternocleidomastoid muscle
(upper end)
胸锁乳突肌（上断端）

Great auricular nerve
耳大神经

至头前直肌、头侧直肌、
头长肌与颈长肌的神经

至头长肌、颈长肌与肩胛
提肌的神经

Trapezius muscle 斜方肌

至颈长肌，前、中斜角
肌的神经

Communication to
brachial plexus
与臂丛的交通支

Supraclavicular nerves (medial,
intermediate and lateral)
锁骨上神经（内侧、中间、外侧支）

C1
C2
C3
C4
C5

——— Motor fibers　　　运动神经纤维

——— Sensory fibers　　　感觉神经纤维

········· Proprioceptive fibers　本体感觉纤维

9.23　颈丛

颈丛位于胸锁乳突肌深方，其分出的运动神经纤维
支配多块颈部肌肉和膈肌，分出的感觉神经纤维传递来
自部分头部、颈部和胸部的外部感觉信息以及来自于肌
肉、韧带和关节的本体感觉信息。交感神经纤维（汗腺
调节和血管舒缩神经）沿颈丛走行至血管和腺体。浅支
穿颈筋膜分布于皮肤，深支主要到达肌肉和关节。

临床意义

颈丛由C1～C4神经根的前支形成，位于胸锁乳突肌深方，
中斜角肌和肩胛提肌的前方。感觉支包括枕大神经、枕小神
经、耳大神经、颈皮神经和锁骨上神经。运动支包括颈襻、中
斜角肌和肩胛提肌支、膈神经及副神经的分支。颈丛的损伤不
常见，通常是由创伤、肿块或外科手术（如颈动脉内膜切除术）
后遗症导致。损伤累及运动支会导致肌肉功能受损，如副神经
的损伤会导致提肩、头部的转动和屈曲障碍。损伤累及感觉支
会导致这些神经分支区域的头颈部皮肤感觉丧失，疼痛或感觉
异常。

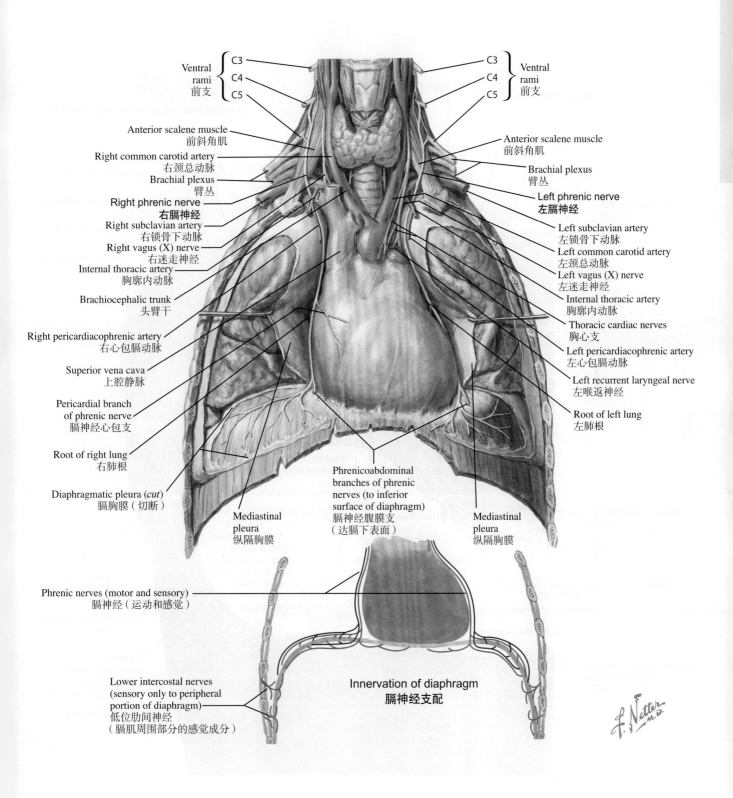

Ventral rami 前支 { C3 C4 C5

Ventral rami 前支 { C3 C4 C5

Anterior scalene muscle 前斜角肌

Right common carotid artery 右颈总动脉

Brachial plexus 臂丛

Right phrenic nerve 右膈神经

Right subclavian artery 右锁骨下动脉

Right vagus (X) nerve 右迷走神经

Internal thoracic artery 胸廓内动脉

Brachiocephalic trunk 头臂干

Right pericardiacophrenic artery 右心包膈动脉

Superior vena cava 上腔静脉

Pericardial branch of phrenic nerve 膈神经心包支

Root of right lung 右肺根

Diaphragmatic pleura (cut) 膈胸膜（切断）

Anterior scalene muscle 前斜角肌

Brachial plexus 臂丛

Left phrenic nerve **左膈神经**

Left subclavian artery 左锁骨下动脉

Left common carotid artery 左颈总动脉

Left vagus (X) nerve 左迷走神经

Internal thoracic artery 胸廓内动脉

Thoracic cardiac nerves 胸心支

Left pericardiacophrenic artery 左心包膈动脉

Left recurrent laryngeal nerve 左喉返神经

Root of left lung 左肺根

Mediastinal pleura 纵隔胸膜

Phrenicoabdominal branches of phrenic nerves (to inferior surface of diaphragm) 膈神经腹膜支（达膈下表面）

Mediastinal pleura 纵隔胸膜

Phrenic nerves (motor and sensory) 膈神经（运动和感觉）

Lower intercostal nerves (sensory only to peripheral portion of diaphragm) 低位肋间神经（膈肌周围部分的感觉成分）

Innervation of diaphragm 膈神经支配

9.24　膈神经

　　左、右膈神经是支配双侧膈肌的运动神经，来自C3、C4 和 C5 的前根。膈神经也包含感觉神经纤维，支配心包纤维层、纵隔胸膜和膈胸膜的中央区域。交感神经节后纤维也伴膈神经共同走行。膈肌协调的收缩依赖于下运动神经元通过脊髓的树突束的中枢控制。

临床意义

　　膈神经由 C3～C5 前根发出，支配膈肌的运动。膈神经的损伤部位常位于纵隔胸膜，而不是颈丛。纵隔淋巴结肿大、主动脉瘤、纵隔肿瘤、手术后遗症以及格林巴利综合征中的脱髓鞘等病理变化都会损伤这些神经。单侧的膈神经损伤会导致同侧膈肌的麻痹，静息时无症状，但无法用力向下。双侧的膈神经损伤会导致膈肌麻痹，伴有严重的呼吸困难和肺换气不足。

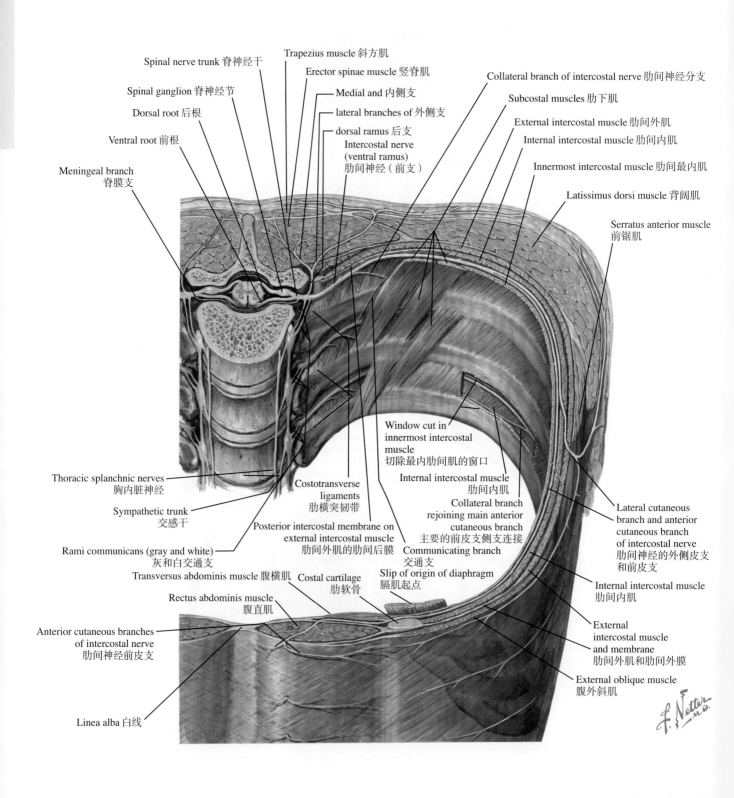

Spinal nerve trunk 脊神经干
Spinal ganglion 脊神经节
Dorsal root 后根
Ventral root 前根
Meningeal branch 脊膜支
Trapezius muscle 斜方肌
Erector spinae muscle 竖脊肌
Medial and 内侧支
lateral branches of 外侧支
dorsal ramus 后支
Intercostal nerve (ventral ramus) 肋间神经（前支）
Collateral branch of intercostal nerve 肋间神经分支
Subcostal muscles 肋下肌
External intercostal muscle 肋间外肌
Internal intercostal muscle 肋间内肌
Innermost intercostal muscle 肋间最内肌
Latissimus dorsi muscle 背阔肌
Serratus anterior muscle 前锯肌
Thoracic splanchnic nerves 胸内脏神经
Sympathetic trunk 交感干
Rami communicans (gray and white) 灰和白交通支
Transversus abdominis muscle 腹横肌
Rectus abdominis muscle 腹直肌
Anterior cutaneous branches of intercostal nerve 肋间神经前皮支
Linea alba 白线
Costotransverse ligaments 肋横突韧带
Posterior intercostal membrane on external intercostal muscle 肋间外肌的肋间后膜
Costal cartilage 肋软骨
Window cut in innermost intercostal muscle 切除最内肋间肌的窗口
Internal intercostal muscle 肋间内肌
Collateral branch rejoining main anterior cutaneous branch 主要的前皮支侧支连接
Communicating branch 交通支
Slip of origin of diaphragm 膈肌起点
Lateral cutaneous branch and anterior cutaneous branch of intercostal nerve 肋间神经的外侧皮支和前皮支
Internal intercostal muscle 肋间内肌
External intercostal muscle and membrane 肋间外肌和肋间外膜
External oblique muscle 腹外斜肌

f. Netter m.s.

9.25 胸神经

12 对胸神经由相应脊髓节段的后根和前根发出。这些神经不形成神经丛，而是发出皮支至胸部皮肤节段，还发出其他的感觉纤维至深部的肌肉、血管、骨膜、壁胸膜、腹膜和乳腺组织。胸神经也发出运动纤维至胸腹壁的肌肉，并携交感神经节前和节后纤维进出交感干。受这些神经支配的胸部与腹壁肌肉作为辅助呼吸肌，能够在呼吸困难或膈神经受损时辅助呼吸。

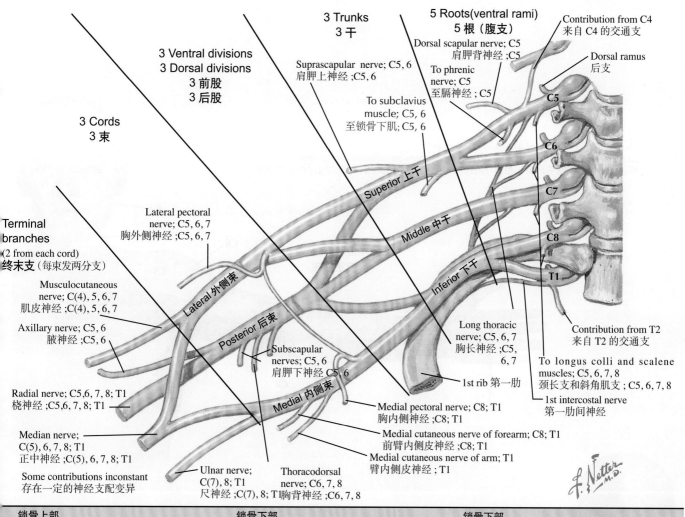

3 Trunks
3 干

5 Roots(ventral rami)
5 根（腹支）

Contribution from C4
来自 C4 的交通支

3 Ventral divisions
3 Dorsal divisions
3 前股
3 后股

Suprascapular nerve; C5, 6
肩胛上神经 ;C5, 6

Dorsal scapular nerve; C5
肩胛背神经 ;C5

Dorsal ramus
后支

To phrenic nerve; C5
至膈神经 ; C5

3 Cords
3 束

To subclavius muscle; C5, 6
至锁骨下肌; C5, 6

C5

C6

Superior 上干

C7

Lateral pectoral nerve; C5, 6, 7
胸外侧神经 ;C5, 6, 7

Middle 中干

C8

Terminal branches
(2 from each cord)
终末支（每束发两分支）

Inferior 下干

T1

Musculocutaneous nerve; C(4), 5, 6, 7
肌皮神经 ; C(4), 5, 6, 7

Lateral 外侧束

Contribution from T2
来自 T2 的交通支

Axillary nerve; C5, 6
腋神经 ;C5, 6

Posterior 后束

Long thoracic nerve; C5, 6, 7
胸长神经 ;C5, 6, 7

To longus colli and scalene muscles; C5, 6, 7, 8
颈长支和斜角肌支; C5, 6, 7, 8

Subscapular nerves; C5, 6
肩胛下神经 C5, 6

1st rib 第一肋

1st intercostal nerve
第一肋间神经

Radial nerve; C5, 6, 7, 8; T1
桡神经 ;C5, 6, 7, 8; T1

Medial 内侧束

Medial pectoral nerve; C8; T1
胸内侧神经 ;C8; T1

Median nerve; C(5), 6, 7, 8; T1
正中神经 ;C(5), 6, 7, 8; T1

Medial cutaneous nerve of forearm; C8; T1
前臂内侧皮神经 ;C8; T1

Medial cutaneous nerve of arm; T1
臂内侧皮神经 ; T1

Some contributions inconstant
存在一定的神经支配变异

Ulnar nerve; C(7), 8; T1
尺神经 ;C(7), 8; T1

Thoracodorsal nerve; C6, 7, 8
胸背神经 ;C6, 7, 8

锁骨上部		锁骨下部		锁骨下部	
源于颈丛		*源于外侧束*		尺神经	C(7), 8; T1
支配颈长肌和斜角肌	C5, 6, 7, 8	胸外侧神经	C5, 6, 7	内侧束的内侧根	C8; T1
肩胛背神经	C5	肌皮神经	C(4), 5, 6, 7	*源于后束*	
膈神经分支	C5	内侧束的外侧根	C(5), 6, 7	肩胛下神经上支	C5, 6, (7)
胸长神经	C5, 6, 7	*源于内侧束*		肩胛下神经下支	C5, 6
源于上干		胸内侧神经	C8; T1	腋神经（旋肱支）	C5, 6
肩胛上神经	C5, 6	臂内侧皮神经	T1	胸背神经	C5, 6
锁骨下肌支	C5, 6	前臂内侧皮神经	C8; T1	桡神经	C5, 6, 7, 8

9.26　臂丛

　　臂丛是由 C5～C8 和 T1 的前支以及一小部分的 C4 前支组合而成。感觉神经纤维和交感神经纤维也分布于臂丛。神经根形成 3 干，3 干分成 3 个前股和 3 个后股，再合成 3 束并发出数个终末神经分支。臂丛易受分娩损伤的伤害（高位臂丛麻痹），由此导致三角肌、肱二头肌、肱肌、肱桡肌麻痹，双手无力，整个三角肌区的皮肤感觉及前臂和手桡侧的感觉丧失。颈肋的压迫可能会导致低位颈丛损伤（C8、T1 损伤），由此引起手的小肌肉和屈肌麻痹，尺侧感觉丧失，也可能导致 Horner 综合征。

临床意义

　　臂丛上部的损伤，尤其是累及 C5 和 C6 部分的损伤可能是由难产时的牵引，包括将头转向对侧并将肩压向同侧（臂型瘫痪，Erb-Duchenne 瘫），辐射损伤，先天因素以及肿瘤所致。这些损伤会引起肩外展和外旋的轻度瘫痪、屈肘功能的轻度瘫痪（由于支配三角肌、冈上肌、冈下肌、二头肌、旋后肌和肱桡肌的运动神经受到损伤）、臂下垂并内旋、前臂旋前、二头肌和肱桡肌牵张反射消失、全部三角肌区域和前臂桡侧的感觉丧失。

　　臂丛下部的损伤，尤其是累及 C8 和 T1 部分的损伤可能是由于分娩时牵拉外展的臂或臀位分娩（下臂丛麻痹 :Dejerine-Klumpke 麻痹）、肺尖肿瘤、颈肋、辐射损伤或肿瘤所致。这些损伤会导致屈指麻痹、手部所有小肌肉麻痹、爪形手、手和前臂延尺侧区域的感觉丧失。T1 至颈上神经节部分的损伤可能会导致同侧的 Horner 综合征，即上睑下垂、瞳孔缩小和半侧无汗症。

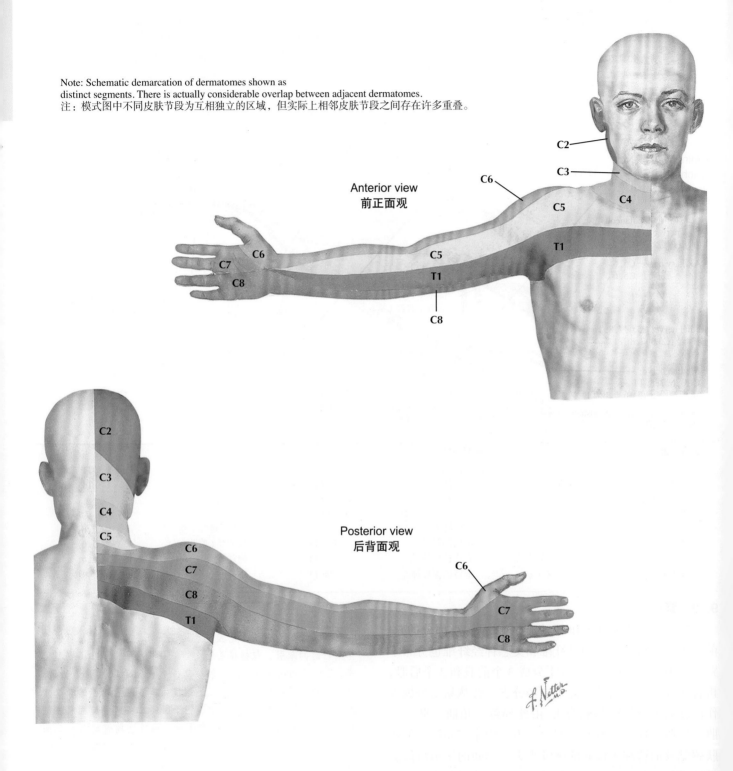

Note: Schematic demarcation of dermatomes shown as
distinct segments. There is actually considerable overlap between adjacent dermatomes.
注：模式图中不同皮肤节段为互相独立的区域，但实际上相邻皮肤节段之间存在许多重叠。

Anterior view
前正面观

Posterior view
后背面观

9.27   上肢的皮神经分布

由于臂丛内神经的分布和感觉、运动神经纤维通过干、股、束的变换，颈部皮肤的有序分布在某种程度上显得比较模糊。但上肢的皮肤分布是能从胚胎学上肢芽发育的角度解释的，近端的皮节是沿着上肢外侧分布的狭长条块，而远端皮节一般在内侧。

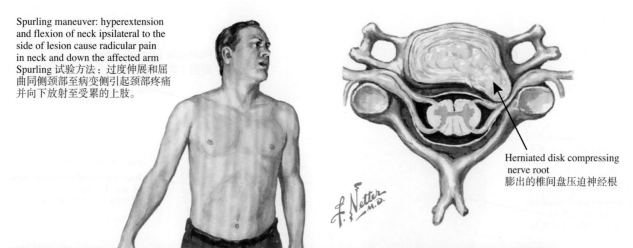

Spurling maneuver: hyperextension
and flexion of neck ipsilateral to the
side of lesion cause radicular pain
in neck and down the affected arm
Spurling 试验方法：过度伸展和屈
曲同侧颈部至病变侧引起颈部疼痛
并向下放射至受累的上肢。

Herniated disk compressing
 nerve root
膨出的椎间盘压迫神经根

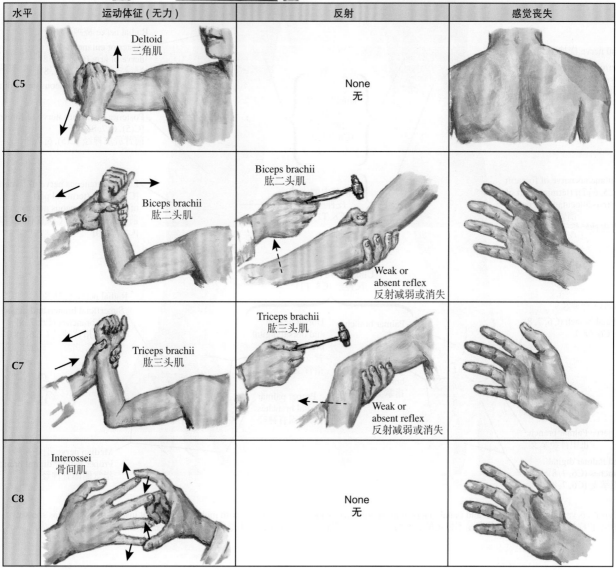

水平	运动体征（无力）	反射	感觉丧失
C5	Deltoid 三角肌	None 无	
C6	Biceps brachii 肱二头肌	Biceps brachii 肱二头肌 — Weak or absent reflex 反射减弱或消失	
C7	Triceps brachii 肱三头肌	Triceps brachii 肱三头肌 — Weak or absent reflex 反射减弱或消失	
C8	Interossei 骨间肌	None 无	

9.28 颈椎间盘突出

颈椎间盘突出是一种常见的神经疾病，病因通常是年龄相关的椎体退行性变，而非创伤（腰椎间盘突出的主要原因之一。颈椎间盘突出的早期临床症状通常是放射性疼痛（神经根病变）。第 5、6、7 颈神经根从各自对应的椎体上方出椎间孔，第 8 颈神经根从第 7 颈椎和第 1 胸椎之间走行。图示为颈椎间盘突出的特征，包括运动、感觉和反射的临床表现。

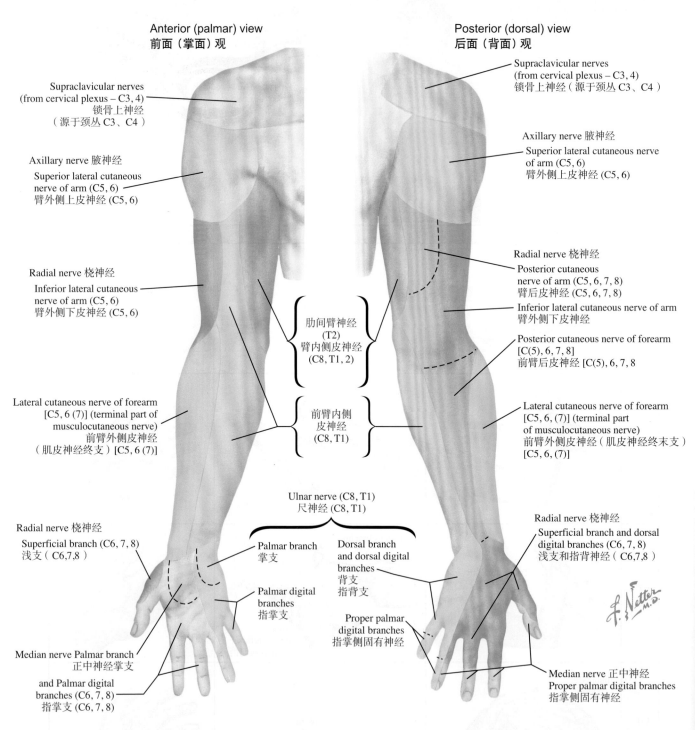

Anterior (palmar) view
前面（掌面）观

Posterior (dorsal) view
后面（背面）观

Supraclavicular nerves
(from cervical plexus – C3, 4)
锁骨上神经
（源于颈丛 C3、C4）

Axillary nerve 腋神经
Superior lateral cutaneous
nerve of arm (C5, 6)
臂外侧上皮神经 (C5, 6)

Radial nerve 桡神经
Inferior lateral cutaneous
nerve of arm (C5, 6)
臂外侧下皮神经 (C5, 6)

肋间臂神经
(T2)
臂内侧皮神经
(C8, T1, 2)

前臂内侧
皮神经
(C8, T1)

Lateral cutaneous nerve of forearm
[C5, 6 (7)] (terminal part of
musculocutaneous nerve)
前臂外侧皮神经
（肌皮神经终支）[C5, 6 (7)]

Ulnar nerve (C8, T1)
尺神经 (C8, T1)

Radial nerve 桡神经
Superficial branch (C6, 7, 8)
浅支（C6,7,8）

Palmar branch
掌支

Palmar digital
branches
指掌支

Dorsal branch
and dorsal digital
branches
背支
指背支

Proper palmar
digital branches
指掌侧固有神经

Median nerve Palmar branch
正中神经掌支
and Palmar digital
branches (C6, 7, 8)
指掌支 (C6, 7, 8)

Supraclavicular nerves
(from cervical plexus – C3, 4)
锁骨上神经（源于颈丛 C3、C4）

Axillary nerve 腋神经
Superior lateral cutaneous nerve
of arm (C5, 6)
臂外侧上皮神经 (C5, 6)

Radial nerve 桡神经
Posterior cutaneous
nerve of arm (C5, 6, 7, 8)
臂后皮神经 (C5, 6, 7, 8)

Inferior lateral cutaneous nerve of arm
臂外侧下皮神经

Posterior cutaneous nerve of forearm
[C(5), 6, 7, 8]
前臂后皮神经 [C(5), 6, 7, 8]

Lateral cutaneous nerve of forearm
[C5, 6, (7)] (terminal part
of musculocutaneous nerve)
前臂外侧皮神经（肌皮神经终末支）
[C5, 6, (7)]

Radial nerve 桡神经
Superficial branch and dorsal
digital branches (C6, 7, 8)
浅支和指背神经（C6,7,8）

Median nerve 正中神经
Proper palmar digital branches
指掌侧固有神经

Note: Division is variable between ulnar and radial innervation on dorsum of hand and often aligns with middle of 3rd digit instead of 4th digit as shown.
注：尺神经和桡神经在手背皮肤的分布是不恒定的，经常在第三个手指背面形成分界，而不是像图上标记的在第四个手指背面形成分界。

9.29　上肢的皮神经分布

　　上肢的皮神经来源于肌皮神经、腋神经、桡神经、正中神经和尺神经。这些神经是臂丛的终末分支。与背部的神经分布不同，这些上肢的周围神经感觉分布区域无互相重叠。因此周围神经的损伤或受压会导致相应分布区域的感觉丧失。刺激性损伤会导致同一相应分布区域的疼痛和感觉异常。

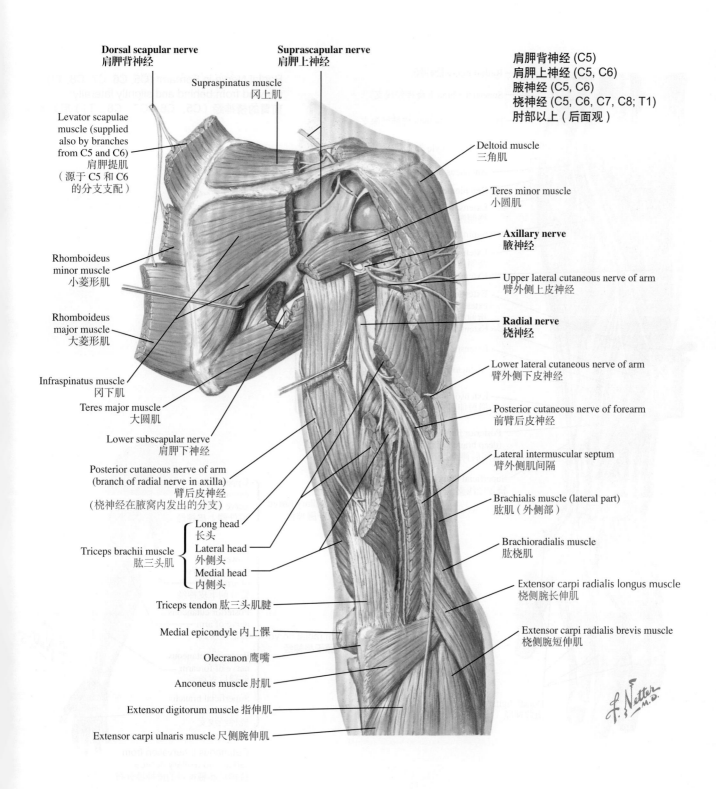

Dorsal scapular nerve
肩胛背神经

Suprascapular nerve
肩胛上神经

Supraspinatus muscle
冈上肌

Levator scapulae
muscle (supplied
also by branches
from C5 and C6)
肩胛提肌
（源于 C5 和 C6
的分支支配）

Rhomboideus
minor muscle
小菱形肌

Rhomboideus
major muscle
大菱形肌

Infraspinatus muscle
冈下肌

Teres major muscle
大圆肌

Lower subscapular nerve
肩胛下神经

Posterior cutaneous nerve of arm
(branch of radial nerve in axilla)
臂后皮神经
（桡神经在腋窝内发出的分支）

Triceps brachii muscle
肱三头肌

Long head
长头
Lateral head
外侧头
Medial head
内侧头

Triceps tendon 肱三头肌腱

Medial epicondyle 内上髁

Olecranon 鹰嘴

Anconeus muscle 肘肌

Extensor digitorum muscle 指伸肌

Extensor carpi ulnaris muscle 尺侧腕伸肌

肩胛背神经 (C5)
肩胛上神经 (C5, C6)
腋神经 (C5, C6)
桡神经 (C5, C6, C7, C8; T1)
肘部以上（后面观）

Deltoid muscle
三角肌

Teres minor muscle
小圆肌

Axillary nerve
腋神经

Upper lateral cutaneous nerve of arm
臂外侧上皮神经

Radial nerve
桡神经

Lower lateral cutaneous nerve of arm
臂外侧下皮神经

Posterior cutaneous nerve of forearm
前臂后皮神经

Lateral intermuscular septum
臂外侧肌间隔

Brachialis muscle (lateral part)
肱肌（外侧部）

Brachioradialis muscle
肱桡肌

Extensor carpi radialis longus muscle
桡侧腕长伸肌

Extensor carpi radialis brevis muscle
桡侧腕短伸肌

f. Netter M.D.

9.30　肩胛神经、腋神经和桡神经（肘部以上）

　　肩胛背神经（C5）支配肩胛提肌和斜方肌，它辅助肩胛向脊柱方向的上提和内收。该神经损伤会导致肩胛骨的脊柱缘外展畸形和斜方肌的萎缩（不易察觉）。肩胛上神经（C5～C6）支配冈上肌和冈下肌，辅助上肢的上举和外旋。该神经的损伤会导致上肢在外展起始15°及外旋时无力。腋神经（C5～C6）支配三角肌和小圆肌，它辅助上肢外展至水平位置及外旋。该神经的损伤可能由肩关节脱位和肱骨外科颈骨折所致，从而导致三角肌萎缩、上肢从15°到90°的外展无力以及三角肌下半部的皮肤感觉丧失。在上臂的桡神经（C5～C8）支配着肱三头肌、肘肌、肱桡肌、桡侧腕伸肌、指伸肌和旋后肌，辅助肘的伸和屈。该神经的损伤可以由肱骨的中段骨折损伤神经沟处的桡神经引起，导致肘不能伸屈以及上肢不能旋后。腕和手指无法伸展，发生腕下垂。

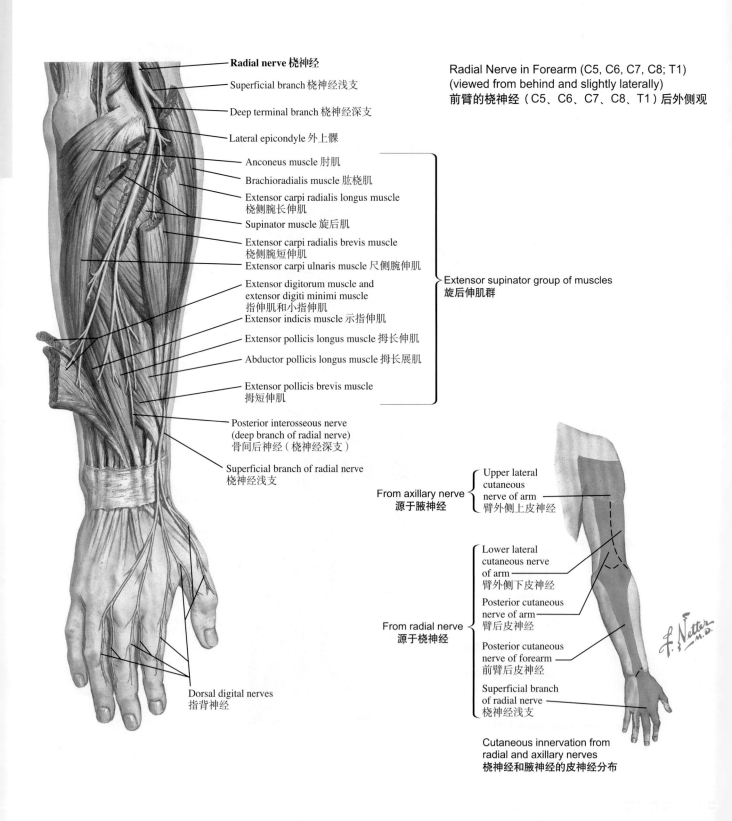

Radial nerve 桡神经

Superficial branch 桡神经浅支

Deep terminal branch 桡神经深支

Lateral epicondyle 外上髁

Anconeus muscle 肘肌

Brachioradialis muscle 肱桡肌

Extensor carpi radialis longus muscle
桡侧腕长伸肌

Supinator muscle 旋后肌

Extensor carpi radialis brevis muscle
桡侧腕短伸肌

Extensor carpi ulnaris muscle 尺侧腕伸肌

Extensor digitorum muscle and
extensor digiti minimi muscle
指伸肌和小指伸肌

Extensor indicis muscle 示指伸肌

Extensor pollicis longus muscle 拇长伸肌

Abductor pollicis longus muscle 拇长展肌

Extensor pollicis brevis muscle
拇短伸肌

Posterior interosseous nerve
(deep branch of radial nerve)
骨间后神经（桡神经深支）

Superficial branch of radial nerve
桡神经浅支

Dorsal digital nerves
指背神经

Extensor supinator group of muscles
旋后伸肌群

Radial Nerve in Forearm (C5, C6, C7, C8; T1)
(viewed from behind and slightly laterally)
前臂的桡神经（C5、C6、C7、C8、T1）后外侧观

From axillary nerve
源于腋神经
{ Upper lateral
cutaneous
nerve of arm
臂外侧上皮神经

Lower lateral
cutaneous nerve
of arm
臂外侧下皮神经

Posterior cutaneous
nerve of arm
臂后皮神经

From radial nerve
源于桡神经
{ Posterior cutaneous
nerve of forearm
前臂后皮神经

Superficial branch
of radial nerve
桡神经浅支

Cutaneous innervation from
radial and axillary nerves
桡神经和腋神经的皮神经分布

9.31　桡神经（前臂）

桡神经（C6～C8）支配前臂的（1）桡侧腕伸肌、（2）指伸肌、（3）小指伸肌、（4）尺侧腕伸肌、（5）旋后肌、（6）拇长展肌、（7）拇短伸肌和拇长伸肌、（8）示指固有伸肌。桡神经支配臂后部、前臂后部长条状的

区域以及手背、拇指和桡侧2个半手指的皮肤。该神经损伤会导致肘不能屈伸，前臂不能旋后，不能伸腕、指；拇指不能外展以及桡神经支配的前臂后部及手背的感觉丧失。

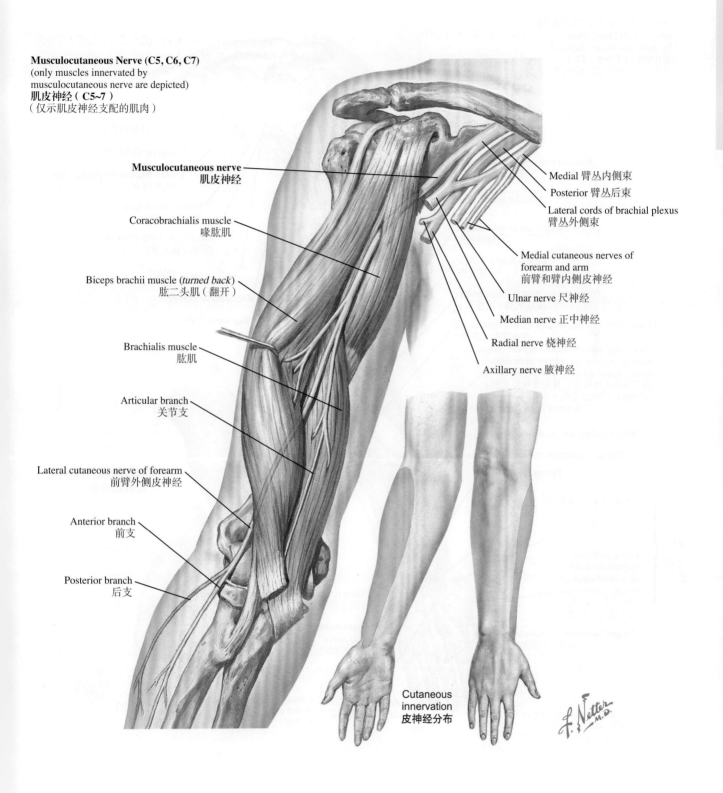

Musculocutaneous Nerve (C5, C6, C7)
(only muscles innervated by
musculocutaneous nerve are depicted)
肌皮神经（C5~7）
（仅示肌皮神经支配的肌肉）

Musculocutaneous nerve
肌皮神经

Coracobrachialis muscle
喙肱肌

Biceps brachii muscle (*turned back*)
肱二头肌（翻开）

Brachialis muscle
肱肌

Articular branch
关节支

Lateral cutaneous nerve of forearm
前臂外侧皮神经

Anterior branch
前支

Posterior branch
后支

Medial 臂丛内侧束
Posterior 臂丛后束
Lateral cords of brachial plexus
臂丛外侧束

Medial cutaneous nerves of
forearm and arm
前臂和臂内侧皮神经

Ulnar nerve 尺神经

Median nerve 正中神经

Radial nerve 桡神经

Axillary nerve 腋神经

Cutaneous
innervation
皮神经分布

9.32　肌皮神经

　　肌皮神经（C5、C6）支配肱二头肌、喙肱肌和肱肌，它辅助臂和前臂的屈曲、前臂的旋后和上肢的抬举与内收，也传导前臂外侧的皮肤感觉。该神经损伤可能由肱骨骨折所引起，损伤会导致其支配肌肉功能的丧失、上肢旋后和屈曲无力以及前臂外侧感觉丧失。

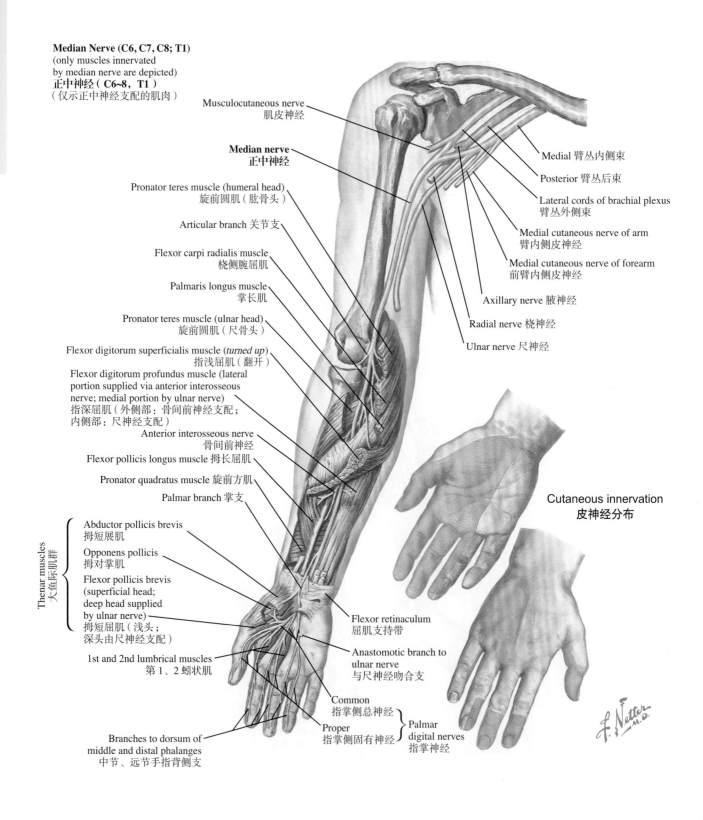

Median Nerve (C6, C7, C8; T1)
(only muscles innervated
by median nerve are depicted)
正中神经（C6~8，T1）
（仅示正中神经支配的肌肉）

Musculocutaneous nerve
肌皮神经

Median nerve
正中神经

Pronator teres muscle (humeral head)
旋前圆肌（肱骨头）

Articular branch 关节支

Flexor carpi radialis muscle
桡侧腕屈肌

Palmaris longus muscle
掌长肌

Pronator teres muscle (ulnar head)
旋前圆肌（尺骨头）

Flexor digitorum superficialis muscle (*turned up*)
指浅屈肌（翻开）

Flexor digitorum profundus muscle (lateral
portion supplied via anterior interosseous
nerve; medial portion by ulnar nerve)
指深屈肌（外侧部：骨间前神经支配；
内侧部：尺神经支配）

Anterior interosseous nerve
骨间前神经

Flexor pollicis longus muscle 拇长屈肌

Pronator quadratus muscle 旋前方肌

Palmar branch 掌支

Abductor pollicis brevis
拇短展肌

Opponens pollicis
拇对掌肌

Flexor pollicis brevis
(superficial head;
deep head supplied
by ulnar nerve)
拇短屈肌（浅头；
深头由尺神经支配）

Thenar muscles
大鱼际肌群

1st and 2nd lumbrical muscles
第1、2蚓状肌

Branches to dorsum of
middle and distal phalanges
中节、远节手指背侧支

Medial 臂丛内侧束

Posterior 臂丛后束

Lateral cords of brachial plexus
臂丛外侧束

Medial cutaneous nerve of arm
臂内侧皮神经

Medial cutaneous nerve of forearm
前臂内侧皮神经

Axillary nerve 腋神经

Radial nerve 桡神经

Ulnar nerve 尺神经

Cutaneous innervation
皮神经分布

Flexor retinaculum
屈肌支持带

Anastomotic branch to
ulnar nerve
与尺神经吻合支

Common
指掌侧总神经

Proper
指掌侧固有神经

Palmar
digital nerves
指掌神经

9.33　正中神经

正中神经（C5~T1）运动纤维支配（1）桡侧腕屈肌、（2）旋前圆肌、（3）掌长肌、（4）指浅屈肌和指深屈肌、（5）拇长屈肌、（6）拇短展肌、（7）拇短屈肌、（8）拇对掌肌、（9）示指和中指蚓状肌。它的感觉神经纤维分布于手掌和邻近的拇指、示指和中指，以及第四指的外侧半皮肤。该神经损伤（腕管综合征）会导致手指弯曲、拇外展和对掌功能的减弱，感觉丧失或手掌桡侧（拇指、示指、中指和第四指的外侧半）疼痛，该区域疼痛常放射至手腕背部。高位损伤也可导致前臂旋前功能减弱。

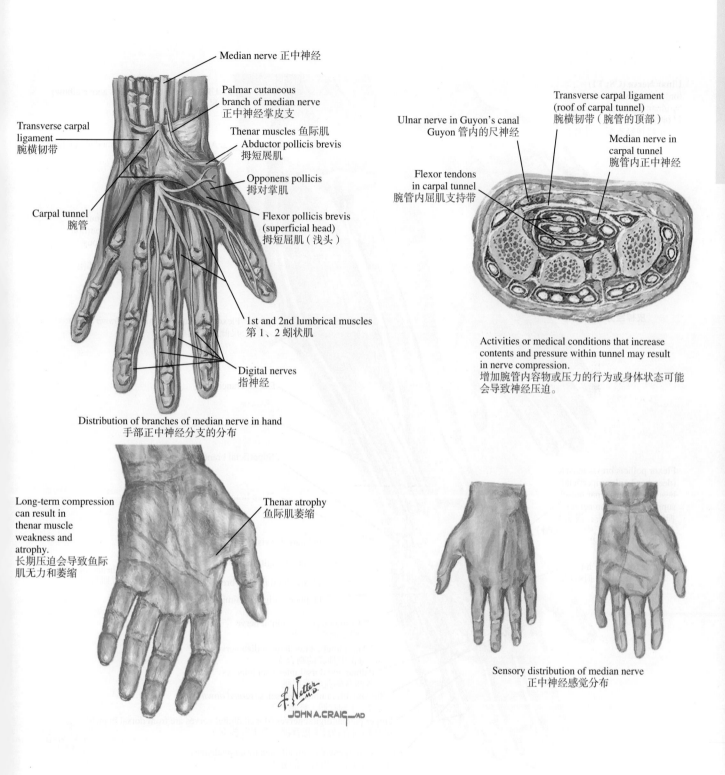

Median nerve 正中神经

Palmar cutaneous branch of median nerve 正中神经掌皮支

Transverse carpal ligament 腕横韧带

Thenar muscles 鱼际肌
Abductor pollicis brevis 拇短展肌

Opponens pollicis 拇对掌肌

Carpal tunnel 腕管

Flexor pollicis brevis (superficial head) 拇短屈肌（浅头）

1st and 2nd lumbrical muscles 第1、2蚓状肌

Digital nerves 指神经

Distribution of branches of median nerve in hand
手部正中神经分支的分布

Transverse carpal ligament (roof of carpal tunnel) 腕横韧带（腕管的顶部）

Ulnar nerve in Guyon's canal Guyon 管内的尺神经

Median nerve in carpal tunnel 腕管内正中神经

Flexor tendons in carpal tunnel 腕管内屈肌支持带

Activities or medical conditions that increase contents and pressure within tunnel may result in nerve compression.
增加腕管内容物或压力的行为或身体状态可能会导致神经压迫。

Long-term compression can result in thenar muscle weakness and atrophy.
长期压迫会导致鱼际肌无力和萎缩

Thenar atrophy 鱼际肌萎缩

Sensory distribution of median nerve
正中神经感觉分布

9.34 腕管综合征

　　正中神经穿行于手腕的腕管内。腕管是受腕横韧带所限制而围成的一个狭窄的密闭空间。腕部的反复运动（如重复的计算机操作）、腕部长期伸展（如骑自行车），甚至睡眠时屈腕都会压迫腕管内的正中神经。损伤机制可能为对神经的直接压迫，也可能伴有神经滋养血管的血流受阻。损伤会导致较重的神经病变，其特征为手掌内侧、拇指、示指、中指和第四指外侧半的刺痛、感觉异常或疼痛（有时很强烈），有时会放射到腕背侧，疼痛程度足以将患者从睡眠中觉醒。损伤还会导致正中神经支配肌肉的收缩无力和鱼际肌的萎缩。神经传导速度测定显示运动和感觉神经纤维传导速度放缓。肌电图会显示所支配的肌肉，如拇短展肌的去神经化。

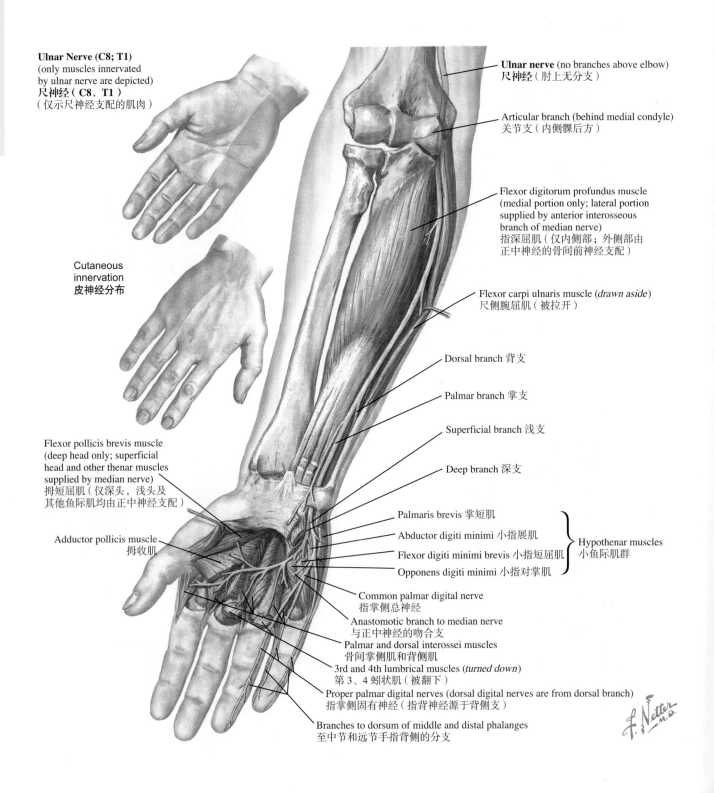

Ulnar Nerve (C8; T1)
(only muscles innervated
by ulnar nerve are depicted)
尺神经（C8、T1）
（仅示尺神经支配的肌肉）

Ulnar nerve (no branches above elbow)
尺神经（肘上无分支）

Articular branch (behind medial condyle)
关节支（内侧髁后方）

Flexor digitorum profundus muscle
(medial portion only; lateral portion
supplied by anterior interosseous
branch of median nerve)
指深屈肌（仅内侧部；外侧部由
正中神经的骨间前神经支配）

Cutaneous
innervation
皮神经分布

Flexor carpi ulnaris muscle (drawn aside)
尺侧腕屈肌（被拉开）

Dorsal branch 背支

Palmar branch 掌支

Superficial branch 浅支

Deep branch 深支

Flexor pollicis brevis muscle
(deep head only; superficial
head and other thenar muscles
supplied by median nerve)
拇短屈肌（仅深头，浅头及
其他鱼际肌均由正中神经支配）

Palmaris brevis 掌短肌

Abductor digiti minimi 小指展肌   } Hypothenar muscles
                                                      小鱼际肌群
Flexor digiti minimi brevis 小指短屈肌

Opponens digiti minimi 小指对掌肌

Adductor pollicis muscle
拇收肌

Common palmar digital nerve
指掌侧总神经

Anastomotic branch to median nerve
与正中神经的吻合支

Palmar and dorsal interossei muscles
骨间掌侧肌和背侧肌

3rd and 4th lumbrical muscles (turned down)
第 3、4 蚓状肌（被翻下）

Proper palmar digital nerves (dorsal digital nerves are from dorsal branch)
指掌侧固有神经（指背神经源于背侧支）

Branches to dorsum of middle and distal phalanges
至中节和远节手指背侧的分支

9.35 尺神经

尺神经（C8～T1）的运动神经纤维支配（1）尺侧腕屈肌、（2）指深屈肌、（3）拇收肌、（4）小指展肌、（5）小指对掌肌、（6）小指短屈肌、（7）骨间背侧肌、骨间掌侧肌、（8）第四指及小指的蚓状肌。它的感觉神经纤维分布于手掌背侧和掌侧内侧皮肤及小指和第四指内侧部。该神经损伤会导致手部肌肉萎缩、屈腕和手尺侧偏无力、手指内收和外展无力（即"爪形手"，手指掌指关节过度伸展和指间关节屈曲）、手尺侧半（手掌背侧和掌侧内侧皮肤、小指和第四指内侧部）感觉丧失。

Schema 模式图

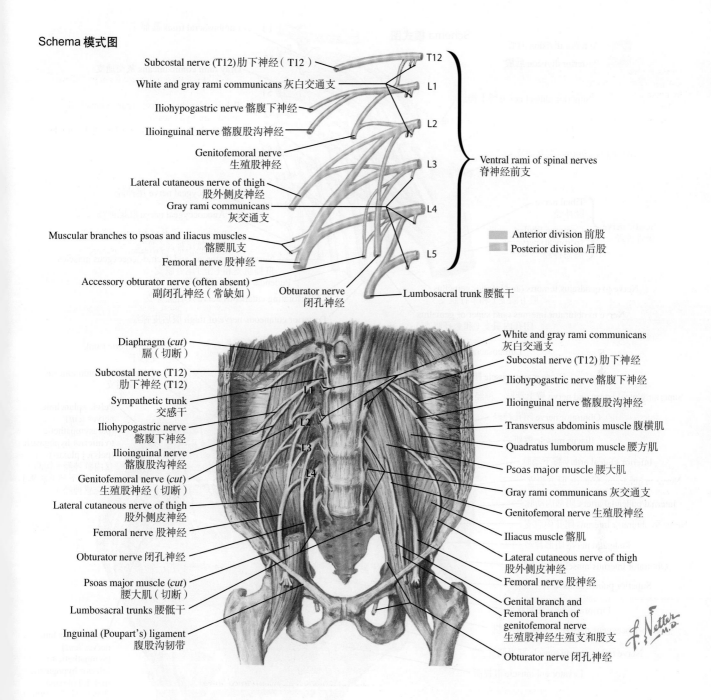

Subcostal nerve (T12)肋下神经（T12）
White and gray rami communicans 灰白交通支
Iliohypogastric nerve 髂腹下神经
Ilioinguinal nerve 髂腹股沟神经
Genitofemoral nerve
生殖股神经
Lateral cutaneous nerve of thigh
股外侧皮神经
Gray rami communicans
灰交通支
Muscular branches to psoas and iliacus muscles
髂腰肌支
Femoral nerve 股神经
Accessory obturator nerve (often absent)
副闭孔神经（常缺如）
Obturator nerve
闭孔神经

T12
L1
L2
L3
L4
L5

Ventral rami of spinal nerves
脊神经前支

Anterior division 前股
Posterior division 后股

Lumbosacral trunk 腰骶干

Diaphragm (cut)
膈（切断）
Subcostal nerve (T12)
肋下神经 (T12)
Sympathetic trunk
交感干
Iliohypogastric nerve
髂腹下神经
Ilioinguinal nerve
髂腹股沟神经
Genitofemoral nerve (cut)
生殖股神经（切断）
Lateral cutaneous nerve of thigh
股外侧皮神经
Femoral nerve 股神经
Obturator nerve 闭孔神经
Psoas major muscle (cut)
腰大肌（切断）
Lumbosacral trunks 腰骶干
Inguinal (Poupart's) ligament
腹股沟韧带

White and gray rami communicans
灰白交通支
Subcostal nerve (T12) 肋下神经
Iliohypogastric nerve 髂腹下神经
Ilioinguinal nerve 髂腹股沟神经
Transversus abdominis muscle 腹横肌
Quadratus lumborum muscle 腰方肌
Psoas major muscle 腰大肌
Gray rami communicans 灰交通支
Genitofemoral nerve 生殖股神经
Iliacus muscle 髂肌
Lateral cutaneous nerve of thigh
股外侧皮神经
Femoral nerve 股神经
Genital branch and
Femoral branch of
genitofemoral nerve
生殖股神经生殖支和股支
Obturator nerve 闭孔神经

9.36　腰丛

　　腰丛由 L1 ~ L4 脊神经根前支组成，位于腰大肌后方。L1（及部分 L2）脊神经前支形成髂腹下神经、髂腹股沟神经和生殖股神经，这些神经支配腹横肌和腹内、外斜肌。其余的脊神经前支形成股神经、闭孔神经和股外侧皮神经。由于受到腰大肌的保护，腰丛的损伤较为少见。腰丛损伤时会导致大腿屈曲、内收无力，小腿不能前伸，大腿和小腿前区感觉障碍。

临床意义

　　腰部神经丛病变会导致典型的 L2 ~ L4 以及闭孔神经和股神经分布区域的运动和感觉障碍。最典型的运动障碍是髋关节屈伸和伸腿无力，运动障碍有时是腰丛病变的主要表现，但需要与神经根病变相区别。病变时大腿前部（和内侧部）的感觉丧失不一定出现，膝跳反射通常会减弱。一些腰丛病患者表现出单腿或双腿部分的运动障碍。病因通常很清楚，如腹膜后肿瘤或结节治疗后的放射性腰丛损伤，或是妊娠伴有的神经丛病变。但有时病因不明，如糖尿病性缺血性神经丛病、肿瘤浸润、血管炎或创伤。腰神经丛病通常与神经根病区别明显，因为后者有疼痛症状，并且具有典型的神经根分布特征。

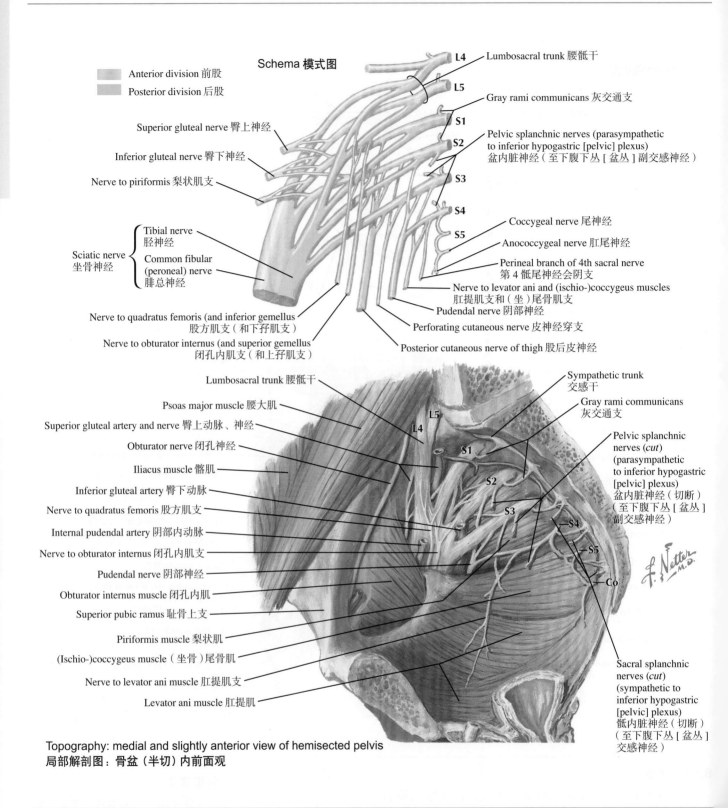

Schema 模式图

Anterior division 前股
Posterior division 后股

Superior gluteal nerve 臀上神经
Inferior gluteal nerve 臀下神经
Nerve to piriformis 梨状肌支

L4　Lumbosacral trunk 腰骶干
L5
Gray rami communicans 灰交通支
S1
S2　Pelvic splanchnic nerves (parasympathetic to inferior hypogastric [pelvic] plexus) 盆内脏神经（至下腹下丛 [盆丛] 副交感神经）
S3
S4　Coccygeal nerve 尾神经
S5　Anococcygeal nerve 肛尾神经
Perineal branch of 4th sacral nerve 第 4 骶尾神经会阴支

Sciatic nerve 坐骨神经 { Tibial nerve 胫神经 / Common fibular (peroneal) nerve 腓总神经 }

Nerve to levator ani and (ischio-)coccygeus muscles 肛提肌支和（坐）尾骨肌支
Pudendal nerve 阴部神经
Perforating cutaneous nerve 皮神经穿支
Posterior cutaneous nerve of thigh 股后皮神经

Nerve to quadratus femoris (and inferior gemellus) 股方肌支（和下孖肌支）
Nerve to obturator internus (and superior gemellus) 闭孔内肌支（和上孖肌支）

Lumbosacral trunk 腰骶干
Psoas major muscle 腰大肌
Superior gluteal artery and nerve 臀上动脉、神经
Obturator nerve 闭孔神经
Iliacus muscle 髂肌
Inferior gluteal artery 臀下动脉
Nerve to quadratus femoris 股方肌支
Internal pudendal artery 阴部内动脉
Nerve to obturator internus 闭孔内肌支
Pudendal nerve 阴部神经
Obturator internus muscle 闭孔内肌
Superior pubic ramus 耻骨上支
Piriformis muscle 梨状肌
(Ischio-)coccygeus muscle（坐骨）尾骨肌
Nerve to levator ani muscle 肛提肌支
Levator ani muscle 肛提肌

Sympathetic trunk 交感干
Gray rami communicans 灰交通支
Pelvic splanchnic nerves (cut) (parasympathetic to inferior hypogastric [pelvic] plexus) 盆内脏神经（切断）（至下腹下丛 [盆丛] 副交感神经）
Sacral splanchnic nerves (cut) (sympathetic to inferior hypogastric [pelvic] plexus) 骶内脏神经（切断）（至下腹下丛 [盆丛] 交感神经）

L5　L4　S1　S2　S3　S4　S5　Co

Topography: medial and slightly anterior view of hemisected pelvis
局部解剖图：骨盆（半切）内前面观

9.37　骶丛和尾丛

骶尾丛由 L4~S4 脊神经前支组成，位于梨状肌前面，主要分支包括臀上神经（L4~S1）、臀下神经（L5~S2）、股后皮神经（S1~S3）、阴部神经（S2~S4）、坐骨神经（L4~S3）及其分支胫神经、腓总神经。阴部神经支配会阴肌和括约肌，使膀胱和直肠的括约肌收缩。骶尾丛损伤会导致大腿后部、小腿以及足部肌肉收缩无力，大腿后部、肛周 / 鞍区的感觉减弱。

临床意义

骶神经丛病通常表现为臀神经、胫神经和腓神经分布区域的运动障碍和感觉丧失。腿部无力比较明显，包括髋关节前伸或外展无力、屈腿无力、踝关节运动（跖屈和背屈）无力。当神经丛病变累及神经丛更近端区域时，可能会出现臀肌收缩无力。感觉障碍出现在大腿后部、小腿前外侧和后侧以及足跖面和背外侧面，鞍区感觉障碍不一定出现。可能会出现自主神经损害表现，如血管病变以及具有自主神经损害特征的营养性改变。

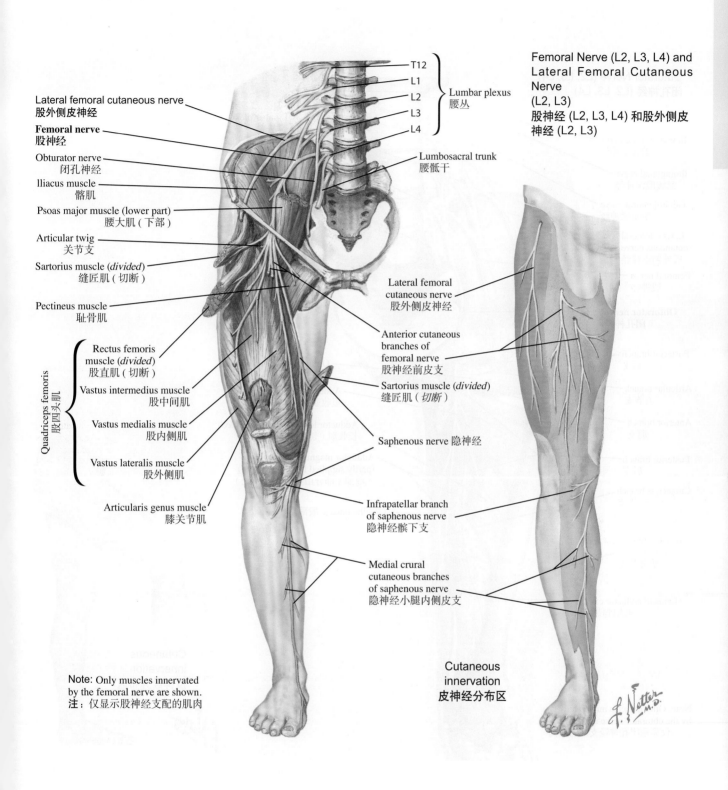

Femoral Nerve (L2, L3, L4) and
Lateral Femoral Cutaneous
Nerve
(L2, L3)
股神经 (L2, L3, L4) 和股外侧皮
神经 (L2, L3)

Lateral femoral cutaneous nerve
股外侧皮神经

Femoral nerve
股神经

Obturator nerve
闭孔神经

Iliacus muscle
髂肌

Psoas major muscle (lower part)
腰大肌（下部）

Articular twig
关节支

Sartorius muscle (*divided*)
缝匠肌（切断）

Pectineus muscle
耻骨肌

Rectus femoris
muscle (*divided*)
股直肌（切断）

Vastus intermedius muscle
股中间肌

Vastus medialis muscle
股内侧肌

Vastus lateralis muscle
股外侧肌

Quadriceps femoris
股四头肌

Articularis genus muscle
膝关节肌

T12
L1
L2
L3
L4

Lumbar plexus
腰丛

Lumbosacral trunk
腰骶干

Lateral femoral
cutaneous nerve
股外侧皮神经

Anterior cutaneous
branches of
femoral nerve
股神经前皮支

Sartorius muscle (*divided*)
缝匠肌（*切断*）

Saphenous nerve 隐神经

Infrapatellar branch
of saphenous nerve
隐神经髌下支

Medial crural
cutaneous branches
of saphenous nerve
隐神经小腿内侧皮支

Cutaneous
innervation
皮神经分布区

Note: Only muscles innervated
by the femoral nerve are shown.
注：仅显示股神经支配的肌肉

.38 股神经和股外侧皮神经

　　股神经（主要来自于 L2～L4）支配髂腰肌、缝匠肌和股四头肌，它有助于髋关节的前屈和外旋，小腿的前屈和内旋，以及小腿膝关节的运动。股神经发出的感觉神经纤维分布至大腿前面、小腿和足前面及内侧面，损伤会导致伸小腿，屈髋关节和小腿的运动减弱，股四头

肌萎缩和感觉神经纤维分布的区域感觉消失。股外侧皮神经发出感觉神经纤维，分布至大腿到膝关节的前面和外侧面的皮肤与筋膜。在腹股沟韧带或附近皮肤处压迫股外侧皮神经（由紧身衣引起的），可能导致感觉丧失或感觉异常，以及同侧大腿前面和外侧面的疼痛。

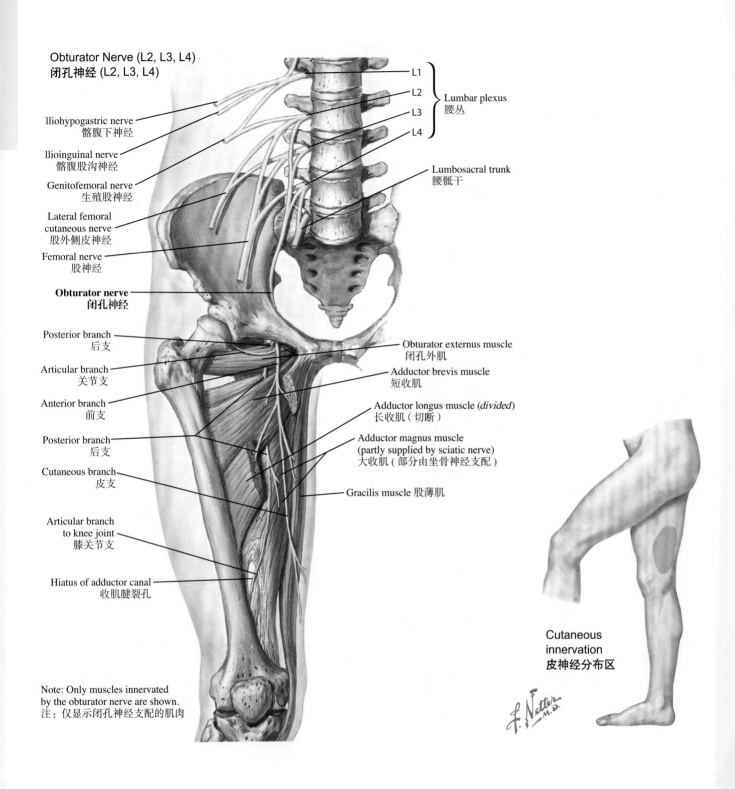

Obturator Nerve (L2, L3, L4)
闭孔神经 (L2, L3, L4)

Iliohypogastric nerve
髂腹下神经

Ilioinguinal nerve
髂腹股沟神经

Genitofemoral nerve
生殖股神经

Lateral femoral cutaneous nerve
股外侧皮神经

Femoral nerve
股神经

Obturator nerve
闭孔神经

Posterior branch
后支

Articular branch
关节支

Anterior branch
前支

Posterior branch
后支

Cutaneous branch
皮支

Articular branch to knee joint
膝关节支

Hiatus of adductor canal
收肌腱裂孔

L1
L2
L3
L4

Lumbar plexus
腰丛

Lumbosacral trunk
腰骶干

Obturator externus muscle
闭孔外肌

Adductor brevis muscle
短收肌

Adductor longus muscle (divided)
长收肌（切断）

Adductor magnus muscle (partly supplied by sciatic nerve)
大收肌（部分由坐骨神经支配）

Gracilis muscle 股薄肌

Note: Only muscles innervated by the obturator nerve are shown.
注：仅显示闭孔神经支配的肌肉

Cutaneous innervation
皮神经分布区

9.39　闭孔神经

　　闭孔神经（L2~L4）支配耻骨肌、收肌（长收肌、短收肌和大收肌）、股薄肌和闭孔外肌，控制大腿的内收和旋转。由闭孔神经发出的感觉神经下位分布于大腿内侧的一小部分皮肤。闭孔神经损伤会导致大腿内收力减弱，行走时大腿有外展的倾向，并伴有大腿外旋力减弱和大腿内侧的一小部分皮肤感觉丧失。

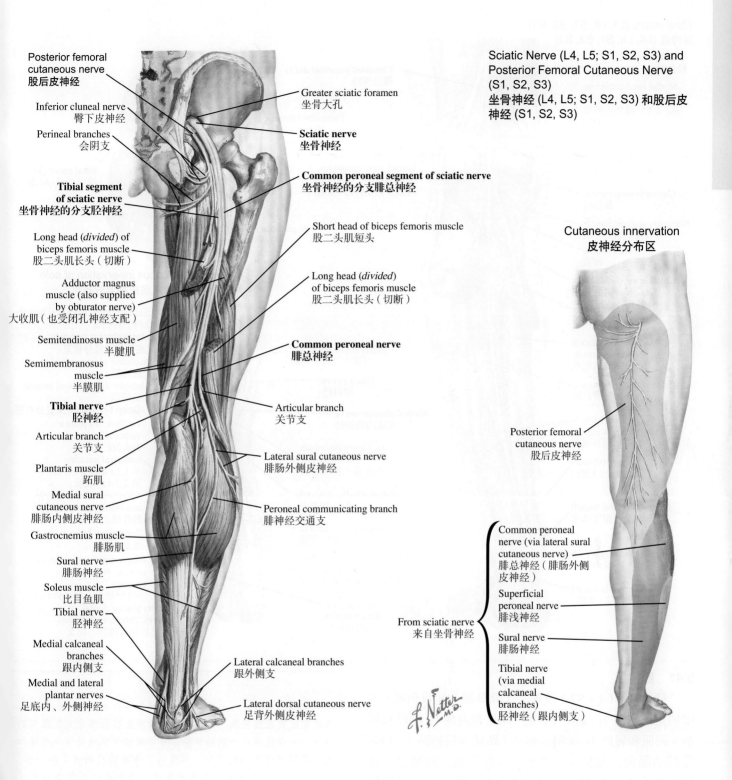

Posterior femoral cutaneous nerve
股后皮神经

Inferior cluneal nerve
臀下皮神经

Perineal branches
会阴支

Tibial segment of sciatic nerve
坐骨神经的分支胫神经

Long head (*divided*) of biceps femoris muscle
股二头肌长头（切断）

Adductor magnus muscle (also supplied by obturator nerve)
大收肌（也受闭孔神经支配）

Semitendinosus muscle
半腱肌

Semimembranosus muscle
半膜肌

Tibial nerve
胫神经

Articular branch
关节支

Plantaris muscle
跖肌

Medial sural cutaneous nerve
腓肠内侧皮神经

Gastrocnemius muscle
腓肠肌

Sural nerve
腓肠神经

Soleus muscle
比目鱼肌

Tibial nerve
胫神经

Medial calcaneal branches
跟内侧支

Medial and lateral plantar nerves
足底内、外侧神经

Greater sciatic foramen
坐骨大孔

Sciatic nerve
坐骨神经

Common peroneal segment of sciatic nerve
坐骨神经的分支腓总神经

Short head of biceps femoris muscle
股二头肌短头

Long head (*divided*) of biceps femoris muscle
股二头肌长头（切断）

Common peroneal nerve
腓总神经

Articular branch
关节支

Lateral sural cutaneous nerve
腓肠外侧皮神经

Peroneal communicating branch
腓神经交通支

Lateral calcaneal branches
跟外侧支

Lateral dorsal cutaneous nerve
足背外侧皮神经

Sciatic Nerve (L4, L5; S1, S2, S3) and Posterior Femoral Cutaneous Nerve (S1, S2, S3)
坐骨神经 (L4, L5; S1, S2, S3) 和股后皮神经 (S1, S2, S3)

Cutaneous innervation
皮神经分布区

Posterior femoral cutaneous nerve
股后皮神经

Common peroneal nerve (via lateral sural cutaneous nerve)
腓总神经（腓肠外侧皮神经）

Superficial peroneal nerve
腓浅神经

From sciatic nerve
来自坐骨神经

Sural nerve
腓肠神经

Tibial nerve (via medial calcaneal branches)
胫神经（跟内侧支）

.40　坐骨神经和股后皮神经

坐骨神经由 L4～S3 神经根组成。臀上神经和臀下神经在近端分支，分支位置在坐骨神经形成之前。臀上神经（L4～S1）支配臀中肌和臀小肌、阔筋膜张肌和梨状肌，使大腿外展、内旋和部分外旋，并使髋关节屈曲。臀下神经（L4～S1）支配臀大肌、闭孔内肌、孖肌和股方肌，可伸髋关节和外旋大腿，损伤会导致爬楼梯和从坐姿起立困难。坐骨神经支配股二头肌、半腱肌和半膜肌（腘绳肌），并使小腿屈曲。因为坐骨神经分支为胫神经和腓总神经，所以严重的损伤会导致大腿屈曲力减弱，膝以下全部肌肉收缩减弱，股后区、小腿后面和外侧面以及足底的感觉丧失。这样的损伤可能由骨盆或股骨骨折、神经压迫、椎间盘突出或糖尿病引起。股后皮神经（S1～S3）支配股后区、会阴外侧部和同侧臀部下半部分的感觉。

Tibial Nerve (L4, L5; S1, S2, S3)
胫神经 (L4, L5; S1, S2, S3)

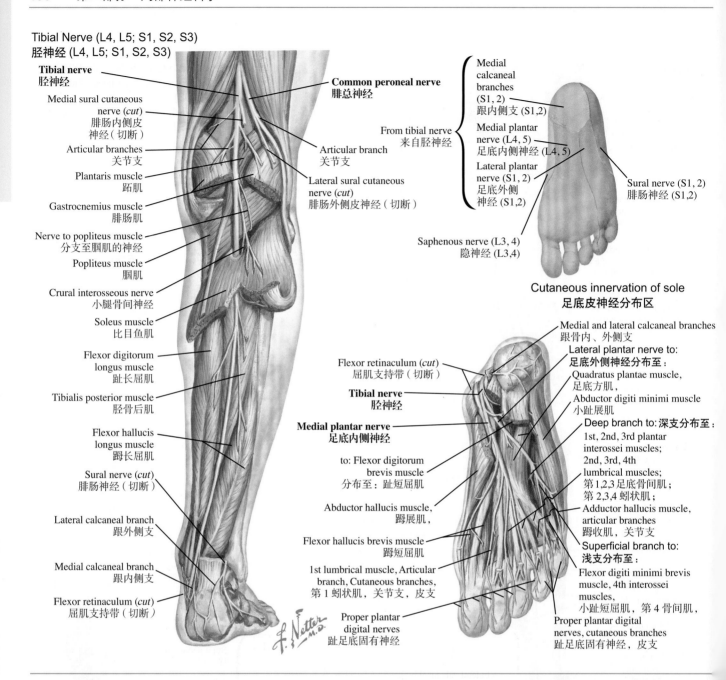

Cutaneous innervation of sole
足底皮神经分布区

9.41　胫神经

胫神经（L4~S2）支配：①腓肠肌和比目鱼肌（主要的足跖屈肌）；②胫骨后肌（跖屈和内翻）；③趾长屈肌（跖屈和屈趾）；④蹬长屈肌（跖屈和屈蹬趾）；和⑤足部的肌肉，包括小趾展肌、小趾屈肌、蹬展肌、骨间肌和第3、4蚓状肌。感觉支支配小腿、足、足跟外侧缘和小趾（腓肠神经），以及足跟和足底内侧面（胫神经）。因压迫跗管、肿瘤或糖尿病可造成胫神经损伤，导致跖屈和足内翻减弱，屈趾减弱，小腿外侧和足底区的感觉丧失。

临床意义

腘窝的胫神经可用以评估传导速度和特殊反射。此神经可通过电流被直接刺激。体表记录电极放置在胫神经支配肌肉的远端，一点或多点刺激胫神经，可以间接评估运动传导速度和肌肉对胫神经刺激的反应。感觉传导速度的检测更直接一些，刺激电极放置在远端，在近端的至少两个点记录复合动作电位。更复杂的反射评估包括评估肌肉牵张（单突触）反射。记录电极放置在远端肌肉（小腿三头肌），在膝后窝的胫神经接受由弱到强的电流刺激。第一个被刺激的轴突是Ⅰa传入神经纤维，它将动作电位传导入脊髓，并兴奋同侧下运动神经元（LMN），LMN的轴突随后将动作电位向下传到所支配的肌肉。这是一个长时程反应，称为H波或H反射，因为它同时包括肌肉牵张反射的感觉支和运动支。随着电流的增强，LMN轴突最终被直接刺激，并在短暂延时后出现肌肉反应（直接的肌肉激活）。H反射评估主要用于评价轴突神经病和脱髓鞘性神经病。

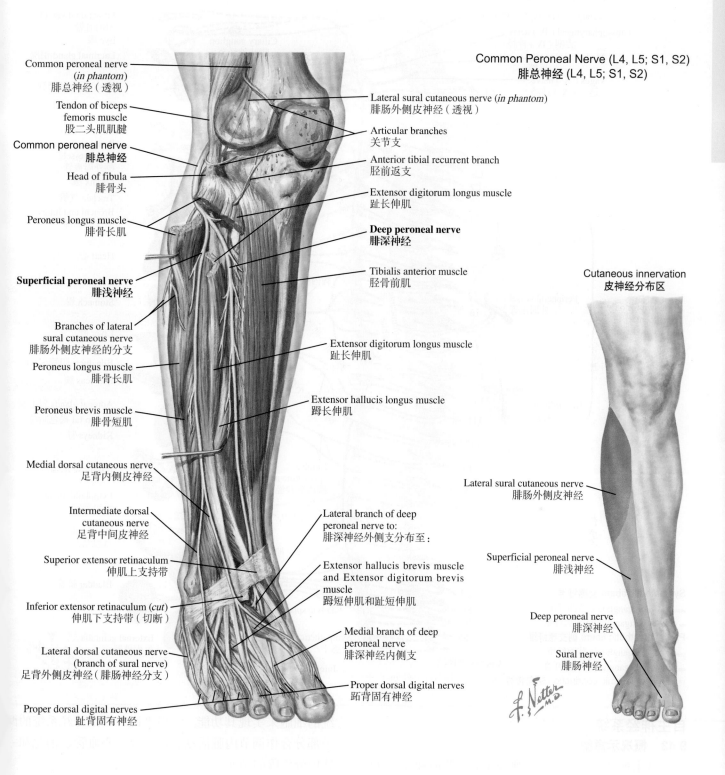

Common peroneal nerve
(*in phantom*)
腓总神经（透视）

Tendon of biceps
femoris muscle
股二头肌肌腱

Common peroneal nerve
腓总神经

Head of fibula
腓骨头

Peroneus longus muscle
腓骨长肌

Superficial peroneal nerve
腓浅神经

Branches of lateral
sural cutaneous nerve
腓肠外侧皮神经的分支

Peroneus longus muscle
腓骨长肌

Peroneus brevis muscle
腓骨短肌

Medial dorsal cutaneous nerve
足背内侧皮神经

Intermediate dorsal
cutaneous nerve
足背中间皮神经

Superior extensor retinaculum
伸肌上支持带

Inferior extensor retinaculum (*cut*)
伸肌下支持带（切断）

Lateral dorsal cutaneous nerve
(branch of sural nerve)
足背外侧皮神经（腓肠神经分支）

Proper dorsal digital nerves
趾背固有神经

Common Peroneal Nerve (L4, L5; S1, S2)
腓总神经 (L4, L5; S1, S2)

Lateral sural cutaneous nerve (*in phantom*)
腓肠外侧皮神经（透视）

Articular branches
关节支

Anterior tibial recurrent branch
胫前返支

Extensor digitorum longus muscle
趾长伸肌

Deep peroneal nerve
腓深神经

Tibialis anterior muscle
胫骨前肌

Extensor digitorum longus muscle
趾长伸肌

Extensor hallucis longus muscle
踇长伸肌

Lateral branch of deep
peroneal nerve to:
腓深神经外侧支分布至：

Extensor hallucis brevis muscle
and Extensor digitorum brevis
muscle
踇短伸肌和趾短伸肌

Medial branch of deep
peroneal nerve
腓深神经内侧支

Proper dorsal digital nerves
趾背固有神经

Cutaneous innervation
皮神经分布区

Lateral sural cutaneous nerve
腓肠外侧皮神经

Superficial peroneal nerve
腓浅神经

Deep peroneal nerve
腓深神经

Sural nerve
腓肠神经

.42 **腓总神经**

　　腓总神经（L4～S1）发出腓深神经和腓浅神经。腓
深神经支配（1）胫骨前肌（足背屈和内翻）；（2）踇长
伸肌（足背屈和伸踇趾）；（3）趾长伸肌（伸趾和足背
屈）；和（4）趾短伸肌（伸趾）。腓浅神经支配腓骨长、

短肌（跖屈和足外翻）。感觉支分布于膝以下小腿的外
侧面和足背的皮肤。压迫、腓骨头骨折或糖尿病可能造
成腓总神经损伤，导致足背屈和外翻力减弱，伸趾减弱
（背屈），膝以下腿部的外侧面和足背的感觉丧失。

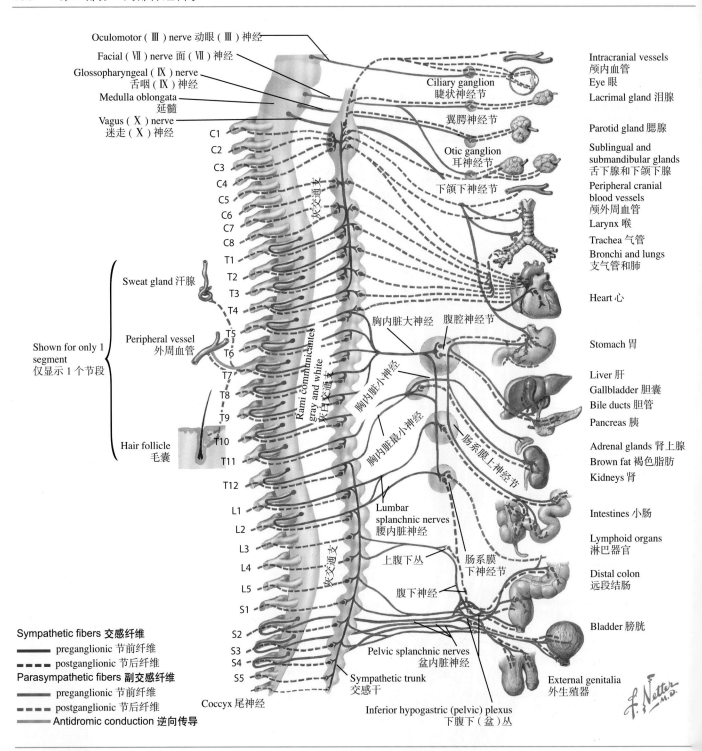

Oculomotor（Ⅲ）nerve 动眼（Ⅲ）神经
Facial（Ⅶ）nerve 面（Ⅶ）神经
Glossopharyngeal（Ⅸ）nerve 舌咽（Ⅸ）神经
Medulla oblongata 延髓
Vagus（Ⅹ）nerve 迷走（Ⅹ）神经

Ciliary ganglion 睫状神经节
翼腭神经节
Otic ganglion 耳神经节
下颌下神经节

Intracranial vessels 颅内血管
Eye 眼
Lacrimal gland 泪腺
Parotid gland 腮腺
Sublingual and submandibular glands 舌下腺和下颌下腺
Peripheral cranial blood vessels 颅外周血管
Larynx 喉
Trachea 气管
Bronchi and lungs 支气管和肺
Heart 心
Stomach 胃
Liver 肝
Gallbladder 胆囊
Bile ducts 胆管
Pancreas 胰
Adrenal glands 肾上腺
Brown fat 褐色脂肪
Kidneys 肾
Intestines 小肠
Lymphoid organs 淋巴器官
Distal colon 远段结肠
Bladder 膀胱
External genitalia 外生殖器

C1 C2 C3 C4 C5 C6 C7 C8 T1 T2 T3 T4 T5 T6 T7 T8 T9 T10 T11 T12 L1 L2 L3 L4 L5 S1 S2 S3 S4 S5

灰交通支
Rami communicantes gray and white 灰白交通支
胸内脏大神经 腹腔神经节
胸内脏小神经
胸内脏最小神经
肠系膜上神经节
Lumbar splanchnic nerves 腰内脏神经
上腹下丛
肠系膜下神经节
腹下神经
Pelvic splanchnic nerves 盆内脏神经
Sympathetic trunk 交感干
Inferior hypogastric (pelvic) plexus 下腹下（盆）丛

Sweat gland 汗腺
Peripheral vessel 外周血管
Shown for only 1 segment 仅显示1个节段
Hair follicle 毛囊

Coccyx 尾神经

Sympathetic fibers 交感纤维
——— preganglionic 节前纤维
- - - postganglionic 节后纤维
Parasympathetic fibers 副交感纤维
——— preganglionic 节前纤维
- - - postganglionic 节后纤维
——— Antidromic conduction 逆向传导

自主神经系统

9.43 概况示意图

    自主神经系统含有两条神经元链。节前神经元在脑干或脊髓中形成，与交感链或交感神经节（交感）或在邻近所支配器官的壁内神经节（副交感）处的节后神经元形成突触。交感神经节前纤维从T1~L2神经元侧角发出，在紧急反应时为动员机体或战或逃做好准备。副交感神经节前纤维从脑干神经元（CNs Ⅲ，Ⅶ，Ⅸ和Ⅹ）和骶髓（S2~S4中间灰质）发出，调节修复、稳态和消化功能。自主神经系统通过支配平滑肌、心肌、分泌（外分泌）腺、代谢细胞（肝细胞、脂肪细胞）和免疫系统的细胞来实现其功能。一般来说，自主神经系统的两个部分合作调节内脏活动，如呼吸、心血管、消化和一些内分泌腺的功能。

临床意义

    单纯的自主神经功能衰竭是交感节后神经元逐渐损坏；可发生在中年人，男性比女性更多见。此综合征包括神经源性直立性低血压（站立式晕厥或眩晕）、不能出汗、泌尿道功能障碍、勃起障碍和逆行射精。单纯的自主神经功能衰竭可在没有明显中枢神经系统（CNS）损害的情况下出现。由于去神经高敏感性，儿茶酚胺激发可引起靶器官的强烈反应。

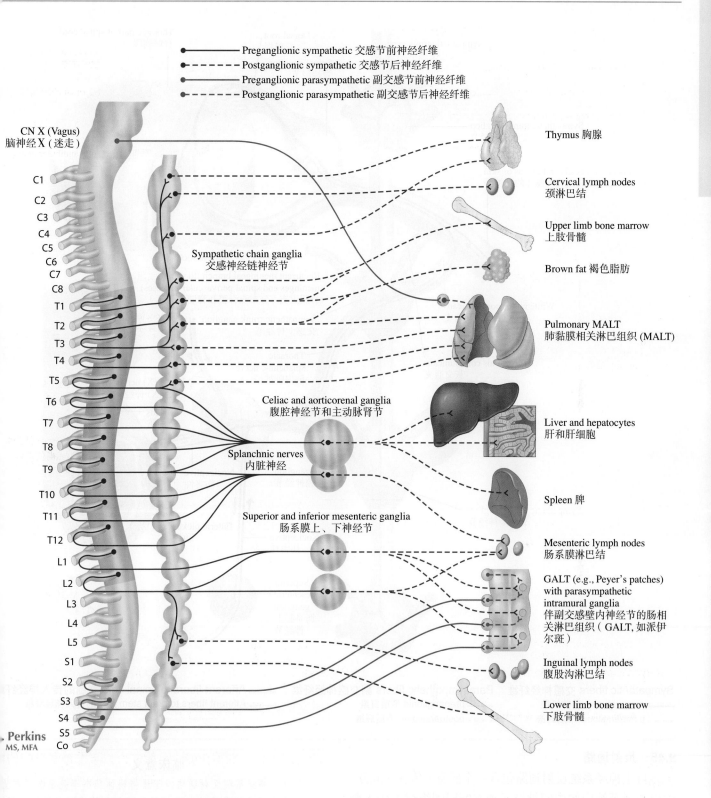

Preganglionic sympathetic 交感节前神经纤维
Postganglionic sympathetic 交感节后神经纤维
Preganglionic parasympathetic 副交感节前神经纤维
Postganglionic parasympathetic 副交感节后神经纤维

CN X (Vagus)
脑神经 X（迷走）

C1 C2 C3 C4 C5 C6 C7 C8
T1 T2 T3 T4 T5 T6 T7 T8 T9 T10 T11 T12
L1 L2 L3 L4 L5
S1 S2 S3 S4 S5 Co

Sympathetic chain ganglia
交感神经链神经节

Celiac and aorticorenal ganglia
腹腔神经节和主动脉肾节

Splanchnic nerves
内脏神经

Superior and inferior mesenteric ganglia
肠系膜上、下神经节

Thymus 胸腺

Cervical lymph nodes
颈淋巴结

Upper limb bone marrow
上肢骨髓

Brown fat 褐色脂肪

Pulmonary MALT
肺黏膜相关淋巴组织 (MALT)

Liver and hepatocytes
肝和肝细胞

Spleen 脾

Mesenteric lymph nodes
肠系膜淋巴结

GALT (e.g., Peyer's patches)
with parasympathetic
intramural ganglia
伴副交感壁内神经节的肠相
关淋巴组织（GALT, 如派伊
尔斑）

Inguinal lymph nodes
腹股沟淋巴结

Lower limb bone marrow
下肢骨髓

Perkins
MS, MFA

.44　自主神经支配免疫系统和代谢器官

自主神经系统主要通过交感神经支配脉管系统、平骨肌组织和免疫系统的实质器官。在骨髓和胸腺，交感神经纤维调控细胞增殖、分化和动员。在脾和淋巴结，交感神经纤维调控固有免疫的激活，获得性免疫反应的程度和时机，尤其是选择细胞（Th1 细胞因子）免疫而不是体液（Th2 细胞因子）免疫。自主神经纤维调与肺的黏膜相关淋巴组织（MALT），肠相关淋巴组织

（GALT）和皮肤的免疫和炎症反应。源于自主神经系统和初级感觉神经元的广泛的神经肽类的支配，也表现在淋巴器官的实质。许多亚群的淋巴细胞表达同源的儿茶酚胺（α 和 β 受体亚群）和神经肽类受体，这些神经递质受体的表达同时被淋巴和神经分子信号高度调控。交感节后神经纤维也直接支配肝细胞和脂肪细胞。（Th=辅助性 T 细胞）

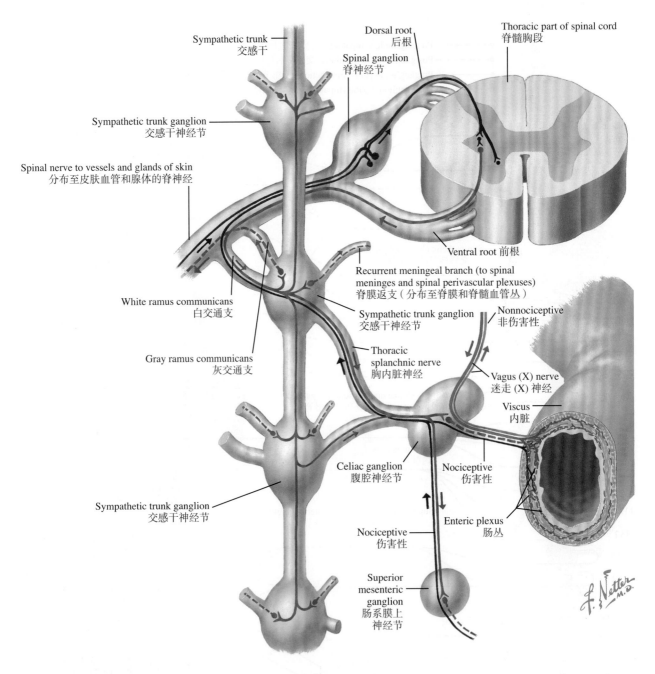

Sympathetic trunk
交感干

Dorsal root
后根

Spinal ganglion
脊神经节

Thoracic part of spinal cord
脊髓胸段

Sympathetic trunk ganglion
交感干神经节

Spinal nerve to vessels and glands of skin
分布至皮肤血管和腺体的脊神经

Ventral root 前根

Recurrent meningeal branch (to spinal meninges and spinal perivascular plexuses)
脊膜返支（分布至脊膜和脊髓血管丛）

White ramus communicans
白交通支

Sympathetic trunk ganglion
交感干神经节

Nonnociceptive
非伤害性

Gray ramus communicans
灰交通支

Thoracic splanchnic nerve
胸内脏神经

Vagus (X) nerve
迷走 (X) 神经

Viscus
内脏

Celiac ganglion
腹腔神经节

Nociceptive
伤害性

Sympathetic trunk ganglion
交感干神经节

Nociceptive
伤害性

Enteric plexus
肠丛

Superior mesenteric ganglion
肠系膜上神经节

Sympathetic fibers 交感神经纤维
——— preganglionic 节前纤维
- - - - postganglionic 节后纤维

Parasympathetic fibers 副交感神经纤维
——— preganglionic 节前纤维
- - - - postganglionic 节后纤维

——— Afferent fibers to spinal cord 脊髓的传入神经纤维
——— Afferent fibers to brain stem 脑干的传入神经纤维

9.45 反射通路

自主神经系统反射通路包含一个感觉（传入）成分、中枢神经系统内的中间神经元和支配周围组织对传入刺激应答的自主神经系统传出成分。传入成分可以是自主性的（如来自迷走神经），并且经脑干神经核如孤束核处理；也可以是躯体性的（如伤害性感受），并且经脊髓神经元处理。交感或副交感节前神经元经中间神经元激活，产生反射性的自主应答（如，血管平滑肌收缩，以调节血压，并增加心率和心肌收缩力）。由于自主传出通路具有复杂性，传出联系可以通过内脏或躯体神经交替进行。

临床意义

自主神经系统反射通路对于维持机体稳态至关重要。与直立相关的感受信息通过交感神经元引起血管收缩以维持血压，避免血液大量灌注到下肢，以维持脑和其他关键器官的适度灌流。伤害性刺激可以导致反射性的心率加快、血压升高和其他交感兴奋的表现。口周区域的刺激，尤其是对正在哺乳中的婴儿，会激动副交感以促进消化并减弱交感神经的兴奋，从而促进生长发育。当自主神经系统反射被扰乱，或副交感或交感神经反射通路处于高度兴奋状态时，机体就可能出现问题。在这些情况下，经常会有其他系统对应性的激活，如相互拮抗的副交感兴奋引起代偿性的交感激活，可以增加如心律失常甚至心搏骤停等的发生率。

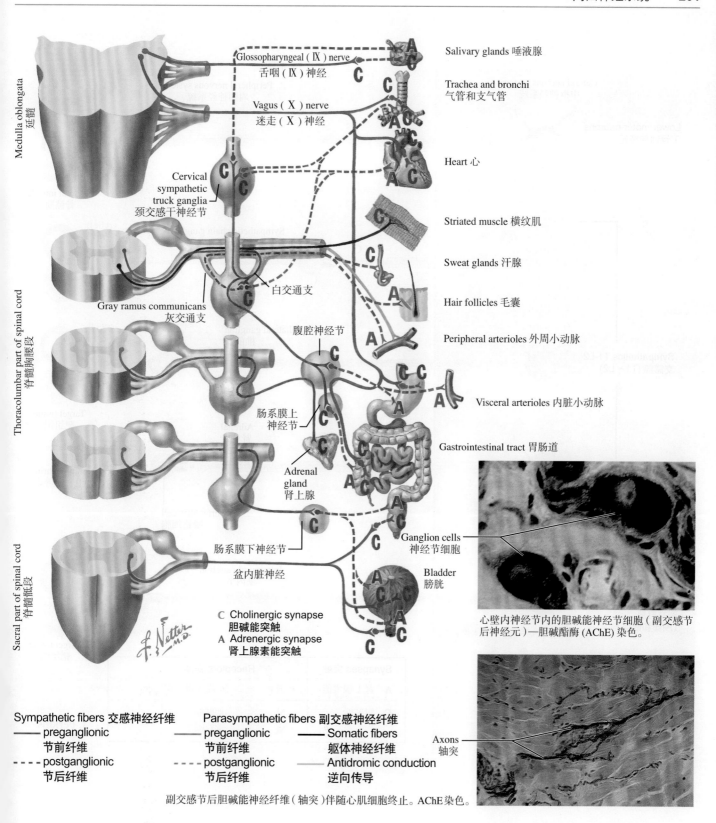

Medulla oblongata 延髓

Glossopharyngeal (IX) nerve
舌咽 (IX) 神经

Vagus (X) nerve
迷走 (X) 神经

Cervical sympathetic truck ganglia
颈交感干神经节

Thoracolumbar part of spinal cord
脊髓胸腰段

白交通支

Gray ramus communicans
灰交通支

腹腔神经节

肠系膜上神经节

Adrenal gland
肾上腺

肠系膜下神经节

盆内脏神经

Sacral part of spinal cord
脊髓骶段

Salivary glands 唾液腺

Trachea and bronchi
气管和支气管

Heart 心

Striated muscle 横纹肌

Sweat glands 汗腺

Hair follicles 毛囊

Peripheral arterioles 外周小动脉

Visceral arterioles 内脏小动脉

Gastrointestinal tract 胃肠道

Ganglion cells
神经节细胞

Bladder
膀胱

C Cholinergic synapse
　胆碱能突触
A Adrenergic synapse
　肾上腺素能突触

心壁内神经节内的胆碱能神经节细胞（副交感节后神经元）—胆碱酯酶 (AChE) 染色。

Axons
轴突

Sympathetic fibers 交感神经纤维
— preganglionic
　节前纤维
--- postganglionic
　节后纤维

Parasympathetic fibers 副交感神经纤维
— preganglionic
　节前纤维
--- postganglionic
　节后纤维

— Somatic fibers
　躯体神经纤维
— Antidromic conduction
　逆向传导

副交感节后胆碱能神经纤维（轴突）伴随心肌细胞终止。AChE 染色。

9.46　胆碱能和肾上腺素能突触

　　自主神经系统含有两条神经元链。所有的节前神经元，包括交感的和副交感的，在与神经节细胞的突触处均以乙酰胆碱（ACh）作为主要的神经递质。这些胆碱能（C）突触在神经节细胞处主要激活烟碱受体。副交感节后神经元释放乙酰胆碱（ACh）作用于靶组织，主要激活毒蕈碱受体。交感节后神经元主要释放去甲肾上腺素（肾上腺素能反应，A），激活靶组织的 α 受体和 β 受体。尽管乙酰胆碱（ACh）和去甲肾上腺素是自主神经元的主要神经递质，但也有许多共存的神经肽类和其他神经递质，包括神经肽 Y、P 物质、生长抑素、脑啡肽、组胺、谷氨酸等。

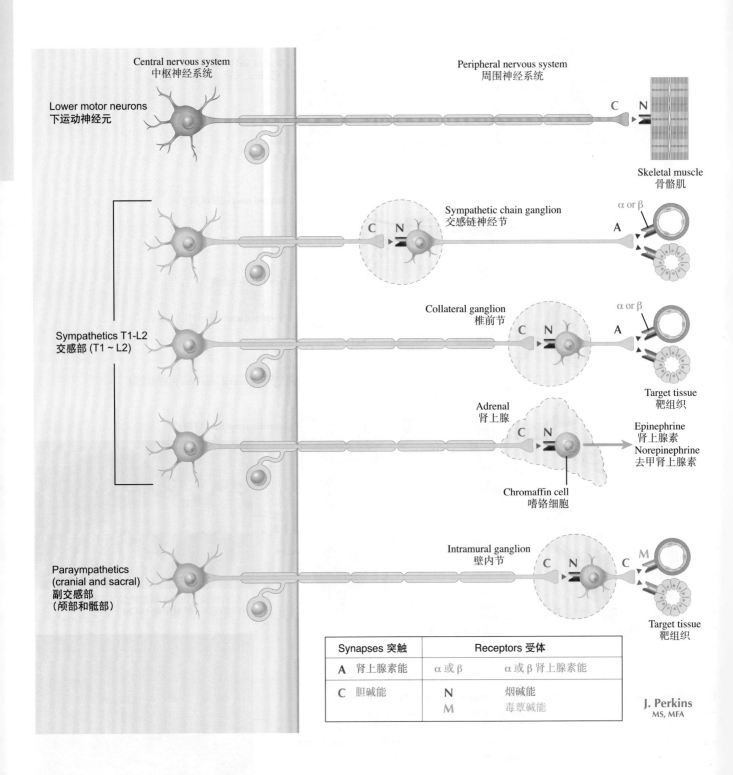

9.47　胆碱能和肾上腺素能递质在运动和自主神经分布的示意图

所有交感和副交感的节前神经元均以乙酰胆碱（ACh）作为其神经递质。所有的神经节细胞主要通过烟碱受体对节前突触的胆碱能释放作出迅速反应。然而，神经节细胞还有毒蕈碱受体和多巴胺受体，辅助介导长时程的兴奋性。交感节后神经纤维主要以去甲肾上腺素作为其神经递质，并通过不同亚群的 α 和 β 肾上腺素能受体，使周围靶组织对去甲肾上腺素作出反应。一些分布至汗腺的节后神经纤维，以乙酰胆碱（ACh）作为其神经递质。副交感节后神经纤维以乙酰胆碱（ACh）作为其神经递质，并主要通过毒蕈碱受体，使周围靶组织对乙酰胆碱（ACh）作出反应。

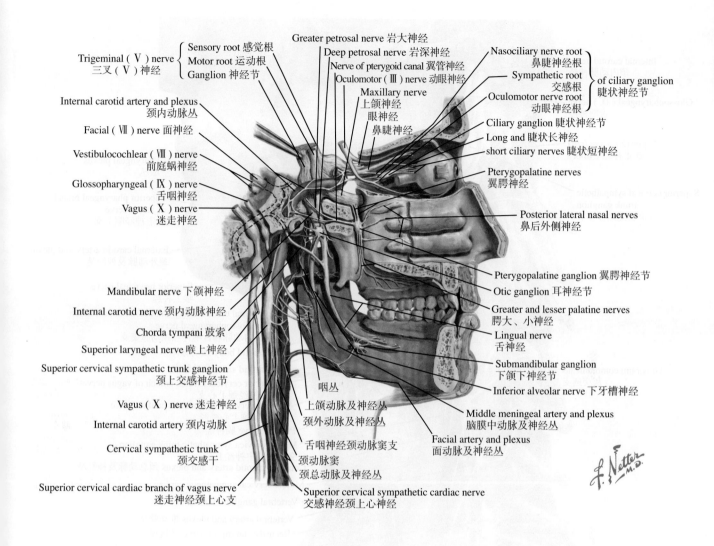

Trigeminal（V）nerve 三叉（V）神经 { Sensory root 感觉根 / Motor root 运动根 / Ganglion 神经节 }

Greater petrosal nerve 岩大神经
Deep petrosal nerve 岩深神经
Nerve of pterygoid canal 翼管神经
Oculomotor（Ⅲ）nerve 动眼神经
Maxillary nerve 上颌神经
眼神经
鼻睫神经

Nasociliary nerve root 鼻睫神经根
Sympathetic root 交感根
Oculomotor nerve root 动眼神经根
} of ciliary ganglion 睫状神经节

Internal carotid artery and plexus 颈内动脉丛
Facial（Ⅶ）nerve 面神经
Vestibulocochlear（Ⅷ）nerve 前庭蜗神经
Glossopharyngeal（Ⅸ）nerve 舌咽神经
Vagus（X）nerve 迷走神经

Ciliary ganglion 睫状神经节
Long and 睫状长神经
short ciliary nerves 睫状短神经
Pterygopalatine nerves 翼腭神经
Posterior lateral nasal nerves 鼻后外侧神经

Mandibular nerve 下颌神经
Internal carotid nerve 颈内动脉神经
Chorda tympani 鼓索
Superior laryngeal nerve 喉上神经
Superior cervical sympathetic trunk ganglion 颈上交感神经节
Vagus（X）nerve 迷走神经
Internal carotid artery 颈内动脉
Cervical sympathetic trunk 颈交感干
Superior cervical cardiac branch of vagus nerve 迷走神经颈上心支

Pterygopalatine ganglion 翼腭神经节
Otic ganglion 耳神经节
Greater and lesser palatine nerves 腭大、小神经
Lingual nerve 舌神经
Submandibular ganglion 下颌下神经节
Inferior alveolar nerve 下牙槽神经
Middle meningeal artery and plexus 脑膜中动脉及神经丛
Facial artery and plexus 面动脉及神经丛

咽丛
上颌动脉及神经丛
颈外动脉及神经丛
舌咽神经颈动脉窦支
颈动脉窦
颈总动脉及神经丛
Superior cervical sympathetic cardiac nerve 交感神经颈上心神经

9.48 头、颈部自主神经分布：内面观

头、颈部的自主神经分布包含交感和副交感神经成分。副交感部分与第Ⅲ对脑神经（睫状神经节）、第Ⅶ对脑神经（翼腭神经节、下颌下神经节）和第Ⅸ对脑神经（耳神经节）相联系。尽管迷走神经及其相关的神经节位于颈部，但他们并不支配头、颈部的效应组织。交感部分与颈上神经节相联系，少部分与颈中神经节相联系。膝神经节（CN Ⅶ）、岩神经节（CN Ⅸ）和结状神经节（CN X）处理味觉信息。它们有时被认为是自主神经系统传入成分，而不是自主神经系统的传出成分。

临床意义

动眼神经（第Ⅲ脑神经）副交感纤维分布至眼，形成最重要的神经反射之一——瞳孔对光反射的关键部分。光线照进一侧眼，提供传入信号，视网膜处理信息，引起节细胞激活，轴突投射至双侧顶盖前区。通过直接投射和经后连合的对侧投

射，顶盖前区刺激双侧的动眼神经副核（Edinger-Westphal）。此系统通过睫状神经节分布至瞳孔括约肌，引起同侧（直接）和对侧（互感）瞳孔收缩。瞳孔对光反射对怀疑有头部损伤、颅内出血或由于占位性病变发生脑疝的患者尤为重要。第三对脑神经可能在小脑幕的游离端受到压迫，导致同侧瞳孔收缩障碍和瞳孔对光反射受损。颈上神经节（SCG）是交感链最头端的成分。它支配头、颈的部分结构，包括瞳孔开大肌、血管、汗腺、松果体、胸膜和上睑板肌（Muller's）。T1～T2脊髓中间外侧柱（交感节前神经元）调控颈上神经节（SCG）；颈上神经节发出去甲肾上腺素能神经纤维至瞳孔开大肌，引起瞳孔扩大。当第Ⅲ脑神经受损时（如在小脑幕裂孔疝时受压），交感颈上神经节（SCG）的活动不受制约，导致瞳孔固定（对瞳孔对光反射无反应），瞳孔扩大。在颈上神经节（SCG）或其中枢支配受损时（如肺尖肿瘤、Horner综合征），同侧瞳孔不能扩大，呈收缩状态（缩瞳）。当受到光线照射一只眼时，该眼瞳孔收缩；当光线照射另一只眼时，该眼瞳孔反常性扩大（交替照射试验，swinging flashlight test），表明传入神经（第Ⅱ脑神经）受损，第Ⅱ脑神经受损失应答，使得之前收缩的瞳孔再次扩大，引起反常性瞳孔扩大。

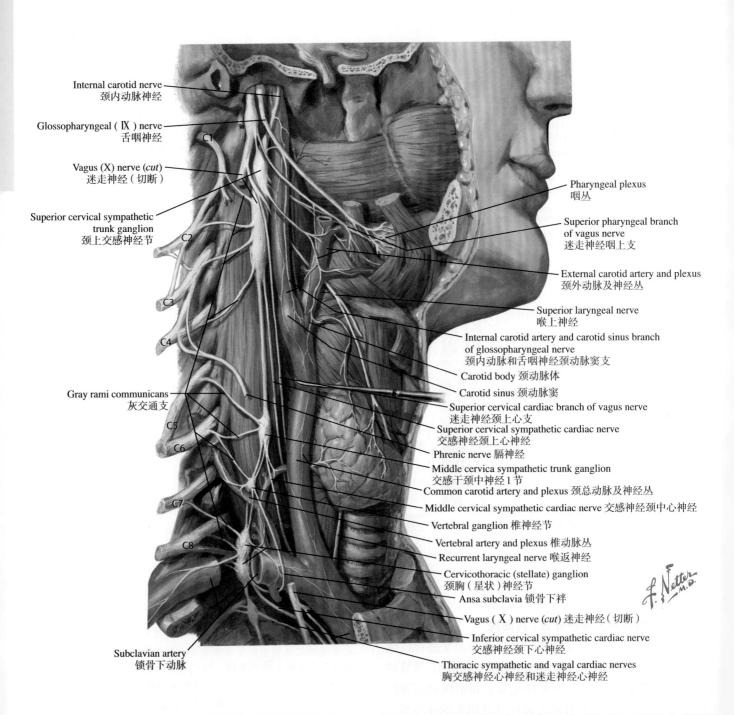

Internal carotid nerve
颈内动脉神经

Glossopharyngeal (Ⅸ) nerve
舌咽神经

Vagus (X) nerve (cut)
迷走神经（切断）

Superior cervical sympathetic
trunk ganglion
颈上交感神经节

Gray rami communicans
灰交通支

Subclavian artery
锁骨下动脉

Pharyngeal plexus
咽丛

Superior pharyngeal branch
of vagus nerve
迷走神经咽上支

External carotid artery and plexus
颈外动脉及神经丛

Superior laryngeal nerve
喉上神经

Internal carotid artery and carotid sinus branch
of glossopharyngeal nerve
颈内动脉和舌咽神经颈动脉窦支

Carotid body 颈动脉体

Carotid sinus 颈动脉窦

Superior cervical cardiac branch of vagus nerve
迷走神经颈上心支

Superior cervical sympathetic cardiac nerve
交感神经颈上心神经

Phrenic nerve 膈神经

Middle cervica sympathetic trunk ganglion
交感干颈中神经1节

Common carotid artery and plexus 颈总动脉及神经丛

Middle cervical sympathetic cardiac nerve 交感神经颈中心神经

Vertebral ganglion 椎神经节

Vertebral artery and plexus 椎动脉丛

Recurrent laryngeal nerve 喉返神经

Cervicothoracic (stellate) ganglion
颈胸（星状）神经节

Ansa subclavia 锁骨下袢

Vagus (X) nerve (cut) 迷走神经（切断）

Inferior cervical sympathetic cardiac nerve
交感神经颈下心神经

Thoracic sympathetic and vagal cardiac nerves
胸交感神经心神经和迷走神经心神经

9.49　头、颈部自主神经分布：外面观

　　头、颈部的副交感神经纤维调节瞳孔收缩和适应视近物（第Ⅲ脑神经、至瞳孔括约肌和睫状肌的睫状神经节）、泪液产生（第Ⅶ脑神经、至泪腺的翼腭神经节）和唾液分泌（第Ⅶ脑神经、至下颌下腺和舌下腺的下颌下神经节、第Ⅸ脑神经、至腮腺的耳神经节）。头、颈部的交感神经纤维主要从颈上神经节（SCG）发出，与瞳孔开大肌、汗腺、血管平滑肌和胸腺存在突触联系。

临床意义

　　从两条颈内动脉和两条椎动脉发出的至脑部的动脉血流是被高度调控的。大脑需要源源不断的氧和葡萄糖的供应以维持其

功能并产生三磷酸腺苷供应神经元的高能量需求。脑部血流受自身调节，并叠加代谢调节和神经调节（1）自身调节可能以平滑肌对拉伸的反应和内皮细胞对血管活性物质的反应为基础；（2）分层的自身调节是受基于血液中的气体（氧气、二氧化碳）的代谢调控以及基于神经活动产生的代谢产物（一氧化氮、腺苷、乳酸、一些离子）的刺激；（3）第三个层面的调节来源于神经调节。颈上神经节伴脉管系统发出去甲肾上腺素能（共神经肽Y）交感缩血管纤维，翼腭神经节伴脉管系统发出乙酰胆碱能（共血管活性肠肽 VIP）扩血管纤维。三叉神经节也伴脉管系统释放 P 物质（共降钙素基因相关肽）扩血管纤维。这些纤维可以被疼痛激活。一些中枢区域，比如小脑的顶核和延髓头端腹外侧，可以调节一些控制脑脉管系统的神经通路，影响到达脑部的血流。

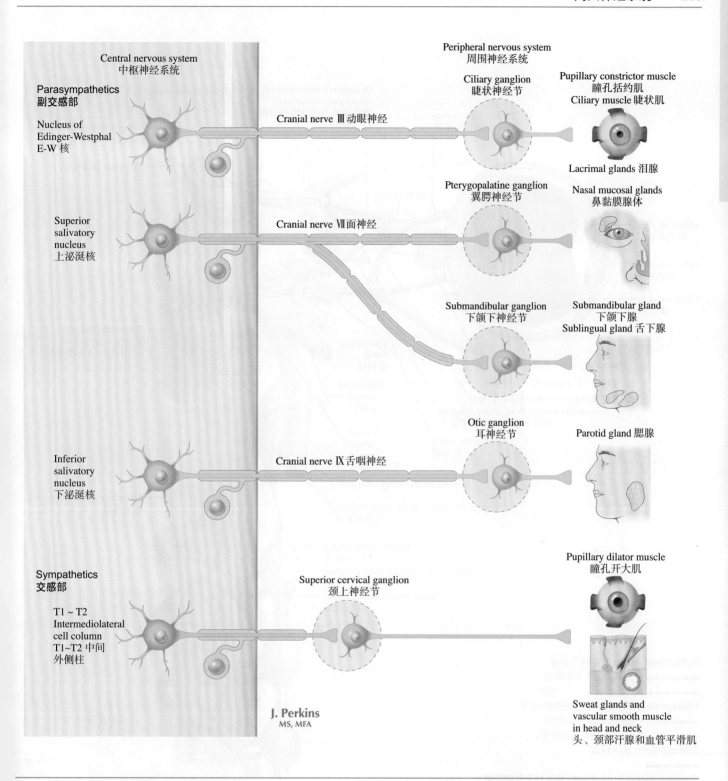

9.50　头、颈部自主神经分布示意图

　　头、颈部自主神经来自脑干的副交感神经元，包括 Edinger-Westphal 核（第Ⅲ脑神经）、上泌涎核（第Ⅶ脑神经）和下泌涎核（第Ⅸ脑神经），以及起自 T1～T2 脊髓中间外侧柱的交感神经元。本图描述了相关的神经节和靶（效应）组织。

临床意义

　　上泌涎核和下泌涎核是唾液分泌的重要副交感调节核。上泌涎核发出纤维（通过第Ⅶ脑神经）到达下颌下神经节换元，支配下颌下腺和舌下腺；下泌涎核发出纤维支配（通过第Ⅸ脑神经）到达耳神经节换元，支配腮腺。这些副交感神经纤维调控唾液分泌。除此之外，来自颈上神经节的交感神经可使唾液腺导管的肌上皮细胞收缩。唾液分泌作为消化过程的起始阶段非常重要。它使食物能够易于吞咽，协助说话。其所含的介质和免疫球蛋白为抵御进入口腔的潜在有害微生物提供第一道保护屏障。

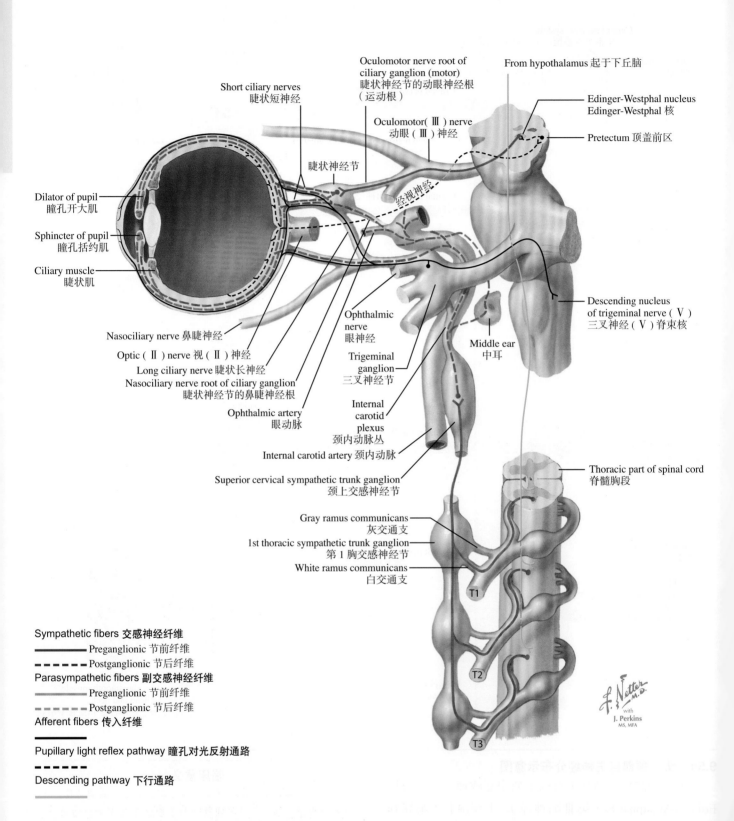

9.51 眼的自主神经分布

起自 Edinger-Westphal 核的副交感神经节前纤维在睫状神经节换元，分布于睫状肌（适应视近物）和瞳孔括约肌（缩瞳）。起自 T1~T2 脊髓中间外侧柱的交感神经节前纤维在颈上神经节换元，分布于瞳孔开大肌。

瞳孔对光反射是一项重要的神经系统检查。传入通路：照射进任何一只眼睛的光线，通过第 II 脑神经，经顶盖前区至双侧的 Edinger-Westphal 核（经后连合）；传出通路包括至双侧瞳孔括约肌的副交感自主传出神经。

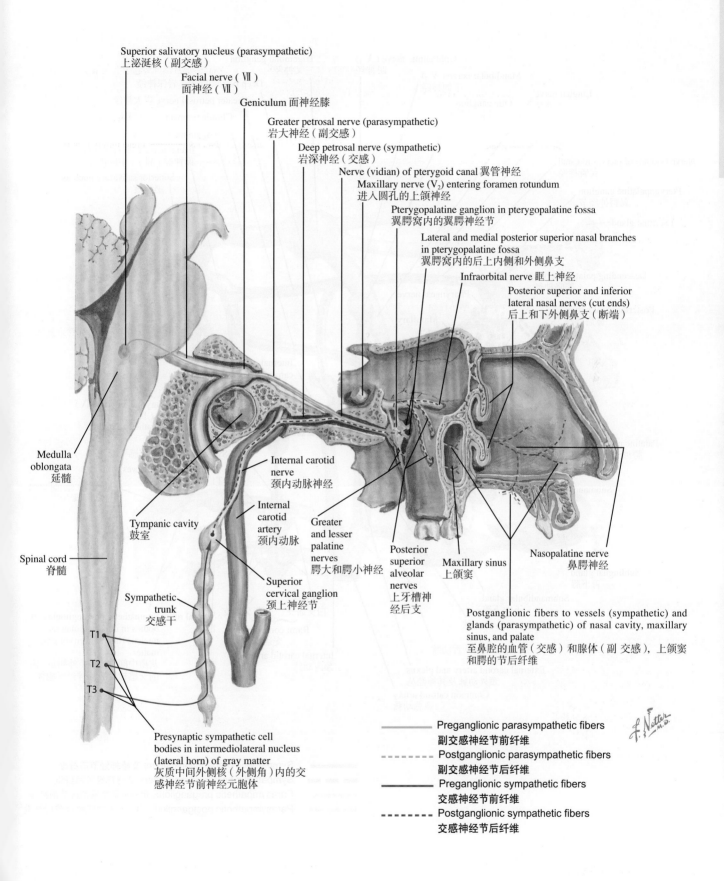

Superior salivatory nucleus (parasympathetic)
上泌涎核（副交感）

Facial nerve（Ⅶ）
面神经（Ⅶ）

Geniculum 面神经膝

Greater petrosal nerve (parasympathetic)
岩大神经（副交感）

Deep petrosal nerve (sympathetic)
岩深神经（交感）

Nerve (vidian) of pterygoid canal 翼管神经

Maxillary nerve (V₂) entering foramen rotundum
进入圆孔的上颌神经

Pterygopalatine ganglion in pterygopalatine fossa
翼腭窝内的翼腭神经节

Lateral and medial posterior superior nasal branches
in pterygopalatine fossa
翼腭窝内的后上内侧和外侧鼻支

Infraorbital nerve 眶上神经

Posterior superior and inferior
lateral nasal nerves (cut ends)
后上和下外侧鼻支（断端）

Medulla
oblongata
延髓

Internal carotid
nerve
颈内动脉神经

Internal
carotid
artery
颈内动脉

Tympanic cavity
鼓室

Spinal cord
脊髓

Greater
and lesser
palatine
nerves
腭大和腭小神经

Posterior
superior
alveolar
nerves
上牙槽神
经后支

Maxillary sinus
上颌窦

Nasopalatine nerve
鼻腭神经

Superior
cervical ganglion
颈上神经节

Sympathetic
trunk
交感干

T1
T2
T3

Postganglionic fibers to vessels (sympathetic) and
glands (parasympathetic) of nasal cavity, maxillary
sinus, and palate
至鼻腔的血管（交感）和腺体（副交感），上颌窦
和腭的节后纤维

Presynaptic sympathetic cell
bodies in intermediolateral nucleus
(lateral horn) of gray matter
灰质中间外侧核（外侧角）内的交
感神经节前神经元胞体

—— Preganglionic parasympathetic fibers
副交感神经节前纤维

---- Postganglionic parasympathetic fibers
副交感神经节后纤维

—— Preganglionic sympathetic fibers
交感神经节前纤维

---- Postganglionic sympathetic fibers
交感神经节后纤维

9.52 鼻腔的自主神经分布

上泌涎核的副交感神经节前神经元发出纤维至翼腭神经节换元。起自 T1～T2 中间外侧核细胞柱的交感神经节前神经元发纤维至颈上神经节（SCG）换元。翼腭神经节支配分泌腺，颈上神经节（SCG）通过节后神经纤维分布于鼻腔内的血管、上颌窦和腭。

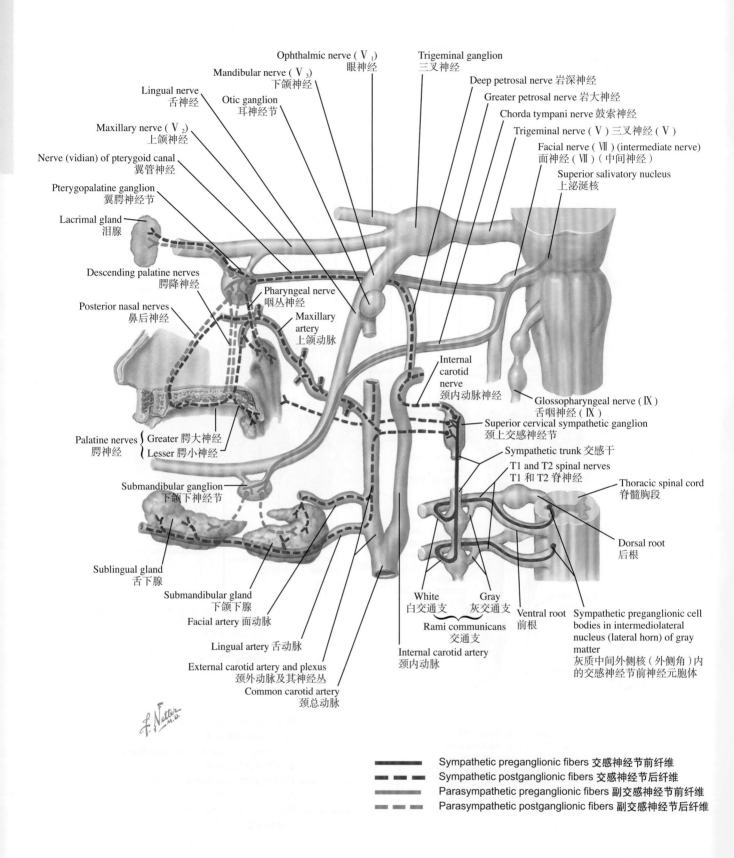

Ophthalmic nerve (V₁) 眼神经
Mandibular nerve (V₃) 下颌神经
Lingual nerve 舌神经
Otic ganglion 耳神经节
Maxillary nerve (V₂) 上颌神经
Nerve (vidian) of pterygoid canal 翼管神经
Pterygopalatine ganglion 翼腭神经节
Lacrimal gland 泪腺
Descending palatine nerves 腭降神经
Posterior nasal nerves 鼻后神经
Pharyngeal nerve 咽丛神经
Maxillary artery 上颌动脉
Palatine nerves 腭神经 { Greater 腭大神经 Lesser 腭小神经 }
Submandibular ganglion 下颌下神经节
Sublingual gland 舌下腺
Submandibular gland 下颌下腺
Facial artery 面动脉
Lingual artery 舌动脉
External carotid artery and plexus 颈外动脉及其神经丛
Common carotid artery 颈总动脉

Trigeminal ganglion 三叉神经
Deep petrosal nerve 岩深神经
Greater petrosal nerve 岩大神经
Chorda tympani nerve 鼓索神经
Trigeminal nerve (V) 三叉神经 (V)
Facial nerve (Ⅶ) (intermediate nerve) 面神经 (Ⅶ) (中间神经)
Superior salivatory nucleus 上泌涎核
Internal carotid nerve 颈内动脉神经
Glossopharyngeal nerve (Ⅸ) 舌咽神经 (Ⅸ)
Superior cervical sympathetic ganglion 颈上交感神经节
Sympathetic trunk 交感干
T1 and T2 spinal nerves T1 和 T2 脊神经
Thoracic spinal cord 脊髓胸段
Dorsal root 后根
White 白交通支
Gray 灰交通支
Rami communicans 交通支
Internal carotid artery 颈内动脉
Ventral root 前根
Sympathetic preganglionic cell bodies in intermediolateral nucleus (lateral horn) of gray matter 灰质中间外侧核（外侧角）内的交感神经节前神经元胞体

━━━━ Sympathetic preganglionic fibers 交感神经节前纤维
━ ━ ━ Sympathetic postganglionic fibers 交感神经节后纤维
━━━━ Parasympathetic preganglionic fibers 副交感神经节前纤维
━ ━ ━ Parasympathetic postganglionic fibers 副交感神经节后纤维

9.53 翼腭神经节和下颌下神经节的示意图

　　上泌涎核发出纤维经第Ⅶ对脑神经至翼腭神经节和下颌下神经节，分布于泪腺和鼻黏膜腺体，并通过副交

感节后胆碱能神经纤维分别分布于下颌下腺和舌下腺。

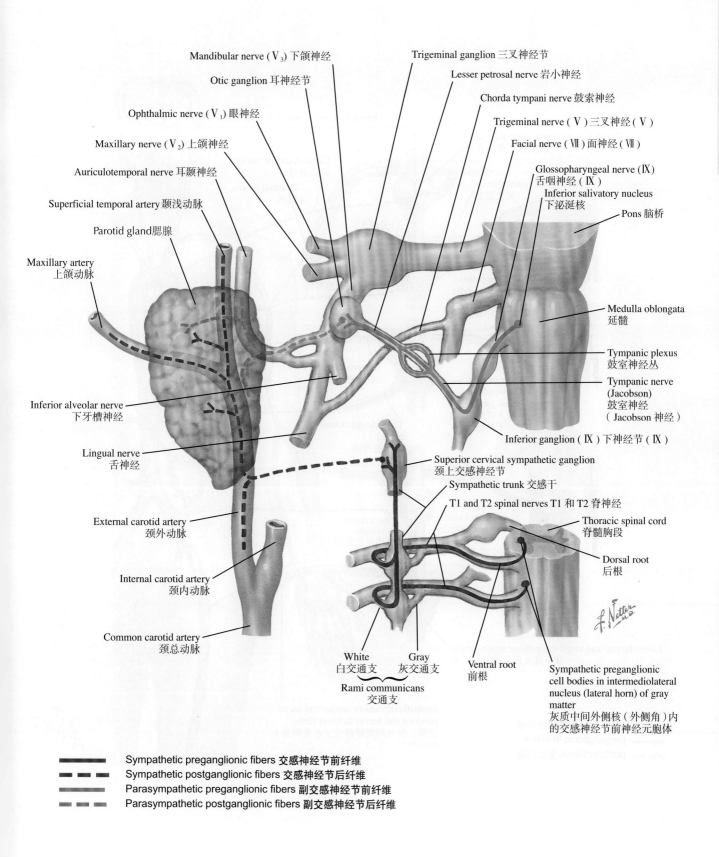

Mandibular nerve (V₃) 下颌神经

Otic ganglion 耳神经节

Ophthalmic nerve (V₁) 眼神经

Maxillary nerve (V₂) 上颌神经

Auriculotemporal nerve 耳颞神经

Superficial temporal artery 颞浅动脉

Parotid gland 腮腺

Maxillary artery
上颌动脉

Inferior alveolar nerve
下牙槽神经

Lingual nerve
舌神经

External carotid artery
颈外动脉

Internal carotid artery
颈内动脉

Common carotid artery
颈总动脉

Trigeminal ganglion 三叉神经节

Lesser petrosal nerve 岩小神经

Chorda tympani nerve 鼓索神经

Trigeminal nerve (V) 三叉神经 (V)

Facial nerve (Ⅶ) 面神经 (Ⅶ)

Glossopharyngeal nerve (Ⅸ)
舌咽神经 (Ⅸ)

Inferior salivatory nucleus
下泌涎核

Pons 脑桥

Medulla oblongata
延髓

Tympanic plexus
鼓室神经丛

Tympanic nerve
(Jacobson)
鼓室神经
(Jacobson 神经)

Inferior ganglion (Ⅸ) 下神经节 (Ⅸ)

Superior cervical sympathetic ganglion
颈上交感神经节

Sympathetic trunk 交感干

T1 and T2 spinal nerves T1 和 T2 脊神经

Thoracic spinal cord
脊髓胸段

Dorsal root
后根

Sympathetic preganglionic
cell bodies in intermediolateral
nucleus (lateral horn) of gray
matter
灰质中间外侧核（外侧角）内
的交感神经节前神经元胞体

White
白交通支

Gray
灰交通支

Rami communicans
交通支

Ventral root
前根

Sympathetic preganglionic fibers 交感神经节前纤维
Sympathetic postganglionic fibers 交感神经节后纤维
Parasympathetic preganglionic fibers 副交感神经节前纤维
Parasympathetic postganglionic fibers 副交感神经节后纤维

9.54　耳神经节的示意图

　　下泌涎核发出纤维经第Ⅸ脑神经至耳神经节换元，
通过副交感胆碱能节后神经纤维分布于腮腺。

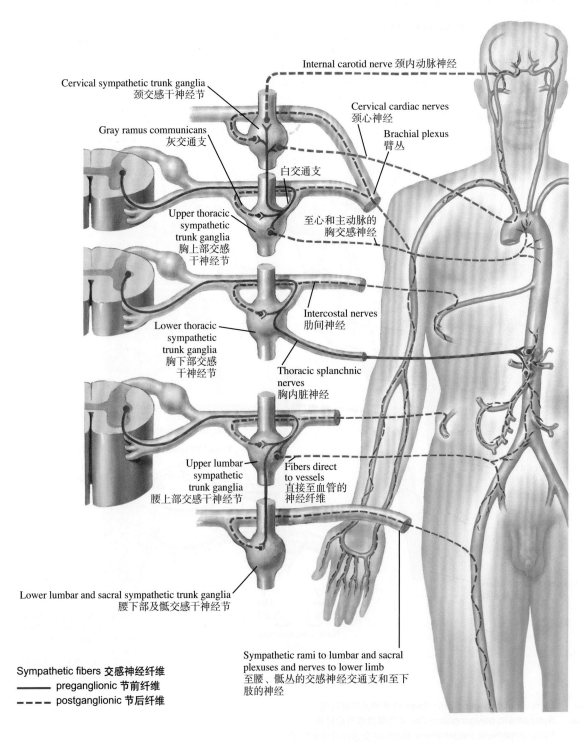

Internal carotid nerve 颈内动脉神经

Cervical sympathetic trunk ganglia
颈交感干神经节

Cervical cardiac nerves
颈心神经

Gray ramus communicans
灰交通支

Brachial plexus
臂丛

白交通支

Upper thoracic
sympathetic
trunk ganglia
胸上部交感
干神经节

至心和主动脉的
胸交感神经

Lower thoracic
sympathetic
trunk ganglia
胸下部交感
干神经节

Intercostal nerves
肋间神经

Thoracic splanchnic
nerves
胸内脏神经

Upper lumbar
sympathetic
trunk ganglia
腰上部交感干神经节

Fibers direct
to vessels
直接至血管的
神经纤维

Lower lumbar and sacral sympathetic trunk ganglia
腰下部及骶交感干神经节

Sympathetic rami to lumbar and sacral
plexuses and nerves to lower limb
至腰、骶丛的交感神经交通支和至下
肢的神经

Sympathetic fibers 交感神经纤维
—— preganglionic 节前纤维
- - - - postganglionic 节后纤维

9.55　四肢的神经支配

四肢的自主神经来自于交感神经系统（SNS）。起自胸腰脊髓中间外侧柱的交感神经节前纤维至交感干神经节，由这些神经节发出节后去甲肾上腺素能神经纤维，经灰交通支进入周围神经，分布于血管平滑肌（血管运动纤维）、汗腺（腺体运动纤维）和与毛囊相连的立毛肌（毛发运动纤维）。交感神经节后纤维也分布于内脏的血管平滑肌纤维。

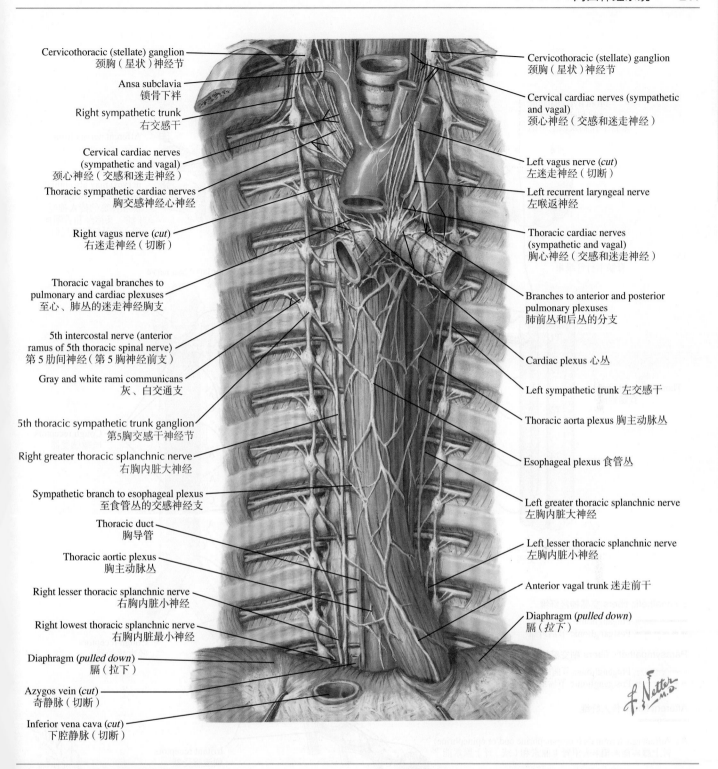

Cervicothoracic (stellate) ganglion
颈胸（星状）神经节

Ansa subclavia
锁骨下袢

Right sympathetic trunk
右交感干

Cervical cardiac nerves
(sympathetic and vagal)
颈心神经（交感和迷走神经）

Thoracic sympathetic cardiac nerves
胸交感神经心神经

Right vagus nerve (cut)
右迷走神经（切断）

Thoracic vagal branches to
pulmonary and cardiac plexuses
至心、肺丛的迷走神经胸支

5th intercostal nerve (anterior
ramus of 5th thoracic spinal nerve)
第5肋间神经（第5胸神经前支）

Gray and white rami communicans
灰、白交通支

5th thoracic sympathetic trunk ganglion
第5胸交感干神经节

Right greater thoracic splanchnic nerve
右胸内脏大神经

Sympathetic branch to esophageal plexus
至食管丛的交感神经支

Thoracic duct
胸导管

Thoracic aortic plexus
胸主动脉丛

Right lesser thoracic splanchnic nerve
右胸内脏小神经

Right lowest thoracic splanchnic nerve
右胸内脏最小神经

Diaphragm (pulled down)
膈（拉下）

Azygos vein (cut)
奇静脉（切断）

Inferior vena cava (cut)
下腔静脉（切断）

Cervicothoracic (stellate) ganglion
颈胸（星状）神经节

Cervical cardiac nerves (sympathetic
and vagal)
颈心神经（交感和迷走神经）

Left vagus nerve (cut)
左迷走神经（切断）

Left recurrent laryngeal nerve
左喉返神经

Thoracic cardiac nerves
(sympathetic and vagal)
胸心神经（交感和迷走神经）

Branches to anterior and posterior
pulmonary plexuses
肺前丛和后丛的分支

Cardiac plexus 心丛

Left sympathetic trunk 左交感干

Thoracic aorta plexus 胸主动脉丛

Esophageal plexus 食管丛

Left greater thoracic splanchnic nerve
左胸内脏大神经

Left lesser thoracic splanchnic nerve
左胸内脏小神经

Anterior vagal trunk 迷走前干

Diaphragm (pulled down)
膈（拉下）

9.56　胸交感干和内脏神经

　　交感神经节连成交感干，这些神经节接受来自胸腰段脊髓的节前神经纤维。神经节通过节间支相互连接，位于自颈部至尾骨的椎骨侧面。起自交感干的节后去甲肾上腺素能神经纤维分布于外周的效应组织。一些节前神经纤维在穿过交感干时不形成突触，经内脏神经与侧副神经节（椎前神经节）形成突触，再发出去甲肾上腺素能纤维分布于内脏的效应组织。

临床意义

　　交感干（椎旁神经节）从颈部延伸至盆部，而侧副神经节（椎前神经节）则伴随大血管并分布至内部靶器官。来自T1～L2脊髓中间外侧柱（外侧角）的节前胆碱能神经纤维，经白交通支至交感干神经节，还可经内脏神经至侧副神经节。T1平面以上的脊髓挤压伤，可能破坏交感节前神经元和S2～S4副交感节前神经元形成的低级中枢。初期，患者表现为脊髓休克综合征，出现低血压（站立时加重）、汗闭、不易立毛、膀胱功能麻痹（神经性膀胱）、胃扩张和麻痹性肠梗阻。随着脊髓损伤进展，进入一种持久状态：脊髓休克症状减轻，表现为自主痉挛（高反应性），伴有血压飙升，膀胱痉挛。

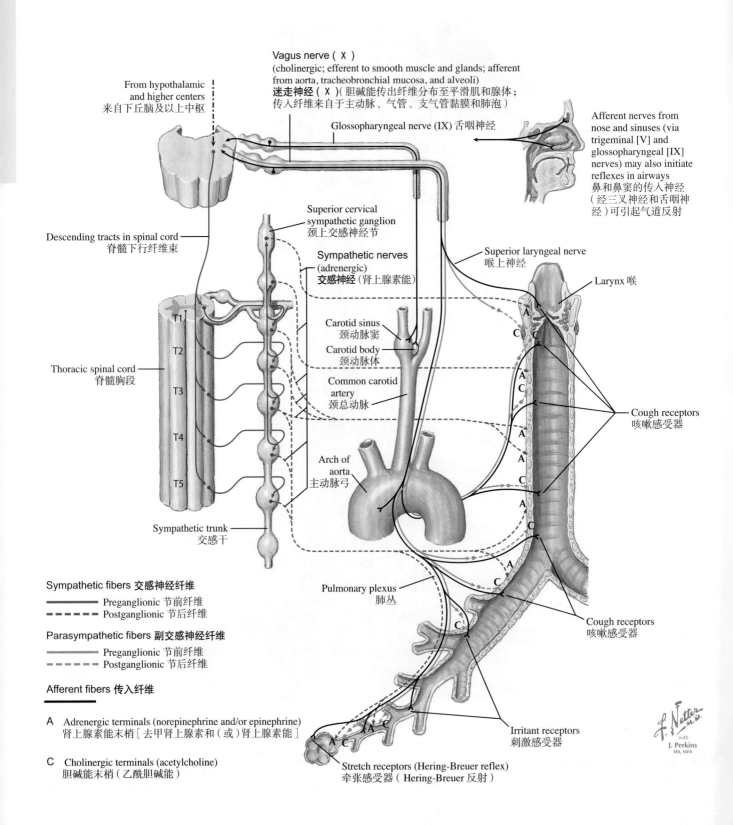

From hypothalamic
and higher centers
来自下丘脑及以上中枢

Vagus nerve (X)
(cholinergic; efferent to smooth muscle and glands; afferent
from aorta, tracheobronchial mucosa, and alveoli)
迷走神经（X）（胆碱能传出纤维分布至平滑肌和腺体；
传入纤维来自于主动脉、气管、支气管黏膜和肺泡）

Glossopharyngeal nerve (IX) 舌咽神经

Afferent nerves from
nose and sinuses (via
trigeminal [V] and
glossopharyngeal [IX]
nerves) may also initiate
reflexes in airways
鼻和鼻窦的传入神经
（经三叉神经和舌咽神
经）可引起气道反射

Descending tracts in spinal cord
脊髓下行纤维束

Superior cervical
sympathetic ganglion
颈上交感神经节

Sympathetic nerves
(adrenergic)
交感神经（肾上腺素能）

Superior laryngeal nerve
喉上神经

Larynx 喉

Thoracic spinal cord
脊髓胸段

Carotid sinus
颈动脉窦

Carotid body
颈动脉体

Common carotid
artery
颈总动脉

Cough receptors
咳嗽感受器

T1
T2
T3
T4
T5

Arch of
aorta
主动脉弓

Sympathetic trunk
交感干

Pulmonary plexus
肺丛

Cough receptors
咳嗽感受器

Sympathetic fibers 交感神经纤维
—— Preganglionic 节前纤维
----- Postganglionic 节后纤维

Parasympathetic fibers 副交感神经纤维
—— Preganglionic 节前纤维
----- Postganglionic 节后纤维

Afferent fibers 传入纤维

A Adrenergic terminals (norepinephrine and/or epinephrine)
肾上腺素能末梢［去甲肾上腺素和（或）肾上腺素能］

C Cholinergic terminals (acetylcholine)
胆碱能末梢（乙酰胆碱能）

Irritant receptors
刺激感受器

Stretch receptors (Hering-Breuer reflex)
牵张感受器（Hering-Breuer 反射）

9.57 气管、支气管树的神经支配

交感（去甲肾上腺素能）和副交感（胆碱能）神经均分布于气管、支气管树的平滑肌。交感神经来自于交感干，副交感神经来自于迷走神经器官壁内神经节。交感神经兴奋使支气管扩张，副交感神经兴奋使支气管收缩。一些治疗哮喘的药物使用拟交感神经的复合物，其他则使用副交感神经阻滞剂。此外，还有一些神经肽类纤维，某些是作为共存或独立的自主神经纤维，某些是作为初级传入纤维，也沿上皮和肺泡间分布，在此处它们可以影响固有免疫反应和炎性介质的产生。

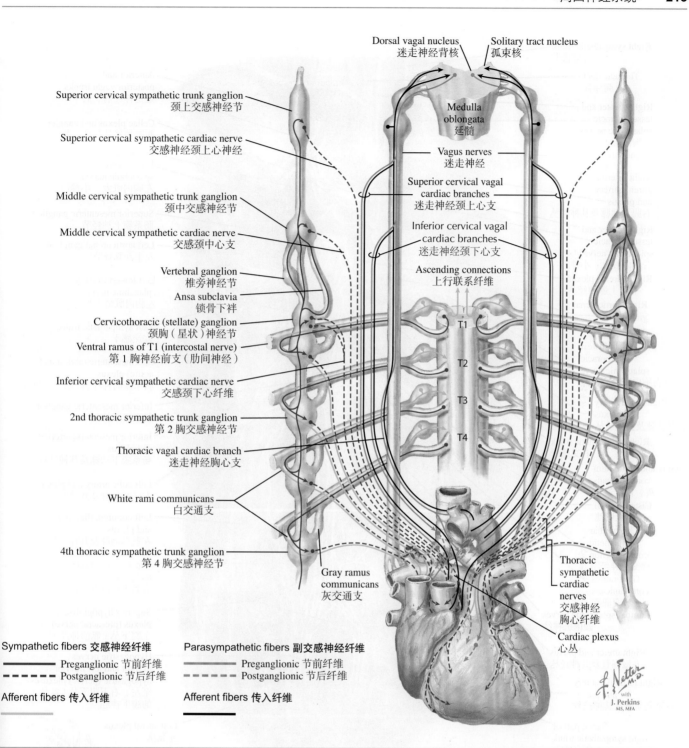

Dorsal vagal nucleus 迷走神经背核
Solitary tract nucleus 孤束核
Medulla oblongata 延髓
Vagus nerves 迷走神经
Superior cervical vagal cardiac branches 迷走神经颈上心支
Inferior cervical vagal cardiac branches 迷走神经颈下心支
Ascending connections 上行联系纤维
T1
T2
T3
T4

Superior cervical sympathetic trunk ganglion 颈上交感神经节
Superior cervical sympathetic cardiac nerve 交感神经颈上心神经
Middle cervical sympathetic trunk ganglion 颈中交感神经节
Middle cervical sympathetic cardiac nerve 交感颈中心支
Vertebral ganglion 椎旁神经节
Ansa subclavia 锁骨下祥
Cervicothoracic (stellate) ganglion 颈胸（星状）神经节
Ventral ramus of T1 (intercostal nerve) 第1胸神经前支（肋间神经）
Inferior cervical sympathetic cardiac nerve 交感颈下心纤维
2nd thoracic sympathetic trunk ganglion 第2胸交感神经节
Thoracic vagal cardiac branch 迷走神经胸心支
White rami communicans 白交通支
4th thoracic sympathetic trunk ganglion 第4胸交感神经节
Gray ramus communicans 灰交通支
Thoracic sympathetic cardiac nerves 交感神经胸心纤维
Cardiac plexus 心丛

Sympathetic fibers 交感神经纤维
— Preganglionic 节前纤维
-- Postganglionic 节后纤维
Afferent fibers 传入纤维

Parasympathetic fibers 副交感神经纤维
— Preganglionic 节前纤维
-- Postganglionic 节后纤维
Afferent fibers 传入纤维

9.58　心的神经支配

交感去甲肾上腺素能神经纤维（来自于交感干神经节）和副交感胆碱能神经纤维（来自于迷走神经到达的心壁内神经节）支配心房、心室、窦房结和房室结和束支。交感去甲肾上腺素能纤维也沿大血管和冠状动脉分布。交感神经纤维提高心肌收缩力和加快心率，增加心输出量，并扩张冠状动脉。副交感神经纤维降低心肌收缩力和减慢心率，减少心输出量。

临床意义

交感去甲肾上腺素能和副交感胆碱能迷走节后神经纤维均

分布于心脏。糖尿病和其他疾病有时可诱发心血管自主神经病变。迷走神经损伤可以导致持续性的心动过速；迷走神经活性增高可以引起心动过缓、心房纤颤或扑动、心室纤颤或阵发性心动过速。交感神经支配缺失会导致心脏严重的劳力不耐受、无痛性心肌缺血、心肌病，且可能发生猝死。在心力衰竭的研究中，心脏交感神经兴奋可以增加心输出量，导致去甲肾上腺素加速释放，产生高毒性的代谢物（自由基）。这些代谢物被去甲肾上腺素能神经末梢摄取（通过高亲和力的摄取载体），并造成不可逆性交感神经病变，进一步使心脏去神经支配。在狗的实验模型中，去甲肾上腺素能特异性的摄取抑制剂（去甲丙咪嗪）或者有效的抗氧化剂（维生素C和E），都可以阻止自由基导致的自我损伤过程。

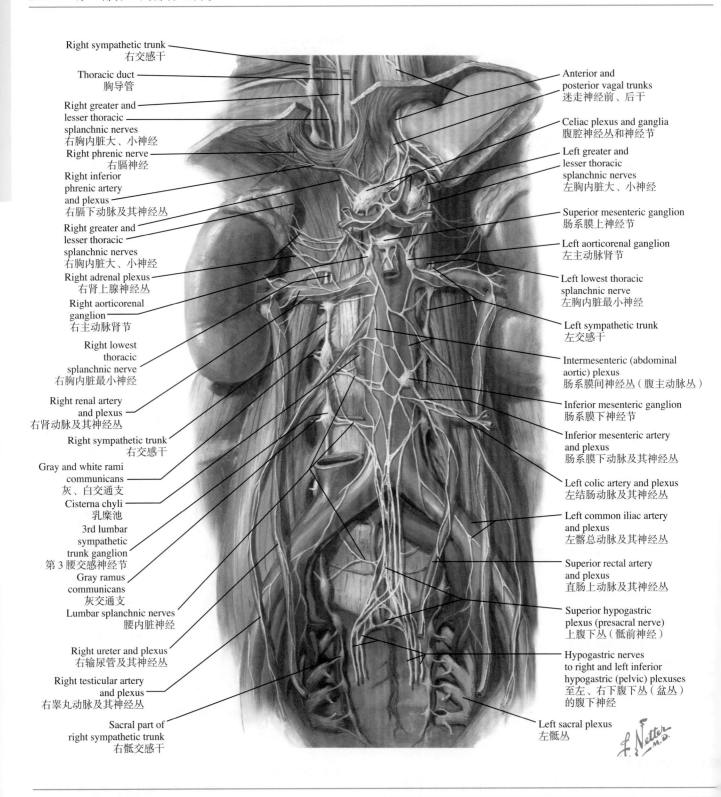

Right sympathetic trunk
右交感干

Thoracic duct
胸导管

Right greater and
lesser thoracic
splanchnic nerves
右胸内脏大、小神经

Right phrenic nerve
右膈神经

Right inferior
phrenic artery
and plexus
右膈下动脉及其神经丛

Right greater and
lesser thoracic
splanchnic nerves
右胸内脏大、小神经

Right adrenal plexus
右肾上腺神经丛

Right aorticorenal
ganglion
右主动脉肾节

Right lowest
thoracic
splanchnic nerve
右胸内脏最小神经

Right renal artery
and plexus
右肾动脉及其神经丛

Right sympathetic trunk
右交感干

Gray and white rami
communicans
灰、白交通支

Cisterna chyli
乳糜池

3rd lumbar
sympathetic
trunk ganglion
第 3 腰交感神经节

Gray ramus
communicans
灰交通支

Lumbar splanchnic nerves
腰内脏神经

Right ureter and plexus
右输尿管及其神经丛

Right testicular artery
and plexus
右睾丸动脉及其神经丛

Sacral part of
right sympathetic trunk
右骶交感干

Anterior and
posterior vagal trunks
迷走神经前、后干

Celiac plexus and ganglia
腹腔神经丛和神经节

Left greater and
lesser thoracic
splanchnic nerves
左胸内脏大、小神经

Superior mesenteric ganglion
肠系膜上神经节

Left aorticorenal ganglion
左主动脉肾节

Left lowest thoracic
splanchnic nerve
左胸内脏最小神经

Left sympathetic trunk
左交感干

Intermesenteric (abdominal
aortic) plexus
肠系膜间神经丛（腹主动脉丛）

Inferior mesenteric ganglion
肠系膜下神经节

Inferior mesenteric artery
and plexus
肠系膜下动脉及其神经丛

Left colic artery and plexus
左结肠动脉及其神经丛

Left common iliac artery
and plexus
左髂总动脉及其神经丛

Superior rectal artery
and plexus
直肠上动脉及其神经丛

Superior hypogastric
plexus (presacral nerve)
上腹下丛（骶前神经）

Hypogastric nerves
to right and left inferior
hypogastric (pelvic) plexuses
至左、右下腹下丛（盆丛）
的腹下神经

Left sacral plexus
左骶丛

9.59 腹腔的神经和神经节

分布于腹腔和盆腔的大量交感神经与消化系统、泌尿生殖系统及伴行的血管、腹膜和肾上腺神经支配相关。腰段交感干及其分支和内脏神经及其侧副神经节（腹腔神经节、肠系膜上、下神经节、肝神经节、主动脉肾节、肾上腺神经节、上腹下丛等）分布于平滑肌、腺体、淋巴组织和腹腔、盆腔内的代谢细胞。多数侧副神经节（丛）也包含来自迷走神经及相关神经节的副交感神经纤维成分。

临床意义

腹腔和盆腔的交感神经来自侧副神经节（腹腔神经节、肠系膜上、下神经节、肝神经节、主动脉肾节、肾上腺神经节、上腹下神经节）和腰交感干。副交感神经来自副交感（迷走）神经纤维及其相关的壁内神经节。这种支配的重要性被一种相对不常见疾病——自主神经障碍神经病所阐明。这种疾病是一种交感和副交感节后神经病，最可能是由自身免疫反应所引起。患者会发生直立性低血压、瞳孔对光反射无反应、麻痹性肠梗阻和便秘、膀胱功能障碍和出汗减少、外周血管收缩和立毛障碍。

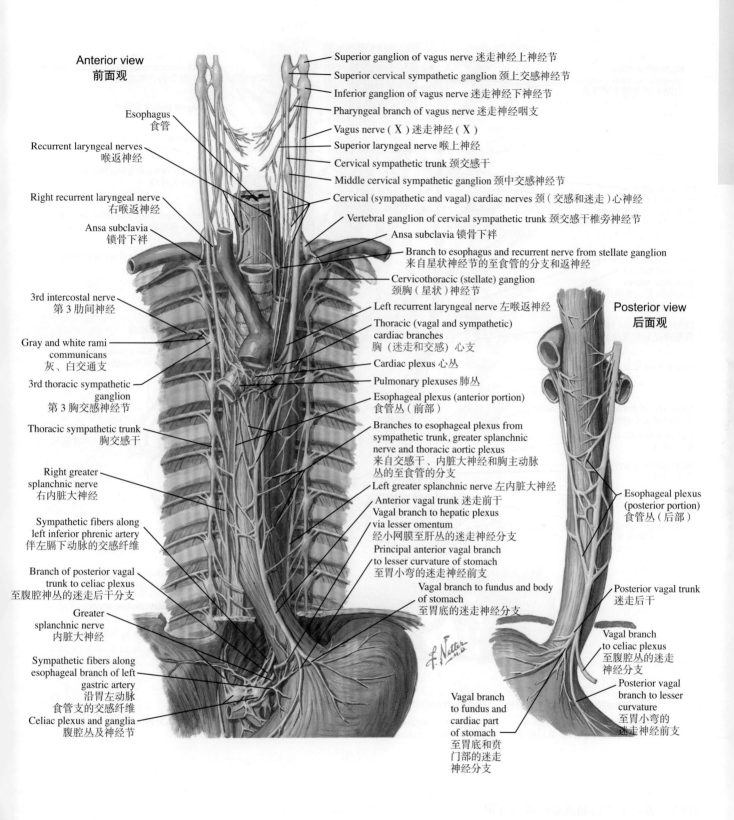

Anterior view
前面观

Esophagus
食管

Recurrent laryngeal nerves
喉返神经

Right recurrent laryngeal nerve
右喉返神经

Ansa subclavia
锁骨下祥

3rd intercostal nerve
第 3 肋间神经

Gray and white rami communicans
灰、白交通支

3rd thoracic sympathetic ganglion
第 3 胸交感神经节

Thoracic sympathetic trunk
胸交感干

Right greater splanchnic nerve
右内脏大神经

Sympathetic fibers along left inferior phrenic artery
伴左膈下动脉的交感纤维

Branch of posterior vagal trunk to celiac plexus
至腹腔神丛的迷走后干分支

Greater splanchnic nerve
内脏大神经

Sympathetic fibers along esophageal branch of left gastric artery
沿胃左动脉食管支的交感纤维

Celiac plexus and ganglia
腹腔丛及神经节

Superior ganglion of vagus nerve 迷走神经上神经节
Superior cervical sympathetic ganglion 颈上交感神经节
Inferior ganglion of vagus nerve 迷走神经下神经节
Pharyngeal branch of vagus nerve 迷走神经咽支
Vagus nerve (X) 迷走神经 (X)
Superior laryngeal nerve 喉上神经
Cervical sympathetic trunk 颈交感干
Middle cervical sympathetic ganglion 颈中交感神经节
Cervical (sympathetic and vagal) cardiac nerves 颈（交感和迷走）心神经
Vertebral ganglion of cervical sympathetic trunk 颈交感干椎旁神经节
Ansa subclavia 锁骨下祥
Branch to esophagus and recurrent nerve from stellate ganglion 来自星状神经节的至食管的分支和返神经
Cervicothoracic (stellate) ganglion 颈胸（星状）神经节
Left recurrent laryngeal nerve 左喉返神经
Thoracic (vagal and sympathetic) cardiac branches 胸（迷走和交感）心支
Cardiac plexus 心丛
Pulmonary plexuses 肺丛
Esophageal plexus (anterior portion) 食管丛（前部）
Branches to esophageal plexus from sympathetic trunk, greater splanchnic nerve and thoracic aortic plexus 来自交感干、内脏大神经和胸主动脉丛的至食管的分支
Left greater splanchnic nerve 左内脏大神经
Anterior vagal trunk 迷走前干
Vagal branch to hepatic plexus via lesser omentum 经小网膜至肝丛的迷走神经分支
Principal anterior vagal branch to lesser curvature of stomach 至胃小弯的迷走神经前支
Vagal branch to fundus and body of stomach 至胃底的迷走神经分支

Posterior view
后面观

Esophageal plexus (posterior portion)
食管丛（后部）

Posterior vagal trunk
迷走后干

Vagal branch to celiac plexus
至腹腔丛的迷走神经分支

Posterior vagal branch to lesser curvature
至胃小弯的迷走神经前支

Vagal branch to fundus and cardiac part of stomach
至胃底和贲门部的迷走神经分支

f. Netter M.D.

9.60 食管的神经

引起吞咽的感觉刺激主要来自于第 IX 脑神经（有些也来自于第 V 和 X 脑神经），并由延髓的孤束核传导。食物在食管近端经过环咽括约肌，来自第 X 脑神经迷走神经背核的迷走神经分布于该括约肌。食物通过食管时的运动，由来自第 X 脑神经迷走神经运动背核的迷走神

经调控，它们在食管的肌间神经丛内形成突触。肌间神经丛通过使食管肌肉交替舒张和收缩，直接调控食管的蠕动。在食管肌间神经丛某些神经元释放的一氧化氮和血管活性肠肽（VIP）的调控下，食管下括约肌舒张，食物得以通过并进入胃内。

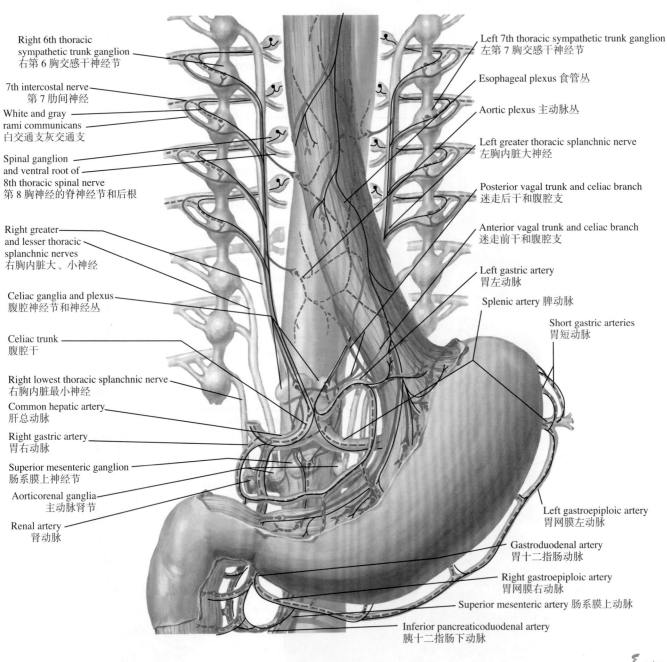

Right 6th thoracic sympathetic trunk ganglion 右第6胸交感干神经节

7th intercostal nerve 第7肋间神经

White and gray rami communicans 白交通支灰交通支

Spinal ganglion and ventral root of 8th thoracic spinal nerve 第8胸神经的脊神经节和后根

Right greater and lesser thoracic splanchnic nerves 右胸内脏大、小神经

Celiac ganglia and plexus 腹腔神经节和神经丛

Celiac trunk 腹腔干

Right lowest thoracic splanchnic nerve 右胸内脏最小神经

Common hepatic artery 肝总动脉

Right gastric artery 胃右动脉

Superior mesenteric ganglion 肠系膜上神经节

Aorticorenal ganglia 主动脉肾节

Renal artery 肾动脉

Left 7th thoracic sympathetic trunk ganglion 左第7胸交感干神经节

Esophageal plexus 食管丛

Aortic plexus 主动脉丛

Left greater thoracic splanchnic nerve 左胸内脏大神经

Posterior vagal trunk and celiac branch 迷走后干和腹腔支

Anterior vagal trunk and celiac branch 迷走前干和腹腔支

Left gastric artery 胃左动脉

Splenic artery 脾动脉

Short gastric arteries 胃短动脉

Left gastroepiploic artery 胃网膜左动脉

Gastroduodenal artery 胃十二指肠动脉

Right gastroepiploic artery 胃网膜右动脉

Superior mesenteric artery 肠系膜上动脉

Inferior pancreaticoduodenal artery 胰十二指肠下动脉

Sympathetic fibers 交感神经纤维
—— Preganglionic 节前纤维
---- Postganglionic 节后纤维

Parasympathetic fibers 副交感神经纤维
—— Preganglionic 节前纤维
---- Postganglionic 节后纤维

—— Afferent fibers 传入纤维

9.61 胃和十二指肠近端的神经支配

大量交感神经纤维分布于胃和十二指肠近端，这些交感神经来自腹腔和肠系膜上神经节，少部分来自胸交感干神经节。腹腔和肠系膜上神经节接受来自胸内脏大、小神经的节前神经纤维。来自迷走神经腹腔支的副交感神经纤维分布至胃和十二指肠近端。交感神经纤维可减少胃肠蠕动和分泌活动，而副交感神经纤维增加胃肠蠕动和分泌活动（比如胃泌素和盐酸），并使相关的括约肌舒张。

临床意义

糖尿病性神经病变可能伴有胃排空的延迟。患者可表现为恶心、呕吐、早饱和血糖的大幅度波动，可能会有体重减轻。治疗方法包括能够刺激胃排空的副交感神经激动剂和解除多巴胺能抑制胃排空的多巴胺拮抗剂。胃排空延迟也可能伴有食管运动功能障碍，导致吞咽困难。

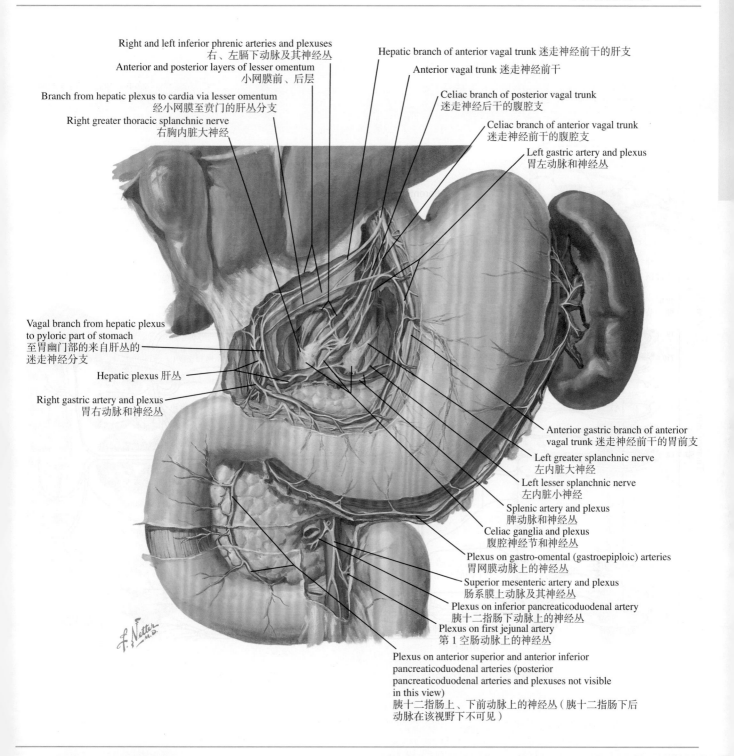

Right and left inferior phrenic arteries and plexuses
右、左膈下动脉及其神经丛
Anterior and posterior layers of lesser omentum
小网膜前、后层
Branch from hepatic plexus to cardia via lesser omentum
经小网膜至贲门的肝丛分支
Right greater thoracic splanchnic nerve
右胸内脏大神经
Vagal branch from hepatic plexus to pyloric part of stomach
至胃幽门部的来自肝丛的迷走神经分支
Hepatic plexus 肝丛
Right gastric artery and plexus
胃右动脉和神经丛

Hepatic branch of anterior vagal trunk 迷走神经前干的肝支
Anterior vagal trunk 迷走神经前干
Celiac branch of posterior vagal trunk
迷走神经后干的腹腔支
Celiac branch of anterior vagal trunk
迷走神经前干的腹腔支
Left gastric artery and plexus
胃左动脉和神经丛
Anterior gastric branch of anterior vagal trunk 迷走神经前干的胃前支
Left greater splanchnic nerve
左内脏大神经
Left lesser splanchnic nerve
左内脏小神经
Splenic artery and plexus
脾动脉和神经丛
Celiac ganglia and plexus
腹腔神经节和神经丛
Plexus on gastro-omental (gastroepiploic) arteries
胃网膜动脉上的神经丛
Superior mesenteric artery and plexus
肠系膜上动脉及其神经丛
Plexus on inferior pancreaticoduodenal artery
胰十二指肠下动脉上的神经丛
Plexus on first jejunal artery
第 1 空肠动脉上的神经丛
Plexus on anterior superior and anterior inferior pancreaticoduodenal arteries (posterior pancreaticoduodenal arteries and plexuses not visible in this view)
胰十二指肠上、下前动脉上的神经丛（胰十二指肠下后动脉在该视野下不可见）

9.62　胃和十二指肠的神经

　　副交感和交感神经纤维通过特定的内脏神经和迷走神经分支分布至胃和十二指肠近端。交感神经纤维减少胃肠蠕动和分泌活动。副交感神经纤维增加胃肠蠕动和分泌活动（如胃泌素和盐酸），并使相应的括约肌舒张。

临床意义

　　肥胖可由各种原因引发。胃扩张、饱腹感的神经信号没有给大脑提供有效的反馈和强迫性进食，都可以打破正常的食欲调控机制。当饮食和锻炼不能有效地控制体重，或糖尿病和其他严重的合并症威胁病态肥胖个体的生命时，肥胖症治疗手术是一种选择。Roux-en-Y 胃旁路手术，切除了胃远端的 90%、十二指肠和大约 20 cm 的近端空肠，消化系统就由食管和剩余空肠的近端，及非常小的部分近端胃袋组成（与切断的空肠在更远端被吻合）。这种手术显著减少了胃容量，减慢胃排空，也会造成部分吸收功能异常。长期随访数据显示，术后患者体重呈显著且持久的降低（超过需要减轻体重的 70%），可以逆转致命性肥胖个体的糖尿病、高血压、睡眠呼吸暂停以及其他并发症的发生。此外，也会出现一些胃肠道激素、炎症介质和其他递质的显著改变。自主神经和躯体神经信号发生变化，与行为相关的中枢控制点被影响。Roux-en-Y 胃旁路手术也不是没有风险和并发症的，而且需要长期营养物质的补充，如钙、铁、维生素 B。潜在的精神病理学因素可能会导致该手术的有效性降低。

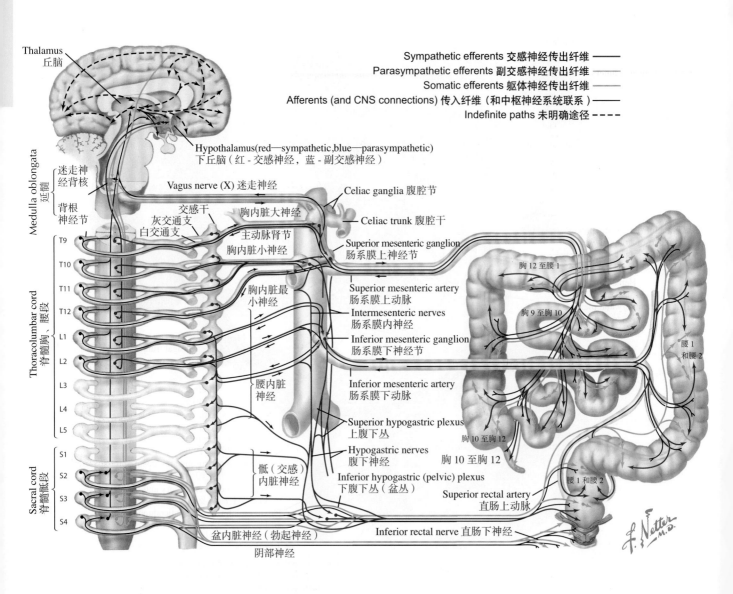

Thalamus
丘脑

Sympathetic efferents 交感神经传出纤维 ——
Parasympathetic efferents 副交感神经传出纤维 ——
Somatic efferents 躯体神经传出纤维 ——
Afferents (and CNS connections) 传入纤维（和中枢神经系统联系）——
Indefinite paths 未明确途径 ----

Hypothalamus(red—sympathetic,blue—parasympathetic)
下丘脑（红 - 交感神经，蓝 - 副交感神经）

Vagus nerve (X) 迷走神经

Celiac ganglia 腹腔节
Celiac trunk 腹腔干

Medulla oblongata
延髓

迷走神经背核

背根神经节

交感干
灰交通支
白交通支

胸内脏大神经

主动脉肾节
胸内脏小神经

Superior mesenteric ganglion
肠系膜上神经节

Thoracolumbar cord
脊髓胸、腰段

T9
T10
T11
T12
L1
L2
L3
L4
L5

胸内脏最
小神经

Superior mesenteric artery
肠系膜上动脉

Intermesenteric nerves
肠系膜内神经

Inferior mesenteric ganglion
肠系膜下神经节

腰内脏
神经

Inferior mesenteric artery
肠系膜下动脉

Superior hypogastric plexus
上腹下丛

Hypogastric nerves
腹下神经

Sacral cord
脊髓骶段

S1
S2
S3
S4

骶（交感）
内脏神经

Inferior hypogastric (pelvic) plexus
下腹下丛（盆丛）

Superior rectal artery
直肠上动脉

盆内脏神经（勃起神经）

Inferior rectal nerve 直肠下神经

阴部神经

胸 12 至腰 1

胸 9 至胸 10

腰 1
和腰 2

胸 10 至胸 12

胸 10 至胸 12

腰 1 和腰 2

9.63　小肠和大肠的神经支配

　　小肠和大肠的自主神经支配来自于外部交感和副交感神经纤维。交感神经节前纤维来自于 T5 ~ L2 脊髓中间外侧柱，到侧副神经节（肠系膜上、下，腹腔神经节）换元。副交感神经节前纤维来自于迷走神经和 S2 ~ S4 脊髓中间灰质，并经第 X 脑神经和盆内脏神经至壁内神经节换元。交感神经纤维通常可减弱胃肠蠕动和分泌功能（如降低肠液分泌），副交感神经纤维通常增强胃肠蠕动、舒张相关括约肌并增强分泌活动，肠的外来和内在（肠的）神经支配是协调统一的。胃肠自主神经病变，最常见的表现是便秘，如那些在糖尿病患者中观察到的，需要使用药物和高纤维药进行治疗。然而，糖尿病性腹泻也很常见，并且可能需要进行减慢胃肠蠕动功能的治疗。

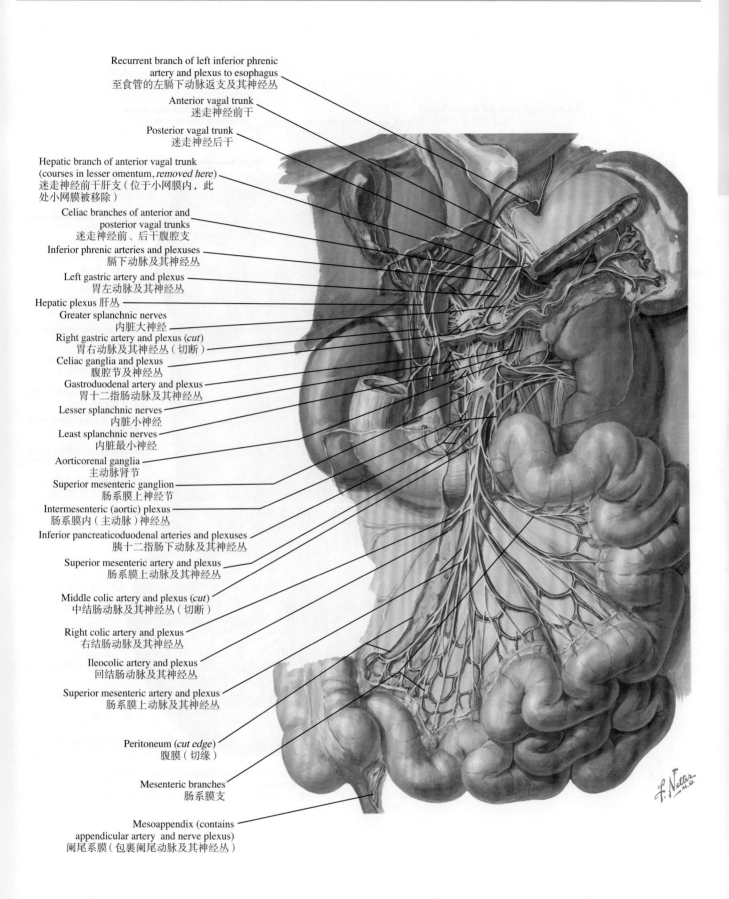

Recurrent branch of left inferior phrenic artery and plexus to esophagus
至食管的左膈下动脉返支及其神经丛

Anterior vagal trunk
迷走神经前干

Posterior vagal trunk
迷走神经后干

Hepatic branch of anterior vagal trunk (courses in lesser omentum, *removed here*)
迷走神经前干肝支（位于小网膜内，此处小网膜被移除）

Celiac branches of anterior and posterior vagal trunks
迷走神经前、后干腹腔支

Inferior phrenic arteries and plexuses
膈下动脉及其神经丛

Left gastric artery and plexus
胃左动脉及其神经丛

Hepatic plexus 肝丛

Greater splanchnic nerves
内脏大神经

Right gastric artery and plexus (*cut*)
胃右动脉及其神经丛（切断）

Celiac ganglia and plexus
腹腔节及神经丛

Gastroduodenal artery and plexus
胃十二指肠动脉及其神经丛

Lesser splanchnic nerves
内脏小神经

Least splanchnic nerves
内脏最小神经

Aorticorenal ganglia
主动脉肾节

Superior mesenteric ganglion
肠系膜上神经节

Intermesenteric (aortic) plexus
肠系膜内（主动脉）神经丛

Inferior pancreaticoduodenal arteries and plexuses
胰十二指肠下动脉及其神经丛

Superior mesenteric artery and plexus
肠系膜上动脉及其神经丛

Middle colic artery and plexus (*cut*)
中结肠动脉及其神经丛（切断）

Right colic artery and plexus
右结肠动脉及其神经丛

Ileocolic artery and plexus
回结肠动脉及其神经丛

Superior mesenteric artery and plexus
肠系膜上动脉及其神经丛

Peritoneum (*cut edge*)
腹膜（切缘）

Mesenteric branches
肠系膜支

Mesoappendix (contains appendicular artery and nerve plexus)
阑尾系膜（包裹阑尾动脉及其神经丛）

9.64 小肠的神经

此图显示支配小肠的内脏神经、迷走神经及相关神经丛的外来神经系统解剖。

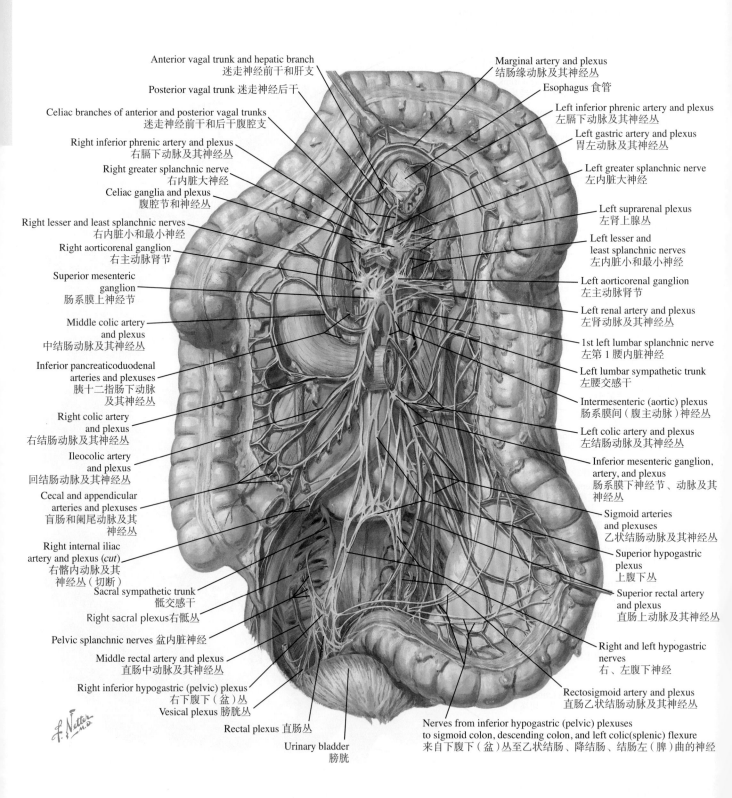

Anterior vagal trunk and hepatic branch
迷走神经前干和肝支

Posterior vagal trunk 迷走神经后干

Celiac branches of anterior and posterior vagal trunks
迷走神经前干和后干腹腔支

Right inferior phrenic artery and plexus
右膈下动脉及其神经丛

Right greater splanchnic nerve
右内脏大神经

Celiac ganglia and plexus
腹腔节和神经丛

Right lesser and least splanchnic nerves
右内脏小和最小神经

Right aorticorenal ganglion
右主动脉肾节

Superior mesenteric ganglion
肠系膜上神经节

Middle colic artery and plexus
中结肠动脉及其神经丛

Inferior pancreaticoduodenal arteries and plexuses
胰十二指肠下动脉及其神经丛

Right colic artery and plexus
右结肠动脉及其神经丛

Ileocolic artery and plexus
回结肠动脉及其神经丛

Cecal and appendicular arteries and plexuses
盲肠和阑尾动脉及其神经丛

Right internal iliac artery and plexus (cut)
右髂内动脉及其神经丛（切断）

Sacral sympathetic trunk
骶交感干

Right sacral plexus 右骶丛

Pelvic splanchnic nerves 盆内脏神经

Middle rectal artery and plexus
直肠中动脉及其神经丛

Right inferior hypogastric (pelvic) plexus
右下腹下（盆）丛

Vesical plexus 膀胱丛

Rectal plexus 直肠丛

Urinary bladder
膀胱

Marginal artery and plexus
结肠缘动脉及其神经丛

Esophagus 食管

Left inferior phrenic artery and plexus
左膈下动脉及其神经丛

Left gastric artery and plexus
胃左动脉及其神经丛

Left greater splanchnic nerve
左内脏大神经

Left suprarenal plexus
左肾上腺丛

Left lesser and least splanchnic nerves
左内脏小和最小神经

Left aorticorenal ganglion
左主动脉肾节

Left renal artery and plexus
左肾动脉及其神经丛

1st left lumbar splanchnic nerve
左第 1 腰内脏神经

Left lumbar sympathetic trunk
左腰交感干

Intermesenteric (aortic) plexus
肠系膜间（腹主动脉）神经丛

Left colic artery and plexus
左结肠动脉及其神经丛

Inferior mesenteric ganglion, artery, and plexus
肠系膜下神经节、动脉及其神经丛

Sigmoid arteries and plexuses
乙状结肠动脉及其神经丛

Superior hypogastric plexus
上腹下丛

Superior rectal artery and plexus
直肠上动脉及其神经丛

Right and left hypogastric nerves
右、左腹下神经

Rectosigmoid artery and plexus
直肠乙状结肠动脉及其神经丛

Nerves from inferior hypogastric (pelvic) plexuses to sigmoid colon, descending colon, and left colic(splenic) flexure
来自下腹下（盆）丛至乙状结肠、降结肠、结肠左（脾）曲的神经

9.65 大肠的神经

此图显示支配大肠的内脏神经、迷走神经及相关神经丛的外来神经系统解剖。

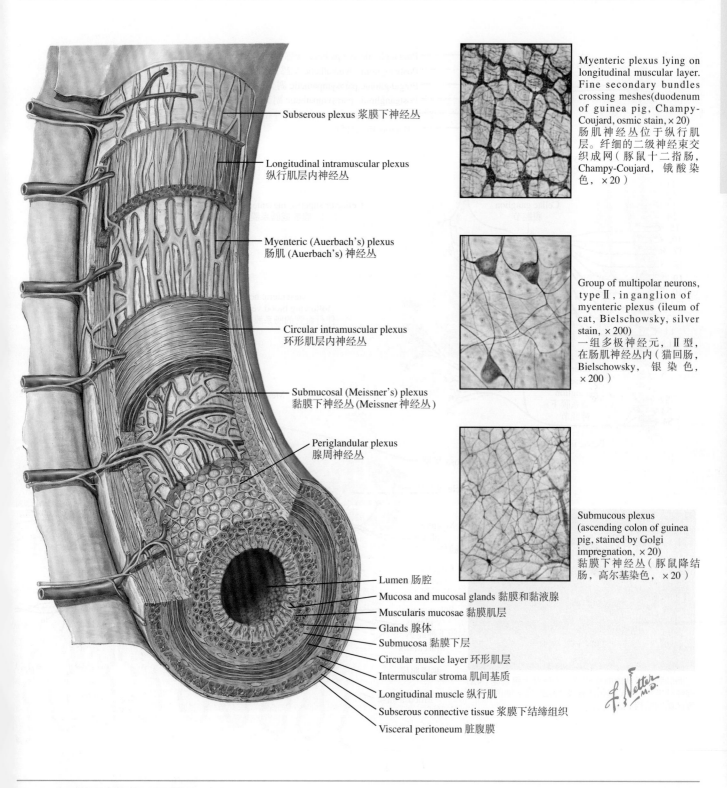

Subserous plexus 浆膜下神经丛

Longitudinal intramuscular plexus
纵行肌层内神经丛

Myenteric (Auerbach's) plexus
肠肌 (Auerbach's) 神经丛

Circular intramuscular plexus
环形肌层内神经丛

Submucosal (Meissner's) plexus
黏膜下神经丛 (Meissner 神经丛)

Periglandular plexus
腺周神经丛

Lumen 肠腔
Mucosa and mucosal glands 黏膜和黏液腺
Muscularis mucosae 黏膜肌层
Glands 腺体
Submucosa 黏膜下层
Circular muscle layer 环形肌层
Intermuscular stroma 肌间基质
Longitudinal muscle 纵行肌
Subserous connective tissue 浆膜下结缔组织
Visceral peritoneum 脏腹膜

Myenteric plexus lying on longitudinal muscular layer. Fine secondary bundles crossing meshes(duodenum of guinea pig, Champy-Coujard, osmic stain, × 20)
肠肌神经丛位于纵行肌层。纤细的二级神经束交织成网（豚鼠十二指肠，Champy-Coujard，锇酸染色，×20）

Group of multipolar neurons, type Ⅱ, in ganglion of myenteric plexus (ileum of cat, Bielschowsky, silver stain, × 200)
一组多极神经元，Ⅱ型，在肠肌神经丛内（猫回肠，Bielschowsky，银染色，×200）

Submucous plexus (ascending colon of guinea pig, stained by Golgi impregnation, × 20)
黏膜下神经丛（豚鼠降结肠，高尔基染色，×20）

9.66　肠的神经系统：纵切面观

肠神经系统由主要排列在黏膜下（Meissner's）和肠肌（Auerbach's）神经丛的大约 10 亿个神经元组成；参与小肠和大肠的内在神经支配。虽然肠神经系统的大部分神经元不受自主神经系统的影响，但神经元之间以及与自主神经系统的神经元突起之间仍存在相互关联。肠神经丛调节胃肠蠕动反应（可以在没有外来支配的情况下发生）、起搏活动和其他自主分泌过程。肠肌神经丛主要控制肠道运动；黏膜下神经丛主要控制肠液的分泌和吸收。在肠道神经元中已经发现超过 20 种不同的神经递质 [如，乙酰胆碱（ACh）、P 物质、5- 羟色胺、血管活性肠肽（VIP）、生长抑素、一氧化氮]。ACh 和 P 物质是平滑肌的兴奋因子，而 VIP 和一氧化氮是抑制因子。外来的自主神经参与协调这些肠神经丛和神经环路。胃肠道的最佳功能要求内分泌、旁分泌和神经内分泌介质调节的相互作用。神经病变引起的外来神经支配失调可能导致动力性疾病，如便秘或腹泻。

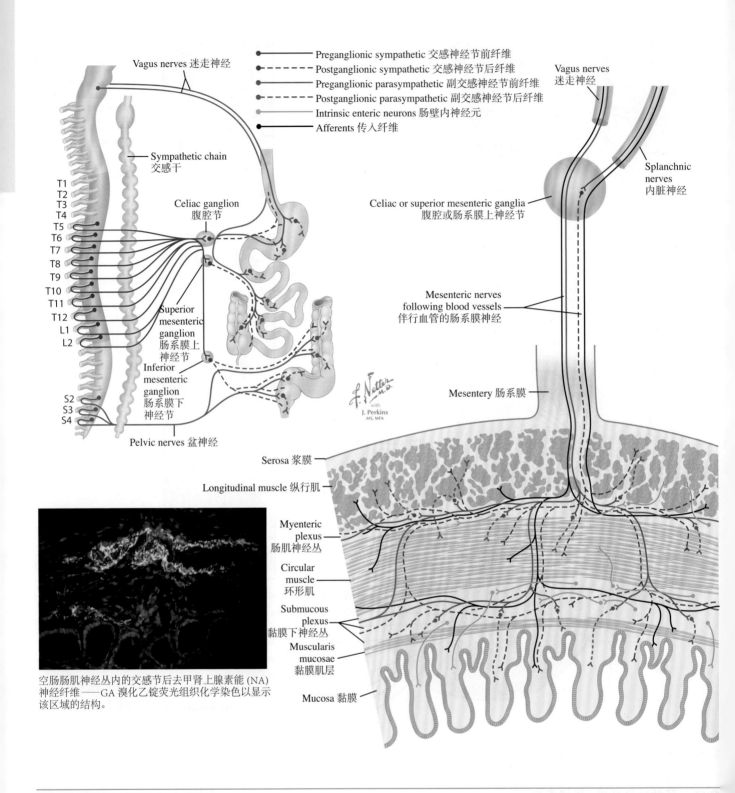

Vagus nerves 迷走神经

Preganglionic sympathetic 交感神经节前纤维
Postganglionic sympathetic 交感神经节后纤维
Preganglionic parasympathetic 副交感神经节前纤维
Postganglionic parasympathetic 副交感神经节后纤维
Intrinsic enteric neurons 肠壁内神经元
Afferents 传入纤维

Vagus nerves
迷走神经

Sympathetic chain
交感干

Celiac ganglion
腹腔节

Celiac or superior mesenteric ganglia
腹腔或肠系膜上神经节

Splanchnic
nerves
内脏神经

T1
T2
T3
T4
T5
T6
T7
T8
T9
T10
T11
T12
L1
L2

Superior
mesenteric
ganglion
肠系膜上
神经节

Inferior
mesenteric
ganglion
肠系膜下
神经节

S2
S3
S4

Pelvic nerves 盆神经

Mesenteric nerves
following blood vessels
伴行血管的肠系膜神经

Mesentery 肠系膜

Serosa 浆膜

Longitudinal muscle 纵行肌

Myenteric
plexus
肠肌神经丛

Circular
muscle
环形肌

Submucous
plexus
黏膜下神经丛

Muscularis
mucosae
黏膜肌层

Mucosa 黏膜

空肠肠肌神经丛内的交感节后去甲肾上腺素能 (NA)
神经纤维——GA 溴化乙锭荧光组织化学染色以显示
该区域的结构。

9.67　肠的神经系统：横断面观

在肠肌间神经丛和黏膜下神经丛，一些神经元接受
来自交感干和侧副神经节的交感神经纤维和来自迷走或
盆内脏神经的副交感神经纤维支配；其他神经元则不受
自主神经调控。自主神经节后纤维和内在的肽类神经纤
维也支配巨噬细胞、T 淋巴细胞、浆细胞和其他免疫系
统细胞。由此提供了一个胃肠道宿主防御和肠相关淋巴
组织免疫反应的调节网络。

临床意义

组成肠神经系统的内在神经元簇来自神经嵴。如果
这些神经嵴未能正常的迁移至结肠，如因发育异常引起
的 Hirschsprung 病（慢性巨结肠）的发育异常中出现的
那样，肠道蠕动、起搏活动和其他肠道功能的内在调控
环路发生障碍。如果缺少肠内在的神经组成成分，迷走
神经和来自盆内脏神经的交感神经，便无法调节结肠的
活动。由此出现由于结肠蠕动缺乏和平滑肌张力缺失而
导致的巨结肠（肠梗阻）。随之出现结肠的扩张和肥大。

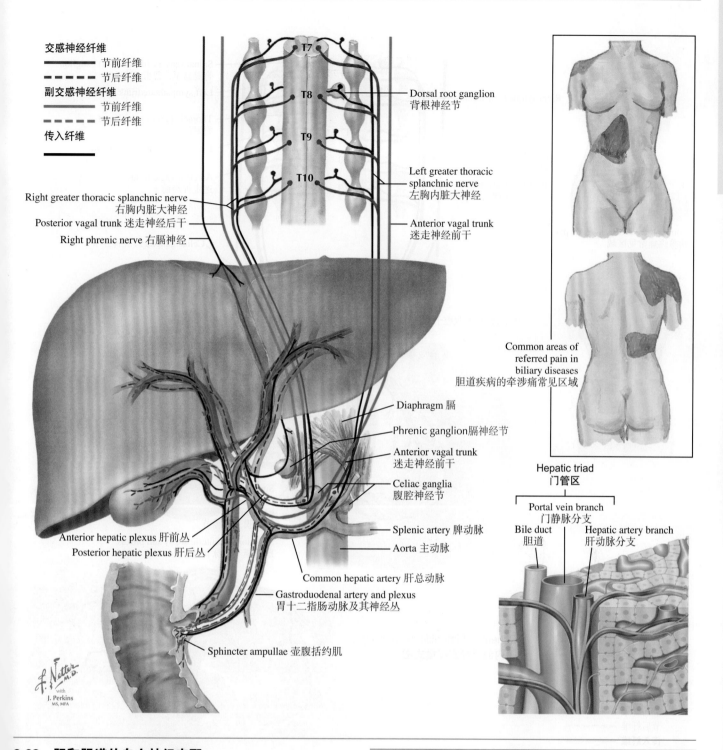

交感神经纤维
—— 节前纤维
---- 节后纤维
副交感神经纤维
—— 节前纤维
---- 节后纤维
传入纤维

Right greater thoracic splanchnic nerve
右胸内脏大神经
Posterior vagal trunk 迷走神经后干
Right phrenic nerve 右膈神经

Dorsal root ganglion
背根神经节

Left greater thoracic
splanchnic nerve
左胸内脏大神经

Anterior vagal trunk
迷走神经前干

Diaphragm 膈
Phrenic ganglion 膈神经节
Anterior vagal trunk
迷走神经前干
Celiac ganglia
腹腔神经节
Splenic artery 脾动脉
Aorta 主动脉
Common hepatic artery 肝总动脉
Gastroduodenal artery and plexus
胃十二指肠动脉及其神经丛

Anterior hepatic plexus 肝前丛
Posterior hepatic plexus 肝后丛

Sphincter ampullae 壶腹括约肌

Common areas of
referred pain in
biliary diseases
胆道疾病的牵涉痛常见区域

Hepatic triad
门管区
Portal vein branch
门静脉分支
Bile duct
胆道
Hepatic artery branch
肝动脉分支

9.68　肝和胆道的自主神经支配

　　肝的交感神经节前纤维来自于脊髓 T7～T10，主要随腹腔神经节及其相关的神经丛分布。肝的副交感神经纤维来自于腹腔的迷走神经。交感神经节后去甲肾上腺素能神经纤维直接终止于肝细胞，这些神经纤维释放去甲肾上腺素，为或战或逃反应启动糖原分解、升高血糖并诱导糖异生。自主神经支配有助于调节肝脏的血流、分泌以及吞噬活动。胆囊，特别是壶腹括约肌和胆总管括约肌也受自主神经纤维支配。交感神经纤维可引起括约肌的收缩和胆囊舒张；而副交感神经纤维则引起括约肌的开放和胆囊收缩。

临床意义

　　分布于肝的节后去甲肾上腺素能交感神经纤维，可以刺激肝糖原分解和糖异生，为交感神经兴奋提供能量。SNS 的慢性刺激导致的去甲肾上腺素分泌增多，导致血糖水平升高、促进胰岛素分泌、增加自由基形成、促进血小板聚集并激活其他应激反应，但这些反应如果长期存在，则对机体不利，这些可能是慢性应激源引起多种疾病的机制，如代谢综合征、抗病毒和抗肿瘤免疫能力减弱以及多种慢性病患病风险增加（包括高血压、心血管疾病和脑卒中、一些癌症以及 2 型糖尿病）。胆囊的自主神经病变可以导致胆道平滑肌收缩无力，并发胆结石（特别是有高脂血症的个体）和腹泻。

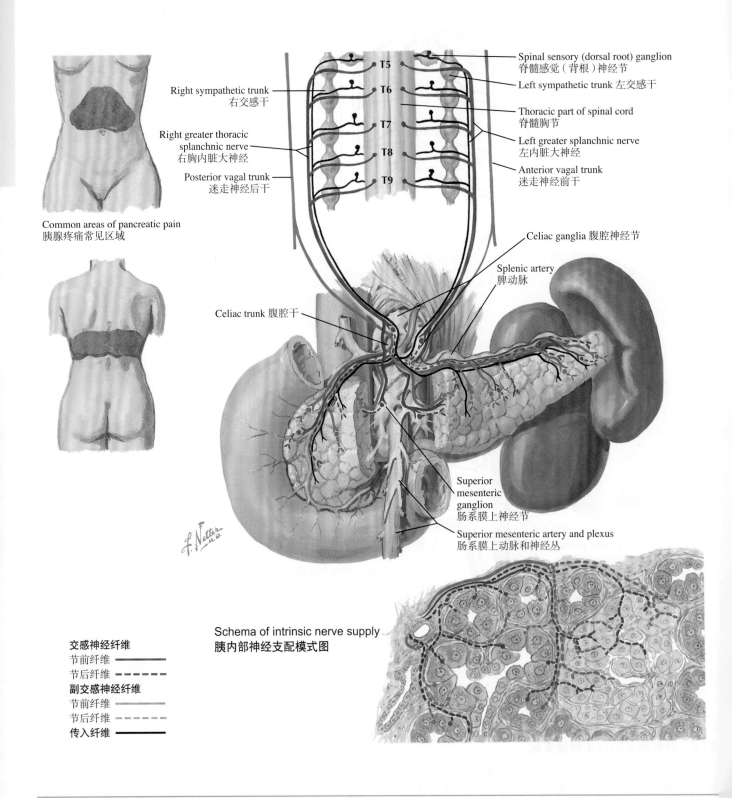

Spinal sensory (dorsal root) ganglion
脊髓感觉（背根）神经节

Right sympathetic trunk
右交感干

Left sympathetic trunk 左交感干

Thoracic part of spinal cord
脊髓胸节

Right greater thoracic
splanchnic nerve
右胸内脏大神经

Left greater splanchnic nerve
左内脏大神经

Posterior vagal trunk
迷走神经后干

Anterior vagal trunk
迷走神经前干

T5
T6
T7
T8
T9

Common areas of pancreatic pain
胰腺疼痛常见区域

Celiac ganglia 腹腔神经节

Splenic artery
脾动脉

Celiac trunk 腹腔干

Superior
mesenteric
ganglion
肠系膜上神经节

Superior mesenteric artery and plexus
肠系膜上动脉和神经丛

交感神经纤维
节前纤维 ————
节后纤维 -------
副交感神经纤维
节前纤维 ————
节后纤维 -------
传入纤维 ————

Schema of intrinsic nerve supply
胰内部神经支配模式图

9.69　胰的自主神经支配

胰腺的分泌受神经和体液调节。经壁内神经节的副交感膈下迷走神经纤维和经腹腔神经节的 T5～T9 脊髓灰质中间外侧柱的交感神经纤维分布于胰腺的外分泌腺和内分泌细胞（Langerhans 胰岛）。尽管胰腺内分泌部只占胰腺的一小部分（1%），但却分泌多种重要的内分泌激素，包括胰高血糖素（一种能量动员激素）、胰岛素（一种能量贮存激素）、生长抑素（胰高血糖素和胰岛素

分泌的抑制剂）和胰多肽（胰外分泌部分泌的酶和碳酸氢盐的抑制剂）。副交感神经纤维分泌的 ACh 能够刺激胰岛细胞分泌胰岛素，交感神经纤维分泌的去甲肾上腺素（和肾上腺髓质分泌的肾上腺素）能够抑制胰岛细胞分泌胰岛素。ACh 刺激一系列激素的分泌，促胰液素作用于胰腺导管细胞，刺激其分泌含有大量 HCO_3 的液体。十二指肠和空肠上段内的脂肪能够刺激 I 型细胞分泌胆囊收缩素，从而作用于腺泡细胞刺激酶的分泌。

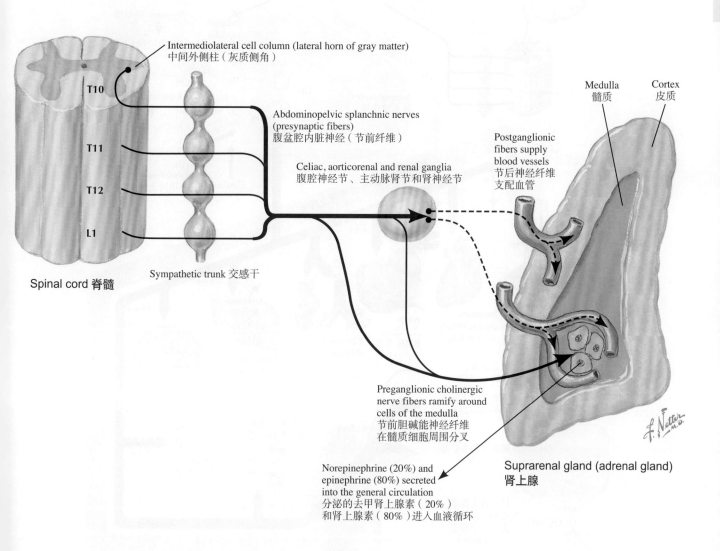

Intermediolateral cell column (lateral horn of gray matter)
中间外侧柱（灰质侧角）

T10

T11

T12

L1

Spinal cord 脊髓

Sympathetic trunk 交感干

Abdominopelvic splanchnic nerves
(presynaptic fibers)
腹盆腔内脏神经（节前纤维）

Celiac, aorticorenal and renal ganglia
腹腔神经节、主动脉肾节和肾神经节

Medulla
髓质

Cortex
皮质

Postganglionic
fibers supply
blood vessels
节后神经纤维
支配血管

Preganglionic cholinergic
nerve fibers ramify around
cells of the medulla
节前胆碱能神经纤维
在髓质细胞周围分叉

Suprarenal gland (adrenal gland)
肾上腺

Norepinephrine (20%) and
epinephrine (80%) secreted
into the general circulation
分泌的去甲肾上腺素（20%）
和肾上腺素（80%）进入血液循环

.70 肾上腺的神经支配模式图

起自 T10～L1 中间外侧柱神经元的交感神经节前纤
维经交感干加入内脏神经，直接分布于肾上腺髓质的嗜

铬细胞。嗜铬细胞起源于神经嵴，作用类似于交感神经
节细胞。

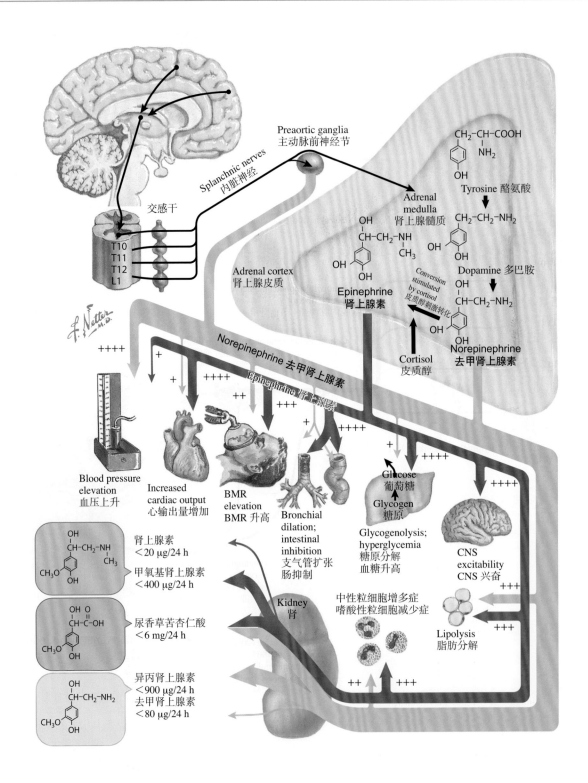

9.71 肾上腺的神经支配

肾上腺髓质嗜铬细胞的功能类似于交感神经节细胞，接受来自 T10～L1 脊髓中间外侧柱细胞的交感神经节前纤维支配。肾上腺门脉系统将血液从肾上腺皮质直接输送至肾上腺髓质。由下丘脑 - 垂体 - 肾上腺轴产生的高浓度的皮质醇作用于嗜铬细胞，激活了苯乙醇胺 -N- 甲基转移酶，该酶可促进肾上腺素的合成。肾上腺髓质释放的儿茶酚胺约 70%～80% 是肾上腺素，其余的为去甲肾上腺素。肾上腺素和去甲肾上腺素在全身各个部位都可以通过高亲和力的摄取载体，被交感节后去甲肾上腺素能神经末梢摄取，并随后被释放。交感神经的兴奋，能够刺激肾上腺髓质分泌肾上腺素，由于全身的神经末梢都对儿茶酚胺有高亲和力，因此交感神经的兴奋能够提供足够的儿茶酚胺（更多的肾上腺素）。肾上腺素的释放，能够在短时间内调节靶器官中交感神经α 和 β 受体的平衡。

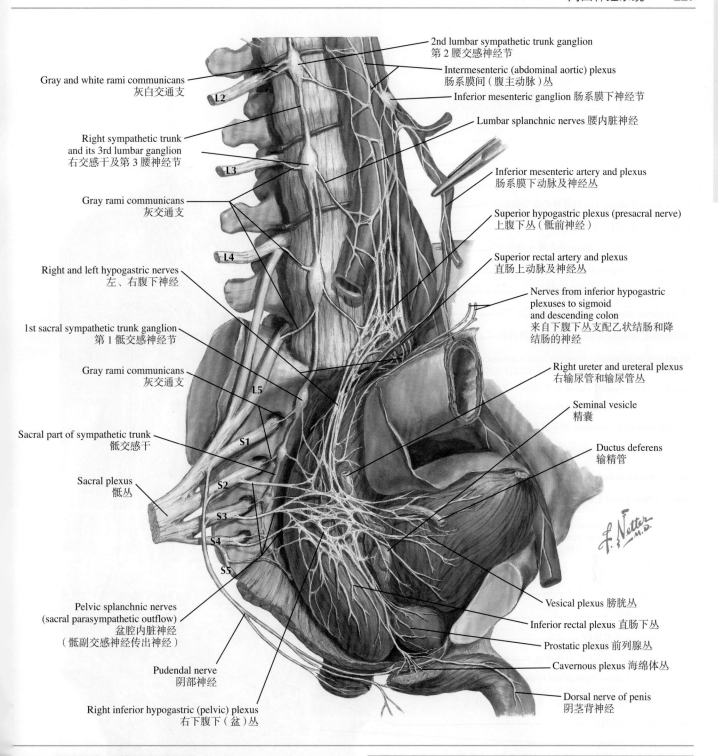

Gray and white rami communicans
灰白交通支

Right sympathetic trunk
and its 3rd lumbar ganglion
右交感干及第 3 腰神经节

Gray rami communicans
灰交通支

Right and left hypogastric nerves
左、右腹下神经

1st sacral sympathetic trunk ganglion
第 1 骶交感神经节

Gray rami communicans
灰交通支

Sacral part of sympathetic trunk
骶交感干

Sacral plexus
骶丛

Pelvic splanchnic nerves
(sacral parasympathetic outflow)
盆腔内脏神经
（骶副交感神经传出神经）

Pudendal nerve
阴部神经

Right inferior hypogastric (pelvic) plexus
右下腹下（盆）丛

2nd lumbar sympathetic trunk ganglion
第 2 腰交感神经节

Intermesenteric (abdominal aortic) plexus
肠系膜间（腹主动脉）丛

Inferior mesenteric ganglion 肠系膜下神经节

Lumbar splanchnic nerves 腰内脏神经

Inferior mesenteric artery and plexus
肠系膜下动脉及神经丛

Superior hypogastric plexus (presacral nerve)
上腹下丛（骶前神经）

Superior rectal artery and plexus
直肠上动脉及神经丛

Nerves from inferior hypogastric
plexuses to sigmoid
and descending colon
来自下腹下丛支配乙状结肠和降
结肠的神经

Right ureter and ureteral plexus
右输尿管和输尿管丛

Seminal vesicle
精囊

Ductus deferens
输精管

Vesical plexus 膀胱丛

Inferior rectal plexus 直肠下丛

Prostatic plexus 前列腺丛

Cavernous plexus 海绵体丛

Dorsal nerve of penis
阴茎背神经

9.72　盆腔的自主神经和神经节

　　交感神经节前纤维经交感干神经节和上腹下丛分布于盆腔。这些神经纤维随内脏和血管神经分布至结肠、输尿管和大血管，如肠系膜下血管和髂总血管。副交感神经节前纤维来自 S2～S4 脊髓灰质中间外侧柱，并经过盆内脏神经随下腹下丛的分支分布。副交感神经节位于或邻近于其所支配器官的壁内。

临床意义

　　盆腔神经和神经节既包含交感成分，又包含副交感成分。交感干神经节和上腹下丛的交感神经纤维分布于盆腔脏器，S2～S4 的中间灰质发出盆内脏神经，经下腹下丛至其支配脏器的壁内神经节。自主神经在膀胱和生殖器官的分布具有相当重要的作用，盆腔自主神经的损伤见于糖尿病、脱髓鞘疾病和占位性病变。盆腔副交感神经的损伤会导致膀胱收缩无力和充溢性尿失禁，还会导致男性勃起功能障碍。需要注意的是，副交感和交感神经在性功能中都发挥着重要的作用——副交感神经是适当勃起的基础，而交感神经对射精至关重要，也可能参与勃起功能。β-肾上腺素能阻滞剂可出现导致勃起功能障碍的副作用。

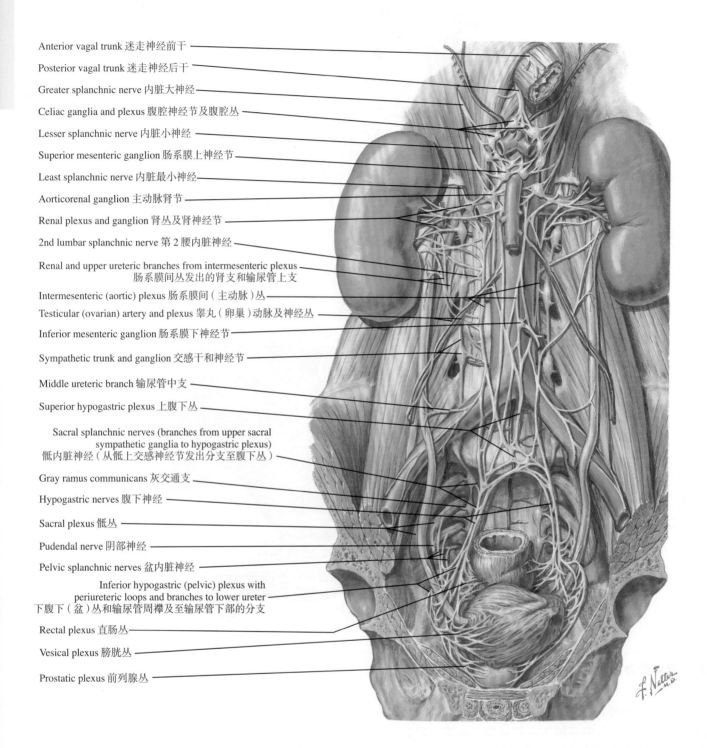

Anterior vagal trunk 迷走神经前干

Posterior vagal trunk 迷走神经后干

Greater splanchnic nerve 内脏大神经

Celiac ganglia and plexus 腹腔神经节及腹腔丛

Lesser splanchnic nerve 内脏小神经

Superior mesenteric ganglion 肠系膜上神经节

Least splanchnic nerve 内脏最小神经

Aorticorenal ganglion 主动脉肾节

Renal plexus and ganglion 肾丛及肾神经节

2nd lumbar splanchnic nerve 第 2 腰内脏神经

Renal and upper ureteric branches from intermesenteric plexus
肠系膜间丛发出的肾支和输尿管上支

Intermesenteric (aortic) plexus 肠系膜间（主动脉）丛

Testicular (ovarian) artery and plexus 睾丸（卵巢）动脉及神经丛

Inferior mesenteric ganglion 肠系膜下神经节

Sympathetic trunk and ganglion 交感干和神经节

Middle ureteric branch 输尿管中支

Superior hypogastric plexus 上腹下丛

Sacral splanchnic nerves (branches from upper sacral
sympathetic ganglia to hypogastric plexus)
骶内脏神经（从骶上交感神经节发出分支至腹下丛）

Gray ramus communicans 灰交通支

Hypogastric nerves 腹下神经

Sacral plexus 骶丛

Pudendal nerve 阴部神经

Pelvic splanchnic nerves 盆内脏神经

Inferior hypogastric (pelvic) plexus with
periureteric loops and branches to lower ureter
下腹下（盆）丛和输尿管周襻及至输尿管下部的分支

Rectal plexus 直肠丛

Vesical plexus 膀胱丛

Prostatic plexus 前列腺丛

9.73　肾、输尿管和膀胱的神经

本模式图显示分布于肾、输尿管和膀胱的神经。

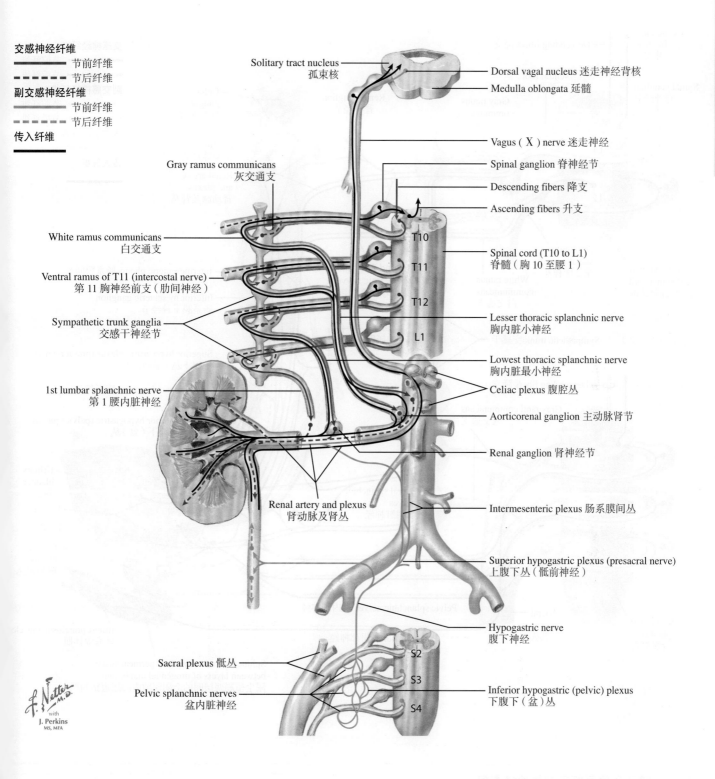

交感神经纤维
―――― 节前纤维
- - - - 节后纤维
副交感神经纤维
―――― 节前纤维
- - - - 节后纤维
传入纤维

Solitary tract nucleus
孤束核

Dorsal vagal nucleus 迷走神经背核
Medulla oblongata 延髓

Vagus (X) nerve 迷走神经
Spinal ganglion 脊神经节
Descending fibers 降支
Ascending fibers 升支

Gray ramus communicans
灰交通支

White ramus communicans
白交通支

Ventral ramus of T11 (intercostal nerve)
第 11 胸神经前支（肋间神经）

Sympathetic trunk ganglia
交感干神经节

1st lumbar splanchnic nerve
第 1 腰内脏神经

Renal artery and plexus
肾动脉及肾丛

Sacral plexus 骶丛

Pelvic splanchnic nerves
盆内脏神经

T10

T11

T12

L1

Spinal cord (T10 to L1)
脊髓（胸 10 至腰 1）

Lesser thoracic splanchnic nerve
胸内脏小神经

Lowest thoracic splanchnic nerve
胸内脏最小神经

Celiac plexus 腹腔丛

Aorticorenal ganglion 主动脉肾节

Renal ganglion 肾神经节

Intermesenteric plexus 肠系膜间丛

Superior hypogastric plexus (presacral nerve)
上腹下丛（骶前神经）

Hypogastric nerve
腹下神经

S2

S3

S4

Inferior hypogastric (pelvic) plexus
下腹下（盆）丛

8.74 肾和输尿管上部的神经支配

来自 T10～L1 脊髓中间外侧柱细胞柱的节前神经元，发出交感神经节前纤维随下胸段和上腰段的内脏神经至腹腔神经节或主动脉肾节换元，节后纤维分布于肾和输尿管上部。去甲肾上腺素能节后纤维呈束状，与肾血管的上部输尿管支、肾支、盆支、肾盏支以及节段支相伴行。副交感神经节前纤维经迷走神经和盆内脏神经分布至肾神经节，节后纤维分布于肾和输尿管上部。交感神经纤维可刺激肾素分泌（肾素 - 血管紧张素 - 醛固酮系统）、降低肾小球滤过率、刺激近端肾小管和集合管对氯化钠的重吸收，并刺激输尿管的收缩；而副交感神经纤维则引起盆腔、肾盏和输尿管上部平滑肌的舒张，也可能导致血压的下降。

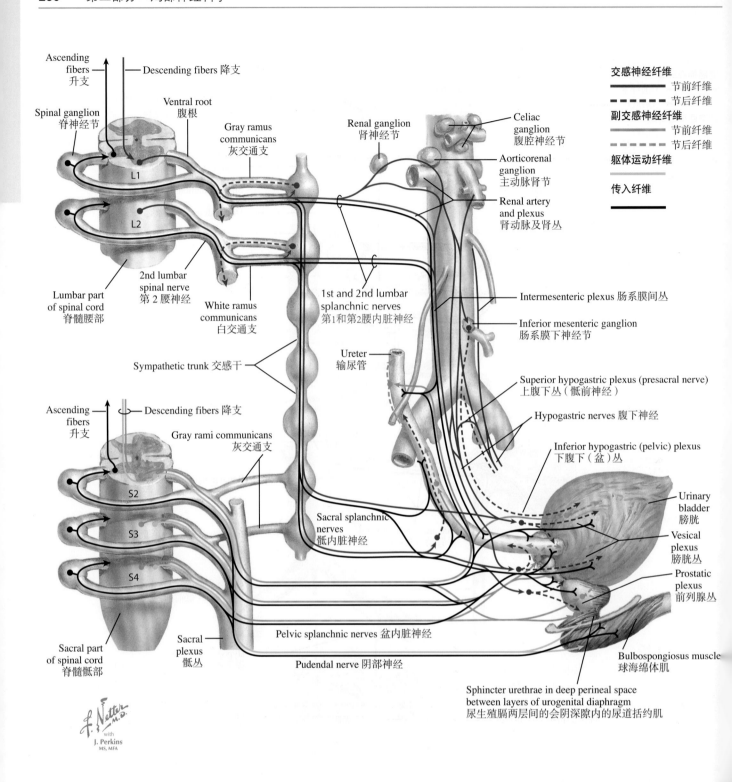

9.75　膀胱和输尿管下部的神经支配

膀胱和输尿管下部的交感神经主要来自于 L1～L2 脊髓的节前神经元，经骶内脏神经节前纤维至腹下丛；其副交感神经节前纤维来自 S2～S4 脊髓中间灰质，经盆内脏神经至膀胱壁的壁内神经节换元。交感神经松弛逼尿肌，并收缩膀胱三角及其内括约肌；副交感神经收缩逼尿肌，松弛膀胱三角和内括约肌，从而促进膀胱排空。膀胱内也有感觉神经，当膀胱因充盈而牵张时，刺激这些神经产生排尿感。

临床意义

副交感神经损伤，尤其是在糖尿病性神经病变时，初期会导致膀胱不完全排空、滴尿和尿潴留，由此增加泌尿系感染的风险。随着副交感神经损伤的加重，会发生弛缓性膀胱伴随尿排不净和尿失禁。感觉神经病变的患者由于无法感受到膀胱的充盈、排尿紧迫感减弱，也会因尿排空不完全而导致膀胱扩张。

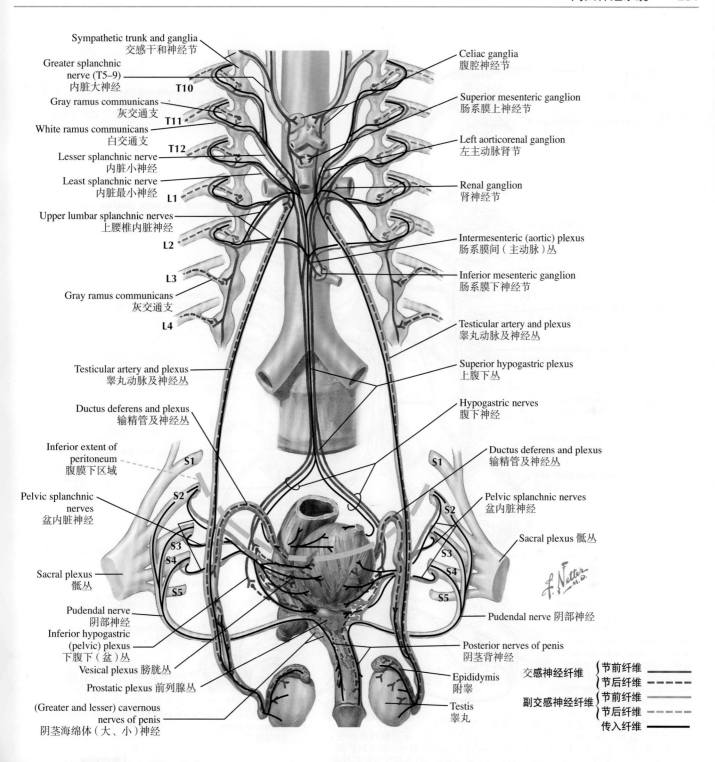

Sympathetic trunk and ganglia
交感干和神经节

Greater splanchnic
nerve (T5–9)
内脏大神经

T10

Gray ramus communicans
灰交通支

T11

White ramus communicans
白交通支

T12

Lesser splanchnic nerve
内脏小神经

Least splanchnic nerve
内脏最小神经

L1

Upper lumbar splanchnic nerves
上腰椎内脏神经

L2

L3

Gray ramus communicans
灰交通支

L4

Testicular artery and plexus
睾丸动脉及神经丛

Ductus deferens and plexus
输精管及神经丛

Inferior extent of
peritoneum
腹膜下区域

S1

Pelvic splanchnic
nerves
盆内脏神经

S2

S3

S4

Sacral plexus
骶丛

S5

Pudendal nerve
阴部神经

Inferior hypogastric
(pelvic) plexus
下腹下（盆）丛

Vesical plexus 膀胱丛

Prostatic plexus 前列腺丛

(Greater and lesser) cavernous
nerves of penis
阴茎海绵体（大、小）神经

Celiac ganglia
腹腔神经节

Superior mesenteric ganglion
肠系膜上神经节

Left aorticorenal ganglion
左主动脉肾节

Renal ganglion
肾神经节

Intermesenteric (aortic) plexus
肠系膜间（主动脉）丛

Inferior mesenteric ganglion
肠系膜下神经节

Testicular artery and plexus
睾丸动脉及神经丛

Superior hypogastric plexus
上腹下丛

Hypogastric nerves
腹下神经

Ductus deferens and plexus
输精管及神经丛

S1

Pelvic splanchnic nerves
盆内脏神经

S2

Sacral plexus 骶丛

S3

S4

S5

Pudendal nerve 阴部神经

Posterior nerves of penis
阴茎背神经

Epididymis
附睾

Testis
睾丸

交感神经纤维 { 节前纤维 ———
节后纤维 - - - -

副交感神经纤维 { 节前纤维 ———
节后纤维 - - - -

传入纤维 ———

9.76 男性生殖器官的神经支配

男性生殖器官的交感神经节前纤维来自 T10～L2 脊髓中间外侧细胞柱神经元，经胸段及上腰段内脏神经到达上腹下丛。副交感神经节前纤维来自 S2～S4 脊髓中司灰质，经盆内脏神经到达下腹下丛。交感神经纤维可引起输精管和前列腺囊以及膀胱括约肌收缩，从而防止逆行射精。交感神经纤维还可促进与阴茎勃起有关的阴茎海绵体的血管反射活动；β 受体阻滞剂可导致勃起功能障碍。副交感神经调节血管舒张，启动并维持阴茎勃起。交感与副交感神经必须共同作用，以完成正常的性功能和生殖功能。

临床意义

副交感神经损伤可能会导致自主勃起功能障碍，有些个体服用 β 受体阻滞剂可能有相似的反应。然而勃起功能除需要协调的自主神经功能外，还广泛依赖于心理、知觉和感觉等因素。增强勃起功能的药物能够通过一氧化氮的产物影响血管反应，从而促进勃起。这些药物会与用于治疗良性前列腺增生和其他疾病的 α 受体阻滞剂相互作用，可能引发致命的高血压。

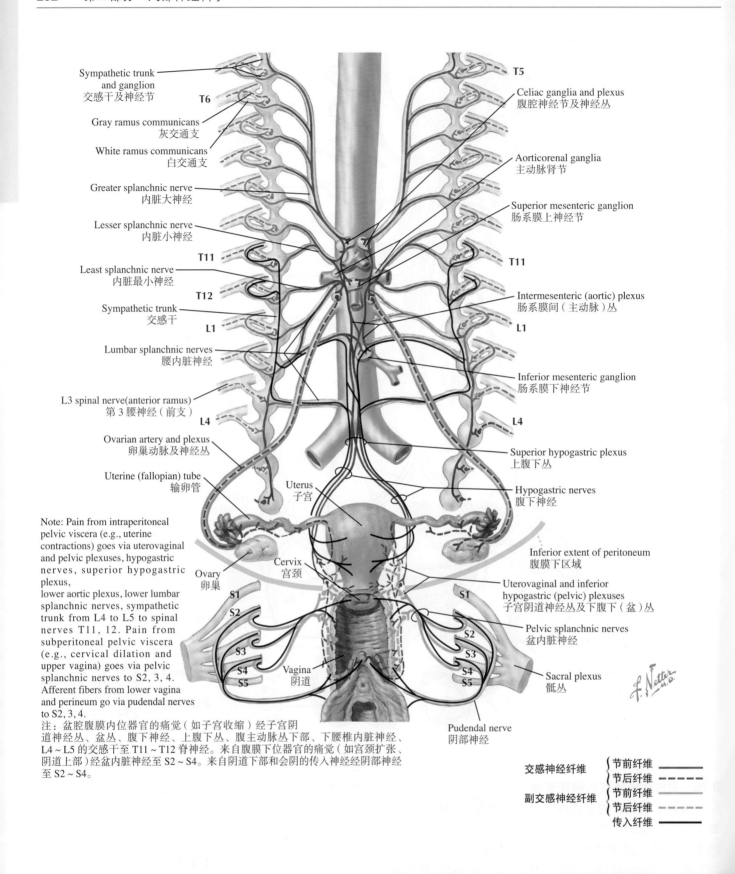

Note: Pain from intraperitoneal pelvic viscera (e.g., uterine contractions) goes via uterovaginal and pelvic plexuses, hypogastric nerves, superior hypogastric plexus, lower aortic plexus, lower lumbar splanchnic nerves, sympathetic trunk from L4 to L5 to spinal nerves T11, 12. Pain from subperitoneal pelvic viscera (e.g., cervical dilation and upper vagina) goes via pelvic splanchnic nerves to S2, 3, 4. Afferent fibers from lower vagina and perineum go via pudendal nerves to S2, 3, 4.

注：盆腔腹膜内位器官的痛觉（如子宫收缩）经子宫阴道神经丛、盆丛、腹下神经、上腹下丛、腹主动脉丛下部、下腰椎内脏神经、L4～L5 的交感干至 T11～T12 脊神经。来自腹膜下位器官的痛觉（如宫颈扩张、阴道上部）经盆内脏神经至 S2～S4。来自阴道下部和会阴的传入神经经阴部神经至 S2～S4。

Sympathetic trunk and ganglion
交感干及神经节

Gray ramus communicans
灰交通支

White ramus communicans
白交通支

Greater splanchnic nerve
内脏大神经

Lesser splanchnic nerve
内脏小神经

Least splanchnic nerve
内脏最小神经

Sympathetic trunk
交感干

Lumbar splanchnic nerves
腰内脏神经

L3 spinal nerve(anterior ramus)
第 3 腰神经（前支）

Ovarian artery and plexus
卵巢动脉及神经丛

Uterine (fallopian) tube
输卵管

Ovary
卵巢

Cervix
宫颈

Vagina
阴道

Uterus
子宫

T5

Celiac ganglia and plexus
腹腔神经节及神经丛

Aorticorenal ganglia
主动脉肾节

Superior mesenteric ganglion
肠系膜上神经节

Intermesenteric (aortic) plexus
肠系膜间（主动脉）丛

Inferior mesenteric ganglion
肠系膜下神经节

Superior hypogastric plexus
上腹下丛

Hypogastric nerves
腹下神经

Inferior extent of peritoneum
腹膜下区域

Uterovaginal and inferior hypogastric (pelvic) plexuses
子宫阴道神经丛及下腹下（盆）丛

Pelvic splanchnic nerves
盆内脏神经

Sacral plexus
骶丛

Pudendal nerve
阴部神经

交感神经纤维	节前纤维
	节后纤维
副交感神经纤维	节前纤维
	节后纤维
	传入纤维

9.77　女性生殖器官的神经支配

　　支配女性生殖器官的自主神经与支配男性生殖器官的相似。交感神经可刺激子宫收缩，但子宫收缩的程度也受激素受体反应性和神经递质受体表达的影响。交感神经纤维也支配阴道动脉、前庭大腺和勃起组织。副交感神经纤维支配阴道和尿道的肌层和黏膜层，刺激前庭球的勃起组织和阴蒂海绵体兴奋，还可分布至前庭大腺。累及女性生殖器官的自主神经病变可能会导致阴道壁干燥、萎缩和丧失润滑作用，从而引起性交困难（性交疼痛）。

10

脊　髓

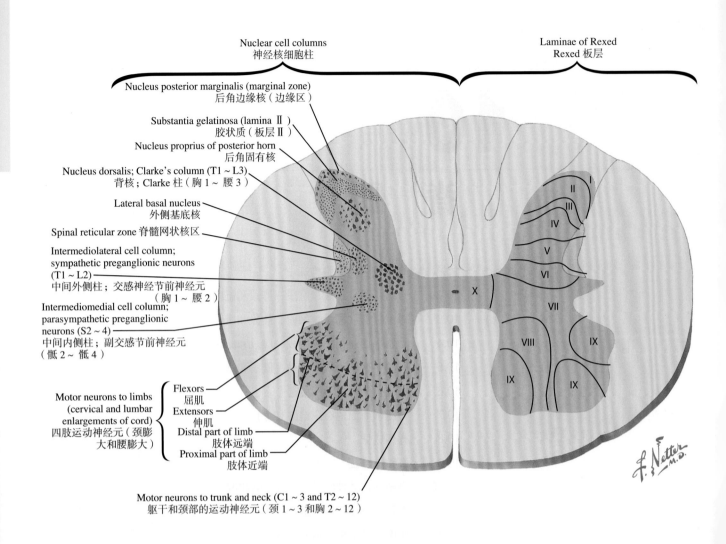

Nuclear cell columns
神经核细胞柱

Laminae of Rexed
Rexed 板层

Nucleus posterior marginalis (marginal zone)
后角边缘核（边缘区）

Substantia gelatinosa (lamina II)
胶状质（板层 II）

Nucleus proprius of posterior horn
后角固有核

Nucleus dorsalis; Clarke's column (T1 ~ L3)
背核；Clarke 柱（胸 1 ~ 腰 3）

Lateral basal nucleus
外侧基底核

Spinal reticular zone 脊髓网状核区

Intermediolateral cell column;
sympathetic preganglionic neurons
(T1 ~ L2)
中间外侧柱；交感神经节前神经元
（胸 1 ~ 腰 2）

Intermediomedial cell column;
parasympathetic preganglionic
neurons (S2 ~ 4)
中间内侧柱；副交感节前神经元
（骶 2 ~ 骶 4）

Motor neurons to limbs
(cervical and lumbar
enlargements of cord)
四肢运动神经元（颈膨
大和腰膨大）

Flexors
屈肌
Extensors
伸肌
Distal part of limb
肢体远端
Proximal part of limb
肢体近端

Motor neurons to trunk and neck (C1 ~ 3 and T2 ~ 12)
躯干和颈部的运动神经元（颈 1 ~ 3 和胸 2 ~ 12）

10.1　脊髓灰质的细胞构筑

　　脊髓的灰质位于脊髓中央，呈蝴蝶形，可分为三个角：①后角：主要的感觉功能区；②中间带包括侧角：含有交感（胸腰区）节前神经元、副交感（骶区）神经元以及中间神经元；③前角：含有下运动神经元（LMNs）。集合反射和对 LMNs 的下行控制在此发生。灰质中的某些区域只含有单种神经细胞，其他区域则间杂着一些离散的细胞核团（如 Clarke 核、胶质核）。Rexed 板层是 20 世纪 50 年代确立的细胞构筑分类法，它将脊髓灰质划分为 10 个板层。这一方法被广泛应用于脊髓后角和中间带灰质（I ~ VII 层）的划分，该区域解剖学上与痛觉整合、某些反射以及至小脑的信息处理有关。尽管这些板层在每个脊髓节段具有各自的特征，但板层间也具有相似性。颈膨大和腰骶膨大处的脊髓灰质多于其他节段，这是因为该节段神经支配肢体，与上颈段、胸段和骶段的神经支配不同。

临床意义

　　在对脊髓二级感觉传导通路的经典描述中，位于板层 I 的细胞（边缘区）和后角的板层 V 的细胞是痛觉和温度觉（粗觉）交叉投射至脊髓丘脑 / 前外侧的起始细胞。初级感觉神经元的粗轴突将精细辨别触觉、振动觉和关节位置觉（精细感觉）传至脊髓背根传入区，不在脊髓发生突触联系，直接在后索内上行，并最终到达其位于延髓的二级感觉神经元细胞核处，即薄束核或楔束核。从传导通路图上看，单纯的脊髓背柱病变会造成伤侧损伤平面以下精细感觉的完全丧失。然而现实中，这种病变只会造成精细感觉或者区分不同频率振动的感觉的减少，但不会造成精细感觉的完全丧失。只有当外侧索的背外侧区也损伤时，精细触觉才会严重丧失。这是因为后角神经元接受与精细感觉相关的初级感觉神经元的输入，并将同侧的感觉输入背外侧索，向丘系的精细触觉处理提供信息，进而改善精细辨别能力。一些在后索内传导精细感觉的初级感觉神经元粗轴突可将相应纤维束传入脊髓的伤害感觉处理区，在那里，它们可以改变痛觉阈值，并抑制伤害感受。类似摩擦刚刚受伤的皮肤这样的动作可以激活这些轴突，这也是刺激脊髓后索，实现痛觉控制的主要机制之一。

第 2 颈髓节段

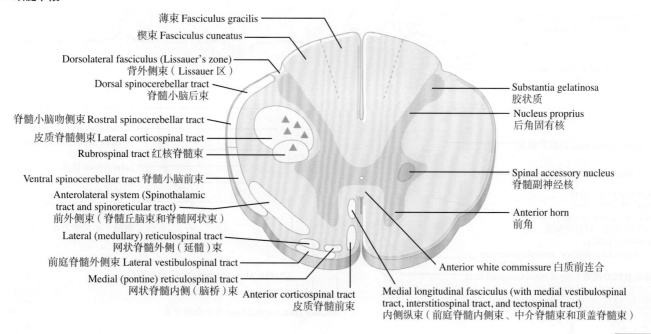

薄束 Fasciculus gracilis
楔束 Fasciculus cuneatus
Dorsolateral fasciculus (Lissauer's zone) 背外侧束（Lissauer 区）
Dorsal spinocerebellar tract 脊髓小脑后束
脊髓小脑吻侧束 Rostral spinocerebellar tract
皮质脊髓侧束 Lateral corticospinal tract
Rubrospinal tract 红核脊髓束
Ventral spinocerebellar tract 脊髓小脑前束
Anterolateral system (Spinothalamic tract and spinoreticular tract) 前外侧束（脊髓丘脑束和脊髓网状束）
Lateral (medullary) reticulospinal tract 网状脊髓外侧（延髓）束
前庭脊髓外侧束 Lateral vestibulospinal tract
Medial (pontine) reticulospinal tract 网状脊髓内侧（脑桥）束
Anterior corticospinal tract 皮质脊髓前束

Substantia gelatinosa 胶状质
Nucleus proprius 后角固有核
Spinal accessory nucleus 脊髓副神经核
Anterior horn 前角
Anterior white commissure 白质前连合
Medial longitudinal fasciculus (with medial vestibulospinal tract, interstitiospinal tract, and tectospinal tract) 内侧纵束（前庭脊髓内侧束、中介脊髓束和顶盖脊髓束）

Descending monoamine axons (noradrenergic, serotonergic) Descending fibers from hypothalamus and brain stem to spinal cord 下行的单胺类神经元轴突（去甲肾上腺素能，色胺类）丘脑及脑干下行至脊髓的纤维

第 7 颈髓节段

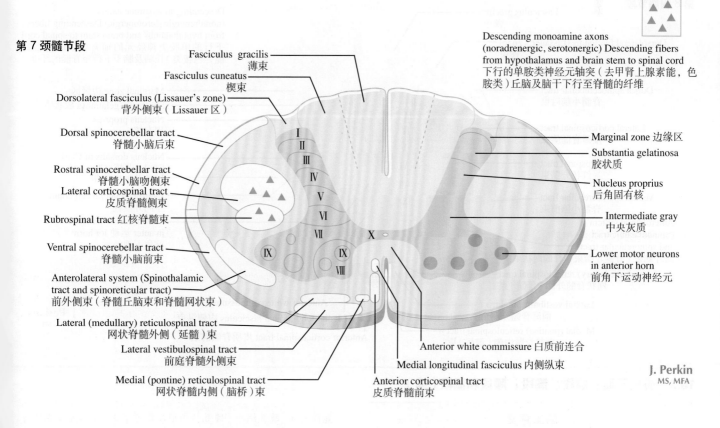

Fasciculus gracilis 薄束
Fasciculus cuneatus 楔束
Dorsolateral fasciculus (Lissauer's zone) 背外侧束（Lissauer 区）
Dorsal spinocerebellar tract 脊髓小脑后束
Rostral spinocerebellar tract 脊髓小脑吻侧束
Lateral corticospinal tract 皮质脊髓侧束
Rubrospinal tract 红核脊髓束
Ventral spinocerebellar tract 脊髓小脑前束
Anterolateral system (Spinothalamic tract and spinoreticular tract) 前外侧束（脊髓丘脑束和脊髓网状束）
Lateral (medullary) reticulospinal tract 网状脊髓外侧（延髓）束
Lateral vestibulospinal tract 前庭脊髓外侧束
Medial (pontine) reticulospinal tract 网状脊髓内侧（脑桥）束
Anterior corticospinal tract 皮质脊髓前束
Medial longitudinal fasciculus 内侧纵束
Anterior white commissure 白质前连合

Marginal zone 边缘区
Substantia gelatinosa 胶状质
Nucleus proprius 后角固有核
Intermediate gray 中央灰质
Lower motor neurons in anterior horn 前角下运动神经元

J. Perkin
MS, MFA

10.2 脊髓平面：颈段、胸段、腰段和骶段

Rexed 板层区的灰质结构贯穿整个脊髓。前角和后角在颈膨大和腰骶膨大处更宽大。侧角出现于 T2 到 L1。某些核团只出现在特定脊髓节段，如含有交感节前神经元的中间外侧柱（T1～L2 外侧角）、Clarke 核（C8～L2），以及副交感节前神经元（S2～S4）。

白质自下至上逐渐增加。后索在 T6 以下只有薄束，T6 以上出现楔束。脊髓丘脑束 / 脊髓网状束的前外侧束也是自下至上增加的。下行的上运动神经元（UMN）传导通路自上至下逐渐减少。皮质脊髓侧束的轴突在到达颈髓节段，并与下位运动神经元形成突触后，数量减少至一半，并随着其向下延伸而接续逐渐减少。

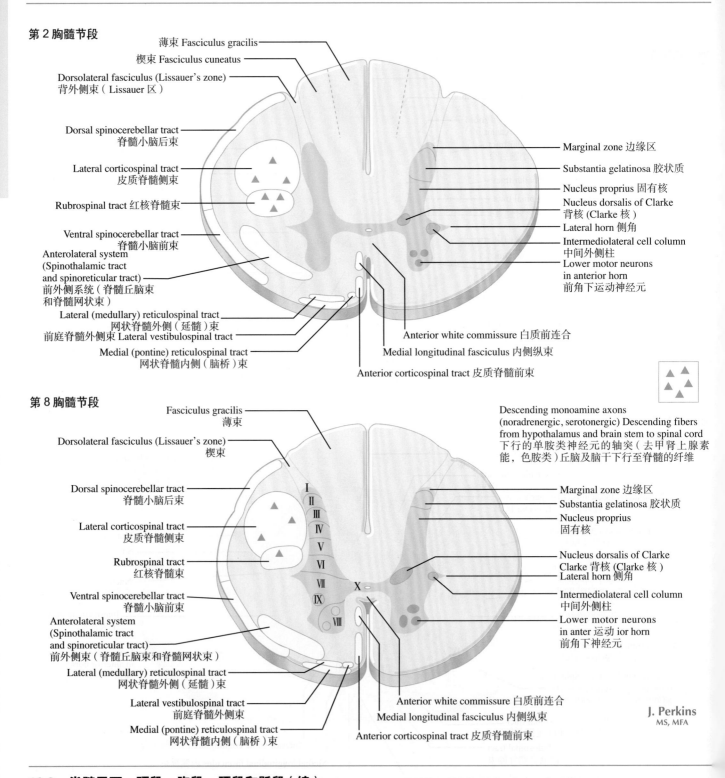

第 2 胸髓节段

薄束 Fasciculus gracilis

楔束 Fasciculus cuneatus

Dorsolateral fasciculus (Lissauer's zone) 背外侧束（Lissauer 区）

Dorsal spinocerebellar tract 脊髓小脑后束

Lateral corticospinal tract 皮质脊髓侧束

Rubrospinal tract 红核脊髓束

Ventral spinocerebellar tract 脊髓小脑前束

Anterolateral system (Spinothalamic tract and spinoreticular tract) 前外侧系统（脊髓丘脑束和脊髓网状束）

Lateral (medullary) reticulospinal tract 网状脊髓外侧（延髓）束

前庭脊髓外侧束 Lateral vestibulospinal tract

Medial (pontine) reticulospinal tract 网状脊髓内侧（脑桥）束

Anterior corticospinal tract 皮质脊髓前束

Medial longitudinal fasciculus 内侧纵束

Anterior white commissure 白质前连合

Marginal zone 边缘区

Substantia gelatinosa 胶状质

Nucleus proprius 固有核

Nucleus dorsalis of Clarke 背核（Clarke 核）

Lateral horn 侧角

Intermediolateral cell column 中间外侧柱

Lower motor neurons in anterior horn 前角下运动神经元

第 8 胸髓节段

Fasciculus gracilis 薄束

Dorsolateral fasciculus (Lissauer's zone) 楔束

Dorsal spinocerebellar tract 脊髓小脑后束

Lateral corticospinal tract 皮质脊髓侧束

Rubrospinal tract 红核脊髓束

Ventral spinocerebellar tract 脊髓小脑前束

Anterolateral system (Spinothalamic tract and spinoreticular tract) 前外侧束（脊髓丘脑束和脊髓网状束）

Lateral (medullary) reticulospinal tract 网状脊髓外侧（延髓）束

Lateral vestibulospinal tract 前庭脊髓外侧束

Medial (pontine) reticulospinal tract 网状脊髓内侧（脑桥）束

Anterior corticospinal tract 皮质脊髓前束

Medial longitudinal fasciculus 内侧纵束

Anterior white commissure 白质前连合

Descending monoamine axons (noradrenergic, serotonergic) Descending fibers from hypothalamus and brain stem to spinal cord 下行的单胺类神经元的轴突（去甲肾上腺素能，色胺类）丘脑及脑干下行至脊髓的纤维

Marginal zone 边缘区

Substantia gelatinosa 胶状质

Nucleus proprius 固有核

Nucleus dorsalis of Clarke Clarke 背核（Clarke 核）

Lateral horn 侧角

Intermediolateral cell column 中间外侧柱

Lower motor neurons in anter 运动 ior horn 前角下神经元

J. Perkins
MS, MFA

10.3　脊髓平面：颈段、胸段、腰段和骶段（续）

临床意义

由于脱髓鞘、外伤、缺血和其他原因引起的脊髓胸段侧索损伤，会造成：①下行的皮质脊髓束和红核脊髓束损伤，导致伤侧损伤平面以下同侧肢体痉挛性瘫痪（长期）；②下丘脑至交感神经节前神经元胞体（位于 T1 到 T2 脊髓节段的中间外侧柱）的下行轴突损伤。这些节前神经元传入颈上神经节，为同侧头部提供节后的去甲肾上腺素能交感神经支配。这些侧索下行神经元的损伤，或任何位于交感神经通路末端的损伤均可导致 Horner 综合征，包括同侧上睑下垂（上睑板肌功

能障碍）、瞳孔缩小（瞳孔括约肌功能障碍）和无汗症（腺体分泌减少）。外伤所致的脊髓颈段单侧完全损伤也可以导致相同的症状（如同侧痉挛性瘫痪、反射亢进、Horner 综合征），并可造成：①下运动神经元损伤，使其支配的同侧肌肉出现迟缓性瘫痪；②后索及背外侧索轴突损伤，使得伤侧损伤平面以下精细感觉（精细辨别触觉、振动觉和关节位置觉）丧失；③前外侧束（脊髓丘脑束和脊髓网状束）损伤，使得对侧损伤平面以下的痛觉和温度觉丧失。这些脊髓半横断后产生的一系列症状称为 Brown-Séquard 综合征。

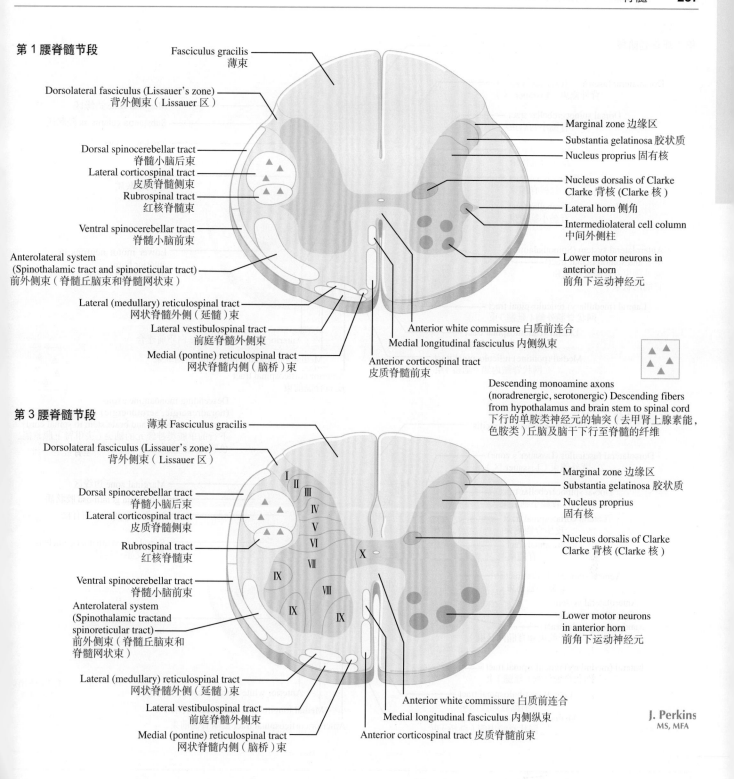

第 1 腰脊髓节段

Fasciculus gracilis
薄束

Dorsolateral fasciculus (Lissauer's zone)
背外侧束（Lissauer 区）

Dorsal spinocerebellar tract
脊髓小脑后束

Lateral corticospinal tract
皮质脊髓侧束

Rubrospinal tract
红核脊髓束

Ventral spinocerebellar tract
脊髓小脑前束

Anterolateral system
(Spinothalamic tract and spinoreticular tract)
前外侧束（脊髓丘脑束和脊髓网状束）

Lateral (medullary) reticulospinal tract
网状脊髓外侧（延髓）束

Lateral vestibulospinal tract
前庭脊髓外侧束

Medial (pontine) reticulospinal tract
网状脊髓内侧（脑桥）束

Marginal zone 边缘区

Substantia gelatinosa 胶状质

Nucleus proprius 固有核

Nucleus dorsalis of Clarke
Clarke 背核（Clarke 核）

Lateral horn 侧角

Intermediolateral cell column
中间外侧柱

Lower motor neurons in
anterior horn
前角下运动神经元

Anterior white commissure 白质前连合
Medial longitudinal fasciculus 内侧纵束

Anterior corticospinal tract
皮质脊髓前束

Descending monoamine axons
(noradrenergic, serotonergic) Descending fibers
from hypothalamus and brain stem to spinal cord
下行的单胺类神经元的轴突（去甲肾上腺素能，
色胺类）丘脑及脑干下行至脊髓的纤维

第 3 腰脊髓节段

薄束 Fasciculus gracilis

Dorsolateral fasciculus (Lissauer's zone)
背外侧束（Lissauer 区）

Dorsal spinocerebellar tract
脊髓小脑后束

Lateral corticospinal tract
皮质脊髓侧束

Rubrospinal tract
红核脊髓束

Ventral spinocerebellar tract
脊髓小脑前束

Anterolateral system
(Spinothalamic tractand
spinoreticular tract)
前外侧束（脊髓丘脑束和
脊髓网状束）

Lateral (medullary) reticulospinal tract
网状脊髓外侧（延髓）束

Lateral vestibulospinal tract
前庭脊髓外侧束

Medial (pontine) reticulospinal tract
网状脊髓内侧（脑桥）束

Marginal zone 边缘区
Substantia gelatinosa 胶状质

Nucleus proprius
固有核

Nucleus dorsalis of Clarke
Clarke 背核（Clarke 核）

Lower motor neurons
in anterior horn
前角下运动神经元

Anterior white commissure 白质前连合
Medial longitudinal fasciculus 内侧纵束
Anterior corticospinal tract 皮质脊髓前束

J. Perkins
MS, MFA

0.4 脊髓平面：颈段、胸段、腰段和骶段（续）

临床意义

　　髓中央管是胚胎时期神经管发育而成的封闭残端，在成人中不参与产生和运输脑脊液的功能。但是，当脊髓下颈段或胸段的发育缺陷时，中央管区易形成单独出现或伴枕骨大孔阻塞（Arnold-Chiari 畸形）的管腔空洞，称为脊髓空洞症。病变主要发生于颈段下部和胸段。其特征是白质前连合轴突损伤，导致感觉分离，即痛觉和温度觉的传输在空洞形成处丧失，而精细感觉保留（后索和背外侧束无损伤）。如果空洞继续向周围扩大，则可使邻近的下运动神经元受累，表现为节段性肌无力和肌萎缩（弛缓性瘫，软瘫）。病变区域如果更大，则可使外侧索受累，损害来自上运动神经元的下行纤维束（皮质脊髓束和红核脊髓束），使伤侧损伤平面以下出现同侧痉挛性瘫。脊髓空洞症可伴有脊柱后侧凸，以及颈部和臂部局部疼痛。空洞可延伸至脑干，形成延髓空洞症，对脑干下部的结构造成破坏。

第 1 骶脊髓阶段

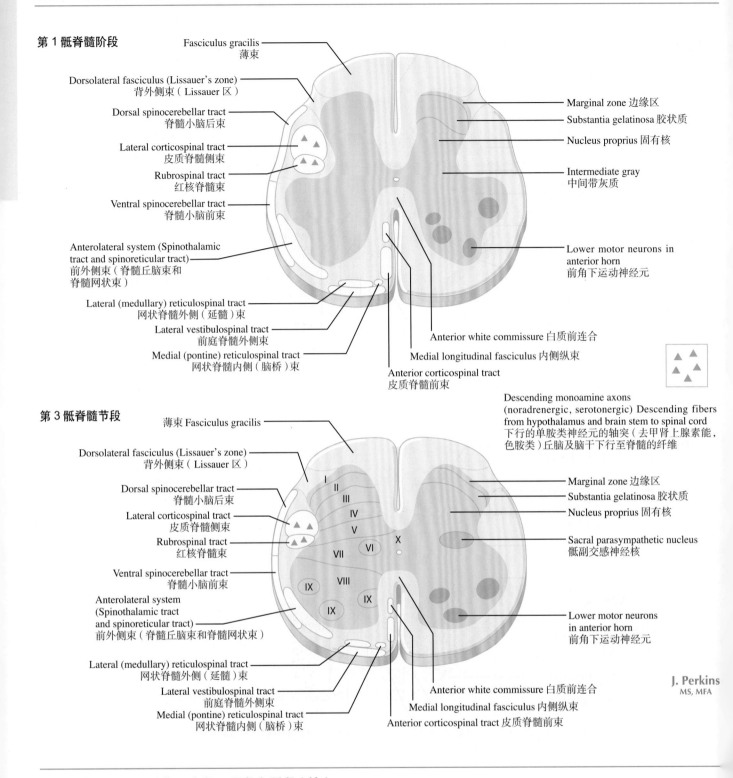

Fasciculus gracilis
薄束

Dorsolateral fasciculus (Lissauer's zone)
背外侧束（Lissauer 区）

Dorsal spinocerebellar tract
脊髓小脑后束

Lateral corticospinal tract
皮质脊髓侧束

Rubrospinal tract
红核脊髓束

Ventral spinocerebellar tract
脊髓小脑前束

Anterolateral system (Spinothalamic tract and spinoreticular tract)
前外侧束（脊髓丘脑束和脊髓网状束）

Lateral (medullary) reticulospinal tract
网状脊髓外侧（延髓）束

Lateral vestibulospinal tract
前庭脊髓外侧束

Medial (pontine) reticulospinal tract
网状脊髓内侧（脑桥）束

Marginal zone 边缘区

Substantia gelatinosa 胶状质

Nucleus proprius 固有核

Intermediate gray
中间带灰质

Lower motor neurons in anterior horn
前角下运动神经元

Anterior white commissure 白质前连合

Medial longitudinal fasciculus 内侧纵束

Anterior corticospinal tract
皮质脊髓前束

第 3 骶脊髓节段

薄束 Fasciculus gracilis

Dorsolateral fasciculus (Lissauer's zone)
背外侧束（Lissauer 区）

Dorsal spinocerebellar tract
脊髓小脑后束

Lateral corticospinal tract
皮质脊髓侧束

Rubrospinal tract
红核脊髓束

Ventral spinocerebellar tract
脊髓小脑前束

Anterolateral system (Spinothalamic tract and spinoreticular tract)
前外侧束（脊髓丘脑束和脊髓网状束）

Lateral (medullary) reticulospinal tract
网状脊髓外侧（延髓）束

Lateral vestibulospinal tract
前庭脊髓外侧束

Medial (pontine) reticulospinal tract
网状脊髓内侧（脑桥）束

Descending monoamine axons (noradrenergic, serotonergic) Descending fibers from hypothalamus and brain stem to spinal cord
下行的单胺类神经元的轴突（去甲肾上腺素能，色胺类）丘脑及脑干下行至脊髓的纤维

Marginal zone 边缘区

Substantia gelatinosa 胶状质

Nucleus proprius 固有核

Sacral parasympathetic nucleus
骶副交感神经核

Lower motor neurons in anterior horn
前角下运动神经元

Anterior white commissure 白质前连合

Medial longitudinal fasciculus 内侧纵束

Anterior corticospinal tract 皮质脊髓前束

J. Perkins
MS, MFA

10.5　脊髓平面：颈段、胸段、腰段和骶段（续）

临床意义

　　严重的脊髓挤压伤可损伤局部神经元并阻断上行和下行纤维。腰髓的这种病变可导致下运动神经元损伤，使损伤平面以下的肌肉发生弛缓性麻痹（肌紧张降低和牵张反射减弱）。如果病变造成位于外侧索的上运动神经元损伤，那么被损伤平面以下的下运动神经元支配的肌肉会出现痉挛性麻痹（肌紧张增强、腱反射亢进，可能伴阵挛性状态以及足底伸肌反应）。后索和前外侧束轴突的损坏会使得损伤平面以下的所有感觉丧失，但即便是在极严重的损伤后，部分粗触觉仍有可

能被保留。严重的挤压伤可导致两外侧索的下行纤维被破坏，影响排便功能、膀胱功能以及性功能，这些下行纤维被破坏。患者最初表现为脊休克症状，包括肠和膀胱的无反应。脊休克恢复后，可表现为痉挛性膀胱（体积小、出现反射刺激性排空，伴尿失禁）。另外，男性会出现自主勃起功能丧失，但特殊的感觉刺激引起的反射性勃起仍可保留。高位（颈髓）的严重挤压损伤也可破坏交感神经的下行神经纤维，出现血压失调、Horner 综合征以及其他自主神经症状。

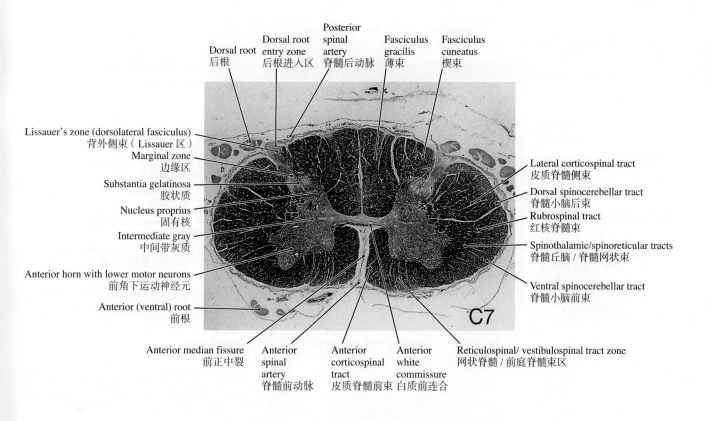

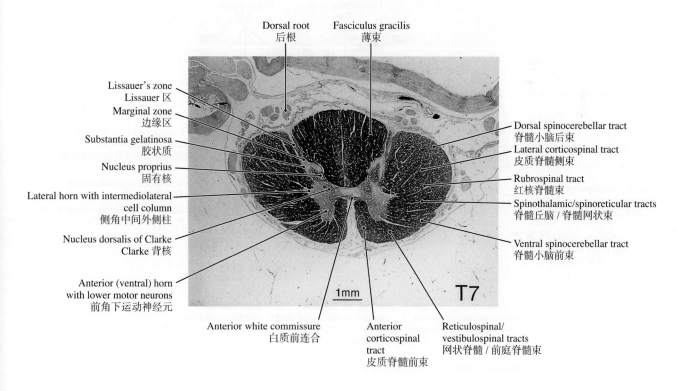

From Paxinos G, Mai JK. *The Human Nervous System*, *ed 2, Philadephia, Elsevier, 2004 (F7-22).*

10.6 脊髓横断面的组织结构

Weigert 染色示 C7 和 T7 脊髓横断面。图中标注了
主要的灰质区和白质区。

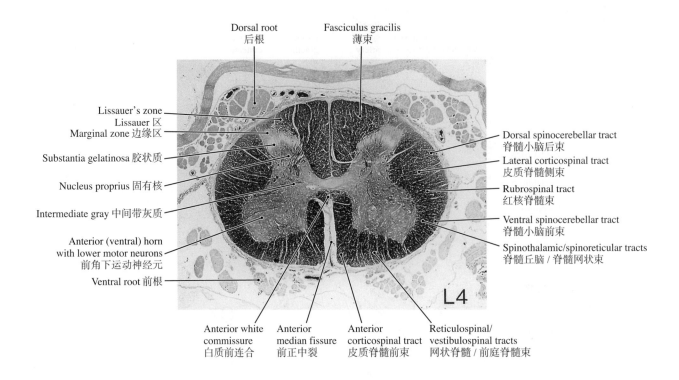

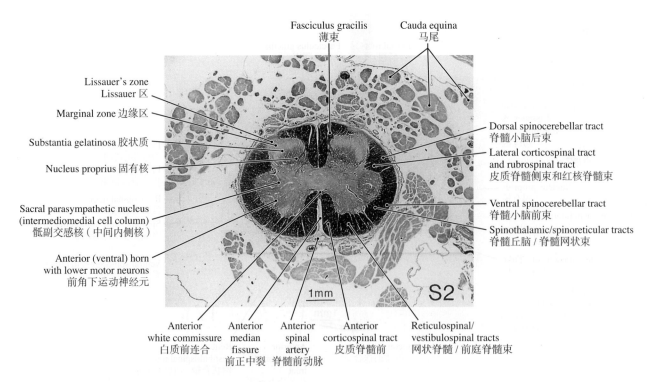

From Paxinos G, Mai JK. The Human Nervous System, ed 2, Philadelphia, Elsevier, 2004 (F7-22).

10.7　脊髓横断面的组织结构（续）

Weigert 染色示 L4 和 S2 脊髓横断面。图中标注了主要的灰质区和白质区。

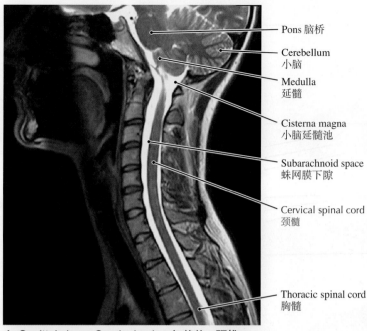

Pons 脑桥

Cerebellum
小脑

Medulla
延髓

Cisterna magna
小脑延髓池

Subarachnoid space
蛛网膜下隙

Cervical spinal cord
颈髓

Thoracic spinal cord
胸髓

A. Sagittal view - Cervical spine 矢状位 - 颈椎

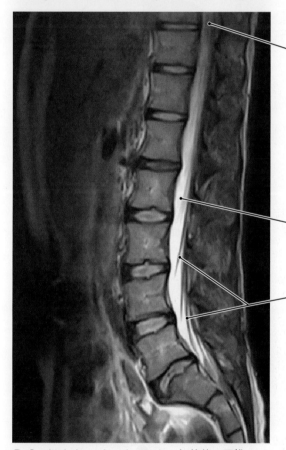

Caudal lumbosacral spinal cord
腰骶尾髓

Lumbar cistern
腰大池

Cauda equina - nerve roots in subarachnoid space
马尾 - 蛛网膜下隙的脊神经根

B. Sagittal view - Lumbar spine 矢状位 - 腰椎

10.8　脊髓成像

这两张矢状面成像图是 T2 加权的磁共振成像。图中脊髓呈暗色，脑脊液（蛛网膜下隙）呈白色。A 图，颈段和胸段脊髓；B 图，腰骶部脊髓以及脊神经根穿过蛛网膜下隙（腰大池）形成的马尾。在呈白色的脑脊液中可见一些呈暗色的单束神经根。

临床意义

成人骶髓位于第一腰椎水平。此椎骨节段的外伤或肿瘤可导致脊髓圆锥综合征，包括骨盆底肌肉的痉挛（下运动神经元损伤）、痉挛性膀胱引起的尿失禁（双侧副交感神经纤维和感觉神经纤维损伤）、便秘以及直肠功能障碍（副交感神经的损伤）、勃起功能障碍（男性副交感神经的损伤）以及"鞍区"麻木（感觉信息传导障碍），有时伴随臀部及会阴部疼痛。如果马尾处的神经根也受到破坏，则还可导致腿部的感觉丧失和运动功能障碍。

脊髓的功能定位

Posterior columns (position sense) 后索（位置觉）

Lower limb 下肢
Trunk 躯干
Upper limb 上肢
} Lateral corticospinal tract (motor)
皮质脊髓侧束（运动）

Lower limb 下肢
Trunk 躯干
Upper limb 上肢
} Lateral spinothalamic tract(pain and
temperature); fibers decussate before ascending
脊髓丘脑侧束（痛觉和温度觉）；
纤维先交叉后上行

Anterior spinal artery
脊髓前动脉

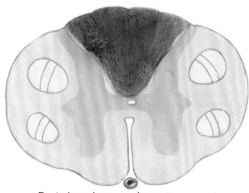

Posterior column syndrome (uncommon)
Loss of position sense below lesion
后索综合征（不常见）病变平面以下位
置觉丧失

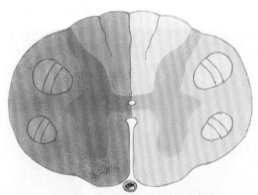

Brown-Séquard syndrome (lateral cord
hemisection) Ipsilateral paralysis and loss of
position sense; contralateral analgesia
Brown-Séquard 综合征（脊髓半横断）伤
侧瘫痪且位置觉丧失，对侧痛觉消失

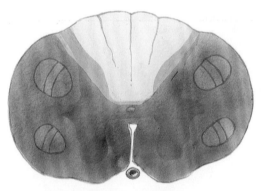

Anterior spinal artery syndrome
Bilateral paralysis and dissociated sensory
loss below lesion (analgesia but preserved
position sense)
脊髓前动脉综合征
双侧瘫痪且病变平面以下出现分离的感觉
丧失（痛觉消失但位置觉保留）

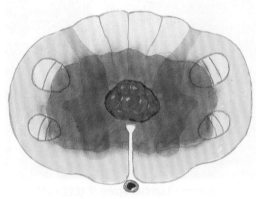

Central cord syndrome
Parts of 3 main tracts involved on both sides;
upper limbs more affected than lower limbs
脊髓中央损伤综合征
双侧的三条主要纤维束受累；上肢受累比下肢严重

10.9　脊髓综合征

上图显示了一些正常脊髓纤维束的定位以及脊髓不完全病变的发病位置定位和病变结果，包括后索综合征、Brown-séquard 综合征（脊髓半横断）、脊髓前动脉综合征以及脊髓中央损伤综合征。

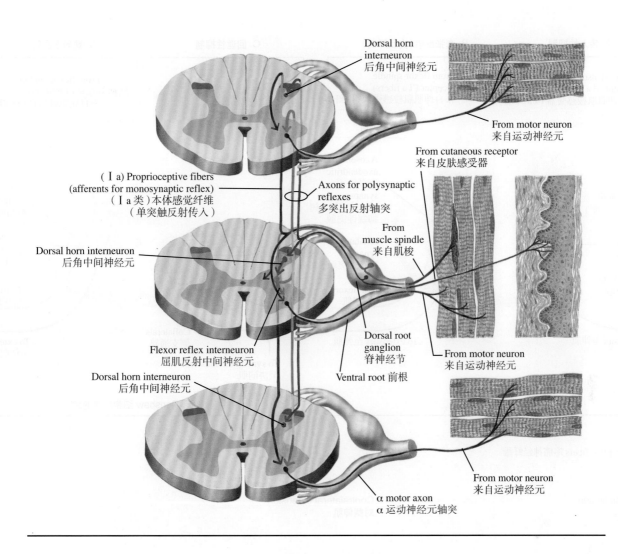

Dorsal horn interneuron
后角中间神经元

From motor neuron
来自运动神经元

From cutaneous receptor
来自皮肤感受器

(Ⅰa) Proprioceptive fibers
(afferents for monosynaptic reflex)
(Ⅰa类)本体感觉纤维
(单突触反射传入)

Axons for polysynaptic reflexes
多突出反射轴突

From muscle spindle
来自肌梭

Dorsal horn interneuron
后角中间神经元

Flexor reflex interneuron
屈肌反射中间神经元

Dorsal root ganglion
脊神经节

From motor neuron
来自运动神经元

Dorsal horn interneuron
后角中间神经元

Ventral root 前根

From motor neuron
来自运动神经元

α motor axon
α 运动神经元轴突

运动神经元的定位示意图

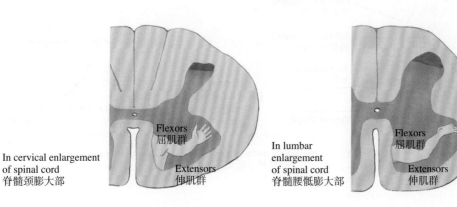

In cervical enlargement of spinal cord
脊髓颈膨大部

Flexors
屈肌群

Extensors
伸肌群

In lumbar enlargement of spinal cord
脊髓腰骶膨大部

Flexors
屈肌群

Extensors
伸肌群

10.10 脊髓下运动神经元的定位排列和调控

下运动神经元（LMNs）位于脊髓颈、胸、腰、骶段的前（腹）角，具有从内至外、由背侧至腹侧的定位排列。支配躯干肌的下运动神经元位于前角的内侧和腹侧，支配较远端肌的则位于背侧和外侧。这种定位排列在上运动神经元对下运动神经元的支配结构中也尤为明显。支配手和手指精细运动的纤维束发自皮质脊髓系统的上运动神经元（UMNs），止于背侧和外侧的 LMNs。调节躯干肌张力和姿势的纤维束来自网状脊髓和前庭脊髓系统的 UMNs，终止于后角腹侧和内侧的 LMNs。反射通路可通过单突触（肌牵张反射Ⅰa类传入）或多突触（屈肌或皮肤反射传入）反射调节下运动神经元的活动。这些排列机制的叠加加强了下行的上运动神经元对下运动神经元的控制和调配。

A. 传入性抑制

From extensor spindle
receptor（Ⅰa fibers）
来自伸肌肌梭感受器（Ⅰa 纤维）

From flexor
spindle
(Ia fibers)
来自屈肌肌梭感
受器 (Ia 纤维)

Axoaxonic
presynaptic
inhibitory
synapse
轴 - 轴突触前
抑制性突触

To extensors 至伸肌

B. 牵张反射（交互抑制）

From flexor spindle
receptor（Ⅰa fibers）
来自伸肌肌梭感受器（Ⅰa 纤维）

Axosomatic or
axodendritic
inhibitory
synapse
轴 - 体或轴 - 树
抑制性突触

Excitatory
synapse
兴奋性突触

To flexors
至屈肌

To extensors 至伸肌

C. 回返性抑制

Renshaw cells
Renshaw 细胞

Collaterals
侧支通路

To synergistic muscles
至协同肌

D. 腱器官反射

From flexor tendon
organ（Ⅰb fibers）
来自屈肌腱器官（Ib 纤维）

Inhibitory
synapse
抑制性突触

Excitatory
synapse
兴奋性突触

To flexors
至屈肌

To extensors
至伸肌

E. 屈肌回缩反射

Nociceptive fibers 疼痛神经纤维

Ipsilateral flexion
同侧屈肌

Contralateral extension
对侧伸肌

Inhibitory
synapse
抑制性突触

Excitatory
synapse
兴奋性突触

To extensors
至伸肌

Excitatory synapse
兴奋性突触

Inhibitory synapse
抑制性突触

To extensors
至伸肌

To flexors 至屈肌

To flexors 至屈肌

F. Renshaw 细胞反馈通路

Excites
phasic
flexors
屈肌兴奋

Renshaw
cell
Renshaw
细胞

To flexors
至屈肌

Inhibits tonic extensors
抑制伸肌

To extensors
至伸肌

J. Perkins
MS, MFA

— Primary afferent axons and neurons
初级传入纤维和神经元
— Interneurons
中间神经元
— Lower motor neurons (LMNs) and their motor axons
下运动神经元及其运动纤维

10.11　脊髓的躯体反射通路

在肌肉牵张反射中，Ⅰa 传入纤维直接兴奋同侧的运动神经元群，并通过Ⅰa 抑制性中间神经元，交互性地抑制拮抗的下运动神经元群。Golgi 腱器反射去突触性地抑制同源的下运动神经元群，同时拮抗性地兴奋拮抗的下运动神经元群。屈肌反射通过大量的中间神经元使范围更广的下运动神经元群兴奋，并交互抑制适量的拮抗性下运动神经元，完成对有害刺激时的保护性的回缩反应。这些反射可以沿着整个脊髓传导。一个下运动神经元产生的动作电位时可以兴奋一个 Renshaw 细胞，后者则可以反过来抑制该下运动神经元，从而达到一个清零的效果，确保下一组传入下运动神经元的冲动不受影响。Renshaw 细胞可以同时接受支配屈肌和伸肌的下运动神经元轴突侧支，产生对支配伸肌的下运动神经元的抑制效果，并交互兴奋支配屈肌的下运动神经元。由此可见，Renshaw 细胞可帮助完成屈肌运动并抑制伸肌运动。

Muscle and joint receptors
肌肉及关节感受器

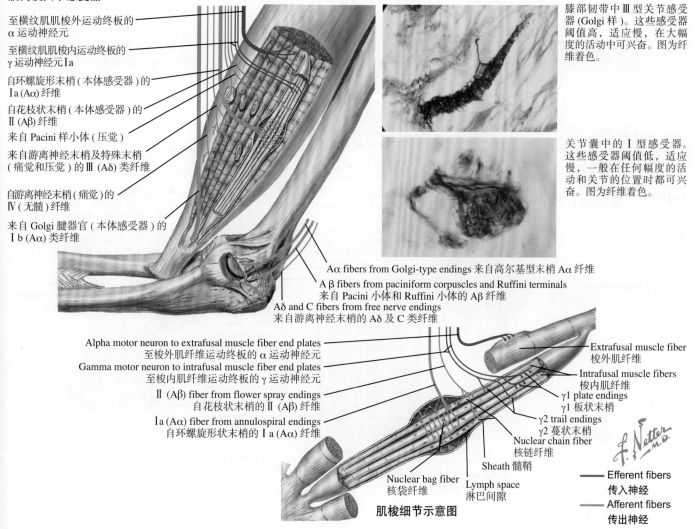

至横纹肌肌梭外运动终板的
α 运动神经元

至横纹肌肌梭内运动终板的
γ 运动神经元Ⅰa

自螺旋形末梢（本体感受器）的
Ⅰa（Aα）纤维

自花枝状末梢（本体感受器）的
Ⅱ（Aβ）纤维

来自 Pacini 样小体（压觉）

来自游离神经末梢及特殊末梢
（痛觉和压觉）的 Ⅲ（Aδ）类纤维

自游离神经末梢（痛觉）的
Ⅳ（无髓）纤维

来自 Golgi 腱器官（本体感受器）的
Ⅰb（Aα）类纤维

膝部韧带中Ⅲ型关节感受
器（Golgi 样）。这些感受器
阈值高，适应慢，在大幅
度的活动中可兴奋。图为纤
维着色。

关节囊中的 Ⅰ 型感受器。
这些感受器阈值低，适应
慢，一般在任何幅度的活
动和关节的位置时都可兴
奋。图为纤维着色。

Aα fibers from Golgi-type endings 来自高尔基型末梢 Aα 纤维
A β fibers from paciniform corpuscles and Ruffini terminals
来自 Pacini 小体和 Ruffini 小体的 Aβ 纤维
Aδ and C fibers from free nerve endings
来自游离神经末梢的 Aδ 及 C 类纤维

Alpha motor neuron to extrafusal muscle fiber end plates
至梭外肌纤维运动终板的 α 运动神经元
Gamma motor neuron to intrafusal muscle fiber end plates
至梭内肌纤维运动终板的 γ 运动神经元
Ⅱ（Aβ）fiber from flower spray endings
自花枝状末梢的 Ⅱ（Aβ）纤维
Ⅰa（Aα）fiber from annulospiral endings
自环螺旋形状末梢的 Ⅰa（Aα）纤维

Extrafusal muscle fiber
梭外肌纤维
Intrafusal muscle fibers
梭内肌纤维
γ1 plate endings
γ1 板状末梢
γ2 trail endings
γ2 蔓状末梢
Nuclear chain fiber
核链纤维

Nuclear bag fiber
核袋纤维
Sheath 髓鞘
Lymph space
淋巴间隙

Efferent fibers
传入神经
Afferent fibers
传出神经

肌梭细节示意图

10.12　肌肉、关节感受器和肌梭

　　关节中遍布有众多传入感受器，包括裸神经末梢、
Golgi 型末梢、Pacini 小体、Ruffini 小体以及其他有被
囊的神经末梢。Golgi 腱器分布于肌腱，在肌肉牵拉时
增加放电，对收缩同一肌肉的下运动神经元的产生去突
触性抑制。上述反应可被分类为一种高阈值的兴奋。肌
梭是一种分布在肌肉内的复杂感受器，与梭外肌（骨骼
肌）纤维并行。这些感受器包括小梭内肌纤维；当肌肉
受牵拉，小梭内肌纤维也随之受牵拉。来自肌梭的 Ⅰa
传入纤维通过单突触兴奋同侧的下运动神经元群，并反
应于梭外肌纤维的长度和变化速度（单位时间内长度的
变化量）。这些肌肉反射有助于保持在肌肉收缩时的自
本平衡以及调节运动时的肌张力。

种小的、有被囊的感觉感受器，与骨骼肌纤维（梭外肌纤维）
呈并联关系。每个肌梭都包含核袋纤维（主要受 Ⅰa 传入纤维
支配）和核链纤维（主要受 Ⅱ 类传入纤维支配）两类梭内肌纤
维。当肌梭受到拉力时，这些传入纤维可产生反应。Ⅱ 类传
入纤维主要传递与其相联的梭外肌纤维的长度信息，Ⅰa 传入
纤维则传递长度和速度（dL/dt）信息，与 Golgi 腱器相关联的
Ⅰb 传入纤维可传递施加在肌腱上的力的信息。这三类传入纤
维连续不断地将信息传入中枢神经系统，包括肌肉的当前状态
及由速度信息推测的预期变化信息。脊髓前角遍布 α 运动神经
元，其运动纤维支配相应骨骼肌纤维。肌梭的核袋纤维和核链
纤维的一端都含有小的可收缩纤维，此二者通过这种可收缩纤
维锚定在肌梭上。这些可收缩纤维（梭内肌纤维）受 γ 下运动
神经元支配，后者的胞体位于脊髓前角。上运动神经元发出的
下行运动传导通路可广泛地激活 α 和 γ 下运动神经元（α-γ 共
同兴奋），通过激活 γ 下运动神经元，使得肌梭缩短，并由
并联作用同时缩短梭外肌纤维，令肌梭的感受活动保持在敏感
范围。如果没有这种共兴奋作用，肌梭的传入纤维在大部分梭
外肌被牵拉的大部分时候不产生任何反应。

临床意义

　　骨骼肌中有传入（感觉）和传出（运动）神经与感受器。其
中的感觉纤维大部分是特化的感觉感受器，即肌梭。肌梭是一

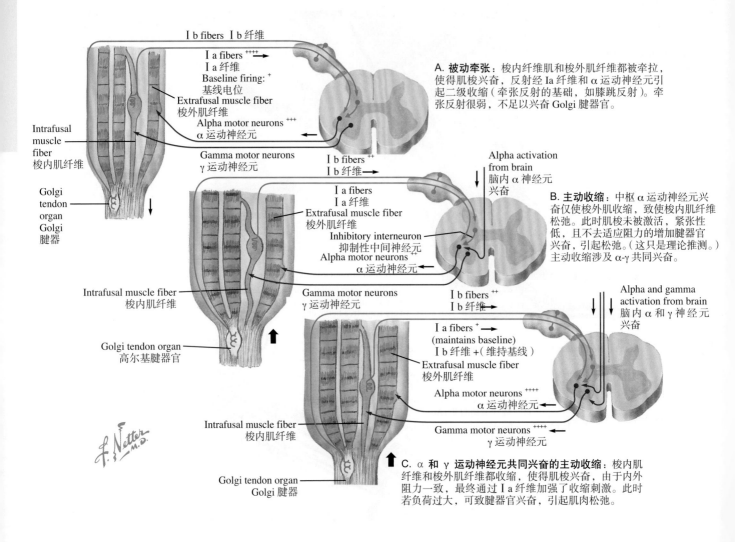

Intrafusal muscle fiber
梭内肌纤维

Golgi tendon organ
Golgi 腱器

I b fibers I b 纤维

I a fibers⁺⁺⁺⁺
I a 纤维
Baseline firing:⁺
基线电位
Extrafusal muscle fiber
梭外肌纤维
Alpha motor neurons⁺⁺⁺
α 运动神经元

Gamma motor neurons
γ 运动神经元

I b fibers⁺⁺
I b 纤维

A. 被动牵张：梭内纤维肌和梭外肌纤维都被牵拉，使得肌梭兴奋，反射经 Ia 纤维和 α 运动神经元引起二级收缩（牵张反射的基础，如膝跳反射）。牵张反射很弱，不足以兴奋 Golgi 腱器官。

I a fibers
I a 纤维
Extrafusal muscle fiber
梭外肌纤维
Inhibitory interneuron
抑制性中间神经元
Alpha motor neurons
α 运动神经元

Intrafusal muscle fiber
梭内肌纤维

Gamma motor neurons
γ 运动神经元

I b fibers⁺⁺
I b 纤维

Golgi tendon organ
高尔基腱器官

Alpha activation from brain
脑内 α 神经元兴奋

B. 主动收缩：中枢 α 运动神经元兴奋仅使梭外肌收缩，致使梭内肌纤维松弛。此时肌梭未被激活，紧张性低，且不去适应阻力的增加腱器官兴奋，引起松弛。（这只是理论推测。）主动收缩涉及 α-γ 共同兴奋。

I a fibers⁺
(maintains baseline)
I b 纤维 +（维持基线）
Extrafusal muscle fiber
梭外肌纤维
Alpha motor neurons⁺⁺⁺⁺
α 运动神经元

Intrafusal muscle fiber
梭内肌纤维

Gamma motor neurons⁺⁺⁺⁺
γ 运动神经元

Golgi tendon organ
Golgi 腱器

Alpha and gamma activation from brain
脑内 α 和 γ 神经元兴奋

C. α 和 γ 运动神经元共同兴奋的主动收缩：梭内肌纤维和梭外肌纤维都收缩，使得肌梭兴奋，由于内外阻力一致，最终通过 Ia 纤维加强了收缩刺激。此时若负荷过大，可致腱器官兴奋，引起肌肉松弛。

10.13 肌肉的牵张反射及通过 γ–运动神经元的中枢调控

在被动牵张过程中，肌肉的牵张反射激活同侧的下运动神经元以维持肌肉收缩的稳定。如果骨骼肌的主动收缩没有 γ 下运动神经元（理论上）的参与，则肌梭"非负载"，梭内肌纤维所受拉力降低，Ia 纤维和 II 类纤维传入信号减少。但当下运动神经元的兴奋是因为脑干上运动神经元的激活或者皮质脊髓束自主的兴奋时，α 与 γ 神经元将同时兴奋。这种 α-γ 共同兴奋过程保证了在梭外肌（由 α 神经纤维支配）发生收缩时，肌梭（由梭内肌的 γ 神经纤维支配）的紧张性可迅速被调节。α 与 γ 下运动神经元受特定中枢神经环路调节，可分开进行；但是在正常生理环境中，此二者是共同活动的。在病理环境下，γ 下运动神经元可能会被异常激活，出现肌紧张度增加、肌肉痉挛状态的情况。

临床意义

肌肉的牵张反射取决于与肌梭与骨骼肌（梭外肌）纤维相联的传入纤维和传出纤维的活动，是神经病学诊断中的重要体征。当用叩诊锤轻敲肌腱（例如髌骨下方的股四头肌肌腱）时，骨骼肌会迅速收缩一次，与其并联的肌梭也收缩。当肌梭受到牵张，会使得核袋纤维赤道区受到牵拉，引发其所联的 Ia 纤维爆发动作电位，Ia 纤维与位于脊髓前角的 α 运动神经元以突触联系，引发其所支配的同一肌肉（股四头肌）收缩并恢复原态。Ia 传入纤维也与位于脊髓的 Ia 抑制性中间神经元有突触联系，以此建立对拮抗肌（大腿后侧肌群）的交互抑制。肌梭的兴奋性决定了 Ia 传入纤维对外力牵拉作出的反应的稳定性。若敲击肌腱时肌梭松弛（非负载），则没有 Ia 传入纤维对其支配的肌腱作出反应，也没有肌肉收缩的发生（反射消失或反射减退）；若肌梭处于一触即发或高反应性状态，如当 γ 下运动神经元过度兴奋时，则肌肉会在敲击肌腱时进行一次更活跃的收缩（反射亢进）。后者可见于脊髓或脑的上运动神经元发生病变时。这些病变会造成活动性 γ 下运动神经元去抑制，伴随牵张反射亢进以及相关联肌肉的痉挛。

11

脑干和小脑

Medulla-Spinal Cord Transition—Decussation of the Pyramids
延髓 - 脊髓移行处——锥体交叉

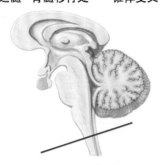

Level of section 切面

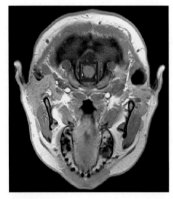

图像获取地址 www.studentconsult.com.

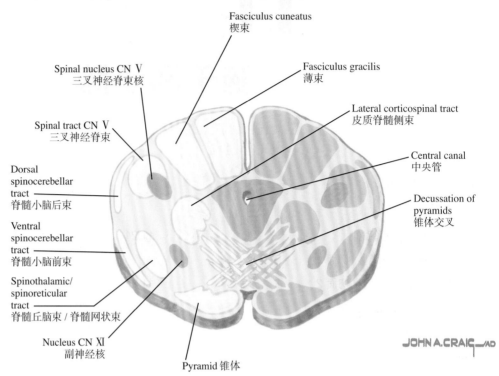

Fasciculus cuneatus
楔束

Fasciculus gracilis
薄束

Lateral corticospinal tract
皮质脊髓侧束

Central canal
中央管

Decussation of pyramids
锥体交叉

Spinal nucleus CN Ⅴ
三叉神经脊束核

Spinal tract CN Ⅴ
三叉神经脊束

Dorsal spinocerebellar tract
脊髓小脑后束

Ventral spinocerebellar tract
脊髓小脑前束

Spinothalamic/spinoreticular tract
脊髓丘脑束 / 脊髓网状束

Nucleus CN ⅩⅠ
副神经核

Pyramid 锥体

JOHN A. CRAIG AD

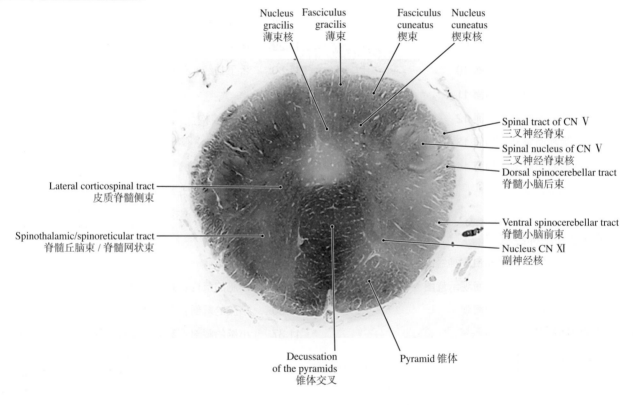

Nucleus gracilis
薄束核

Fasciculus gracilis
薄束

Fasciculus cuneatus
楔束

Nucleus cuneatus
楔束核

Spinal tract of CN Ⅴ
三叉神经脊束

Spinal nucleus of CN Ⅴ
三叉神经脊束核

Dorsal spinocerebellar tract
脊髓小脑后束

Lateral corticospinal tract
皮质脊髓侧束

Spinothalamic/spinoreticular tract
脊髓丘脑束 / 脊髓网状束

Ventral spinocerebellar tract
脊髓小脑前束

Nucleus CN ⅩⅠ
副神经核

Decussation of the pyramids
锥体交叉

Pyramid 锥体

脑干的横断面解剖

11.1　脑干的横断面解剖：切面 1

　　各脑干横断面模式图（11.1～11.4）由下而上、从脊

髓 - 延髓连接处到中脑 - 间脑连接处依次呈现；脑干及周围组织的各个断面都配有 T1 加权磁共振图像，并附有相应的神经纤维染色组织学横断面图。CN，脑神经。

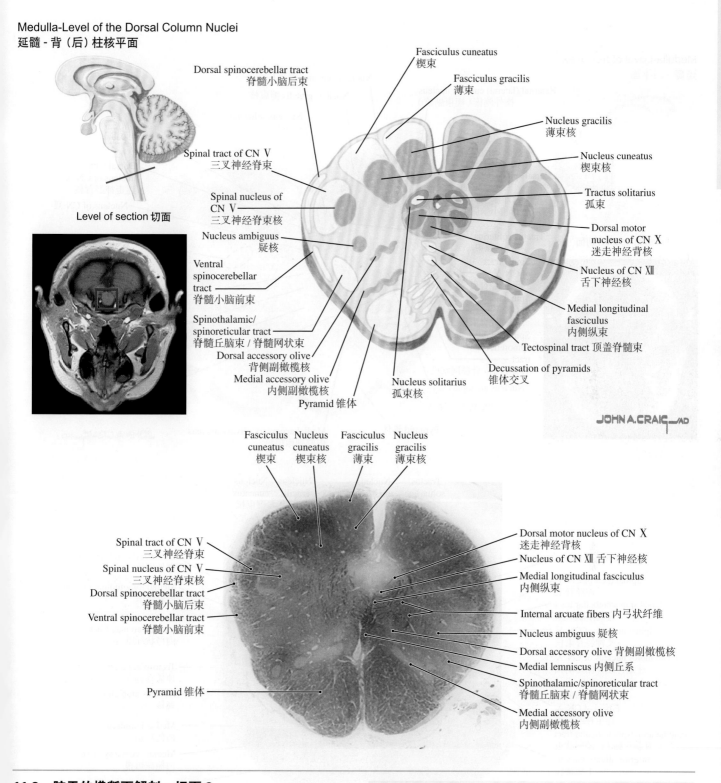

Medulla-Level of the Dorsal Column Nuclei
延髓 - 背（后）柱核平面

Dorsal spinocerebellar tract 脊髓小脑后束

Fasciculus cuneatus 楔束

Fasciculus gracilis 薄束

Nucleus gracilis 薄束核

Nucleus cuneatus 楔束核

Spinal tract of CN Ⅴ 三叉神经脊束

Tractus solitarius 孤束

Spinal nucleus of CN Ⅴ 三叉神经脊束核

Dorsal motor nucleus of CN Ⅹ 迷走神经背核

Nucleus ambiguus 疑核

Nucleus of CN Ⅻ 舌下神经核

Ventral spinocerebellar tract 脊髓小脑前束

Medial longitudinal fasciculus 内侧纵束

Spinothalamic/spinoreticular tract 脊髓丘脑束/脊髓网状束

Tectospinal tract 顶盖脊髓束

Dorsal accessory olive 背侧副橄榄核

Medial accessory olive 内侧副橄榄核

Nucleus solitarius 孤束核

Decussation of pyramids 锥体交叉

Pyramid 锥体

Level of section 切面

JOHN A. CRAIG—AD

Fasciculus cuneatus 楔束

Nucleus cuneatus 楔束核

Fasciculus gracilis 薄束

Nucleus gracilis 薄束核

Spinal tract of CN Ⅴ 三叉神经脊束

Dorsal motor nucleus of CN Ⅹ 迷走神经背核

Spinal nucleus of CN Ⅴ 三叉神经脊束核

Nucleus of CN Ⅻ 舌下神经核

Dorsal spinocerebellar tract 脊髓小脑后束

Medial longitudinal fasciculus 内侧纵束

Ventral spinocerebellar tract 脊髓小脑前束

Internal arcuate fibers 内弓状纤维

Nucleus ambiguus 疑核

Dorsal accessory olive 背侧副橄榄核

Medial lemniscus 内侧丘系

Spinothalamic/spinoreticular tract 脊髓丘脑束/脊髓网状束

Pyramid 锥体

Medial accessory olive 内侧副橄榄核

11.2　脑干的横断面解剖：切面 2

临床意义

一些下运动神经元位于低位脑干，包括支配舌（舌下神经核）、咽和喉（疑核）及面部肌肉（面神经核）的神经元。这些脑干下运动神经元的退行性变可以发生在延髓型脊髓灰质炎、肌萎缩侧索硬化症和其他下运动神经元疾病中。受影响的肌肉会萎缩和松弛无力。这称为延髓麻痹（或进行性延髓麻痹），是一种下运动神经元损伤，伴有运动、张力及反射的消失。因为舌无力、萎缩，患者不能说话或发声（构音障碍，而非失语症），

不能吞咽（吞咽障碍）；若尝试吞咽，则可能吸入异物。下运动神经元与上运动神经元损伤的情况必须要区分开。上运动神经元双侧受损也会导致声音嘶哑、吞咽困难、延髓支配的肌肉无力，称为假性延髓麻痹或痉挛性延髓麻痹。在这种情况下，肌肉不会萎缩且反射（颌反射和面部反射）灵敏。在肌萎缩侧索硬化症的病程中，下运动神经元与上运动神经元的退行性变都可能呈进行性发展。下运动神经元的病变尤其易发展，因为它是肌肉的最后公路。下运动神经元一旦变性，上运动神经元的额外损伤将不会带来更多功能障碍。

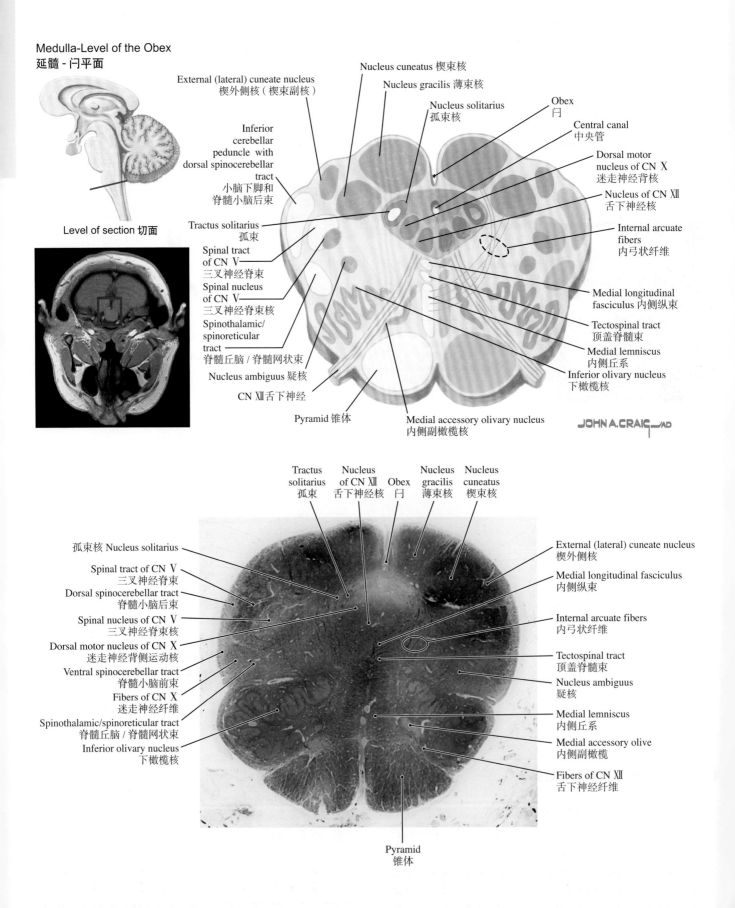

Medulla-Level of the Obex
延髓 - 闩平面

Level of section 切面

External (lateral) cuneate nucleus
楔外侧核（楔束副核）

Inferior cerebellar peduncle with dorsal spinocerebellar tract
小脑下脚和脊髓小脑后束

Tractus solitarius
孤束

Spinal tract of CN V
三叉神经脊束

Spinal nucleus of CN V
三叉神经脊束核

Spinothalamic/spinoreticular tract
脊髓丘脑 / 脊髓网状束

Nucleus ambiguus 疑核

CN XII 舌下神经

Pyramid 锥体

Medial accessory olivary nucleus
内侧副橄榄核

Nucleus cuneatus 楔束核

Nucleus gracilis 薄束核

Nucleus solitarius
孤束核

Obex
闩

Central canal
中央管

Dorsal motor nucleus of CN X
迷走神经背核

Nucleus of CN XII
舌下神经核

Internal arcuate fibers
内弓状纤维

Medial longitudinal fasciculus 内侧纵束

Tectospinal tract
顶盖脊髓束

Medial lemniscus
内侧丘系

Inferior olivary nucleus
下橄榄核

JOHN A. CRAIG—AD

Tractus solitarius
孤束

Nucleus of CN XII
舌下神经核

Obex
闩

Nucleus gracilis
薄束核

Nucleus cuneatus
楔束核

孤束核 Nucleus solitarius

Spinal tract of CN V
三叉神经脊束

Dorsal spinocerebellar tract
脊髓小脑后束

Spinal nucleus of CN V
三叉神经脊束核

Dorsal motor nucleus of CN X
迷走神经背侧运动核

Ventral spinocerebellar tract
脊髓小脑前束

Fibers of CN X
迷走神经纤维

Spinothalamic/spinoreticular tract
脊髓丘脑 / 脊髓网状束

Inferior olivary nucleus
下橄榄核

External (lateral) cuneate nucleus
楔外侧核

Medial longitudinal fasciculus
内侧纵束

Internal arcuate fibers
内弓状纤维

Tectospinal tract
顶盖脊髓束

Nucleus ambiguus
疑核

Medial lemniscus
内侧丘系

Medial accessory olive
内侧副橄榄

Fibers of CN XII
舌下神经纤维

Pyramid
锥体

11.3　脑干的横断面解剖：切面 3

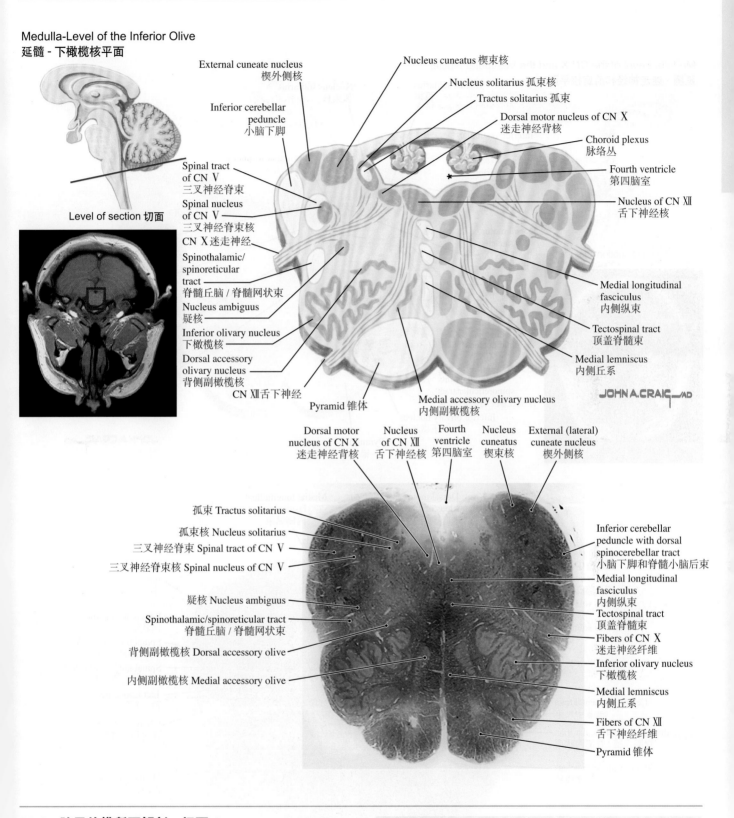

Medulla-Level of the Inferior Olive
延髓 - 下橄榄核平面

External cuneate nucleus 楔外侧核

Inferior cerebellar peduncle 小脑下脚

Level of section 切面

Spinal tract of CN V 三叉神经脊束

Spinal nucleus of CN V 三叉神经脊束核

CN X迷走神经

Spinothalamic/ spinoreticular tract 脊髓丘脑 / 脊髓网状束

Nucleus ambiguus 疑核

Inferior olivary nucleus 下橄榄核

Dorsal accessory olivary nucleus 背侧副橄榄核

CN XII舌下神经

Pyramid 锥体

Medial accessory olivary nucleus 内侧副橄榄核

Nucleus cuneatus 楔束核

Nucleus solitarius 孤束核

Tractus solitarius 孤束

Dorsal motor nucleus of CN X 迷走神经背核

Choroid plexus 脉络丛

Fourth ventricle 第四脑室

Nucleus of CN XII 舌下神经核

Medial longitudinal fasciculus 内侧纵束

Tectospinal tract 顶盖脊髓束

Medial lemniscus 内侧丘系

JOHN A.CRAIG_AD

Dorsal motor nucleus of CN X 迷走神经背核

Nucleus of CN XII 舌下神经核

Fourth ventricle 第四脑室

Nucleus cuneatus 楔束核

External (lateral) cuneate nucleus 楔外侧核

孤束 Tractus solitarius

孤束核 Nucleus solitarius

三叉神经脊束 Spinal tract of CN V

三叉神经脊束核 Spinal nucleus of CN V

疑核 Nucleus ambiguus

Spinothalamic/spinoreticular tract 脊髓丘脑 / 脊髓网状束

背侧副橄榄核 Dorsal accessory olive

内侧副橄榄核 Medial accessory olive

Inferior cerebellar peduncle with dorsal spinocerebellar tract 小脑下脚和脊髓小脑后束

Medial longitudinal fasciculus 内侧纵束

Tectospinal tract 顶盖脊髓束

Fibers of CN X 迷走神经纤维

Inferior olivary nucleus 下橄榄核

Medial lemniscus 内侧丘系

Fibers of CN XII 舌下神经纤维

Pyramid 锥体

11.4　脑干的横断面解剖：切面 4

临床意义

　　延髓的血液供应来自脊髓前动脉的旁正中支和环旋支以及椎动脉。小脑下后动脉（PICA）是椎动脉的主要环旋支，供应延髓的外侧部。脑干卒中、椎动脉或 PICA 的梗阻会导致延髓外侧综合征（Wallenberg 综合征），由一系列核团和传导束的损伤引起。患者可表现为：①同侧面部（三叉神经的相关核团

及其降束受损）、对侧躯干和四肢（脊髓丘脑 / 脊髓网状束受损）的痛觉和温觉丧失；②吞咽困难和构音障碍（由于同侧疑核受损，造成同侧咽、喉肌肉麻痹）；③四肢共济失调，向受累侧跌倒（小脑下脚及其传入纤维受损）；④眩晕伴恶心、呕吐、眼球震颤（前庭神经核受损）；以及⑤同侧的 Horner 综合征，伴上睑下垂、瞳孔缩小和无汗症（从下丘脑到脊髓 T1～T2 中间外侧柱的下行轴突受损）。

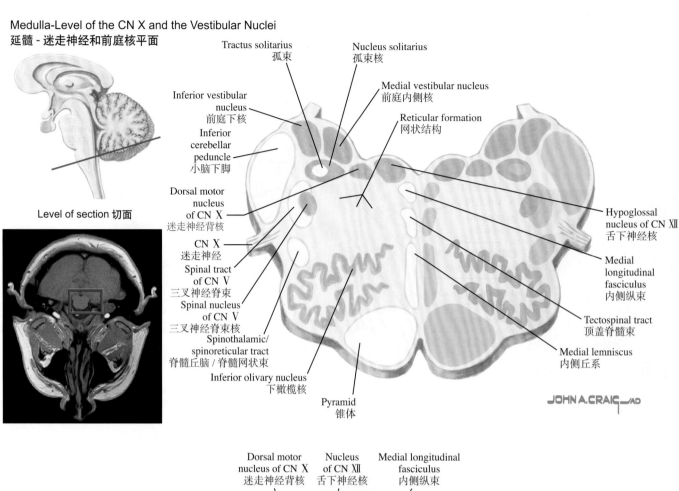

Medulla-Level of the CN X and the Vestibular Nuclei
延髓 - 迷走神经和前庭核平面

Level of section 切面

Tractus solitarius
孤束

Nucleus solitarius
孤束核

Medial vestibular nucleus
前庭内侧核

Reticular formation
网状结构

Inferior vestibular nucleus
前庭下核

Inferior cerebellar peduncle
小脑下脚

Dorsal motor nucleus of CN X
迷走神经背核

CN X
迷走神经

Spinal tract of CN V
三叉神经脊束

Spinal nucleus of CN V
三叉神经脊束核

Spinothalamic/spinoreticular tract
脊髓丘脑 / 脊髓网状束

Inferior olivary nucleus
下橄榄核

Pyramid
锥体

Hypoglossal nucleus of CN XII
舌下神经核

Medial longitudinal fasciculus
内侧纵束

Tectospinal tract
顶盖脊髓束

Medial lemniscus
内侧丘系

JOHN A. CRAIG AD

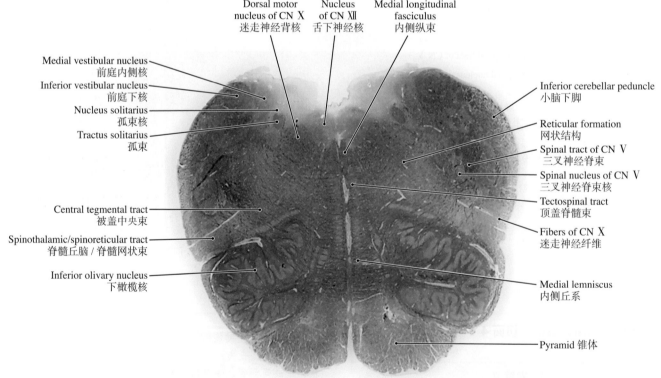

Dorsal motor nucleus of CN X
迷走神经背核

Nucleus of CN XII
舌下神经核

Medial longitudinal fasciculus
内侧纵束

Medial vestibular nucleus
前庭内侧核

Inferior vestibular nucleus
前庭下核

Nucleus solitarius
孤束核

Tractus solitarius
孤束

Central tegmental tract
被盖中央束

Spinothalamic/spinoreticular tract
脊髓丘脑 / 脊髓网状束

Inferior olivary nucleus
下橄榄核

Inferior cerebellar peduncle
小脑下脚

Reticular formation
网状结构

Spinal tract of CN V
三叉神经脊束

Spinal nucleus of CN V
三叉神经脊束核

Tectospinal tract
顶盖脊髓束

Fibers of CN X
迷走神经纤维

Medial lemniscus
内侧丘系

Pyramid 锥体

11.5　脑干的横断面解剖：切面 5

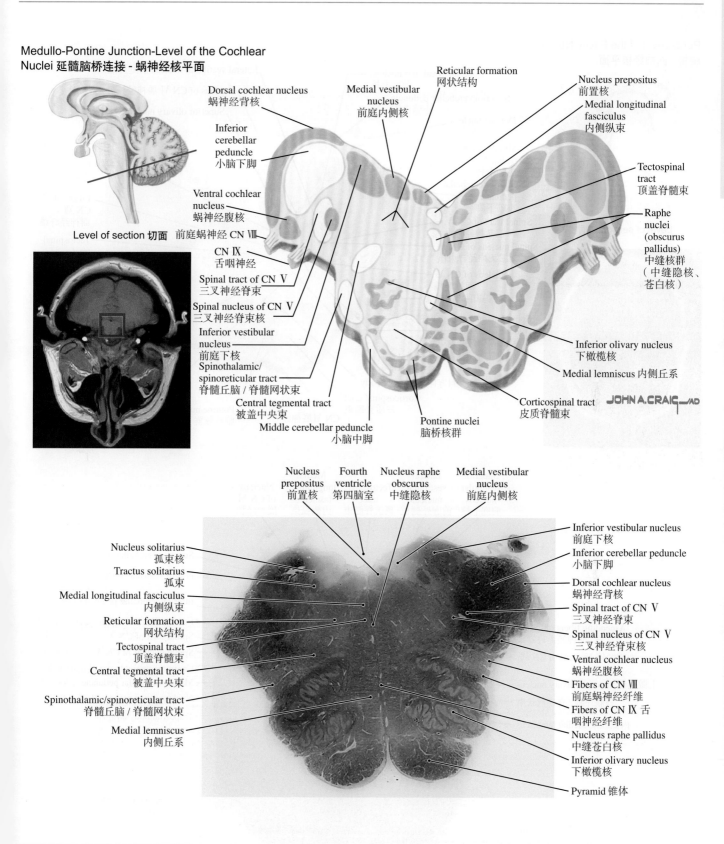

Medullo-Pontine Junction-Level of the Cochlear Nuclei 延髓脑桥连接 - 蜗神经核平面

Dorsal cochlear nucleus 蜗神经背核

Inferior cerebellar peduncle 小脑下脚

Ventral cochlear nucleus 蜗神经腹核

Level of section 切面 前庭蜗神经 CN Ⅷ

CN Ⅸ 舌咽神经

Spinal tract of CN Ⅴ 三叉神经脊束

Spinal nucleus of CN Ⅴ 三叉神经脊束核

Inferior vestibular nucleus 前庭下核
Spinothalamic/ spinoreticular tract 脊髓丘脑 / 脊髓网状束

Central tegmental tract 被盖中央束

Middle cerebellar peduncle 小脑中脚

Reticular formation 网状结构

Medial vestibular nucleus 前庭内侧核

Nucleus prepositus 前置核

Medial longitudinal fasciculus 内侧纵束

Tectospinal tract 顶盖脊髓束

Raphe nuclei (obscurus pallidus) 中缝核群（中缝隐核、苍白核）

Inferior olivary nucleus 下橄榄核

Medial lemniscus 内侧丘系

Corticospinal tract 皮质脊髓束

Pontine nuclei 脑桥核群

JOHN A. CRAIG_AD

Nucleus prepositus 前置核

Fourth ventricle 第四脑室

Nucleus raphe obscurus 中缝隐核

Medial vestibular nucleus 前庭内侧核

Nucleus solitarius 孤束核

Tractus solitarius 孤束

Medial longitudinal fasciculus 内侧纵束

Reticular formation 网状结构

Tectospinal tract 顶盖脊髓束

Central tegmental tract 被盖中央束

Spinothalamic/spinoreticular tract 脊髓丘脑 / 脊髓网状束

Medial lemniscus 内侧丘系

Inferior vestibular nucleus 前庭下核

Inferior cerebellar peduncle 小脑下脚

Dorsal cochlear nucleus 蜗神经背核

Spinal tract of CN Ⅴ 三叉神经脊束

Spinal nucleus of CN Ⅴ 三叉神经脊束核

Ventral cochlear nucleus 蜗神经腹核

Fibers of CN Ⅷ 前庭蜗神经纤维

Fibers of CN Ⅸ 舌咽神经纤维

Nucleus raphe pallidus 中缝苍白核

Inferior olivary nucleus 下橄榄核

Pyramid 锥体

11.6 脑干的横断面解剖：切面 6

临床意义

低位脑桥的基底动脉旁正中支闭塞会引起脑桥腹内侧综合征。这种血管综合征会导致：①对侧偏瘫（皮质脊髓系受损）和对侧下半脸颊的下垂（皮质延髓束受损）；②对侧精细触觉、振动觉和关节位置觉丧失，上肢表现更重（内侧丘系受损）；③四肢和步态共济失调（脑桥核到小脑中脚的双侧交叉的纤维束受损）；④同侧眼球向外侧凝视麻痹，并可造成复视（展神经及展神经核受损）；⑤向同侧的共轭凝视麻痹，并保持汇聚（脑桥旁网状结构受损）；⑥对侧外向凝视时出现复视，称为核间性眼肌麻痹（内侧纵束受损）。

Pons-Level of the Facial Nucleus
脑桥 - 面神经核平面

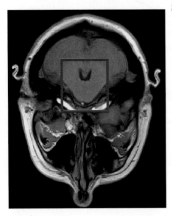

Level of section 切面

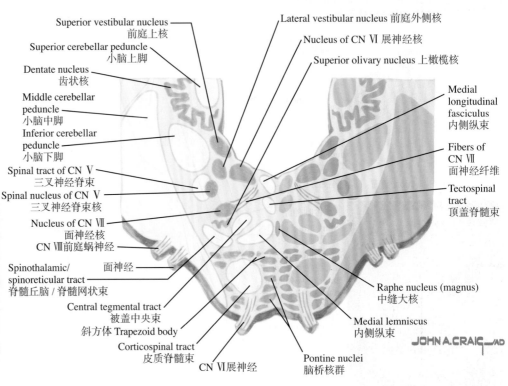

Superior vestibular nucleus 前庭上核
Superior cerebellar peduncle 小脑上脚
Dentate nucleus 齿状核
Middle cerebellar peduncle 小脑中脚
Inferior cerebellar peduncle 小脑下脚
Spinal tract of CN Ⅴ 三叉神经脊束
Spinal nucleus of CN Ⅴ 三叉神经脊束核
Nucleus of CN Ⅶ 面神经核
CN Ⅷ前庭蜗神经
面神经
Spinothalamic/spinoreticular tract 脊髓丘脑 / 脊髓网状束
Central tegmental tract 被盖中央束
斜方体 Trapezoid body
Corticospinal tract 皮质脊髓束
CN Ⅵ展神经

Lateral vestibular nucleus 前庭外侧核
Nucleus of CN Ⅵ 展神经核
Superior olivary nucleus 上橄榄核
Medial longitudinal fasciculus 内侧纵束
Fibers of CN Ⅶ 面神经纤维
Tectospinal tract 顶盖脊髓束
Raphe nucleus (magnus) 中缝大核
Medial lemniscus 内侧纵束
Pontine nuclei 脑桥核群

JOHN A.CRAIG—AD

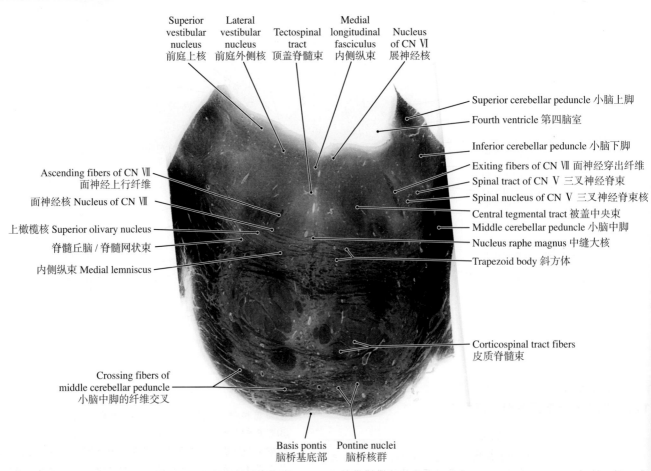

Superior vestibular nucleus 前庭上核
Lateral vestibular nucleus 前庭外侧核
Tectospinal tract 顶盖脊髓束
Medial longitudinal fasciculus 内侧纵束
Nucleus of CN Ⅵ 展神经核

Ascending fibers of CN Ⅶ 面神经上行纤维
面神经核 Nucleus of CN Ⅶ
上橄榄核 Superior olivary nucleus
脊髓丘脑 / 脊髓网状束
内侧纵束 Medial lemniscus

Superior cerebellar peduncle 小脑上脚
Fourth ventricle 第四脑室
Inferior cerebellar peduncle 小脑下脚
Exiting fibers of CN Ⅶ 面神经穿出纤维
Spinal tract of CN Ⅴ 三叉神经脊束
Spinal nucleus of CN Ⅴ 三叉神经脊束核
Central tegmental tract 被盖中央束
Middle cerebellar peduncle 小脑中脚
Nucleus raphe magnus 中缝大核
Trapezoid body 斜方体
Corticospinal tract fibers 皮质脊髓束

Crossing fibers of middle cerebellar peduncle 小脑中脚的纤维交叉
Basis pontis 脑桥基底部
Pontine nuclei 脑桥核群

11.7 脑干的横断面解剖：切面 7

Pons-Level of the Genu of the Facial Nerve
脑桥 - 面神经膝平面

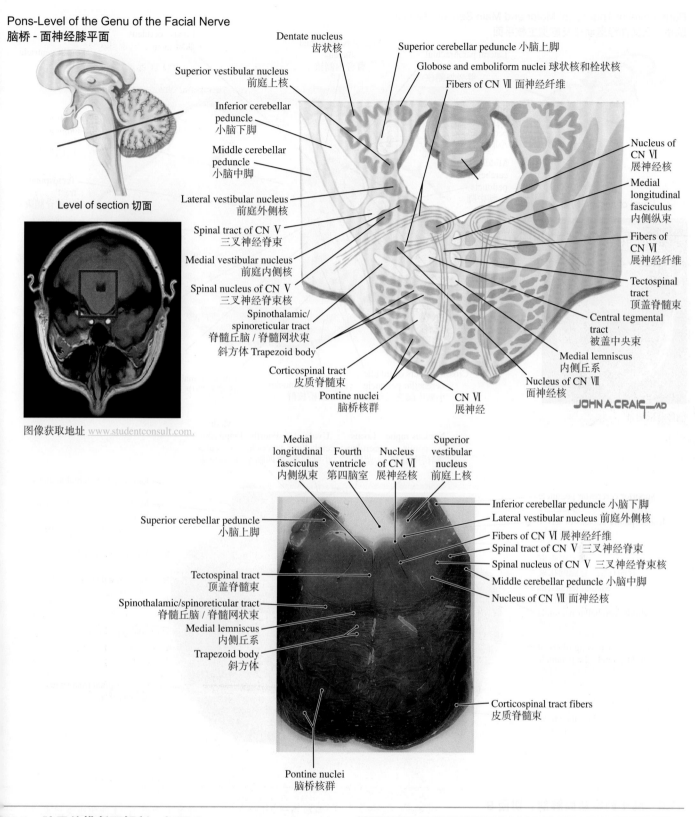

Level of section 切面

图像获取地址 www.studentconsult.com.

Dentate nucleus
齿状核

Superior cerebellar peduncle 小脑上脚

Globose and emboliform nuclei 球状核和栓状核

Fibers of CN Ⅶ 面神经纤维

Superior vestibular nucleus
前庭上核

Inferior cerebellar
peduncle
小脑下脚

Middle cerebellar
peduncle
小脑中脚

Lateral vestibular nucleus
前庭外侧核

Spinal tract of CN Ⅴ
三叉神经脊束

Medial vestibular nucleus
前庭内侧核

Spinal nucleus of CN Ⅴ
三叉神经脊束核

Spinothalamic/
spinoreticular tract
脊髓丘脑 / 脊髓网状束

斜方体 Trapezoid body

Corticospinal tract
皮质脊髓束

Pontine nuclei
脑桥核群

CN Ⅵ
展神经

Nucleus of
CN Ⅵ
展神经核

Medial
longitudinal
fasciculus
内侧纵束

Fibers of
CN Ⅵ
展神经纤维

Tectospinal
tract
顶盖脊髓束

Central tegmental
tract
被盖中央束

Medial lemniscus
内侧丘系

Nucleus of CN Ⅶ
面神经核

JOHN A. CRAIG AD

Medial
longitudinal
fasciculus
内侧纵束

Fourth
ventricle
第四脑室

Nucleus
of CN Ⅵ
展神经核

Superior
vestibular
nucleus
前庭上核

Superior cerebellar peduncle
小脑上脚

Tectospinal tract
顶盖脊髓束

Spinothalamic/spinoreticular tract
脊髓丘脑 / 脊髓网状束

Medial lemniscus
内侧丘系

Trapezoid body
斜方体

Inferior cerebellar peduncle 小脑下脚

Lateral vestibular nucleus 前庭外侧核

Fibers of CN Ⅵ 展神经纤维

Spinal tract of CN Ⅴ 三叉神经脊束

Spinal nucleus of CN Ⅴ 三叉神经脊束核

Middle cerebellar peduncle 小脑中脚

Nucleus of CN Ⅶ 面神经核

Corticospinal tract fibers
皮质脊髓束

Pontine nuclei
脑桥核群

11.8　脑干的横断面解剖：切面 8

临床意义

　　脑桥是出血性卒中的好发部位，此处的出血往往量大而致命。即便没有致命，脑桥出血也可造成以下症状的迅速发展：①全身瘫痪（四肢麻痹）；②去大脑姿势（伸姿）。这是由于皮质脊髓束和红核脊髓束传导系统的上运动神经元（UMN, upper

motor neuron,）受损，使其丧失对前庭外侧核群的抑制作用；③昏迷；④眼球运动麻痹；⑤瞳孔缩小但有反应能力。导致昏迷的脑桥出血往往是致命的。较大的基底动脉梗死可以产生同样的临床表现。一些小的腔隙性梗死也可在脑桥发生，可能造成单纯的运动症状（脑桥基底部的对侧上运动神经元麻痹）或共济失调，或二者并发（小脑脚、脑桥核受损）。

Pons-Level of Trigeminal Motor and Main Sensory Nuclei
脑桥-三叉神经运动核及感觉主核平面

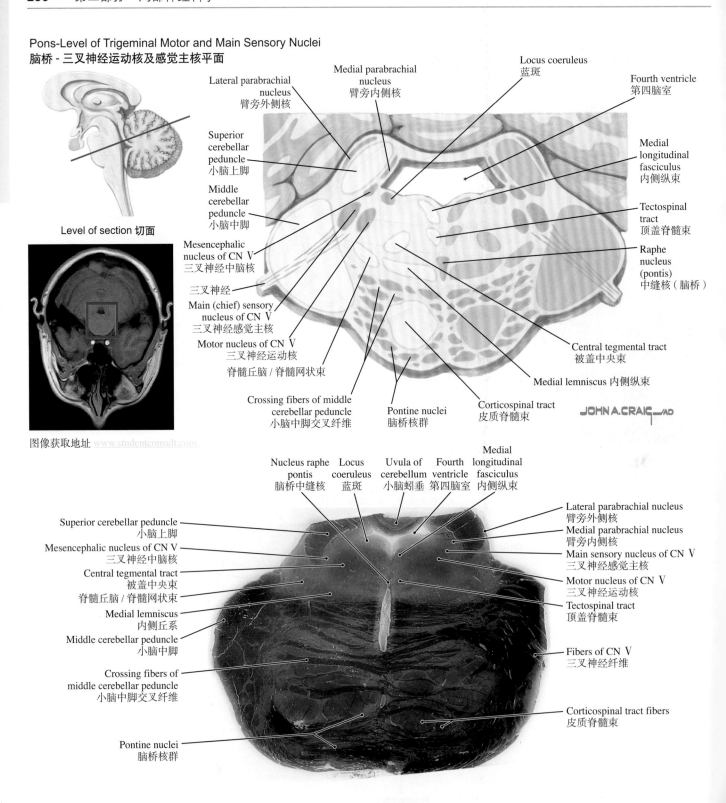

Lateral parabrachial nucleus
臂旁外侧核

Medial parabrachial nucleus
臂旁内侧核

Locus coeruleus
蓝斑

Fourth ventricle
第四脑室

Superior cerebellar peduncle
小脑上脚

Medial longitudinal fasciculus
内侧纵束

Middle cerebellar peduncle
小脑中脚

Tectospinal tract
顶盖脊髓束

Mesencephalic nucleus of CN Ⅴ
三叉神经中脑核

Raphe nucleus (pontis)
中缝核（脑桥）

三叉神经

Main (chief) sensory nucleus of CN Ⅴ
三叉神经感觉主核

Motor nucleus of CN Ⅴ
三叉神经运动核

脊髓丘脑/脊髓网状束

Central tegmental tract
被盖中央束

Medial lemniscus 内侧纵束

Crossing fibers of middle cerebellar peduncle
小脑中脚交叉纤维

Pontine nuclei
脑桥核群

Corticospinal tract
皮质脊髓束

JOHN A. CRAIG AD

图像获取地址 www.studentconsult.com.

Level of section 切面

Nucleus raphe pontis
脑桥中缝核

Locus coeruleus
蓝斑

Uvula of cerebellum
小脑蚓垂

Fourth ventricle
第四脑室

Medial longitudinal fasciculus
内侧纵束

Superior cerebellar peduncle
小脑上脚

Lateral parabrachial nucleus
臂旁外侧核

Mesencephalic nucleus of CN Ⅴ
三叉神经中脑核

Medial parabrachial nucleus
臂旁内侧核

Central tegmental tract
被盖中央束

Main sensory nucleus of CN Ⅴ
三叉神经感觉主核

脊髓丘脑/脊髓网状束

Motor nucleus of CN Ⅴ
三叉神经运动核

Medial lemniscus
内侧丘系

Tectospinal tract
顶盖脊髓束

Middle cerebellar peduncle
小脑中脚

Fibers of CN Ⅴ
三叉神经纤维

Crossing fibers of middle cerebellar peduncle
小脑中脚交叉纤维

Corticospinal tract fibers
皮质脊髓束

Pontine nuclei
脑桥核群

11.9　脑干的横断面解剖：切面 9

临床意义

　　基底动脉的环旋支或小脑下前动脉的血管损伤会导致脑桥外侧综合征，其特征包括：①对侧身体感觉丧失，包括精细感觉和粗感觉（内侧丘系和脊髓丘系前外侧束受损）；②对侧面部的痛觉、温觉丧失（位于内侧丘系背外侧表面的腹侧三叉丘系受损）；③同侧面部精细触觉丧失（三叉神经感觉主核受损）或

一般感觉受损（三叉神经纤维束受损）；④同侧咀嚼肌麻痹（三叉神经运动核受损）；⑤四肢共济失调（小脑中脚和小脑上脚受损）；⑥向同侧的共轭凝视麻痹（脑桥旁网状结构及其纤维联系受损）；⑦其他可能的同侧脑干问题，取决于血管损伤程度和波及范围，如耳聋或耳鸣（听觉核团或神经纤维受损）；眩晕和眼球震颤（前庭核或神经纤维受损）；面瘫（面神经核或神经纤维受损）；Horner 综合征（下行的下丘脑-脊髓交感纤维联系受损）。

Pons-Midbrain Junction-Level of CN IV and Locus Coeruleus
脑桥中脑连接 - 滑车神经及蓝斑平面

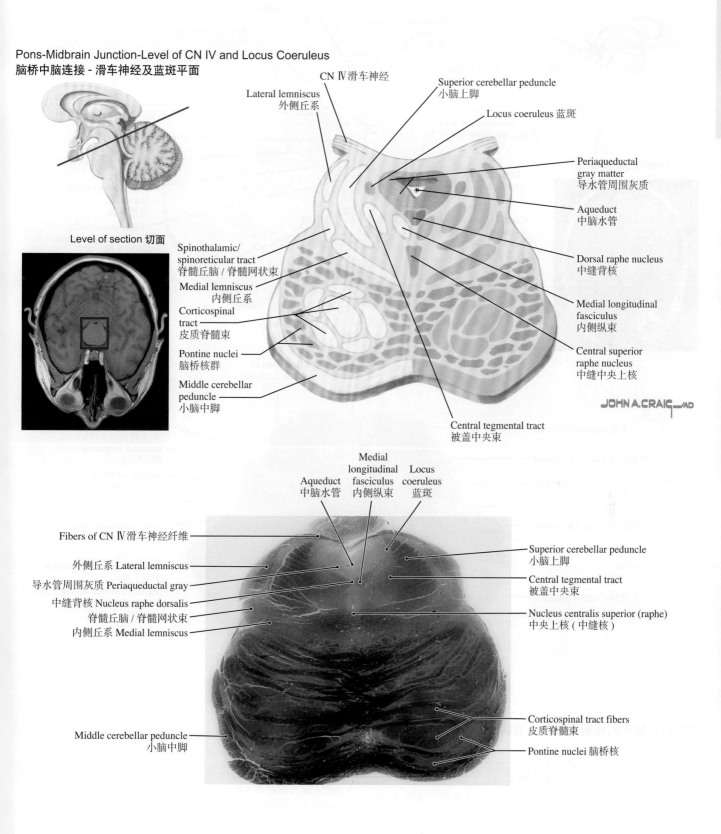

Level of section 切面

CN IV 滑车神经

Lateral lemniscus
外侧丘系

Superior cerebellar peduncle
小脑上脚

Locus coeruleus 蓝斑

Periaqueductal
gray matter
导水管周围灰质

Aqueduct
中脑水管

Dorsal raphe nucleus
中缝背核

Spinothalamic/
spinoreticular tract
脊髓丘脑 / 脊髓网状束

Medial lemniscus
内侧丘系

Corticospinal
tract
皮质脊髓束

Pontine nuclei
脑桥核群

Middle cerebellar
peduncle
小脑中脚

Medial longitudinal
fasciculus
内侧纵束

Central superior
raphe nucleus
中缝中央上核

Central tegmental tract
被盖中央束

JOHN A.CRAIG_AD

Aqueduct
中脑水管

Medial
longitudinal
fasciculus
内侧纵束

Locus
coeruleus
蓝斑

Fibers of CN IV 滑车神经纤维

外侧丘系 Lateral lemniscus

导水管周围灰质 Periaqueductal gray

中缝背核 Nucleus raphe dorsalis

脊髓丘脑 / 脊髓网状束

内侧丘系 Medial lemniscus

Superior cerebellar peduncle
小脑上脚

Central tegmental tract
被盖中央束

Nucleus centralis superior (raphe)
中央上核 (中缝核)

Middle cerebellar peduncle
小脑中脚

Corticospinal tract fibers
皮质脊髓束

Pontine nuclei 脑桥核

11.10　脑干的横断面解剖：切面 10

Midbrain-Level of the Inferior Colliculus
中脑 - 下丘平面

Level of section 切面

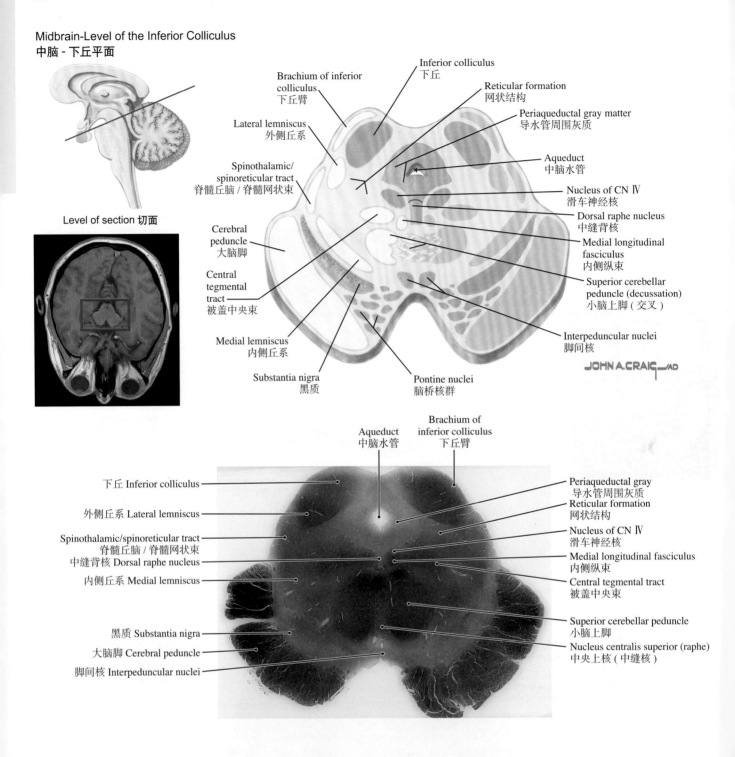

11.11　脑干的横断面解剖：切面 11

临床意义

　　前脑的占位性病变，如出血（硬膜外或硬膜下血肿）、肿瘤，或不同原因引起的颅内压升高，可导致前脑从小脑幕疝出。这种小脑幕疝导致丘脑和中脑上部向下移位，从而引起一系列脑功能的改变。这些改变的特点是：中脑下部和更靠近尾端部分的功能保留，而中脑上部和更靠近头端部分的功能丧失。最明显的特点是意识状态呈进行性恶化，很快从嗜睡、昏睡到唤之不醒的昏迷状态。保持意识清醒需要完整的脑干网状结构和至

少一个大脑半球的功能保留，当两个大脑半球都无功能性活动时，就会导致昏迷。皮质脊髓束、红核脊髓束传导系统的活动丧失，使皮质失去对其他上运动神经元通路的影响，导致患者进入去大脑状态（称为去大脑僵直，尽管它实际上是痉挛状态，而非真正的僵硬），表现为颈过伸（角弓反张），四肢伸展并内旋，手、手指、足及脚趾屈曲等。足底反射表现为伸肌反应。出现 Cheyne-Stokes 呼吸（递增递减型呼吸），并可继发轻度的过度换气损伤。瞳孔中等大小，并且因动眼神经被压迫至小脑幕游离缘而表现出无反应性。冷热试验或 doll's eye maneuver 显示无眼球垂直运动（视顶盖损伤）、无眼球共轭运动。

Midbrain-Level of the Superior Colliculus
中脑 - 上丘平面

Level of section 切面

图像获取地址 www.studentconsult.com.

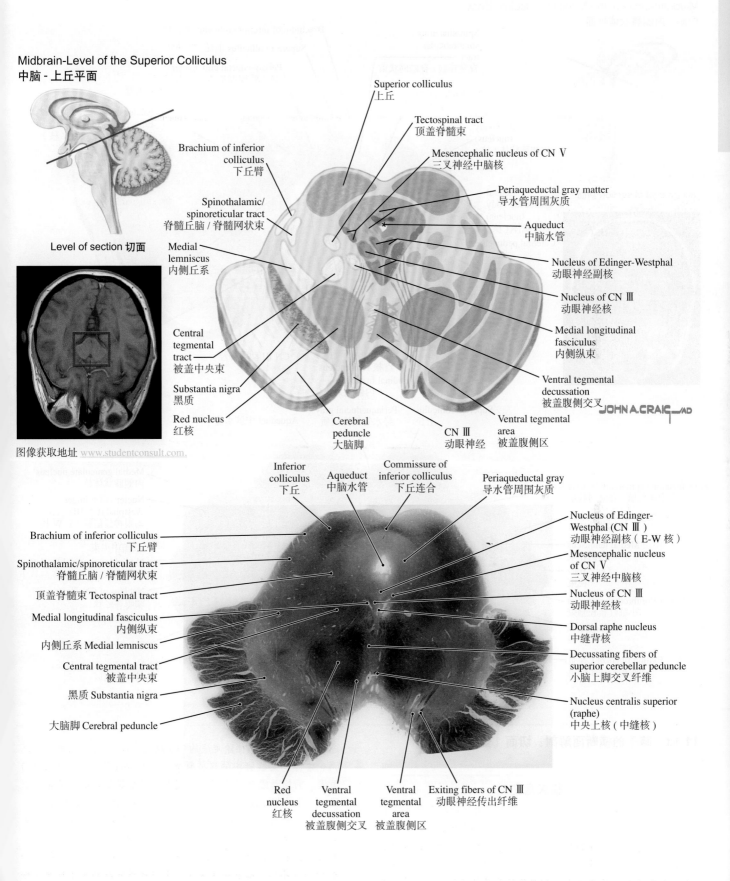

Superior colliculus
上丘

Tectospinal tract
顶盖脊髓束

Mesencephalic nucleus of CN Ⅴ
三叉神经中脑核

Periaqueductal gray matter
导水管周围灰质

Aqueduct
中脑水管

Nucleus of Edinger-Westphal
动眼神经副核

Nucleus of CN Ⅲ
动眼神经核

Medial longitudinal
fasciculus
内侧纵束

Ventral tegmental
decussation
被盖腹侧交叉

Ventral tegmental
area
被盖腹侧区

Brachium of inferior
colliculus
下丘臂

Spinothalamic/
spinoreticular tract
脊髓丘脑 / 脊髓网状束

Medial
lemniscus
内侧丘系

Central
tegmental
tract
被盖中央束

Substantia nigra
黑质

Red nucleus
红核

Cerebral
peduncle
大脑脚

CN Ⅲ
动眼神经

JOHN A. CRAIG—AD

Inferior
colliculus
下丘

Aqueduct
中脑水管

Commissure of
inferior colliculus
下丘连合

Periaqueductal gray
导水管周围灰质

Nucleus of Edinger-
Westphal (CN Ⅲ)
动眼神经副核（E-W 核）

Mesencephalic nucleus
of CN Ⅴ
三叉神经中脑核

Nucleus of CN Ⅲ
动眼神经核

Dorsal raphe nucleus
中缝背核

Decussating fibers of
superior cerebellar peduncle
小脑上脚交叉纤维

Nucleus centralis superior
(raphe)
中央上核（中缝核）

Brachium of inferior colliculus
下丘臂

Spinothalamic/spinoreticular tract
脊髓丘脑 / 脊髓网状束

顶盖脊髓束 Tectospinal tract

Medial longitudinal fasciculus
内侧纵束

内侧丘系 Medial lemniscus

Central tegmental tract
被盖中央束

黑质 Substantia nigra

大脑脚 Cerebral peduncle

Red
nucleus
红核

Ventral
tegmental
decussation
被盖腹侧交叉

Ventral
tegmental
area
被盖腹侧区

Exiting fibers of CN Ⅲ
动眼神经传出纤维

11.12　脑干的横断面解剖：切面 12

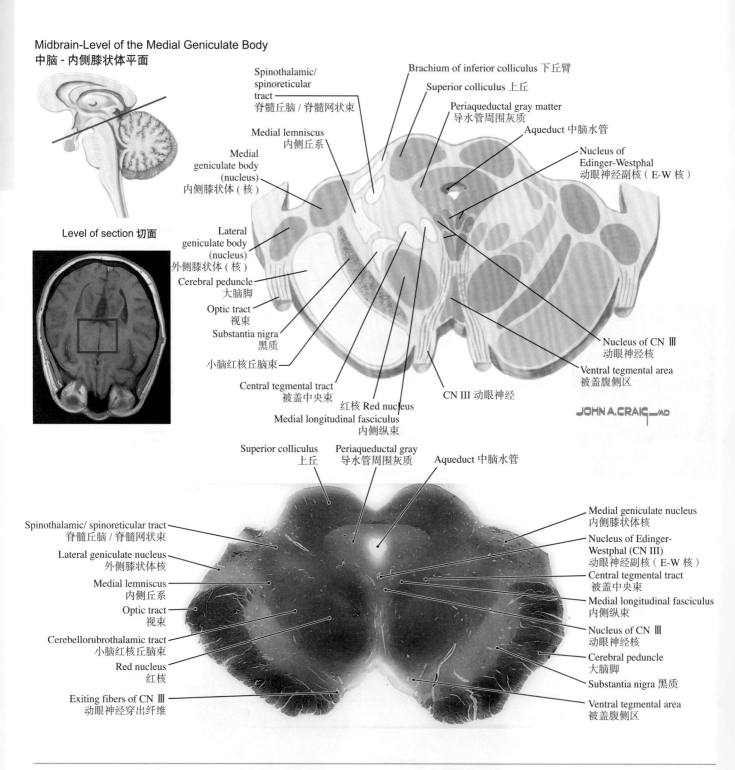

Midbrain-Level of the Medial Geniculate Body
中脑 - 内侧膝状体平面

Level of section 切面

Spinothalamic/ spinoreticular tract
脊髓丘脑 / 脊髓网状束

Medial lemniscus
内侧丘系

Medial geniculate body (nucleus)
内侧膝状体（核）

Lateral geniculate body (nucleus)
外侧膝状体（核）

Cerebral peduncle
大脑脚

Optic tract
视束

Substantia nigra
黑质

小脑红核丘脑束

Central tegmental tract
被盖中央束

红核 Red nucleus

Medial longitudinal fasciculus
内侧纵束

CN III 动眼神经

Brachium of inferior colliculus 下丘臂

Superior colliculus 上丘

Periaqueductal gray matter
导水管周围灰质

Aqueduct 中脑水管

Nucleus of Edinger-Westphal
动眼神经副核（E-W 核）

Nucleus of CN III
动眼神经核

Ventral tegmental area
被盖腹侧区

JOHN A.CRAIG ᴀᴅ

Superior colliculus
上丘

Periaqueductal gray
导水管周围灰质

Aqueduct 中脑水管

Spinothalamic/ spinoreticular tract
脊髓丘脑 / 脊髓网状束

Lateral geniculate nucleus
外侧膝状体核

Medial lemniscus
内侧丘系

Optic tract
视束

Cerebellorubrothalamic tract
小脑红核丘脑束

Red nucleus
红核

Exiting fibers of CN III
动眼神经穿出纤维

Medial geniculate nucleus
内侧膝状体核

Nucleus of Edinger-Westphal (CN III)
动眼神经副核（E-W 核）

Central tegmental tract
被盖中央束

Medial longitudinal fasciculus
内侧纵束

Nucleus of CN III
动眼神经核

Cerebral peduncle
大脑脚

Substantia nigra 黑质

Ventral tegmental area
被盖腹侧区

11.13　脑干的横断面解剖：切面 13

临床意义

中脑上部旁正中区域的血供主要来自大脑后动脉和后交通动脉的分支。这一层面的血管损伤（Weber 综合征）会造成动眼神经纤维、大脑脚的内侧和中央部分以及一些经过的传导束受损。

幕上占位性病灶也可以将大脑脚和动眼神经向小脑幕游离缘的外侧或下方压迫大脑脚和动眼神经，呈现出相关的临床表现。大脑脚受压、同侧红核受影响时会引起对侧偏瘫，并迅速

进展为痉挛状态，伴随足底的伸肌反应。

穿行于大脑脚中的皮质延髓束损伤会造成中央型（低位）面瘫、同侧动眼神经瘫痪、同侧眼球向外侧偏离以及同侧瞳孔固定（无对光反射）并扩大（由于失去对交感神经活动的拮抗）。如果损伤波及黑质、红核、苍白核 - 丘脑纤维，或齿状红核纤维、齿状丘脑纤维，则可能发生对侧的运动问题，如不能运动、意向性震颤、舞蹈手足徐动症等。这些后述的结构损伤及它们所伴随的对侧问题可与动眼神经损伤（由于更远端的至中脑上部的旁正中支受损）独立发生（Benedikt 综合征）。

Midbrain-Diencephalon Junction-Level of the Posterior Commissure
中脑间脑连接 - 后连合平面

Level of section 切面

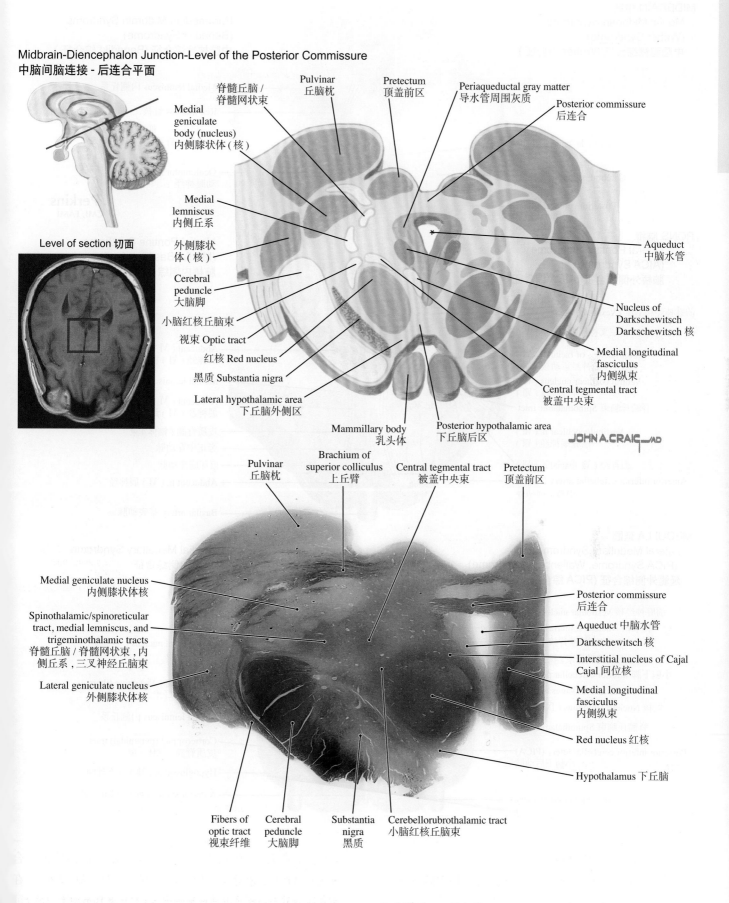

脊髓丘脑 /
脊髓网状束

Medial
geniculate
body (nucleus)
内侧膝状体（核）

Pulvinar
丘脑枕

Pretectum
顶盖前区

Periaqueductal gray matter
导水管周围灰质

Posterior commissure
后连合

Medial
lemniscus
内侧丘系

外侧膝状
体（核）

Cerebral
peduncle
大脑脚

小脑红核丘脑束

视束 Optic tract

红核 Red nucleus

黑质 Substantia nigra

Lateral hypothalamic area
下丘脑外侧区

Mammillary body
乳头体

Posterior hypothalamic area
下丘脑后区

Aqueduct
中脑水管

Nucleus of
Darkschewitsch
Darkschewitsch 核

Medial longitudinal
fasciculus
内侧纵束

Central tegmental tract
被盖中央束

JOHN A. CRAIG AD

Pulvinar
丘脑枕

Brachium of
superior colliculus
上丘臂

Central tegmental tract
被盖中央束

Pretectum
顶盖前区

Medial geniculate nucleus
内侧膝状体核

Spinothalamic/spinoreticular
tract, medial lemniscus, and
trigeminothalamic tracts
脊髓丘脑 / 脊髓网状束，内
侧丘系，三叉神经丘脑束

Lateral geniculate nucleus
外侧膝状体核

Posterior commissure
后连合

Aqueduct 中脑水管

Darkschewitsch 核

Interstitial nucleus of Cajal
Cajal 间位核

Medial longitudinal
fasciculus
内侧纵束

Red nucleus 红核

Hypothalamus 下丘脑

Fibers of
optic tract
视束纤维

Cerebral
peduncle
大脑脚

Substantia
nigra
黑质

Cerebellorubrothalamic tract
小脑红核丘脑束

1.14　脑干的横断面解剖：切面 14

MIDBRAIN 中脑
Medial Midbrain Syndrome
(Weber Syndrome)
中脑腹侧综合征 (Weber 综合征)

Paramedian Midbrain Syndrome
(Benedikt Syndrome)
中脑被盖综合征 (Benedikt 综合征)

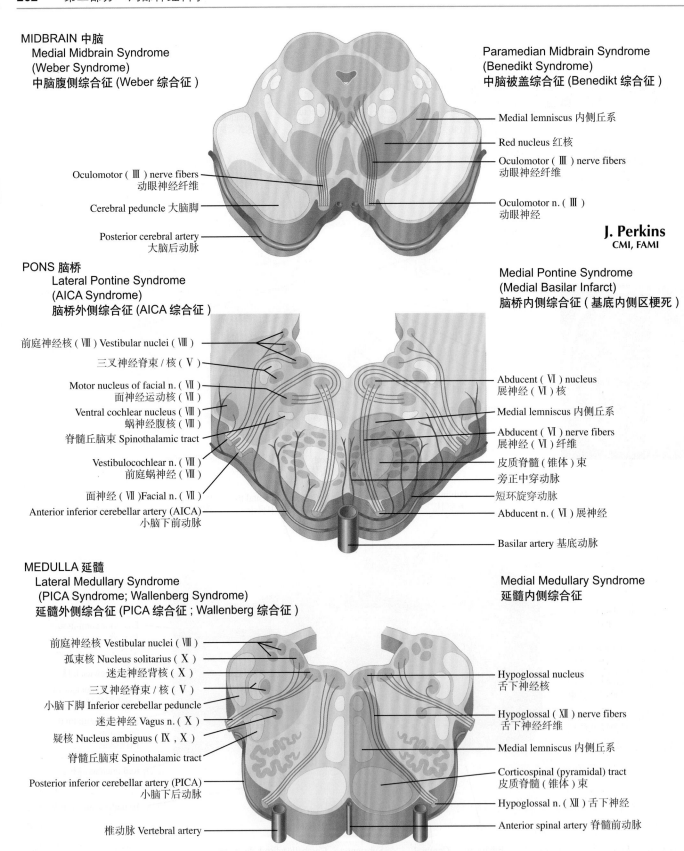

Medial lemniscus 内侧丘系

Red nucleus 红核

Oculomotor (Ⅲ) nerve fibers
动眼神经纤维

Oculomotor (Ⅲ) nerve fibers
动眼神经纤维

Cerebral peduncle 大脑脚

Oculomotor n. (Ⅲ)
动眼神经

Posterior cerebral artery
大脑后动脉

J. Perkins
CMI, FAMI

PONS 脑桥
Lateral Pontine Syndrome
(AICA Syndrome)
脑桥外侧综合征 (AICA 综合征)

Medial Pontine Syndrome
(Medial Basilar Infarct)
脑桥内侧综合征 (基底内侧区梗死)

前庭神经核 (Ⅷ) Vestibular nuclei (Ⅷ)

三叉神经脊束 / 核 (Ⅴ)

Motor nucleus of facial n. (Ⅶ)
面神经运动核 (Ⅶ)

Ventral cochlear nucleus (Ⅷ)
蜗神经腹核 (Ⅷ)

脊髓丘脑束 Spinothalamic tract

Vestibulocochlear n. (Ⅷ)
前庭蜗神经 (Ⅷ)

面神经 (Ⅶ) Facial n. (Ⅶ)

Anterior inferior cerebellar artery (AICA)
小脑下前动脉

Abducent (Ⅵ) nucleus
展神经 (Ⅵ) 核

Medial lemniscus 内侧丘系

Abducent (Ⅵ) nerve fibers
展神经 (Ⅵ) 纤维

皮质脊髓 (锥体) 束

旁正中穿动脉

短环旋穿动脉

Abducent n. (Ⅵ) 展神经

Basilar artery 基底动脉

MEDULLA 延髓
Lateral Medullary Syndrome
(PICA Syndrome; Wallenberg Syndrome)
延髓外侧综合征 (PICA 综合征 ; Wallenberg 综合征)

Medial Medullary Syndrome
延髓内侧综合征

前庭神经核 Vestibular nuclei (Ⅷ)

孤束核 Nucleus solitarius (Ⅹ)

迷走神经背核 (Ⅹ)

三叉神经脊束 / 核 (Ⅴ)

小脑下脚 Inferior cerebellar peduncle

迷走神经 Vagus n. (Ⅹ)

疑核 Nucleus ambiguus (Ⅸ, Ⅹ)

脊髓丘脑束 Spinothalamic tract

Posterior inferior cerebellar artery (PICA)
小脑下后动脉

椎动脉 Vertebral artery

Hypoglossal nucleus
舌下神经核

Hypoglossal (Ⅻ) nerve fibers
舌下神经纤维

Medial lemniscus 内侧丘系

Corticospinal (pyramidal) tract
皮质脊髓 (锥体) 束

Hypoglossal n. (Ⅻ) 舌下神经

Anterior spinal artery 脊髓前动脉

11.15 脑干动脉综合征

这些脑干横断面显示了延髓、脑桥和中脑的血管梗阻的主要好发部位。熟知每个区域的核团及传导束对于理解相应的症状十分必要。在延髓，梗阻主要表现为延髓外侧综合征 (见 11.4 临床意义) 和延髓内侧综合征 (见 4.2 临床意义)。在脑桥，梗阻主要表现为脑桥外侧综合征 (见 11.9 临床意义) 和脑桥内侧综合征 (见 11.6)。在中脑，梗阻主要表现为 Weber 综合征和 Benedikt 综合征 (见 11.13 临床意义)。

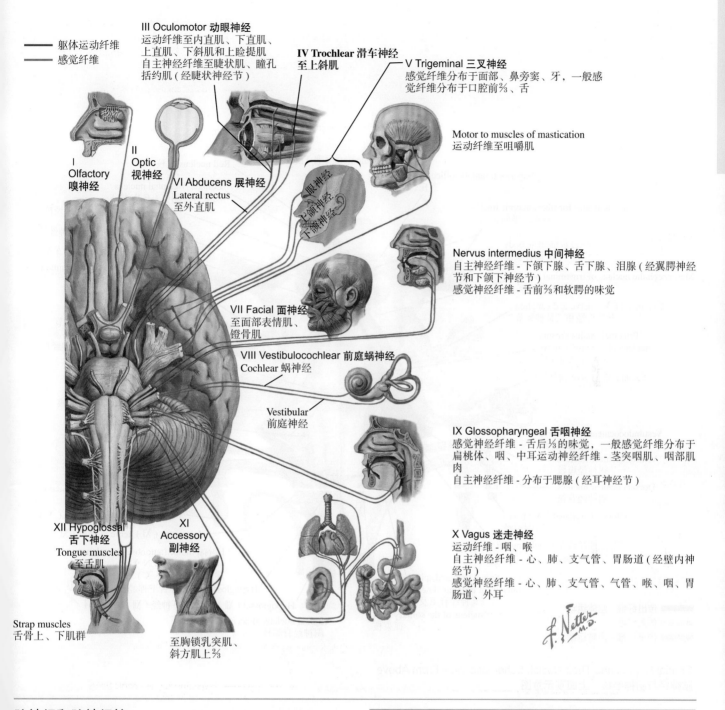

—— 躯体运动纤维
—— 感觉纤维

III Oculomotor 动眼神经
运动纤维至内直肌、下直肌、
上直肌、下斜肌和上睑提肌
自主神经纤维至睫状肌、瞳孔
括约肌（经睫状神经节）

IV Trochlear 滑车神经
至上斜肌

V Trigeminal 三叉神经
感觉纤维分布于面部、鼻旁窦、牙，一般感
觉纤维分布于口腔前⅔、舌

I
Olfactory
嗅神经

II
Optic
视神经

VI Abducens 展神经
Lateral rectus
至外直肌

眼神经
上颌神经
下颌神经

Motor to muscles of mastication
运动纤维至咀嚼肌

Nervus intermedius 中间神经
自主神经纤维 - 下颌下腺、舌下腺、泪腺（经翼腭神经
节和下颌下神经节）
感觉神经纤维 - 舌前⅔和软腭的味觉

VII Facial 面神经
至面部表情肌、
镫骨肌

VIII Vestibulocochlear 前庭蜗神经
Cochlear 蜗神经

Vestibular
前庭神经

IX Glossopharyngeal 舌咽神经
感觉神经纤维 - 舌后⅓的味觉，一般感觉纤维分布于
扁桃体、咽、中耳 运动神经纤维 - 茎突咽肌、咽部肌
肉
自主神经纤维 - 分布于腮腺（经耳神经节）

XII Hypoglossal
舌下神经
Tongue muscles
至舌肌

XI Accessory
副神经

X Vagus 迷走神经
运动纤维 - 咽、喉
自主神经纤维 - 心、肺、支气管、胃肠道（经壁内神
经节）
感觉神经纤维 - 心、肺、支气管、气管、喉、咽、胃
肠道、外耳

Strap muscles
舌骨上、下肌群

至胸锁乳突肌、
斜方肌上⅔

F. Netter
M.D.

脑神经和脑神经核

11.16　脑神经：感觉、运动和自主神经纤维分布图解

　　嗅神经和视神经是中枢神经系统的感觉传导束，起源于神经管，并由少突胶质细胞包绕为髓鞘。第Ⅲ～Ⅻ对脑神经自脑干发出感觉纤维（Ⅴ，Ⅶ～Ⅹ）、运动纤维（Ⅲ～Ⅶ，Ⅸ～Ⅻ）和自主神经纤维（Ⅲ，Ⅶ，Ⅸ，Ⅹ）到头、颈、躯干和四肢的相应部位。从脑干发出的脑神经均与其投射的靶区同侧。除滑车神经核和动眼神经核的运动纤维外，其他脑神经核均位于脑神经自脑干发出的一侧。副神经的脊髓部发自脊髓颅侧的运动神经元，上行穿过枕骨大孔并加入舌咽神经和迷走神经，因此也被视为脑神经。

临床意义

　　一些病变会对多对脑神经产生影响，如肿瘤和肉芽肿、脑干梗死、软脑膜癌变、动脉瘤等。髓外病变主要影响脑神经的感觉、运动和自主神经成分，脑干内部病变则也可影响长传导束。海绵窦的动脉瘤可能会累及第Ⅲ～Ⅵ脑神经；蝶骨后间隙颅中窝的巨大肿瘤可能会影响第Ⅲ～Ⅵ脑神经；脑桥小脑角的巨大肿瘤会累及第Ⅶ、Ⅷ脑神经，甚至第Ⅴ、Ⅸ脑神经；颈静脉孔的肿瘤或动脉瘤则可能影响第Ⅸ、Ⅹ、Ⅺ脑神经；在腮腺后隙的后部的肉芽肿病（如肉瘤）可能会损伤第Ⅸ～Ⅻ脑神经和到头部的交感神经。

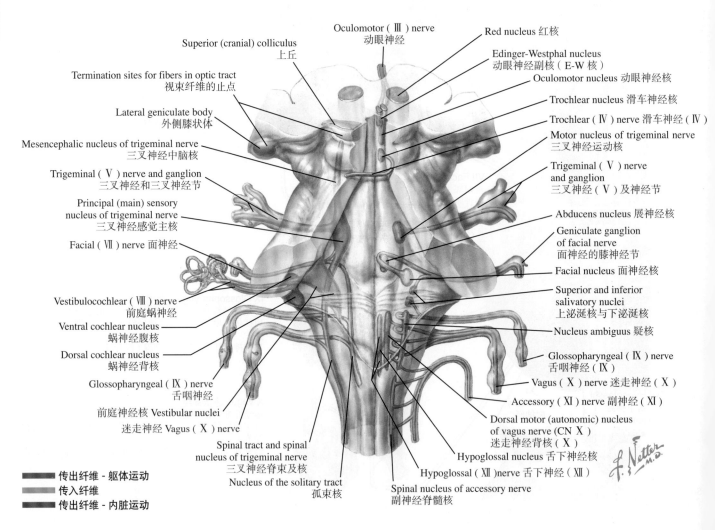

Oculomotor（Ⅲ）nerve 动眼神经

Red nucleus 红核

Superior (cranial) colliculus 上丘

Edinger-Westphal nucleus 动眼神经副核（E-W 核）

Oculomotor nucleus 动眼神经核

Termination sites for fibers in optic tract 视束纤维的止点

Trochlear nucleus 滑车神经核

Lateral geniculate body 外侧膝状体

Trochlear（Ⅳ）nerve 滑车神经（Ⅳ）

Mesencephalic nucleus of trigeminal nerve 三叉神经中脑核

Motor nucleus of trigeminal nerve 三叉神经运动核

Trigeminal（Ⅴ）nerve and ganglion 三叉神经和三叉神经节

Trigeminal（Ⅴ）nerve and ganglion 三叉神经（Ⅴ）及神经节

Principal (main) sensory nucleus of trigeminal nerve 三叉神经感觉主核

Abducens nucleus 展神经核

Geniculate ganglion of facial nerve 面神经的膝神经节

Facial（Ⅶ）nerve 面神经

Facial nucleus 面神经核

Vestibulocochlear（Ⅷ）nerve 前庭蜗神经

Superior and inferior salivatory nuclei 上泌涎核与下泌涎核

Ventral cochlear nucleus 蜗神经腹核

Nucleus ambiguus 疑核

Dorsal cochlear nucleus 蜗神经背核

Glossopharyngeal（Ⅸ）nerve 舌咽神经（Ⅸ）

Glossopharyngeal（Ⅸ）nerve 舌咽神经

Vagus（Ⅹ）nerve 迷走神经（Ⅹ）

前庭神经核 Vestibular nuclei

Accessory（Ⅺ）nerve 副神经（Ⅺ）

迷走神经 Vagus（Ⅹ）nerve

Dorsal motor (autonomic) nucleus of vagus nerve (CN Ⅹ) 迷走神经背核（Ⅹ）

Spinal tract and spinal nucleus of trigeminal nerve 三叉神经脊束及核

Hypoglossal nucleus 舌下神经核

Nucleus of the solitary tract 孤束核

Hypoglossal（Ⅻ）nerve 舌下神经（Ⅻ）

Spinal nucleus of accessory nerve 副神经脊髓核

■■■ 传出纤维 - 躯体运动
■■■ 传入纤维
■■■ 传出纤维 - 内脏运动

Cranial Nerves and Their Nuclei: Schematic View From Above
脑神经与脑神经核：上面观示意图

11.17 脑神经与脑神经核：上面观示意图

脑干的下运动神经元排列在内侧柱（动眼神经、滑车神经、展神经、舌下神经的运动核）和外侧柱〔三叉神经、面神经、疑核（舌咽神经、迷走神经）、副神经的运动核〕。副交感神经核（节前神经元所在）包括内侧的动眼神经副核和迷走神经背核、外侧的上泌涎核（面神经）和下泌涎核（舌咽神经）。次级感觉神经核包括三叉神经感觉主核、三叉神经脊束核、前庭神经核、蜗神经核（前庭蜗神经）和孤束核（面神经、舌咽神经、迷走神经）。上丘和外侧膝状体（核）接受来自视束的次级感觉纤维投射；下丘则接受来自蜗神经核及其他听觉核团的传入信息。薄束核和楔束核位于延髓，接受来自脊神经节的传入信息，其可传导精细本体感觉（精细触觉、振动觉和关节位置觉等）。

临床意义

第 I、II、V、VII ～ X 脑神经含有初级传入纤维。嗅神经属于中枢神经系统传导束，与其他脑神经不同的是，该传导束直接终止于边缘系统前脑结构。视神经也属于中枢神经系统传导束，视网膜神经节作为次级感觉核，向丘脑（外侧膝状体）、上丘、顶盖前区、下丘脑的视交叉上核及其他的脑干区域发出投射纤维。第 V 和 VII ～ X 脑神经可受到周围神经病变的影响，如脱髓鞘病（Guillain-Barré 综合征）、糖尿病神经病变、肿瘤、血管梗阻、创伤和其他病变，这些神经病变通常会导致相应的特定感觉丧失。与周围神经（第 III ～ XII 脑神经）关联的次级感觉核包括三叉神经核（三叉神经感觉主核、三叉神经脊束核）、孤束核、蜗神经核（背核、腹核）和前庭神经核（内侧核、外侧核、下核、上核）等。这些核团可因血管梗阻、肿瘤及其他病变而受损，此类病变常常累及其他的核团及长传导束，形成明显带有中枢神经系统病变特征的综合征（即上运动神经元损伤）。病变累及次级感觉神经核时（如小脑下后动脉梗阻导致三叉神经脊束核损伤）会导致该神经分布区域（同侧面部）的特定感觉（痛觉、温觉）丧失；而一侧三叉神经受损则会导致同侧的感觉完全丧失。

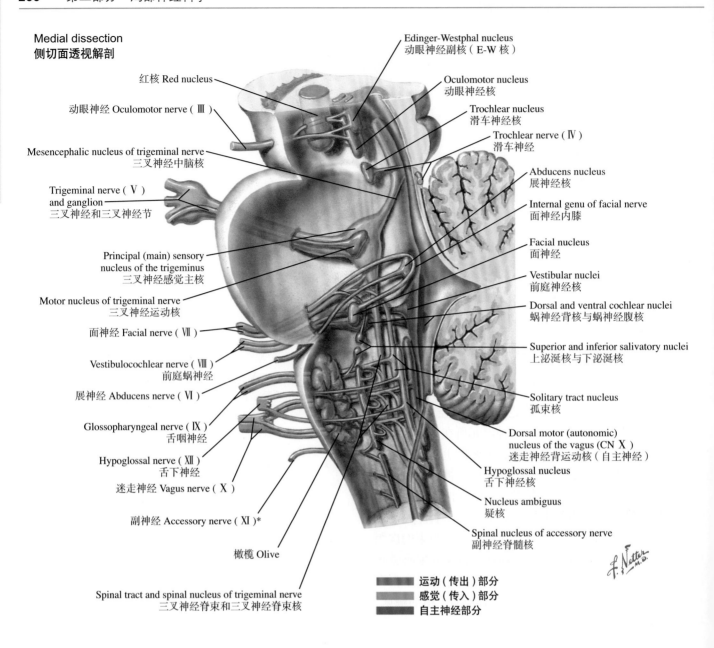

Medial dissection
侧切面透视解剖

红核 Red nucleus

动眼神经 Oculomotor nerve（Ⅲ）

Mesencephalic nucleus of trigeminal nerve
三叉神经中脑核

Trigeminal nerve（Ⅴ）
and ganglion
三叉神经和三叉神经节

Principal (main) sensory
nucleus of the trigeminus
三叉神经感觉主核

Motor nucleus of trigeminal nerve
三叉神经运动核

面神经 Facial nerve（Ⅶ）

Vestibulocochlear nerve（Ⅷ）
前庭蜗神经

展神经 Abducens nerve（Ⅵ）

Glossopharyngeal nerve（Ⅸ）
舌咽神经

Hypoglossal nerve（Ⅻ）
舌下神经

迷走神经 Vagus nerve（Ⅹ）

副神经 Accessory nerve（Ⅺ）*

橄榄 Olive

Spinal tract and spinal nucleus of trigeminal nerve
三叉神经脊束和三叉神经脊束核

Edinger-Westphal nucleus
动眼神经副核（E-W 核）

Oculomotor nucleus
动眼神经核

Trochlear nucleus
滑车神经核

Trochlear nerve（Ⅳ）
滑车神经

Abducens nucleus
展神经核

Internal genu of facial nerve
面神经内膝

Facial nucleus
面神经

Vestibular nuclei
前庭神经核

Dorsal and ventral cochlear nuclei
蜗神经背核与蜗神经腹核

Superior and inferior salivatory nuclei
上泌涎核与下泌涎核

Solitary tract nucleus
孤束核

Dorsal motor (autonomic)
nucleus of the vagus (CN Ⅹ)
迷走神经背运动核（自主神经）

Hypoglossal nucleus
舌下神经核

Nucleus ambiguus
疑核

Spinal nucleus of accessory nerve
副神经脊髓核

运动（传出）部分
感觉（传入）部分
自主神经部分

11.18 脑神经与脑神经核：侧面观

第Ⅲ对脑神经发自中脑腹内侧。第Ⅳ对脑神经在接近脑桥 - 中脑连接处的中脑背侧面穿出脑干，是唯一一对从脑干背侧面发出的脑神经。第Ⅴ对脑神经自脑桥中部侧面发出。第Ⅵ对脑神经发自脑桥内侧的延髓 - 脑桥连接处。第Ⅶ和Ⅷ对脑神经发自延髓 - 脑桥连接处的脑桥小脑角。第Ⅸ和Ⅹ对脑神经发自延髓外侧，上行穿过枕骨大孔并与第Ⅺ对脑神经伴行。第Ⅻ对脑神经自橄榄前沟内侧发出。血管损伤、肿瘤和退行性疾病等可以导致脑干局部病变。了解脑神经进入和穿出的位点对于定位上述损伤位置尤为重要。

临床意义

含有下运动神经元的脑神经核团包括两个纵向柱：内侧柱

（第Ⅲ，Ⅳ，Ⅵ，Ⅻ脑神经核）和外侧柱（三叉神经运动核、面神经核、疑核）。中枢神经系统的下运动神经元发出轴突至周围神经系统，与骨骼肌形成胆碱能突触，并对其支配的肌肉有着重要的营养作用。下运动神经元损伤（如脊髓灰质炎、肌萎缩性脊髓侧索硬化症和其他下运动神经元麻痹）会造成支配肌肉的完全瘫痪；失神经支配、肌张力丧失和反射丧失则会导致肌肉萎缩。失神经支配的肌肉通常会处于去神经增敏状态，在肌电图上可见纤维性颤动。下运动神经元死亡前的电反应表现为运动单位（神经元及其支配的肌纤维）的自发放电（在肌萎缩脊髓侧索硬化症尤其明显），每次放电产生肉眼可见的肌束震颤（或抽搐）。在一些下运动神经元病，如脊髓灰质炎中，如果有足够的邻近神经元存活，存活的神经元则可发出轴突，重新到达之前支配的骨骼肌纤维，形成突触。这个过程必须在约1年内完成，否则肌肉将永久萎缩。上运动神经元麻痹时，下运动神经元并没有死亡，肌纤维仍处于神经支配状态，表现为反射亢进、肌张力增高、被动伸展（强直状态）和病理反射（足底伸肌反应）。

Superior View 上面观

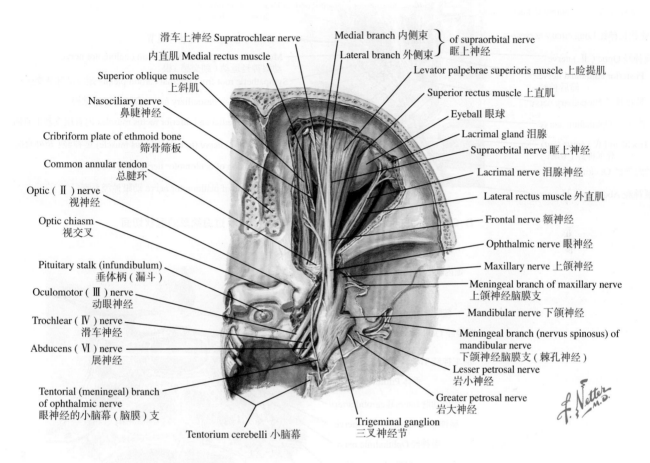

滑车上神经 Supratrochlear nerve

内直肌 Medial rectus muscle

Superior oblique muscle 上斜肌

Nasociliary nerve 鼻睫神经

Cribriform plate of ethmoid bone 筛骨筛板

Common annular tendon 总腱环

Optic (Ⅱ) nerve 视神经

Optic chiasm 视交叉

Pituitary stalk (infundibulum) 垂体柄（漏斗）

Oculomotor (Ⅲ) nerve 动眼神经

Trochlear (Ⅳ) nerve 滑车神经

Abducens (Ⅵ) nerve 展神经

Tentorial (meningeal) branch of ophthalmic nerve 眼神经的小脑幕（脑膜）支

Tentorium cerebelli 小脑幕

Medial branch 内侧束 } of supraorbital nerve 眶上神经
Lateral branch 外侧束

Levator palpebrae superioris muscle 上睑提肌

Superior rectus muscle 上直肌

Eyeball 眼球

Lacrimal gland 泪腺

Supraorbital nerve 眶上神经

Lacrimal nerve 泪腺神经

Lateral rectus muscle 外直肌

Frontal nerve 额神经

Ophthalmic nerve 眼神经

Maxillary nerve 上颌神经

Meningeal branch of maxillary nerve 上颌神经脑膜支

Mandibular nerve 下颌神经

Meningeal branch (nervus spinosus) of mandibular nerve 下颌神经脑膜支（棘孔神经）

Lesser petrosal nerve 岩小神经

Greater petrosal nerve 岩大神经

Trigeminal ganglion 三叉神经节

11.19 眶部的神经

视神经传递同侧视网膜传出的视觉信息。来自视网膜颞侧半的视神经轴突走行在同侧，而来自视网膜鼻侧半的轴突经视交叉越过中线，与对侧的颞侧半视神经轴突合成视束。动眼神经（来自动眼神经核）、滑车神经和展神经支配所有眼外肌。三叉神经眼支的感觉部分传导角膜和眼球的一般感觉，并组成角膜反射的传入神经部分。面神经的运动纤维支配有闭眼功能的眼轮匝肌，构成角膜反射的传出神经部分。

临床意义

视神经是由少突胶质细胞包绕的有髓中枢神经系统传导束，可在脱髓鞘疾病（如多发性硬化症的视神经炎）、视神经胶质瘤、缺血性损伤（如视网膜中央动脉）或者创伤（如蝶骨骨折）中受损，造成同侧的失明或暗点（盲点）。如果受损同侧的眼球处于正常状态，则可排除视交叉、视束或中枢性视觉损伤的情况。视网膜也属中枢神经系统，可能发生神经变性。黄斑变性涉及视网膜的视锥细胞密集区的损伤，可造成阅读障碍和视敏度丧失。颅内压升高可致视盘水肿，即颅高压挤压视神经（压向眼球中央），形成眼底镜检查可见的视神经乳头处膨隆。这一现象在颅内压升高 24 小时后出现。视盘水肿可用于确诊颅内压升高。

A. Superior view with extraocular muscles partially cut away 上面观（切除部分眼外肌）

Supratrochlear nerve (*cut*)
滑车上神经（切断）

Medial and lateral branches
of supraorbital nerve (*cut*)
眶上神经内、外侧支（切断）

Infratrochlear nerve
滑车下神经

筛前神经 Anterior ethmoidal nerve

睫状长神经 Long ciliary nerves

视神经 Optic（Ⅱ）nerve

Posterior ethmoidal nerve
筛后神经

鼻睫神经 Nasociliary nerve

眼神经 Ophthalmic nerve

Trochlear（Ⅳ）nerve (*cut*)
滑车神经（切断）

动眼神经 Oculomotor（Ⅲ）nerve

展神经 Abducens（Ⅵ）nerve

Levator palpebrae superioris muscle (*cut*) 上睑提肌（切断）

Superior rectus muscle (*cut*) 上直肌（切断）

Lacrimal nerve (*cut*) 泪腺神经（切断）

Short ciliary nerves 睫状短神经

Branch of oculomotor nerve to inferior oblique muscle
动眼神经至下斜肌的分支

Ciliary ganglion 睫状神经节

Motor (parasympathetic) root from oculomotor nerve
动眼神经运动（副交感）根

Sympathetic root from internal carotid plexus 颈内动脉丛交感根

Sensory root from nasociliary nerve 鼻睫神经感觉根

Branches to medial and inferior rectus muscles 内直肌支和下直肌支

Abducens（Ⅵ）nerve (to lateral rectus muscle) 展神经（至外直肌）

Inferior division of oculomotor nerve 动眼神经下支

Superior division of oculomotor nerve 动眼神经上支

B. Coronal section through the cavernous sinus 过海绵窦的冠状切面

视交叉 Optic chiasm

颈内动脉 Internal carotid artery

鞍膈 Diaphragma sellae

动眼神经 Oculomotor（Ⅲ）nerve

滑车神经 Trochlear（Ⅳ）nerve

垂体 Pituitary gland

颈内动脉 Internal carotid artery

展神经 Abducens（Ⅵ）nerve

眼神经 Ophthalmic nerve

海绵窦 Cavernous sinus

上颌神经 Maxillary nerve

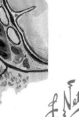

11.20　眶部的神经（续）

　　动眼神经副核（E-W核）发出副交感节前纤维至睫状神经节，换元后支配瞳孔括约肌和睫状肌（调节视近物）。上泌涎核发出副交感节前纤维至翼腭神经节，换元并支配泪腺产生泪液。颈上神经节发出的交感节后纤维支配瞳孔开大肌和上睑板肌（损伤后造成轻度上睑下垂）。第Ⅲ、Ⅳ、Ⅵ、Ⅴ对脑神经（眼神经和上颌神经分支）穿行海绵窦，易在海绵窦血栓形成时受伤。

临床意义

　　创伤、血管梗阻、肿瘤、动脉瘤、受压（动眼神经被压迫向小脑幕游离缘，出现小脑幕切迹疝）或其他病变均可导致眼

外肌的神经受损。动眼神经麻痹造成内直肌、上直肌、下直肌、下斜肌和上睑提肌瘫痪或张力减弱，最显著的改变是同侧眼球不能外展、横向斜视（由于外直肌的活动缺乏拮抗）和复视。上睑提肌受到损伤会造成同侧重度上睑下垂。动眼神经损伤也会破坏从动眼神经副核到睫状神经节的联系，造成同侧瞳孔扩大并丧失反应性。

　　滑车神经损伤可造成上斜肌瘫痪或张力减弱。由于上斜肌沿鼻侧牵拉眼球，使瞳孔转向下方（向内下），因此上斜肌瘫痪的患者在下楼梯、离开人行道和躺着看书时会遇到困难。患者通常会通过把头转向健侧，避免使用麻痹的肌肉来平衡滑车神经的损伤。

　　展神经损伤可造成同侧外直肌瘫痪或张力减弱，引起内侧斜视，并在向外侧凝视时产生复视。

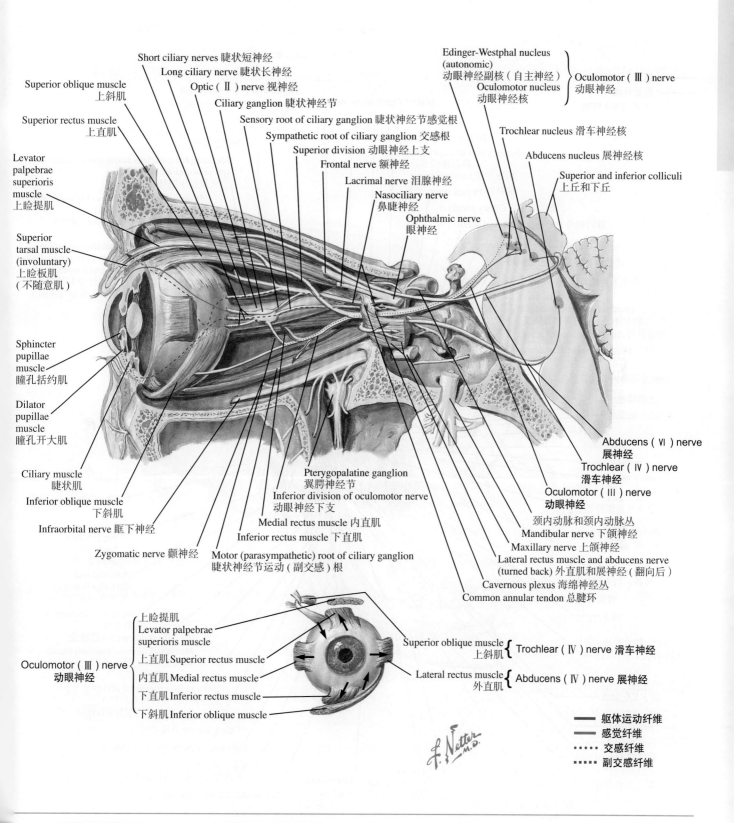

Short ciliary nerves 睫状短神经
Long ciliary nerve 睫状长神经
Optic（Ⅱ）nerve 视神经
Ciliary ganglion 睫状神经节
Sensory root of ciliary ganglion 睫状神经节感觉根
Sympathetic root of ciliary ganglion 交感根
Superior division 动眼神经上支
Frontal nerve 额神经
Lacrimal nerve 泪腺神经
Nasociliary nerve 鼻睫神经
Ophthalmic nerve 眼神经

Superior oblique muscle 上斜肌
Superior rectus muscle 上直肌
Levator palpebrae superioris muscle 上睑提肌
Superior tarsal muscle (involuntary) 上睑板肌（不随意肌）
Sphincter pupillae muscle 瞳孔括约肌
Dilator pupillae muscle 瞳孔开大肌
Ciliary muscle 睫状肌
Inferior oblique muscle 下斜肌
Infraorbital nerve 眶下神经
Zygomatic nerve 颧神经

Edinger-Westphal nucleus (autonomic) 动眼神经副核（自主神经）
Oculomotor nucleus 动眼神经核
Oculomotor（Ⅲ）nerve 动眼神经
Trochlear nucleus 滑车神经核
Abducens nucleus 展神经核
Superior and inferior colliculi 上丘和下丘

Pterygopalatine ganglion 翼腭神经节
Inferior division of oculomotor nerve 动眼神经下支
Medial rectus muscle 内直肌
Inferior rectus muscle 下直肌
Motor (parasympathetic) root of ciliary ganglion 睫状神经节运动（副交感）根

Abducens（Ⅵ）nerve 展神经
Trochlear（Ⅳ）nerve 滑车神经
Oculomotor（Ⅲ）nerve 动眼神经
颈内动脉和颈内动脉丛
Mandibular nerve 下颌神经
Maxillary nerve 上颌神经
Lateral rectus muscle and abducens nerve (turned back) 外直肌和展神经（翻向后）
Cavernous plexus 海绵神经丛
Common annular tendon 总腱环

上睑提肌 Levator palpebrae superioris muscle
上直肌 Superior rectus muscle
内直肌 Medial rectus muscle
下直肌 Inferior rectus muscle
下斜肌 Inferior oblique muscle
Oculomotor（Ⅲ）nerve 动眼神经

Superior oblique muscle 上斜肌 { Trochlear（Ⅳ）nerve 滑车神经
Lateral rectus muscle 外直肌 { Abducens（Ⅳ）nerve 展神经

躯体运动纤维
感觉纤维
交感纤维
副交感纤维

11.21 眼外肌的神经（Ⅲ，Ⅳ，Ⅵ）支配和睫状神经节：与眼的关系

展神经支配外直肌，其损伤可引起同侧眼球向外侧凝视麻痹。滑车神经支配上斜肌，其损伤可造成不能向内、下凝视（在下台阶、离开人行道、卧床看书时最明显）。动眼神经（动眼神经核）支配内直肌、上直肌、下直肌、下斜肌（损伤后可造成同侧眼球不能向内凝视）和上睑提肌（损伤后可造成重度上睑下垂）。睫状神经节发出副交感节后纤维，支配瞳孔括约肌和睫状肌，其损伤可造成瞳孔扩大并丧失反应性，如瞳孔对光反射消失、视近物时无适应性调节功能等症状。

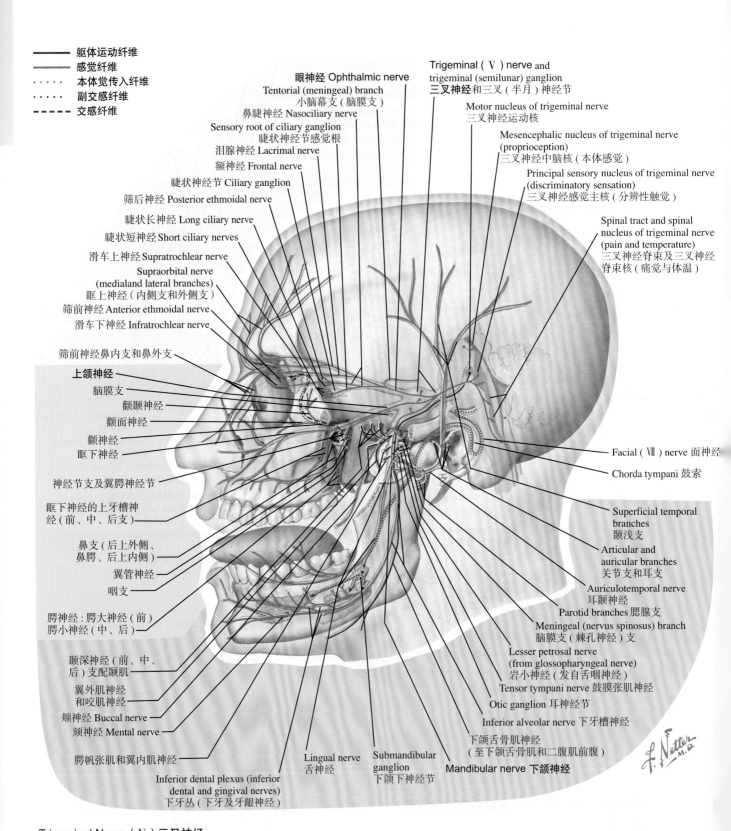

躯体运动纤维
感觉纤维
本体觉传入纤维
副交感纤维
交感纤维

眼神经 Ophthalmic nerve
Tentorial (meningeal) branch
小脑幕支（脑膜支）
鼻睫神经 Nasociliary nerve
Sensory root of ciliary ganglion
睫状神经节感觉根
泪腺神经 Lacrimal nerve
额神经 Frontal nerve
睫状神经节 Ciliary ganglion
筛后神经 Posterior ethmoidal nerve
睫状长神经 Long ciliary nerve
睫状短神经 Short ciliary nerves
滑车上神经 Supratrochlear nerve
Supraorbital nerve
(medialand lateral branches)
眶上神经（内侧支和外侧支）
筛前神经 Anterior ethmoidal nerve
滑车下神经 Infratrochlear nerve
筛前神经鼻内支和鼻外支
上颌神经
脑膜支
颧颞神经
颧面神经
颧神经
眶下神经
神经节支及翼腭神经节
眶下神经的上牙槽神经（前、中、后支）
鼻支（后上外侧、鼻腭、后上内侧）
翼管神经
咽支
腭神经：腭大神经（前）腭小神经（中、后）
颞深神经（前、中、后）支配颞肌
翼外肌神经和咬肌神经
颊神经 Buccal nerve
颏神经 Mental nerve
腭帆张肌和翼内肌神经
Inferior dental plexus (inferior dental and gingival nerves)
下牙丛（下牙及牙龈神经）
Lingual nerve
舌神经
Submandibular ganglion
下颌下神经节
Mandibular nerve 下颌神经

Trigeminal (V) nerve and
trigeminal (semilunar) ganglion
三叉神经和三叉（半月）神经节
Motor nucleus of trigeminal nerve
三叉神经运动核
Mesencephalic nucleus of trigeminal nerve
(proprioception)
三叉神经中脑核（本体感觉）
Principal sensory nucleus of trigeminal nerve
(discriminatory sensation)
三叉神经感觉主核（分辨性触觉）
Spinal tract and spinal
nucleus of trigeminal nerve
(pain and temperature)
三叉神经脊束及三叉神经脊束核（痛觉与体温）
Facial (VII) nerve 面神经
Chorda tympani 鼓索
Superficial temporal branches
颞浅支
Articular and auricular branches
关节支和耳支
Auriculotemporal nerve
耳颞神经
Parotid branches 腮腺支
Meningeal (nervus spinosus) branch
脑膜支（棘孔神经）支
Lesser petrosal nerve
(from glossopharyngeal nerve)
岩小神经（发自舌咽神经）
Tensor tympani nerve 鼓膜张肌神经
Otic ganglion 耳神经节
Inferior alveolar nerve 下牙槽神经
下颌舌骨肌神经
（至下颌舌骨肌和二腹肌前腹）

Trigeminal Nerve (V) 三叉神经

11.22　三叉神经（Ⅴ）

三叉神经传导来自面部、鼻旁窦、牙和口腔前部的感觉信息，可分为三个分支：①眼神经——感觉纤维；②上颌神经—感觉纤维；③下颌神经——感觉纤维和支配咀嚼肌及鼓膜张肌的运动纤维。每个分支有明确的分布区域和明显的界线。与脊神经后根感觉纤维所分布的皮区相互重叠不同，三叉神经分支的分布区域不存在重叠，某一分支损伤会造成相应区域的感觉完全麻木。

来自三叉（半月）神经节，传导精细触觉的初级感觉纤维止于三叉神经感觉主核和三叉神经脊束核的口侧亚核，传导痛觉、温觉（粗感觉）的纤维则止于三叉神经脊束核的尾侧亚核和极间亚核。三叉神经也传导来自咀嚼肌和眼外肌肌梭的本体感觉。初级感觉纤维的胞体存在于三叉神经中脑核，是唯一一组存在于中枢神经系统的初级感觉神经元。

临床意义

三叉神经痛为突发、短暂（持续不到一分钟）、阵发性的极度疼痛，有时被描述为针刺或撕裂样疼痛，通常局限在三叉神经某一分支分布的区域内。上颌神经和下颌神经痛较眼神经多发，常见于老年人。疼痛可在一天之内发作数次，并连续数周反复发作。疼痛往往有触发点，一些温和的刺激，比如轻触、咀嚼，甚至说话都可能引起发作。疼痛的发作并不影响相应三叉神经分支分布区域的感觉传导。三叉神经痛可以是特发性的或是其他疾病所引起的症状。在某些情况下，小脑上动脉细小的异常分支，或其他邻近的动脉压迫三叉神经根可引起三叉神经痛；其他如肿瘤、炎症或脱髓鞘形成的斑块亦可能引起发作。如果三叉神经痛伴发有其他进展性病变，神经系统检查会显示出相应分支的感觉和运动功能障碍。原发性三叉神经痛通常可以用卡马西平或其他抗癫痫药和膜稳定剂治疗。对被压迫血管进行手术减压也会对疼痛有所帮助。另一方案是将神经根暂时或永久切除，这一方案所造成的功能缺失通常也比阵发性疼痛更易容忍。

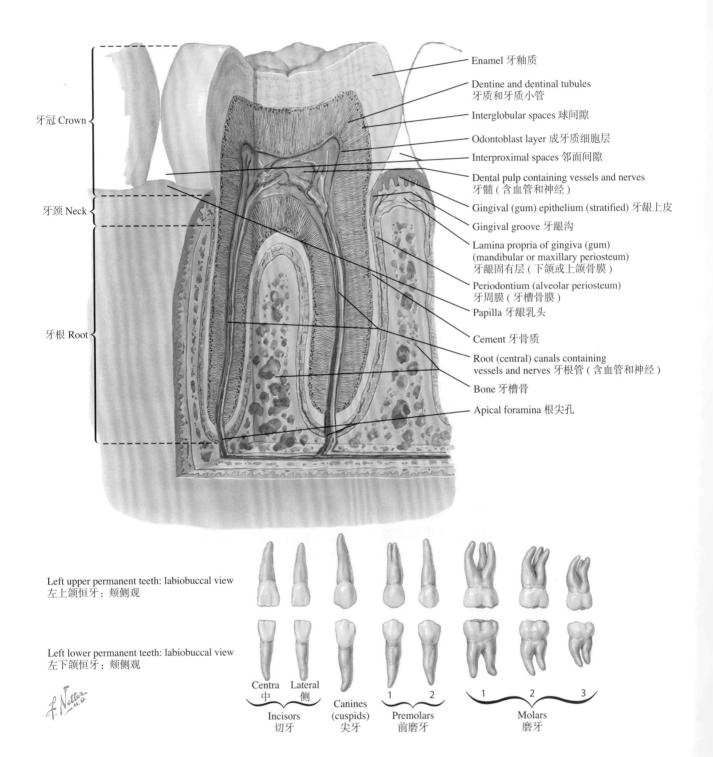

牙冠 Crown

牙颈 Neck

牙根 Root

Enamel 牙釉质

Dentine and dentinal tubules
牙质和牙质小管

Interglobular spaces 球间隙

Odontoblast layer 成牙质细胞层

Interproximal spaces 邻面间隙

Dental pulp containing vessels and nerves
牙髓（含血管和神经）

Gingival (gum) epithelium (stratified) 牙龈上皮

Gingival groove 牙龈沟

Lamina propria of gingiva (gum)
(mandibular or maxillary periosteum)
牙龈固有层（下颌或上颌骨膜）

Periodontium (alveolar periosteum)
牙周膜（牙槽骨膜）

Papilla 牙龈乳头

Cement 牙骨质

Root (central) canals containing
vessels and nerves 牙根管（含血管和神经）

Bone 牙槽骨

Apical foramina 根尖孔

Left upper permanent teeth: labiobuccal view
左上颌恒牙：颊侧观

Left lower permanent teeth: labiobuccal view
左下颌恒牙：颊侧观

| Centra 中 | Lateral 侧 | | 1 | 2 | | 1 | 2 | 3 |
| Incisors 切牙 | | Canines (cuspids) 尖牙 | Premolars 前磨牙 | | Molars 磨牙 | | |

11.23 牙的神经分布

三叉神经的上颌支（上颌齿）和下颌支（下颌齿）的感觉纤维分布于牙髓。当牙齿的腐蚀或侵蚀接近牙髓

时，这些神经纤维会变得对温度变化（尤其是冷觉）或压力（水肿或机械压力）十分敏感，产生剧烈的疼痛。

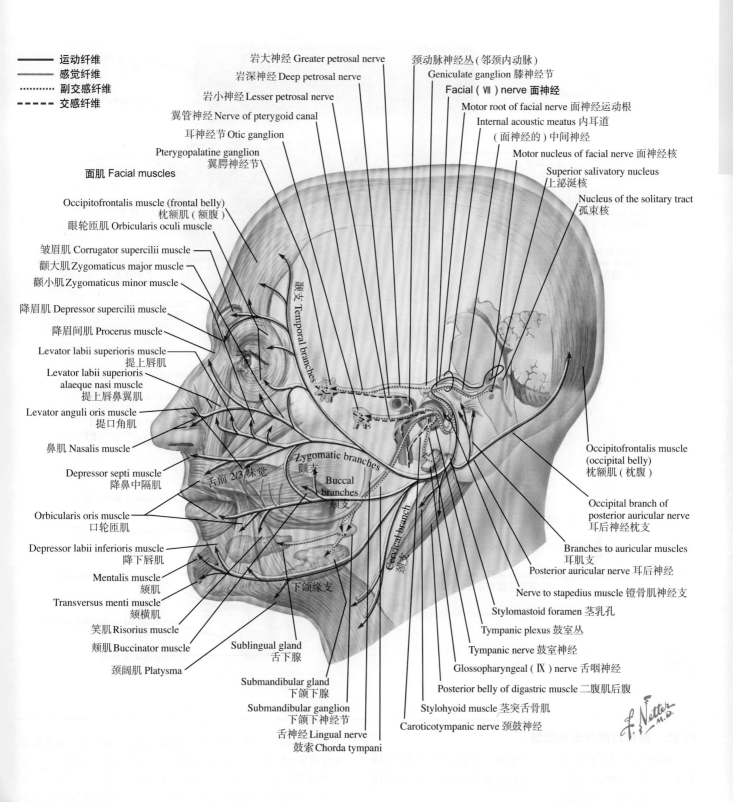

运动纤维
感觉纤维
副交感纤维
交感纤维

岩大神经 Greater petrosal nerve
岩深神经 Deep petrosal nerve
岩小神经 Lesser petrosal nerve
翼管神经 Nerve of pterygoid canal
耳神经节 Otic ganglion
Pterygopalatine ganglion 翼腭神经节

颈动脉神经丛（邻颈内动脉）
Geniculate ganglion 膝神经节
Facial（Ⅶ）nerve 面神经
Motor root of facial nerve 面神经运动根
Internal acoustic meatus 内耳道
（面神经的）中间神经
Motor nucleus of facial nerve 面神经核
Superior salivatory nucleus 上泌涎核
Nucleus of the solitary tract 孤束核

面肌 Facial muscles

Occipitofrontalis muscle (frontal belly) 枕额肌（额腹）
眼轮匝肌 Orbicularis oculi muscle
皱眉肌 Corrugator supercilii muscle
颧大肌 Zygomaticus major muscle
颧小肌 Zygomaticus minor muscle
降眉肌 Depressor supercilii muscle
降眉间肌 Procerus muscle
Levator labii superioris muscle 提上唇肌
Levator labii superioris alaeque nasi muscle 提上唇鼻翼肌
Levator anguli oris muscle 提口角肌
鼻肌 Nasalis muscle
Depressor septi muscle 降鼻中隔肌
Orbicularis oris muscle 口轮匝肌
Depressor labii inferioris muscle 降下唇肌
Mentalis muscle 颏肌
Transversus menti muscle 颏横肌
笑肌 Risorius muscle
颊肌 Buccinator muscle
颈阔肌 Platysma

颞支 Temporal branches
舌前 2/3 味觉
Zygomatic branches 颧支
Buccal branches 颊支
Cervical branch 颈支
下颌缘支
Sublingual gland 舌下腺
Submandibular gland 下颌下腺
Submandibular ganglion 下颌下神经节
舌神经 Lingual nerve
鼓索 Chorda tympani

Occipitofrontalis muscle (occipital belly) 枕额肌（枕腹）
Occipital branch of posterior auricular nerve 耳后神经枕支
Branches to auricular muscles 耳肌支
Posterior auricular nerve 耳后神经
Nerve to stapedius muscle 镫骨肌神经支
Stylomastoid foramen 茎乳孔
Tympanic plexus 鼓室丛
Tympanic nerve 鼓室神经
Glossopharyngeal（Ⅸ）nerve 舌咽神经
Posterior belly of digastric muscle 二腹肌后腹
Stylohyoid muscle 茎突舌骨肌
Caroticotympanic nerve 颈鼓神经

11.24 面神经（Ⅶ）

面神经是包含运动纤维、副交感纤维和感觉纤维的混合性神经。运动纤维支配面部的表情肌，包括头皮、耳郭、颊肌、镫骨肌、茎突舌骨肌和二腹肌后腹。面神经损伤可致同侧面部表情麻痹（Bell 面瘫），包括前额；中枢皮质延髓病变引起的面瘫不包括面的上部。持续处于高分贝的噪音环境中可引起镫骨肌紧张，进而抑制听小骨的振动；面神经损伤时则可导致听觉过敏。从上泌涎核发出的面神经副交感纤维投射至翼腭神经节，换元后分布于泪腺；到下颌下神经节换元后分布于下颌下腺和舌下腺。特殊感觉纤维来自舌前 2/3（经鼓索）和软腭（经岩大神经），其初级感觉纤维的胞体位于膝状神经节，可将味觉信息传导至位于延髓的孤束核上段。

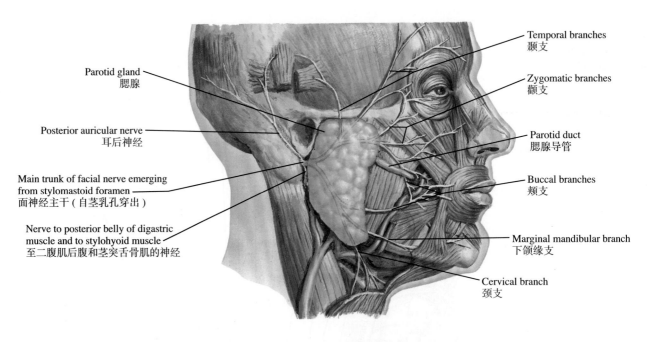

水平切面 Horizontal section

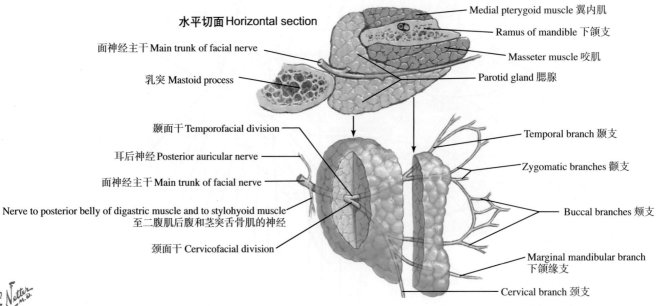

11.25　面神经的分支和腮腺

　　面神经及其分支直接穿经腮腺。在此区域进行外科手术（尤其是肿瘤切除）时可能会损伤面神经，造成相应的肌肉麻痹，引起面瘫。

临床意义

　　Bell 面瘫（面神经麻痹）是最常见的面神经疾病。通常急性起病，几个小时到一天左右，造成面部一侧肌张力降低或麻痹。有些患者在发病前 1~2 天表现出耳后疼痛、流泪减少或听觉过敏。不同于只影响面下部的由对侧内囊膝损伤引起的中枢性面瘫，Bell 面瘫涉及患侧的所有肌肉。Bell 面瘫时，同侧前额皱纹消失，眼无法闭合，面部光滑，口角下垂。病毒感染（特别是 I 型单纯疱疹病毒）或者炎症可诱发 Bell 面瘫；一些少见的情况，如 Lyme 病、艾滋病、糖尿病、结节病或其他感染也可能引起该病。虽然在面神经与鼓索融合处附近受损时可能会导致舌前 2/3 的味觉（面神经传导）的丧失，但感觉丧失并不是该病的症状之一。当支配镫骨肌的神经受损则会导致对响声敏感（听觉过敏）。如果只是神经局部受损、面肌张力减弱，则患者可在几周或数月内恢复；若面肌重度麻痹，则由于神经再生，恢复过程可能长达 2 年。在此过程中，一些再生神经纤维可能异位生长，如原本支配唾液腺的自主神经纤维可能连接到泪腺，造成"鳄鱼泪"或异常的味泪反射。异常的再生面神经纤维也可能与肌纤维形成突触，造成抽搐、痉挛、运动困难或挛缩。

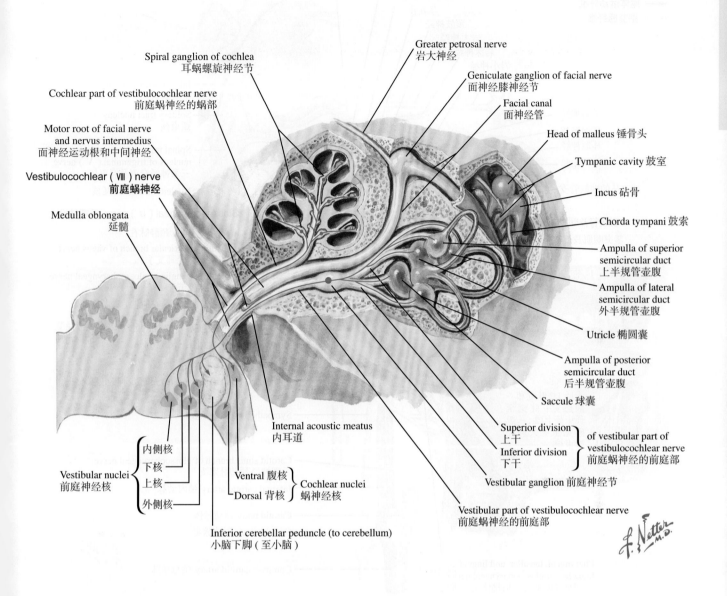

Spiral ganglion of cochlea
耳蜗螺旋神经节

Cochlear part of vestibulocochlear nerve
前庭蜗神经的蜗部

Motor root of facial nerve
and nervus intermedius
面神经运动根和中间神经

Vestibulocochlear (Ⅷ) nerve
前庭蜗神经

Medulla oblongata
延髓

Greater petrosal nerve
岩大神经

Geniculate ganglion of facial nerve
面神经膝神经节

Facial canal
面神经管

Head of malleus 锤骨头

Tympanic cavity 鼓室

Incus 砧骨

Chorda tympani 鼓索

Ampulla of superior
semicircular duct
上半规管壶腹

Ampulla of lateral
semicircular duct
外半规管壶腹

Utricle 椭圆囊

Ampulla of posterior
semicircular duct
后半规管壶腹

Saccule 球囊

Superior division
上干
Inferior division
下干
of vestibular part of
vestibulocochlear nerve
前庭蜗神经的前庭部

Vestibular ganglion 前庭神经节

Vestibular part of vestibulocochlear nerve
前庭蜗神经的前庭部

内侧核
下核
上核
外侧核
Vestibular nuclei
前庭神经核

Ventral 腹核
Dorsal 背核
Cochlear nuclei
蜗神经核

Internal acoustic meatus
内耳道

Inferior cerebellar peduncle (to cerebellum)
小脑下脚（至小脑）

f. Netter M.D.

11.26   前庭蜗神经（Ⅷ）

前庭蜗神经起自前庭神经节（Scarpa 神经节）和螺旋（蜗）神经节的初级感觉神经元。前庭神经节细胞的周围突分布于椭圆囊、球囊（感受线性加速度，如重力）和半规管壶腹（感受角加速度，如运动）的毛细胞。椭圆囊、球囊和半规管可为姿势的协调和平衡以及头颈部的运动提供神经信号。前庭神经节细胞的中枢突止于延髓、脑桥和小脑的前庭核（内侧核、外侧核、上核及下核）。蜗神经节细胞的周围突分布于蜗管内 Corti 器的毛细胞，通过中枢突传递听觉信息到蜗神经背侧核和腹核。一侧前庭蜗神经损伤可造成同侧耳聋、眩晕及平衡感丧失。

临床意义

前庭蜗神经发自脑干腹外侧缘近延髓－脑桥－小脑的连接处（脑桥小脑角），此处可发生前庭蜗神经施万细胞瘤、听神经鞘瘤等，通常自前庭部分起病。前庭神经受到刺激时会导致眩晕、头晕、恶心或空间定向障碍，这些症状伴随神经破坏而持续存在。施万细胞瘤刺激三叉神经的听觉分支时可首先引起耳鸣，继而导致听觉的逐渐丧失和无法判断声源方向。随着神经被破坏，耳鸣减少，并发生同侧耳聋。由于面神经邻近前庭蜗神经，听神经鞘瘤也常常会造成同侧面瘫或麻痹。肿瘤可向上扩展至三叉神经或向下扩展至舌咽神经和迷走神经，还可能会影响到相邻的脑干和小脑，引起脑积水和颅内压增高。

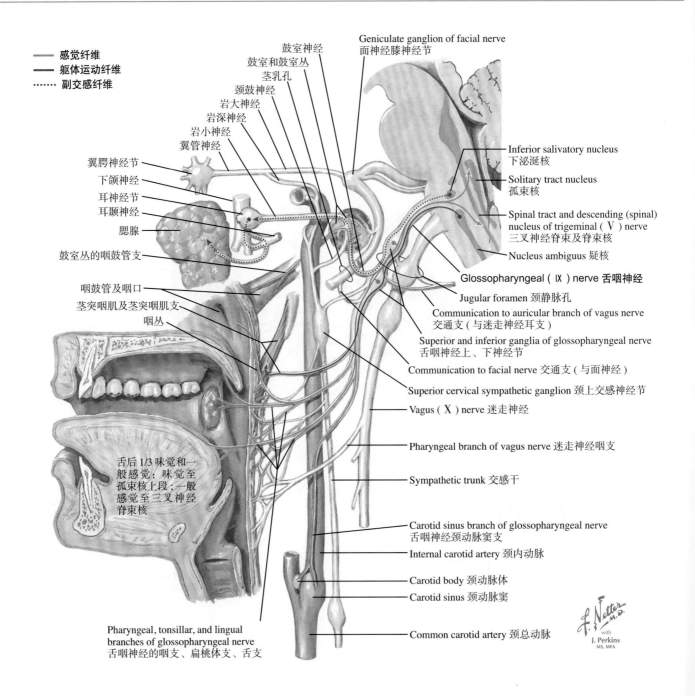

感觉纤维
躯体运动纤维
副交感纤维

鼓室神经
鼓室和鼓室丛
茎乳孔
颈鼓神经
岩大神经
岩深神经
岩小神经
翼管神经
翼腭神经节
下颌神经
耳神经节
耳颞神经
腮腺
鼓室丛的咽鼓管支
咽鼓管及咽口
茎突咽肌及茎突咽肌支
咽丛

舌后 1/3 味觉和一般感觉：味觉至孤束核上段；一般感觉至三叉神经脊束核

Geniculate ganglion of facial nerve 面神经膝神经节

Inferior salivatory nucleus 下泌涎核
Solitary tract nucleus 孤束核
Spinal tract and descending (spinal) nucleus of trigeminal (V) nerve 三叉神经脊束及脊束核
Nucleus ambiguus 疑核
Glossopharyngeal (Ⅸ) nerve 舌咽神经
Jugular foramen 颈静脉孔
Communication to auricular branch of vagus nerve 交通支（与迷走神经耳支）
Superior and inferior ganglia of glossopharyngeal nerve 舌咽神经上、下神经节
Communication to facial nerve 交通支（与面神经）
Superior cervical sympathetic ganglion 颈上交感神经节
Vagus (X) nerve 迷走神经
Pharyngeal branch of vagus nerve 迷走神经咽支
Sympathetic trunk 交感干
Carotid sinus branch of glossopharyngeal nerve 舌咽神经颈动脉窦支
Internal carotid artery 颈内动脉
Carotid body 颈动脉体
Carotid sinus 颈动脉窦
Common carotid artery 颈总动脉

Pharyngeal, tonsillar, and lingual branches of glossopharyngeal nerve 舌咽神经的咽支、扁桃体支、舌支

11.27　舌咽神经（Ⅸ）

舌咽神经是包含运动纤维、副交感纤维和感觉纤维的混合性神经。来自疑核的运动纤维支配茎突咽肌，并可在吞咽时协助咽部肌肉。下泌涎核发出的副交感节前纤维与舌咽神经伴行至耳神经节，换元后分布于腮腺和一些粘液腺。由岩神经节（下神经节）发出的特殊感觉纤维可传导舌后 1/3（包括轮廓乳头处的大量味蕾）和部分软腭的味觉信息，止于孤束核的上段。下神经节的其他初级感觉神经元轴突可传导来自舌后 1/3、咽、咽峡、扁桃体、鼓室、咽鼓管和乳突小房的一般感觉，它们的中枢突止于三叉神经脊束核。来自咽的一般感觉纤维参与组成咽反射的传入神经部分。另有初级感觉神经元分布于颈动脉体（二氧化碳化学感受器）和颈动脉窦（压

力感受器），这些神经元的中枢突止于孤束核尾端。上神经节的初级感觉神经元分布于耳后的小部分区域，将一般感觉信息传导至三叉神经脊束核。

临床意义

舌咽神经可被诱发短暂的极度疼痛（舌咽神经痛），与三叉神经痛类似。疼痛起源于喉（扁桃体窝）或下颌并向耳部放射，一些患者表现为舌、面部或下颌疼痛。触发疼痛的活动通常是吞咽、咳嗽、打喷嚏或打哈欠。如果疼痛的始动因素激活了与脑干血管舒缩反应有关的舌咽神经传入纤维，患者可能会出现心动过缓和晕厥。舌咽神经痛的治疗与三叉神经痛相似，对扭曲畸形的血管进行解压手术也可达到治疗的效果。

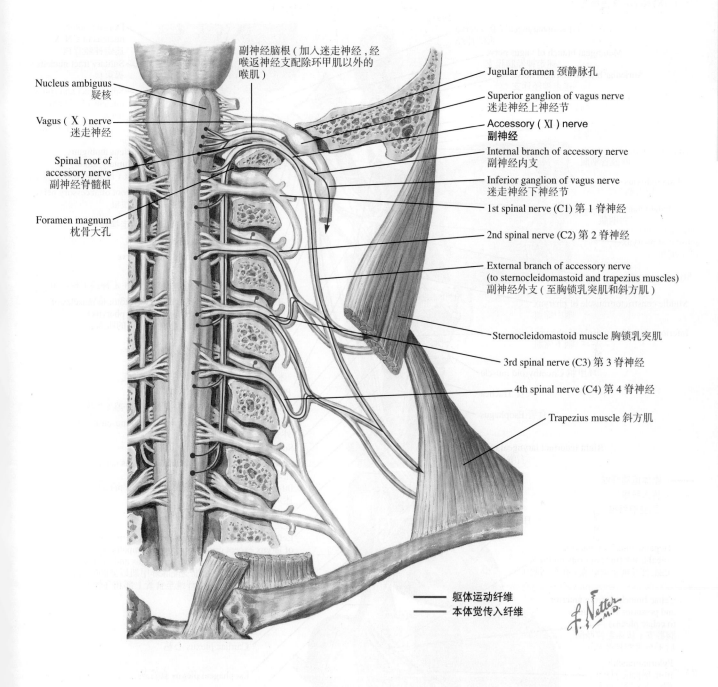

Nucleus ambiguus 疑核

Vagus（Ⅹ）nerve 迷走神经

Spinal root of accessory nerve 副神经脊髓根

Foramen magnum 枕骨大孔

副神经脑根（加入迷走神经，经喉返神经支配除环甲肌以外的喉肌）

Jugular foramen 颈静脉孔

Superior ganglion of vagus nerve 迷走神经上神经节

Accessory（Ⅺ）nerve 副神经

Internal branch of accessory nerve 副神经内支

Inferior ganglion of vagus nerve 迷走神经下神经节

1st spinal nerve（C1）第 1 脊神经

2nd spinal nerve（C2）第 2 脊神经

External branch of accessory nerve （to sternocleidomastoid and trapezius muscles） 副神经外支（至胸锁乳突肌和斜方肌）

Sternocleidomastoid muscle 胸锁乳突肌

3rd spinal nerve（C3）第 3 脊神经

4th spinal nerve（C4）第 4 脊神经

Trapezius muscle 斜方肌

躯体运动纤维
本体觉传入纤维

11.28　副神经（Ⅺ）

　　副神经是运动神经，包括颅部和脊髓部。颅部起源于疑核尾端的下运动神经元，其纤维通过内侧支伴迷走神经咽喉支和至软腭的神经纤维走行，这些纤维通常被认为是迷走神经的一部分。脊髓部起自上 4~5 颈髓节段外侧部的下运动神经元，神经元轴突以根丝的形式从脊髓侧缘发出，在齿状韧带后方上行并合成一束神经。这束神经随后上行穿过枕骨大孔，加入迷走神经，从颈静脉孔穿出。副神经脊髓部的下运动神经元支配胸锁乳突肌和斜方肌的上 2/3 部分，此分支损伤会造成转头和提肩无力。

临床意义

　　副神经颅部起源于疑核，曾被认为是迷走神经复合体的一部分。副神经脊髓部起自 1~4 颈髓节段外侧部的下运动神经元，上行穿过枕骨大孔，并加入舌咽神经和迷走神经颈静脉孔穿出。尽管肿瘤、脑膜炎和创伤通常只损伤舌咽神经和迷走神经，但有时也会累及副神经。下运动神经元疾病，如脊髓灰质炎、肌萎缩脊髓侧索硬化症和 Arnold-Chiari 畸形中的枕骨大孔压迫可破坏一侧的副神经脊髓部，造成同侧胸锁乳突肌和斜方肌的上 2/3 部分弛缓性麻痹，导致肌肉萎缩和肌张力丧失。患者不能向对侧转头，肩低垂、肩胛骨向下及外侧移位，手臂上抬不能超过 90° 度。在双侧副神经脊髓核受损时（如肌萎缩脊髓侧索硬化症），双侧胸锁乳突肌失神经支配，患者不能抬头。

Vagus (X) Nerve 迷走神经

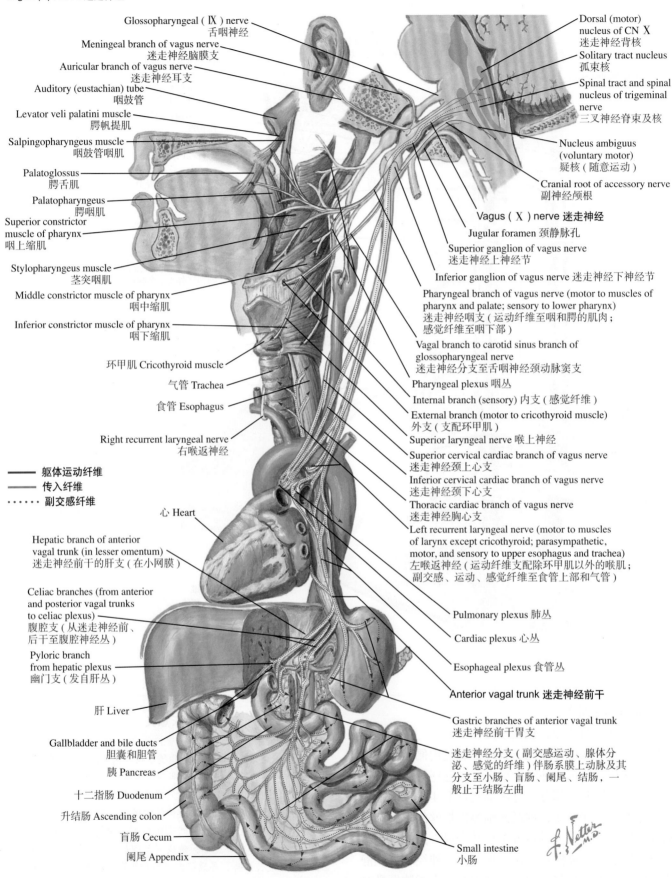

Glossopharyngeal（IX）nerve
舌咽神经

Meningeal branch of vagus nerve
迷走神经脑膜支

Auricular branch of vagus nerve
迷走神经耳支

Auditory (eustachian) tube
咽鼓管

Levator veli palatini muscle
腭帆提肌

Salpingopharyngeus muscle
咽鼓管咽肌

Palatoglossus
腭舌肌

Palatopharyngeus
腭咽肌

Superior constrictor
muscle of pharynx
咽上缩肌

Stylopharyngeus muscle
茎突咽肌

Middle constrictor muscle of pharynx
咽中缩肌

Inferior constrictor muscle of pharynx
咽下缩肌

环甲肌 Cricothyroid muscle

气管 Trachea

食管 Esophagus

Right recurrent laryngeal nerve
右喉返神经

—— 躯体运动纤维
—— 传入纤维
······ 副交感纤维

心 Heart

Hepatic branch of anterior
vagal trunk (in lesser omentum)
迷走神经前干的肝支（在小网膜）

Celiac branches (from anterior
and posterior vagal trunks
to celiac plexus)
腹腔支（从迷走神经前、
后干至腹腔神经丛）

Pyloric branch
from hepatic plexus
幽门支（发自肝丛）

肝 Liver

Gallbladder and bile ducts
胆囊和胆管

胰 Pancreas

十二指肠 Duodenum

升结肠 Ascending colon

盲肠 Cecum

阑尾 Appendix

Dorsal (motor)
nucleus of CN X
迷走神经背核

Solitary tract nucleus
孤束核

Spinal tract and spinal
nucleus of trigeminal
nerve
三叉神经脊束及核

Nucleus ambiguus
(voluntary motor)
疑核（随意运动）

Cranial root of accessory nerve
副神经颅根

Vagus（X）nerve 迷走神经

Jugular foramen 颈静脉孔

Superior ganglion of vagus nerve
迷走神经上神经节

Inferior ganglion of vagus nerve 迷走神经下神经节

Pharyngeal branch of vagus nerve (motor to muscles of
pharynx and palate; sensory to lower pharynx)
迷走神经咽支（运动纤维至咽和腭的肌肉；
感觉纤维至咽下部）

Vagal branch to carotid sinus branch of
glossopharyngeal nerve
迷走神经分支至舌咽神经颈动脉窦支

Pharyngeal plexus 咽丛

Internal branch (sensory) 内支（感觉纤维）

External branch (motor to cricothyroid muscle)
外支（支配环甲肌）

Superior laryngeal nerve 喉上神经

Superior cervical cardiac branch of vagus nerve
迷走神经颈上心支

Inferior cervical cardiac branch of vagus nerve
迷走神经颈下心支

Thoracic cardiac branch of vagus nerve
迷走神经胸心支

Left recurrent laryngeal nerve (motor to muscles
of larynx except cricothyroid; parasympathetic,
motor, and sensory to upper esophagus and trachea)
左喉返神经（运动纤维支配除环甲肌以外的喉肌；
副交感、运动、感觉纤维至食管上部和气管）

Pulmonary plexus 肺丛

Cardiac plexus 心丛

Esophageal plexus 食管丛

Anterior vagal trunk 迷走神经前干

Gastric branches of anterior vagal trunk
迷走神经前干胃支

迷走神经分支（副交感运动、腺体分
泌、感觉的纤维）伴肠系膜上动脉及其
分支至小肠、盲肠、阑尾、结肠，一
般止于结肠左曲

Small intestine
小肠

Vagus Nerve（X）迷走神经

11.29　迷走神经（X）

迷走神经是包含运动纤维、副交感纤维和感觉纤维的混合性神经。从疑核发出的下运动神经元轴突可分布于软腭和咽喉部的肌肉，并控制说话和吞咽；病变时造成声音嘶哑、吞咽困难和咽反射减弱（传出部分）。迷走神经背核发出的副交感节前纤维可投射至胸、腹部脏器的壁内神经节，由神经节再发出的自主神经纤维分布于心、肺和至降结肠的胃肠道。由结状神经节（下神经节）发出的特殊感觉纤维可传递来自咽后部的味觉信息（主要见于儿童），通过中枢突传导至孤束核的上段。由下神经节发出的初级感觉纤维传导来自咽、喉、胸腹腔脏器的一般感觉，大多止于孤束核的尾端。上神经节发出的初级感觉纤维可传导来自外耳道的一般感觉，止于三叉神经脊束核。

临床意义

迷走神经发自延髓的外侧面，可受颅内或颅外病变影响。颅内病变如肿瘤、血肿、血管梗阻、动脉瘤、脑膜炎及其他病变；颅外病变如肿瘤、动脉瘤、创伤或感染性疾病均可损伤迷走神经。迷走神经单侧受损会造成：①患侧软腭下垂。在发声时，对侧软腭被拉向患侧并伴有鼻音；②由于疑核发出的支配喉肌的神经纤维受损，导致声音嘶哑；③患侧喉部感觉缺失；④某些情况下会出现心动过速和心律失常。

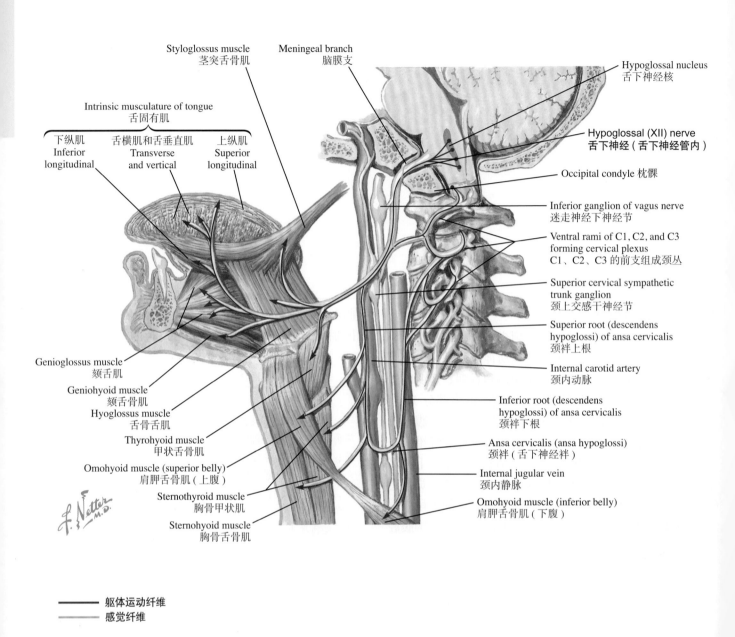

Styloglossus muscle
茎突舌骨肌

Meningeal branch
脑膜支

Hypoglossal nucleus
舌下神经核

Intrinsic musculature of tongue
舌固有肌

下纵肌
Inferior
longitudinal

舌横肌和舌垂直肌
Transverse
and vertical

上纵肌
Superior
longitudinal

Hypoglossal (XII) nerve
舌下神经（舌下神经管内）

Occipital condyle 枕髁

Inferior ganglion of vagus nerve
迷走神经下神经节

Ventral rami of C1, C2, and C3
forming cervical plexus
C1、C2、C3 的前支组成颈丛

Superior cervical sympathetic
trunk ganglion
颈上交感干神经节

Superior root (descendens
hypoglossi) of ansa cervicalis
颈袢上根

Genioglossus muscle
颏舌肌

Geniohyoid muscle
颏舌骨肌

Hyoglossus muscle
舌骨舌肌

Thyrohyoid muscle
甲状舌骨肌

Omohyoid muscle (superior belly)
肩胛舌骨肌（上腹）

Sternothyroid muscle
胸骨甲状肌

Sternohyoid muscle
胸骨舌骨肌

Internal carotid artery
颈内动脉

Inferior root (descendens
hypoglossi) of ansa cervicalis
颈袢下根

Ansa cervicalis (ansa hypoglossi)
颈袢（舌下神经袢）

Internal jugular vein
颈内静脉

Omohyoid muscle (inferior belly)
肩胛舌骨肌（下腹）

——— 躯体运动纤维
——— 感觉纤维

11.30　舌下神经（Ⅻ）

舌下神经为运动神经。位于延髓下端的舌下神经核的下运动神经元发出的舌下神经纤维，从延髓腹侧面的橄榄前沟（位于延髓锥体和下橄榄之间）穿出，支配舌外肌（舌骨舌肌、茎突舌肌、小角舌肌、颏舌肌）以及舌内肌（上纵肌、下纵肌、舌横肌、舌垂直肌）。一侧舌下神经损伤可导致同侧舌肌瘫痪，导致伸舌时偏向患侧。这是因为健侧的颏舌肌收缩时缺乏了对侧（患侧）的拮抗。

临床意义

舌下神经发自延髓锥体外侧的腹侧面。舌下神经受损可能是由于旁正中动脉的颅内梗阻（也可造成锥体和内侧丘系的损伤，产生所谓的交替性偏瘫），或由于外周的脑膜肿瘤、转移性肿瘤及骨生长过度所引起，也可能是颈动脉内膜切除手术的并发症所引起的。一侧舌下神经受损时，同侧舌肌发生弛缓性麻痹并伴萎缩；由于对侧颏舌肌收缩，伸舌时偏向患侧。随着舌下神经损伤的加重，自患侧舌失去神经支配的部位开始，可见舌震颤。

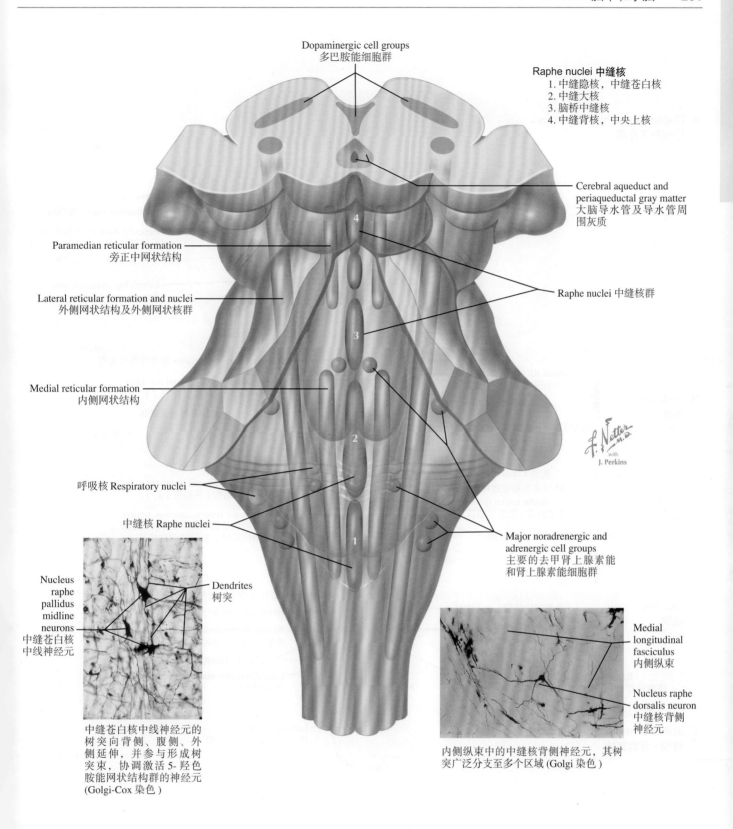

Dopaminergic cell groups
多巴胺能细胞群

Raphe nuclei 中缝核
1. 中缝隐核，中缝苍白核
2. 中缝大核
3. 脑桥中缝核
4. 中缝背核，中央上核

Cerebral aqueduct and periaqueductal gray matter
大脑导水管及导水管周围灰质

Paramedian reticular formation
旁正中网状结构

Raphe nuclei 中缝核群

Lateral reticular formation and nuclei
外侧网状结构及外侧网状核群

Medial reticular formation
内侧网状结构

呼吸核 Respiratory nuclei

中缝核 Raphe nuclei

Major noradrenergic and adrenergic cell groups
主要的去甲肾上腺素能和肾上腺素能细胞群

Nucleus raphe pallidus midline neurons
中缝苍白核中线神经元

Dendrites
树突

中缝苍白核中线神经元的树突向背侧、腹侧、外侧延伸，并参与形成树突束，协调激活 5- 羟色胺能网状结构群的神经元（Golgi-Cox 染色）

Medial longitudinal fasciculus
内侧纵束

Nucleus raphe dorsalis neuron
中缝核背侧神经元

内侧纵束中的中缝核背侧神经元，其树突广泛分支至多个区域（Golgi 染色）

网状结构

11.31　网状结构：脑干核团的分布模式

网状结构位于脑干中央，由具有典型规则树突形态的神经元组成。网状结构自脊髓的上端经下丘脑延伸至隔区。网状结构神经元是有轴突的大细胞，轴突的终止点远离胞体和树突，不属于中间神经元。网状结构中的大多数核团位于外侧区（主司感觉功能）、内侧区（主司运动功能）和中缝核群柱（5- 羟色胺能神经元），这些 5- 羟色胺能神经元对其靶组织主要发挥调节作用。网状结构一些区域内的儿茶酚胺能神经元（蓝斑、被盖的去甲肾上腺素能及肾上腺素能细胞群）发出广泛的投射，对其靶组织发挥调节作用。图中一并显示了中脑的多巴胺能神经元，尽管有些专家对其是否为网状结构的神经元仍存异议。

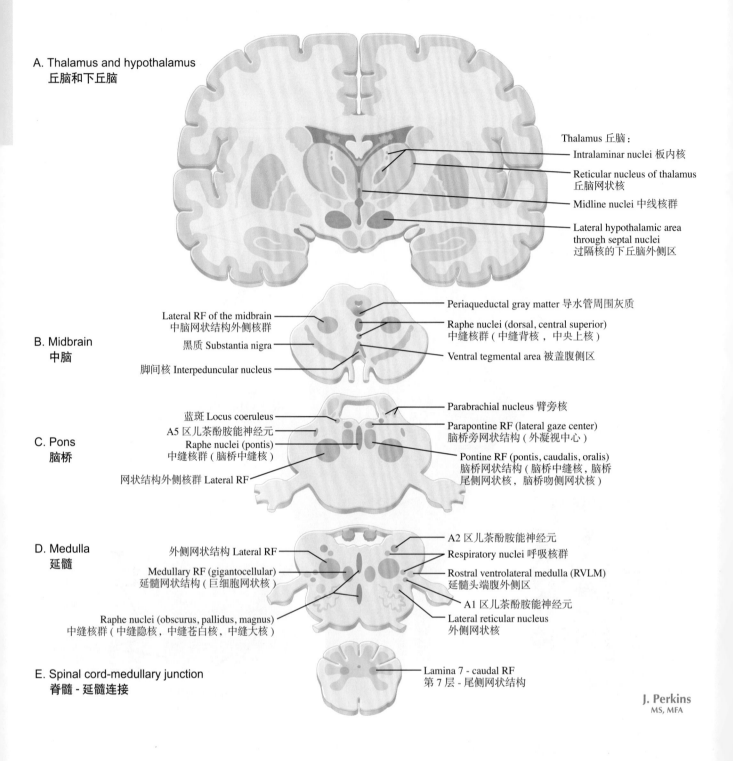

A. Thalamus and hypothalamus
丘脑和下丘脑

Thalamus 丘脑：
Intralaminar nuclei 板内核
Reticular nucleus of thalamus
丘脑网状核
Midline nuclei 中线核群
Lateral hypothalamic area
through septal nuclei
过隔核的下丘脑外侧区

B. Midbrain
中脑

Periaqueductal gray matter 导水管周围灰质
Lateral RF of the midbrain
中脑网状结构外侧核群
黑质 Substantia nigra
脚间核 Interpeduncular nucleus
Raphe nuclei (dorsal, central superior)
中缝核群（中缝背核，中央上核）
Ventral tegmental area 被盖腹侧区

C. Pons
脑桥

Parabrachial nucleus 臂旁核
蓝斑 Locus coeruleus
A5 区儿茶酚胺能神经元
Raphe nuclei (pontis)
中缝核群（脑桥中缝核）
网状结构外侧核群 Lateral RF
Parapontine RF (lateral gaze center)
脑桥旁网状结构（外凝视中心）
Pontine RF (pontis, caudalis, oralis)
脑桥网状结构（脑桥中缝核，脑桥
尾侧网状核，脑桥吻侧网状核）

D. Medulla
延髓

A2 区儿茶酚胺能神经元
外侧网状结构 Lateral RF
Medullary RF (gigantocellular)
延髓网状结构（巨细胞网状核）
Respiratory nuclei 呼吸核群
Rostral ventrolateral medulla (RVLM)
延髓头端腹外侧区
A1 区儿茶酚胺能神经元
Raphe nuclei (obscurus, pallidus, magnus)
中缝核群（中缝隐核，中缝苍白核，中缝大核）
Lateral reticular nucleus
外侧网状核

E. Spinal cord-medullary junction
脊髓 - 延髓连接

Lamina 7 - caudal RF
第 7 层 - 尾侧网状结构

J. Perkins
MS, MFA

11.32　网状结构：脑干和间脑的核团及分布区域

　　已命名的网状结构核团多位于延髓、脑桥和中脑。重要的网状结构内侧核群包括延髓网状结构（巨细胞网状核）和脑桥网状结构（脑桥尾侧网状核、脑桥头侧网状核）。脑桥的这些核团可参与构成脊髓下运动神经元网状脊髓调节系统。此外，网状结构还包括脑桥旁网状结构，即外凝视中心。外侧网状结构区和核团（如外侧网状核）行使多种感觉功能。网状结构中与呼吸和心血管活动相关的神经元位于延髓。儿茶酚胺能神经元位于蓝斑（A6）和被盖核群 A1，A2 和 A5（含去甲肾上腺素神经元）。中缝核群位于中线和向外侧延伸的细胞群中。网状结构的中心从脑干的外侧区向头端延续至下丘脑外侧区，穿经下丘脑至隔核。一些丘脑核群（板内核、中缝核、丘脑网状核）也可被划分为网状结构的一部分。

A. 网状结构的主要传入纤维联系

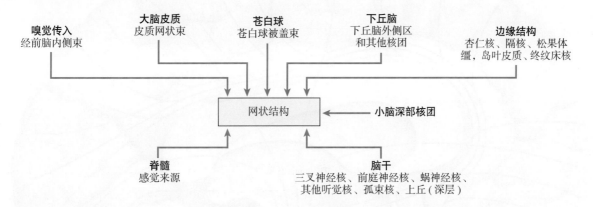

B. 网状结构的主要传出纤维联系

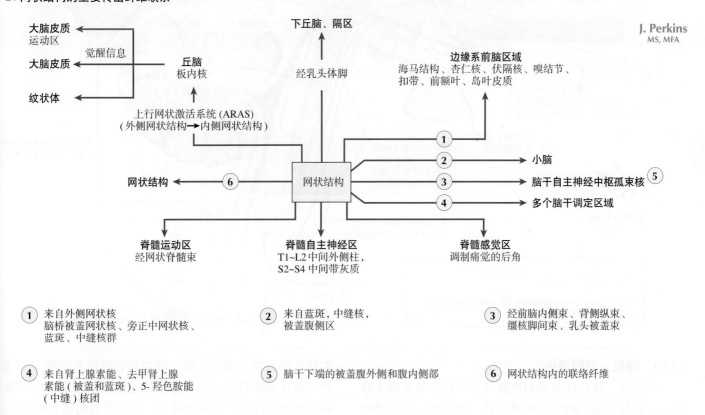

J. Perkins
MS, MFA

① 来自外侧网状核
脑桥被盖网状核、旁正中网状核、
蓝斑、中缝核群

② 来自蓝斑，中缝核，
被盖腹侧区

③ 经前脑内侧束、背侧纵束、
缰核脚间束、乳头被盖束

④ 来自肾上腺素能、去甲肾上腺
素能（被盖和蓝斑）、5-羟色胺能
（中缝）核团

⑤ 脑干下端的被盖腹外侧和腹内侧部

⑥ 网状结构内的联络纤维

11.33　网状结构的主要传入和传出纤维联系

A. 来自脊髓的躯体感觉（尤其是痛觉信息）和几乎所有来自脑干感觉通道的感觉信息均被传递到网状结构的外侧区。嗅觉信息通过嗅束被投射至前脑区域。边缘系统和下丘脑的许多结构向网状结构传入信息，特别是有关内脏和自主神经调节功能的信息。大脑皮质、苍白球和小脑也向涉及运动调节的网状结构内侧区传入信息。B. 上行网状激活系统（ARAS）行使意识和觉醒功能。它通过丘脑非特异性核团向大脑皮质投射，若损伤可导致昏迷。网状结构发出大量轴突投射至脊髓的感觉、运动和自主神经区域，分别调节痛觉传入、下运动神经元的传出活动和节前自主神经的传出活动。网状结构向脑干核团（如孤束核）和自主神经的调节中枢及核团发出广泛的纤维联系，以调节内脏功能。网状结构投射的传出纤维分布至下丘脑、隔核和边缘前脑区，协助调节内脏自主功能、神经内分泌活动、情绪反应和行为；分布至小脑和基底神经节的传出纤维则参与协调上运动神经元对下运动神经元的控制。

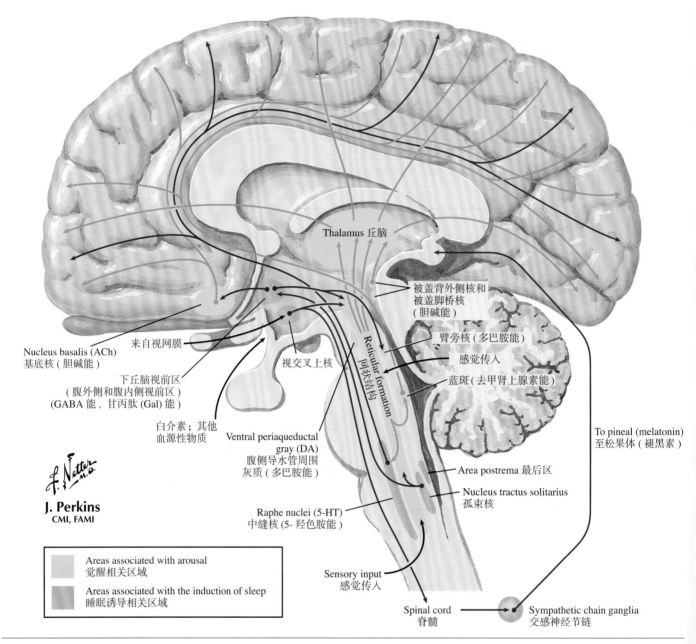

Thalamus 丘脑

被盖背外侧核和
被盖脚桥核
（胆碱能）

臂旁核（多巴胺能）

感觉传入

蓝斑（去甲肾上腺素能）

Nucleus basalis (ACh)
基底核（胆碱能）

来自视网膜

视交叉上核

下丘脑视前区
（腹外侧和腹内侧视前区）
(GABA 能、甘丙肽 (Gal) 能)

白介素；其他
血源性物质

Ventral periaqueductal
gray (DA)
腹侧导水管周围
灰质（多巴胺能）

Reticular formation
网状结构

To pineal (melatonin)
至松果体（褪黑素）

Area postrema 最后区

Nucleus tractus solitarius
孤束核

Raphe nuclei (5-HT)
中缝核 (5- 羟色胺能）

Sensory input
感觉传入

Spinal cord
脊髓

Sympathetic chain ganglia
交感神经节链

Areas associated with arousal
觉醒相关区域

Areas associated with the induction of sleep
睡眠诱导相关区域

J. Perkins
CMI, FAMI

11.34　睡眠 – 觉醒调控

睡眠是一种包涉及周期性暂时意识丧失的正常生理状态，容易被适当的感觉刺激逆转。睡眠是一个主动的过程，由脑干内一些具有化学特异性的神经元核群联合作用所激发，包括：①脑桥的蓝斑（去甲肾上腺素能）；②延髓和脑桥的中缝核群（5- 羟色胺能）；③延髓的孤束核；④脑干被盖区的胆碱能神经元（被盖背外侧和脚桥核）；⑤腹侧导水管周围灰质（多巴胺能）；⑥臂旁核；⑦外侧网状结构（特别是在脑桥）；⑧下丘脑的一些区域（前区，后区，视前区）；⑨视前区神经核团（正中视前核，MnPO；腹外侧视前核，VLPO）；⑩丘脑网状核；⑪基底核（胆碱能）。起源于脑桥上端和中脑下端（单胺能、胆碱能、谷氨酸能神经元）的上行激动系统，通过丘脑中继核和丘脑网状核发挥作用。位于脑干上部的单胺能神经元伴随胆碱能神经元、组胺能神经元投射到大脑皮质，激动皮质环路，增强其处理信息的能力。这些环路在觉醒时最活跃，在非快速动眼睡眠期减弱。睡眠受到视前区两个核团的调节，即正中视前核（MnPO）和腹外侧视前核（VLPO），两者都通过抑制性神经递质 GABA 和甘丙肽调节整个上行唤醒系统。腹外侧视前核在睡眠时活跃，并可抑制上行唤醒系统。循环物质如 IL-1β 可以作用于下丘脑和脑干的关键部位而影响睡眠，一些疾病会出现由 IL-1β 和其他炎症介质介导的慢波睡眠增强。慢波睡眠（不包括快速眼球运动的睡眠）由下丘脑和其他区域的神经元介导，伴有蓝斑和被盖部胆碱能神经元活动减弱。在快速动眼睡眠时期，蓝斑去甲肾上腺素能神经元和中缝 5- 羟色胺能神经元的活动大幅减少，阻止了大脑皮质对外部刺激的接受。做梦可能是由储存的记忆刺激了大脑皮质而引起的。

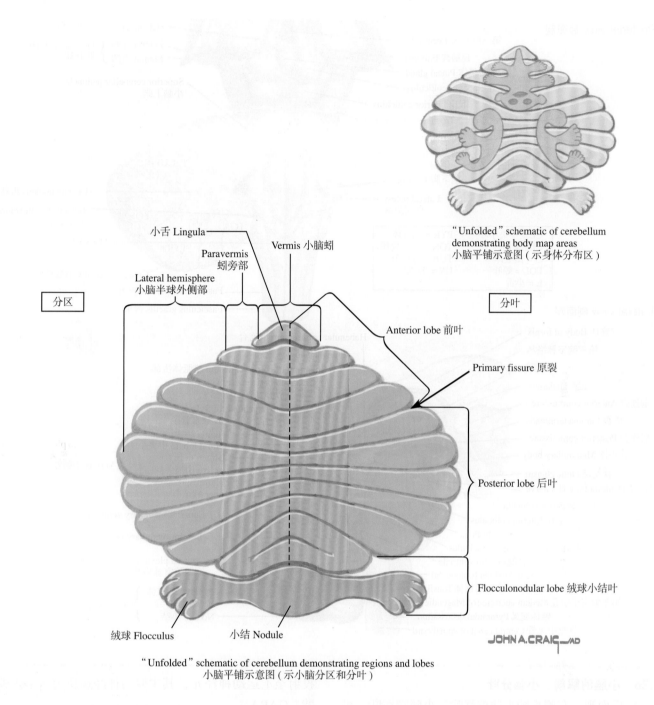

"Unfolded" schematic of cerebellum demonstrating body map areas
小脑平铺示意图（示身体分布区）

小舌 Lingula
Paravermis 蚓旁部
Vermis 小脑蚓
Lateral hemisphere 小脑半球外侧部
分区
分叶
Anterior lobe 前叶
Primary fissure 原裂
Posterior lobe 后叶
Flocculonodular lobe 绒球小结叶
绒球 Flocculus
小结 Nodule

JOHN A. CRAIG — MD

"Unfolded" schematic of cerebellum demonstrating regions and lobes
小脑平铺示意图（示小脑分区和分叶）

小脑

11.35 小脑的结构：分叶和分区

　　小脑在结构解剖上分为三个主要叶：①前叶；②后叶；③绒球小结叶。每一个小脑叶的损伤都会导致不同的综合征。小脑半球的功能分区呈垂直排列：①小脑蚓（正中）部；②旁蚓部；③小脑半球外侧部。每一个功能区与特定的深部核团相对应（小脑顶核、球状核、栓状核、齿状核），分别协助调节网状脊髓束和前庭脊髓束（小脑顶核）、红核脊髓束（球状核和栓状核）和皮质脊髓束（齿状核）的活动。小脑皮质至少有 3 个躯体代表区。小脑皮质还含有许多整齐的小内褶，褶间称为叶片。

临床意义

　　小脑的分叶（前叶、后叶、绒球小结叶）与小脑的综合征有关；纵向分区（小脑蚓部、旁蚓部、小脑半球外侧部）则常常与特定上运动神经元的调控相关。供应小脑的血管主要来自小脑上动脉、小脑下前动脉和小脑下后动脉。小脑易发生内出血和血肿。小脑上动脉的细分支可在高血压时破裂，破坏小脑头端和深部的核团，如齿状核。小脑血肿是占位性病变，可进一步造成小脑水肿，出现颅内压升高、脑脊液流动阻断和继发性幕上颅内压升高。患者出现头痛、恶心、呕吐、眩晕等症状，之后可能陷入昏迷；随之出现去大脑姿势、血压调节异常以及呼吸衰竭。如果处理不及时，这样的血肿往往可以致命。小脑内出血可导致同侧出现典型的对应区域损伤症状。

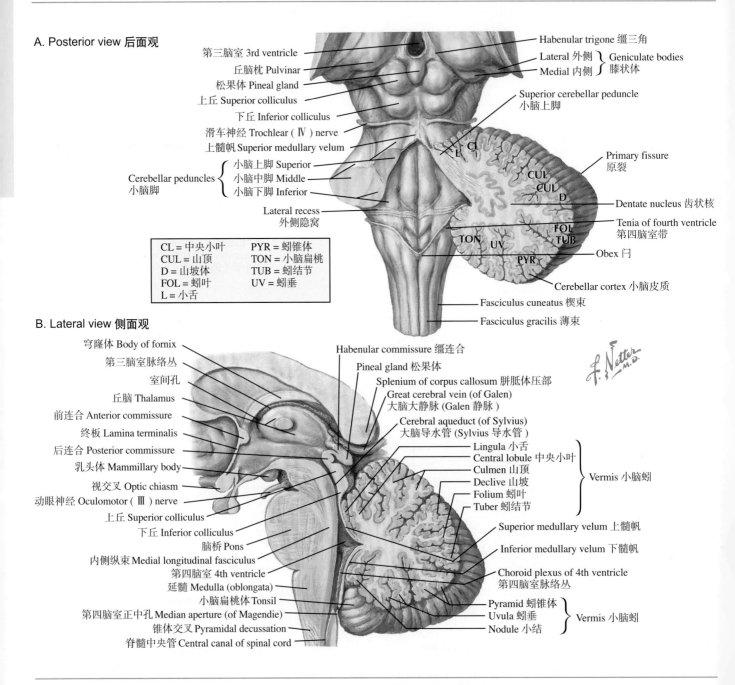

A. Posterior view 后面观

第三脑室 3rd ventricle
丘脑枕 Pulvinar
松果体 Pineal gland
上丘 Superior colliculus
下丘 Inferior colliculus
滑车神经 Trochlear（Ⅳ）nerve
上髓帆 Superior medullary velum
Cerebellar peduncles 小脑脚 { 小脑上脚 Superior / 小脑中脚 Middle / 小脑下脚 Inferior }
Lateral recess 外侧隐窝

Habenular trigone 缰三角
Lateral 外侧 } Geniculate bodies 膝状体
Medial 内侧
Superior cerebellar peduncle 小脑上脚
Primary fissure 原裂
Dentate nucleus 齿状核
Tenia of fourth ventricle 第四脑室带
Obex 闩
Cerebellar cortex 小脑皮质
Fasciculus cuneatus 楔束
Fasciculus gracilis 薄束

CL = 中央小叶
CUL = 山顶
D = 山坡体
FOL = 蚓叶
L = 小舌
PYR = 蚓锥体
TON = 小脑扁桃
TUB = 蚓结节
UV = 蚓垂

L CL CUL CUL D FOL TUB TON UV PYR

B. Lateral view 侧面观

穹隆体 Body of fornix
第三脑室脉络丛
室间孔
丘脑 Thalamus
前连合 Anterior commissure
终板 Lamina terminalis
后连合 Posterior commissure
乳头体 Mammillary body
视交叉 Optic chiasm
动眼神经 Oculomotor（Ⅲ）nerve
上丘 Superior colliculus
下丘 Inferior colliculus
脑桥 Pons
内侧纵束 Medial longitudinal fasciculus
第四脑室 4th ventricle
延髓 Medulla (oblongata)
小脑扁桃体 Tonsil
第四脑室正中孔 Median aperture (of Magendie)
锥体交叉 Pyramidal decussation
脊髓中央管 Central canal of spinal cord

Habenular commissure 缰连合
Pineal gland 松果体
Splenium of corpus callosum 胼胝体压部
Great cerebral vein (of Galen) 大脑大静脉 (Galen 静脉)
Cerebral aqueduct (of Sylvius) 大脑导水管 (Sylvius 导水管)
Lingula 小舌
Central lobule 中央小叶
Culmen 山顶
Declive 山坡
Folium 蚓叶
Tuber 蚓结节
} Vermis 小脑蚓
Superior medullary velum 上髓帆
Inferior medullary velum 下髓帆
Choroid plexus of 4th ventricle 第四脑室脉络丛
Pyramid 蚓锥体
Uvula 蚓垂
Nodule 小结
} Vermis 小脑蚓

F. Netter M.D.

11.36 小脑的解剖：小脑分叶

A. 后面观。左侧小脑半球被移除、小脑脚切断，显示经小脑右侧半球的矢状面；第四脑室打开，显示其下方的脑干背侧面。小脑皮质分为 10 个小叶，小脑脚为大片白质区（传入和传出纤维经过），连接小脑和脑干、间脑。B. 侧面观。正中矢状面显示小脑的各个小叶。传入小脑半球的信息有着相似的通路，但在小叶和小叶之间有所变化，尤其是来自蓝斑去甲肾上腺素能神经元的传入信息。从绝大多数神经核投射到小脑半球的传入信息为苔藓纤维；下橄榄核发出的攀缘纤维可终止于小脑半球 Purkinje 细胞的树突；蓝斑向小脑皮质多个区域均发出弥散而庞大的传入纤维。小脑深部核团执行"粗调"功能，与大脑皮质的"微调"作用产生叠加。小脑皮质通过 Purkinje 细胞将传出信息投射到深部核团，换元后

投射至上运动神经元，其主要的神经递质为 γ - 氨基丁酸（GABA）。

临床意义

小脑肿瘤通常发生在特定区域。小脑髓母细胞瘤是儿童恶性肿瘤，常首发于绒球小结叶，最初表现为躯干共济失调和广泛的不协调步态。随着肿瘤逐渐生长，由于压迫或侵入邻近区域，肿瘤会累及小脑的其他部分，表现出除了躯干共济失调以外的肢体共济失调、辨距不良、轮替运动障碍、意向震颤、肌张力减退和其他小脑外侧损伤的特征。由于颅后窝受累及，而非幕上区，故不会出现视盘水肿，即视盘水肿不能成为诊断依据。颅后窝压力升高会引起枕区头痛，伴恶心、呕吐和眼球震颤。儿童期最常见的两种小脑肿瘤为髓母细胞瘤（可扩散到中枢神经系统相邻的部位）和星形细胞瘤，后者在小脑中通常不具有高度侵袭性，但其生长可造成占位性病变。

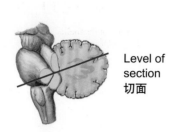

Level of section
切面

小脑脚	传入纤维	传出纤维等
小脑下脚 (绳状体) 旁绳状体	脊髓小脑束 　后束 　侧吻束 　楔小脑束 橄榄-小脑纤维 网状小脑纤维 三叉小脑纤维 中缝-小脑纤维 前庭脊髓束 (初级和次级纤维)	顶核桥延纤维 ⎱ 至前庭核 钩束　　　 ⎰ 和网状核 直接前庭小脑纤维 [至前庭外侧核 (LVN)]
小脑中脚 (脑桥臂)	脑桥小脑束	
小脑上脚 (结合臂)	脊髓小脑腹侧前束 三叉小脑纤维 顶盖小脑纤维 　上丘 　下丘 蓝斑-小脑纤维	齿状丘脑纤维 齿状红核纤维 齿状网状纤维 间位核-红核纤维联系 (球核、栓状核)

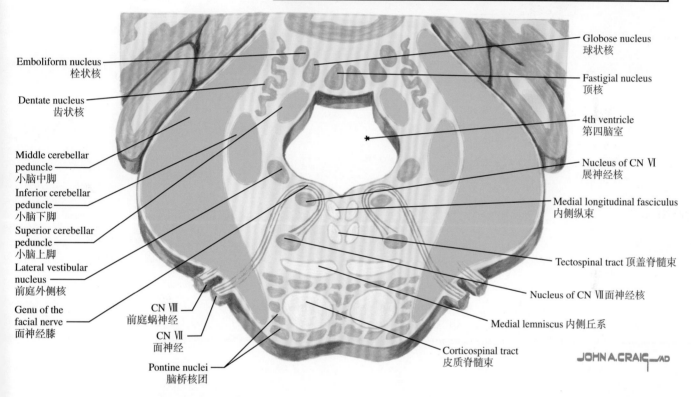

Emboliform nucleus
栓状核

Dentate nucleus
齿状核

Middle cerebellar peduncle
小脑中脚

Inferior cerebellar peduncle
小脑下脚

Superior cerebellar peduncle
小脑上脚

Lateral vestibular nucleus
前庭外侧核

Genu of the facial nerve
面神经膝

CN Ⅷ
前庭蜗神经

CN Ⅶ
面神经

Pontine nuclei
脑桥核团

Globose nucleus
球状核

Fastigial nucleus
顶核

4th ventricle
第四脑室

Nucleus of CN Ⅵ
展神经核

Medial longitudinal fasciculus
内侧纵束

Tectospinal tract 顶盖脊髓束

Nucleus of CN Ⅶ面神经核

Medial lemniscus 内侧丘系

Corticospinal tract
皮质脊髓束

JOHN A. CRAIG⎯AD

11.37　小脑的解剖：深部核团和小脑脚

图为经第Ⅵ和Ⅶ对脑神经运动核平面的脑桥横断面，小脑深部核团见第四脑室顶。顶核接受来自小脑蚓的信息传入，并向网状核和前庭神经核（网状脊髓束和前庭脊髓束起始处的细胞）发出投射纤维。蚓部和绒球小结叶的一些 Purkinje 细胞直接投射至前庭外侧核。前庭外侧核是前庭脊髓束的上运动神经元集中处，一些专家视其为第五小脑深核。球状核和栓状核接受来自旁蚓部的传入信息并投射到红核（红核脊髓束起始的细胞）。齿状核接受小脑半球的信息传入，投射到丘脑腹外侧核和丘脑腹前核，继而再投射到皮质脊髓束和皮质延髓束起始部的细胞。横断面可见三对小脑脚。表中用不同颜色罗列出了经小脑脚的主要传入与传出纤维。

临床意义

小脑下脚中包含许多来自脊髓小脑系、网状结构、前庭系统和三叉神经系的传入纤维，以及发自小脑顶核、绒球小结叶，投射到前庭脊髓和网状脊髓上运动神经元系统的传出纤维。小脑中脚主要包含从皮质－脑桥－小脑到小脑的传入纤维。小脑上脚包含送至小脑的选择性传入纤维，并传导球状核、栓状核和齿状核投射到红核及丘脑腹外侧核的广泛传出信息。这些传出信息调节红核脊髓和皮质脊髓上运动神经元系统。小脑上动脉梗阻会破坏小脑上脚、小脑中脚和一侧深核的血供，这些结构损伤通常会比单纯的小脑皮质受损更持久、产生更严重的临床症状。小脑上动脉梗阻可造成同侧肢体共济失调、辨距不良、轮替运动障碍、意向震颤、肌张力减退和其他小脑外侧损伤的症状。这支血管还供应部分中脑区域，梗阻后可造成其他的脑干问题，如眼球震颤和眼球运动障碍等。

12

间 脑

丘脑皮质辐射

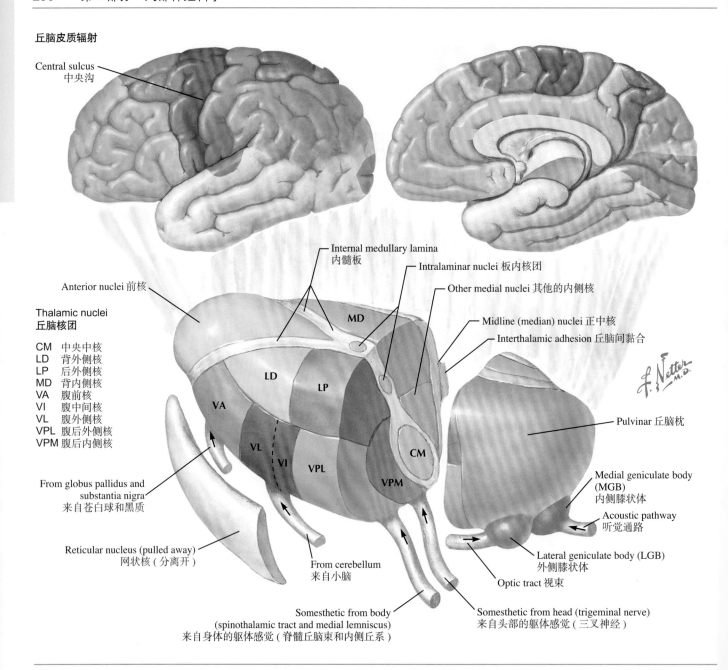

Central sulcus
中央沟

Internal medullary lamina
内髓板

Intralaminar nuclei 板内核团

Anterior nuclei 前核

Other medial nuclei 其他的内侧核

Thalamic nuclei
丘脑核团

Midline (median) nuclei 正中核

Interthalamic adhesion 丘脑间黏合

MD

CM	中央中核
LD	背外侧核
LP	后外侧核
MD	背内侧核
VA	腹前核
VI	腹中间核
VL	腹外侧核
VPL	腹后外侧核
VPM	腹后内侧核

LD

LP

VA

Pulvinar 丘脑枕

VL

CM

VI

VPL

Medial geniculate body
(MGB)
内侧膝状体

VPM

From globus pallidus and
substantia nigra
来自苍白球和黑质

Acoustic pathway
听觉通路

Reticular nucleus (pulled away)
网状核（分离开）

Lateral geniculate body (LGB)
外侧膝状体

Optic tract 视束

From cerebellum
来自小脑

Somesthetic from body
(spinothalamic tract and medial lemniscus)
来自身体的躯体感觉（脊髓丘脑束和内侧丘系）

Somesthetic from head (trigeminal nerve)
来自头部的躯体感觉（三叉神经）

12.1　丘脑的解剖及其与大脑皮质的纤维联系

　　丘脑是广泛的感觉、运动和自主神经信息由脑干和脊髓传至大脑皮质的关口。除嗅觉之外，所有投射至皮质的感觉信息都在丘脑核团中进行加工处理。丘脑核团与大脑皮质相关区域间存在纤维联系。丘脑的特异性核团可投射至大脑皮质的特定区域，这些核团包括：①感觉投射核（腹后外侧核：躯体感觉、腹后内侧核：三叉神经相关的头面部感觉、外侧膝状体：视觉、内侧膝状体：听觉、丘脑枕：感觉）；②运动相关核（腹外侧核和腹中间核：小脑、腹前核和腹外侧核：基底节）；③自主运动和边缘系统相关核（前核和背外侧核：扣带回皮质、背内侧核：额叶和扣带回皮质）；④联络性核团（丘脑枕和后外侧核：顶叶）。丘脑的非特异性核团（板内核团，如中央中核、束旁核和腹前内侧核）弥散投射到大脑皮质广泛区域及其他丘脑核团。丘脑网状核可

以参与调节丘脑投射核群的兴奋性。丘脑的某些特定病变可以导致感觉、运动或自主神经活动的丧失。有些丘脑损伤可以导致严重的神经源性疼痛，即丘脑综合征。

临床意义

　　丘脑有着复杂的供血系统，来自大脑后动脉、后交通动脉及其他邻近动脉。丘脑梗死或者病变多会累及病变外周围的区域。除非感觉神经核团受累，一侧丘脑的病变很少会造成永久的功能损伤。丘脑的病变可以导致知觉和警觉性（板内核和网状核）、情感行为（背内侧核、腹前核和板内核）、记忆功能（正中核、内侧核、乳头体以及可能包括前核）、运动活力（腹外侧核、腹前核和其他一些相关核团）、躯体感觉（腹后外侧核和后内侧核）和视觉（外侧膝状体）的变化，以及认知的改变及幻觉的出现（背内侧核和板内核）。丘脑背内侧病变可造成前额叶皮质交互纤维联系的中断，出现额叶的功能障碍。

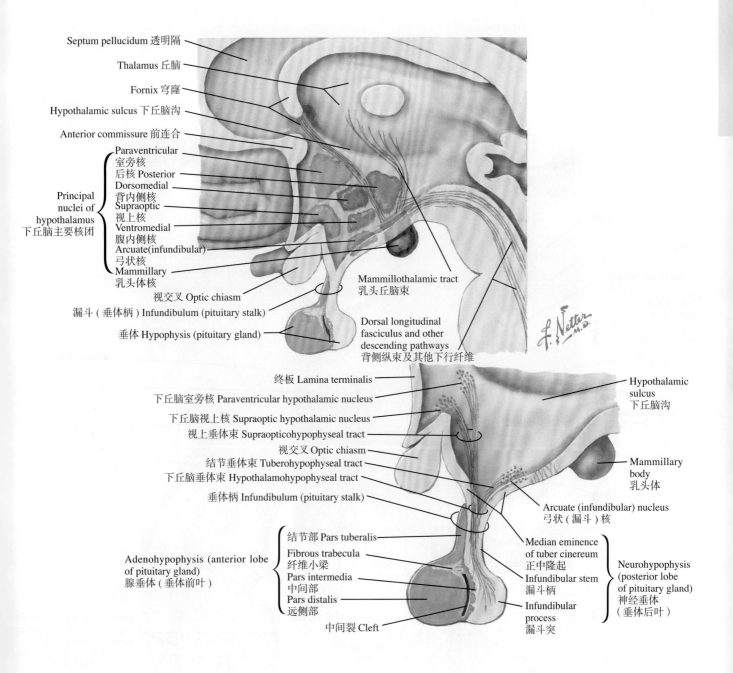

Septum pellucidum 透明隔
Thalamus 丘脑
Fornix 穹窿
Hypothalamic sulcus 下丘脑沟
Anterior commissure 前连合

Principal nuclei of hypothalamus 下丘脑主要核团
{
Paraventricular 室旁核
后核 Posterior
Dorsomedial 背内侧核
Supraoptic 视上核
Ventromedial 腹内侧核
Arcuate(infundibular) 弓状核
Mammillary 乳头体核
}

视交叉 Optic chiasm
漏斗（垂体柄）Infundibulum (pituitary stalk)
垂体 Hypophysis (pituitary gland)

Mammillothalamic tract 乳头丘脑束

Dorsal longitudinal fasciculus and other descending pathways 背侧纵束及其他下行纤维

终板 Lamina terminalis
下丘脑室旁核 Paraventricular hypothalamic nucleus
下丘脑视上核 Supraoptic hypothalamic nucleus
视上垂体束 Supraopticohypophyseal tract
视交叉 Optic chiasm
结节垂体束 Tuberohypophyseal tract
下丘脑垂体束 Hypothalamohypophyseal tract
垂体柄 Infundibulum (pituitary stalk)

Hypothalamic sulcus 下丘脑沟
Mammillary body 乳头体
Arcuate (infundibular) nucleus 弓状（漏斗）核

Adenohypophysis (anterior lobe of pituitary gland) 腺垂体（垂体前叶）
{
结节部 Pars tuberalis
Fibrous trabecula 纤维小梁
Pars intermedia 中间部
Pars distalis 远侧部
}
中间裂 Cleft

Median eminence of tuber cinereum 正中隆起
Infundibular stem 漏斗柄
Infundibular process 漏斗突

Neurohypophysis (posterior lobe of pituitary gland) 神经垂体（垂体后叶）

12.2 下丘脑和垂体

下丘脑是中枢神经系统中负责神经内分泌调节和内脏功能调控的主要区域。其具体功能包括：体温调节、食欲调节、渴感与水平衡、生殖与性行为、分娩与哺乳、呼吸与心血管调节、胃肠调节、应激反应和自我修复。下丘脑位于中脑喙与终板之间，丘脑的腹侧，环绕着第三脑室。下丘脑从前向后分区（视前区、前区或视上区、结节区和乳头体区或后区），并且由内向外分带（室周带、内侧带和外侧带）。这些区域含有一些分散的核团和化学特性不同的亚核团，如室旁核（PVN），以

及更为弥散的中心、地带或区域（如前区、后区和外侧区）。下丘脑的神经内分泌部分由以下结构组成：①室旁核和视上核的大细胞。它们发出神经纤维直接到达垂体后叶，释放血管加压素和催产素至血液循环；②分泌释放因子和抑制因子的神经元。它们发出神经纤维，投射至位于正中隆起联系区的垂体门脉系统，经此释放高浓度的因子（激素），诱导垂体前叶释放激素至血液循环；③结节漏斗系统和上行系统（单胺能和其他释放特定化学物质的神经元）。它们调节到达垂体门脉系统的释放因子和抑制因子的释放。

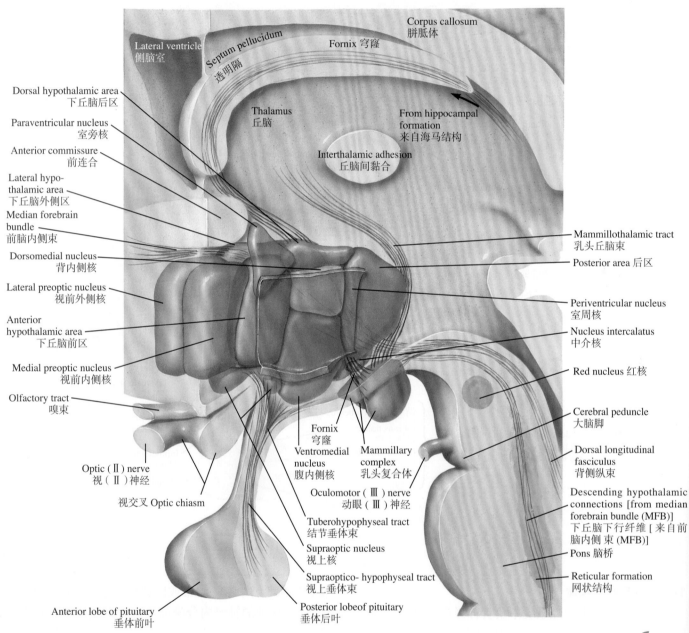

Lateral ventricle 侧脑室

Septum pellucidum 透明隔

Fornix 穹窿

Corpus callosum 胼胝体

Thalamus 丘脑

From hippocampal formation 来自海马结构

Interthalamic adhesion 丘脑间黏合

Dorsal hypothalamic area 下丘脑后区

Paraventricular nucleus 室旁核

Anterior commissure 前连合

Lateral hypo-thalamic area 下丘脑外侧区

Median forebrain bundle 前脑内侧束

Dorsomedial nucleus 背内侧核

Lateral preoptic nucleus 视前外侧核

Anterior hypothalamic area 下丘脑前区

Medial preoptic nucleus 视前内侧核

Olfactory tract 嗅束

Optic (Ⅱ) nerve 视 (Ⅱ) 神经

视交叉 Optic chiasm

Anterior lobe of pituitary 垂体前叶

Fornix 穹窿

Ventromedial nucleus 腹内侧核

Mammillary complex 乳头复合体

Oculomotor (Ⅲ) nerve 动眼 (Ⅲ) 神经

Tuberohypophyseal tract 结节垂体束

Supraoptic nucleus 视上核

Supraoptico- hypophyseal tract 视上垂体束

Posterior lobeof pituitary 垂体后叶

Mammillothalamic tract 乳头丘脑束

Posterior area 后区

Periventricular nucleus 室周核

Nucleus intercalatus 中介核

Red nucleus 红核

Cerebral peduncle 大脑脚

Dorsal longitudinal fasciculus 背侧纵束

Descending hypothalamic connections [from median forebrain bundle (MFB)] 下丘脑下行纤维 [来自前脑内侧束 (MFB)]

Pons 脑桥

Reticular formation 网状结构

12.3　下丘脑核团

下丘脑区域及其核团与许多内脏和神经内分泌功能有关。室旁核与视上核的大细胞神经元释放催产素和血管加压素至垂体后叶，进入血液循环。室旁核的小细胞神经元内含有促肾上腺皮质激素释放激素，投射至位于正中隆起区的垂体门脉系统，诱导促肾上腺皮质激素的释放（刺激肾上腺皮质释放肾上腺皮质激素）。室旁核的下行纤维投射至迷走神经（CNX）背核、孤束核和脊髓中间外侧柱节前神经元，并调节来自自主神经系统节前神经元的传出。下丘脑的前区和后区可分别调节交感和副交感的传出。下丘脑背内侧核团（DM）、腹内侧核团（VM）和下丘脑外侧区调节食欲、饮水和生殖行为。下丘脑视前区可进行神经内分泌循环调节、体温调节、和睡眠 - 觉醒循环调节。下丘脑的视交叉上核接受视束传来的视觉信息，调节生物钟，还有一些其他的下丘脑区域负责调节睡眠。

临床意义

早期关于下丘脑损伤的研究认为，丘脑的核团和区域之所以呈离散性分布，是为了满足其功能的离散，故而产生了下丘脑中心的说法：例如腹内侧核饱食中心（病变会导致摄食过量和肥胖）和外侧食欲刺激中心（病变导致进食不能和恶病质）。事实上，上述病变常损害途经的纤维束（例如单胺系统的轴突）和连接，有些甚至累及那些与已知的主要功能无关的纤维束或连接。我们现在知道的是，许多激素与食欲和饮水的调节有关。当食物被摄取，位于小肠的神经内分泌细胞会分泌胆囊收缩素和胰高血糖素样肽 -1，作用于大脑，抑制食欲并产生饱食感。当没有食物时，这些激素的水平会下降，产生食欲并促使人的觅食行为。长期的食物摄取调节也与脂肪细胞所产生的瘦素有关。当脂肪储备较多时，释放瘦素并作用于下丘脑，抑制食欲；当身体的营养储备耗竭，瘦素的水平也会相应降低。包括胃饥饿素在内的一些其他激素也可以调节食欲和摄食行为。若想了解复杂的下丘脑环路和激素调节之间的全部联系，以及这些联系是如何协助高级脑区的意志和情感活动调节的，还需要对下丘脑的生理功能进行更多研究。现如今，美国及其他"快餐国家"的肥胖率居高不下，对摄食与食欲的进一步研究迫在眉睫。

临床意义

下丘脑是中枢神经系统一个小而复杂的区域，与前脑边缘系统和脑干相互联系。下丘脑的主要功能是神经内分泌调节，特别是通过垂体腺调节自主神经功能，如温度调节。包括下丘脑前区和后区在内的许多区域可以在较小的范围内调节机体温度的设定点。脑创伤、肿瘤、外科手术、颅内压升高或血管病变等可以损伤这些调节机制，导致温度调节的改变。下丘脑后区的损伤常伴低体温症，而前区的损伤则伴高体温症。此外，不论是产生于传染过程（内毒素或热原质）还是来源于其他炎症的炎症介质，如白细胞介素 -1β（IL-1β）或白细胞介素 -6（IL-6），都可激活下丘脑前区的某些区域（如视前区），从而导致发热。这些炎症介质还可以产生典型的疾病表现，并可强效激活下丘脑 - 垂体 - 肾上腺轴和下丘脑 - 交感神经轴，诱导典型的应激反应。颅内手术、对某些麻醉药的易感性（恶性高热）和对一些抗精神病药的易感性也可造成机体内部温度的改变。

下丘脑的一个主要功能是调节垂体前叶和后叶的神经内分泌功能。位于视上核和室周带核团的神经元发出轴突，与垂体后叶建立突触联系，促使后者释放催产素和抗利尿激素至血液循环。位于下丘脑或其他位置的一些神经元群也可以发出轴突，到达位于正中隆起联系区的垂体门脉系统，分泌释放因子（激素）和抑制因子（激素），调节许多垂体前叶细胞的激素的分泌。这些产生释放因子神经元和抑制因子的神经元，接受来自脑干、下丘脑和前脑边缘系统神经元的广泛纤维传入。其中一些神经元（如位于室旁核的促肾上腺皮质激素释放激素神经元）也接受化学信息，如 IL-1β、前列腺素 E2（PGE2）和一氧化氮（NO）。IL-1β 可以直接或间接地促进对促肾上腺皮质素释放因子的反应，激活下丘脑 - 垂体 - 肾上腺系统，刺激皮质醇产生，并促使下丘脑 - 交感神经系统刺激儿茶酚胺的释放。这些释放因子神经元和抑制因子神经元的部分神经递质可被药物影响。弓状核产生的多巴胺是一种催乳素抑制因子。多巴胺激动剂可以抑制分泌催乳素的垂体瘤（嫌色细胞腺瘤）所引起的催乳素产生。

13

端 脑

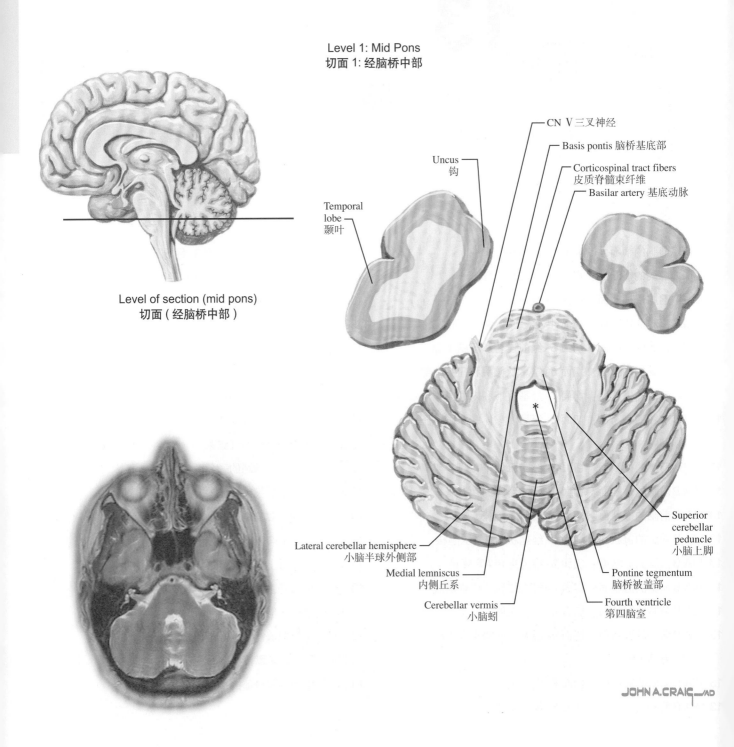

Level 1: Mid Pons
切面 1：经脑桥中部

Level of section (mid pons)
切面（经脑桥中部）

CN V 三叉神经
Basis pontis 脑桥基底部
Corticospinal tract fibers 皮质脊髓束纤维
Basilar artery 基底动脉

Uncus 钩

Temporal lobe 颞叶

Lateral cerebellar hemisphere 小脑半球外侧部
Medial lemniscus 内侧丘系
Cerebellar vermis 小脑蚓

Superior cerebellar peduncle 小脑上脚
Pontine tegmentum 脑桥被盖部
Fourth ventricle 第四脑室

JOHN A. CRAIG—AD

13.1A 前脑的横断面：切面 1– 经脑桥中部

这组图为解剖图与高分辨率磁共振面图像的对照展示。这些切面采用的是完全水平切面，而不是以往的 25° 倾角切面。整组切面中，最重要的解剖关系是内囊（IC）和其四周围绕的结构。尾状核头在内囊前肢的内侧，构成了侧脑室额极的外侧缘。丘脑在内囊后肢的内侧。内囊呈楔形，苍白球和壳位于其外侧。内囊后肢包含主要的下行纤维：如皮质脊髓束、皮质红核束、皮质网状束，以及躯体感觉系统和三叉神经系统的上行感觉纤维。内囊后肢的最后部也包含着投射到对应皮质区域的听觉和视觉纤维。内囊膝包含皮质延髓纤维束。内囊前肢包含皮质投射到纹状体和脑桥核（脑桥小脑系统）的纤维束。整页的 MRI 是 T1 加权像，脑室为暗。与解剖图相对应的 MRI 是 T2 加权像，脑脊液为亮。

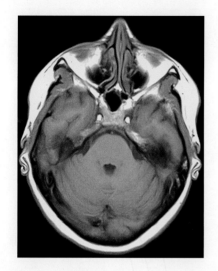

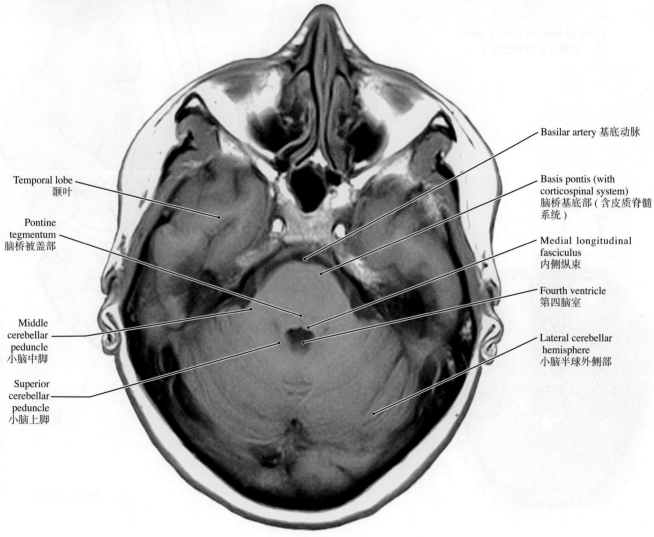

Basilar artery 基底动脉

Basis pontis (with corticospinal system) 脑桥基底部 (含皮质脊髓系统)

Temporal lobe 颞叶

Pontine tegmentum 脑桥被盖部

Medial longitudinal fasciculus 内侧纵束

Fourth ventricle 第四脑室

Middle cerebellar peduncle 小脑中脚

Lateral cerebellar hemisphere 小脑半球外侧部

Superior cerebellar peduncle 小脑上脚

3.1B　前脑的横断面：切面 1– 经脑桥中部

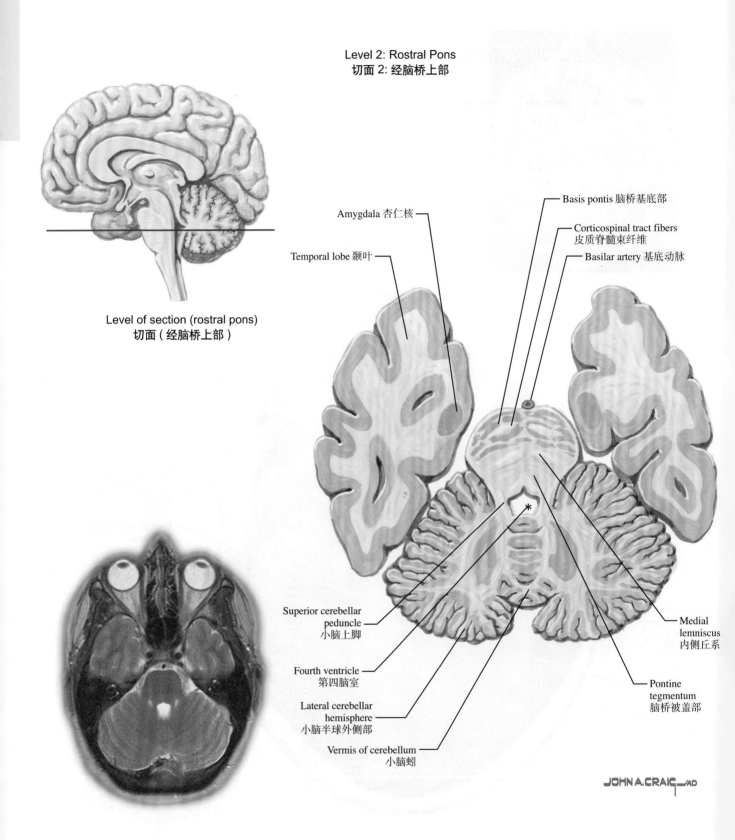

Level 2: Rostral Pons
切面 2: 经脑桥上部

Level of section (rostral pons)
切面（经脑桥上部）

Amygdala 杏仁核

Temporal lobe 颞叶

Basis pontis 脑桥基底部

Corticospinal tract fibers
皮质脊髓束纤维

Basilar artery 基底动脉

Medial
lemniscus
内侧丘系

Superior cerebellar
peduncle
小脑上脚

Fourth ventricle
第四脑室

Lateral cerebellar
hemisphere
小脑半球外侧部

Vermis of cerebellum
小脑蚓

Pontine
tegmentum
脑桥被盖部

JOHN A. CRAIG—AD

13.2A　前脑的横断面：切面 2– 经脑桥上部

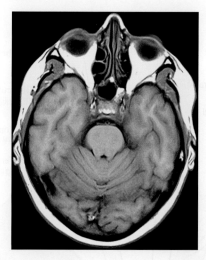

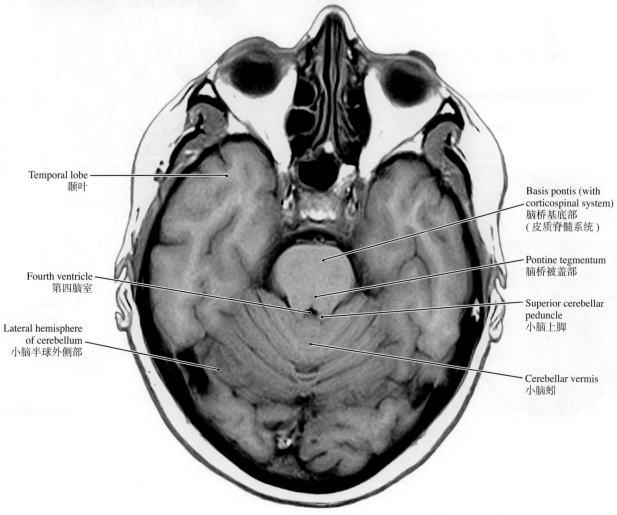

Temporal lobe
颞叶

Fourth ventricle
第四脑室

Lateral hemisphere
of cerebellum
小脑半球外侧部

Basis pontis (with
corticospinal system)
脑桥基底部
（皮质脊髓系统）

Pontine tegmentum
脑桥被盖部

Superior cerebellar
peduncle
小脑上脚

Cerebellar vermis
小脑蚓

13.2B 前脑的横断面：切面 2– 经脑桥上部（续）

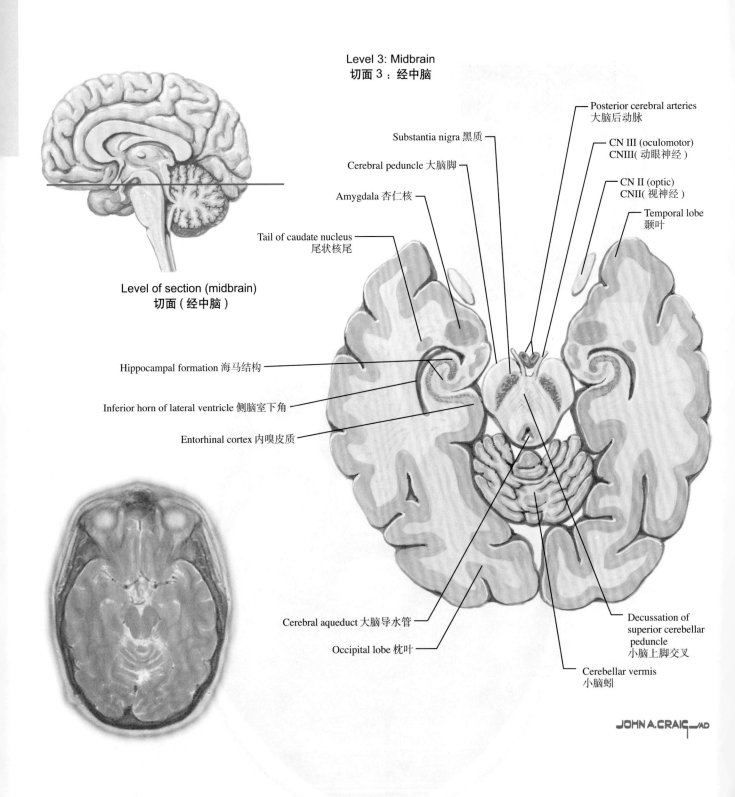

Level 3: Midbrain
切面 3：经中脑

Level of section (midbrain)
切面（经中脑）

Posterior cerebral arteries
大脑后动脉

CN III (oculomotor)
CNIII（动眼神经）

CN II (optic)
CNII（视神经）

Temporal lobe
颞叶

Substantia nigra 黑质

Cerebral peduncle 大脑脚

Amygdala 杏仁核

Tail of caudate nucleus
尾状核尾

Hippocampal formation 海马结构

Inferior horn of lateral ventricle 侧脑室下角

Entorhinal cortex 内嗅皮质

Cerebral aqueduct 大脑导水管

Occipital lobe 枕叶

Decussation of
superior cerebellar
peduncle
小脑上脚交叉

Cerebellar vermis
小脑蚓

JOHN A. CRAIG—AD

13.3A　前脑的横断面：切面 3– 经中脑

临床意义

　　颞叶包括杏仁核、海马结构和联络皮质。联络皮质包括 Heschl 颞横回、一些语言相关皮质区域（Wernicke 区位于优势半球）、膝距束的 Meyer 袢、侧脑室下角以及广泛的皮质区域（颞上、中、下回）。颞叶可因外伤、梗死、肿瘤、脓肿和其他病理原因而损伤。这类损伤可导致幻听、谵妄以及精神病性行为，有时表现为对侧视野上象限的偏盲（如 Meyer 袢损毁）和丧失文字信息理解能力的感觉性失语症（Wernicke 失语，发生于优势半球损伤）。一些特殊的颞叶损伤可导致面孔失认症（脸盲症）。

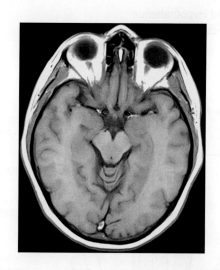

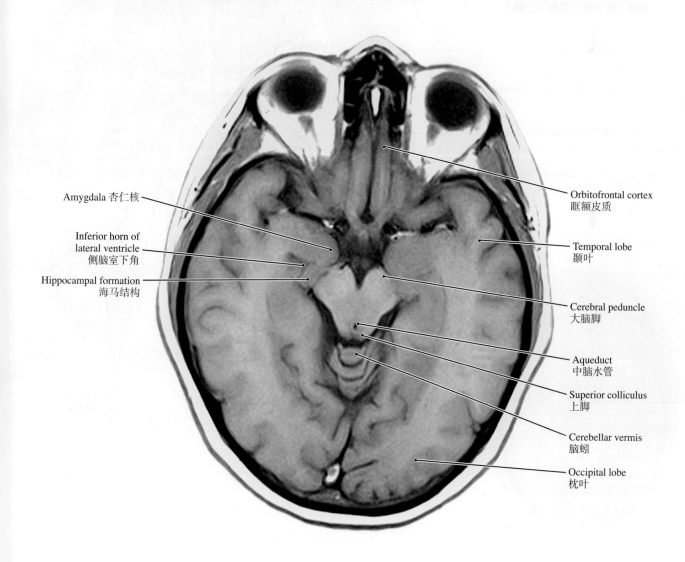

Amygdala 杏仁核

Inferior horn of lateral ventricle 侧脑室下角

Hippocampal formation 海马结构

Orbitofrontal cortex 眶额皮质

Temporal lobe 颞叶

Cerebral peduncle 大脑脚

Aqueduct 中脑水管

Superior colliculus 上脚

Cerebellar vermis 脑蚓

Occipital lobe 枕叶

3.3B　前脑的横断面：切面 3– 经中脑（续）

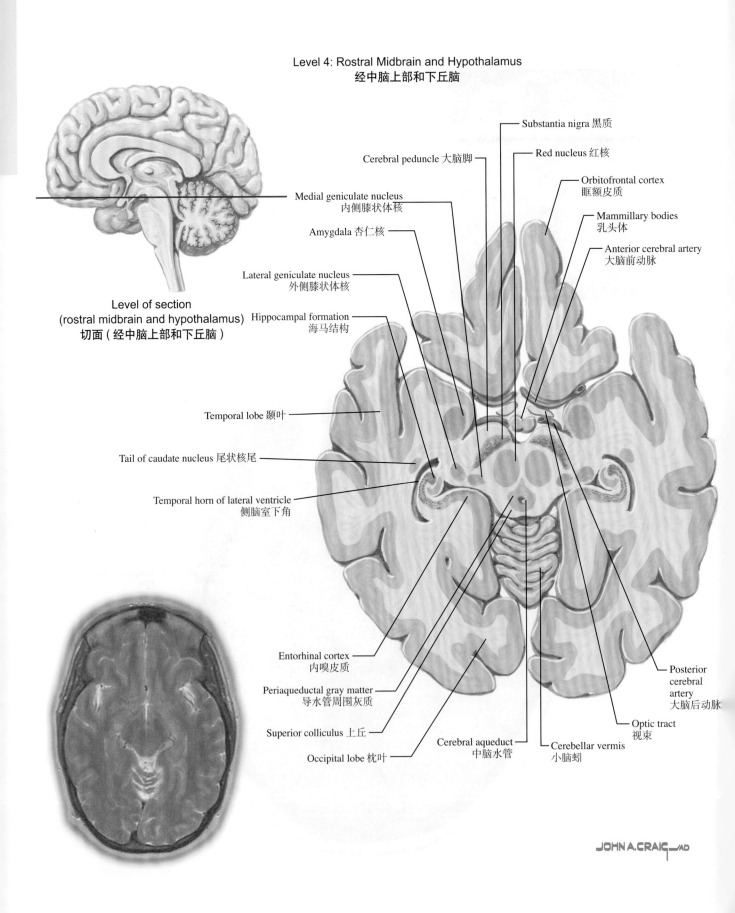

Level 4: Rostral Midbrain and Hypothalamus
经中脑上部和下丘脑

Substantia nigra 黑质

Cerebral peduncle 大脑脚

Red nucleus 红核

Medial geniculate nucleus 内侧膝状体核

Orbitofrontal cortex 眶额皮质

Amygdala 杏仁核

Mammillary bodies 乳头体

Anterior cerebral artery 大脑前动脉

Lateral geniculate nucleus 外侧膝状体核

Level of section (rostral midbrain and hypothalamus) 切面（经中脑上部和下丘脑）

Hippocampal formation 海马结构

Temporal lobe 颞叶

Tail of caudate nucleus 尾状核尾

Temporal horn of lateral ventricle 侧脑室下角

Entorhinal cortex 内嗅皮质

Periaqueductal gray matter 导水管周围灰质

Superior colliculus 上丘

Occipital lobe 枕叶

Cerebral aqueduct 中脑水管

Posterior cerebral artery 大脑后动脉

Optic tract 视束

Cerebellar vermis 小脑蚓

JOHN A. CRAIG—AD

13.4A 前脑的横断面：切面 4– 经中脑上部和下丘脑

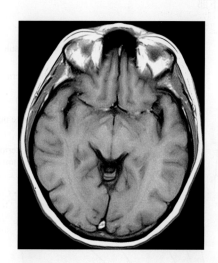

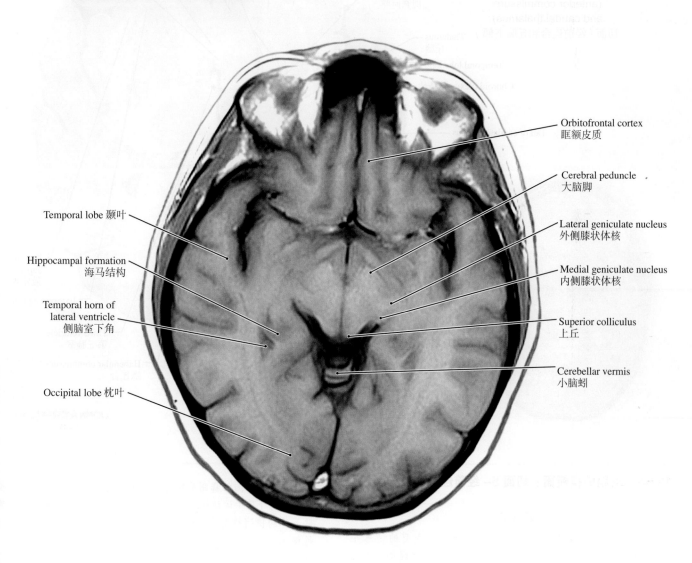

Orbitofrontal cortex
眶额皮质

Cerebral peduncle
大脑脚

Temporal lobe 颞叶

Lateral geniculate nucleus
外侧膝状体核

Hippocampal formation
海马结构

Medial geniculate nucleus
内侧膝状体核

Temporal horn of
lateral ventricle
侧脑室下角

Superior colliculus
上丘

Cerebellar vermis
小脑蚓

Occipital lobe 枕叶

3.4B 前脑的横断面：切面 4– 经中脑上部和下丘脑（续）

Level 5: Anterior Commissure and Caudal Thalamus
切面 5: 经前连合和丘脑下部

Level of section
(anterior commissure
and caudal thalamus)
切面 (经前连合和丘脑下部)

Orbitofrontal cortex 眶额皮质
Putamen 壳
Claustrum 屏状核
Insular cortex
岛叶皮质
Posterior limb of
internal capsule
内囊后肢
Thalamus
丘脑
Temporal lobe 颞叶
Choroid plexus 脉络丛
Tail of caudate nucleus
尾状核尾
Atrium of lateral
ventricle
侧脑室

Anterior limb of internal capsule
内囊前肢
Globus pallidus (internal and external
segments)
苍白球 (内、外侧)
Head of caudate nucleus
尾状核头
Anterior
commissure
前连合
Columns of
fornix
穹隆柱
Extreme
capsule
最外囊
External capsule
外囊
Third ventricle
第三脑室
Habenular commissure
缰连合

Hippocampal formation
海马结构
Pulvinar 丘脑枕
Occipital lobe 枕叶

JOHN A. CRAIG—AD

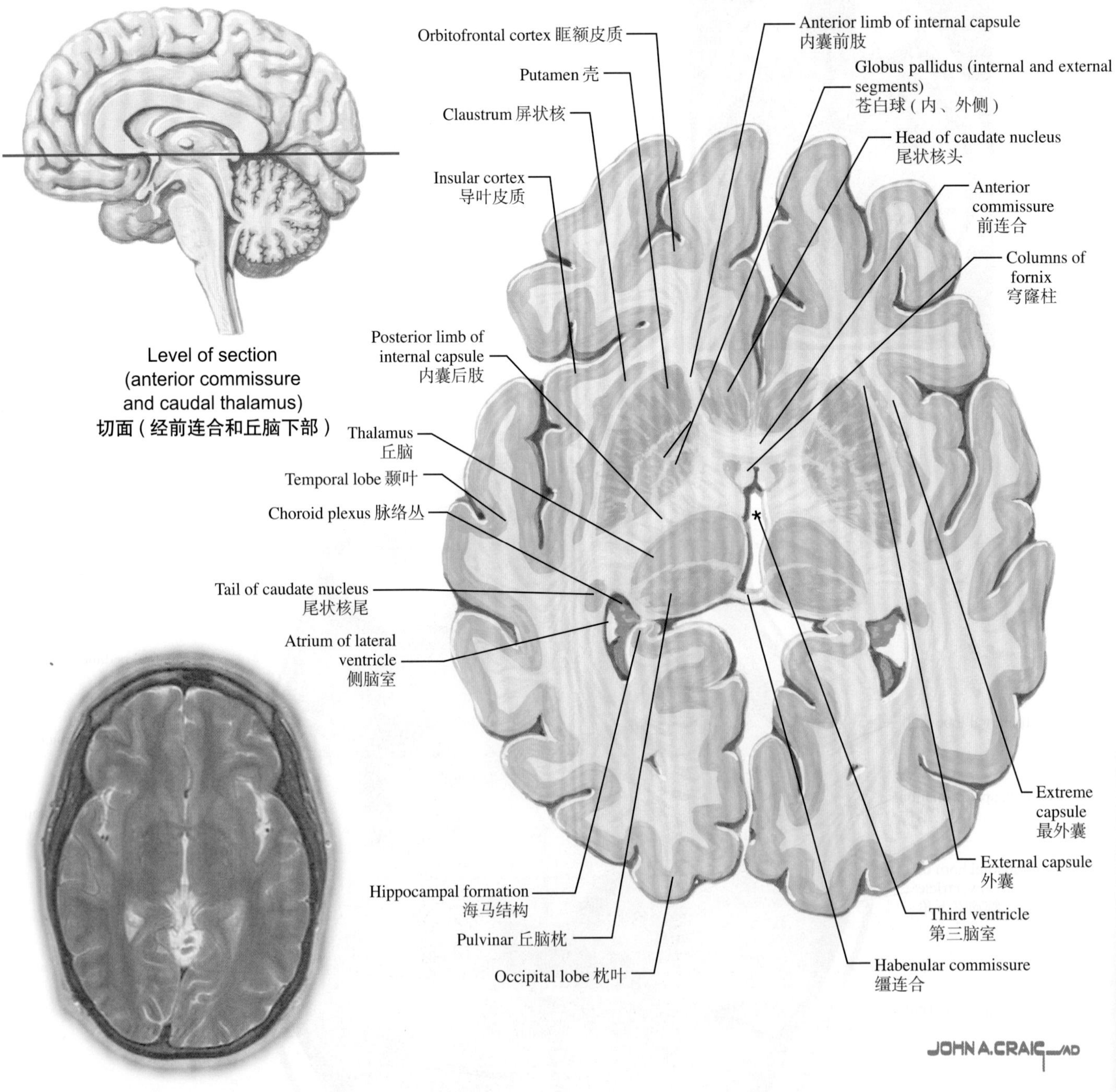

13.5A 前脑的横断面：切面 5– 经前连合和丘脑下部

临床意义

基底神经节协助大脑皮质规划和产生活动所需的信息并抑制活动不需要的信息。这些功能在运动活动中体现得最为明显。基底神经节病变导致非自主的运动，并经常伴随认知和情感症状（例如 Huntington 病）。基底神经节信息传递的首要通路是从丘脑和大脑皮质到纹状体（尾状核和壳），再到苍白球，然后返回丘脑和大脑皮质的完整环路。对这一环路的破坏会导致运动过度（例如舞蹈病样运动、手足徐动样动作、震颤）或运动能力下降（运动徐缓）。在某些情况下。在一些案例中，某些具体的核团被发现与这些病症有关，如底核丘脑的小的腔隙性梗死将导致对侧肢体不受约束、猛然的运动（射击样运动）。然而，对底丘脑核的手术破坏却可以减轻 Parkinson 病的一些运动问题。内侧苍白球的活动很有可能是由丘脑底控制，但也可以被外侧苍白球调节。苍白球的病理性损伤可导致僵直和运动失能，手术损伤苍白球可减少由于基底神经节损伤引起的运动过度。

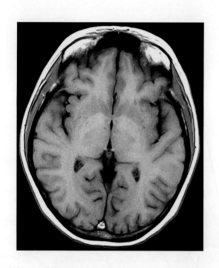

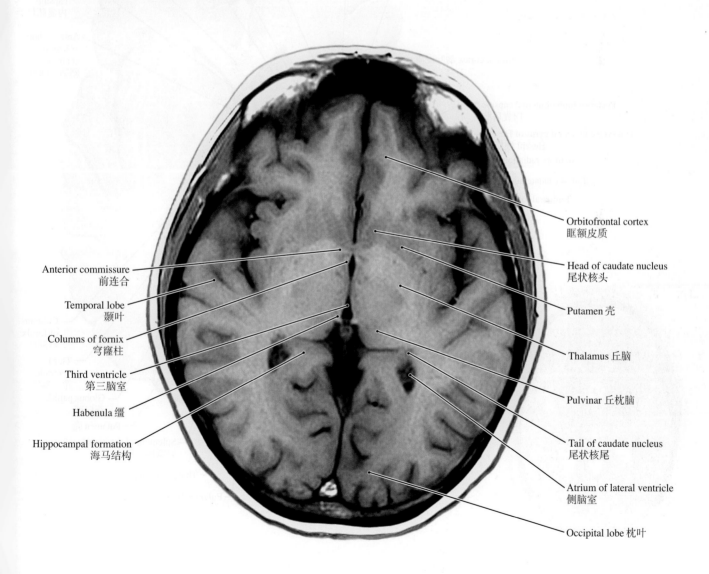

Anterior commissure
前连合

Temporal lobe
颞叶

Columns of fornix
穹窿柱

Third ventricle
第三脑室

Habenula 缰

Hippocampal formation
海马结构

Orbitofrontal cortex
眶额皮质

Head of caudate nucleus
尾状核头

Putamen 壳

Thalamus 丘脑

Pulvinar 丘枕脑

Tail of caudate nucleus
尾状核尾

Atrium of lateral ventricle
侧脑室

Occipital lobe 枕叶

13.5B 前脑的横断面：切面 5– 经前连合和丘脑下部（续）

Level 6: Head of Caudate and Midthalamus
切面 6: 经尾状核头和丘脑中部

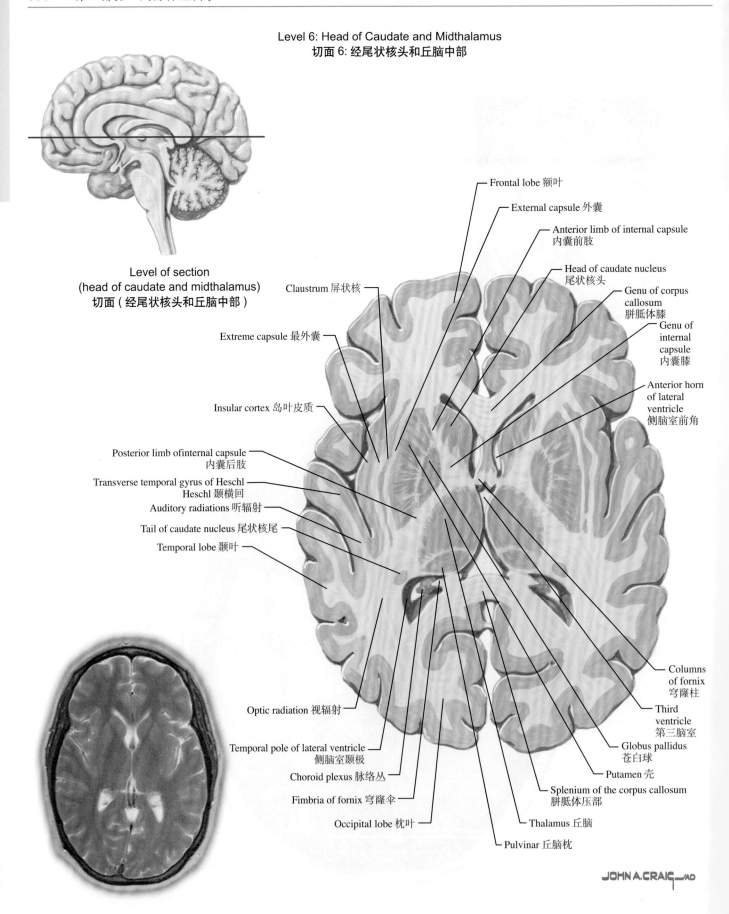

Level of section
(head of caudate and midthalamus)
切面（经尾状核头和丘脑中部）

Frontal lobe 额叶
External capsule 外囊
Anterior limb of internal capsule
内囊前肢
Head of caudate nucleus
尾状核头
Genu of corpus callosum
胼胝体膝
Genu of internal capsule
内囊膝
Anterior horn of lateral ventricle
侧脑室前角

Claustrum 屏状核
Extreme capsule 最外囊
Insular cortex 岛叶皮质
Posterior limb of internal capsule
内囊后肢
Transverse temporal gyrus of Heschl
Heschl 颞横回
Auditory radiations 听辐射
Tail of caudate nucleus 尾状核尾
Temporal lobe 颞叶

Optic radiation 视辐射
Temporal pole of lateral ventricle
侧脑室颞极
Choroid plexus 脉络丛
Fimbria of fornix 穹窿伞
Occipital lobe 枕叶

Columns of fornix
穹窿柱
Third ventricle
第三脑室
Globus pallidus
苍白球
Putamen 壳
Splenium of the corpus callosum
胼胝体压部
Thalamus 丘脑
Pulvinar 丘脑枕

JOHN A.CRAIG—AD

13.6A　前脑的横断面：切面 6– 经尾状核头和丘脑中部

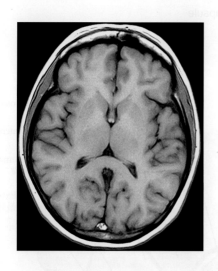

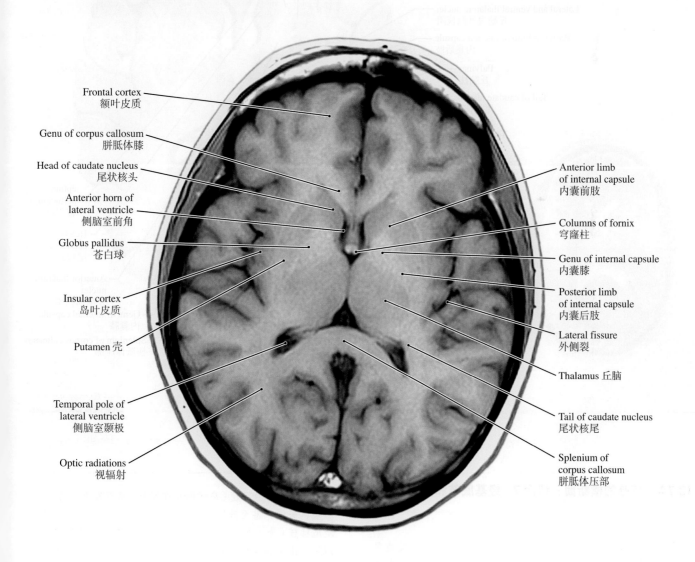

Frontal cortex
额叶皮质

Genu of corpus callosum
胼胝体膝

Head of caudate nucleus
尾状核头

Anterior horn of
lateral ventricle
侧脑室前角

Globus pallidus
苍白球

Insular cortex
岛叶皮质

Putamen 壳

Temporal pole of
lateral ventricle
侧脑室颞极

Optic radiations
视辐射

Anterior limb
of internal capsule
内囊前肢

Columns of fornix
穹窿柱

Genu of internal capsule
内囊膝

Posterior limb
of internal capsule
内囊后肢

Lateral fissure
外侧裂

Thalamus 丘脑

Tail of caudate nucleus
尾状核尾

Splenium of
corpus callosum
胼胝体压部

13.6B　前脑的横断面：切面 6– 经尾状核头和丘脑中部（续）

Level 7: Basal Ganglia and Internal Capsule
层面 7：经基底节和内囊

Level of section
(basal ganglia and internal capsule)
切面（经基底节和内囊）

Putamen 壳

Claustrum 屏状核

Insular cortex 岛叶皮质

Anterior limb of internal capsule
内囊前肢

Rostrum of corpus callosum
胼胝体嘴

Frontal pole of lateral ventricle
侧脑室额极

External capsule
外囊

Extreme capsule
最外囊

Lateral and ventral thalamic nuclei
丘脑腹外侧核团

Posterior limb of internal capsule
内囊后肢

Pulvinar
丘脑枕

Tail of caudate nucleus
尾状核尾

Temporal pole of
lateral ventricle
侧脑室颞极

eptum
pellucidum
透明隔

Head of
caudate nucleus
尾状核头

Anterior thalamic
nuclei
丘脑前核团

Genu of internal capsule
内囊膝

Splenium of corpus callosum
胼胝体压部

Optic radiations 视辐射

Choroid plexus 脉络丛

Medial thalamic nuclei
丘脑内侧核团

Occipital lobe 枕叶

Body of
fornix
穹窿体

JOHN A. CRAIG—AD

13.7A　前脑的横断面：切面 7– 经基底节和内囊

临床意义

Huntington 病是一种由 4 号染色体短臂三个核苷酸重复（CAG）引起的常染色显性遗传病。Huntington 病通常呈进行性发展、不可医治，并表现出运动障碍（舞蹈病样运动：又急又快、强迫性的、无节奏的运动）、进行性认知障碍、情绪障碍（例如抑郁、精神病行为）等症状。这一疾病从微小损伤（笨

拙）和微小行为问题（应激性和抑郁）进展至较大的功能障碍、痴呆、失能，甚至最终导致早期死亡。这一疾病的解剖学特征是尾状核（壳）的特异性退化，尾状核头向侧脑室额极的膨出消失。由于谷氨酸兴奋毒性，导致 NMDA 受体激活，进而导致过量钙离子内流，使得绝大多数投射至苍白球的尾状核中间多棘神经元退行性变。在 Huntington 病中，纹状体的固有胆碱能神经元也会发生退行性变。

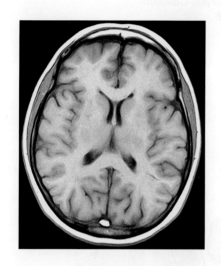

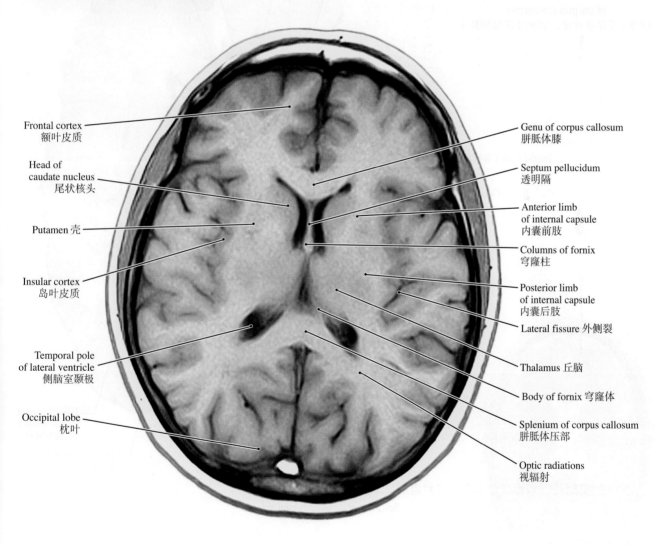

Frontal cortex
额叶皮质

Head of
caudate nucleus
尾状核头

Putamen 壳

Insular cortex
岛叶皮质

Temporal pole
of lateral ventricle
侧脑室颞极

Occipital lobe
枕叶

Genu of corpus callosum
胼胝体膝

Septum pellucidum
透明隔

Anterior limb
of internal capsule
内囊前肢

Columns of fornix
穹窿柱

Posterior limb
of internal capsule
内囊后肢

Lateral fissure 外侧裂

Thalamus 丘脑

Body of fornix 穹窿体

Splenium of corpus callosum
胼胝体压部

Optic radiations
视辐射

3.7B　前脑的横断面：切面 7– 经基底节和内囊（续）

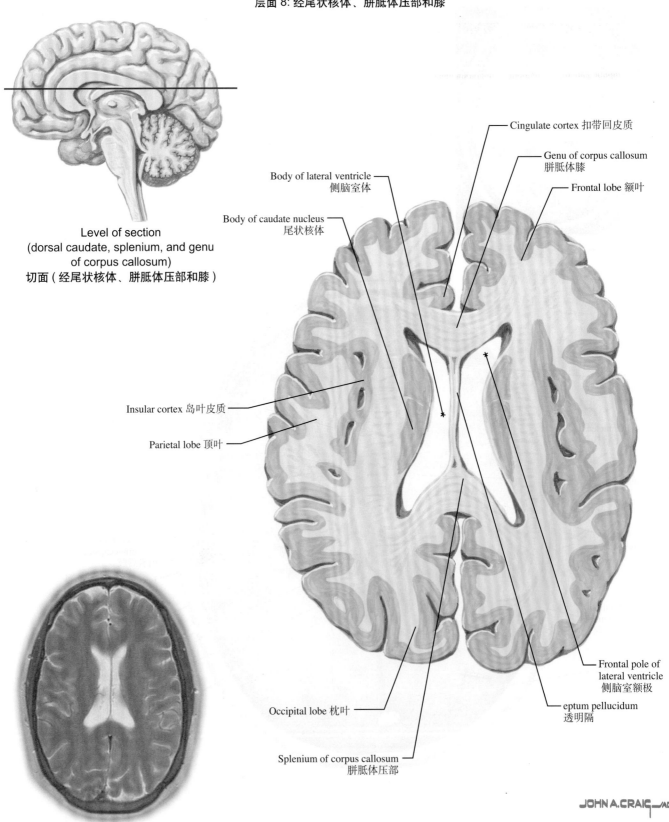

Level 8: Dorsal Caudate, Splenium, and Genu of Corpus Callosum
层面 8: 经尾状核体、胼胝体压部和膝

Level of section
(dorsal caudate, splenium, and genu
of corpus callosum)
切面（经尾状核体、胼胝体压部和膝）

Cingulate cortex 扣带回皮质

Genu of corpus callosum
胼胝体膝

Frontal lobe 额叶

Body of lateral ventricle
侧脑室体

Body of caudate nucleus
尾状核体

Insular cortex 岛叶皮质

Parietal lobe 顶叶

Frontal pole of
lateral ventricle
侧脑室额极

eptum pellucidum
透明隔

Occipital lobe 枕叶

Splenium of corpus callosum
胼胝体压部

JOHN A. CRAIG—AD

13.8A   前脑的横断面：切面 8– 经尾状核体、胼胝体压部和膝

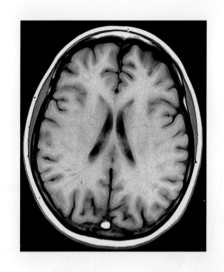

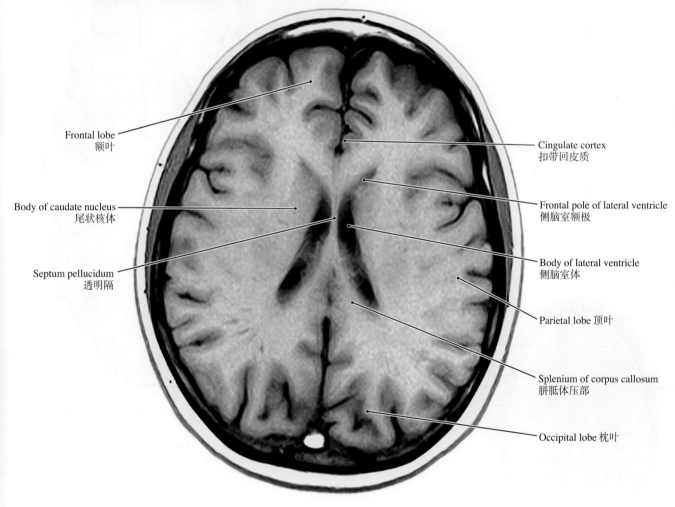

Frontal lobe
额叶

Body of caudate nucleus
尾状核体

Septum pellucidum
透明隔

Cingulate cortex
扣带回皮质

Frontal pole of lateral ventricle
侧脑室额极

Body of lateral ventricle
侧脑室体

Parietal lobe 顶叶

Splenium of corpus callosum
胼胝体压部

Occipital lobe 枕叶

13.8B　前脑的横断面：切面 8– 经尾状核体，胼胝体压部和膝（续）

Level 9: Body of Corpus Callosum
切面 9: 经胼胝体干

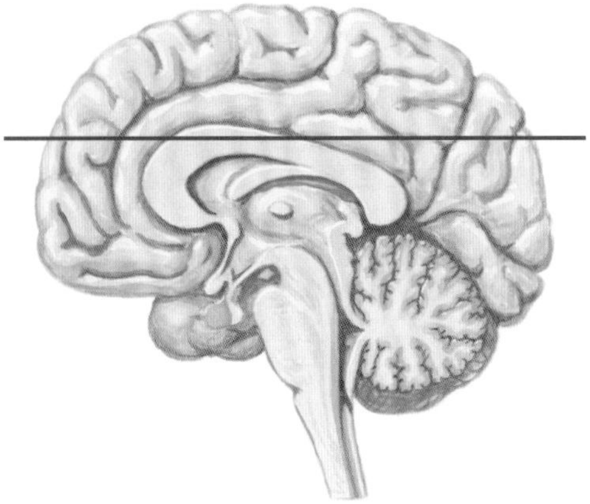

Level of section (body of corpus callosum)
切面（经胼胝体干）

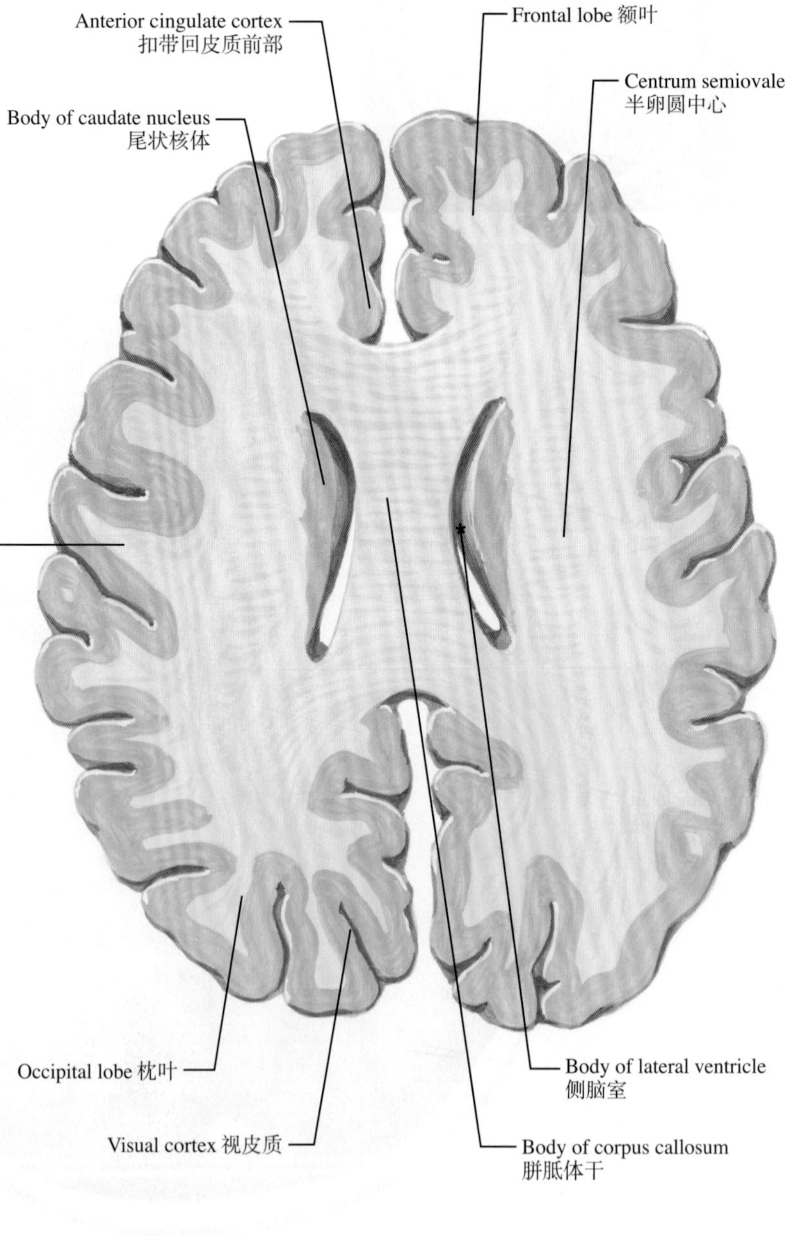

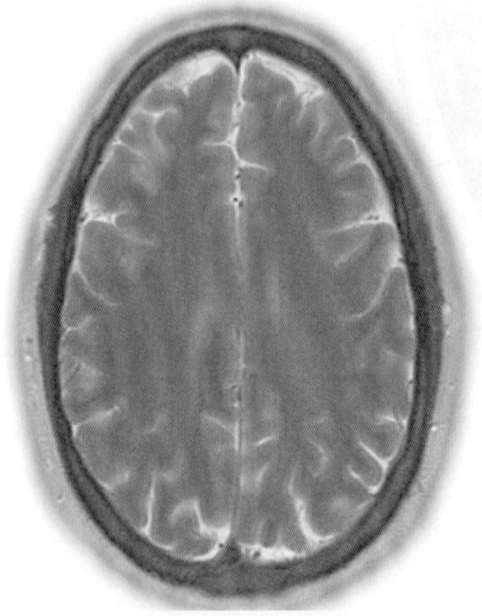

Anterior cingulate cortex
扣带回皮质前部

Frontal lobe 额叶

Centrum semiovale
半卵圆中心

Body of caudate nucleus
尾状核体

Parietal lobe 顶叶

Occipital lobe 枕叶

Visual cortex 视皮质

Body of lateral ventricle
侧脑室

Body of corpus callosum
胼胝体干

JOHN A.CRAIG—AD

13.9A　前脑的横断面：切面 9– 经胼胝体干

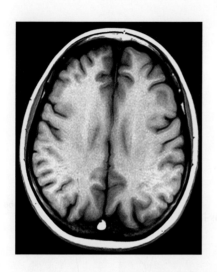

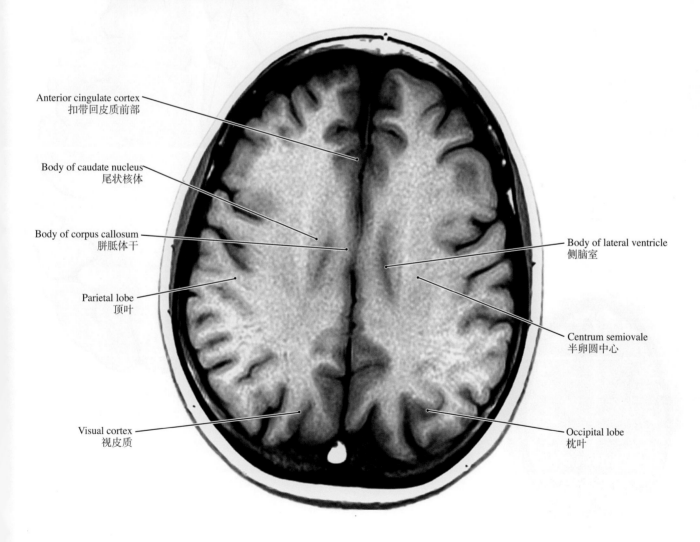

Anterior cingulate cortex
扣带回皮质前部

Body of caudate nucleus
尾状核体

Body of corpus callosum
胼胝体干

Parietal lobe
顶叶

Visual cortex
视皮质

Body of lateral ventricle
侧脑室

Centrum semiovale
半卵圆中心

Occipital lobe
枕叶

13.9B　前脑的横断面：切面 9- 经胼胝体干（续）

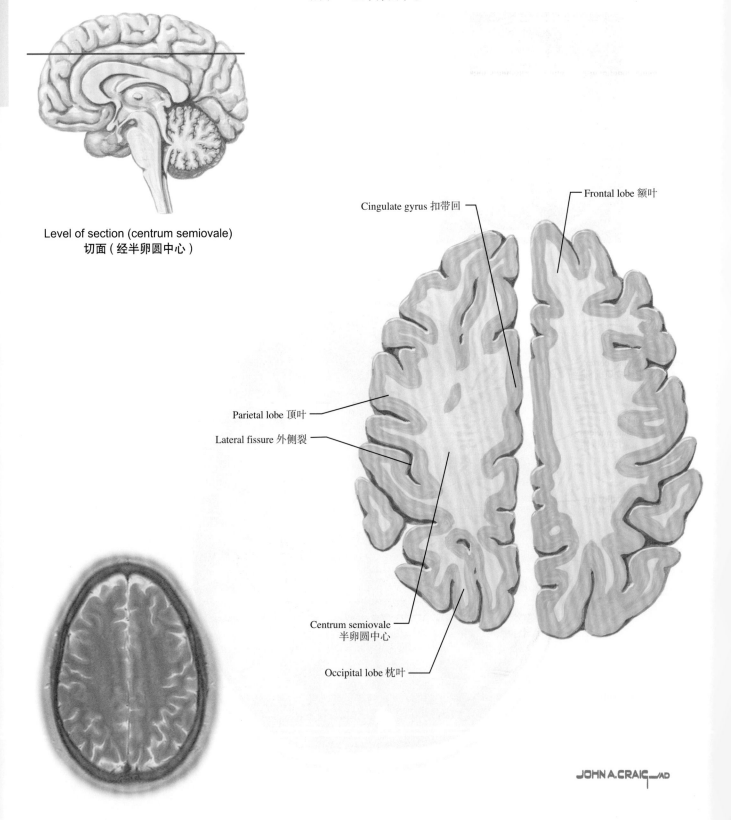

Level 10: Centrum Semiovale
切面 10: 经半卵圆中心

Level of section (centrum semiovale)
切面（经半卵圆中心）

Cingulate gyrus 扣带回

Frontal lobe 额叶

Parietal lobe 顶叶

Lateral fissure 外侧裂

Centrum semiovale
半卵圆中心

Occipital lobe 枕叶

JOHN A.CRAIG—AD

13.10A   前脑的横断面：切面 10– 经半卵圆中心

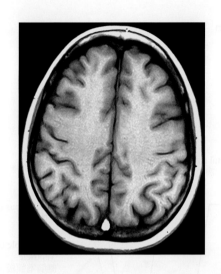

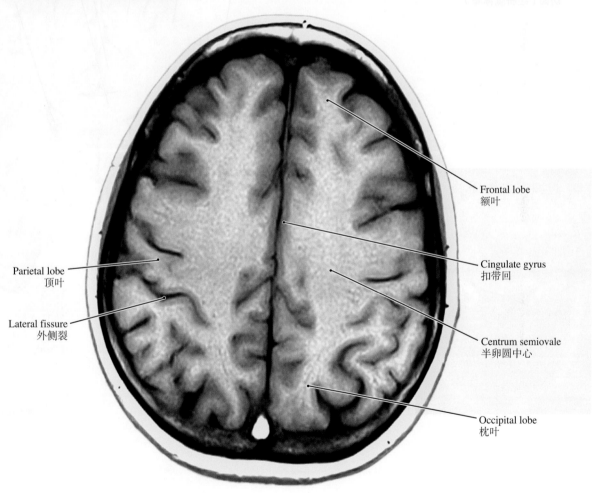

Frontal lobe
额叶

Cingulate gyrus
扣带回

Centrum semiovale
半卵圆中心

Occipital lobe
枕叶

Parietal lobe
顶叶

Lateral fissure
外侧裂

13.10B 前脑的横断面：切面 10– 经半卵圆中心（续）

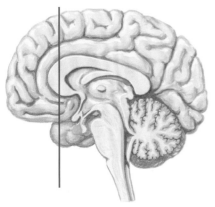
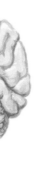

Level of section (genu of corpus callosum)
切面（经胼胝体膝）

Level 1: Genu of Corpus Callosum
层面 1: 胼胝体膝

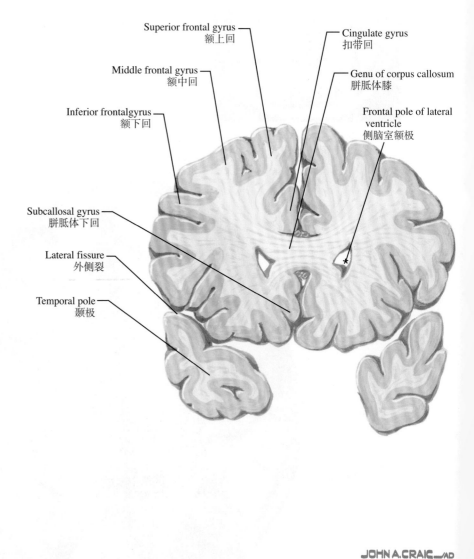

Superior frontal gyrus
额上回

Middle frontal gyrus
额中回

Inferior frontalgyrus
额下回

Subcallosal gyrus
胼胝体下回

Lateral fissure
外侧裂

Temporal pole
颞极

Cingulate gyrus
扣带回

Genu of corpus callosum
胼胝体膝

Frontal pole of lateral ventricle
侧脑室额极

JOHN A.CRAIG_AD

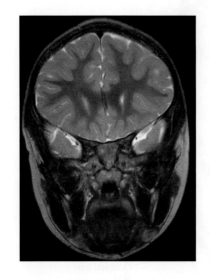

13.11A 前脑的冠状面：切面 1– 经胼胝体膝

　　这组冠状切面图包含了解剖学断面和高分辨率磁共振成像的对照图，显示出内囊、基底节、丘脑之间的重要关系和基底部前脑的结构，例如伏隔核、未名质、基底核（胆碱能前脑核团），某些丘脑核团、重要的颞叶结构（杏仁核、海马结构）和神经传导通路（穹窿、终纹）。整页的磁共振成像是 T1 加权像，脑室为暗。手绘图片旁的磁共振成像是 T2 加权像，脑脊液为亮。

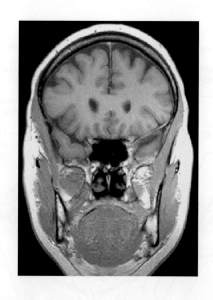

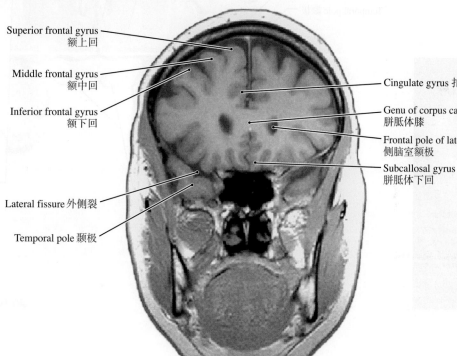

Superior frontal gyrus
额上回

Middle frontal gyrus
额中回

Inferior frontal gyrus
额下回

Lateral fissure 外侧裂

Temporal pole 颞极

Cingulate gyrus 扣带回

Genu of corpus callosum
胼胝体膝

Frontal pole of lateral ventricle
侧脑室额极

Subcallosal gyrus
胼胝体下回

13.11B　前脑的冠状面：切面 1– 经胼胝体膝（续）

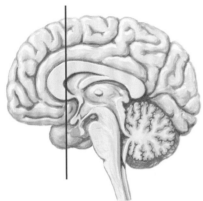

Level of section
(head of caudate nucleus/
nucleus accumbens)
切面（经尾状核头 / 伏隔核）

Level 2: Head of Caudate Nucleus/Nucleus Accumbens
层面 2: 经尾状核头 / 伏隔核

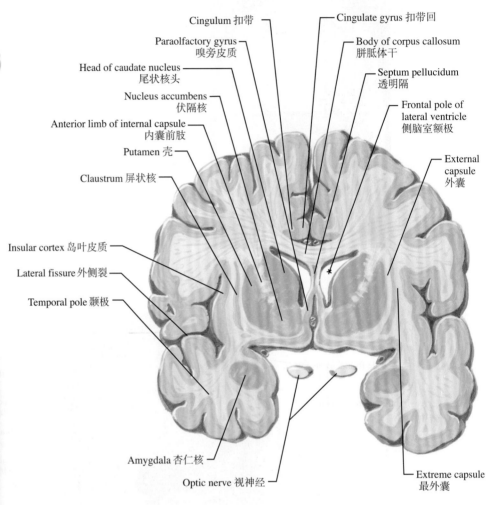

Cingulum 扣带
Paraolfactory gyrus 嗅旁皮质
Head of caudate nucleus 尾状核头
Nucleus accumbens 伏隔核
Anterior limb of internal capsule 内囊前肢
Putamen 壳
Claustrum 屏状核
Insular cortex 岛叶皮质
Lateral fissure 外侧裂
Temporal pole 颞极
Cingulate gyrus 扣带回
Body of corpus callosum 胼胝体干
Septum pellucidum 透明隔
Frontal pole of lateral ventricle 侧脑室额极
External capsule 外囊
Amygdala 杏仁核
Optic nerve 视神经
Extreme capsule 最外囊

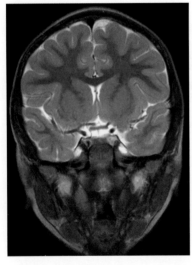

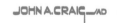

JOHN A.CRAIG AD

13.12A　前脑的冠状面：切面 2- 经尾状核头 / 伏隔核

临床意义

伏隔核位于前脑腹侧的纹状体的前端，接受来自边缘结构的大量信息，例如杏仁核、海马结构和终纹床核等。源

自腹侧中脑腹盖区的主要多巴胺能（DA）信息传入通过中脑边缘系统 DA 通路支配伏隔核。伏隔核由多巴胺能神经调控，是动机和成瘾行为的重要中枢。伏隔核也与高兴、欢乐、喜悦等大脑奖赏回路相关。例如，伏隔核连接丘脑和皮质之间的环路可辅助情绪反应中的动作表达，包括手势和举止。

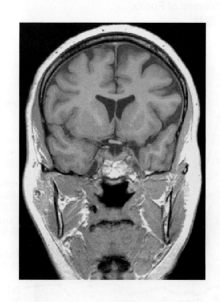

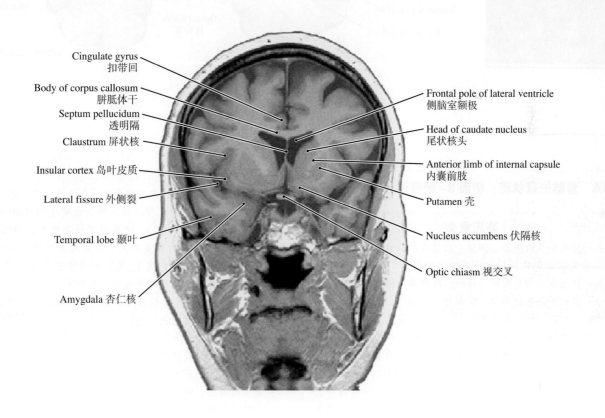

Cingulate gyrus
扣带回

Body of corpus callosum
胼胝体干

Septum pellucidum
透明隔

Claustrum 屏状核

Insular cortex 岛叶皮质

Lateral fissure 外侧裂

Temporal lobe 颞叶

Amygdala 杏仁核

Frontal pole of lateral ventricle
侧脑室额极

Head of caudate nucleus
尾状核头

Anterior limb of internal capsule
内囊前肢

Putamen 壳

Nucleus accumbens 伏隔核

Optic chiasm 视交叉

13.12B　前脑的冠状面：切面 2– 经尾状核头 / 伏隔核（续）

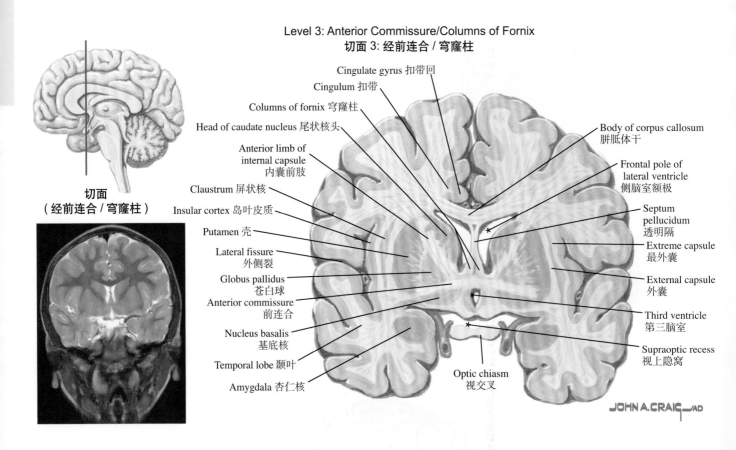

Level 3: Anterior Commissure/Columns of Fornix
切面 3: 经前连合 / 穹窿柱

Cingulate gyrus 扣带回
Cingulum 扣带
Columns of fornix 穹窿柱
Head of caudate nucleus 尾状核头
Anterior limb of internal capsule 内囊前肢
Claustrum 屏状核
Insular cortex 岛叶皮质
Putamen 壳
Lateral fissure 外侧裂
Globus pallidus 苍白球
Anterior commissure 前连合
Nucleus basalis 基底核
Temporal lobe 颞叶
Amygdala 杏仁核

Body of corpus callosum 胼胝体干
Frontal pole of lateral ventricle 侧脑室额极
Septum pellucidum 透明隔
Extreme capsule 最外囊
External capsule 外囊
Third ventricle 第三脑室
Supraoptic recess 视上隐窝

Optic chiasm 视交叉

切面（经前连合 / 穹窿柱）

JOHN A. CRAIG AD

13.13A 前脑的冠状面：切面 3- 经前连合 / 穹窿柱

临床意义

大脑的感染多由病毒、细菌、真菌或其他微生物引起。对于这些感染的系统性回顾就不在本书中赘述了，但一种罕见且经典的朊病毒感染是值得一提的。朊病毒可借由一种非生命分子——蛋白质轻易地传播。正常神经元蛋白，朊病毒（PrPc，c= 细胞）作为一种铜离子结合蛋白，在细胞黏附和神经元间信息交流中发挥作用。这种蛋白的异常形式（PrPSc, Sc = 羊瘙痒症）呈现为一种异常的蛋白折叠结构。这种异常蛋白可以募集正常 PrPc 蛋白，将其转化成异常形式 PrPSc，并形成大的、不可溶的高损伤性淀粉样斑块。在潜伏期后，朊病毒可引发迅速的、进行性的链式反应，导致几乎全部的中枢神经系统空泡化并发生退行性变，即海绵状脑病。朊病毒病也被称为 Creutzfeldt-Jakob 病（CJD）。

朊病毒病的临床症状是多样的，包括认知下降、情绪改变、行为和人格改变、语言丧失、运动改变和肌痉挛、严重的共济失调、吞咽困难、感知改变、癫痫及许多其他症状。大脑皮质、边缘系统结构、基底节、丘脑、小脑、脑干、脊髓等都

发现显著的结构破坏，脑组织没有一个区域可以幸免。

朊病毒病主要分三种。第一种是由突变的 PRNP 基因引起的基因病（占 10% ~ 15%），该基因编码异常蛋白 PrPSc。第二种是至今原因未明的自发形式，该形式占朊病毒病的绝大部分（百万人中有一例发病）。第三种是传播获得形式（变异性 CJD），由食用感染的山羊和绵羊（羊瘙痒症）的肉，食用或用污染饲料喂养的牛（牛科海绵状脑病）引起。该疾病在牛科动物中被称为牛科海绵状脑病，人类食用污染食物感染的该疾病则被称为疯牛病，食用其他野味（如患有慢性消耗性疾病的鹿、麋鹿等）也可引发该疾病。数十年前，巴布亚新几内亚发现了一种该病的罕见获得性形式：当地部落食用已故亲人的大脑，引发朊病毒病，即被人熟知的 Kuru 病。

这种不可溶的异常蛋白也可由医疗手段或污染的手术器械在个体之间传播。最新发现表明，即便延长手术器械的高压蒸汽灭菌时间或采用标准化学消毒的治疗手段，也无法灭活 PrPSc。由此可见，想要阻断朊病毒病的医源性传播，特殊的处理措施是必不可少的。研究表明，在消毒温度达到 1000℃时可确保 PrPSc 蛋白的灭活。截至目前，没有证据显示正常人际间接触可以传播这种疾病，但朊病毒病仍无法治愈。

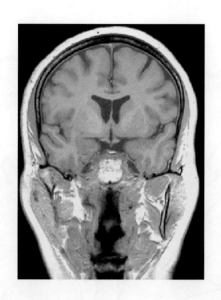

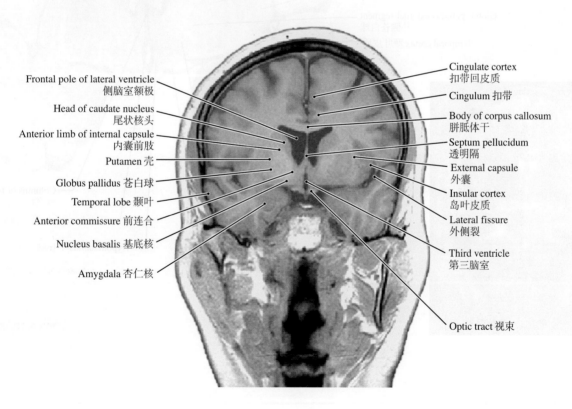

Frontal pole of lateral ventricle
侧脑室额极

Head of caudate nucleus
尾状核头

Anterior limb of internal capsule
内囊前肢

Putamen 壳

Globus pallidus 苍白球

Temporal lobe 颞叶

Anterior commissure 前连合

Nucleus basalis 基底核

Amygdala 杏仁核

Cingulate cortex
扣带回皮质

Cingulum 扣带

Body of corpus callosum
胼胝体干

Septum pellucidum
透明隔

External capsule
外囊

Insular cortex
岛叶皮质

Lateral fissure
外侧裂

Third ventricle
第三脑室

Optic tract 视束

13.13B　前脑的冠状面：层面 3– 经前连合 / 穹窿柱（续）

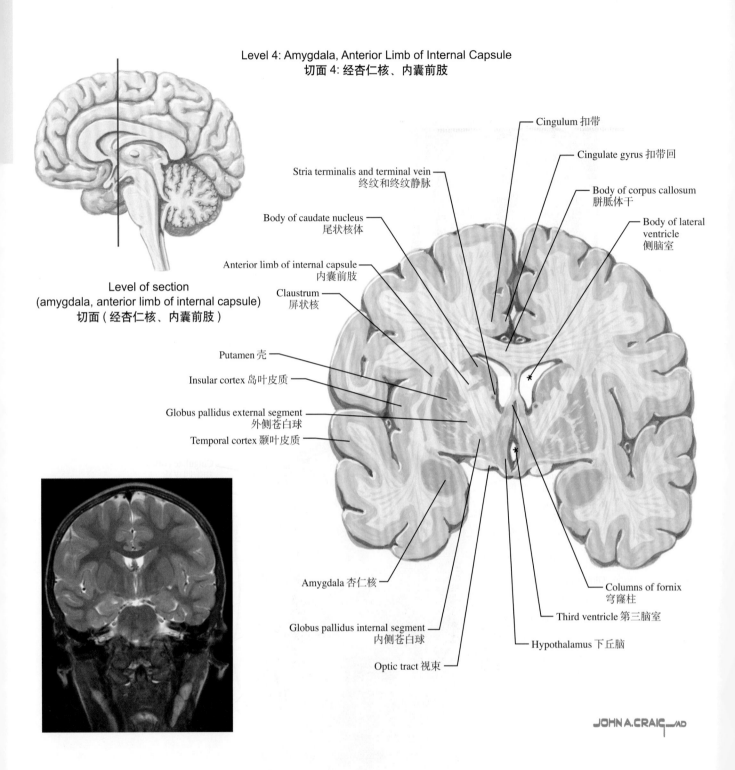

Level 4: Amygdala, Anterior Limb of Internal Capsule
切面 4: 经杏仁核、内囊前肢

Level of section
(amygdala, anterior limb of internal capsule)
切面（经杏仁核、内囊前肢）

Stria terminalis and terminal vein 终纹和终纹静脉

Body of caudate nucleus 尾状核体

Anterior limb of internal capsule 内囊前肢

Claustrum 屏状核

Putamen 壳

Insular cortex 岛叶皮质

Globus pallidus external segment 外侧苍白球

Temporal cortex 颞叶皮质

Cingulum 扣带

Cingulate gyrus 扣带回

Body of corpus callosum 胼胝体干

Body of lateral ventricle 侧脑室

Amygdala 杏仁核

Globus pallidus internal segment 内侧苍白球

Optic tract 视束

Columns of fornix 穹窿柱

Third ventricle 第三脑室

Hypothalamus 下丘脑

JOHN A. CRAIG—AD

13.14A   前脑的冠状面：切面 4- 经杏仁核、内囊前肢

临床意义

除前连合连接部分颞叶外，胼胝体是一侧与对侧大脑半球间连合的主要通路。外伤或肿瘤导致的大面积损伤可破坏胼胝体，并常伴发前脑的大面积损伤。为了减缓癫痫向对侧大脑扩散，有时会对胼胝体进行特殊的胼胝体切断术。这种"裂脑"

手术导致一侧大脑半球不能感知对侧大脑半球的特定活动。如左侧大脑不能识别由右侧大脑传递的视觉和躯体感觉刺激，这意味着当左手和左臂不在左半球视野范围内时，大脑无法定位左手和左臂。甚至有些时候，左手还会不受左半球意识控制而独立运动。大脑分离时，一些在脑干区域进行传递的情绪信息借助边缘系统，可以在一定程度上被双侧大脑半球同时感知。

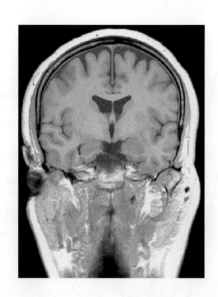

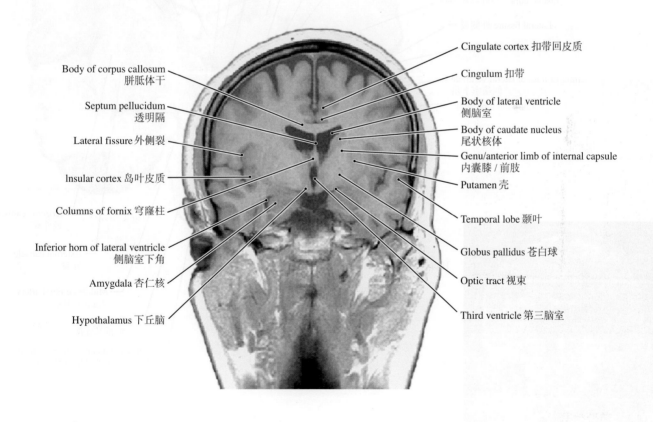

Body of corpus callosum
胼胝体干

Septum pellucidum
透明隔

Lateral fissure 外侧裂

Insular cortex 岛叶皮质

Columns of fornix 穹窿柱

Inferior horn of lateral ventricle
侧脑室下角

Amygdala 杏仁核

Hypothalamus 下丘脑

Cingulate cortex 扣带回皮质

Cingulum 扣带

Body of lateral ventricle
侧脑室

Body of caudate nucleus
尾状核体

Genu/anterior limb of internal capsule
内囊膝／前肢

Putamen 壳

Temporal lobe 颞叶

Globus pallidus 苍白球

Optic tract 视束

Third ventricle 第三脑室

13.14B　前脑的冠状面：切面 4– 经杏仁核、内囊前肢（续）

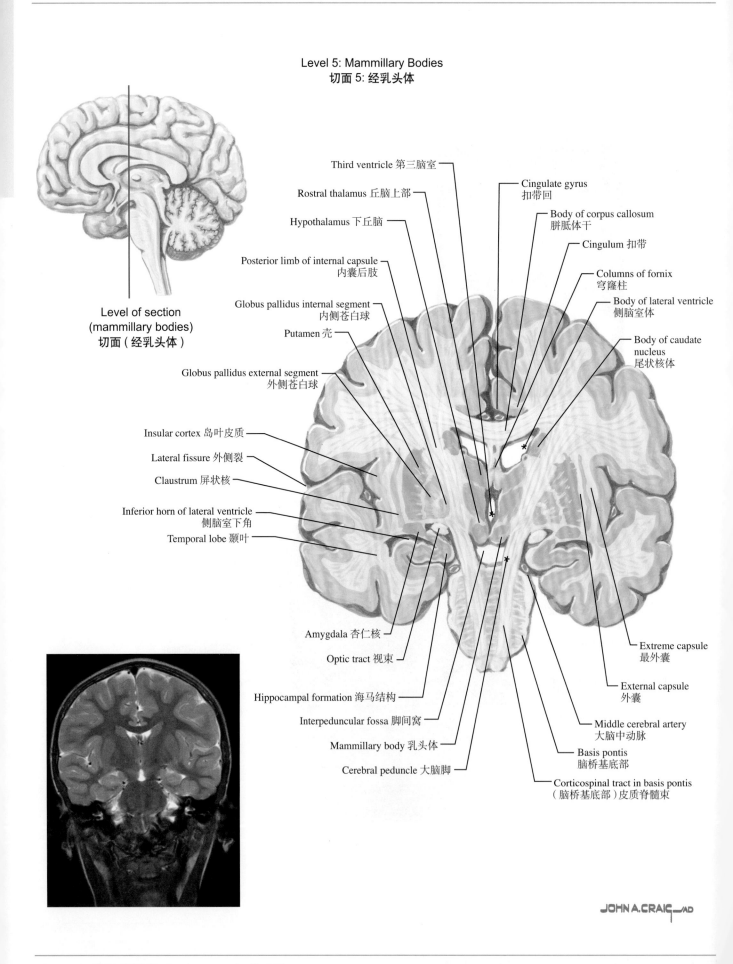

Level 5: Mammillary Bodies
切面 5: 经乳头体

Level of section
(mammillary bodies)
切面（经乳头体）

Third ventricle 第三脑室

Rostral thalamus 丘脑上部

Hypothalamus 下丘脑

Posterior limb of internal capsule
内囊后肢

Globus pallidus internal segment
内侧苍白球

Putamen 壳

Globus pallidus external segment
外侧苍白球

Insular cortex 岛叶皮质

Lateral fissure 外侧裂

Claustrum 屏状核

Inferior horn of lateral ventricle
侧脑室下角

Temporal lobe 颞叶

Cingulate gyrus
扣带回

Body of corpus callosum
胼胝体干

Cingulum 扣带

Columns of fornix
穹窿柱

Body of lateral ventricle
侧脑室体

Body of caudate
nucleus
尾状核体

Amygdala 杏仁核

Optic tract 视束

Hippocampal formation 海马结构

Interpeduncular fossa 脚间窝

Mammillary body 乳头体

Cerebral peduncle 大脑脚

Extreme capsule
最外囊

External capsule
外囊

Middle cerebral artery
大脑中动脉

Basis pontis
脑桥基底部

Corticospinal tract in basis pontis
（脑桥基底部）皮质脊髓束

JOHN A. CRAIG AD

13.15A   前脑的冠状面：切面 5– 经乳头体

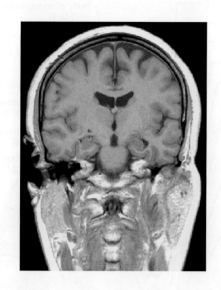

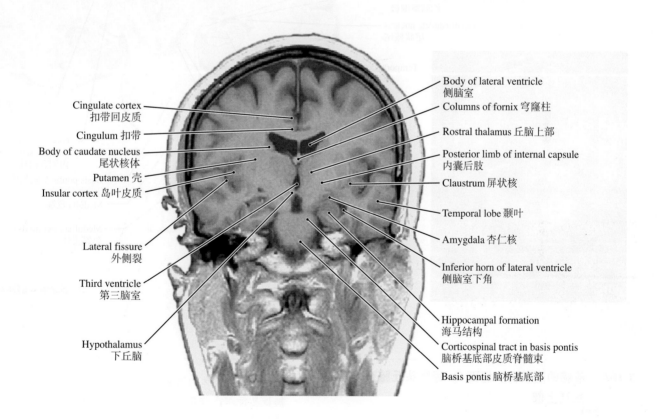

Cingulate cortex 扣带回皮质	Body of lateral ventricle 侧脑室
Cingulum 扣带	Columns of fornix 穹窿柱
Body of caudate nucleus 尾状核体	Rostral thalamus 丘脑上部
Putamen 壳	Posterior limb of internal capsule 内囊后肢
Insular cortex 岛叶皮质	Claustrum 屏状核
	Temporal lobe 颞叶
Lateral fissure 外侧裂	Amygdala 杏仁核
Third ventricle 第三脑室	Inferior horn of lateral ventricle 侧脑室下角
	Hippocampal formation 海马结构
Hypothalamus 下丘脑	Corticospinal tract in basis pontis 脑桥基底部皮质脊髓束
	Basis pontis 脑桥基底部

13.15B　前脑的冠状面：切面 5– 经乳头体（续）

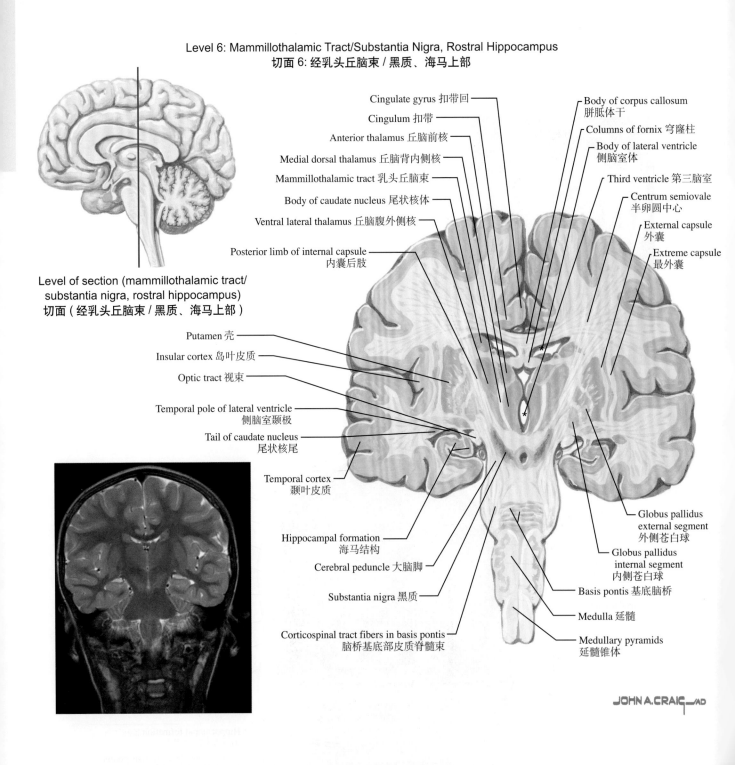

Level 6: Mammillothalamic Tract/Substantia Nigra, Rostral Hippocampus
切面 6: 经乳头丘脑束 / 黑质、海马上部

Cingulate gyrus 扣带回
Cingulum 扣带
Anterior thalamus 丘脑前核
Medial dorsal thalamus 丘脑背内侧核
Mammillothalamic tract 乳头丘脑束
Body of caudate nucleus 尾状核体
Ventral lateral thalamus 丘脑腹外侧核
Posterior limb of internal capsule 内囊后肢

Body of corpus callosum 胼胝体干
Columns of fornix 穹窿柱
Body of lateral ventricle 侧脑室体
Third ventricle 第三脑室
Centrum semiovale 半卵圆中心
External capsule 外囊
Extreme capsule 最外囊

Level of section (mammillothalamic tract/ substantia nigra, rostral hippocampus)
切面（经乳头丘脑束 / 黑质、海马上部）

Putamen 壳
Insular cortex 岛叶皮质
Optic tract 视束
Temporal pole of lateral ventricle 侧脑室颞极
Tail of caudate nucleus 尾状核尾
Temporal cortex 颞叶皮质

Hippocampal formation 海马结构
Cerebral peduncle 大脑脚
Substantia nigra 黑质
Corticospinal tract fibers in basis pontis 脑桥基底部皮质脊髓束

Globus pallidus external segment 外侧苍白球
Globus pallidus internal segment 内侧苍白球
Basis pontis 基底脑桥
Medulla 延髓
Medullary pyramids 延髓锥体

JOHN A.CRAIG AD

13.16A   前脑的冠状面：切面 6– 经乳头丘脑束 / 黑质、海马上部

临床意义

内囊后肢含有大脑皮质与大脑其他区域联系的主要传入和传出通路。大脑皮质发出下行纤维，通过内囊传至脊髓、脑干和小脑（脑桥核）、纹状体以及相关核团、丘脑和边缘系统结构。皮质脊髓系和皮质到其他运动、前运动 / 补充运动皮质的上运动神经元区域（如红核）的联系在运动中起到重要作用，帮

助控制对侧肢体的随意运动。皮质延髓束为面神经核提供对侧信息传入，对其他运动脑神经核团提供双侧下行控制。皮质脊髓束行经内囊后肢，延髓束行经内囊膝。内囊后肢也包含了来自丘脑腹后外侧核和腹后内侧核的上行躯体感觉和三叉神经感觉纤维，易受到大脑中动脉梗阻和豆纹动脉破裂引发的神经损伤。此类急性梗阻可迅速导致对侧的偏瘫、面部下垂、躯体感觉丧失。随着时间延长，偏瘫可发展为伴反射亢进、肌张力过高、出现病理性反射（Babinski 反射，也称足底伸肌反射）的痉挛。

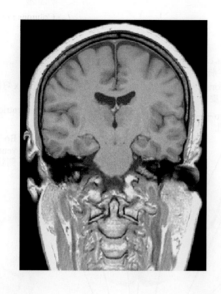

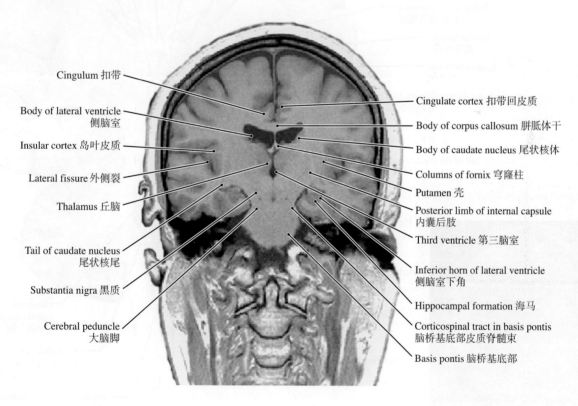

Cingulum 扣带

Body of lateral ventricle 侧脑室

Insular cortex 岛叶皮质

Lateral fissure 外侧裂

Thalamus 丘脑

Tail of caudate nucleus 尾状核尾

Substantia nigra 黑质

Cerebral peduncle 大脑脚

Cingulate cortex 扣带回皮质

Body of corpus callosum 胼胝体干

Body of caudate nucleus 尾状核体

Columns of fornix 穹窿柱

Putamen 壳

Posterior limb of internal capsule 内囊后肢

Third ventricle 第三脑室

Inferior horn of lateral ventricle 侧脑室下角

Hippocampal formation 海马

Corticospinal tract in basis pontis 脑桥基底部皮质脊髓束

Basis pontis 脑桥基底部

13.16B 前脑的冠状面：切面6–经乳头丘脑束／黑质、海马上部（续）

Level 7: Midthalamus
层面 7: 经丘脑中部

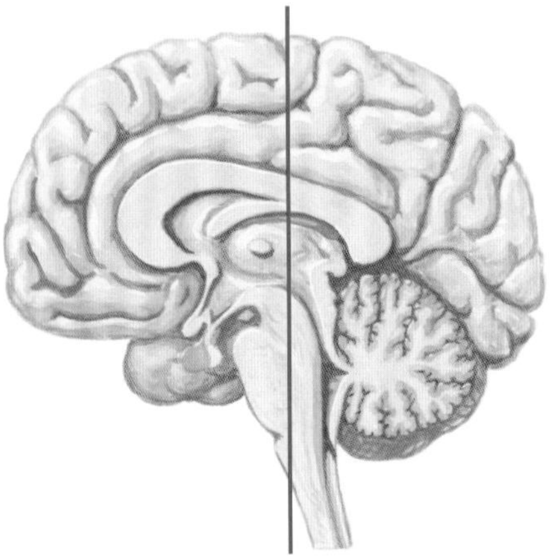

Level of section
(midthalamus)
切面（经丘脑中部）

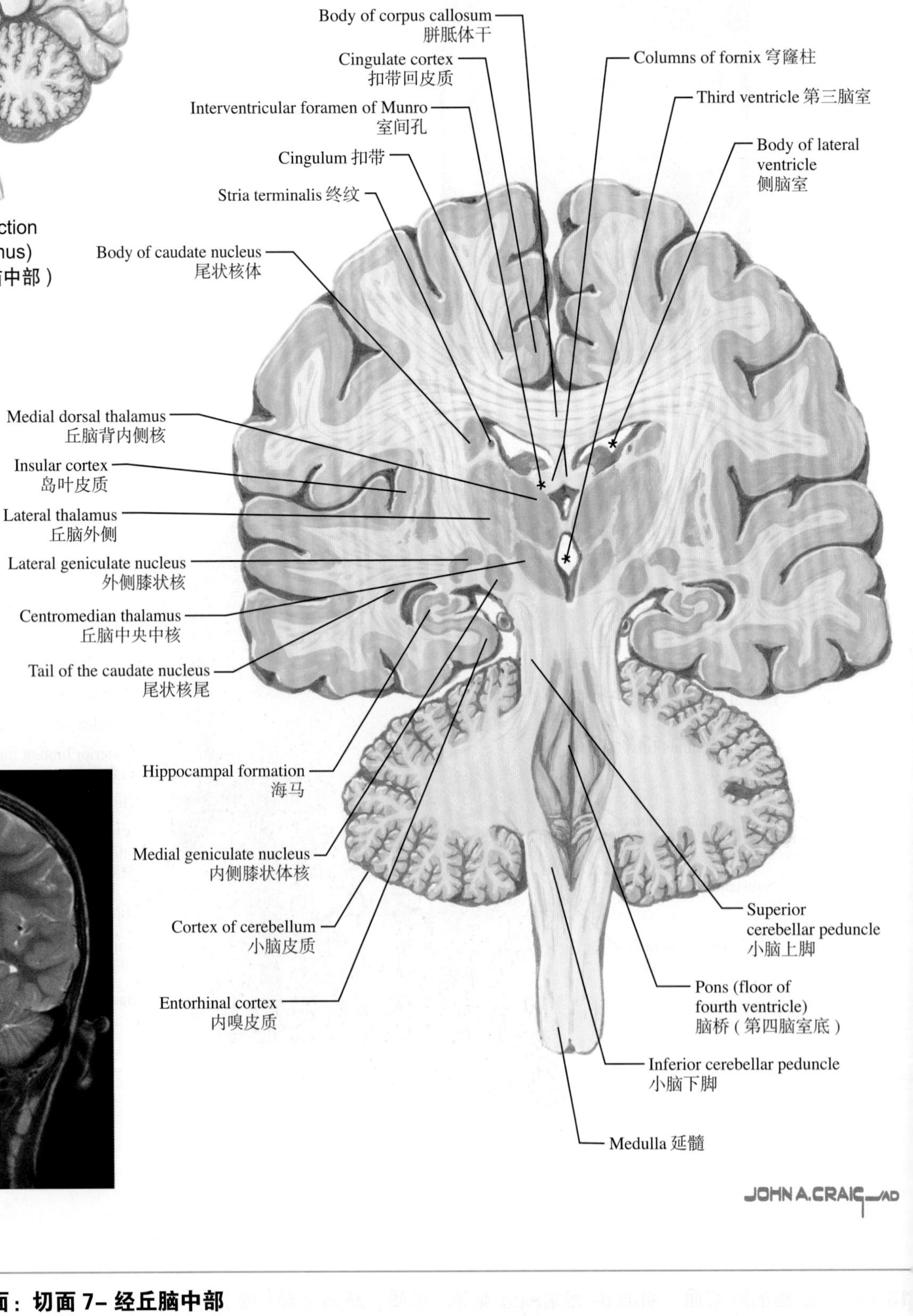

Body of corpus callosum
胼胝体干

Cingulate cortex
扣带回皮质

Interventricular foramen of Munro
室间孔

Cingulum 扣带

Stria terminalis 终纹

Body of caudate nucleus
尾状核体

Columns of fornix 穹窿柱

Third ventricle 第三脑室

Body of lateral
ventricle
侧脑室

Medial dorsal thalamus
丘脑背内侧核

Insular cortex
岛叶皮质

Lateral thalamus
丘脑外侧

Lateral geniculate nucleus
外侧膝状核

Centromedian thalamus
丘脑中央中核

Tail of the caudate nucleus
尾状核尾

Hippocampal formation
海马

Medial geniculate nucleus
内侧膝状体核

Cortex of cerebellum
小脑皮质

Entorhinal cortex
内嗅皮质

Superior
cerebellar peduncle
小脑上脚

Pons (floor of
fourth ventricle)
脑桥（第四脑室底）

Inferior cerebellar peduncle
小脑下脚

Medulla 延髓

JOHN A. CRAIG AD

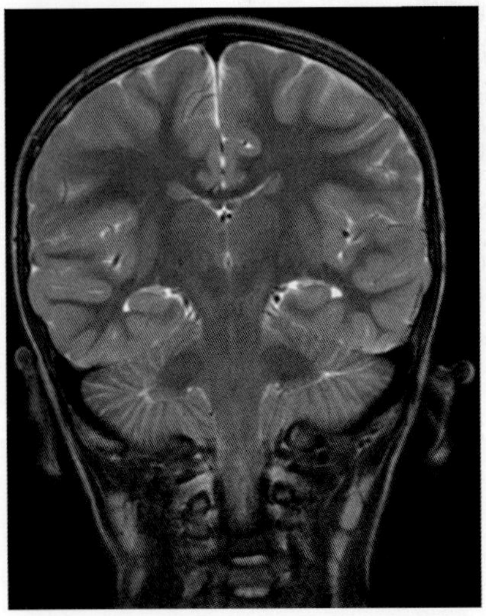

13.17A　前脑的冠状面：切面 7– 经丘脑中部

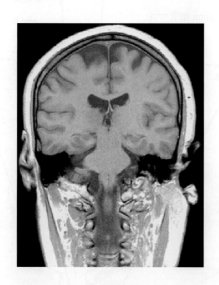

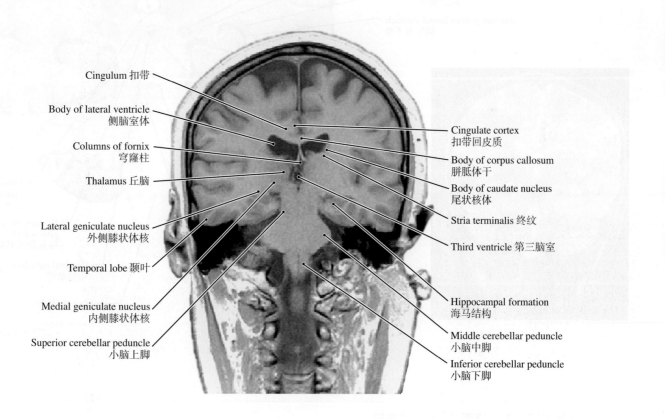

Cingulum 扣带

Body of lateral ventricle 侧脑室体

Columns of fornix 穹窿柱

Thalamus 丘脑

Lateral geniculate nucleus 外侧膝状体核

Temporal lobe 颞叶

Medial geniculate nucleus 内侧膝状体核

Superior cerebellar peduncle 小脑上脚

Cingulate cortex 扣带回皮质

Body of corpus callosum 胼胝体干

Body of caudate nucleus 尾状核体

Stria terminalis 终纹

Third ventricle 第三脑室

Hippocampal formation 海马结构

Middle cerebellar peduncle 小脑中脚

Inferior cerebellar peduncle 小脑下脚

3.17B 前脑的冠状面：切面 7– 经丘脑中部（续）

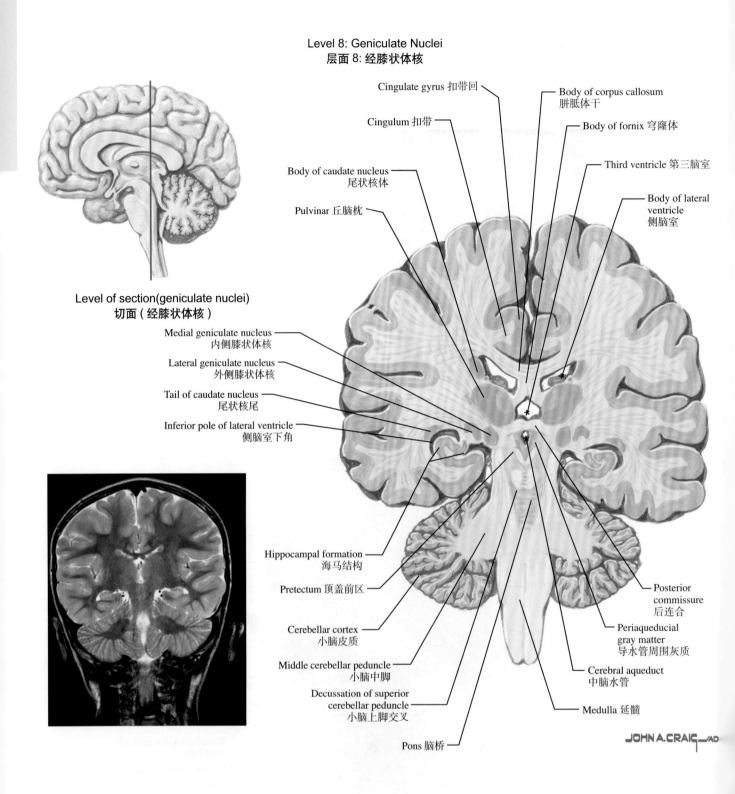

Level 8: Geniculate Nuclei
层面 8：经膝状体核

Cingulate gyrus 扣带回
Cingulum 扣带
Body of caudate nucleus 尾状核体
Pulvinar 丘脑枕
Body of corpus callosum 胼胝体干
Body of fornix 穹窿体
Third ventricle 第三脑室
Body of lateral ventricle 侧脑室

Level of section(geniculate nuclei)
切面（经膝状体核）

Medial geniculate nucleus 内侧膝状体核
Lateral geniculate nucleus 外侧膝状体核
Tail of caudate nucleus 尾状核尾
Inferior pole of lateral ventricle 侧脑室下角

Hippocampal formation 海马结构
Pretectum 顶盖前区
Cerebellar cortex 小脑皮质
Middle cerebellar peduncle 小脑中脚
Decussation of superior cerebellar peduncle 小脑上脚交叉
Pons 脑桥

Posterior commissure 后连合
Periaqueducial gray matter 导水管周围灰质
Cerebral aqueduct 中脑水管
Medulla 延髓

JOHN A. CRAIG—AD

13.18A　前脑的冠状面：切面 8– 经膝状体核

临床意义

　　一些位于后丘脑的丘脑核团对于传递传入大脑皮质的视觉和听觉信息至关重要。外侧膝状体核接受同侧眼的颞侧半视网膜和对侧眼的鼻侧半视网膜的信息传入，并将信息传送至位于距状沟两侧脑回的初级视觉皮质——皮质 17 区中。外侧膝状

体核损伤将导致对侧偏盲。丘脑枕接收上丘的视觉信息传入，并把视觉信息传送至大脑皮质 18、19 区（联合视觉皮质）。丘脑枕的损伤将导致对侧视觉忽略。内侧膝状体核经下丘臂接受下丘信息输入。然而，此层面上听觉系统为双侧传入，故而一侧中膝状体核的损伤将不会导致对侧耳聋。对侧听力可能会下降，但并不完全失聪。视觉 17、18、19 区对应视皮质Ⅰ、Ⅱ、Ⅲ，如图 13.26 所示。

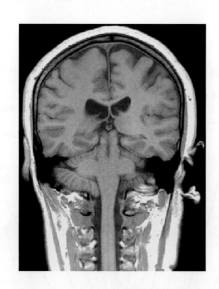

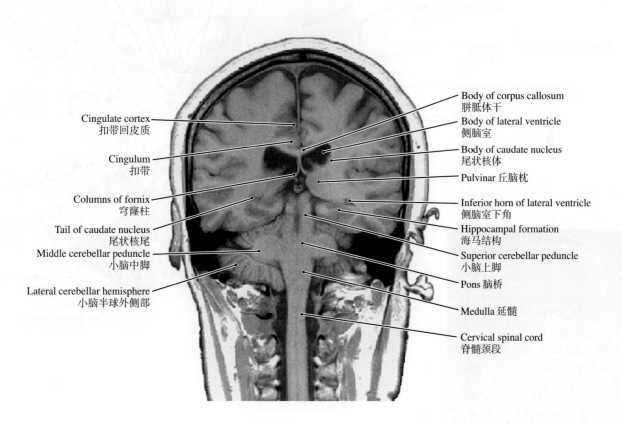

Cingulate cortex
扣带回皮质

Cingulum
扣带

Columns of fornix
穹窿柱

Tail of caudate nucleus
尾状核尾

Middle cerebellar peduncle
小脑中脚

Lateral cerebellar hemisphere
小脑半球外侧部

Body of corpus callosum
胼胝体干

Body of lateral ventricle
侧脑室

Body of caudate nucleus
尾状核体

Pulvinar 丘脑枕

Inferior horn of lateral ventricle
侧脑室下角

Hippocampal formation
海马结构

Superior cerebellar peduncle
小脑上脚

Pons 脑桥

Medulla 延髓

Cervical spinal cord
脊髓颈段

13.18B　前脑的冠状面：切面 8– 经膝状体核（续）

Level 9: Caudal Pulvinar and Superior Colliculus
层面 9: 经丘脑枕尾侧和上丘

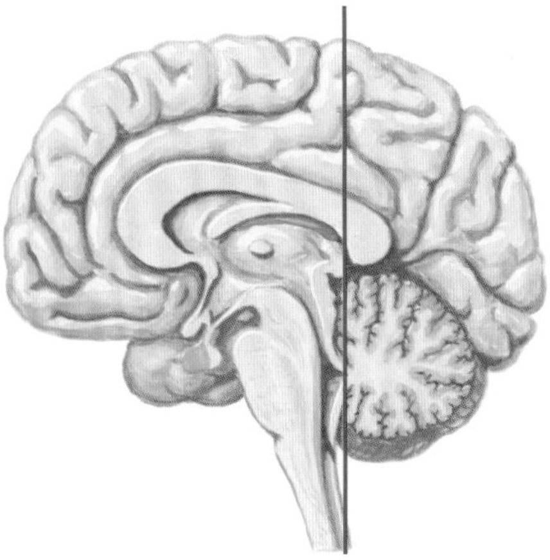

Level of section
(caudal pulvinar and superior colliculus)
切面（经丘脑枕和上丘）

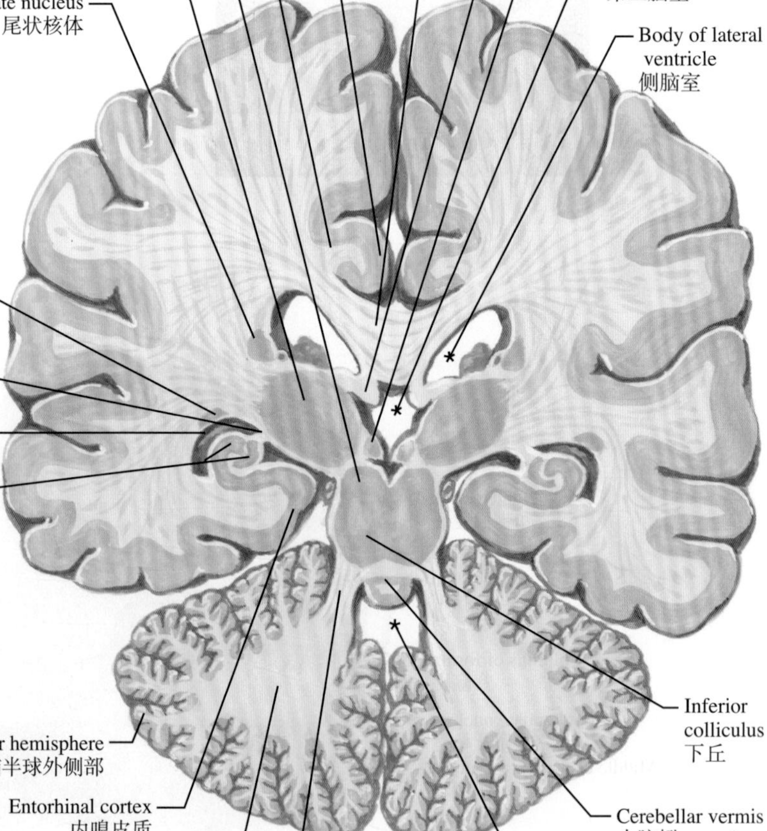

Cingulate gyrus 扣带回

Cingulum 扣带

Superior colliculus 上丘

Pulvinar 丘脑枕

Body of caudate nucleus
尾状核体

Body of corpus callosum
胼胝体干

Crus of fornix
穹窿脚

Habenula 缰

Third ventricle
第三脑室

Body of lateral
ventricle
侧脑室

Tail of caudate nucleus
尾状核尾

Fimbria of hippocampal formation
海马伞

Inferior pole of lateral ventricle
侧脑室下角

Hippocampal formation
海马

Inferior
colliculus
下丘

Lateral cerebellar hemisphere
小脑半球外侧部

Entorhinal cortex
内嗅皮质

Middle cerebellar peduncle
小脑中脚

Superior cerebellar peduncle
小脑上脚

Cerebellar vermis
小脑蚓

Fourth ventricle
第四脑室

JOHN A. CRAIG—AD

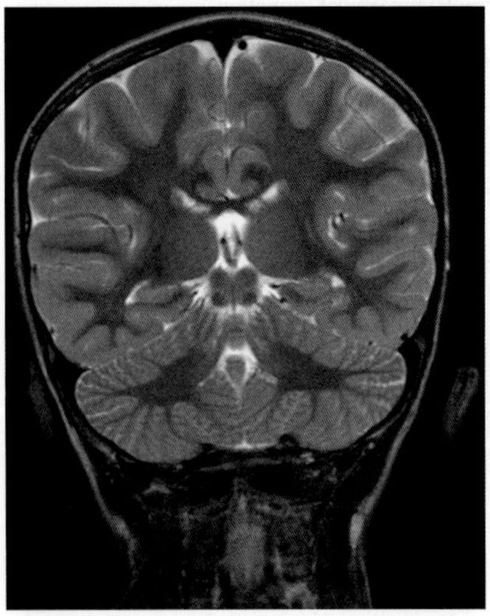

13.19A　前脑的冠状面：切面 9– 经丘脑枕尾侧和上丘

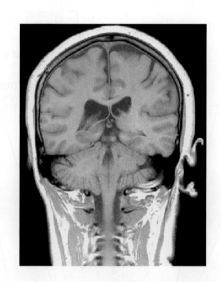

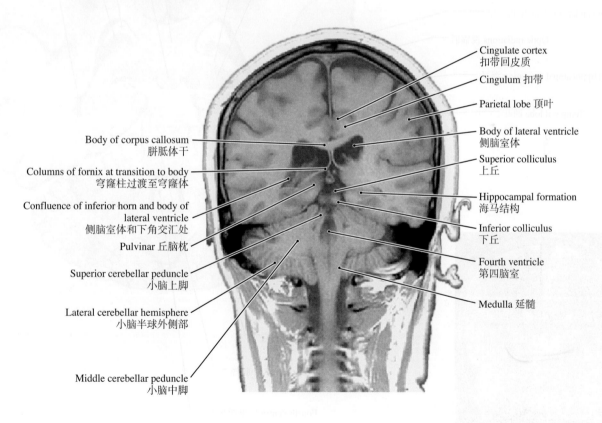

Cingulate cortex
扣带回皮质

Cingulum 扣带

Parietal lobe 顶叶

Body of lateral ventricle
侧脑室体

Superior colliculus
上丘

Hippocampal formation
海马结构

Inferior colliculus
下丘

Fourth ventricle
第四脑室

Medulla 延髓

Body of corpus callosum
胼胝体干

Columns of fornix at transition to body
穹窿柱过渡至穹窿体

Confluence of inferior horn and body of
lateral ventricle
侧脑室体和下角交汇处

Pulvinar 丘脑枕

Superior cerebellar peduncle
小脑上脚

Lateral cerebellar hemisphere
小脑半球外侧部

Middle cerebellar peduncle
小脑中脚

13.19B　前脑的冠状面：切面 9– 经丘脑枕尾侧和上丘（续）

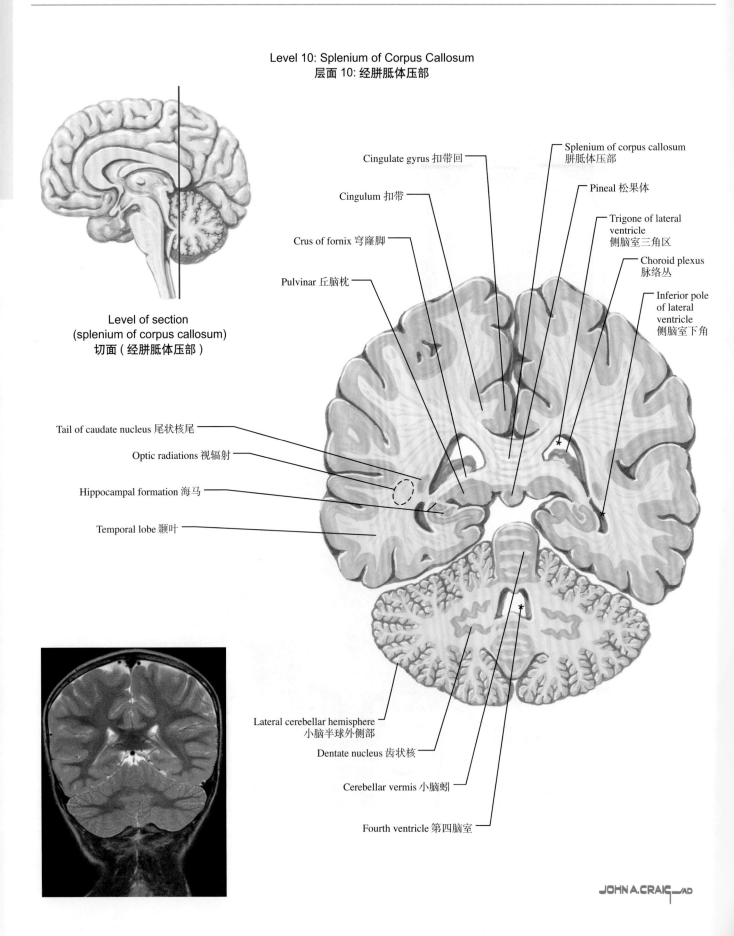

Level 10: Splenium of Corpus Callosum
层面 10: 经胼胝体压部

Level of section
(splenium of corpus callosum)
切面（经胼胝体压部）

Cingulate gyrus 扣带回

Cingulum 扣带

Crus of fornix 穹窿脚

Pulvinar 丘脑枕

Splenium of corpus callosum
胼胝体压部

Pineal 松果体

Trigone of lateral
ventricle
侧脑室三角区

Choroid plexus
脉络丛

Inferior pole
of lateral
ventricle
侧脑室下角

Tail of caudate nucleus 尾状核尾

Optic radiations 视辐射

Hippocampal formation 海马

Temporal lobe 颞叶

Lateral cerebellar hemisphere
小脑半球外侧部

Dentate nucleus 齿状核

Cerebellar vermis 小脑蚓

Fourth ventricle 第四脑室

JOHN A.CRAIG—AD

13.20A 前脑的冠状面：切面 10– 经胼胝体压部

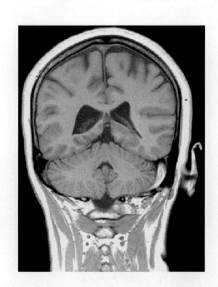

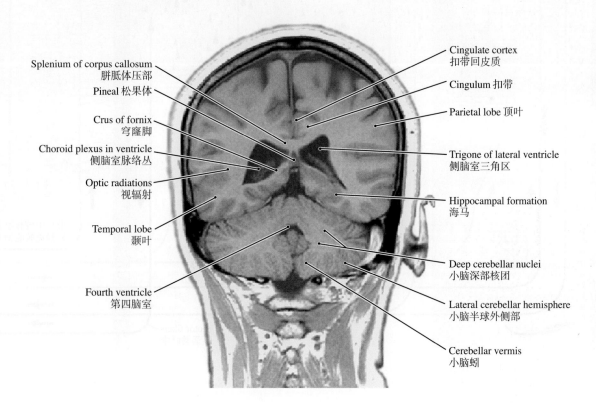

Splenium of corpus callosum
胼胝体压部

Pineal 松果体

Crus of fornix
穹窿脚

Choroid plexus in ventricle
侧脑室脉络丛

Optic radiations
视辐射

Temporal lobe
颞叶

Fourth ventricle
第四脑室

Cingulate cortex
扣带回皮质

Cingulum 扣带

Parietal lobe 顶叶

Trigone of lateral ventricle
侧脑室三角区

Hippocampal formation
海马

Deep cerebellar nuclei
小脑深部核团

Lateral cerebellar hemisphere
小脑半球外侧部

Cerebellar vermis
小脑蚓

13.20B　前脑的冠状面：切面 10– 经胼胝体压部（续）

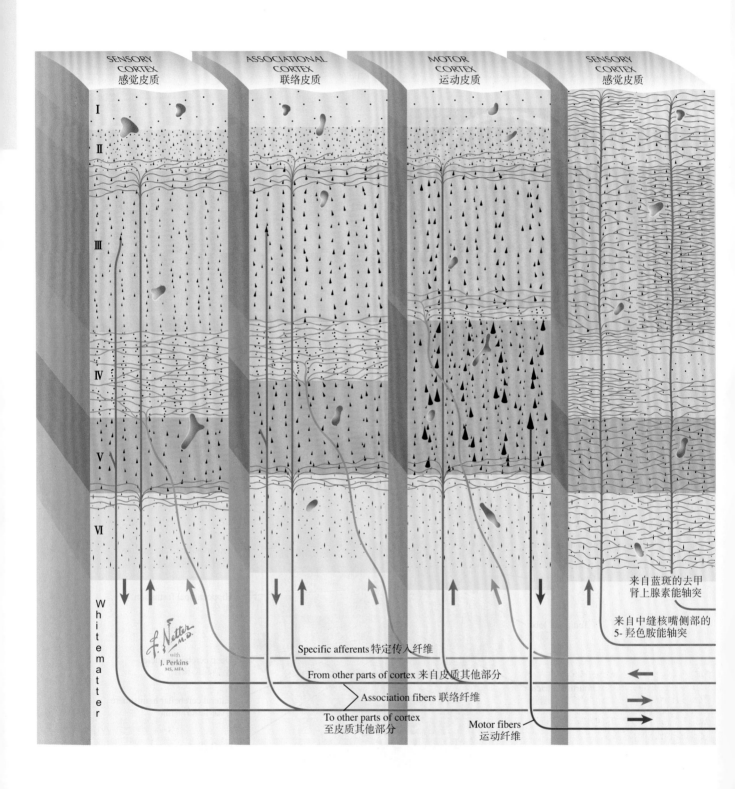

13.21　大脑皮质的分层

　　大脑皮质区均有其特定功能，如躯体感觉皮质和运动皮质区，其组织学特征可以反映其功能活动的特点。感觉皮质具有大的颗粒细胞层，以便接受大量传入信息。运动皮质具有稀疏的颗粒细胞层和大量的锥体细胞层，反映其信息传出功能。特异性和非特异性传入纤维终止于不同结构的特异性大脑皮质区域。单胺类神经递质（去甲肾上腺素能和5-TH能）传入纤维比特异性纤维分布更广，反映单胺类神经递质控调其他神经元兴奋活动的功能。

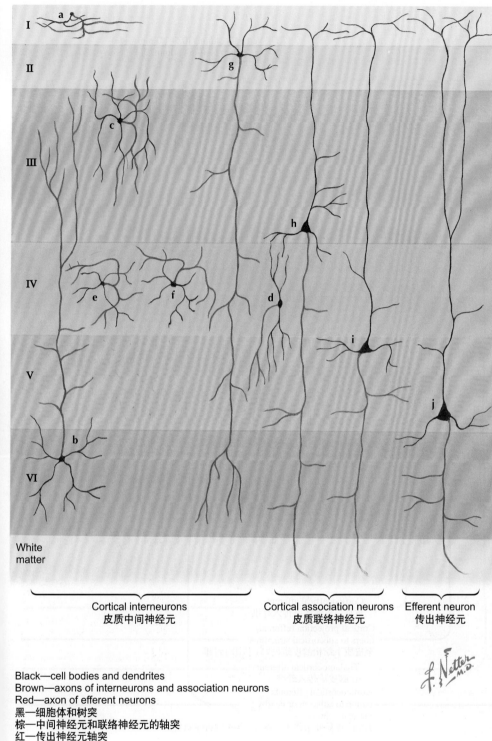

I

II

III

IV

V

VI

主要缩略词：
a 水平细胞
b Martinotti 细胞
c Chandelier 细胞
d 无棘颗粒细胞
e 多棘颗粒细胞
f 星状（颗粒）细胞
g Ⅱ，Ⅲ层的小锥体细胞
h 小锥体联络细胞
i Ⅴ层的小锥体联络、投射细胞
j 大锥体投射细胞（Betz 细胞）
（Betz 细胞）

White matter

Cortical interneurons
皮质中间神经元

Cortical association neurons
皮质联络神经元

Efferent neuron
传出神经元

Black—cell bodies and dendrites
Brown—axons of interneurons and association neurons
Red—axon of efferent neurons
黑—细胞体和树突
棕—中间神经元和联络神经元的轴突
红—传出神经元轴突

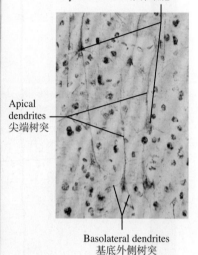

Pyramidal cells 锥体细胞

Apical dendrites 尖端树突

Basolateral dendrites 基底外侧树突

大量有尖端树突和基底外侧树突的皮质锥体细胞及其他皮质细胞（纤维染色）

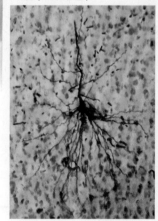

有大量树突分支，尤其是基底外侧树突分支的锥体细胞（Golgi 染色，背景深染）

13.22 皮质神经元细胞类型

大脑皮质中有许多种在解剖学上独具特色的细胞类型，它们的胞体、树突分支和轴突分布具有特征性。颗粒细胞属于局部环路神经元，具有小的胞体以及局部分布的树突树和轴突。颗粒细胞的功能是接受丘脑和其他神经元的信息传入，调制其他皮质神经元的兴奋性。锥体细胞的胞体形态更加多变（或大或小）。它们拥有大的基底外侧树突分支，垂直于皮质表面，并在上层中呈树枝状分支。锥体细胞的是投射神经元（例如皮质脊髓束神经元），其轴突离开皮质与靶神经元形成突触联系，这种投射有时可长至 1 m。这些独特的解剖学特点表明神经元的结构可决定其功能。

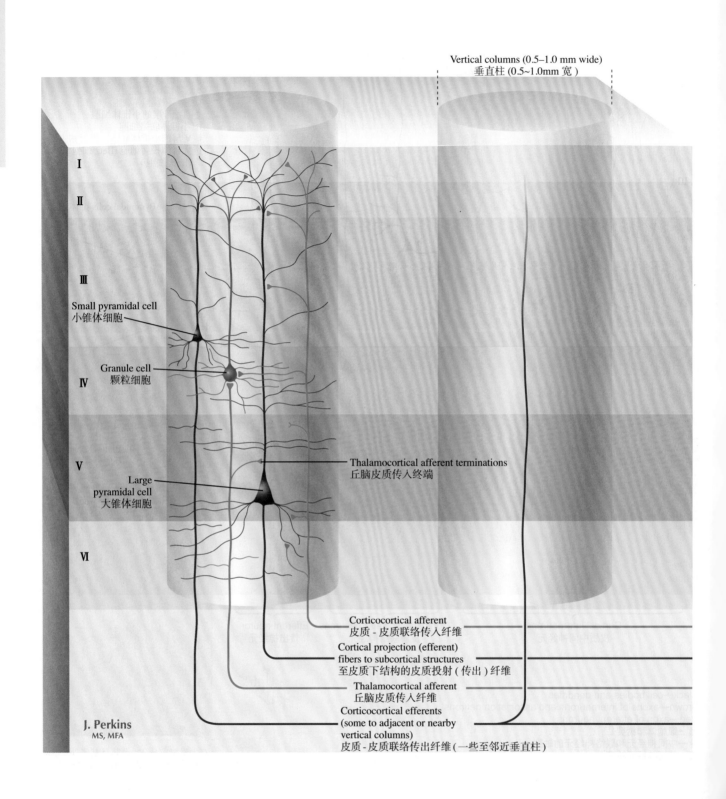

Vertical columns (0.5–1.0 mm wide)
垂直柱 (0.5~1.0mm 宽)

I
II
III

Small pyramidal cell
小锥体细胞

Granule cell
颗粒细胞

IV

V

Thalamocortical afferent terminations
丘脑皮质传入终端

Large
pyramidal cell
大锥体细胞

VI

Corticocortical afferent
皮质 - 皮质联络传入纤维

Cortical projection (efferent)
fibers to subcortical structures
至皮质下结构的皮质投射（传出）纤维

Thalamocortical afferent
丘脑皮质传入纤维

Corticocortical efferents
(some to adjacent or nearby
vertical columns)
皮质 - 皮质联络传出纤维（一些至邻近垂直柱）

J. Perkins
MS, MFA

13.23　垂直柱：大脑皮质的功能单位

　　来自特定皮质区域或传递特定功能的信息，在贯穿大脑皮质的垂直柱（6 层）时被加工处理。针对大脑皮质感觉区域的实验研究为上述结论提供了解剖学和生理学证据。这些垂直单位的直径从 0.5 mm 到 1.0 mm 不等，与该单位内的大锥体细胞的横径一致。丘脑和皮质传入纤维在垂直柱内分枝并与星状（颗粒）细胞和锥体细胞的树突形成突触联系。垂直柱内的信息可通过皮质 - 皮质联络传出纤维传送至邻近垂直柱，或通过连合纤维和投射纤维送至距离较远的结构（连合纤维至另一侧大脑半球，投射纤维至皮质下结构）。垂直单元的微型结构如上图所示。

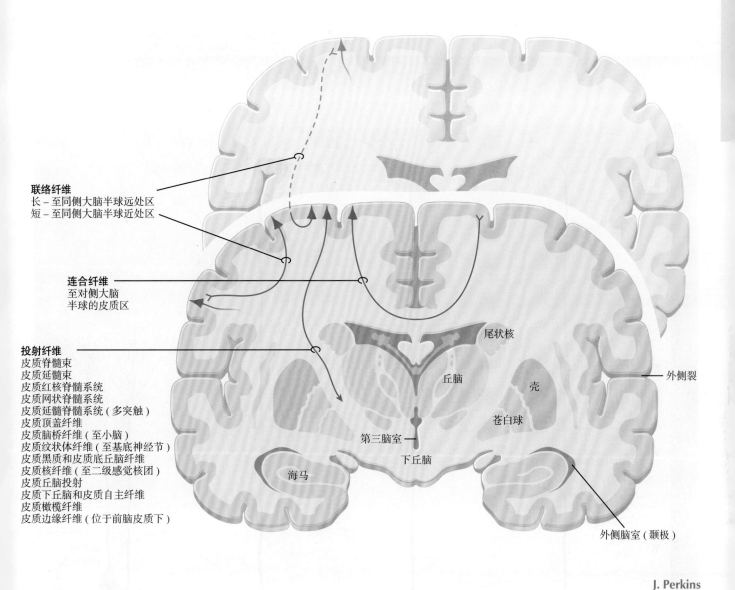

联络纤维
长-至同侧大脑半球远处区
短-至同侧大脑半球近处区

连合纤维
至对侧大脑
半球的皮质区

投射纤维
皮质脊髓束
皮质延髓束
皮质红核脊髓系统
皮质网状脊髓系统
皮质延髓脊髓系统（多突触）
皮质顶盖纤维
皮质脑桥纤维（至小脑）
皮质纹状体纤维（至基底神经节）
皮质黑质和皮质底丘脑纤维
皮质核纤维（至二级感觉核团）
皮质丘脑投射
皮质下丘脑和皮质自主纤维
皮质橄榄纤维
皮质边缘纤维（位于前脑皮质下）

尾状核

丘脑

壳

苍白球

外侧裂

第三脑室

下丘脑

海马

外侧脑室（颞极）

J. Perkins
MS, MFA

13.24　大脑皮质传出联系

　　大脑皮质的神经元向三个主要区域发出传出纤维：①至同侧大脑半球的其他皮质区域的联络纤维，或近（短联络纤维）或远（长联络纤维）；②通过胼胝体或前连合至对侧半球其他区域的连合纤维；③至端脑、间脑、脑干、脊髓的皮质下结构的投射纤维。这些纤维的主要止点如上图所列。

　　由以下三种传出纤维通路实现：①联络纤维；②连合纤维；③投射纤维。联络纤维连接近处或远处的皮质区域。长联络纤维的损坏可导致正常交流的皮质区域联系中断，进而造成语言功能障碍、行为的改变以及其他皮质相关疾病。连合纤维，尤其是胼胝体和前连合的损毁，可导致左右大脑半球失联。由于没有独立的信息输入，一侧的大脑半球无法意识到对侧大脑半球的活动。有时为了减轻癫痫的皮质传播，会人为损毁胼胝体和前连合。投射纤维的损毁，通常伴随内囊的梗死和损坏，可阻断皮质信息输出至脊髓、脑干、小脑、丘脑、下丘脑、基底节、边缘前脑结构，引发主要的感觉缺失（尤其是对侧躯体感觉和视觉），包括中央面部的对侧麻痹偏瘫、偏盲，以及其他运动、感觉、行为缺陷。

临床意义

　　大脑皮质为运动、感觉系统、行动、认知和标志着人类成就的大脑功能性能力进行着最高水平的调节。皮质的调节功能

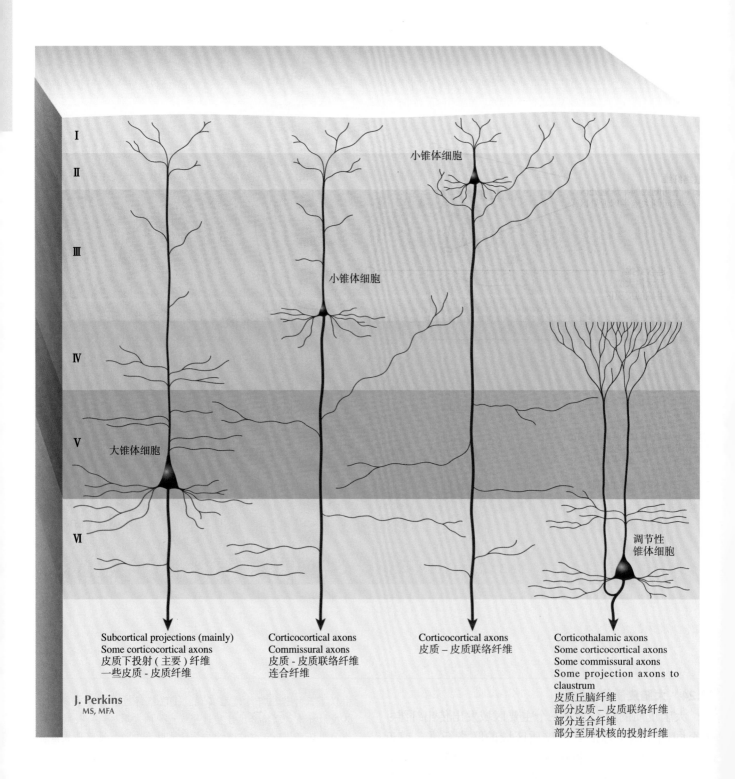

I

II

III

小锥体细胞

IV

小锥体细胞

V

大锥体细胞

VI

调节性
锥体细胞

Subcortical projections (mainly)
Some corticocortical axons
皮质下投射（主要）纤维
一些皮质 - 皮质纤维

J. Perkins
MS, MFA

Corticocortical axons
Commissural axons
皮质 - 皮质联络纤维
连合纤维

Corticocortical axons
皮质 – 皮质联络纤维

Corticothalamic axons
Some corticocortical axons
Some commissural axons
Some projection axons to claustrum
皮质丘脑纤维
部分皮质 – 皮质联络纤维
部分连合纤维
部分至屏状核的投射纤维

13.25　大脑皮质传出神经纤维的神经来源

　　至同侧大脑半球皮质区域的联络纤维主要起自皮质第 II 和 III 层的小锥体细胞和 VI 层的调节性锥体细胞。至对侧大脑半球的连合纤维主要起自皮质 III 层的小锥体细胞和皮质 VI 层的调节性锥体细胞。投射纤维起自皮质 V 层的大锥体细胞和皮质 V、VI 层的小锥体细胞。仅有一小部分投射纤维起自 V 层的巨大锥体细胞（Betz 细胞）。

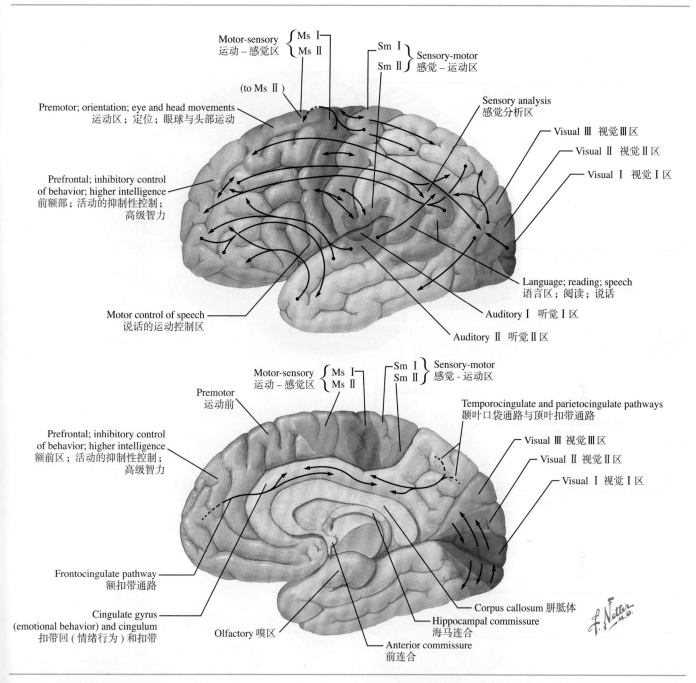

Motor-sensory 运动－感觉区 { Ms I / Ms II }
(to Ms II)
Premotor; orientation; eye and head movements 运动区；定位；眼球与头部运动
Prefrontal; inhibitory control of behavior; higher intelligence 前额部；活动的抑制性控制；高级智力
Motor control of speech 说话的运动控制区
Sm I / Sm II } Sensory-motor 感觉－运动区
Sensory analysis 感觉分析区
Visual III 视觉III区
Visual II 视觉II区
Visual I 视觉I区
Language; reading; speech 语言区；阅读；说话
Auditory I 听觉I区
Auditory II 听觉II区

Motor-sensory 运动－感觉区 { Ms I / Ms II }
Premotor 运动前
Prefrontal; inhibitory control of behavior; higher intelligence 额前区；活动的抑制性控制；高级智力
Frontocingulate pathway 额扣带通路
Cingulate gyrus (emotional behavior) and cingulum 扣带回（情绪行为）和扣带
Olfactory 嗅区
Anterior commissure 前连合
Hippocampal commissure 海马连合
Corpus callosum 胼胝体
Sm I / Sm II } Sensory-motor 感觉 - 运动区
Temporocingulate and parietocingulate pathways 颞叶口袋通路与顶叶扣带通路
Visual III 视觉III区
Visual II 视觉II区
Visual I 视觉I区

13.26 皮质联络神经通路

大脑皮质的神经元与大脑其他区域（投射神经元）、对侧大脑半球（连合神经元）、同侧大脑半球的其他区（联系神经元）有广泛的连接。皮质联络纤维可连接初级感觉皮质与邻近联络区（例如视皮质、躯体感觉皮质），亦可连接多皮质区域形成复杂的联络区（例如多感觉分析区域），例如涉及语言功能、认知功能、情续行为和分析的重要区域。这些通路与相关区域的损毁可导致特定感觉和运动能力的丧失、失语症（语言障碍）、失认症（识别障碍）和失用症（行为缺陷）。

临床意义

长皮质联络纤维通路将皮质区域之间相互连接起来。一些通路将多个感觉皮质区域与多模式皮质联络皮质连接起来，提

供整合、翻译外界信息的物质基础。一些整合通路将大脑半球内的语言区域相互连接。额叶皮质的 Broca 区和顶颞叶的 Wernicke 区由上弓状纤维束或上纵束的长联络纤维连接。当该联络纤维损坏时，Broca 区和 Wernicke 区失联，患者不会表现出经典的表达性或接受性失语症，而是无法复述复杂的单词或句子，称为传导性失语症。

皮质下白质在人类的行为中起重要作用。许多种病理损伤，例如多发梗死或脱髓鞘，均可影响皮质下白质。这些情况会造成大脑皮质区域之间的失联或皮质下区域与皮质之间的失联。白质的多区域损伤可引起痴呆症，包括无法集中注意力、情续改变、记忆问题等临床表现，这些改变通常不伴有运动障碍或失语症。在脑干上行的儿茶酚胺或 5- 羟色胺通路的多发性梗死通常伴发扣带回轴突损伤，尤其是当损伤区域包含上行去甲肾上腺素和网状激动环路时，会诱发抑郁或抑郁狂躁型忧郁症及注意力缺陷。额叶白质的双侧损伤可能导致欣快症和不适当情感，然而连接额叶和边缘前脑结构的长联系纤维损伤将导致精神病行为。

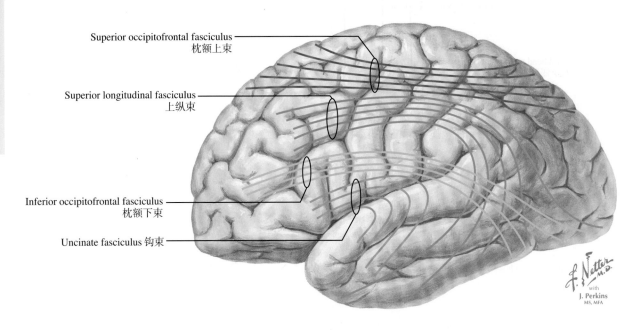

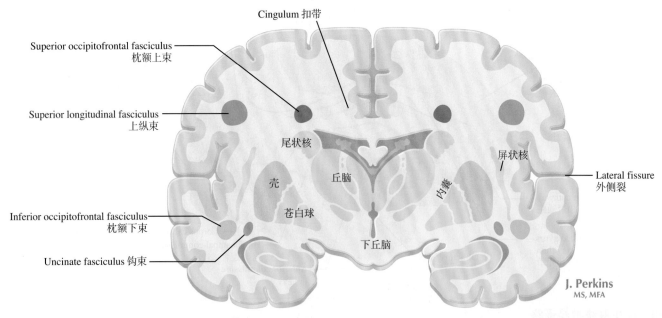

13.27　主要皮质联络纤维束

联络纤维是指把一侧半球的皮质区与同侧半球或近或远的区域连接起来的纤维，分为短联络纤维（弓状纤维）和长联络纤维。长联络纤维在解剖学层面上被认为是特异性联络纤维束，有大量纤维进出及穿行。已命名的纤维束主要包括：钩束、上纵束、枕额上束、枕额下束和扣带。大多数的单胺能（多巴胺、去甲肾上腺素、5-HT）和部分胆碱能纤维经扣带传至脑内广泛的靶点。

临床意义

皮质联系通路或皮质联系束脱髓鞘可发生于多发性硬化症和其他脱髓鞘疾病中，除感觉、运动、自主障碍等已为人熟知的症状外，还可导致认知和情绪问题。联系通路的脱髓鞘还可伴随注意力和警觉性减弱，可解释回忆任务中所表现出的记忆损伤。额叶联系通路损伤可造成情绪的不适当表达、欣快症、情绪脱抑制（有时称为假性延髓情绪）。抑郁和抑郁-狂躁型抑郁症多见于多发性硬化患者，并与额叶脱髓鞘损伤相关，单胺能通路也可能涉及其中。许多临床医生认为一些皮质下白质的脱髓鞘斑块是"沉默损伤"，并不是病理性的，通常只造成经典运动和感觉症状，而非情绪和认知障碍。尽管此类损伤比之前设想得更为常见，但大脑修复脱髓鞘的能力经常可改善此类损伤。

A. Axial view 横断面观

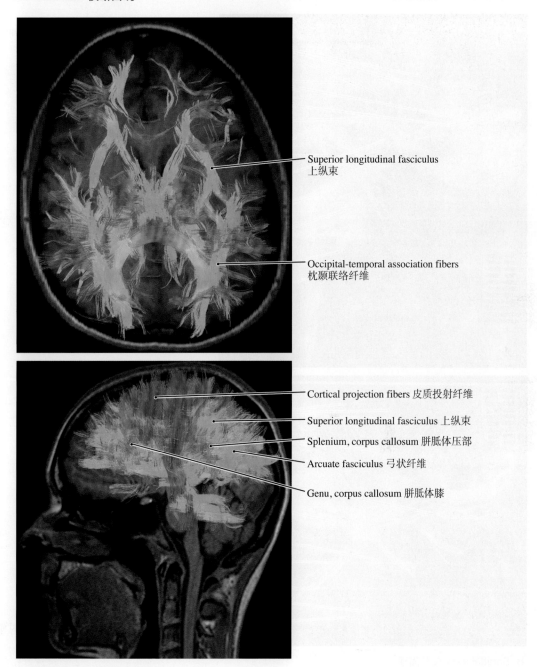

Superior longitudinal fasciculus
上纵束

Occipital-temporal association fibers
枕颞联络纤维

Cortical projection fibers 皮质投射纤维

Superior longitudinal fasciculus 上纵束

Splenium, corpus callosum 胼胝体压部

Arcuate fasciculus 弓状纤维

Genu, corpus callosum 胼胝体膝

B. Sagittal view 矢状面观

13.28　联络神经通路的彩色图像

　　在这些弥散张量图像中，横断面和矢状面的前脑联络通路呈绿色（前后方向）。最明显的联络纤维是长联络通路。连合纤维呈红 / 橘色（左右方向），投射纤维呈蓝色（上下方向）。

A. Sagittal view 矢状面观

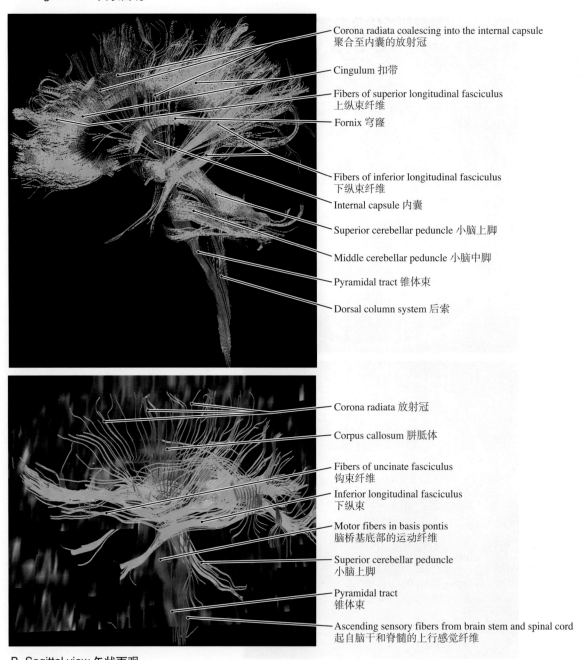

Corona radiata coalescing into the internal capsule
聚合至内囊的放射冠

Cingulum 扣带

Fibers of superior longitudinal fasciculus
上纵束纤维

Fornix 穹窿

Fibers of inferior longitudinal fasciculus
下纵束纤维

Internal capsule 内囊

Superior cerebellar peduncle 小脑上脚

Middle cerebellar peduncle 小脑中脚

Pyramidal tract 锥体束

Dorsal column system 后索

Corona radiata 放射冠

Corpus callosum 胼胝体

Fibers of uncinate fasciculus
钩束纤维

Inferior longitudinal fasciculus
下纵束

Motor fibers in basis pontis
脑桥基底部的运动纤维

Superior cerebellar peduncle
小脑上脚

Pyramidal tract
锥体束

Ascending sensory fibers from brain stem and spinal cord
起自脑干和脊髓的上行感觉纤维

B. Sagittal view 矢状面观

13.29　大脑皮质投射纤维的彩色图像

　　这些弥散张量图像展示了前脑两个矢状切面的投射纤维，呈蓝色。广泛的皮质投射纤维束汇聚至内囊的狭小区域，继而投射至前脑、脑干和脊髓。下行的皮质脊髓 / 皮质延髓系尤其明显。图中还可见与小脑相联系的投射系。此外，还可见绿色的联络纤维和红色的连合纤维。

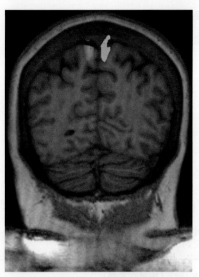

A. 冠状切面显示，足趾运动引起近中线处运动皮质的反应。

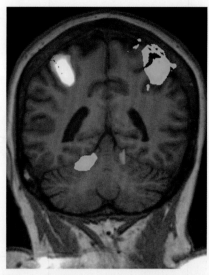

B. 冠状面显示，双侧手指快速连续敲击运动引起对侧运动皮质和同侧小脑的反应。

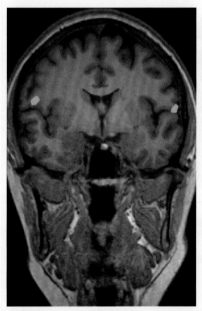

C. 冠状切面显示，被试者在 30 秒内安静地区分抽象或具体、单数或复数、大写或小写的单词时，Broca 区对此类语言任务产生应答。

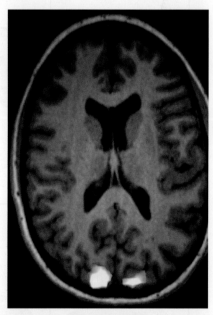

D. 横断面显示，当观察屏幕上闪烁的条带时，枕叶皮质对此类视觉任务产生的应答。

13.30　功能性磁共振成像

功能性磁共振成像是采用非放射性示踪剂的一种非侵袭性手段，它利用动静脉血流磁化状态下的不同，将大脑活动进行内在的对比。血红蛋白（Hb）氧合状态决定了其磁化状态的不同，由此形成了血液的双重状态。氧合血红蛋白（动脉血）是反磁性的，静脉脱氧合血红蛋白（静脉血）是顺磁性的。血红蛋白氧饱和度的改变产生了可检测的小信号改变，被称作血液氧合水平依赖（BOLD）效应。

BOLD-fMRI 背后的假定是：在 T2*- 加权像中，活化的神经元区域相比于不活动区域具有较高的氧合血红蛋白。值得注意的是，神经元活性提高与该区域氧合动脉血流量增加之间有几秒的迟滞。BOLD-fMRI 比较同一区域特殊活动期的图像和静止期图像，被用于追踪迅速发生的脑功能活动，例如语言功能、视觉、听觉、运动、认知任务、情绪反应。上述图像在冠状和轴状切面的序列中采集，显示了大脑在①足趾运动；②连续手指敲击；③语言任务；④视觉刺激过程中的激活过程。

梗死，表面	梗死，冠状切面	临床表现

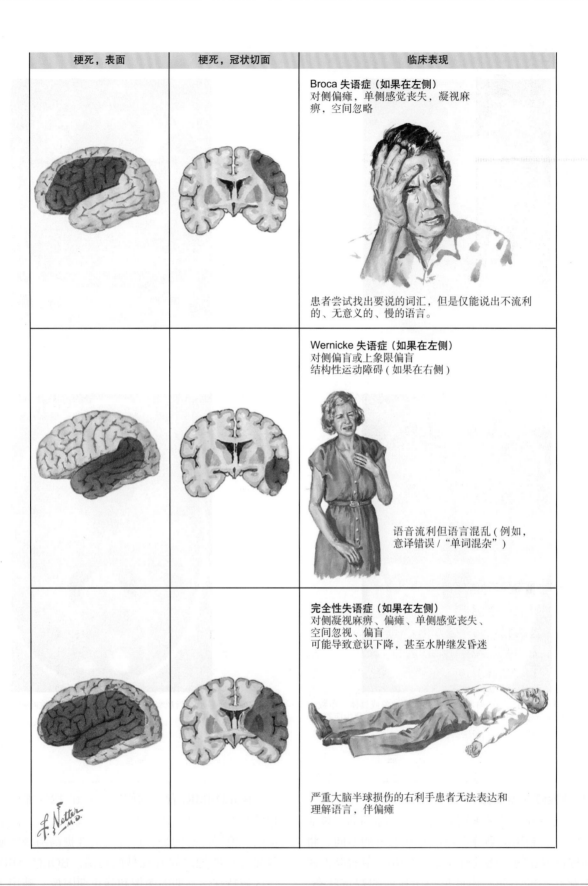

Broca 失语症（如果在左侧）
对侧偏瘫，单侧感觉丧失，凝视麻痹，空间忽略

患者尝试找出要说的词汇，但是仅能说出不流利的、无意义的、慢的语言。

Wernicke 失语症（如果在左侧）
对侧偏盲或上象限偏盲
结构性运动障碍（如果在右侧）

语音流利但语言混乱（例如，意译错误／"单词混杂"）

完全性失语症（如果在左侧）
对侧凝视麻痹、偏瘫、单侧感觉丧失、空间忽视、偏盲
可能导致意识下降，甚至水肿继发昏迷

严重大脑半球损伤的右利手患者无法表达和理解语言，伴偏瘫

13.31　失语症与皮质区域损伤

大脑梗死和其他对皮质灰质和白质（长联系通路）的损伤可导致语言障碍，称为失语症。上表列出了主要类型的失语症的解剖学定位和临床表现，包括 Broca（表达性）失语症、Wernicke（接受性）失语症和完全性失语。传导性失语的解剖学定位和临床特点见 13.26 临床意义。

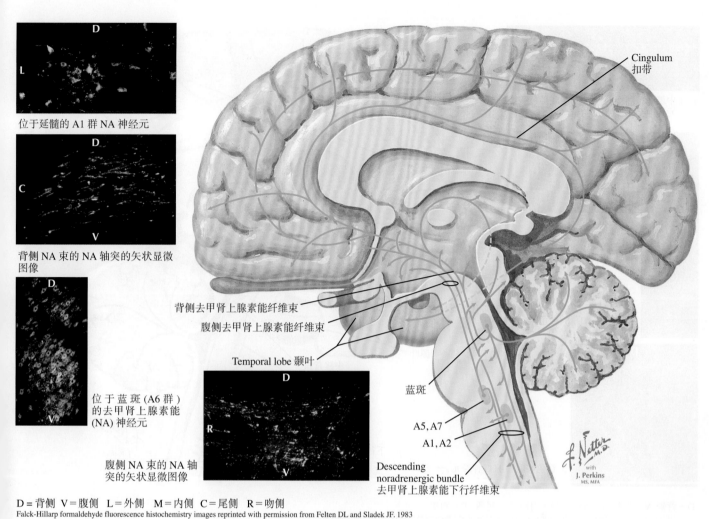

位于延髓的 A1 群 NA 神经元

背侧 NA 束的 NA 轴突的矢状显微图像

位于蓝斑 (A6 群) 的去甲肾上腺素能 (NA) 神经元

腹侧 NA 束的 NA 轴突的矢状显微图像

Cingulum 扣带

背侧去甲肾上腺素能纤维束

腹侧去甲肾上腺素能纤维束

Temporal lobe 颞叶

蓝斑

A5, A7

A1, A2

Descending noradrenergic bundle 去甲肾上腺素能下行纤维束

D＝背侧　V＝腹侧　L＝外侧　M＝内侧　C＝尾侧　R＝吻侧

Falck-Hillarp formaldehyde fluorescence histochemistry images reprinted with permission from Felten DL and Sladek JF. 1983
Monoamine distribution in primate brain V. Monoaminergic nuclei: Anatomy, pathways and local organization. Brain Research Bulletin 10:171-284.

13.32　去甲肾上腺素能神经通路

　　脑干的去甲肾上腺素能神经元广泛投射至中枢神经系统区域。去甲肾上腺素能神经元主要存在于蓝斑（A6群）、延髓和脑桥的网状结构（RF，被盖）的一些细胞群（A1、A2、A5、A7群）中。蓝斑的轴突投射分支至大脑皮质、海马、下丘脑、小脑、脑干核和脊髓。蓝斑作为其他投射系统，如谷氨酸系统的兴奋性调节器，帮助调节注意力、警觉性、睡眠觉醒周期和对包含疼痛等的应激原的适当反应。RF组与脊髓、脑干、下丘脑、边缘系统等涉及神经内分泌功能、内脏功能（温度调节、摄食和饮水行为、生殖行为、自主调节）和情绪行为的区域形成广泛联系。中缝核系统的 5- 羟色胺能神经元与许多去甲肾上腺素能系统重叠，共同调节相关功能活动。一群稀疏的，位于延髓网状结构的肾上腺素能神经元也同样相互连接。在面临挑战或应激反应时，被盖区的去甲肾上腺素神经元与蓝斑协作调控警觉性、神经内分泌反应和自主反应。中枢去甲肾上腺素能和肾上腺素能神经元及它们的受体是许多药物的靶点，包括抗抑郁药、镇痛药、抗高血压药和其他类药物。

临床意义

　　脑干去甲肾上腺素能神经元的轴突投射广泛分布于中神经系统所有的亚结构。蓝斑作为其他轴突系统兴奋性的调节器，能够增强同一细胞（Purkinje 细胞）的谷氨酸兴奋性和 γ－氨基丁酸（GABA）抑制性。由于其特殊的调控特性，蓝斑系统对注意力、警觉性和睡眠觉醒周期有着调节功能。类似的，脑干被盖去甲肾上腺素能神经元系统投射至脊髓、脑干、下丘脑、边缘区域，并调节神经内分泌和内脏功能，例如摄食、饮水、生殖行为、自主调节。在脊髓，下行去甲肾上腺素能投射调节腹侧角的下运动神经元兴奋性。

　　中枢去甲肾上腺素能前脑投射也影响着情绪行为，是情感障碍（尤其是抑郁）的儿茶酚胺假说的重要依据。在此假说中，抑郁被认为是中枢去甲肾上腺素能连接功能减弱的后果（尽管 5- 羟色胺能功能紊乱也与之相关）。三类主要的抗抑郁药（单胺氧化酶抑制剂、三环类抗抑郁药、精神兴奋剂）均提高了去甲肾上腺素的神经传递。MHPG（3- 甲基 -4- 羟基苯乙二醇），中枢去甲肾上腺素的主要代谢产物，在许多抑郁患者体内有所减少。许多抑郁患者大脑的去甲肾上腺素能活动性也会发生改变，这可能会影响下丘脑旁核对应激轴的正常激活，解释了许多抑郁患者皮质醇和外周儿茶酚胺分泌的升高。

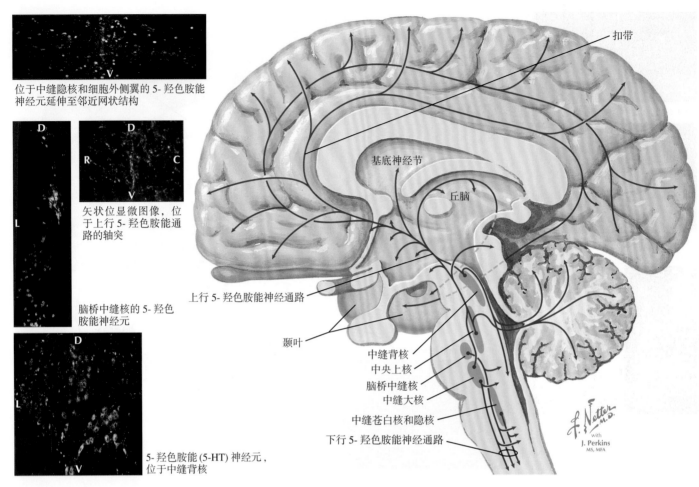

位于中缝隐核和细胞外侧翼的 5- 羟色胺能神经元延伸至邻近网状结构

矢状位显微图像，位于上行 5- 羟色胺能通路的轴突

脑桥中缝核的 5- 羟色胺能神经元

5- 羟色胺能 (5-HT) 神经元，位于中缝背核

扣带

基底神经节

丘脑

上行 5- 羟色胺能神经通路

颞叶

中缝背核
中央上核
脑桥中缝核
中缝大核
中缝苍白核和隐核
下行 5- 羟色胺能神经通路

D = 背侧　V = 腹侧　L = 外侧　M = 内侧　C = 尾侧　R = 吻侧

Falck-Hillarp formaldehyde fluorescence histochemistry images reprinted with permission from Felten DL and Sladek JF. 1983

Monoamine distribution in primate brain V. Monoaminergic nuclei: Anatomy, pathways and local organization. Brain Research Bulletin 10:171-284.

13.33 5- 羟色胺能神经纤维通路

　　5- 羟色胺能神经元（5-HT）位于脑干中缝核和网状结构的相邻细胞翼，广泛投射至中枢神经系统的每一主要亚结构。位于中缝背核和中央上核的吻侧 5- 羟色胺能神经元由吻侧投射分布至大脑皮质、边缘前脑结构（海马、杏仁核）、基底神经节、许多下丘脑核和区域以及许多丘脑区域。位于中缝大核、中缝脑桥核、中缝苍白核、中缝隐核的尾侧 5- 羟色胺能神经元由尾侧投射至脑干的许多区域、小脑和脊髓。中缝大核至脊髓背角的投射阿片类药止痛和处理疼痛的主要位点。上行 5- 羟色胺能系统在情绪行为和大范围的下丘脑功能（神经内分泌、内脏 / 自主）调节中起到重要作用，与相对应的去甲肾上腺素能系统相似。5- 羟色胺能神经元影响睡眠觉醒周期中，在快速动眼相睡眠中停止放电，就像蓝斑的去甲肾上腺素能神经一样。至大脑皮质的 5- 羟色胺投射调节传入信息的加工（例如，视觉皮质）。下行 5- 羟色胺能神经元提高镇痛剂的药效，对阿片镇痛至关重要。它们也调控节前自主神经元兴奋性，并提高下运动神经元兴奋性。5- 羟色胺能神经元及其受体是许多药物的靶点，包括治疗抑郁症、其他认知、情绪行为状态，头痛、疼痛、一些运动障碍和其他疾病的药物。

临床意义

　　中缝核和相邻网状结构的 5- 羟色胺能神经元广泛投射至所有的中枢神经系统亚结构，与脑干的去甲肾上腺素能神经元相似。5- 羟色胺能系统可调节其他神经元系统的兴奋性，在情绪行为、神经内分泌、生物周期节律、广泛内脏功能（例如摄食、痛觉敏感、性行为、睡眠觉醒周期）的调节中发挥作用。在快速动眼相（REM）睡眠中，一些中缝神经元终止放电。早期的许多关于 5- 羟色胺能和去甲肾上腺素能系统的生理学研究表明，这两个系统常参与调控同一功能。研究还发现，5- 羟色胺能系统在抑郁症患者中受到影响。早期的三环类抗抑郁药主要作用于阻断去甲肾上腺素的再摄取，但现在一些强效的三环类复合物也作用于阻断 5- 羟色胺的再摄取。特异性 5- 羟色胺再摄取抑制剂（如氟西汀）被开发用于治疗抑郁，已在部分重型（单极）抑郁患者中取得成功。在提高中枢 5- 羟色胺兴奋性的同时，这些药物常伴有性欲降低、饮食紊乱、导致体重上升等副作用。

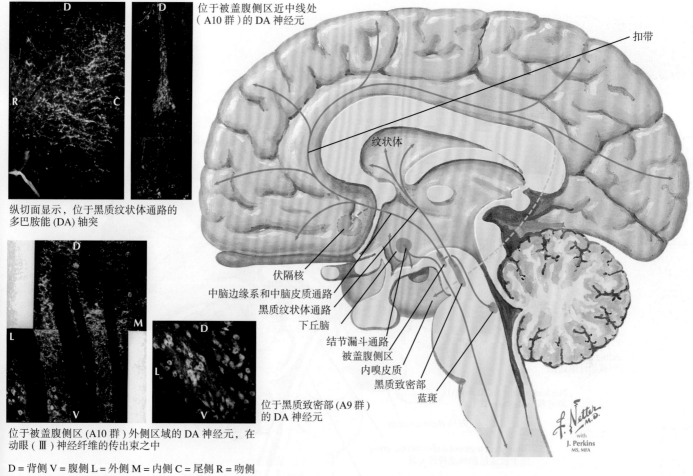

位于被盖腹侧区近中线处
（A10群）的DA神经元

纵切面显示，位于黑质纹状体通路的
多巴胺能（DA）轴突

扣带

纹状体

伏隔核
中脑边缘系和中脑皮质通路
黑质纹状体通路
下丘脑
结节漏斗通路
被盖腹侧区
内嗅皮质
黑质致密部
蓝斑

位于黑质致密部（A9群）
的DA神经元

位于被盖腹侧区（A10群）外侧区域的DA神经元，在
动眼（Ⅲ）神经纤维的传出束之中

D = 背侧　V = 腹侧　L = 外侧　M = 内侧　C = 尾侧　R = 吻侧
Falck-Hillarp formaldehyde fluorescence histochemistry images reprinted with permission from Felten DL and Sladek JF. 1983
Monoamine distribution in primate brain V. Monoaminergic nuclei: Anatomy, pathways and local organization. Brain Research Bulletin 10:171-284.

13.34　多巴胺能神经纤维通路

多巴胺能（DA）神经元位于中脑和下丘脑。在中脑，位于黑质密部（A9）的神经元主要沿黑质纹状体通路将轴突投射至纹状体（尾状核和壳）、苍白球、底丘脑。黑质纹状体投射参与基底神经节环路的组成，辅助皮质活动的规划和执行，尤其是在运动系统。黑质纹状体通路的损伤导致帕金森病，帕金森病是一种以静止震颤、肌肉僵直、运动徐缓（启动和停止运动困难）、姿势异常为特征的疾病。抗帕金森药物，例如左旋多巴，就是以多巴胺系统及其受体为靶点。位于被盖腹侧区和中脑网状结构（A10）的多巴胺能神经元发出中脑边缘系投射纤维至伏隔核、杏仁核、海马，并发出中脑皮质投射纤维至额叶皮质和一些皮质相关区域。至伏隔核的中脑边缘系通路在动机、奖赏、生物本能、成瘾行为（尤其是药物滥用）中发挥作用。DA至边缘系统结构的投射可介导刻板的、重复的行为和活动。中脑皮质投射影响额叶皮质活动的计划、执行和注意机制过程中的认知功能。安定、镇痛剂和抗精神病药物以中脑边缘系纤维通路和中脑皮质通路中的DA能神经元及其受体为靶点，对精神分裂症、强迫症、注意力缺陷-多动症、

Tourette综合征和其他异常行为有治疗效果。位于下丘脑的多巴胺能神经元形成结节漏斗多巴胺通路，由弓状核投射至正中隆起，分泌多巴胺作为催乳素抑制剂。下丘脑内的多巴胺能神经元也影响其他神经内分泌和内脏/自主下丘脑功能。

临床意义

大脑内存在几个独立的DA系统。中脑黑质纹状体DA系统纤维由黑质密部投射至纹状体。这些神经元在帕金森病中发生退行性变。结节漏斗部和下丘脑内DA系统参与神经内分泌调节。中脑边缘系统和中脑皮质系统向前脑发出广泛投射。中脑边缘系统至伏隔核的通路调控动机、奖赏、生物本能和成瘾行为，是药物滥用中涉及的重要神经通路。这一通路的激活可引发刻板的、重复的行为和活动。中脑边缘系统和中脑皮质DA系统参与许多精神障碍的发病过程，包括精神分裂症、强迫症、注意力缺陷-多动症、Tourette综合征和其他异常行为状态。D2受体拮抗剂作为安定剂和抗精神病药物被用以治疗精神分裂症，由此可以推测精神分裂症应与多巴胺调节相关。目前关于该疾病的假说是：中脑边缘系DA系统的持续兴奋，额叶中脑皮质DA系统的活动性降低可导致发病。在应用抗精神病药物时必须对患者进行严格监测，这是因为长期D2受体拮抗可能导致迟发性运动障碍、药源性锥体外系症状等。

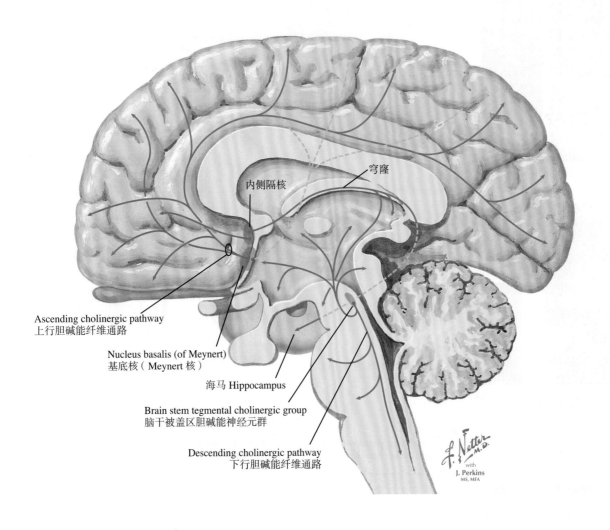

内侧隔核

穹窿

Ascending cholinergic pathway
上行胆碱能纤维通路

Nucleus basalis (of Meynert)
基底核（Meynert 核）

海马 Hippocampus

Brain stem tegmental cholinergic group
脑干被盖区胆碱能神经元群

Descending cholinergic pathway
下行胆碱能纤维通路

13.35　中枢胆碱能神经纤维通路

　　中枢胆碱能神经元主要分布于基底核（Meynert 核）和隔核。基底核神经元投射胆碱能纤维至大脑皮质，隔核胆碱能神经元投射纤维至海马结构。这些胆碱能纤维投射参与皮质激活和记忆功能，尤其是短时程记忆的巩固。在阿尔兹海默症（**AD**）患者中，这些胆碱能投射受损。提高胆碱能功能的药物可提高记忆力。其他位于脑干被盖区的胆碱能神经元投射纤维至丘脑、脑干和小脑。至丘脑的投射纤维调节觉醒、睡眠觉醒周期，并在 **REM** 睡眠的启动中发挥重要作用。纹状体内有胆碱能中间神经元，参与基底神经节对语调、姿势、运动启动或活动模式选择的控制。在一些病例中，靶向减少基底神经节胆碱能活动的药物被应用于补充 DA 活性，治疗帕金森病。乙酰胆碱也是所有位于脊髓和脑干的节前自主神经元和下运动神经元的主要神经递质。

临床意义

　　中枢胆碱能神经元位于基底前脑（Meynert 基底核斜角带核）和内侧隔核。基底核胆碱能神经元位于无名质和前脑腹侧。基底核和斜角带胆碱能神经元发出投射至大脑皮质的主要胆碱能传入纤维。内侧隔核的胆碱能神经元发出轴突，经穹窿分布至海马结构。在 AD 病人中，胆碱能神经元的丧失（乙酰胆碱转移酶阳性，一种乙酰胆碱合成限速酶）与认知受损尤为相关。AD 病人表现出 M 型和 N 型胆碱能受体缺失和高亲和力胆碱摄取。治疗 AD 的胆碱酯酶抑制剂四氢氨基吖啶（他可林）以胆碱能神经元为靶点。数据显示该药物可减缓短时程记忆障碍。由于胆碱会被循环利用于乙酰胆碱再合成，一些研究试图通过增加前体物质，胆碱或卵磷脂，来促进乙酰胆碱合成。这一研究方向目前还未有成功的进展。这提示 AD 可能改变了 CNS 除胆碱能之外的许多其他神经递质系统，例如 P 质、CRF、生长抑素、去甲肾上腺素和神经肽 Y。

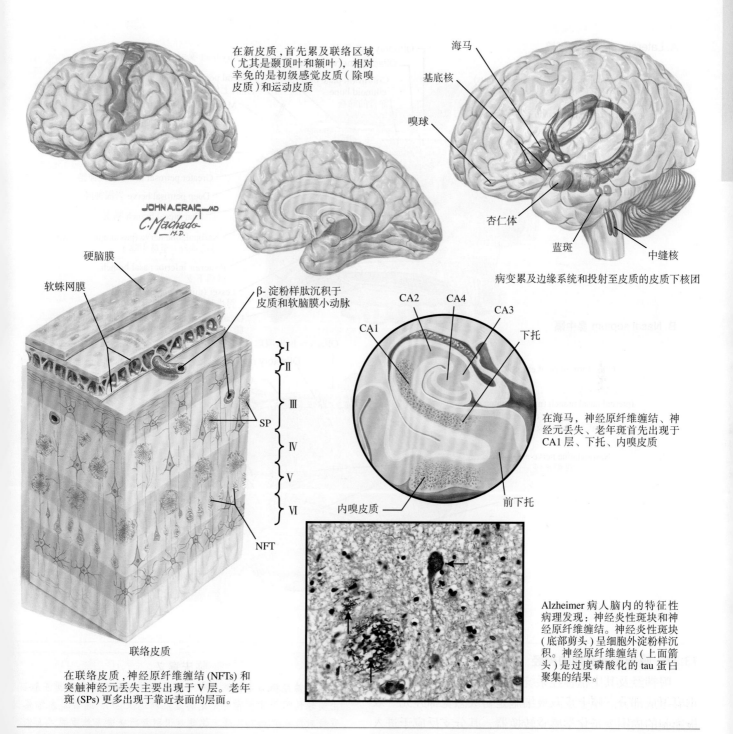

在新皮质，首先累及联络区域（尤其是颞顶叶和额叶），相对幸免的是初级感觉皮质（除嗅皮质）和运动皮质

JOHN A.CRAIG_AD
C.Machado_M.D.

海马
基底核
嗅球
杏仁体
蓝斑
中缝核

病变累及边缘系统和投射至皮质的皮质下核团

硬脑膜
软蛛网膜
β- 淀粉样肽沉积于皮质和软脑膜小动脉

I
II
III
SP
IV
V
VI
NFT

联络皮质

在联络皮质，神经原纤维缠结 (NFTs) 和突触神经元丢失主要出现于 V 层。老年斑 (SPs) 更多出现于靠近表面的层面。

CA2 CA4
CA1 CA3
下托
内嗅皮质
前下托

在海马，神经原纤维缠结、神经元丢失、老年斑首先出现于 CA1 层、下托、内嗅皮质

Alzheimer 病人脑内的特征性病理发现：神经炎性斑块和神经原纤维缠结。神经炎性斑块（底部剪头）呈细胞外淀粉样沉积。神经原纤维缠结（上面箭头）是过度磷酸化的 tau 蛋白聚集的结果。

13.36 阿尔兹海默症脑部病变分布

阿尔兹海默症（AD）的脑内主要病理特征是神经炎斑块或淀粉样斑块（细胞外沉积）和神经纤维缠结（过度磷酸化的 tau 蛋白在神经元内聚积）。尽管上述特征被描述为 AD 的特征性病理特点，但一些认知严重受损的患者的斑块和缠结却可能是正常水平，而一些认知功能完整的患者却可能在尸检时被发现携带大量斑块和缠结。

神经炎斑块在 AD 中极为常见，尤其是在额叶和顶叶皮质区域，通常在皮质较上层面。神经纤维缠结在 AD 患者的神经元中也十分常见，通常起自颞叶内侧（杏

仁状区域、内嗅皮质），延伸至海马结构和扣带皮质，最终泛化。神经元的胞内缠结常见于受影响皮质区域的第 V 层。

临床研究表明，这些病理损伤常伴有认知受损、记忆缺陷、判断力和决策力降低、定向障碍和语言受损等。

在 AD 早期阶段，斑块和缠结最先影响海马 CA1 区、海马下托和内嗅皮质。因此，AD 引发的记忆缺陷最先表现为短时程记忆缺失。

一些在 AD 的斑块和缠结病理中相对幸免的皮质区包括感觉皮质（躯体感觉、听觉、视觉）和运动皮质。

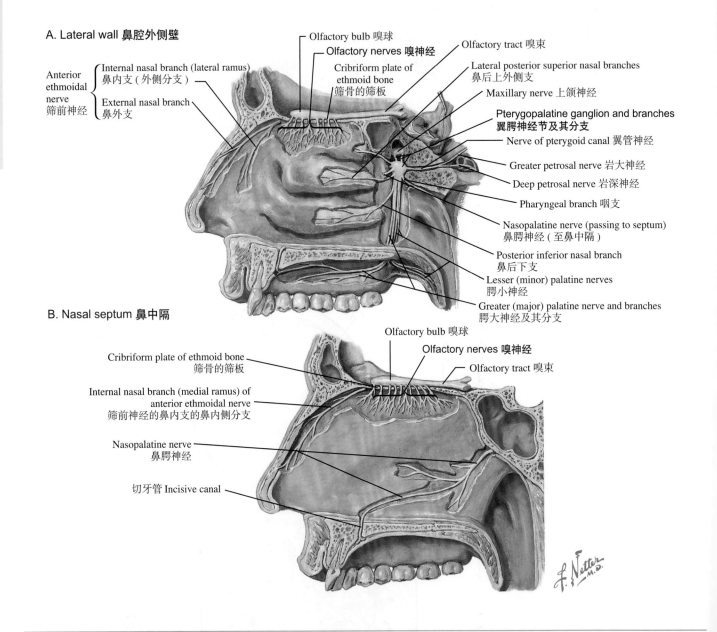

A. Lateral wall 鼻腔外侧壁

Olfactory bulb 嗅球
Olfactory nerves 嗅神经
Olfactory tract 嗅束

Anterior ethmoidal nerve 筛前神经
Internal nasal branch (lateral ramus) 鼻内支（外侧分支）
External nasal branch 鼻外支

Cribriform plate of ethmoid bone 筛骨的筛板

Lateral posterior superior nasal branches 鼻后上外侧支
Maxillary nerve 上颌神经
Pterygopalatine ganglion and branches 翼腭神经节及其分支
Nerve of pterygoid canal 翼管神经
Greater petrosal nerve 岩大神经
Deep petrosal nerve 岩深神经
Pharyngeal branch 咽支
Nasopalatine nerve (passing to septum) 鼻腭神经（至鼻中隔）
Posterior inferior nasal branch 鼻后下支
Lesser (minor) palatine nerves 腭小神经
Greater (major) palatine nerve and branches 腭大神经及其分支

B. Nasal septum 鼻中隔

Olfactory bulb 嗅球
Olfactory nerves 嗅神经
Olfactory tract 嗅束

Cribriform plate of ethmoid bone 筛骨的筛板
Internal nasal branch (medial ramus) of anterior ethmoidal nerve 筛前神经的鼻内支的鼻内侧分支
Nasopalatine nerve 鼻腭神经
切牙管 Incisive canal

13.37　嗅神经和鼻部的神经

嗅神经及其中枢神经系统的投射纤维是前脑功能的重要组成部分。嗅上皮双极细胞是初级感觉神经元。双极细胞的周围突是化学感觉转换器，其分支反应于进入鼻子的空气分子所造成的独特化学刺激。双极神经元的中枢突聚集成约 20 根嗅神经，穿经筛板，终止于身体同侧嗅球。这些神经对撕拉敏感，损伤后可导致嗅觉丧失。与其他感觉系神经元不同的是，嗅上皮双极神经元可增殖和再生。经过嗅球信息加工，帽状神经元和刷状神经元经嗅束直接或间接投射至包括隔核和杏仁核在内的前脑边缘结构。这些纤维绕过丘脑，直接投射至前脑边缘结构，影响下丘脑的神经内分泌和内脏 / 自主功能的调节。嗅觉系统对物种的生存至关重要。它参与识别和保卫领土、寻找食物和水源、社会行为、生殖繁衍行为、危险信号、应激反应和其他内脏功能。

临床意义

嗅神经拥有可探测多种气味的受体。嗅觉信息绕过丘脑，由嗅球传输至中枢前脑（尤其是前脑边缘区），通常是前脑感觉投射信息的加工区域。嗅觉对识别食物味道尤其重要。人们对于味道的理解实际上绝大部分是依仗嗅觉信息。当嗅觉系统被阻断时，大多数人不能识别具有强烈味觉刺激的物质，这解释了感冒时，我们品尝美食时味觉享受降低的现象。由此可见，食物的品尝需要味觉和嗅觉同时工作。嗅觉翻译的重要区域包括眶额皮质和与之连接的丘脑核（背内侧核），以及前颞叶。前颞叶切除，尤其是优势半球侧的前颞叶切除，可导致嗅觉丧失。颞叶癫痫患者可以嗅到极其难闻和腐烂的味道。这一现象进一步证实了颞叶对嗅觉的翻译和加工的参与。气味分子刺激特定嗅觉受体可引起内脏反应，包括食欲、放松、警觉性、晕动病、恶心、失眠、头痛等。

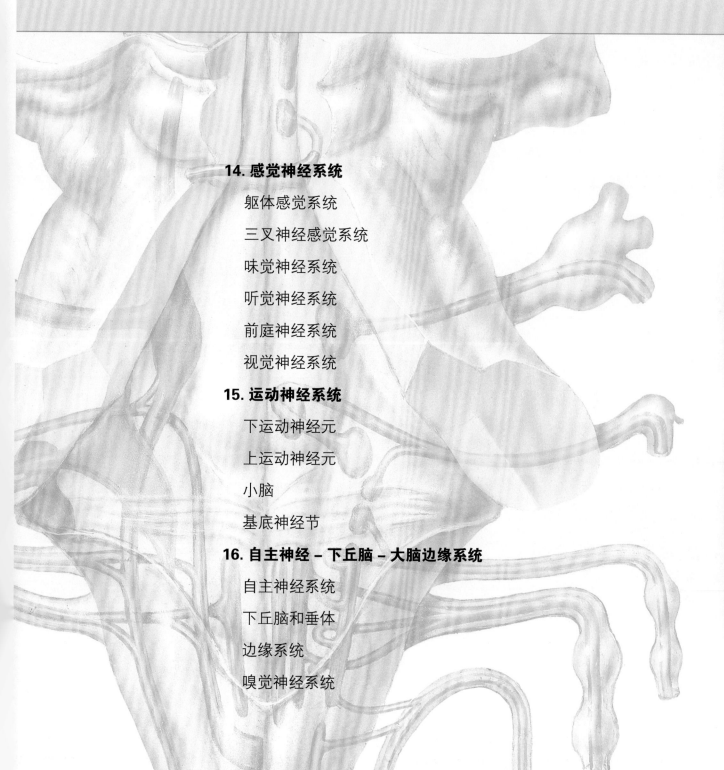

第三部分　系统神经科学

14
感觉神经系统

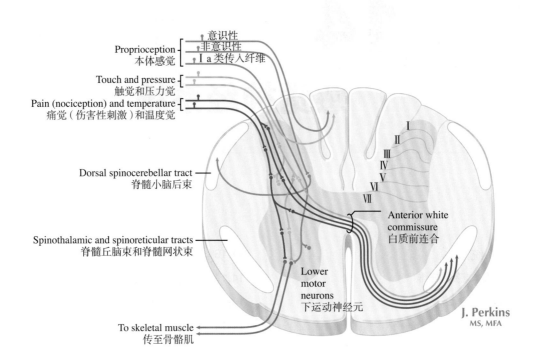

Proprioception
本体感觉 { 意识性 / 非意识性 / Ⅰa 类传入纤维

Touch and pressure
触觉和压力觉

Pain (nociception) and temperature
痛觉（伤害性刺激）和温度觉

I
II
III
IV
V
VI
VII

Dorsal spinocerebellar tract
脊髓小脑后束

Anterior white commissure
白质前连合

Spinothalamic and spinoreticular tracts
脊髓丘脑束和脊髓网状束

Lower motor neurons
下运动神经元

To skeletal muscle
传至骨骼肌

J. Perkins
MS, MFA

躯体感觉系统

14.1　传至脊髓的躯体感觉纤维

无髓神经纤维（unmyelinated, UNM）和小直径的有髓神经纤维（myelinated, M）传导痛觉和温度觉，终止于Ⅰ和Ⅴ层，作为脊髓丘脑束的起点。其他无髓神经纤维终止于背角，多突触反射和脊髓网状系统的神经元起源于此处。传导触压觉的有髓神经纤维终止于背角，额外的反射连接、脊髓丘脑投射和补充精细觉投射从此处起源至背柱核。有髓神经纤维的轴突也直接投射形成至薄束核和楔束核的薄束和楔束；这些丘系通路传导精细触觉。有髓的本体感觉神经纤维（Ⅰa 类传入纤维）直接终止于下运动神经元（lower motor neurons, LMNs）和Ⅰa 类中间神经元池。其他有髓神经纤维终止于背角的神经元，这些神经元发出纤维形成脊髓小脑束的起点。

临床意义

初级传导包括精细触觉传导（主要由直径较大的有髓神经纤维的轴突传导精细触觉、辨别触觉、震动觉和关节位置觉）和粗略感觉传导（主要由直径较小的有髓神经纤维和无髓神经纤维的轴突传导痛觉和温度觉）。这些轴突可在神经病变时受到不同的影响。一些周围神经病变可以影响各种神经，而丧失所有感觉，也有一些周围神经病变影响特定的轴突结构和功能。选择性浅感觉丧失可发生在麻风病、淀粉样变神经病和糖尿病引起的某些神经病变，导致对疼痛和温度不敏感。选择性精细

触觉丧失可发生在远端对称性多发神经病变、维生素 B_{12} 缺乏相关性神经病，如吉兰—巴雷综合征等，可伴随感觉异常（麻木和刺痛感，像"如坐针毡"的异常感觉）、感觉迟钝（无刺激时感受不适或异常感受）、感觉过敏（感受刺激增加）或感觉减退（感觉刺激减少）。一些神经病变也伴随着异常性疼痛（疼痛通常由非伤害性刺激诱发）、烧灼感、刺痛和放射痛。当周围神经病变影响到较粗的有髓神经纤维时，运动神经元的轴突可能同时受累，导致运动无力、反射减弱或反射消失。一些小神经纤维病变，特别是糖尿病性神经病变，可能会影响自主神经功能，比如肠道、膀胱、生殖器官和周围血管，导致体位性低血压、膀胱功能障碍、慢性胃肠道功能障碍以及勃起功能障碍。

临床意义

单突触反射（肌肉牵张反射）可通过临床神经检查来测试。敲击特定肌肉的肌腱，可引出同名肌肉收缩（例如，敲击髌腱致同侧股四头肌收缩）。神经系统牵张反射检查通常包括双侧肱二头肌腱反射、肱三头肌腱反射、肱桡肌腱反射、髌反射（膝跳反射）及踝反射。反射结果可分为腱反射减弱、腱反射引出、腱反射亢进；生理情况下，腱反射也存有差异，因此反射检查结果需结合其他临床症状和体征分析。在病理状态下，如卒中或脊髓损伤，腱反射亢进可伴随肌张力增高、痉挛、病理反射（跖反射背屈）和节律性反复伸曲动作（阵挛）。相反，周围神经病致反射减弱或反射消失时，可伴随肌无力、肌肉松弛、精细感觉或（和）浅感觉减弱。更准确的反射检查可以通过肌电图和传导速度的检查来完成。

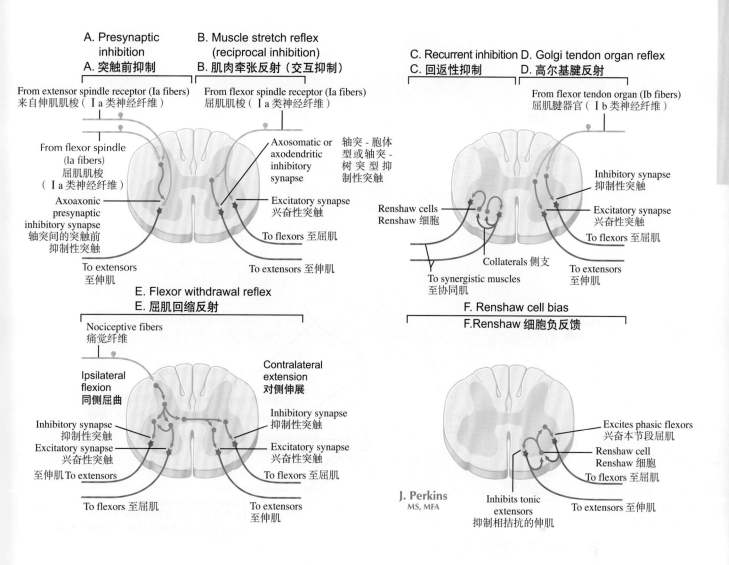

A. Presynaptic inhibition
A. 突触前抑制

B. Muscle stretch reflex (reciprocal inhibition)
B. 肌肉牵张反射（交互抑制）

C. Recurrent inhibition
C. 回返性抑制

D. Golgi tendon organ reflex
D. 高尔基腱反射

From extensor spindle receptor (Ia fibers)
来自伸肌肌梭（Ⅰa 类神经纤维）

From flexor spindle receptor (Ia fibers)
屈肌肌梭（Ⅰa 类神经纤维）

From flexor tendon organ (Ib fibers)
屈肌腱器官（Ⅰb 类神经纤维）

From flexor spindle (Ia fibers)
屈肌肌梭（Ⅰa 类神经纤维）

Axosomatic or axodendritic inhibitory synapse
轴突 - 胞体型或轴突 - 树突型抑制性突触

Axoaxonic presynaptic inhibitory synapse
轴突间的突触前抑制性突触

Excitatory synapse
兴奋性突触

To flexors 至屈肌

To extensors 至伸肌

To extensors 至伸肌

Inhibitory synapse
抑制性突触

Excitatory synapse
兴奋性突触

To flexors 至屈肌

Renshaw cells
Renshaw 细胞

Collaterals 侧支

To synergistic muscles
至协同肌

To extensors
至伸肌

E. Flexor withdrawal reflex
E. 屈肌回缩反射

F. Renshaw cell bias
F.Renshaw 细胞负反馈

Nociceptive fibers
痛觉纤维

Ipsilateral flexion
同侧屈曲

Contralateral extension
对侧伸展

Inhibitory synapse
抑制性突触

Excitatory synapse
兴奋性突触

Inhibitory synapse
抑制性突触

Excitatory synapse
兴奋性突触

至伸肌 To extensors

To flexors 至屈肌

To flexors 至屈肌

To extensors 至伸肌

Excites phasic flexors
兴奋本节段屈肌

Renshaw cell
Renshaw 细胞

To flexors 至屈肌

J. Perkins
MS, MFA

Inhibits tonic extensors
抑制相拮抗的伸肌

To extensors 至伸肌

14.2 脊髓躯体反射及通路

A. 突触前抑制。一些中间神经元与其他神经元轴突终末分支形成突触，就像与某些肌肉牵张反射有关的传入池一样。这种轴突 - 轴突型的突触可通过影响靶神经元轴突终末端突触前膜 Ca^{2+} 内流从而使突触前膜去极化以调节神经递质的释放。B. 肌肉牵张反射。在肌肉牵张反射中，刺激经Ⅰa 类神经纤维传入后转化为神经冲动，直接兴奋同名下运动神经元，同时通过Ⅰa 类抑制性中间神经元抑制相应拮抗肌的下运动神经元。C. 回返性抑制。某些中间神经元接受来自轴突（比如下运动神经元轴突）侧支的回返性神经冲动，并作用于该神经元起点处的树突或胞体，从而调节靶神经元的兴奋性及兴奋时间，通常起抑制作用。下运动神经元轴突侧支可兴奋Renshaw 细胞（大中间神经元），进而抑制该运动神经元本身及其协同肌的下运动神经元。Renshaw 细胞产生的抑制作用可使一次刺激产生的作用效果消失，若需持续的作用效果则需再次进行刺激。D. 高尔基腱反射。位于肌腱中的高尔基腱器官发出Ⅰb 类轴突，止于中间神经

元池，抑制同名肌肉的下运动神经元并兴奋拮抗肌的下运动神经元。腱反射是痉挛肌被动拉伸过程中防止肌腱因过度紧张而受损的一种保护机制。这种使同名肌肉下运动神经元受到抑制的反射称为折刀反射。E. 屈肌回缩反射。屈肌反射（即回缩反射或伤害性反射）是指有害刺激传入后，可通过中间神经元的作用，使机体起到保护性逃避作用的肌肉（通常为屈肌）的下运动神经元兴奋。这些中间神经元也会通过交互抑制作用抑制拮抗肌的下运动神经元。屈肌反射在脊髓各个节段均可发生，比如当人用手指触摸到烫热的火炉时，整个上肢甚至整个躯体将会立刻躲开热源。脊髓两侧都会参与屈肌反射。F. Renshaw 细胞负反馈。有一些反射，比如 Renshaw 反射（见 C），可能表现为倾向于某一特定的作用方式，从而引起效应的分布。Renshaw 细胞同时接受来自伸肌和屈肌下运动神经元轴突侧支的传入，但是其作用结果倾向于抑制伸肌的下运动神经元（也通过兴奋同节段屈肌的下运动神经元产生交互抑制作用）。因此，Renshaw 细胞作用结果倾向于运动屈肌、抑制伸肌。

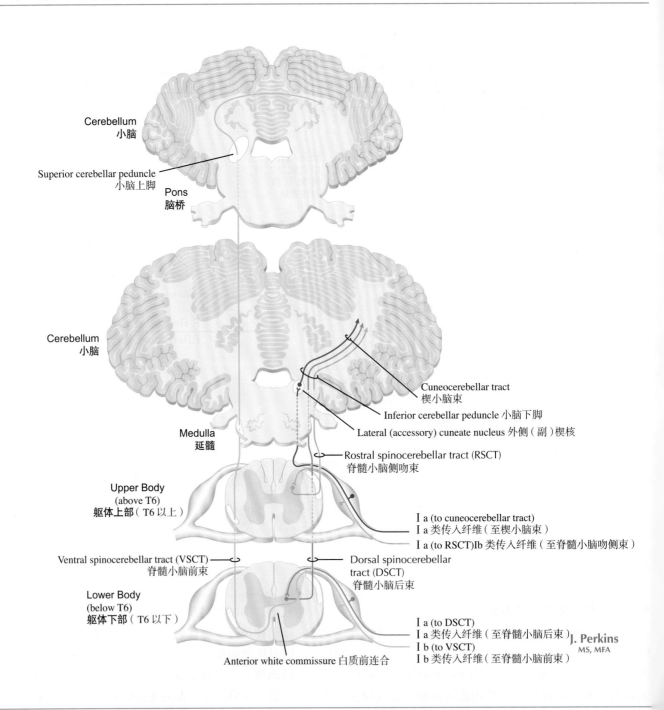

Cerebellum
小脑

Superior cerebellar peduncle
小脑上脚 Pons
脑桥

Cerebellum
小脑

Cuneocerebellar tract
楔小脑束

Inferior cerebellar peduncle 小脑下脚
Lateral (accessory) cuneate nucleus 外侧（副）楔核

Medulla
延髓

Rostral spinocerebellar tract (RSCT)
脊髓小脑侧吻束

Upper Body
(above T6)
躯体上部（T6以上）

Ⅰa (to cuneocerebellar tract)
Ⅰa 类传入纤维（至楔小脑束）

Ⅰa (to RSCT)Ib 类传入纤维（至脊髓小脑吻侧束）

Ventral spinocerebellar tract (VSCT)
脊髓小脑前束

Dorsal spinocerebellar tract (DSCT)
脊髓小脑后束

Lower Body
(below T6)
躯体下部（T6以下）

Ⅰa (to DSCT)
Ⅰa 类传入纤维（至脊髓小脑后束）
Ⅰb (to VSCT)
Ⅰb 类传入纤维（至脊髓小脑前束）

J. Perkins
MS, MFA

Anterior white commissure 白质前连合

14.3 躯体感觉系统：脊髓小脑通路

躯体上部和下部（以 T6 节段为分界），关节、肌腱和韧带（图中以起于高尔基腱器官的 Ⅰb 类传入纤维为代表）发出的躯体初级本体感觉神经纤维，分别终止于脊髓小脑前束和脊髓小脑侧吻束来源的神经元（边缘细胞、后角神经元）。躯体上部和下部（以 T6 节段为分界）肌梭发出的躯体初级本体感觉纤维（在该图由 Ⅰa 传入纤维表示）分别终止于脊髓小脑后束和楔小脑束的起始神经元（Clarke 核，延髓的外侧楔核）。脊髓小脑后束、脊髓小脑侧吻束和楔小脑束在同侧走行，脊髓小脑前束左右交叉两次，一次在白质前连合，一次在小脑。

临床意义

脊髓小脑腹侧束与背侧束多走行于脊髓外侧索的侧缘，这两个传导通路对累及脊髓相应区域的病变十分敏感，包括肿瘤、神经根病合并脊髓病、系统联合变性、脱髓鞘疾病、脊髓前循环的血管梗塞、Brown-Séquard 综合征等。如果该病变累及脊髓外侧索的位置表浅，将导致患侧共济失调、辨距不良、笨拙、轻微的肌张力减退以及跟膝胫试验阳性和串行能力的下降。但是脊髓外侧索的病变同时也常累及皮质脊髓侧束以及红核脊髓束的上运动神经元，从而造成病变以下水平（取决于受累位置）患侧痉挛型偏瘫或单肢轻瘫，此时主要临床表现为痉挛性肌无力、腱反射亢进、肌张力增高，因此会掩盖脊髓小脑束受累的症状。所以，进行性加重的痉挛型偏瘫症状可掩盖同侧脊髓小脑束损伤的最初症状。

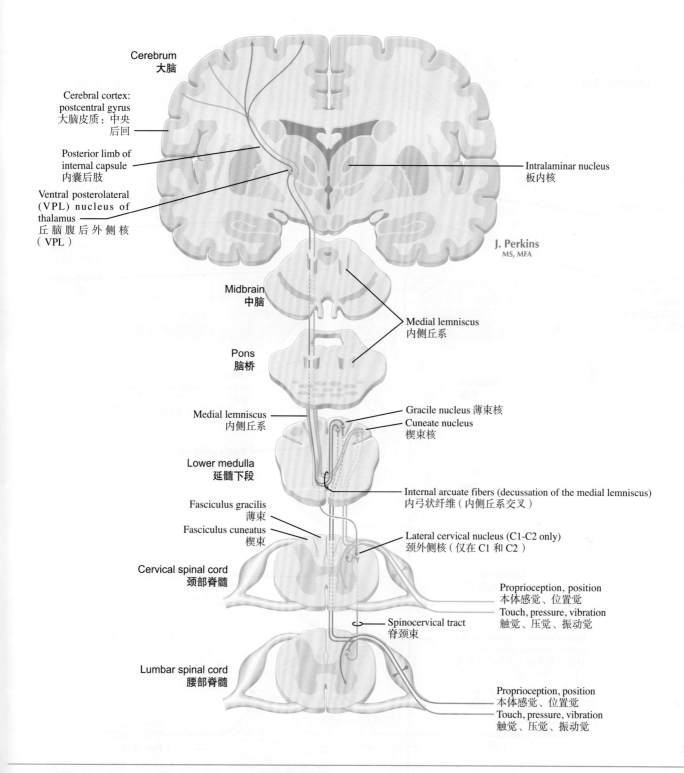

Cerebrum
大脑

Cerebral cortex:
postcentral gyrus
大脑皮质：中央
后回

Posterior limb of
internal capsule
内囊后肢

Ventral posterolateral
(VPL) nucleus of
thalamus
丘脑腹后外侧核
（VPL）

Intralaminar nucleus
板内核

J. Perkins
MS, MFA

Midbrain
中脑

Medial lemniscus
内侧丘系

Pons
脑桥

Medial lemniscus
内侧丘系

Gracile nucleus 薄束核
Cuneate nucleus
楔束核

Lower medulla
延髓下段

Internal arcuate fibers (decussation of the medial lemniscus)
内弓状纤维（内侧丘系交叉）

Fasciculus gracilis
薄束

Fasciculus cuneatus
楔束

Lateral cervical nucleus (C1-C2 only)
颈外侧核（仅在 C1 和 C2）

Cervical spinal cord
颈部脊髓

Proprioception, position
本体感觉、位置觉
Touch, pressure, vibration
触觉、压觉、振动觉

Spinocervical tract
脊颈束

Lumbar spinal cord
腰部脊髓

Proprioception, position
本体感觉、位置觉
Touch, pressure, vibration
触觉、压觉、振动觉

14.4 躯体感觉系统：背侧柱系统和皮肤精细觉传导

传导精细分辨触觉、压觉、振动觉和意识性关节位置觉的初级躯体感觉有髓神经纤维直接投射至背侧柱系统（薄束起自 T6 以下，楔束起自 T6 及 T6 以上），并呈定位性有序排列。这些神经纤维分别终止于薄束核和楔束核，并发出纤维形成内侧丘系。薄束核和楔束核发出的纤维在延髓交叉至对侧，并投射至丘脑腹后外侧核（VPL）。丘脑腹后外侧核发出的纤维终止于第一躯体感觉皮质，也呈定位性有序排列。整个背侧柱/内侧丘系

系统均呈定位性有序排列；躯体下部在第一躯体感觉皮质内侧部，而上肢（面部从三叉神经投射开始）在第一躯体感觉皮质外侧部。这种投射有时会依照比例画出来（合成图称为感觉侏儒）；在大脑皮质，来自手和手指感觉的投射面积比来自背部感觉的投射面积更大。脊颈束系统是背侧柱系统的补充。初级传入纤维终止于背角内侧部，投射到颈外侧核（仅在 C1 和 C2）。该核团额外发出的交叉轴突传递多突触的机械性感受信息。精细觉从背侧部侧索上行传导至背侧柱/内侧丘系系统。

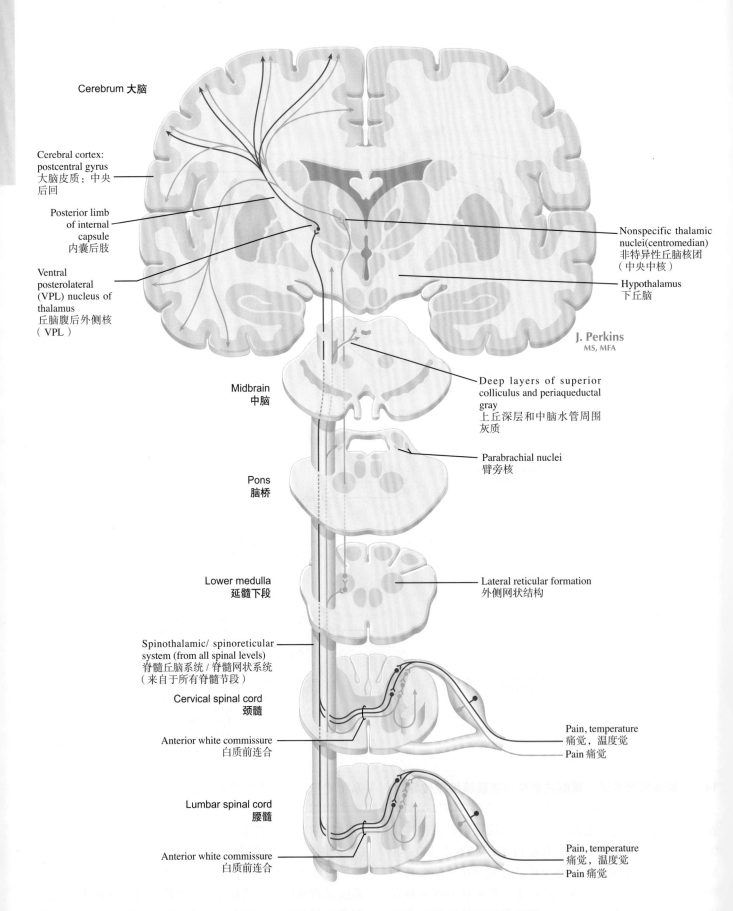

Cerebrum 大脑

Cerebral cortex:
postcentral gyrus
大脑皮质：中央
后回

Posterior limb
of internal
capsule
内囊后肢

Ventral
posterolateral
(VPL) nucleus of
thalamus
丘脑腹后外侧核
（VPL）

Nonspecific thalamic
nuclei(centromedian)
非特异性丘脑核团
（中央中核）

Hypothalamus
下丘脑

J. Perkins
MS, MFA

Midbrain
中脑

Deep layers of superior
colliculus and periaqueductal
gray
上丘深层和中脑水管周围
灰质

Parabrachial nuclei
臂旁核

Pons
脑桥

Lower medulla
延髓下段

Lateral reticular formation
外侧网状结构

Spinothalamic/ spinoreticular
system (from all spinal levels)
脊髓丘脑系统 / 脊髓网状系统
（来自于所有脊髓节段）

Cervical spinal cord
颈髓

Anterior white commissure
白质前连合

Pain, temperature
痛觉，温度觉
Pain 痛觉

Lumbar spinal cord
腰髓

Anterior white commissure
白质前连合

Pain, temperature
痛觉，温度觉
Pain 痛觉

Somatosensory System: The Spinothalamic and Spinoreticular Systems and Protopathic Modalities
躯体感觉系统：脊髓丘脑系统、脊髓网状系统、皮肤粗略觉传导

14.5 躯体感觉系统：脊髓丘脑系统、脊髓网状系统、皮肤粗略觉传导（续）

传导疼痛觉（快速而局限的疼痛）、温度觉、光和触觉的无髓鞘（C 类纤维）及小直径有髓鞘（Aδ 类纤维）的初级躯体感觉神经纤维，终止于位于板层 I 和 V 的神经元。这些背角神经元发出的纤维交叉到对侧形成脊髓丘脑束，并投射至丘脑腹后外侧核（红色标识）。不同于背侧柱系统的薄束楔束，丘脑腹后外侧核的神经元发出纤维投射至第一躯体感觉皮质和第二躯体感觉皮质（S II）。初级感觉的 C 类纤维终止于后角并参与串联网络形成，双向投射形成脊髓网状束（蓝色标识），此系统主要终止于网状结构（RF），并经多突触投射至丘脑的非特异性核团、背内侧核和丘脑前核。有些脊髓网状纤维也终止于上丘的深层（脊髓顶盖通路）、脑桥的臂旁核和中脑水管周围灰质。对慢性疼痛和伤害性信息的处理与整合区则位于皮质区域如扣带回、岛回和前额叶。另外，脊髓背角神经元（第 V 板层的下降核）发出的神经纤维与脑桥的臂旁核直接终止于下丘脑。这些传导伤害性信息的神经纤维至下丘脑参与协调本能反应（例如，战或逃的应激反应、对疼痛的自主反应如血压和心血管变化、应激时皮质醇和肾上腺素分泌、情绪反应）。直接躯体感觉传入也参与性反应和吮吸乳汁时的催产素释放。

临床意义

丘脑接受痛觉和温度感觉信息传入后经过脊髓丘脑束将其传导到脊髓背角的 I 区和 V 区次级感觉神经元。这些背角神经元将对侧脊髓丘脑束的轴突投射到丘脑的腹后外侧核，这些神经元随后将"快痛"的信息（持续时间短于刺激时间的痛觉信息）传递到大脑顶叶的皮质感觉 I 和 II 区。进行针刺检查和皮

肤温度觉检查时（利用不同温度的试管接触皮肤），主要就是检查这一神经通路。脊髓丘脑束并不传导慢性疾病所特有的慢性深部疼痛。这类慢性疼痛通过位于脊髓后角的多突触神经网络传递到大脑外侧网状结构。脊髓网状结构传递的信息最终到达非特异丘脑核（例如中央中核），在边缘系统内形成对疼痛的一种主观感觉，并通过下丘脑对疼痛产生相应的内脏自主调节和体液调节。脊髓网状系统受一系列其他因素调控，包括大脑皮质、边缘系统、下行前脑和间脑以及背侧柱系统的网状结构。背侧柱系统的网状结构可以通过位于背角的级联神经网络激活可削弱信息传递的神经元，控制背角部分接受伤害信息的能力。这个过程可以用一个简单方法触发，即在身体受伤部位或周围进行轻刮，而其慢性触发方式则是背侧柱刺激（通过透皮神经电刺激（TENS）装置）使较大直径的神经纤维电兴奋，激活背角伤害感受纤维，从而产生疼痛刺激。

临床意义

背侧柱系统包括薄束（起自 T6 以下的躯体）和楔束（起自 T6 及以上的躯体）。这些神经通路的初级感觉神经纤维能够将精细辨别触觉、振动觉和关节位置觉（精细觉）传递到位于延髓尾端的薄束核和楔束核。传递上述精细觉是背侧柱系统的主要功能，这一过程经由较粗的有髓神经纤维完成。如果背侧柱系统基础功能完整，也可参与到包括两点辨识，实体觉（即通过触摸知道物体是什么）和皮肤书写觉（知道写在手掌上的数字是什么）的传递——这些被认为是背侧柱系统的皮质模式，既需要背侧柱系统的基础功能完整，也需要感觉皮质能解释获得的信息并得出结论。如果背侧柱系统基础功能受损，就没必要尝试这些测试。单纯累及背侧柱系统的病变不会导致基础的精细觉功能完全丧失，只会导致一些感知后理解能力受损。例如一个患者可感知上肢的振动觉但不能辨别振动的频率。背角侧束会给背侧柱核提供一些额外的精细觉信息，因此同时损伤背侧柱系统和背角的病变可导致患侧的精细觉完全丧失。

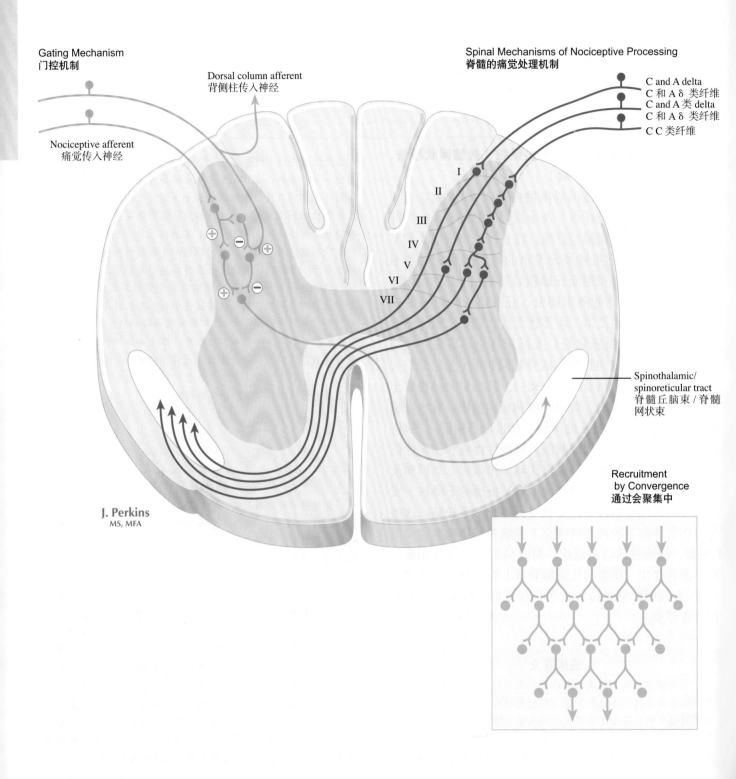

Gating Mechanism
门控机制

Dorsal column afferent
背侧柱传入神经

Nociceptive afferent
痛觉传入神经

Spinal Mechanisms of Nociceptive Processing
脊髓的痛觉处理机制

C and A delta
C 和 Aδ 类纤维
C and A delta
C 和 Aδ 类纤维
C C 类纤维

I
II
III
IV
V
VI
VII

Spinothalamic/
spinoreticular tract
脊髓丘脑束 / 脊髓
网状束

Recruitment
by Convergence
通过会聚集中

J. Perkins
MS, MFA

14.6　脊髓内的脊髓丘脑束和脊髓网状束的痛觉传导

传导快速而局限的疼痛觉和温度觉的初级感觉传入纤维（C 类和 Aδ 类纤维）终止于脊髓背角的板层 I 和 V，其发出的纤维交叉到对侧形成脊髓丘脑束。无髓鞘初级感觉传入纤维（C 类纤维）也终止于脊髓后角，这些中间连接性神经元通过串联集中、会聚和多突触进行联系（红色标识），形成脊髓网状束（大部分交叉，少部

分不交叉），投射至网状结构（RF），再经多突触投射至丘脑的非特异性核团、背内侧核和丘脑前核。通过这种会聚作用和联系，扣带回、岛回和前额叶的皮质区域便可以感知剧烈疼痛和情感。门控机制（左图蓝色标识）能够通过抑制中间神经元间连接使得初级背侧柱的轴突侧支减弱脊髓背角的痛觉传递，从而抑制脊髓网状束传导通路中级联背角系统的痛觉信息传递。

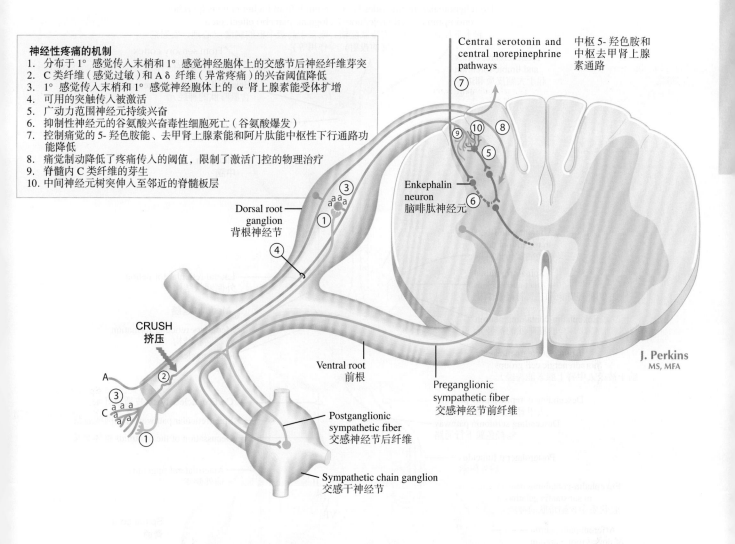

神经性疼痛的机制
1. 分布于 1° 感觉传入末梢和 1° 感觉神经胞体上的交感节后神经纤维芽突
2. C 类纤维（感觉过敏）和 Aδ 纤维（异常疼痛）的兴奋阈值降低
3. 1° 感觉传入末梢和 1° 感觉神经胞体上的 α 肾上腺素能受体扩增
4. 可用的突触传入被激活
5. 广动力范围神经元持续兴奋
6. 抑制性神经元的谷氨酸兴奋毒性细胞死亡（谷氨酸爆发）
7. 控制痛觉的 5- 羟色胺能、去甲肾上腺素能和阿片肽能中枢性下行通路功能降低
8. 痛觉制动降低了疼痛传入的阈值，限制了激活门控的物理治疗
9. 脊髓内 C 类纤维的芽生
10. 中间神经元树突伸入至邻近的脊髓板层

Central serotonin and central norepinephrine pathways　中枢 5- 羟色胺和中枢去甲肾上腺素通路

Dorsal root ganglion 背根神经节

Enkephalin neuron 脑啡肽神经元

CRUSH 挤压

Ventral root 前根

Preganglionic sympathetic fiber 交感神经节前纤维

Postganglionic sympathetic fiber 交感神经节后纤维

Sympathetic chain ganglion 交感干神经节

J. Perkins
MS, MFA

14.7　神经病理性疼痛及持续性交感神经疼痛的机制

　　如图所示，级联背角系统接受初级 C 纤维传入的痛觉刺激，并投射至脊髓网状系统，产生剧烈的意识性疼痛感觉和神经性疼痛。交感神经可直接与初级痛觉神经元末梢和胞体形成突触联系。在神经性疼痛综合征（如复杂区域疼痛综合征，旧称反射性交感神经萎缩症）中，交感神经节后神经元可激活并直接（通过突触）或间接（通过分泌去甲肾上腺素到血液）致敏初级传入神经末梢和胞体受体，这种激活可加剧神经性疼痛的感知。通常认为，疼痛相关神经元致敏和复杂区域疼痛综合征的慢性神经性疼痛有多种发病机制，上述机制都在图中以号码标注做了描述。中枢性去甲肾上腺素能和 5- 羟色胺能的下行纤维投射也在神经性和非神经性疼痛中起重要调节作用。

临床意义

　　当患者的神经受损或受到压迫时（特别是扭伤、挤压伤、注射器误入神经甚至更小的创伤），传入神经的病理反射会导致慢性神经痛综合征，称为反射性交感神经萎缩症，最近更名为复杂区域疼痛综合征（CRPS），与幻肢综合征中的慢性中枢性疼痛有关。复杂区域疼痛综合征影响手、上肢和肩部的范围大于下肢。患者可感到严重灼烧样痛或刺痛，且合并有异常性疼痛和感觉过敏（对触觉和疼痛刺激极其敏感）。当这种情况仅累及一处神经（可能是枪伤后），称为灼性神经痛。复杂区域疼痛综合征累及的初级传入神经会上调自身感觉感受器末梢和背根神经节胞体上的 α-肾上腺能受体，并常对儿茶酚胺表现高反应性，从而降低了对痛觉刺激产生反应的阈值。在复杂区域疼痛综合征中，能观察到后角抑制性中间神经元的永久破坏（谷氨酸兴奋毒性）和脊髓网状系统的广动力范围神经元阈值的永久改变。CPRS 时可出现交感神经相关症状，比如各种原因导致的皮肤外表变化，包括血管流量改变（血管收缩）、皮肤和指甲萎缩（营养性改变）、皮温和汗量改变（出现多汗）、三相骨扫描时显示骨密度改变。诊断后必须尽早开始各种有效治疗，治疗措施一般包括通过镇痛药、三环类或其他抗抑郁药等改变脊髓的痛阈，膜稳定剂（如加巴喷丁）、物理治疗和对较粗的有髓神经纤维进行电刺激。

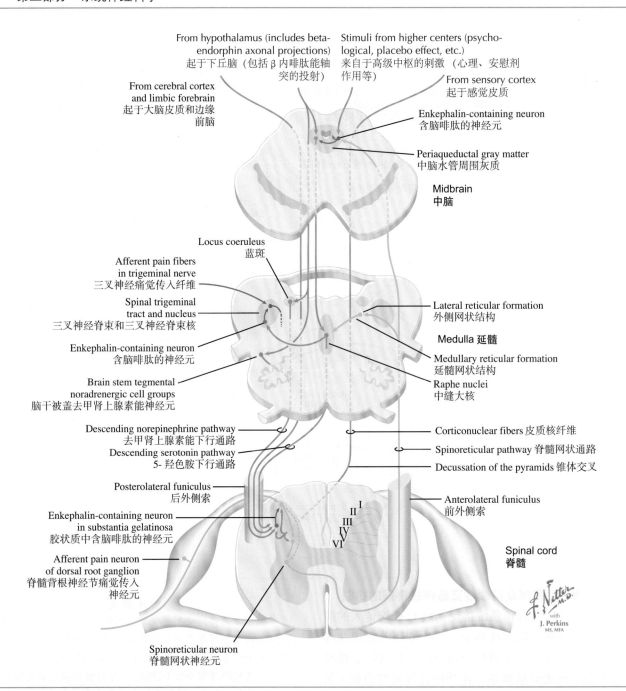

From hypothalamus (includes beta-endorphin axonal projections)
起于下丘脑（包括 β 内啡肽能轴突的投射）

Stimuli from higher centers (psychological, placebo effect, etc.)
来自于高级中枢的刺激（心理、安慰剂作用等）

From cerebral cortex and limbic forebrain
起于大脑皮质和边缘前脑

From sensory cortex
起于感觉皮质

Enkephalin-containing neuron
含脑啡肽的神经元

Periaqueductal gray matter
中脑水管周围灰质

Midbrain
中脑

Locus coeruleus
蓝斑

Afferent pain fibers in trigeminal nerve
三叉神经痛觉传入纤维

Spinal trigeminal tract and nucleus
三叉神经脊束和三叉神经脊束核

Lateral reticular formation
外侧网状结构

Medulla 延髓

Enkephalin-containing neuron
含脑啡肽的神经元

Medullary reticular formation
延髓网状结构

Brain stem tegmental noradrenergic cell groups
脑干被盖去甲肾上腺素能神经元

Raphe nuclei
中缝大核

Descending norepinephrine pathway
去甲肾上腺素能下行通路

Corticonuclear fibers 皮质核纤维

Descending serotonin pathway
5- 羟色胺下行通路

Spinoreticular pathway 脊髓网状通路

Posterolateral funiculus
后外侧索

Decussation of the pyramids 锥体交叉

Enkephalin-containing neuron in substantia gelatinosa
胶状质中含脑啡肽的神经元

Anterolateral funiculus
前外侧索

Afferent pain neuron of dorsal root ganglion
脊髓背根神经节痛觉传入神经元

Spinal cord
脊髓

Spinoreticular neuron
脊髓网状神经元

14.8 上行躯体感觉系统的下行控制

　　大脑皮质、前脑边缘结构、下丘脑（室旁核）、弓状核区 β 内啡肽神经元、中脑水管周围灰质（PAG）、脑干网状结构（RF）、中枢去甲肾上腺素能神经元（蓝斑和其他脑干被盖核群）和 5- 羟色胺（5-HT）能神经元（中缝大核）发出的下行纤维相互联系，在脊髓背角对痛觉信息进行处理。受中脑水管周围灰质（PAG）及其上位中枢调节的中枢性下行去甲肾上腺素能和 5-HT 能通路对内源性和外源性（如阿片类）疼痛的调节具有重要作用。

过脊髓后角和第 V 脑神经的下行神经核调节躯体和面部的伤害觉感知过程。这些区域包括大脑皮质、前脑边缘系统、内啡肽在内的下丘脑和感觉皮质周边连接部分，其中部分投射通过内源性阿片类物质发挥作用。在痛觉处理区域，特别是在脊髓后角和第 V 脑神经的下行神经元和下丘脑的许多区域，以及对疼痛产生主观感觉的边缘系统，能够发现脑啡肽和强啡肽中间神经元。下丘脑弓状核区的 β－内啡肽神经元连接中脑导水管周围灰质、蓝斑核和脑干的非肾上腺素能核团、中缝大核和许多边缘区域。阿片类物质可激活中缝大核和内啡肽并辅助阿片类镇痛的其他下行单胺类通路，中脑水管周围灰质对于上述过程起非常重要的作用。阿片介导的镇痛作用的发挥依赖中脑水管周围灰质－中缝核的连接，静脉给予人工阿片类物质可通过激活下丘脑弓状核区和导水管周围灰质的神经元产生镇痛效果。

临床意义

中枢神经系统多个区域可发出直接或间接的投射，分别通

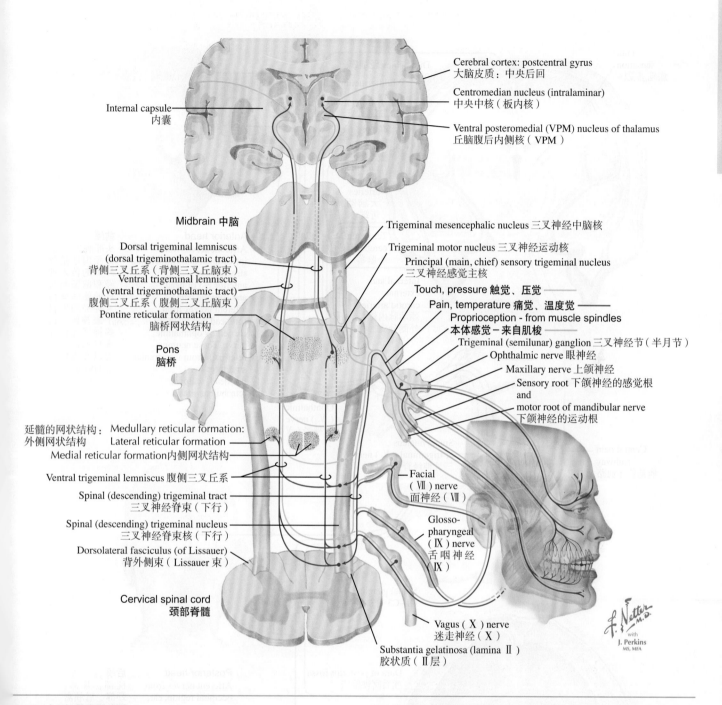

Cerebral cortex: postcentral gyrus
大脑皮质：中央后回

Centromedian nucleus (intralaminar)
中央中核（板内核）

Internal capsule
内囊

Ventral posteromedial (VPM) nucleus of thalamus
丘脑腹后内侧核（VPM）

Midbrain 中脑

Trigeminal mesencephalic nucleus 三叉神经中脑核

Trigeminal motor nucleus 三叉神经运动核

Dorsal trigeminal lemniscus
(dorsal trigeminothalamic tract)
背侧三叉丘系（背侧三叉丘脑束）
Ventral trigeminal lemniscus
(ventral trigeminothalamic tract)
腹侧三叉丘系（腹侧三叉丘脑束）
Pontine reticular formation
脑桥网状结构

Principal (main, chief) sensory trigeminal nucleus
三叉神经感觉主核

Touch, pressure 触觉、压觉

Pain, temperature 痛觉、温度觉

Proprioception - from muscle spindles
本体感觉－来自肌梭

Pons
脑桥

Trigeminal (semilunar) ganglion 三叉神经节（半月节）

Ophthalmic nerve 眼神经

Maxillary nerve 上颌神经

Sensory root 下颌神经的感觉根
and
motor root of mandibular nerve
下颌神经的运动根

延髓的网状结构：Medullary reticular formation:
外侧网状结构　Lateral reticular formation
Medial reticular formation 内侧网状结构

Ventral trigeminal lemniscus 腹侧三叉丘系

Spinal (descending) trigeminal tract
三叉神经脊束（下行）

Spinal (descending) trigeminal nucleus
三叉神经脊束核（下行）

Dorsolateral fasciculus (of Lissauer)
背外侧束（Lissauer 束）

Facial
（Ⅶ）nerve
面神经（Ⅶ）

Glosso-
pharyngeal
（Ⅸ）nerve
舌咽神经
（Ⅸ）

Cervical spinal cord
颈部脊髓

Vagus（Ⅹ）nerve
迷走神经（Ⅹ）

Substantia gelatinosa (lamina Ⅱ)
胶状质（Ⅱ层）

三叉神经感觉系统

14.9　三叉神经感觉及其相关感觉系统

　　三叉神经初级（1°）感觉神经元的轴突进入脑干，形成下行的三叉神经脊束，并终止三叉神经脊束核。三叉神经节（Ⅴ）的周围突分布于面部皮肤、口腔前部粘膜、牙齿和牙龈；面神经（Ⅶ）的膝神经节和迷走神经（Ⅹ）的颈静脉神经节的周围突分布于外耳的一小部分区域；颞骨岩神经节（舌咽神经下神经节，Ⅸ）的周围突分布在口腔后部和咽，传导一般感觉。三叉神经脊束核发出的轴突下行交叉，投射至对侧形成三叉丘系（腹侧三叉丘脑束，VTTT），终于丘脑腹后内侧核（VPM）。丘脑腹后内侧核投射至第一躯体感觉皮质的外侧份和丘

脑板内核，丘脑板内核与痛觉信息的加工处理有关。三叉神经脊束核的尾侧还向双侧发出纤维投射至网状结构（RF），对剧烈痛觉信息进行处理（类似于脊髓网状结构系统）。三叉神经精细辨别觉的初级感觉纤维（类似于背侧柱）终止于三叉神经脊束核的头侧和三叉神经感觉主核（三叉神经脑桥核），换元后的纤维参与形成腹侧三叉丘脑束。部分感觉主核（脑桥核）尚投射至身体同侧的丘脑腹后内侧核。大多数三叉神经系统将来自对侧的信息传导至初级感觉皮质（中央后回），但部分精细觉和味觉的感觉传至同侧感觉皮质。三叉神经中脑核是中枢神经系统内唯一的初级感觉神经核，参与调节咀嚼肌和眼外肌的牵张反射。详见 420 页"临床意义"。

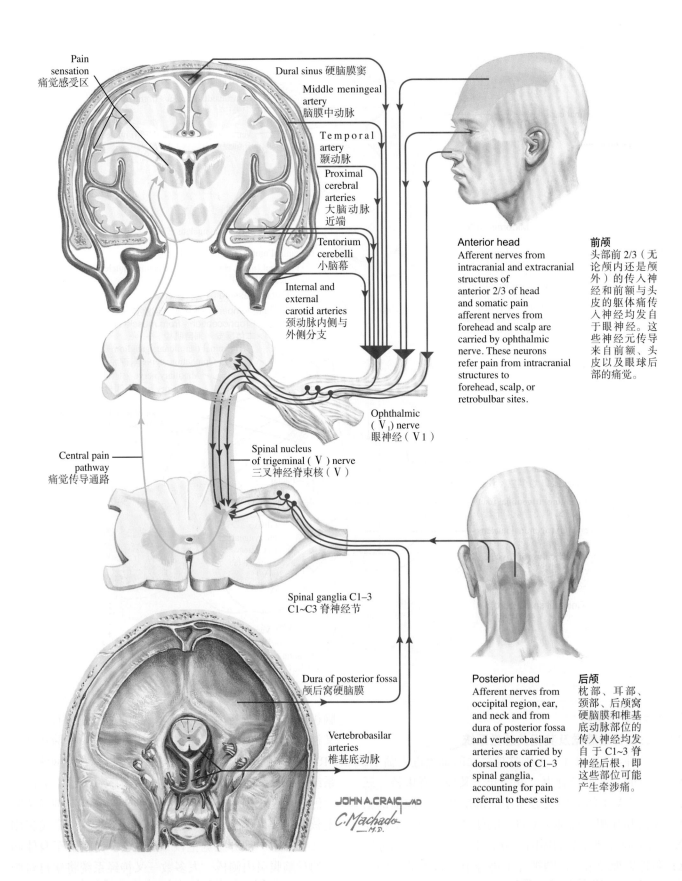

Pain sensation
痛觉感受区

Dural sinus 硬脑膜窦

Middle meningeal artery
脑膜中动脉

Temporal artery
颞动脉

Proximal cerebral arteries
大脑动脉近端

Tentorium cerebelli
小脑幕

Internal and external carotid arteries
颈动脉内侧与外侧分支

Central pain pathway
痛觉传导通路

Spinal nucleus of trigeminal (V) nerve
三叉神经脊束核（ V ）

Ophthalmic (V₁) nerve
眼神经（ V1 ）

Spinal ganglia C1–3
C1~C3 脊神经节

Dura of posterior fossa
颅后窝硬脑膜

Vertebrobasilar arteries
椎基底动脉

Anterior head
Afferent nerves from intracranial and extracranial structures of anterior 2/3 of head and somatic pain afferent nerves from forehead and scalp are carried by ophthalmic nerve. These neurons refer pain from intracranial structures to forehead, scalp, or retrobulbar sites.

前颅
头部前 2/3（无论颅内还是颅外）的传入神经和前额与头皮的躯体痛传入神经均发自于眼神经。这些神经元传导来自前额、头皮以及眼球后部的痛觉。

Posterior head
Afferent nerves from occipital region, ear, and neck and from dura of posterior fossa and vertebrobasilar arteries are carried by dorsal roots of C1–3 spinal ganglia, accounting for pain referral to these sites

后颅
枕部、耳部、颈部、后颅窝硬脑膜和椎基底动脉部位的传入神经均发自于 C1~3 脊神经后根，即这些部位可能产生牵涉痛。

JOHN A. CRAIG—AD
C. Machado —M.D.

14.10　头部痛觉感受相关结构与牵涉痛

头部痛觉相关结构包括硬脑膜周围结构（如静脉窦、小脑幕）、动脉以及肌肉等。原发性头痛包括偏头痛、紧张性头痛与神经痛。继发性头痛病因包括脑肿瘤、脑脓肿、血肿、脑出血（如颅内小动脉瘤破裂）以及脑膜炎或脑膜刺激征等。

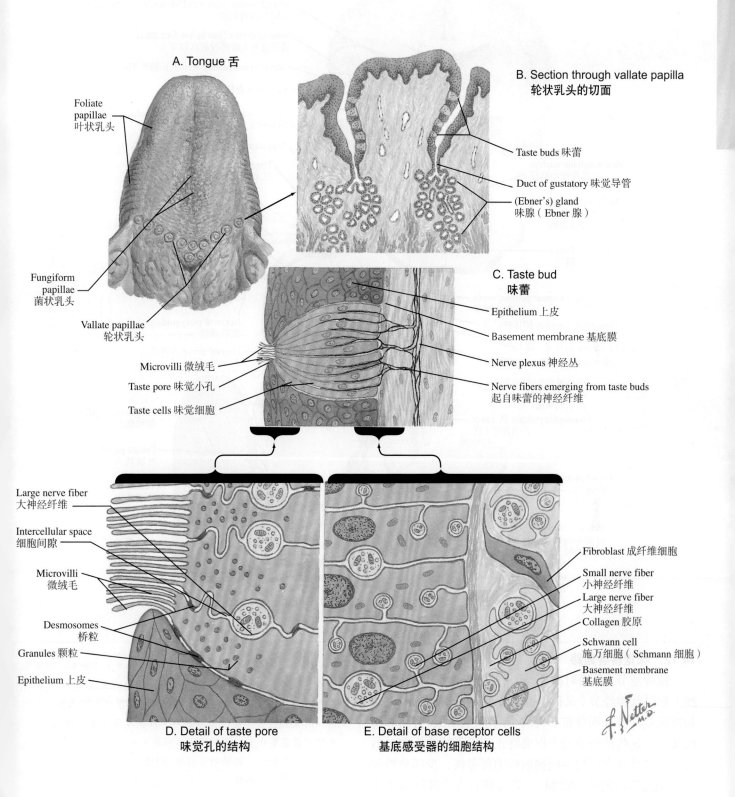

A. Tongue 舌

Foliate papillae
叶状乳头

Fungiform papillae
菌状乳头

Vallate papillae
轮状乳头

B. Section through vallate papilla
轮状乳头的切面

Taste buds 味蕾

Duct of gustatory 味觉导管

(Ebner's) gland
味腺（Ebner 腺）

C. Taste bud
味蕾

Epithelium 上皮

Basement membrane 基底膜

Nerve plexus 神经丛

Nerve fibers emerging from taste buds
起自味蕾的神经纤维

Microvilli 微绒毛

Taste pore 味觉小孔

Taste cells 味觉细胞

Large nerve fiber
大神经纤维

Intercellular space
细胞间隙

Microvilli
微绒毛

Desmosomes
桥粒

Granules 颗粒

Epithelium 上皮

Fibroblast 成纤维细胞

Small nerve fiber
小神经纤维

Large nerve fiber
大神经纤维

Collagen 胶原

Schwann cell
施万细胞（Schmann 细胞）

Basement membrane
基底膜

D. Detail of taste pore
味觉孔的结构

E. Detail of base receptor cells
基底感受器的细胞结构

味觉神经系统

14.11 味蕾及其感受器的解剖

味蕾是上皮内成束的柱状细胞组成的化学感觉转换器，它能将各种不同分子构型和分子组合如咸、甜、酸、苦分子的感觉转换成大小不同的初级感觉神经纤维的动作电位。味蕾多分布于舌的前部和后部区域，而在腭和会厌处则较少见（多见于儿童）。在众多神经纤维中，味觉神经纤维具有复杂的电活动反应。味觉的综合形成过程位于中枢神经系统内。

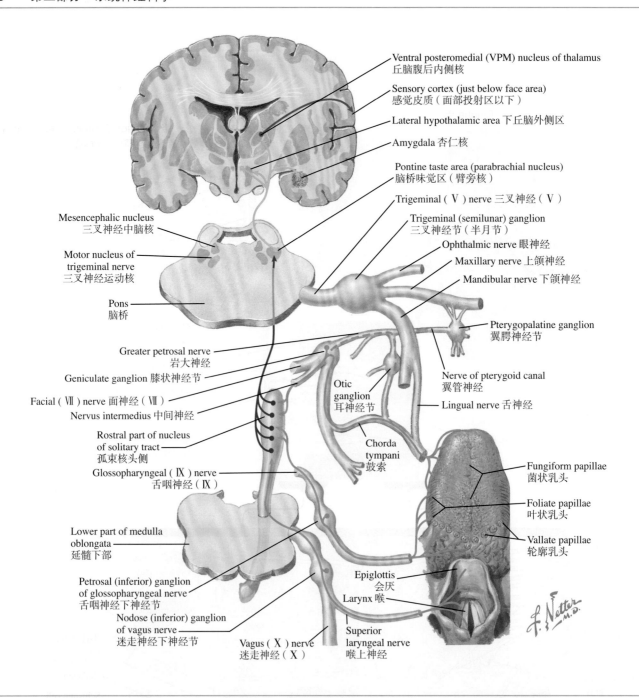

14.12　味觉传导通路

膝神经节（第Ⅶ对脑神经）、岩神经节（第Ⅸ对脑神经）和结状神经节（又称下神经节）（第Ⅹ对脑神经）的初级感觉纤维分别分布于舌前 2/3、舌后 1/3、会厌和腭的味蕾。这些神经节的中枢突终止于孤束核的头侧，后者发出的纤维多投射至同侧脑桥的臂旁核，少部分投射至丘脑腹后内侧核（VPM）。臂旁核再发出纤维投射至丘脑腹后内侧核（VPM）、下丘脑（包括下丘脑外侧区、室旁核）和杏仁核群。非丘脑投射与味觉和摄食的情感、动机及行为特性相关。

临床意义

味觉初级感受器即味蕾与第Ⅶ对脑神经（舌前 2/3）、第Ⅸ

对脑神经（舌后 1/3）和第Ⅹ对脑神经（会厌）相联系，形成味觉传导通路。味蕾可感知甜、咸、辣和酸的味道，每种味蕾只有感知一种味道的能力。多个味觉感受器组合可产生一系列微妙的味觉组合。在个体辨别一个感觉是否是味觉的过程中，嗅觉起着重要作用。味觉传出神经终止于孤束核的头侧，后投射至脑桥臂旁核，再投射至丘脑的 VPM 核的小细胞亚部、下丘脑部分和杏仁复合体。部分大脑皮质区域，例如岛回皮质的前端和后眶额皮质的侧部，都参与味觉的主观感知过程，这些通路多为同侧传导。化学作用会对味觉感知产生显著影响，吸烟可使味觉感受迟钝。许多疾病，包括严重鼻塞、肝功能异常、自主神经系统损伤、放疗后反应、维生素缺乏以及一些药物可能改变或扭曲人的味觉感受，或产生长久的、使人不愉快的、特异性味觉。许多化学药物对味觉感受也有显著影响，这也许是用药患者食欲欠佳的原因。

Frontal section
冠状切面

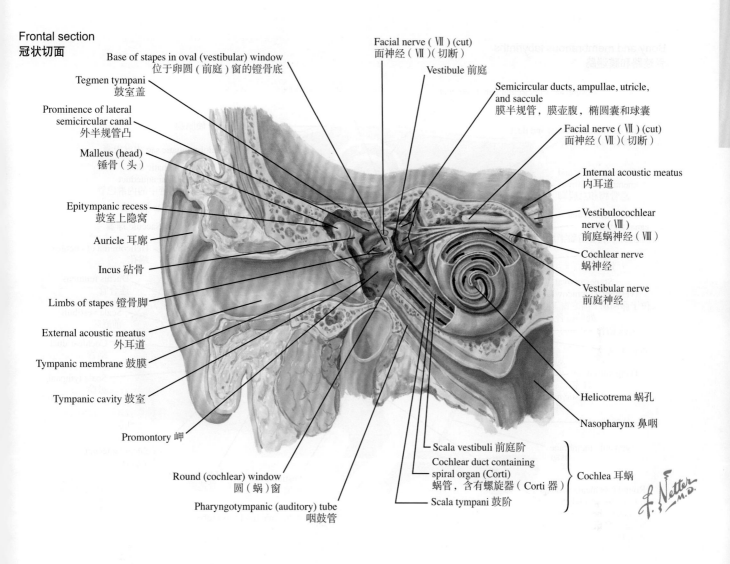

Base of stapes in oval (vestibular) window
位于卵圆（前庭）窗的镫骨底

Tegmen tympani
鼓室盖

Prominence of lateral
semicircular canal
外半规管凸

Malleus (head)
锤骨（头）

Epitympanic recess
鼓室上隐窝

Auricle 耳廓

Incus 砧骨

Limbs of stapes 镫骨脚

External acoustic meatus
外耳道

Tympanic membrane 鼓膜

Tympanic cavity 鼓室

Promontory 岬

Round (cochlear) window
圆（蜗）窗

Pharyngotympanic (auditory) tube
咽鼓管

Facial nerve（Ⅶ）(cut)
面神经（Ⅶ）(切断)

Vestibule 前庭

Semicircular ducts, ampullae, utricle,
and saccule
膜半规管，膜壶腹，椭圆囊和球囊

Facial nerve（Ⅶ）(cut)
面神经（Ⅶ）(切断)

Internal acoustic meatus
内耳道

Vestibulocochlear
nerve（Ⅷ）
前庭蜗神经（Ⅷ）

Cochlear nerve
蜗神经

Vestibular nerve
前庭神经

Helicotrema 蜗孔

Nasopharynx 鼻咽

Scala vestibuli 前庭阶

Cochlear duct containing
spiral organ (Corti)
蜗管，含有螺旋器（Corti 器） } Cochlea 耳蜗

Scala tympani 鼓阶

听觉神经系统
14.13 声波的外周传导通路

声波的传导是复杂的机械传导。首先通过外耳和外耳道至鼓膜，经中耳时，听小骨起到机械杠杆作用，声波再传导至卵圆窗引起蜗管内液体的振动。液体的振动引起基底膜的差速运动，并刺激毛细胞顶部的纤毛释放神经递质，进而刺激蜗神经节（螺旋神经节）的初级感觉纤维。耳蜗基底膜把传导的音调频率表现为空间上的最大位移，低频率刺激蜗管顶部（蜗孔），高频率刺激蜗管基部。咽鼓管可平衡中耳腔与外界的压力。

临床意义

听力丧失可以是部分或全部丧失，可涉及所有可感知频率范围内的声音。对人沟通影响最大的，是对 40 分贝及以上的

谈话声音频率（300 ~ 3000 Hz）的听力丧失。一般来说，听力丧失分为两种：感觉神经性和传导性。感觉神经性听力丧失通常由毛细胞、听神经或中枢听力通路受损导致。若神经受损，气体传导和骨传导均受损。传导性听力丧失是由外耳或中耳损伤导致。气体传导受损，是因为声音不能有效传导到内耳，但骨传导是正常的。这两种听力丧失可在床旁应用 512 Hz 的音叉进行检测。Weber 检测法是将振动的音叉放置在额头中央。正常情况下，患者两耳可听到相同的声音。感觉神经性听力丧失时，健侧听到的声音更明显；而传导性听力丧失时，患侧听到的声音更明显。Rinne 检测是将振动的音叉放在乳突上，当音叉音听不到时，立即将其放在外耳道口附近。正常情况下，气体传导比骨传导时间更久，当音叉移近外耳道口附近时，仍可听到音叉振动（气体传导长于骨传导）。如果传导性听力丧失，一旦骨传导音听不到时，气体传导也听不到（骨传导长于气体传导）。当感觉神经性听力丧失时，尽管两者都减弱，但气体传导可长于骨传导。

Bony and membranous labyrinths
骨迷路和膜迷路

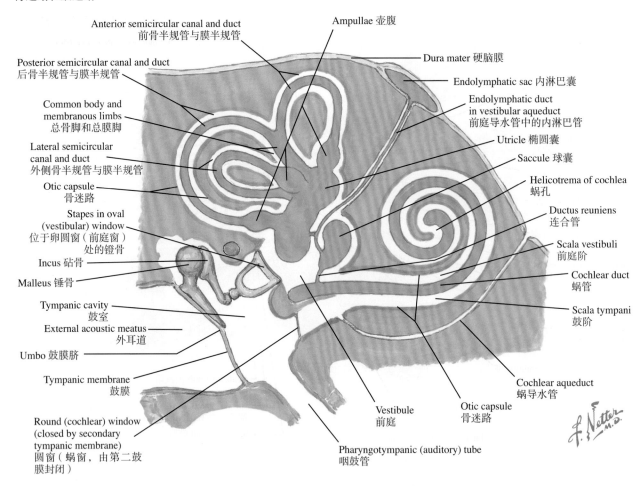

Anterior semicircular canal and duct
前骨半规管与膜半规管

Posterior semicircular canal and duct
后骨半规管与膜半规管

Common body and
membranous limbs
总骨脚和总膜脚

Lateral semicircular
canal and duct
外侧骨半规管与膜半规管

Otic capsule
骨迷路

Stapes in oval
(vestibular) window
位于卵圆窗（前庭窗）
处的镫骨

Incus 砧骨

Malleus 锤骨

Tympanic cavity
鼓室

External acoustic meatus
外耳道

Umbo 鼓膜脐

Tympanic membrane
鼓膜

Round (cochlear) window
(closed by secondary
tympanic membrane)
圆窗（蜗窗，由第二鼓
膜封闭）

Ampullae 壶腹

Dura mater 硬脑膜

Endolymphatic sac 内淋巴囊

Endolymphatic duct
in vestibular aqueduct
前庭导水管中的内淋巴管

Utricle 椭圆囊

Saccule 球囊

Helicotrema of cochlea
蜗孔

Ductus reuniens
连合管

Scala vestibuli
前庭阶

Cochlear duct
蜗管

Scala tympani
鼓阶

Cochlear aqueduct
蜗导水管

Otic capsule
骨迷路

Vestibule
前庭

Pharyngotympanic (auditory) tube
咽鼓管

14.14 骨迷路和膜迷路

如图所示为耳蜗、前庭各结构（椭圆囊、球囊、骨半规管、膜半规管）以及周围骨迷路的相互关系。鼓膜的运动经听小骨（锤骨、砧骨、镫骨）的杠杆作用引起卵圆窗的振动。卵圆窗的振动引起耳蜗前庭阶内液体的流动，并传导至圆窗，使基底膜产生差速运动并刺激相应的毛细胞（引起第二鼓膜的振动）。三个骨半规管相互间呈90°，分别位于 X 轴、Y 轴和 Z 轴。

临床意义

半规管壶腹部的毛细胞可感知角加速度。椭圆囊斑（内含耳石）感受器可感受线加速度和重力。球囊斑对低频振动反应最佳。听小骨的杠杆作用可引发前庭阶和骨阶内的液体流动，通过卵圆窗使耳蜗内的毛细胞做出反应；这种液体流动也可影响蜗管内的毛细胞。

当耳石离开纤毛并刺激后半规管的毛细胞时，球囊的活动有时会受到影响，导致与头部特定姿势相关的眩晕和眼球震颤（良性姿势性眩晕或良性位置性眩晕），这种疾病是眩晕最常见的病因。通常于患者卧倒、头移动到特定位置或向后仰时发作，症状可持续较短时间，或在几天到几周之内反复发作。症状可由检查者通过 Hallpike 法检查时诱发（将患者头部后仰，随后向侧方旋转 30°），出现短暂的眩晕和眼球震颤，目前无有效的药物根治治疗。通过 Hallpike 手法复位使耳石重新归位的尝试取得了一些成功。

Section through turn of cochlea
耳蜗弯曲处切面

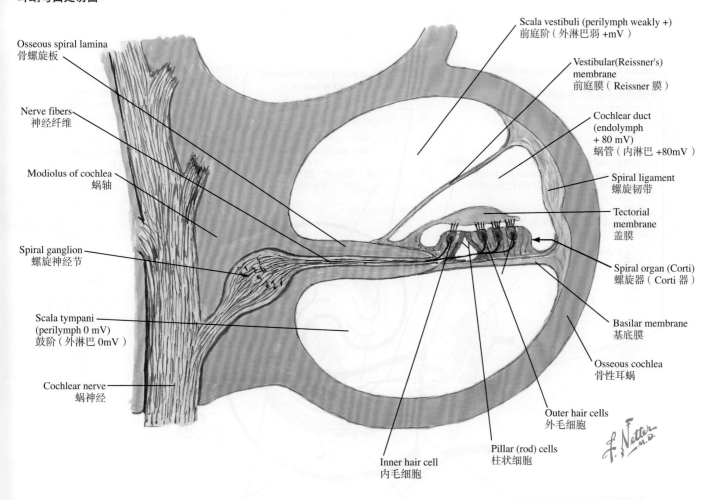

Osseous spiral lamina
骨螺旋板

Nerve fibers
神经纤维

Modiolus of cochlea
蜗轴

Spiral ganglion
螺旋神经节

Scala tympani
(perilymph 0 mV)
鼓阶（外淋巴 0mV）

Cochlear nerve
蜗神经

Scala vestibuli (perilymph weakly +)
前庭阶（外淋巴弱 +mV）

Vestibular(Reissner's)
membrane
前庭膜（Reissner 膜）

Cochlear duct
(endolymph
+ 80 mV)
蜗管（内淋巴 +80mV）

Spiral ligament
螺旋韧带

Tectorial
membrane
盖膜

Spiral organ (Corti)
螺旋器（Corti 器）

Basilar membrane
基底膜

Osseous cochlea
骨性耳蜗

Outer hair cells
外毛细胞

Pillar (rod) cells
柱状细胞

Inner hair cell
内毛细胞

14.15　前庭蜗神经（Ⅷ）在 Corti 器毛细胞的分布

　　螺旋（蜗）神经节的初级感觉轴突分布于基底膜，支配螺旋器（Corti 器）上的内毛细胞和外毛细胞。当与盖膜相关的基底膜（液体波流经前庭阶和鼓阶）运动时，毛细胞顶面的纤毛摆动，毛细胞释放神经递质以兴奋初级感觉轴突。此即外部声波转化为螺旋神经节轴突的动作电位的复杂转换过程。离子电位（mV）由鼓阶和前庭阶的外淋巴及蜗管的内淋巴决定，其电位差决定毛细胞的兴奋性。

临床意义

　　前庭阶和鼓阶内的液体流动可诱导盖膜和基底膜之间的相对运动，Corti 器内的毛细胞可感知这种液体流动。螺旋耳蜗内的各个区域包含有对基底膜运动有最佳感知能力的毛细胞；低频波可刺激位于蜗顶（蜗孔）处的毛细胞运动，高频波可刺激耳蜗底部的毛细胞。毛细胞可以被多种病理因素损伤，例如病毒感染（如流行性腮腺炎）、药物（如奎宁）、抗生素、暴露于持续噪音、高龄患者因自由基损伤导致的退化等。超过85分贝的噪音可选择性地损伤毛细胞，尤其是耳蜗基底部传递高频声音的毛细胞。高频机器噪音（飞机引擎）、不戴耳套进行枪械射击、听音乐会或戴耳机时音量太大、建筑工地或工厂的巨大噪音可诱发短期听力损伤；如果反复暴露，可能会变为永久性的损伤。目前，环保部门要求在这类地点工作时，个人必须戴耳套保护。

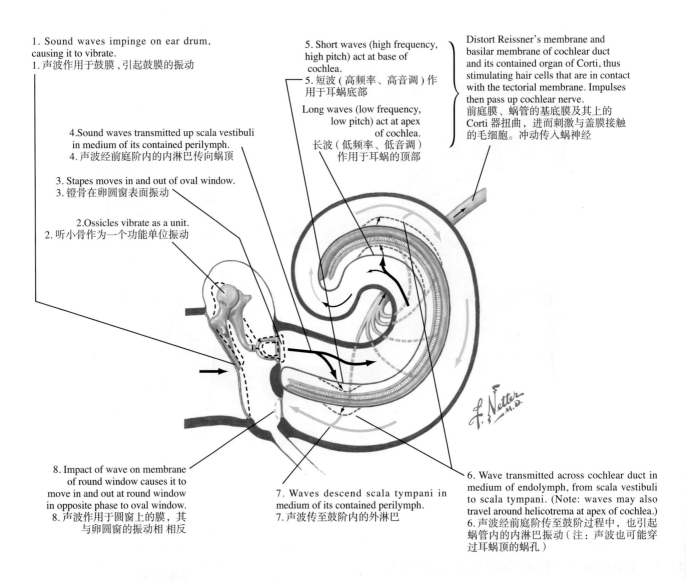

1. Sound waves impinge on ear drum, causing it to vibrate.
1.声波作用于鼓膜，引起鼓膜的振动

4.Sound waves transmitted up scala vestibuli in medium of its contained perilymph.
4.声波经前庭阶内的内淋巴传向蜗顶

3. Stapes moves in and out of oval window.
3.镫骨在卵圆窗表面振动

2.Ossicles vibrate as a unit.
2.听小骨作为一个功能单位振动

5. Short waves (high frequency, high pitch) act at base of cochlea.
5.短波（高频率、高音调）作用于耳蜗底部
Long waves (low frequency, low pitch) act at apex of cochlea.
长波（低频率、低音调）作用于耳蜗的顶部

Distort Reissner's membrane and basilar membrane of cochlear duct and its contained organ of Corti, thus stimulating hair cells that are in contact with the tectorial membrane. Impulses then pass up cochlear nerve.
前庭膜、蜗管的基底膜及其上的Corti器扭曲，进而刺激与盖膜接触的毛细胞。冲动传入蜗神经

8. Impact of wave on membrane of round window causes it to move in and out at round window in opposite phase to oval window.
8.声波作用于圆窗上的膜，其与卵圆窗的振动相相反

7. Waves descend scala tympani in medium of its contained perilymph.
7.声波传至鼓阶内的外淋巴

6. Wave transmitted across cochlear duct in medium of endolymph, from scala vestibuli to scala tympani. (Note: waves may also travel around helicotrema at apex of cochlea.)
6.声波经前庭阶传至鼓阶过程中，也引起蜗管内的内淋巴振动（注：声波也可能穿过耳蜗顶的蜗孔）

14.16   耳蜗感受器

液体振动经前庭阶，绕过蜗孔，然后返回鼓阶，引起附着Corti器和毛细胞的基底膜差速运动。盖膜剪切力引起的毛细胞顶部纤毛使其去极化并释放神经递质。

这些神经递质刺激螺旋神经节细胞的初级传入轴突产生动作电位。受中枢性下行听觉通路控制的橄榄耳蜗束的传出纤维能够调节毛细胞的兴奋性和听觉的传导过程。

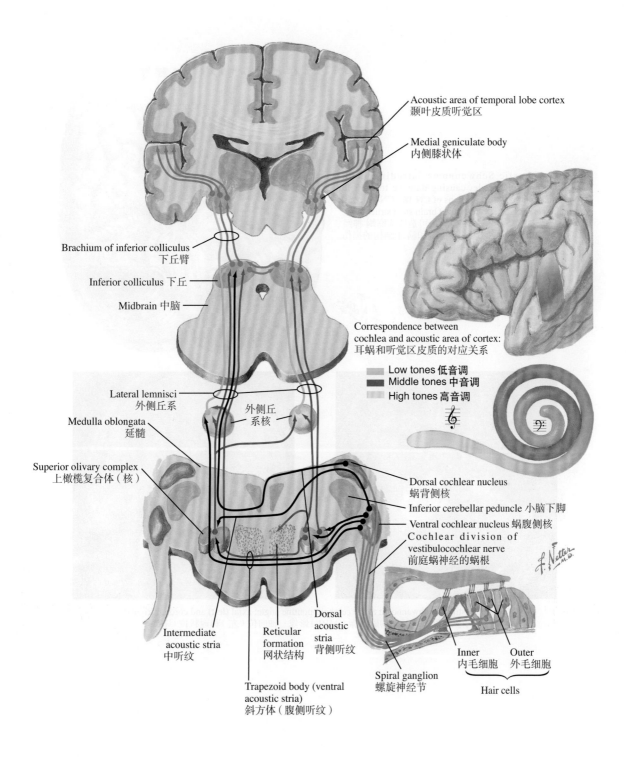

Acoustic area of temporal lobe cortex
颞叶皮质听觉区

Medial geniculate body
内侧膝状体

Brachium of inferior colliculus
下丘臂

Inferior colliculus 下丘

Midbrain 中脑

Correspondence between
cochlea and acoustic area of cortex:
耳蜗和听觉区皮质的对应关系

Low tones 低音调
Middle tones 中音调
High tones 高音调

Lateral lemnisci
外侧丘系

外侧丘
系核

Medulla oblongata
延髓

Superior olivary complex
上橄榄复合体（核）

Dorsal cochlear nucleus
蜗背侧核

Inferior cerebellar peduncle 小脑下脚

Ventral cochlear nucleus 蜗腹侧核

Cochlear division of
vestibulocochlear nerve
前庭蜗神经的蜗根

Intermediate
acoustic stria
中听纹

Reticular
formation
网状结构

Dorsal
acoustic
stria
背侧听纹

Inner
内毛细胞

Outer
外毛细胞

Spiral ganglion
螺旋神经节

Hair cells

Trapezoid body (ventral
acoustic stria)
斜方体（腹侧听纹）

14.17　听觉传入通路

　　螺旋神经节的中枢突终止于蜗背侧核和蜗腹侧核的不同音调区（接收器来源以不同的颜色在耳蜗中表示）。蜗神经核经听纹投射至外侧丘系，其中部分纤维仍投射至同侧。外侧丘系终止于下丘核，在下丘换元后发出的纤维经下丘臂投射至丘脑的内侧膝状体。丘脑再将音波振动投射至皮质 Hwschl 颞横回的第一听觉区。脑干内的听觉相关核团［确定声音空间位置的上橄榄核、斜方体核（未显示）及外侧丘系核］均经外侧丘系发出交叉和不交叉的纤维。声音是通过听觉传入通路双侧传导的，因此，单侧的外侧丘系、丘脑的内侧膝状体、听辐射或听觉皮质的损伤不会引起对侧耳聋。发生以上损伤时，接受双侧同时发出的声音刺激时，会出现对侧听觉减弱和对侧听觉忽略。

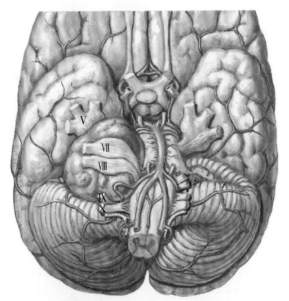

Large acoustic Schwannoma intruding in the cerebellopontine angle, causing damage to both the vestibular and cochlear portions of CN Ⅷ, CN Ⅶ, other cranial nerves (Ⅴ, Ⅸ, Ⅹ), and brain stem structures 较大的听神经瘤侵入桥小脑角时，可造成前庭蜗神经、面神经、其他脑神经（Ⅴ，Ⅸ，Ⅹ）和脑干结构的损伤。

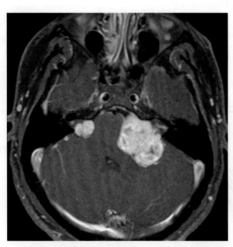

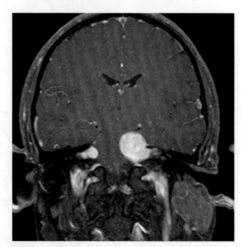

MRI of vestibular schwannoma at the cerebellopontine angle; axial (left) and coronal (right)
桥小脑角处听神经瘤的磁共振（MRI）影像；轴向位（左）和冠状位（右）

14.18　听觉传入通路（续）

临床意义

　　耳蜗神经由耳蜗螺旋器内毛细胞的轴突组成。耳蜗神经的初级轴突进入脑桥尾侧的侧部，终止于背侧和腹侧耳蜗核，这些神经核代表接受的不同声音频率。听神经损伤因素包括感染、肿瘤（如听神经瘤）和创伤，尤其是颞骨岩部的创伤。刺激听神经可导致耳鸣，如嗡嗡声、哼唱声、滴答声或其他声音。

　　当听神经被完全破坏时，耳鸣和听力均消失。听神经损伤的症状一般表现在患侧。在脑干，听纹向双侧一系列神经核发出轴突，这些神经核包括上橄榄神经核、斜方体核、外侧丘系核和下丘核。下丘核是接受两耳信息处理中枢性听觉的部位。这些神经到达内侧膝状核，随后通过听辐射到达听皮质（Hesch1脑横回）。血管栓塞、肿瘤或脓肿、外伤导致脑干下部的损害，或更常发生的颞叶损伤，可导致听力下降和对来自对侧声音刺激的反射丧失，但不会导致单侧耳聋。

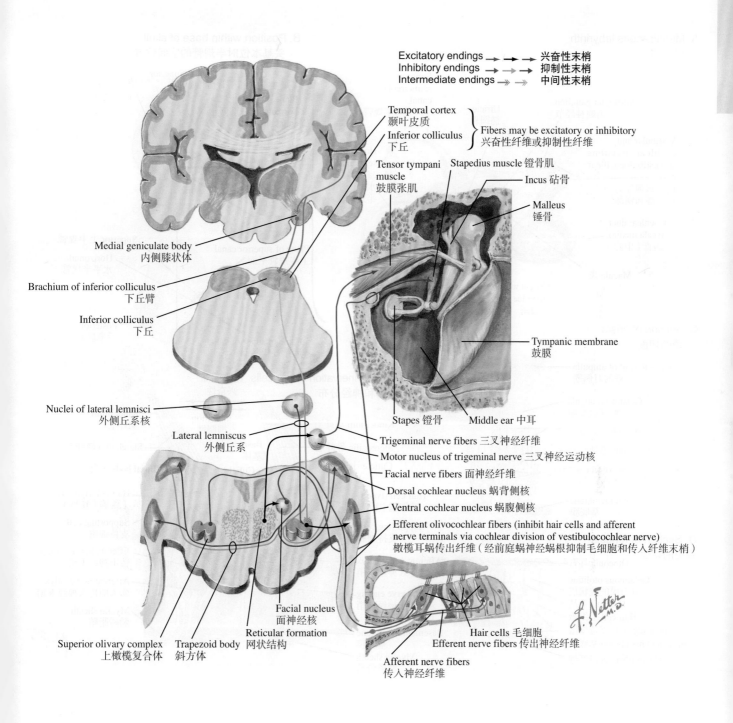

Excitatory endings → → 兴奋性末梢
Inhibitory endings ⇒ ⇒ 抑制性末梢
Intermediate endings ⇢ ⇢ 中间性末梢

Temporal cortex
颞叶皮质
Inferior colliculus
下丘
} Fibers may be excitatory or inhibitory
兴奋性纤维或抑制性纤维

Tensor tympani muscle
鼓膜张肌

Stapedius muscle 镫骨肌

Incus 砧骨

Malleus
锤骨

Medial geniculate body
内侧膝状体

Brachium of inferior colliculus
下丘臂

Inferior colliculus
下丘

Tympanic membrane
鼓膜

Nuclei of lateral lemnisci
外侧丘系核

Lateral lemniscus
外侧丘系

Stapes 镫骨

Middle ear 中耳

Trigeminal nerve fibers 三叉神经纤维

Motor nucleus of trigeminal nerve 三叉神经运动核

Facial nerve fibers 面神经纤维

Dorsal cochlear nucleus 蜗背侧核

Ventral cochlear nucleus 蜗腹侧核

Efferent olivocochlear fibers (inhibit hair cells and afferent nerve terminals via cochlear division of vestibulocochlear nerve)
橄榄耳蜗传出纤维（经前庭蜗神经蜗根抑制毛细胞和传入纤维末梢）

Facial nucleus
面神经核

Reticular formation
网状结构

Superior olivary complex
上橄榄复合体

Trapezoid body
斜方体

Hair cells 毛细胞
Efferent nerve fibers 传出神经纤维

Afferent nerve fibers
传入神经纤维

14.19 听觉传出通路

听觉的下行传导通路起自听觉皮质、穿径丘脑的内侧膝状体、下丘和脑干听觉副核，终止于传导路的尾侧结构，如蜗神经核和上橄榄核。这些传出纤维的联系可以对传入的听觉信息进行下行控制。起于上橄榄核的橄榄耳蜗束又返回投射至 Corti 器的毛细胞，并调节毛细胞和初级传入纤维之间的转换过程。三叉神经运动核和面神经核分别发出下运动神经元轴突至鼓膜张肌和镫骨肌，以反射性减弱听小骨对持续性噪音的传导作用。

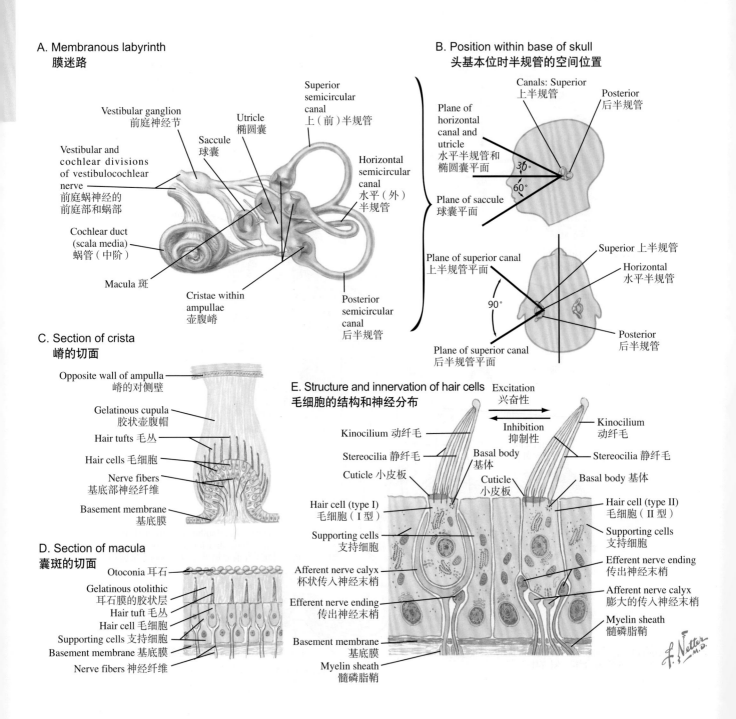

A. Membranous labyrinth
膜迷路

Vestibular ganglion
前庭神经节

Vestibular and
cochlear divisions
of vestibulocochlear
nerve
前庭蜗神经的
前庭部和蜗部

Saccule
球囊

Utricle
椭圆囊

Superior
semicircular
canal
上（前）半规管

Horizontal
semicircular
canal
水平（外）
半规管

Cochlear duct
(scala media)
蜗管（中阶）

Macula 斑

Cristae within
ampullae
壶腹嵴

Posterior
semicircular
canal
后半规管

B. Position within base of skull
头基本位时半规管的空间位置

Plane of
horizontal
canal and
utricle
水平半规管和
椭圆囊平面

Plane of saccule
球囊平面

Canals: Superior
上半规管

Posterior
后半规管

30°

60°

Plane of superior canal
上半规管平面

Plane of superior canal
后半规管平面

90°

Superior 上半规管

Horizontal
水平半规管

Posterior
后半规管

C. Section of crista
嵴的切面

Opposite wall of ampulla
嵴的对侧壁

Gelatinous cupula
胶状壶腹帽

Hair tufts 毛丛

Hair cells 毛细胞

Nerve fibers
基底部神经纤维

Basement membrane
基底膜

D. Section of macula
囊斑的切面

Otoconia 耳石

Gelatinous otolithic
耳石膜的胶状层

Hair tuft 毛丛

Hair cell 毛细胞

Supporting cells 支持细胞

Basement membrane 基底膜

Nerve fibers 神经纤维

E. Structure and innervation of hair cells
毛细胞的结构和神经分布

Excitation
兴奋性

Inhibition
抑制性

Kinocilium 动纤毛

Stereocilia 静纤毛

Cuticle 小皮板

Hair cell (type I)
毛细胞（Ⅰ型）

Supporting cells
支持细胞

Afferent nerve calyx
杯状传入神经末梢

Efferent nerve ending
传出神经末梢

Basement membrane
基底膜

Myelin sheath
髓磷脂鞘

Kinocilium
动纤毛

Basal body
基体

Cuticle
小皮板

Stereocilia 静纤毛

Basal body 基体

Hair cell (type II)
毛细胞（Ⅱ型）

Supporting cells
支持细胞

Efferent nerve ending
传出神经末梢

Afferent nerve calyx
膨大的传入神经末梢

Myelin sheath
髓磷脂鞘

前庭神经系统

14.20 前庭感受器

　　前庭感受器包括位于椭圆囊斑（感受线性加速度或重力）和球囊斑（感受低频振动）的毛细胞，以及位于相互垂直的膜半规管（感受头部位置和角加速度）内壶腹嵴的毛细胞。壶腹嵴和囊斑的毛丛被覆胶状物质，胶状物质感受毛细胞顶部的碳酸钙晶体（耳石）的重力（椭圆囊），或感受膜半规管内的液体流动（头部运动），而引起毛丛的运动。毛丛的动纤毛弯曲使毛细胞去极化，引起神经递质释放，刺激前庭（Scarpa's）神经节初级感受轴突产生动作电位。中枢神经系统的其他传出神经纤维可调节上述传导过程，与听觉传导的下行调控相似。

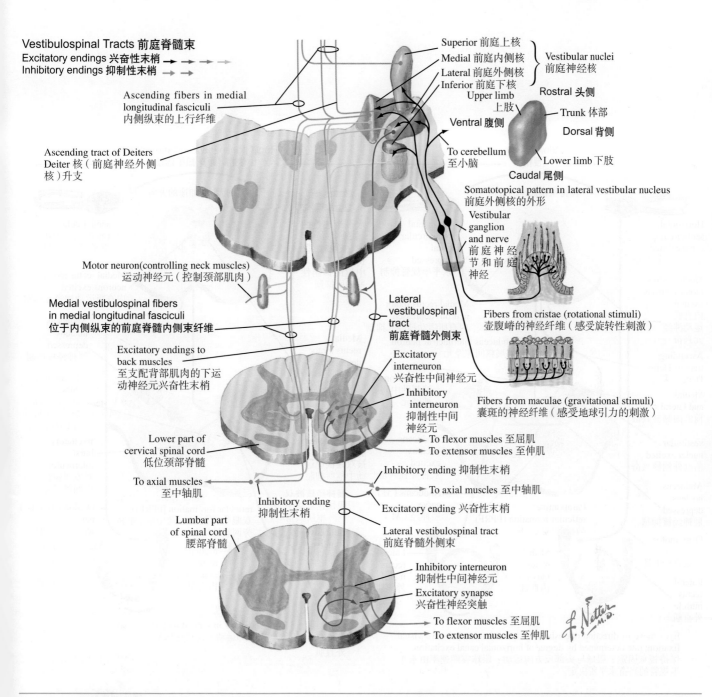

Vestibulospinal Tracts 前庭脊髓束
Excitatory endings 兴奋性末梢　→ → →
Inhibitory endings 抑制性末梢　→ →

Ascending fibers in medial
longitudinal fasciculi
内侧纵束的上行纤维

Ascending tract of Deiters
Deiter 核（前庭神经外侧
核）升支

Motor neuron(controlling neck muscles)
运动神经元（控制颈部肌肉）

Medial vestibulospinal fibers
in medial longitudinal fasciculi
位于内侧纵束的前庭脊髓内侧束纤维

Excitatory endings to
back muscles
至支配背部肌肉的下运
动神经元兴奋性末梢

Lower part of
cervical spinal cord
低位颈部脊髓

To axial muscles
至中轴肌

Inhibitory ending
抑制性末梢

Lumbar part
of spinal cord
腰部脊髓

Superior 前庭上核
Medial 前庭内侧核
Lateral 前庭外侧核
Inferior 前庭下核

Vestibular nuclei
前庭神经核

Upper limb
上肢

Ventral 腹侧

To cerebellum
至小脑

Rostral 头侧

Trunk 体部

Dorsal 背侧

Lower limb 下肢

Caudal 尾侧

Somatotopical pattern in lateral vestibular nucleus
前庭外侧核的外形

Vestibular
ganglion
and nerve
前庭神
经节和前庭
神经

Fibers from cristae (rotational stimuli)
壶腹嵴的神经纤维（感受旋转性刺激）

Lateral
vestibulospinal
tract
前庭脊髓外侧束

Excitatory
interneuron
兴奋性中间神经元

Inhibitory
interneuron
抑制性中间
神经元

Fibers from maculae (gravitational stimuli)
囊斑的神经纤维（感受地球引力的刺激）

To flexor muscles 至屈肌
To extensor muscles 至伸肌

Inhibitory ending 抑制性末梢

To axial muscles 至中轴肌

Excitatory ending 兴奋性末梢

Lateral vestibulospinal tract
前庭脊髓外侧束

Inhibitory interneuron
抑制性中间神经元

Excitatory synapse
兴奋性神经突触

To flexor muscles 至屈肌
To extensor muscles 至伸肌

14.21　前庭传导通路

前庭神经节的初级传入纤维轴突终止于前庭神经核（上、下、内侧和外侧），也直接终止于小脑（深部核团和皮质）。前庭内侧核发出的下行纤维，经前庭脊髓内侧束至脊髓的下运动神经元，协调头部和颈部的运动。前庭外侧核发出的下行纤维，经前庭脊髓外侧束至各脊髓节段的下运动神经元，兴奋伸肌运动。多个前庭神经核纤维投射至小脑，参与肌张力的维持和机体姿势的调节，也经内侧纵束投射至运动眼外肌的下运动神经元，协调眼球运动、头和颈部运动。部分前庭神经核的上升轴突可以达到丘脑（丘脑腹后内侧核和后核附近），进而投射至中央后回的外侧份（2区，参与运动感知和空间方位）、岛叶和颞顶叶的皮质。

临床意义

前庭神经由位于半规管壶腹嵴、椭圆囊斑和球囊的毛细胞轴突组成。这些初级前庭神经纤维终止于第四前庭核，并直接终止于前庭小脑（小脑蚓部和绒球小结叶的一部分）。前庭核发出轴突到脊髓的下运动神经元（通过前庭脊髓束）、小脑、眼外核（通过内侧纵束）和网状结构。内淋巴管内压力升高时逐渐损伤毛细胞，前庭和外周听觉感受器也随之受损。这就是 Meniere 病的发病机制，该病主要表现为突发的严重的眩晕，可持续数小时。发作时患者无力，不能活动并伴恶心、呕吐。前庭症状常伴随听觉症状，包括耳鸣和进行性听力下降。许多患者是单侧发病，但双侧发病也可出现。发作多次后，可偶有缓解，但疾病最终可能发展至全聋和前庭功能完全破坏。

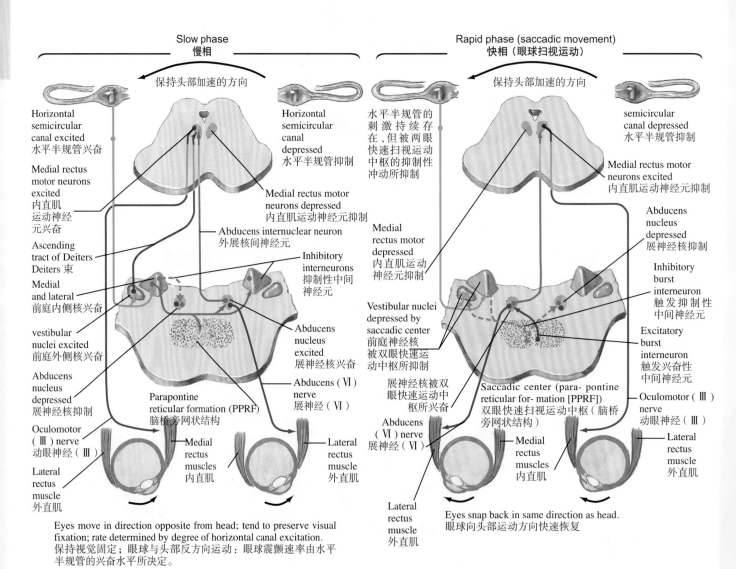

Slow phase
慢相

保持头部加速的方向

Horizontal semicircular canal excited
水平半规管兴奋

Medial rectus motor neurons excited
内直肌运动神经元兴奋

Ascending tract of Deiters
Deiters 束

Medial and lateral
前庭内侧核兴奋

vestibular nuclei excited
前庭外侧核兴奋

Abducens nucleus depressed
展神经核抑制

Oculomotor (Ⅲ) nerve
动眼神经（Ⅲ）

Lateral rectus muscle
外直肌

Parapontine reticular formation (PPRF)
脑桥旁网状结构

Medial rectus muscles
内直肌

Horizontal semicircular canal depressed
水平半规管抑制

Medial rectus motor neurons depressed
内直肌运动神经元抑制

Abducens internuclear neuron
外展核间神经元

Inhibitory interneurons
抑制性中间神经元

Abducens nucleus excited
展神经核兴奋

Abducens (Ⅵ) nerve
展神经（Ⅵ）

Lateral rectus muscle
外直肌

Eyes move in direction opposite from head; tend to preserve visual fixation; rate determined by degree of horizontal canal excitation.
保持视觉固定；眼球与头部反方向运动：眼球震颤速率由水平半规管的兴奋水平所决定。

Rapid phase (saccadic movement)
快相（眼球扫视运动）

保持头部加速的方向

水平半规管的刺激持续存在，但被两眼快速扫视运动中枢的抑制性冲动所抑制

Medial rectus motor depressed
内直肌运动神经元抑制

Vestibular nuclei depressed by saccadic center
前庭神经核被双眼快速运动中枢所抑制

展神经核被双眼快速运动中枢所兴奋

Saccadic center (para-pontine reticular for-mation [PPRF])
双眼快速扫视运动中枢（脑桥旁网状结构）

Abducens (Ⅵ) nerve
展神经（Ⅵ）

Lateral rectus muscle
外直肌

semicircular canal depressed
水平半规管抑制

Medial rectus motor neurons excited
内直肌运动神经元抑制

Abducens nucleus depressed
展神经核抑制

Inhibitory burst interneuron
触发抑制性中间神经元

Excitatory burst interneuron
触发兴奋性中间神经元

Oculomotor (Ⅲ) nerve
动眼神经（Ⅲ）

Lateral rectus muscle
外直肌

Medial rectus muscles
内直肌

Eyes snap back in same direction as head.
眼球向头部运动方向快速恢复

14.22　眼球震颤

眼球震颤是眼球重复性的往复运动，它需要中枢协调支配眼外肌的下运动神经元和眼球运动。眼球震颤是眼球通过追踪机制进行活跃视觉运动的过程，通过视觉联合皮质经上丘投射至支配眼外肌运动的下运动神经元，使眼球返回先前的位置。前庭性眼球震颤是由于半规管感受器的非对称传入、前庭神经核或前庭小脑损伤所导致的，并且是由前庭投射经内侧纵束投射至支配眼外肌运动的下运动神经元介导的；这种非对称传入可致随头部转动产生的眼球震颤的慢相（偏移）诱发的眼球运动。当慢相诱发眼球移动至极限时，眼球返回先前的位置被称为快相（扫视运动）。

Horizontal section
水平切面

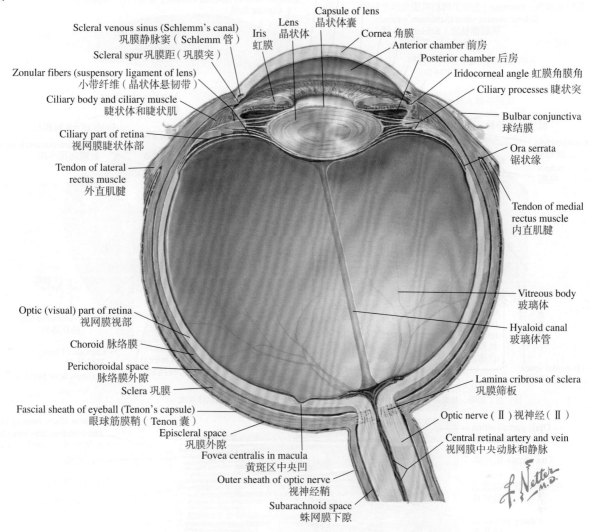

Scleral venous sinus (Schlemm's canal)
巩膜静脉窦（Schlemm 管）
Scleral spur 巩膜距（巩膜突）
Zonular fibers (suspensory ligament of lens)
小带纤维（晶状体悬韧带）
Ciliary body and ciliary muscle
睫状体和睫状肌
Ciliary part of retina
视网膜睫状体部
Tendon of lateral
rectus muscle
外直肌腱

Iris 虹膜
Lens 晶状体
Capsule of lens 晶状体囊
Cornea 角膜
Anterior chamber 前房
Posterior chamber 后房
Iridocorneal angle 虹膜角膜角
Ciliary processes 睫状突
Bulbar conjunctiva
球结膜
Ora serrata
锯状缘
Tendon of medial
rectus muscle
内直肌腱

Optic (visual) part of retina
视网膜视部
Choroid 脉络膜
Perichoroidal space
脉络膜外隙
Sclera 巩膜
Fascial sheath of eyeball (Tenon's capsule)
眼球筋膜鞘（Tenon 囊）
Episcleral space
巩膜外隙
Fovea centralis in macula
黄斑区中央凹
Outer sheath of optic nerve
视神经鞘
Subarachnoid space
蛛网膜下隙

Vitreous body
玻璃体
Hyaloid canal
玻璃体管
Lamina cribrosa of sclera
巩膜筛板
Optic nerve（Ⅱ）视神经（Ⅱ）
Central retinal artery and vein
视网膜中央动脉和静脉

视觉神经系统
14.23　眼球的解剖

　　眼球主要由 3 层结构组成。外膜为一层纤维膜，由保护性的角膜（透明的）和巩膜（不透明的）组成。中膜是一层血管膜（葡萄束），由脉络膜、睫状体和虹膜组成。透明的双面凸状晶状体被包绕小带纤维的晶状体囊所包裹，借小带纤维系于睫状体的睫状突。内膜由神经视网膜、无色素上皮的睫状体部和虹膜后面的色素上皮部组成。视网膜含有光感受器，能将光线的光能转化为神经冲动。房水是由虹膜血管分泌的液体，从眼后房经瞳孔进入眼前房，在眼前房被吸收入小梁网后，在虹膜角膜角处进入 Schlemm 管（巩膜静脉窦）。当房水回流受阻时，就会出现青光眼。玻璃体液填充于眼球的内部。

临床意义

　　光线射入眼球后，会被折射到视网膜光学感受器的焦点上，使人感知外部视觉世界。绝大部分（接近 90%）光的折射是通过角膜完成的，一小部分（大约 10%）光的折射是通过晶状体完成的。然而，这一小部分折射可受神经调控，如动眼神经（Ⅲ神经）可参与近视力的调节。如果角膜浑浊（例如角膜表面受损导致新生血管形成），可能会干扰光线传导通路而影响。当人试图看一近物时会发生近视力的调节，这一过程常需要双侧瞳孔同时汇聚、收缩和适应。适应需要一部分 Edinger-Westphal 核的参与，后者通过经动眼神经（Ⅲ神经）投射到睫状神经节来发挥功能。该投射提供的副交感节后胆碱能神经纤维支配睫状肌。当副交感神经系统激活时，睫状肌收缩，牵拉晶状体周围的小带纤维，使晶状体变凸以折射光线。适应能力随着年龄增加而减退（老花眼）。动眼神经（Ⅲ神经）损害可导致双侧瞳孔收缩功能受损（导致瞳孔固定性扩张），以及近视力的适应过程受损。创伤、糖尿病、病毒感染和其他病理情况也可损害适应能力。如果适应能力受损，需要纠正性眼镜帮助光线正确聚焦在视网膜。

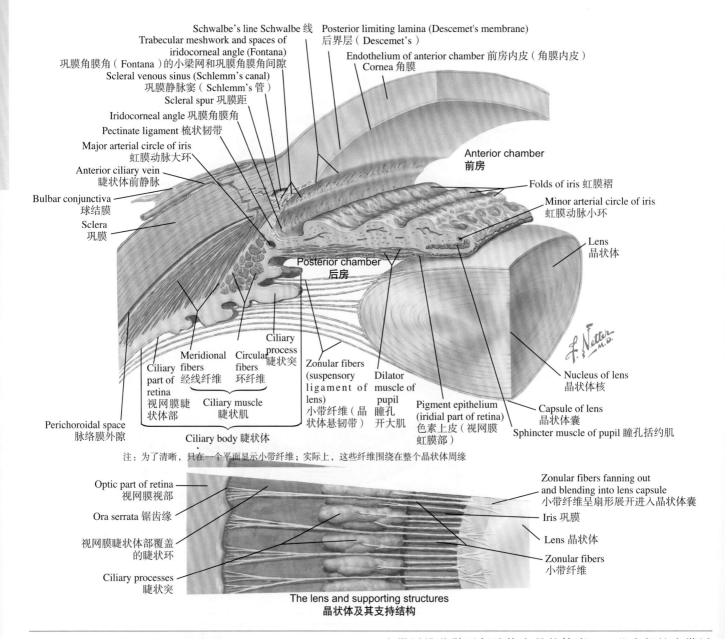

注：为了清晰，只在一个平面显示小带纤维；实际上，这些纤维围绕在整个晶状体周缘

The lens and supporting structures
晶状体及其支持结构

14.24　眼的前房和后房

睫状体肌和瞳孔括约肌受睫状神经节（节前神经节位于动眼神经的 Edinger-Westphal 核）的副交感有髓节后纤维的支配。睫状肌收缩时会降低小带纤维张力，调节晶状体变凸，看清近距离的物体。瞳孔括约肌也受睫状神经节的副交感神经节后纤维支配。在瞳孔对光反射中，光线照入一只眼内，刺激感光细胞和相关的视网膜神经元，视网膜神经节细胞发出神经纤维通过视神经传入纤维（传入臂）投射至顶盖前区。顶盖前区神经元向双侧投射（轴突交叉通过后连合）至 Edinger-Westphal 核。这些核团发出的纤维经动眼神经（传出臂）投射至睫状神经节，引起双眼直接（同侧）和间接（对侧）的瞳孔缩小。瞳孔开大肌受来自于颈上神经节（节前神经节位于 T1 和 T2）的交感神经无髓节后神经纤维的支配。巩膜静脉窦位于虹膜角膜角。

晶状体被晶状体囊所包裹，睫状体的睫状突发出的小带纤维分散反复缠绕在晶状体囊。一些内部的小带纤维在锯齿缘的交界处延伸至睫状体。

临床意义

睫状体血管分泌房水入后房，经瞳孔进入前房，房水在前房由巩膜静脉窦（Schlemm 管）重吸收。如果 Schlemm 管阻塞，房水回流受阻眼压增高，可导致视神经乳头受压、萎缩和进行性视觉丧失，甚至完全失明。青光眼是最常见的视神经损害的原因，40 岁以上人群中，超过 1% 的人有青光眼。可以通过眼底检查和眼压测定来诊断青光眼，其主要类型为广角青光眼，是由于 Schlemm 管的逐渐硬化所导致的；少见类型则是窄角（急性或闭角）青光眼，属眼科急症，可因眼张肌聚拢或虹膜角膜角狭窄阻断房水吸收所导致。患眼发红、水肿、疼痛，有时可导致头疼。眼科检查时散瞳可加重症状，必须使用缩瞳药物才可缓解。

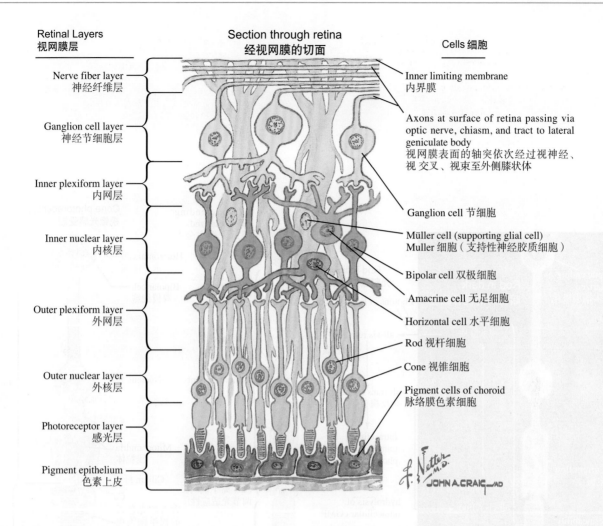

Retinal Layers 视网膜层	Section through retina 经视网膜的切面	Cells 细胞

Retinal Layers 视网膜层

Nerve fiber layer 神经纤维层

Ganglion cell layer 神经节细胞层

Inner plexiform layer 内网层

Inner nuclear layer 内核层

Outer plexiform layer 外网层

Outer nuclear layer 外核层

Photoreceptor layer 感光层

Pigment epithelium 色素上皮

Section through retina 经视网膜的切面

Cells 细胞

Inner limiting membrane 内界膜

Axons at surface of retina passing via optic nerve, chiasm, and tract to lateral geniculate body 视网膜表面的轴突依次经过视神经、视交叉、视束至外侧膝状体

Ganglion cell 节细胞

Müller cell (supporting glial cell) Muller 细胞（支持性神经胶质细胞）

Bipolar cell 双极细胞

Amacrine cell 无足细胞

Horizontal cell 水平细胞

Rod 视杆细胞

Cone 视锥细胞

Pigment cells of choroid 脉络膜色素细胞

14.25　视网膜：视网膜层

视网膜是内含光感受器的薄层中枢神经组织，视网膜在锯齿缘与血管膜相贴附。视网膜在眼球内部的层次由外向内依次为色素上皮质、外核层（光感受器）、内核层（双极神经元、无足细胞以及水平细胞）和神经节细胞层。外网状层与内网状层均为突触连接的部位。神经节细胞轴突来自内神经纤维层，可将视觉信号投射至视神经乳头，即神经节细胞轴突汇合形成视神经（第Ⅱ对脑神经）。光感受器的外层为视杆细胞与视锥细胞，嵌入在眼球内壁外侧的色素上皮质内，防止光的背反射。视杆细胞、视锥细胞在外网状层与双极细胞形成突触，这些双极细胞在内网状层与神经节细胞形成突触。视网膜神经节细胞相当于其他感觉形态中的次级感觉神经核。水平细胞以及无足细胞，分别在视网膜外网状层和内网状层，主要起横向连接的作用。这些细胞可调节光感受器到双极细胞再到视网膜神经节细胞的信息传入。视觉焦点的中心点在黄斑（直径 3 mm）的中央凹（直径 0.4 mm），位于视网膜几何中心点颞侧偏下方。中央凹完全由视锥细胞组成，主要感受颜色刺激（明视觉）；这些视锥细胞向神经节细胞的投射很少进行会聚。中央凹部位的投射模式接近于视锥细胞 - 双极细胞 - 神经节细胞的"一对一对一"的投射关系。视网膜外周的光感受器主要为视杆细胞，可感受弱光刺激（暗视觉）；视杆细胞向双极细胞的投射高度会聚，多个双极细胞向一个神经节细胞进行会聚投射。因此，感受颜色刺激的中央凹部位为感光最敏锐处。

临床意义

视锥细胞可感受颜色刺激并集中于视觉最敏锐的视网膜黄斑处。黄斑中心为中央凹，完全由视锥细胞构成。这些视锥细胞与双极细胞相连接进而与视网膜神经节细胞相连，从而使视觉信息通过视神经传到中枢神经系统相关结构（上丘、前顶盖、下丘脑、外侧膝状体核）。黄斑通路对于视觉（颜色、敏锐）的传导十分重要。外周视网膜的光感受器则主要为视杆细胞，视杆细胞向双极细胞形成会聚式投射。视网膜外周的视觉传导通路主要为暗视觉（夜晚）。黄斑可在成人阶段逐渐脱色素、变性，进而导致中央视觉的退化以及阅读能力的降低。尽管目前黄斑变性没有速效疗法，但类胡萝卜素补充剂叶黄素以及玉米黄质等物质可补充黄斑几乎耗尽的重要的类胡萝卜素，从而延缓黄斑变性过程。虽然黄斑变性主要发生在成人，但患有遗传性贮积病（Tay-Sachs）或者感染性疾病的年轻人也可能发生黄斑变性。

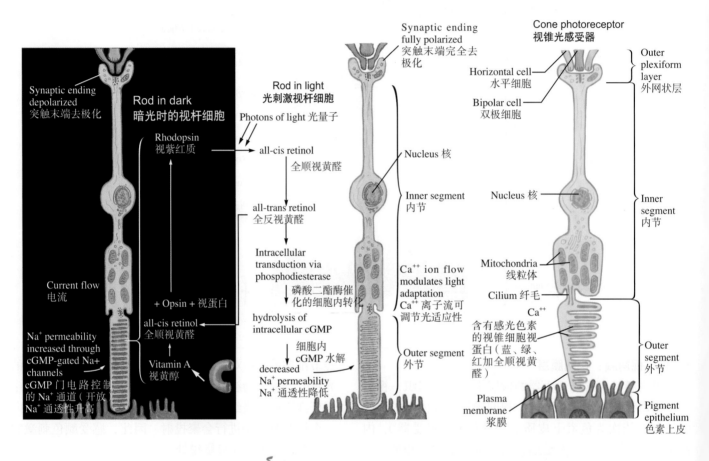

14.26 视网膜：光感受器

视杆细胞可通过光色素视紫红质将光能量转化为神经递质的释放，从而激活双极神经元的电活动。视杆细胞在光线作用下将全顺式视黄醇转换成全反式结构，激发钙离子内流并减少钠离子内流，导致超极化。此过程

详见上图的前两部分，分别为在黑暗以及光照条件下的视杆细胞。当视杆细胞被光线激活，其作用主要为超极化而非去极化。视锥细胞在视蛋白以及顺式视黄醇的作用下感受蓝色、绿色和红色刺激；视锥细胞的光色素使其可感受颜色刺激。

A. Topography of retinal nerve fibers
A. 视网膜神经纤维构造图

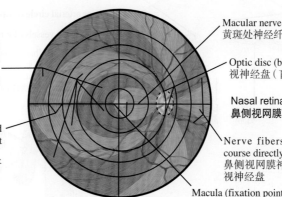

Arcuate nerve fibers from temporal periphery of retina must arc around macular bundle.
视网膜颞侧弓状神经纤维以弧形环绕黄斑束

Temporal retina 颞侧视网膜

Median horizontal raphe. Inferior and superior arcuate fibers meet but do not cross.
中间水平缝。上部与下部的弓状纤维相遇但不相交

Macular nerve fibers course directly to optic disc.
黄斑处神经纤维直接发向视神经盘

Optic disc (blind spot)
视神经盘（盲点）

**Nasal retina
鼻侧视网膜**

Nerve fibers of nasal retina course directly to optic disc.
鼻侧视网膜神经纤维直接发向视神经盘

Macula (fixation point)
黄斑（凝视点）

B. Anatomy of optic nerve
B. 视神经解剖

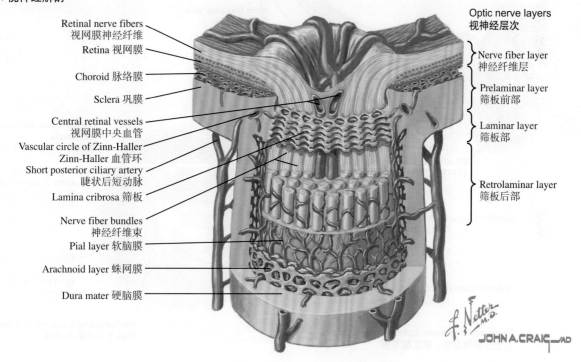

Retinal nerve fibers
视网膜神经纤维

Retina 视网膜

Choroid 脉络膜

Sclera 巩膜

Central retinal vessels
视网膜中央血管

Vascular circle of Zinn-Haller
Zinn-Haller 血管环

Short posterior ciliary artery
睫状后短动脉

Lamina cribrosa 筛板

Nerve fiber bundles
神经纤维束

Pial layer 软脑膜

Arachnoid layer 蛛网膜

Dura mater 硬脑膜

Optic nerve layers
视神经层次

Nerve fiber layer
神经纤维层

Prelaminar layer
筛板前部

Laminar layer
筛板部

Retrolaminar layer
筛板后部

14.27　视网膜：视神经

A. 视网膜结构层次分明；视觉世界（指视野）在每只眼的视网膜上都会投射到特定的区域。眼的工作原理与照相机类似，视野投射到视网膜上时是反过来的。颞侧视野（外侧部）投射到鼻侧视网膜，而鼻侧视野（中间部）则投射到颞侧视网膜。上部视野投射到下部视网膜，而下部视野投射到上部视网膜。当通过检眼镜直接观察视网膜时，黄斑处于视网膜几何中点的颞侧稍偏下部。视神经盘（视神经纤维区域，有时也称为盲点）位于视网膜几何中点鼻侧稍偏上部。视网膜精确的区域定位贯穿主要视觉通路全程（视网膜 - 膝状体 - 距状沟通

路）。B. 视神经（第 II 对脑神经）是由视网膜神经节细胞有髓神经轴突组成的传导束。这些轴突跨越最内层的视神经视网膜形成视神经，从水平中线鼻侧偏上部出眼球。视神经纤维由少突胶质细胞形成髓鞘。视神经作为中枢神经系统的一部分由脑膜包绕。蛛网膜与软脑膜之间为蛛网膜下隙，内含脑脊液。颅内压升高可增加视神经乳头（神经节细胞轴突形成视神经的部位）的压力导致其内陷；这种现象称为视盘水肿。视盘水肿是颅内压升高的重要征象。颅内压升高造成视盘水肿大约需要 24 个小时。视网膜中央动脉与静脉走行于视神经内并发出供应视网膜的主要血管。

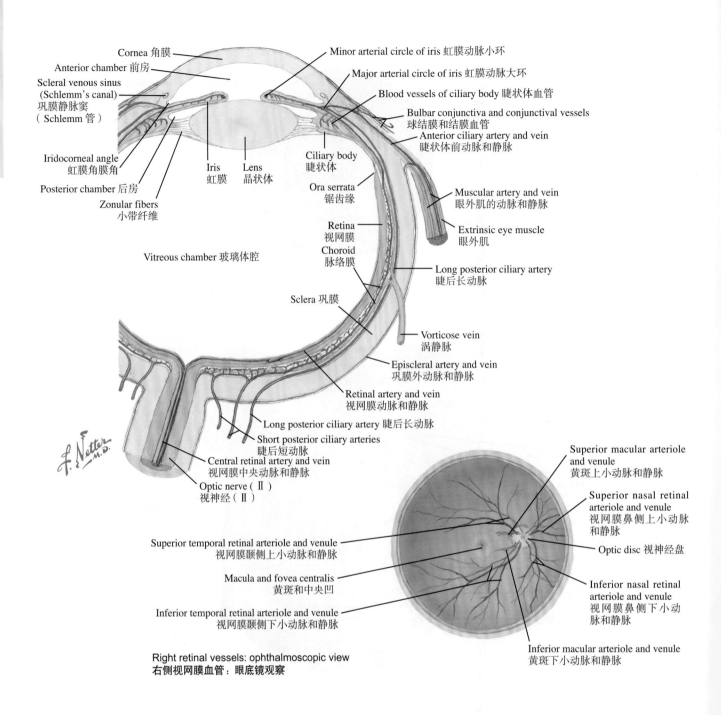

Cornea 角膜
Anterior chamber 前房
Scleral venous sinus (Schlemm's canal) 巩膜静脉窦（Schlemm 管）
Iridocorneal angle 虹膜角膜角
Posterior chamber 后房
Zonular fibers 小带纤维
Iris 虹膜
Lens 晶状体
Vitreous chamber 玻璃体腔

Minor arterial circle of iris 虹膜动脉小环
Major arterial circle of iris 虹膜动脉大环
Blood vessels of ciliary body 睫状体血管
Bulbar conjunctiva and conjunctival vessels 球结膜和结膜血管
Anterior ciliary artery and vein 睫状体前动脉和静脉
Ciliary body 睫状体
Ora serrata 锯齿缘
Muscular artery and vein 眼外肌的动脉和静脉
Extrinsic eye muscle 眼外肌
Retina 视网膜
Choroid 脉络膜
Long posterior ciliary artery 睫后长动脉
Sclera 巩膜
Vorticose vein 涡静脉
Episcleral artery and vein 巩膜外动脉和静脉
Retinal artery and vein 视网膜动脉和静脉
Long posterior ciliary artery 睫后长动脉
Short posterior ciliary arteries 睫后短动脉
Central retinal artery and vein 视网膜中央动脉和静脉
Optic nerve (Ⅱ) 视神经（Ⅱ）

Superior temporal retinal arteriole and venule 视网膜颞侧上小动脉和静脉
Macula and fovea centralis 黄斑和中央凹
Inferior temporal retinal arteriole and venule 视网膜颞侧下小动脉和静脉

Superior macular arteriole and venule 黄斑上小动脉和静脉
Superior nasal retinal arteriole and venule 视网膜鼻侧上小动脉和静脉
Optic disc 视神经盘
Inferior nasal retinal arteriole and venule 视网膜鼻侧下小动脉和静脉
Inferior macular arteriole and venule 黄斑下小动脉和静脉

Right retinal vessels: ophthalmoscopic view
右侧视网膜血管：眼底镜观察

14.28 眼的动脉和静脉

视网膜由眼动脉（颈内动脉第一个分支）发出的视网膜中央动脉及其分支提供血液供应，此动脉系统是局部缺血或栓塞（短暂性局部缺血发作）的好发部位，如果出现缺血现象，预示着严重血管疾病和高度脑卒中风险。中层血管膜的血供来源于睫状动脉，并分支为视网膜供血，若视网膜剥离，供应视网膜的血管就会破裂。血管在视神经盘（神经帽）处出入视网膜，视神经盘位于眼球几何中点的鼻侧稍上方。黄斑位于眼球几何中点的颞侧稍下方。

临床意义

视网膜中央动脉是新发脑血管病时常见栓塞部位，栓子形成是中风的前兆表现，表明有颈动脉粥样硬化或闭塞。视网膜中央动脉栓子可导致患眼暂时性失明，称为一过性黑蒙，可持续数分钟，但不超过1小时，这种情况叫做短暂性脑缺血发作（TIA）。视网膜中央动脉梗死可导致特征性的眼科症状，如在视网膜中央凹区乳白色反光消失（又叫做樱桃斑）。如果中央静脉闭塞，则可见出血，同时可能出现显著的视力丧失。出血、伴或不伴渗出和水肿，提示可能患有高血压或糖尿病如果视网膜脱离，位于视网膜中央血管束内的睫状动脉向视网膜供血的部分血管也可出现剥离，也会导致视觉丧失。

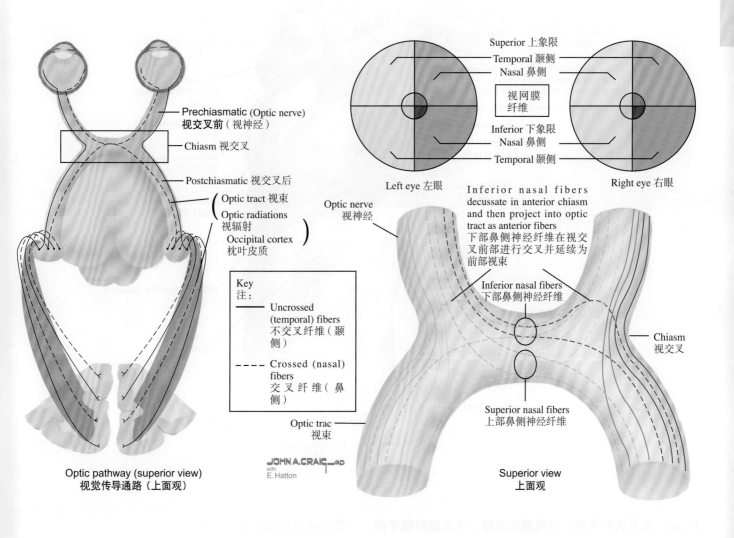

Prechiasmatic (Optic nerve)
视交叉前（视神经）

Chiasm 视交叉

Postchiasmatic 视交叉后

Optic tract 视束
Optic radiations 视辐射
Occipital cortex 枕叶皮质

Key 注：
—— Uncrossed (temporal) fibers 不交叉纤维（颞侧）
---- Crossed (nasal) fibers 交叉纤维（鼻侧）

Optic trac 视束

Optic pathway (superior view)
视觉传导通路（上面观）

Superior 上象限
Temporal 颞侧
Nasal 鼻侧
视网膜纤维
Inferior 下象限
Nasal 鼻侧
Temporal 颞侧

Left eye 左眼　　Right eye 右眼

Optic nerve 视神经

Inferior nasal fibers decussate in anterior chiasm and then project into optic tract as anterior fibers
下部鼻侧神经纤维在视交叉前部进行交叉并延续为前部视束

Inferior nasal fibers 下部鼻侧神经纤维

Chiasm 视交叉

Superior nasal fibers 上部鼻侧神经纤维

Optic trac 视束

JOHN A. CRAIG_AD with E. Hatton

Superior view 上面观

14.29　视交叉的解剖与联系

颞侧视网膜神经节细胞轴突（携带来自鼻侧视野的信息）汇入视神经且在视交叉后仍处于身体同侧，并与身体同侧的外侧膝状体／核形成突触。鼻侧视网膜神经节细胞轴突（携带来自颞侧视野的信息）汇入视神经且在视交叉处进行交叉，其与身体对侧的外侧膝状体／核形成突触。因此视交叉中相交叉的轴突携带的都是颞侧视野的信息，都来源于鼻侧视网膜神经节细胞。视神经的交叉纤维易受到垂体瘤的压迫，导致颞侧双盲，且首先表现为上部 1/4 视野缺损进而发展为颞侧全盲。视束包括来自身体同侧颞侧视网膜以及对侧鼻侧视网膜发出的轴突，故视束的破坏将会导致对侧偏盲。

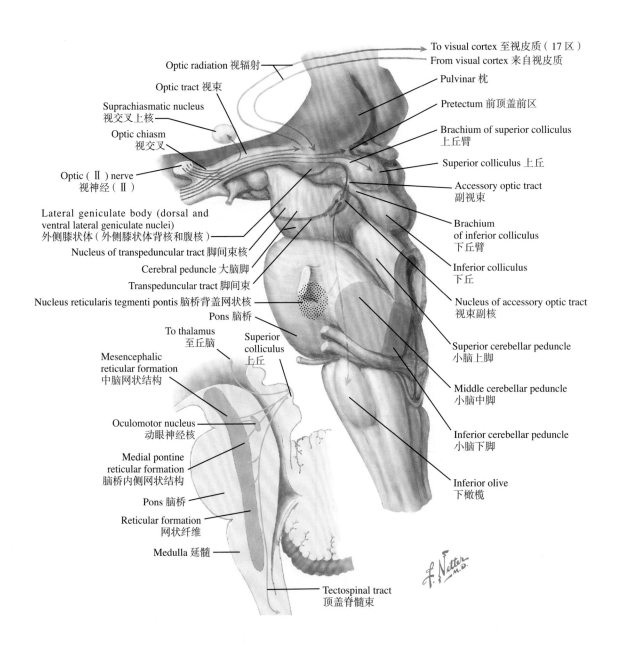

Optic radiation 视辐射
Optic tract 视束
Suprachiasmatic nucleus 视交叉上核
Optic chiasm 视交叉
Optic（Ⅱ）nerve 视神经（Ⅱ）
Lateral geniculate body (dorsal and ventral lateral geniculate nuclei) 外侧膝状体（外侧膝状体背核和腹核）
Nucleus of transpeduncular tract 脚间束核
Cerebral peduncle 大脑脚
Transpeduncular tract 脚间束
Nucleus reticularis tegmenti pontis 脑桥背盖网状核
Pons 脑桥
To thalamus 至丘脑
Superior colliculus 上丘
Mesencephalic reticular formation 中脑网状结构
Oculomotor nucleus 动眼神经核
Medial pontine reticular formation 脑桥内侧网状结构
Pons 脑桥
Reticular formation 网状纤维
Medulla 延髓
Tectospinal tract 顶盖脊髓束

To visual cortex 至视皮质（17 区）
From visual cortex 来自视皮质
Pulvinar 枕
Pretectum 前顶盖前区
Brachium of superior colliculus 上丘臂
Superior colliculus 上丘
Accessory optic tract 副视束
Brachium of inferior colliculus 下丘臂
Inferior colliculus 下丘
Nucleus of accessory optic tract 视束副核
Superior cerebellar peduncle 小脑上脚
Middle cerebellar peduncle 小脑中脚
Inferior cerebellar peduncle 小脑下脚
Inferior olive 下橄榄

14.30 视觉传导通路：视网膜向丘脑、下丘脑和脑干的投射

视网膜投射经视神经、视交叉、视束终止于数个区域，包括外侧膝状体 / 核、上丘上部、前顶盖、下丘脑（视交叉上核）和副视束核。外侧膝状体调控意识性视觉信息经视网膜 - 膝状体 - 距状沟（17 区）通路的传入。视觉的第二条通路是上丘经丘脑枕至视觉联合皮质区（18 和 19 区），提供定位信息来协调眼球运动和运动视觉刺激。上丘深层的神经元同时提供对侧下行的纤维联系（顶盖脊髓束）至颈部下运动神经元，介导头和颈部运动的视觉反射；该下行系统终止于脑干网状结构。上丘从视觉皮质接受传入信息，顶盖前区介导瞳孔对光反射。下丘脑的视交叉上核整合光通量，调节生物节律和昼夜周期。下视束副核可能参与调节脑干的追觉追踪反应，可能与 T1、T2（调节颈上神经节）内的交感神经节前神经元有联系。

临床意义

视网膜的神经节细胞（相当于其他感觉系统的次级感觉神经细胞，例如薄束核和楔束核）发出轴突走行于视神经、视交叉和视束，并终止于上丘、丘脑的外侧膝状核、前顶盖、下丘脑的视交叉上核和脑干一些部位，但是这些传导都需要视神经、视交叉和视束的投射。如果视神经受到损害（如多发性硬化、青光眼、炎症性疾病、创伤、血管病变导致），会在特定区域（盲区）或在同侧整只眼（单眼失明）发生视觉丧失。

视交叉受损常见于垂体瘤，肿瘤生长侵犯了视交叉的神经纤维，导致外侧视野缺失（双颞侧偏盲），常见方向为自上至下（就像拉下墨镜）。如果视束受到损害，来自同侧颞侧半视网膜和对侧鼻侧半视网膜的轴突中断，产生一种对侧视野缺失（同向性对侧偏盲）。

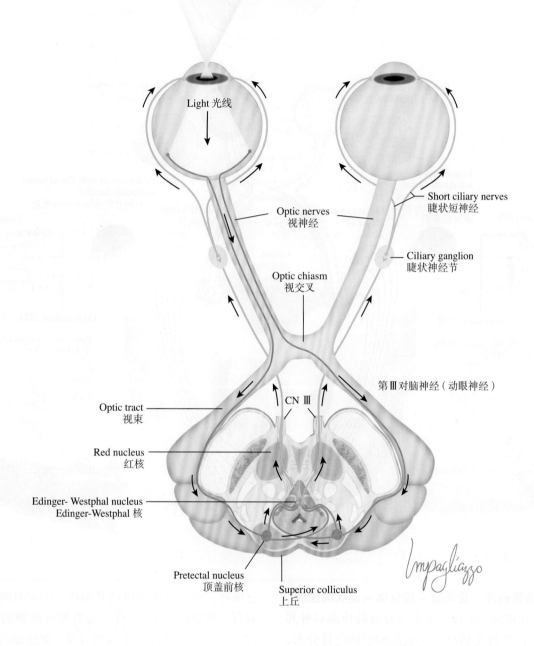

Light 光线

Optic nerves
视神经

Short ciliary nerves
睫状短神经

Ciliary ganglion
睫状神经节

Optic chiasm
视交叉

第Ⅲ对脑神经（动眼神经）

CN Ⅲ

Optic tract
视束

Red nucleus
红核

Edinger- Westphal nucleus
Edinger-Westphal 核

Impagliazzo

Pretectal nucleus
顶盖前核

Superior colliculus
上丘

14.31　瞳孔对光反射

瞳孔对光反射需要视神经、动眼神经以及脑干的共同参与。光线进入一只眼睛会刺激视网膜光感受器，从进而将信号传递给神经节细胞，神经节细胞的轴突携带信号进入视神经、视交叉、视束并终止于前顶盖（顶盖前核）。前顶盖神经元投射至双侧 Edinger-Westpha 核。这一副交感节前神经核可投射至睫状神经节，继而通过节后轴突控制瞳孔括约肌。因此，一侧眼的光线刺激一般可导致双侧瞳孔缩小（同侧瞳孔缩小——直接反射；对侧瞳孔缩小——间接反射）。

视神经损伤可导致光线刺激患侧眼睛时双侧瞳孔对光反射均消失（传入障碍），而光线刺激健侧眼睛时双侧瞳孔缩小。

动眼神经损伤可导致无论光线刺激哪一侧眼，患侧瞳孔均无法缩小（瞳孔固定且散大）的症状，即传出神经障碍。

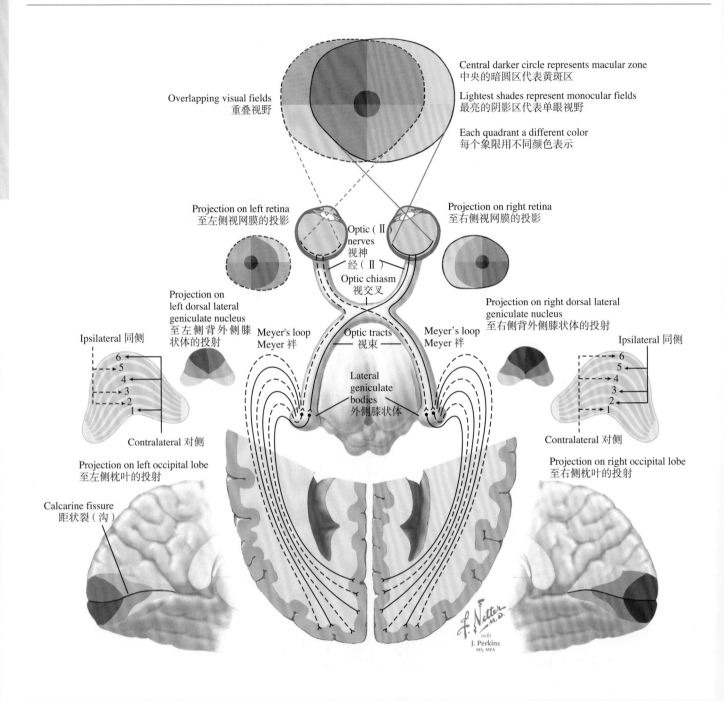

Central darker circle represents macular zone
中央的暗圆区代表黄斑区

Lightest shades represent monocular fields
最亮的阴影区代表单眼视野

Each quadrant a different color
每个象限用不同颜色表示

Overlapping visual fields
重叠视野

Projection on left retina
至左侧视网膜的投影

Projection on right retina
至右侧视网膜的投影

Optic (Ⅱ) nerves 视神经（Ⅱ）

Optic chiasm 视交叉

Projection on left dorsal lateral geniculate nucleus
至左侧背外侧膝状体的投射

Projection on right dorsal lateral geniculate nucleus
至右侧背外侧膝状体的投射

Ipsilateral 同侧

Ipsilateral 同侧

Meyer's loop Meyer 袢

Optic tracts 视束

Meyer's loop Meyer 袢

Lateral geniculate bodies 外侧膝状体

Contralateral 对侧

Contralateral 对侧

Projection on left occipital lobe
至左侧枕叶的投射

Projection on right occipital lobe
至右侧枕叶的投射

Calcarine fissure
距状裂（沟）

14.32　视觉传导通路：视网膜 – 膝状体 – 距状沟通路

视网膜 - 膝状体 - 距状沟视觉传导通路传递对外界精细分析的意识性视觉信息，其按照相应的位置分布，并终止于枕叶的距状沟（视觉）皮质。视网膜鼻侧半的神经节细胞轴突越过视交叉中线，而颞侧半的神经节细胞轴突保留在同侧不交叉。这样，每侧视束都传递对侧视野的信息，视束损伤可产生对侧视野偏盲。视束终止于外侧膝状体 / 核，如图所示，外侧膝状体由 6 层结构组成。然而，来自鼻侧半和颞侧半视觉信息的会聚不发生于此，因为同侧颞侧半的神经节细胞轴突终止于第 2、3、5 层，而从对侧鼻侧半交叉来此的神经节细胞轴突终止于第 1、4、6 层。视辐射投射至距状（纹区）皮质（17区，初级视觉皮质）。部分视辐射呈袢状（Meyer 袢）通

过颞叶，肿瘤或肿块可使其损伤，引起对侧上象限视野偏盲（象限缺失）。来自于左右侧视网膜的纤维首先在17 区的第一视皮质产生双侧会聚。此通路的相应视皮质部位在图中用不同颜色表示。

临床意义

Meyer 袢由外侧膝状体发出的轴突组成，该轴突在延伸向后到达位于同侧距状裂（17 区，原始视觉皮质）下侧的第 4 层的皮质神经元之前，在颞叶中向下走行。相比于顶叶和枕叶，颞叶更容易因肿瘤或脓肿而受累。如果大病灶损害 Meyer 袢的纤维，患者会出现对侧视野上 1/4 象限的视觉丧失（对侧视野上象限盲），图中显示了整个视网膜 – 膝状体 – 距状沟通路中的视网膜定位。这种视觉缺失有时被叫做"空中楼阁样"失明。

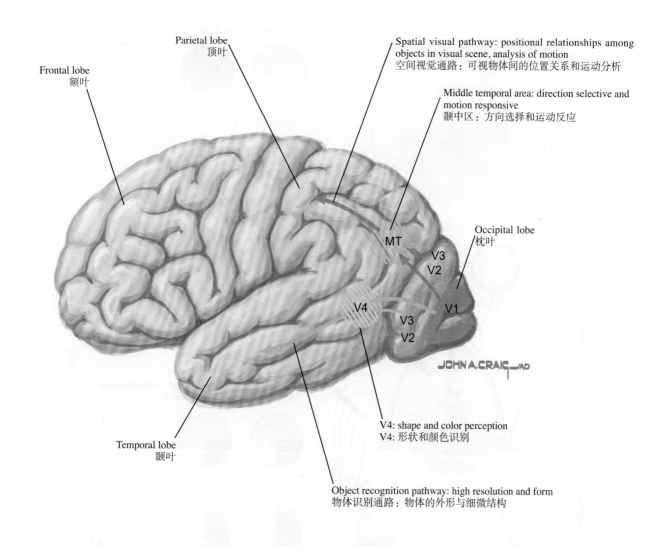

Frontal lobe
额叶

Parietal lobe
顶叶

Spatial visual pathway: positional relationships among objects in visual scene, analysis of motion
空间视觉通路：可视物体间的位置关系和运动分析

Middle temporal area: direction selective and motion responsive
颞中区：方向选择和运动反应

Occipital lobe
枕叶

MT

V3
V2

V4

V1

V3
V2

JOHN A. CRAIG_AD

Temporal lobe
颞叶

V4: shape and color perception
V4: 形状和颜色识别

Object recognition pathway: high resolution and form
物体识别通路：物体的外形与细微结构

14.33 顶叶和颞叶的视觉传导通路

第一视皮质（V1，17 区）的神经元发出轴突至联合视皮质（V2 和 V3，18 和 19 区）。V2 和 V3 也接受来自上丘的经丘脑枕部的传入纤维。V1、V2、V3 的纤维投射至颞中区和 V4 区。颞中区神经元具有方向选择和运动反应的作用，并进一步投射至顶叶对空间视觉信息进行处理。顶叶神经元可对视野内物体的运动和位置关系进行分析。V4 区神经元参与形状与颜色的识别，其纤维投射至颞叶，进一步参与对物体的高分辨识别，包括面貌、活动物体、静止物体以及物体的类别和方位信息。颞叶的小梗死灶就可引起特异性失认症，即不能识别特定类型的对象，如面部或活动物体。

临床意义

视网膜 - 膝状体 - 距状沟通路投射到初级视觉皮质区的第 17 区，随后投射到第 18 和 19 区。在这些视觉相关皮质区中，发生从简单、复杂甚至超复杂信息中进行特征提取的过程，最后形成新的视觉信息。顶叶皮质通路进一步加工有关方向和物体运动的信息 - 空间视觉通路。颞叶皮质通路进一步转换物体形状、颜色和形式的信息。顶叶皮质和颞叶皮质的一些散在病变可导致明显的视觉缺陷。视觉失认是指患者尽管能清晰地看到物体，却不能辨认出来。这种情况多发生在枕颞视觉通路上有病变的患者。视觉失认症多见于在优势半球的枕皮质内侧部分有病变的患者；该类患者常合并同侧偏盲。皮质性颜色失认（皮质盲）也见于枕颞视觉通路有病变累及 V4 的患者。枕颞通路上的某些特异性病变，特别是双侧病变，可导致面容失认，即丧失辨认面孔的能力。发生于此通路上的腔隙脑梗可导致难于分辨活动物体和静止物体。枕颞视觉通路的病变，特别是非优势大脑半球，可导致视觉空间定向障碍，临床表现为识别能力下降。

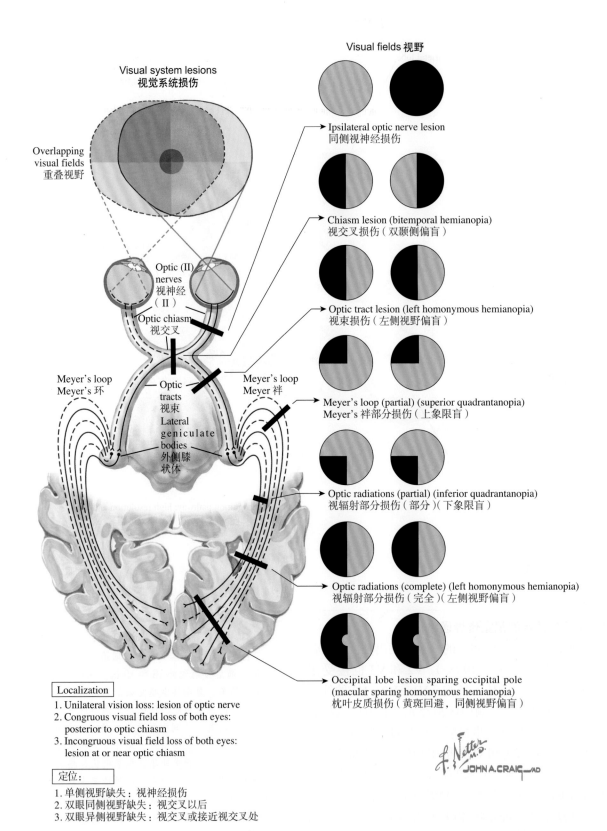

Visual fields 视野

Visual system lesions
视觉系统损伤

Overlapping
visual fields
重叠视野

Optic (II)
nerves
视神经
（Ⅱ）

Optic chiasm
视交叉

Meyer's loop
Meyer's 环

Optic
tracts
视束
Lateral
geniculate
bodies
外侧膝
状体

Meyer's loop
Meyer 袢

Ipsilateral optic nerve lesion
同侧视神经损伤

Chiasm lesion (bitemporal hemianopia)
视交叉损伤（双颞侧偏盲）

Optic tract lesion (left homonymous hemianopia)
视束损伤（左侧视野偏盲）

Meyer's loop (partial) (superior quadrantanopia)
Meyer's 袢部分损伤（上象限盲）

Optic radiations (partial) (inferior quadrantanopia)
视辐射部分损伤（部分）（下象限盲）

Optic radiations (complete) (left homonymous hemianopia)
视辐射部分损伤（完全）（左侧视野偏盲）

Occipital lobe lesion sparing occipital pole
(macular sparing homonymous hemianopia)
枕叶皮质损伤（黄斑回避，同侧视野偏盲）

Localization
1. Unilateral vision loss: lesion of optic nerve
2. Congruous visual field loss of both eyes:
   posterior to optic chiasm
3. Incongruous visual field loss of both eyes:
   lesion at or near optic chiasm

定位：
1. 单侧视野缺失：视神经损伤
2. 双眼同侧视野缺失：视交叉以后
3. 双眼异侧视野缺失：视交叉或接近视交叉处

14.34 视觉系统病变

视神经、视交叉、视束、颞叶 Meyer 袢、视辐射、视觉皮质损伤均导致特定的视野缺陷，详见上图。

15

运动神经系统

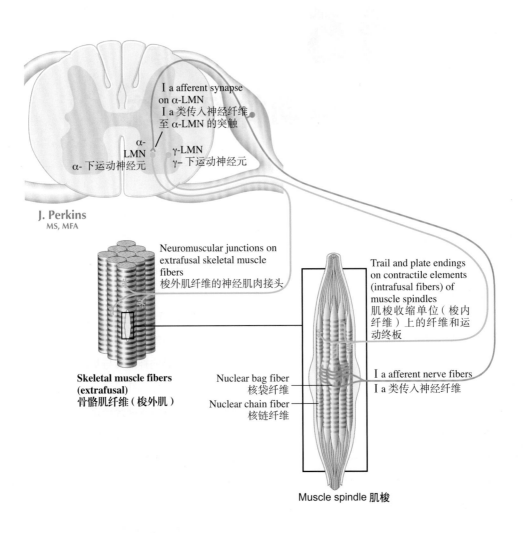

I a afferent synapse
on α-LMN
I a 类传入神经纤维
至 α-LMN 的突触

α-
LMN
α- 下运动神经元

γ-LMN
γ- 下运动神经元

J. Perkins
MS, MFA

Neuromuscular junctions on
extrafusal skeletal muscle
fibers
梭外肌纤维的神经肌肉接头

Trail and plate endings
on contractile elements
(intrafusal fibers) of
muscle spindles
肌梭收缩单位（梭内
纤维）上的纤维和运
动终板

Skeletal muscle fibers
(extrafusal)
骨骼肌纤维（梭外肌）

Nuclear bag fiber
核袋纤维

Nuclear chain fiber
核链纤维

I a afferent nerve fibers
I a 类传入神经纤维

Muscle spindle 肌梭

下运动神经元

15.1 α 和 γ 下运动神经元

除了支配表情肌的面神经核外，所有的下运动神经元（LMN）均由支配骨骼肌纤维（梭外肌纤维）的 α-LMN 和支配肌梭收缩单位（梭内肌纤维）的 γ-LMN 组成。表情肌无肌梭，且不受 γ-LMN 支配。α-LMN 调节骨骼肌收缩以产生运动。γ-LMN 调节肌梭的敏感性，从而调节 I a 和 II 类 α-LMN 传入神经元的兴奋性。

临床意义

一个 α-LMN 发出的运动轴突到达数量不等的骨骼肌纤维（梭外肌纤维），从几个（如眼外肌）到几千个（如四头肌这样的大肌肉）不等。下运动神经元及其支配的骨骼肌纤维被称为一个运动单位。支持细胞（如 Schwann 细胞）和肌细胞产生营养因子以维持神经-肌肉接头；当发生神经损伤时，生长因子帮助运动轴突再生，以重建之前的神经-肌肉接头。当运动轴突退化时，神经肌肉接头（NMJ）消失，N胆碱能受体分布于失

去神经支配的骨骼肌纤维膜。导致这些骨骼肌纤维对 N 胆碱能刺激失神经性超敏，表现为随机的单个肌纤维抽搐（纤颤），在肌电图上可明显观察到。如果运动神经元轴突重新到达肌纤维上，且 NMJ 重建，则 N 胆碱能受体重新局限于 NMJ 的次级皱褶中。如果破坏的运动轴突无法再生，支配邻近骨骼肌纤维的其他运动单位的运动轴突可能会发出分支至失神经的骨骼肌纤维，将其并入运动单位，形成更大的运动单位。而由于支配了更多的骨骼肌纤维，这些 LMN 胞体此刻所承受的负荷也因此增加。这一机制可解释一些下运动神经元病，如脊髓灰质炎的生理功能恢复过程。如果 α-LMN 胞体本身受损或正在凋亡（如肌萎缩侧索硬化症），其轴突可产生异常动作电位（电活动濒死爆发），从而导致整个运动单位的肌纤维收缩，形成肉眼可见的束颤。失神经骨骼肌纤维必须在 1 年内实现神经重建，才能恢复相对正常的功能；长期失神经将导致不可逆改变，无法进行神经再支配。许多试验性疗法正是希望通过恢复神经支配，或诱导生长因子和营养因子基因表达来吸引更多强大的轴突到达失神经的骨骼肌纤维。骨骼肌纤维失神经表现为弛缓性瘫痪，肌张力丧失，无法引出骨骼肌反射，肌肉萎缩等症状这些都是下运动神经元病的典型表现。

A. Cytoarchitecture of the spinal cord gray matter
脊髓灰质的细胞构筑

Nuclear cell columns 核团柱   Laminae of Rexed Rexed 分层

Nucleus posterior marginalis (marginal zone)
后角边缘核（外周带）

Substantia gelatinosa (lamina Ⅱ)
胶状质（Ⅱ层）

Nucleus proprius of posterior horn
后角固有核

Nucleus dorsalis; Clarke's column (T1~L3)
背核；Clarke 核柱（T1~L3）

Lateral basal nucleus
基底外侧核

Spinal reticular zone
脊髓网状结构

Intermediolateral cell column; sympathetic preganglionic neurons (T1~L2)
中间外侧核柱；交感节前神经元（T1~L2）

Intermediomedial cell column; parasympathetic preganglionic neurons (S2~4)
中间内侧核柱；副交感节前神经元（S2~4）

Motor neurons to limb muscles (cervical and lumbar enlargements of cord)
四肢肌运动神经元（脊髓颈膨大和腰膨大）

Flexors 屈肌

Extensors 伸肌

Distal part of limb 肢体远端

Proximal part of limb 肢体近端

Motor neurons to trunk and neck muscles (C1~3 and T2~12)
躯干肌和颈肌的运动神经元（C1~3 和 T2~12）

Ⅰ Ⅱ Ⅲ Ⅳ Ⅴ Ⅵ Ⅶ Ⅷ Ⅸ Ⅹ

B. Representation of motor neurons
运动神经元分布示意图

In cervical enlargement of spinal cord
脊髓颈膨大

屈肌
伸肌

In lumbar enlargement of spinal cord
脊髓腰膨大

屈肌
伸肌

15.2 下运动神经元在脊髓中的分布

下运动神经元在脊髓的前角（腹侧）成簇排列，集中在 Rexed 分层的第 9 板层。不同的下运动神经元簇支配不同的骨骼肌。这些下运动神经元呈现出定位性排列：支配躯干及颈部肌肉的下运动神经元分布在内侧，而支配远端肢体的下运动神经元在外侧。在相同脊髓节段内，支配屈肌的下运动神经元在背侧，支配伸肌的下运动神经元在腹侧。

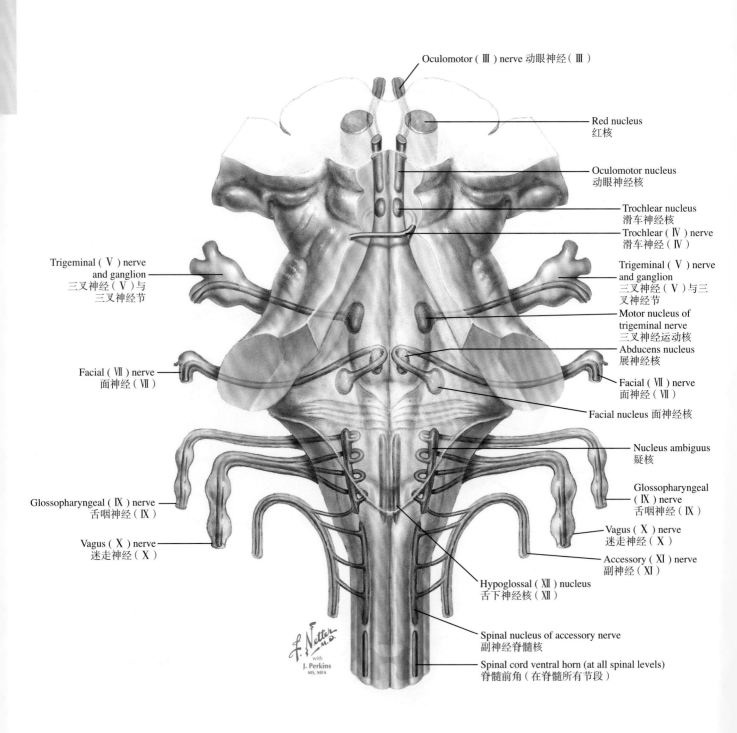

Oculomotor（Ⅲ）nerve 动眼神经（Ⅲ）

Red nucleus
红核

Oculomotor nucleus
动眼神经核

Trochlear nucleus
滑车神经核

Trochlear（Ⅳ）nerve
滑车神经（Ⅳ）

Trigeminal（Ⅴ）nerve
and ganglion
三叉神经（Ⅴ）与三
叉神经节

Motor nucleus of
trigeminal nerve
三叉神经运动核

Abducens nucleus
展神经核

Facial（Ⅶ）nerve
面神经（Ⅶ）

Facial nucleus 面神经核

Nucleus ambiguus
疑核

Glossopharyngeal
（Ⅸ）nerve
舌咽神经（Ⅸ）

Vagus（Ⅹ）nerve
迷走神经（Ⅹ）

Accessory（Ⅺ）nerve
副神经（Ⅺ）

Hypoglossal（Ⅻ）nucleus
舌下神经核（Ⅻ）

Spinal nucleus of accessory nerve
副神经脊髓核

Spinal cord ventral horn (at all spinal levels)
脊髓前角（在脊髓所有节段）

Trigeminal（Ⅴ）nerve
and ganglion
三叉神经（Ⅴ）与
三叉神经节

Facial（Ⅶ）nerve
面神经（Ⅶ）

Glossopharyngeal（Ⅸ）nerve
舌咽神经（Ⅸ）

Vagus（Ⅹ）nerve
迷走神经（Ⅹ）

15.3　下运动神经元在脑干中的分布

　　在纵面观模式图中，下运动神经元分布于脑干所在的内侧柱和外侧柱。内侧柱（含有动眼神经核、滑车神经核、展神经核及舌下神经核的下运动神经元）均由一般躯体传出系统发育而来，而外侧柱（含有三叉神经运动核、面神经核、疑核和副神经脊髓核）则由特殊内脏传出系统发育而来。脊髓的下运动神经元位于所有节段的脊髓前角的纵柱中。

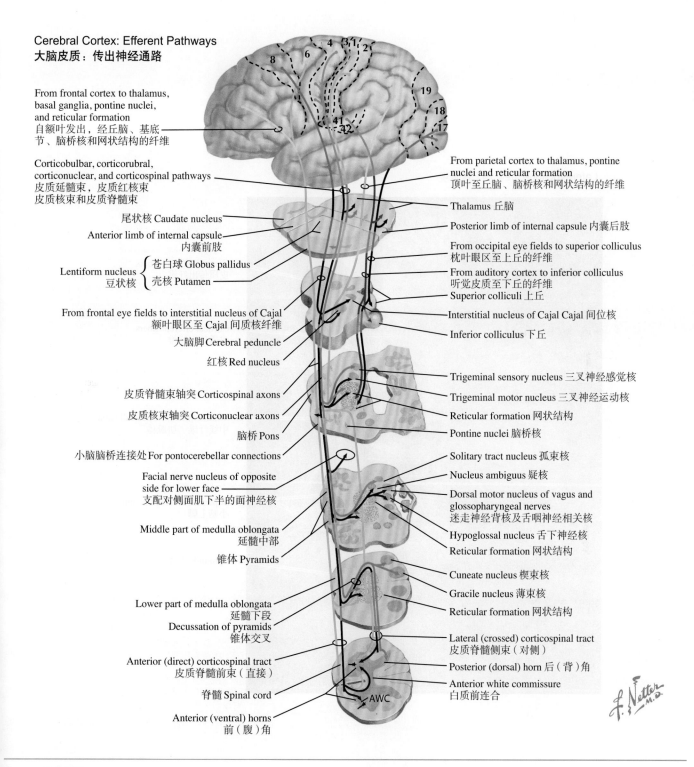

Cerebral Cortex: Efferent Pathways
大脑皮质：传出神经通路

From frontal cortex to thalamus, basal ganglia, pontine nuclei, and reticular formation
自额叶发出，经丘脑、基底节、脑桥核和网状结构的纤维

Corticobulbar, corticorubral, corticonuclear, and corticospinal pathways
皮质延髓束，皮质红核束 皮质核束和皮质脊髓束

尾状核 Caudate nucleus

Anterior limb of internal capsule 内囊前肢

Lentiform nucleus 豆状核 { 苍白球 Globus pallidus / 壳核 Putamen

From frontal eye fields to interstitial nucleus of Cajal 额叶眼区至 Cajal 间质核纤维

大脑脚 Cerebral peduncle

红核 Red nucleus

皮质脊髓束轴突 Corticospinal axons

皮质核束轴突 Corticonuclear axons

脑桥 Pons

小脑脑桥连接处 For pontocerebellar connections

Facial nerve nucleus of opposite side for lower face
支配对侧面肌下半的面神经核

Middle part of medulla oblongata 延髓中部

锥体 Pyramids

Lower part of medulla oblongata 延髓下段

Decussation of pyramids 锥体交叉

Anterior (direct) corticospinal tract 皮质脊髓前束（直接）

脊髓 Spinal cord

Anterior (ventral) horns 前（腹）角

From parietal cortex to thalamus, pontine nuclei and reticular formation
顶叶至丘脑、脑桥核和网状结构的纤维

Thalamus 丘脑

Posterior limb of internal capsule 内囊后肢

From occipital eye fields to superior colliculus 枕叶眼区至上丘的纤维

From auditory cortex to inferior colliculus 听觉皮质至下丘的纤维

Superior colliculi 上丘

Interstitial nucleus of Cajal Cajal 间位核

Inferior colliculus 下丘

Trigeminal sensory nucleus 三叉神经感觉核

Trigeminal motor nucleus 三叉神经运动核

Reticular formation 网状结构

Pontine nuclei 脑桥核

Solitary tract nucleus 孤束核

Nucleus ambiguus 疑核

Dorsal motor nucleus of vagus and glossopharyngeal nerves
迷走神经背核及舌咽神经相关核

Hypoglossal nucleus 舌下神经核

Reticular formation 网状结构

Cuneate nucleus 楔束核

Gracile nucleus 薄束核

Reticular formation 网状结构

Lateral (crossed) corticospinal tract 皮质脊髓侧束（对侧）

Posterior (dorsal) horn 后（背）角

Anterior white commissure 白质前连合

AWC

上运动神经元

15.4　皮质传出神经通路

运动皮质（第 4 区）、辅助和前运动皮质（第 6 区）向基底神经节（尾状核和壳）、丘脑（腹前核 VA 和腹外侧核 VL）、红核、脑桥核、双侧脑神经（CN）运动核以及脊髓前角运动神经元（对侧为主）发出轴突。这些轴突形成了皮质脊髓束、皮质延髓束、皮质纹状体投射、皮质脑桥投射、皮质丘脑投射以及到脑干的上运动神经元（网状结构运动区、红核、上丘）的皮质连接。

感觉皮质（第 3、1、2 区）神经元主要向次级感觉神经核（皮质核束纤维）发出轴突，调节来自丘系的意识性感觉投射。额叶前区（第 8 区）的神经元投射至上丘、脑干的水平和垂直凝视中心以及 Cajal 间质核，以协调自主眼球运动以及相关的头部运动。感觉皮质的其他区域向脑干以及丘脑发出轴突，调节来自丘系的感觉传入信息。一部分皮质传出纤维投射至前脑边缘结构，例如杏仁核、海马以及隔核。

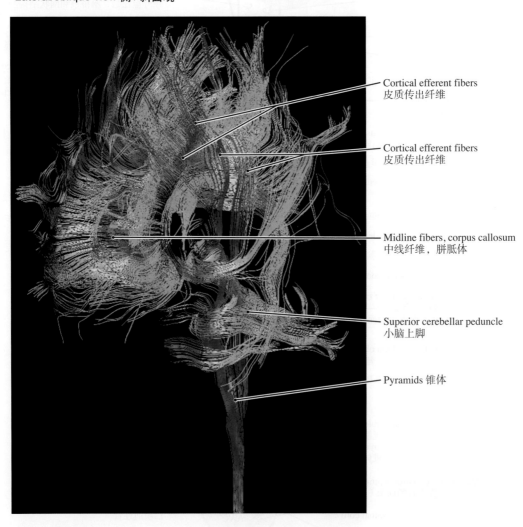

Lateral/oblique view 侧 / 斜面观

Cortical efferent fibers
皮质传出纤维

Cortical efferent fibers
皮质传出纤维

Midline fibers, corpus callosum
中线纤维，胼胝体

Superior cerebellar peduncle
小脑上脚

Pyramids 锥体

15.5　皮质传出神经通路彩色图像

　　扩散张量影像图显示了侧斜位的皮质传出神经通路。这些神经通路（蓝色标识）将大脑皮质的广泛区域与前脑、丘脑、脑干、小脑（通过脑桥间接地）以及脊髓的结构连接起来。其余的皮质连络纤维通路以绿色显示（前后走行）；连合纤维通路以红色显示（左右横行）。

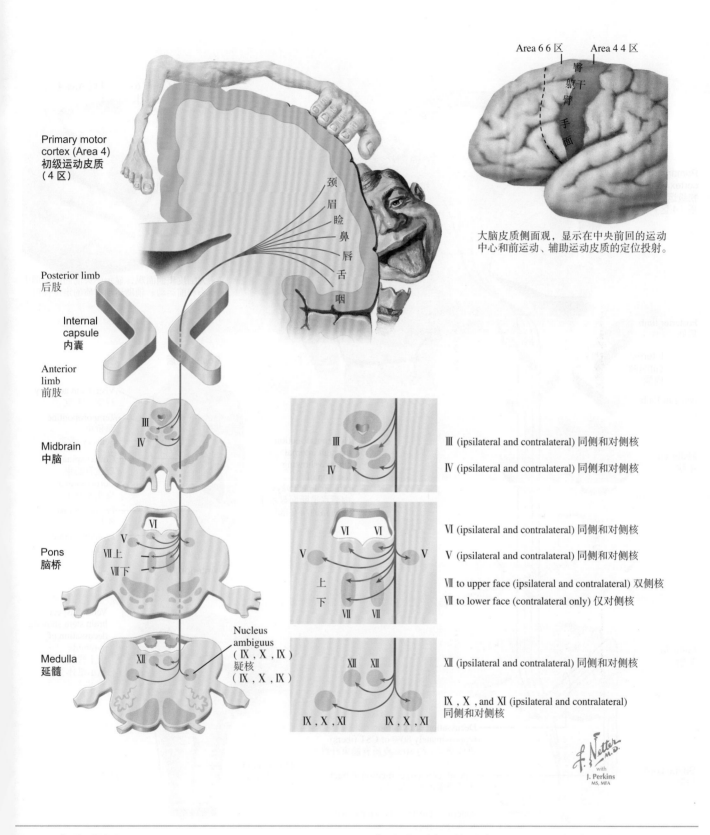

Primary motor
cortex (Area 4)
初级运动皮质
（4区）

颈
眉
睑
鼻
唇
舌
咽

Posterior limb
后肢

Internal
capsule
内囊

Anterior
limb
前肢

Midbrain
中脑

Pons
脑桥

Medulla
延髓

Nucleus
ambiguus
（Ⅸ，Ⅹ，Ⅸ）
疑核
（Ⅸ，Ⅹ，Ⅸ）

Area 6 6区　　Area 4 4区

臀
躯
干
臂
手
面

大脑皮质侧面观，显示在中央前回的运动
中心和前运动、辅助运动皮质的定位投射。

Ⅲ (ipsilateral and contralateral) 同侧和对侧核

Ⅳ (ipsilateral and contralateral) 同侧和对侧核

Ⅵ (ipsilateral and contralateral) 同侧和对侧核

Ⅴ (ipsilateral and contralateral) 同侧和对侧核

Ⅶ to upper face (ipsilateral and contralateral) 双侧核

Ⅶ to lower face (contralateral only) 仅对侧核

Ⅻ (ipsilateral and contralateral) 同侧和对侧核

Ⅸ，Ⅹ，and Ⅺ (ipsilateral and contralateral)
同侧和对侧核

15.6　皮质延髓束

皮质延髓束（CBT）主要从初级运动皮质（4区）的外侧部发出，其轴突通过内囊膝投射至同侧大脑脚、脑桥基底部和延髓锥体。除了支配面部下半表情肌的面神经核仅受对侧投射支配之外，其余的脑神经运动核均受到来自同侧和对侧的皮质延髓束轴突的支配。皮质延髓束对舌下神经核的支配也是以对侧支配为主，然而它对副神经脊髓核则以同侧支配为主。皮质延髓束的损伤表现为对侧面部下半部分自主运动不能（中枢性面瘫），它与 Bell 面瘫（面神经瘫）的区别在于，后者表现出的是同侧面肌的全部瘫痪。

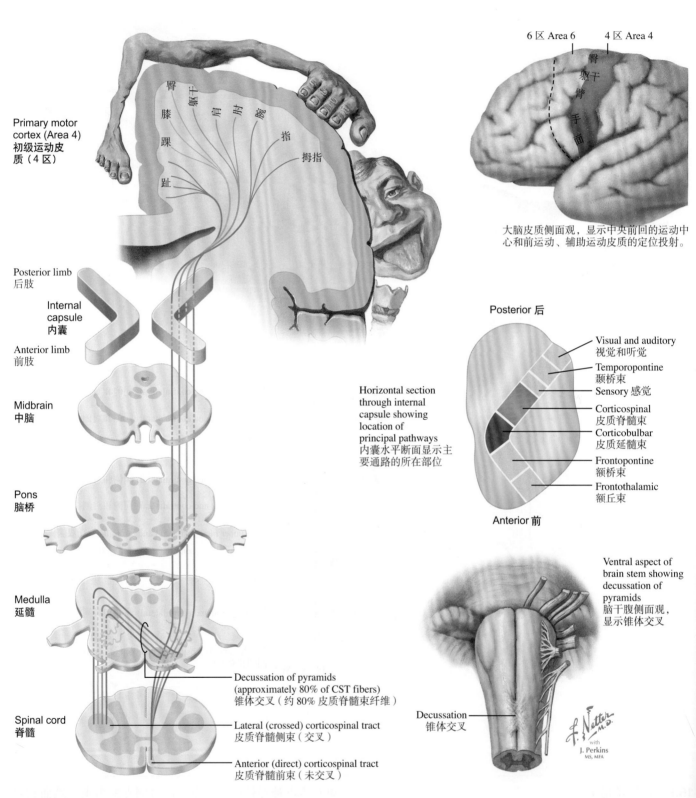

6 区 Area 6　4 区 Area 4

臀 躯干 臂 手 面

大脑皮质侧面观，显示中央前回的运动中心和前运动、辅助运动皮质的定位投射。

Primary motor cortex (Area 4)
初级运动皮质（4 区）

臀 膝 踝 趾 躯干 肩 肘 腕 指 拇指

Posterior limb
后肢

Internal capsule
内囊

Anterior limb
前肢

Midbrain
中脑

Pons
脑桥

Medulla
延髓

Spinal cord
脊髓

Horizontal section through internal capsule showing location of principal pathways
内囊水平断面显示主要通路的所在部位

Posterior 后

Visual and auditory
视觉和听觉

Temporopontine
颞桥束

Sensory 感觉

Corticospinal
皮质脊髓束

Corticobulbar
皮质延髓束

Frontopontine
额桥束

Frontothalamic
额丘束

Anterior 前

Decussation of pyramids (approximately 80% of CST fibers)
锥体交叉（约 80% 皮质脊髓束纤维）

Lateral (crossed) corticospinal tract
皮质脊髓侧束（交叉）

Anterior (direct) corticospinal tract
皮质脊髓前束（未交叉）

Ventral aspect of brain stem showing decussation of pyramids
脑干腹侧面观，显示锥体交叉

Decussation
锥体交叉

Corticospinal Tract
皮质脊髓束

15.7　皮质脊髓束

皮质脊髓束（CST）的运动纤维来自不同大小的神经元，以初级运动皮质（4区）、辅助运动皮质和前运动皮质（6区）的神经元为主。初级感觉皮质（3，1，2区）向皮质脊髓束发出轴突，但是这些轴突多止于次级感觉神经核，用以调节来自丘系的传入感觉信息。皮质脊髓束穿过内囊后肢、大脑脚中部、脑桥基底部的大量纤维束以及同侧的延髓锥体。大部分的皮质脊髓束（大约80%，但存在个体差异）在延髓脊髓连接处的锥体交叉越过中线。这些交叉到对侧的纤维在皮质脊髓侧束中下行，直接或间接通过中间神经元，与α和γ下运动神经元形成突触。没有越过中线的皮质脊髓束继续在皮质脊髓前束中下行，并在对应节段的白质前连合交叉跨越到对侧，直接或间接终止于对侧的α和γ下运动神经元。仅有少部分的皮质脊髓束运动纤维终止于脊髓同侧的下运动神经元处。

临床意义

皮质脊髓束（CST）的运动纤维主要来自于初级运动皮质（4区）、辅助运动皮质和前运动皮质（6区）。初级感觉皮质和上顶叶皮质形成皮质脊髓束轴突（皮质核束纤维），投射至脑干下部和脊髓的次级感觉神经核。大约80%的CST纤维在延髓锥体越过中线，直接或间接地与α和γ下运动神经元形成突触，控制远端肢体的运动（尤其是手和手指）。至少有10%的CST纤维单突触地终止于α下运动神经元，特别是与手和手指相关的纤维。内囊的损伤可以伤及CST、皮质延髓束以及皮质红核束，导致对侧偏瘫。最初表现为软瘫，肌张力减退和腱反射消失。几天到几周后，软瘫变为硬瘫，表现为肌张力增高和腱反射亢进。受损的肌组织最初表现为抗拒被动运动，随后表现为肌张力丧失（折刀反射）。这一现象可能是由于Ⅰb Golgi腱器对同侧下运动神经元抑制作用的高阈值引起的。最初，人们推测上

运动神经元综合征是由动态γ下运动神经元的去抑制作用引起的。γ运动神经元通过Ⅰa传入神经影响α运动神经元，在去抑制后，将最初对被动运动的抗拒变为被动牵张。脊髓背根横断导致上运动神经元综合征痉挛的减弱支持了这一推论。进一步的研究揭示了更多可能的机制，包括交互抑制减弱、Renshaw回路抑制和Ⅰa传入神经的突触前抑制等。这些机制均表明中间神经元会在经典UMN损伤中发生重要改变。在UMN综合征中，跖反射以伸肌为主（退化到皮质脊髓束未发育的神经发育早期阶段），患侧的腹壁反射消失，或出现肌阵挛（伸肌和屈肌反复交替的牵张反射）。后者可由中间神经元的改变而引起的，如Renshaw回路抑制的减弱。

临床意义

皮质延髓束（CBT）主要从初级运动皮质的外侧部发出，经过内囊膝和大脑脚（皮质脊髓束内侧）的同侧下行。除了面部下半的神经核只接受对侧纤维支配外，其余的CBT纤维均可支配脑干的双侧脑神经运动核（CNN）。皮质延髓束的轴突大都终止于调节下运动神经元的中间神经元。"皮质延髓"最初是特指皮质到延髓（球）的下运动神经元投射纤维，但现在泛指包括Ⅴ、Ⅶ、疑核、Ⅻ脑神经核以及副神经脊髓核在内的下运动神经元投射纤维。内囊膝的损伤（血栓、栓塞性卒中或大脑中动脉及其分支的出血）或者大脑脚的损伤（Weber综合征、小脑幕切迹疝压迫大脑脚游离缘）会造成对侧面部下半瘫（中枢性面瘫）。功能完整的大脑半球可以控制CNN下运动神经元的自主运动，调节双侧脑干的其余运动核。有些患者的控制软腭和舌运动的下运动神经元主要受对侧支配，故中枢性面瘫可引发对侧舌的暂时性瘫痪；有些患者的副神经下运动神经元主要由同侧支配，故中枢性瘫时会出现同侧胸锁乳突肌以及斜方肌上半的瘫痪。上述中枢性瘫痪不伴有肌肉萎缩。双侧皮质延髓束受损会导致脑神经所支配的全部肌肉的自主运动受到严重影响，但肌肉体积、生理反射和一些下运动神经元参与的情绪反射则不受影响。Ⅲ、Ⅳ和Ⅵ脑神经下运动神经元也接受双侧额叶眼区和顶叶眼区的神经传入。

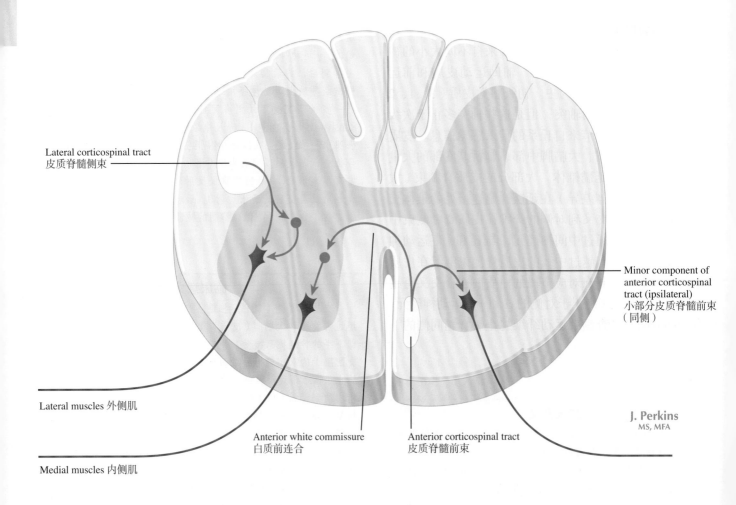

Lateral corticospinal tract
皮质脊髓侧束

Minor component of
anterior corticospinal
tract (ipsilateral)
小部分皮质脊髓前束
（同侧）

Lateral muscles 外侧肌

Anterior white commissure
白质前连合

Anterior corticospinal tract
皮质脊髓前束

Medial muscles 内侧肌

J. Perkins
MS, MFA

15.8 皮质脊髓束在脊髓的终止部位

皮质脊髓侧束（CST）中，交叉的纤维与红核脊髓束混合，一同走行于脊髓外侧索内。CST 纤维直接或间接地终止于支配远端肌组织的下运动神经元，特别是手掌和手指的精细运动的下运动神经元。而皮质脊髓前束中未交叉的纤维主要在白质前连合处交叉，并直接或间接地终止于支配内侧肌（躯干）组织的下运动神经元。还有一小部分的皮质脊髓前束纤维终止于同侧下运动神

经元。皮质脊髓束在延髓锥体处的单侧损伤会导致对侧精细运动的受损，尤其是手和手指的运动。由于下行纤维与其他下行运动系统的纤维混合，CST 在其他水平面处（内囊、大脑脚、脑桥）受损时，会导致对侧躯体的硬瘫，表现为长期的肌张力升高、腱反射亢进和掌侧伸肌反射。在皮质脊髓侧束的损伤与同侧受伤水平以下的外侧索损害产生相似的症状。

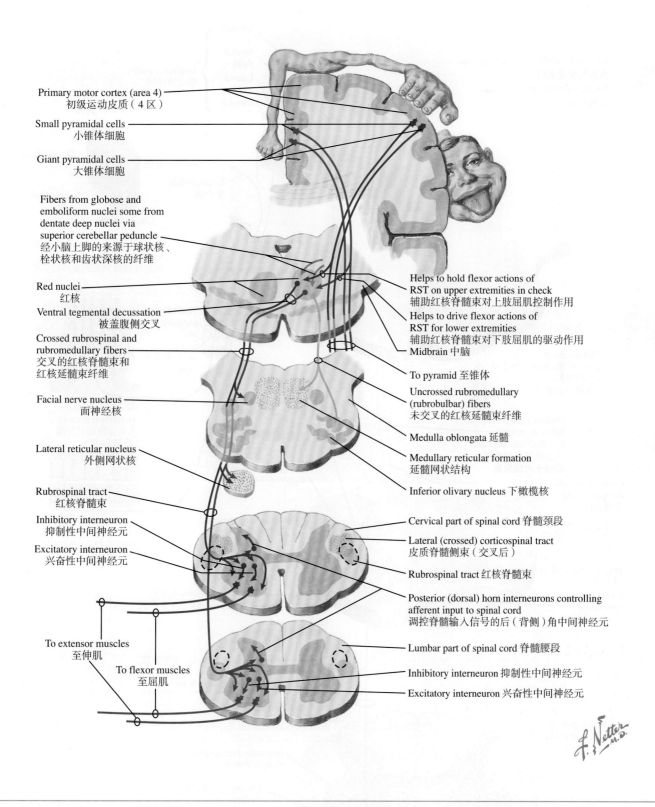

Primary motor cortex (area 4)
初级运动皮质（4区）

Small pyramidal cells
小锥体细胞

Giant pyramidal cells
大锥体细胞

Fibers from globose and
emboliform nuclei some from
dentate deep nuclei via
superior cerebellar peduncle
经小脑上脚的来源于球状核、
栓状核和齿状深核的纤维

Red nuclei
红核

Ventral tegmental decussation
被盖腹侧交叉

Crossed rubrospinal and
rubromedullary fibers
交叉的红核脊髓束和
红核延髓束纤维

Facial nerve nucleus
面神经核

Lateral reticular nucleus
外侧网状核

Rubrospinal tract
红核脊髓束

Inhibitory interneuron
抑制性中间神经元

Excitatory interneuron
兴奋性中间神经元

To extensor muscles
至伸肌

To flexor muscles
至屈肌

Helps to hold flexor actions of
RST on upper extremities in check
辅助红核脊髓束对上肢屈肌控制作用

Helps to drive flexor actions of
RST for lower extremities
辅助红核脊髓束对下肢屈肌的驱动作用

Midbrain 中脑

To pyramid 至锥体

Uncrossed rubromedullary
(rubrobulbar) fibers
未交叉的红核延髓束纤维

Medulla oblongata 延髓

Medullary reticular formation
延髓网状结构

Inferior olivary nucleus 下橄榄核

Cervical part of spinal cord 脊髓颈段

Lateral (crossed) corticospinal tract
皮质脊髓侧束（交叉后）

Rubrospinal tract 红核脊髓束

Posterior (dorsal) horn interneurons controlling
afferent input to spinal cord
调控脊髓输入信号的后（背侧）角中间神经元

Lumbar part of spinal cord 脊髓腰段

Inhibitory interneuron 抑制性中间神经元

Excitatory interneuron 兴奋性中间神经元

15.9 红核脊髓束

皮质 - 红核 - 脊髓系统是间接调节脊髓下运动神经元的皮质脊髓系统。中脑红核接受来自同侧初级运动皮质（4区）的局部定位传入。红核脊髓束（RST）的轴突在被盖腹侧交叉，并在脑干外侧和脊髓的外侧索下行，与皮质脊髓侧束的纤维相混合。RST 直接或间接终止于脊髓中的 α 和 γ 下运动神经元，特别是那些支配肢体的

屈肌运动的神经元。RST 协助驱动上肢的屈肌运动并维持下肢的屈肌运动。RST 的损伤常发生在脊髓损伤时，常与皮质脊髓束同时受损；而在内囊和大脑脚，RST 的损伤也常伴随皮质延髓束和皮质脊髓束的损伤，导致对侧的持久性硬瘫。红核以下的脑干损伤会导致去大脑僵直（伸肌强直），这体现了红核脊髓束对于上肢屈肌的驱动作用。详见 420 页临床意义。

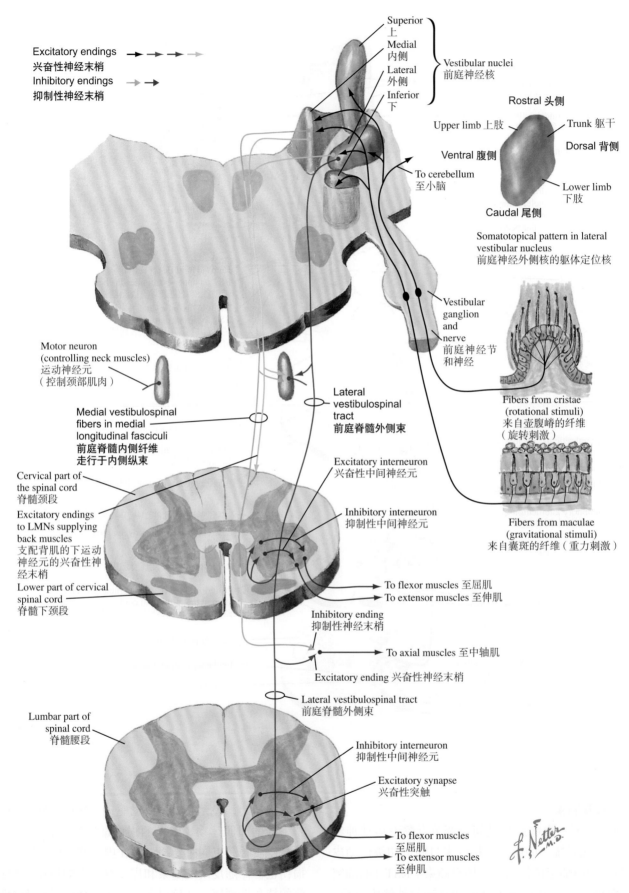

Excitatory endings
兴奋性神经末梢

Inhibitory endings
抑制性神经末梢

Superior
上
Medial
内侧
Lateral
外侧
Inferior
下
Vestibular nuclei
前庭神经核

Rostral 头侧

Upper limb 上肢　　Trunk 躯干

Ventral 腹侧　　　Dorsal 背侧

Lower limb 下肢

Caudal 尾侧

To cerebellum
至小脑

Somatotopical pattern in lateral vestibular nucleus
前庭神经外侧核的躯体定位核

Vestibular ganglion and nerve
前庭神经节和神经

Fibers from cristae (rotational stimuli)
来自壶腹嵴的纤维（旋转刺激）

Motor neuron (controlling neck muscles)
运动神经元（控制颈部肌肉）

Medial vestibulospinal fibers in medial longitudinal fasciculi
前庭脊髓内侧纤维走行于内侧纵束

Lateral vestibulospinal tract
前庭脊髓外侧束

Cervical part of the spinal cord
脊髓颈段

Excitatory endings to LMNs supplying back muscles
支配背肌的下运动神经元的兴奋性神经末梢

Lower part of cervical spinal cord
脊髓下颈段

Excitatory interneuron
兴奋性中间神经元

Inhibitory interneuron
抑制性中间神经元

To flexor muscles 至屈肌
To extensor muscles 至伸肌

Inhibitory ending
抑制性神经末梢

To axial muscles 至中轴肌

Excitatory ending 兴奋性神经末梢

Fibers from maculae (gravitational stimuli)
来自囊斑的纤维（重力刺激）

Lateral vestibulospinal tract
前庭脊髓外侧束

Lumbar part of spinal cord
脊髓腰段

Inhibitory interneuron
抑制性中间神经元

Excitatory synapse
兴奋性突触

To flexor muscles
至屈肌
To extensor muscles
至伸肌

Vestibulospinal Tracts
前庭脊髓束

15.10　前庭脊髓束

前庭脊髓外侧束来自前庭外侧核，直接，但主要是间接地终止于同侧伸肌相关的 α 和 γ 下运动神经元，尤其是近端的同侧伸肌。当这些强大的、用以对抗重力的伸肌不被来自红核的下行联系以及小脑的联系所抑制时就会发生持续的伸肌亢进。红核尾端受损会导致这种抑制作用的消失，表现出以伸肌亢进为主的去大脑僵直。而前庭脊髓内侧束则从前庭内侧核发出，抑制支配颈部和躯干肌肉的 α 和 γ 下运动神经元。前庭脊髓内侧束主要终止于脊髓颈段前角的中间神经元。这两类前庭脊髓束共同稳定并协调头、颈和躯干的位置，提供脑干对肌张力和姿态的控制和重要的反射。前庭脊髓束与网状脊髓束一同控制肌张力及姿态。

临床意义

来自于椭圆囊斑和半规管的壶腹嵴的初级前庭传入信号终止于延髓以及脑桥的前庭神经核。该前庭神经核包括了前庭上运动神经元起始部的细胞以及内、外侧前庭神经核。机体所处的方向、重力（直线加速度）与头部运动（角加速度）都会影响前庭核神经元的放电。前庭外侧核发出神经纤维间接地终止于与近端伸肌相关的脊髓前角内侧部的 α 和 γ 下运动神经元，形成一个强大的抗重力作用系统。若这个系统不被控制和抑制，颈部和躯干将会处于一种明显的伸肌亢进姿态，称之为去大脑状态（或去大脑僵直）。前庭脊髓外侧束主要被红核和小脑前部所抑制。在去大脑僵直状态下，脊髓后根的离断（脊神经后根切断术）会消除这种异常的强直（更准确地说是痉挛）。这说明了去大脑现象是由于网状脊髓束和前庭脊髓侧束驱动 γ 下运动神经元的信号未被调控所致，印证了学术界最初对痉挛机制的推测。当然，脊髓中间神经元的间接抑制作用也不容忽略。前庭内侧束发出抑制性信号调控颈部肌肉，使前庭信号得以对无意识的头部运动进行调整。因此，前庭脊髓束有助于调控身体和头部保持合适的姿态，尤其是在运动的状态下。这一系统也可协同内侧纵束的投射一同协调眼球的运动。

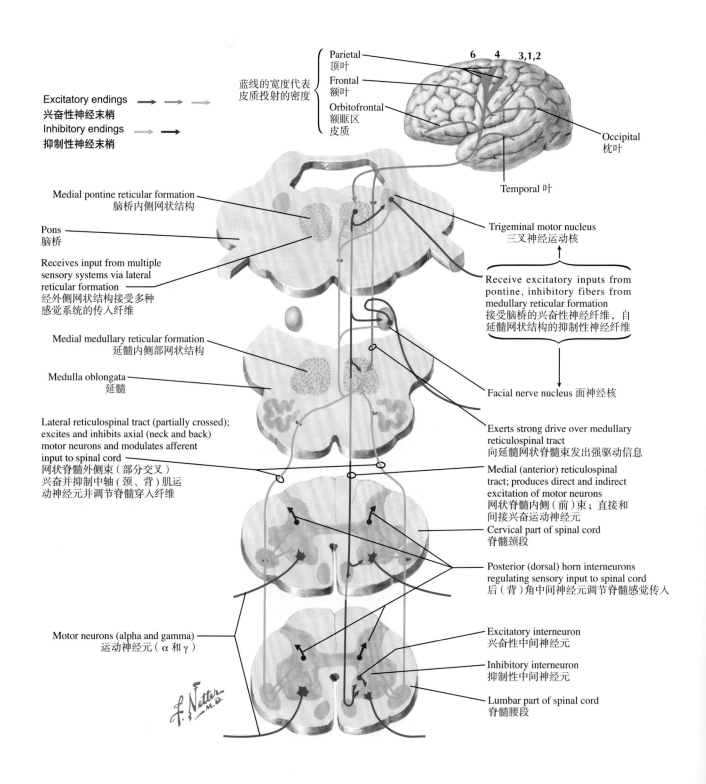

Excitatory endings
兴奋性神经末梢

Inhibitory endings
抑制性神经末梢

蓝线的宽度代表
皮质投射的密度

Parietal
顶叶

Frontal
额叶

Orbitofrontal
额眶区
皮质

Occipital
枕叶

Temporal 叶

Medial pontine reticular formation
脑桥内侧网状结构

Pons
脑桥

Receives input from multiple
sensory systems via lateral
reticular formation
经外侧网状结构接受多种
感觉系统的传入纤维

Medial medullary reticular formation
延髓内侧部网状结构

Medulla oblongata
延髓

Lateral reticulospinal tract (partially crossed);
excites and inhibits axial (neck and back)
motor neurons and modulates afferent
input to spinal cord
网状脊髓外侧束（部分交叉）
兴奋并抑制中轴（颈、背）肌运
动神经元并调节脊髓穿入纤维

Motor neurons (alpha and gamma)
运动神经元（α 和 γ）

Trigeminal motor nucleus
三叉神经运动核

Receive excitatory inputs from
pontine, inhibitory fibers from
medullary reticular formation
接受脑桥的兴奋性神经纤维，自
延髓网状结构的抑制性神经纤维

Facial nerve nucleus 面神经核

Exerts strong drive over medullary
reticulospinal tract
向延髓网状脊髓束发出强驱动信息

Medial (anterior) reticulospinal
tract; produces direct and indirect
excitation of motor neurons
网状脊髓内侧（前）束；直接和
间接兴奋运动神经元

Cervical part of spinal cord
脊髓颈段

Posterior (dorsal) horn interneurons
regulating sensory input to spinal cord
后（背）角中间神经元调节脊髓感觉传入

Excitatory interneuron
兴奋性中间神经元

Inhibitory interneuron
抑制性中间神经元

Lumbar part of spinal cord
脊髓腰段

15.11 网状脊髓束和皮质网状束

　　脑桥网状束（RetST）自脑桥内侧网状结构核群发出（脑桥核尾侧和头侧），其轴突主要在同侧下行，直接或间接支配各节段的 α 和 γ 下运动神经元。这条通路主要支配以伸肌为主的中轴肌，并具有加强前庭脊髓外侧束的作用。尽管部分皮质神经元的轴突终止于脑桥网状束的起始神经核，皮质对于该通路的影响却微乎其微。脑桥网状束主要受到来自三叉神经以及躯体感觉神经的多重感觉信息传入的驱动。延髓网状脊髓束（RetST）起始于内侧网状结构（巨细胞核），主要接受皮质，尤其是运动皮质的辅助和前运动皮质的调节。延髓网状脊髓（外侧）束的轴突直接或间接地支配各脊髓节段双侧的 α 和 γ 下运动神经元。延髓网状脊髓束以兴奋屈肌为主，具有增强红核脊髓束与皮质脊髓束的作用。网状脊髓束是调节肌张力和姿态的重要纤维。其分布不具有躯体定位的特征。详见 420 页临床意义。

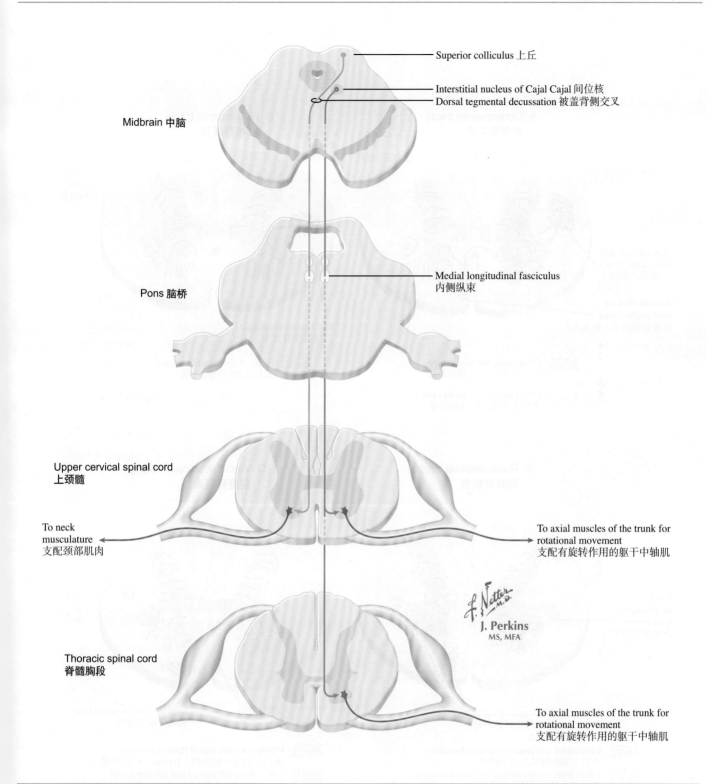

Superior colliculus 上丘

Interstitial nucleus of Cajal Cajal 间位核
Dorsal tegmental decussation 被盖背侧交叉

Midbrain 中脑

Medial longitudinal fasciculus
内侧纵束

Pons 脑桥

Upper cervical spinal cord
上颈髓

To neck
musculature
支配颈部肌肉

To axial muscles of the trunk for
rotational movement
支配有旋转作用的躯干中轴肌

J. Perkins
MS, MFA

Thoracic spinal cord
脊髓胸段

To axial muscles of the trunk for
rotational movement
支配有旋转作用的躯干中轴肌

15.12　顶盖脊髓束和间位脊髓束

顶盖脊髓束自上丘深层的神经元发出，在被盖背侧交叉到对侧，并在对侧靠近中线处下行，直接或间接地终止于位于颈段脊髓，控制头、颈部肌肉运动的 α 和 γ 下运动神经元。此传导通路根据视觉信息调整头部位置，并介导反射和视觉追踪。间位脊髓束自 Cajal 间质核（中脑中协调眼球运动与凝视中心的区域）发出，在同侧内侧纵束下行，直接或间接地终止于控制参与躯干旋转运动的中轴肌肉的 α 和 γ 下运动神经元。

临床意义

上丘的神经元发出顶盖脊髓束，接受来自于视网膜、视皮质与额叶眼区的传入纤维。需要特殊指出的是，顶盖脊髓投射与顶盖延髓投射（尤其是终止于网状结构的部分）同时协调头和眼球的运动。一部分的顶盖脊髓束间接接受下丘的纤维传入，介导头部运动，对巨大的或明显的声音刺激做出应答。

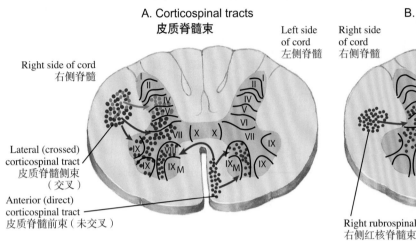

A. Corticospinal tracts
皮质脊髓束

Right side of cord
右侧脊髓

Left side
of cord
左侧脊髓

Lateral (crossed)
corticospinal tract
皮质脊髓侧束
（交叉）

Anterior (direct)
corticospinal tract
皮质脊髓前束（未交叉）

Fibers from left motor cortex
来 自左侧运动皮质的纤维

Fibers from left sensory cortex
来自左侧感觉皮质的纤维

B. Rubrospinal tracts
红核脊髓束

Right side
of cord
右侧脊髓

Left side
of cord
左侧脊髓

Right rubrospinal tract
右侧红核脊髓束

Fibers from left red nucleus
来自左侧红核的纤维

C. Reticulospinal tracts
网状脊髓束

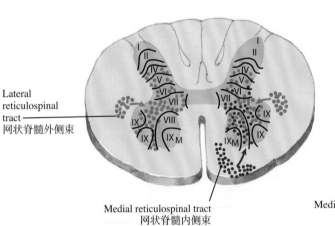

Lateral
reticulospinal
tract
网状脊髓外侧束

Medial reticulospinal tract
网状脊髓内侧束

Fibers from left pontine reticular formation
来自左脑桥网状结构的纤维

Fibers from left medullary reticular formation
来自左延髓网状结构的纤维

D. Vestibulospinal tracts
前庭脊髓束

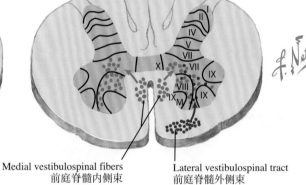

Medial vestibulospinal fibers
前庭脊髓内侧束

Lateral vestibulospinal tract
前庭脊髓外侧束

Fibers from left lateral (Deiters) nucleus
来自左前庭神经外侧（ Deiters ）核的纤维

Fibers from left medial and inferior nuclei
(only to cervical and thoracic levels)
来自左前庭神经内侧核和下核（仅至颈胸髓）的纤维

15.13   主要上运动神经元的下行纤维在脊髓的终止部位
皮质脊髓侧束和红核脊髓束大都直接终止于支配肢体肌肉的下运动神经元。皮质脊髓前束、网状脊髓束以及前庭脊髓束则大都直接终止于支配近端肢体和中轴肌肉的下运动神经元。

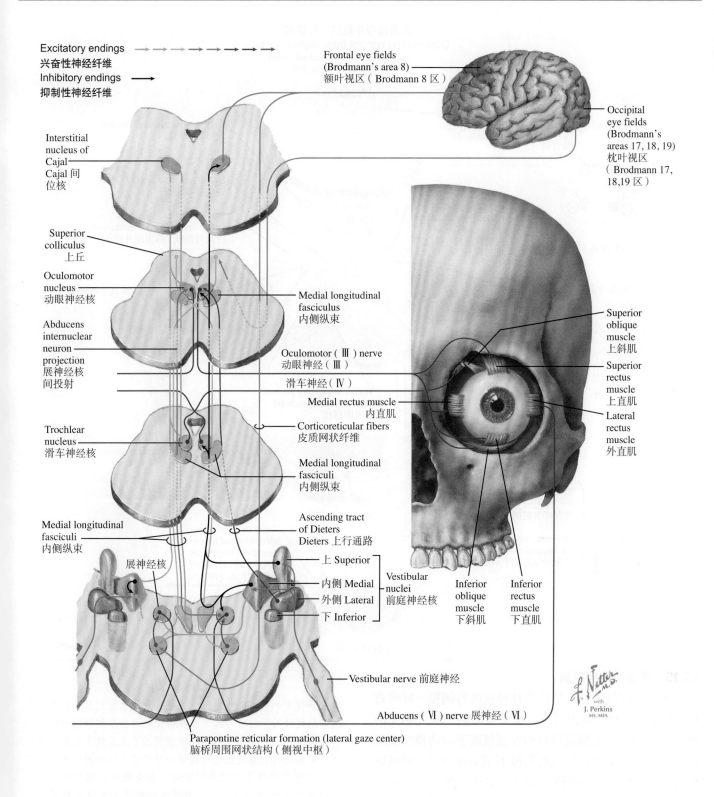

Excitatory endings →→→→→→→
兴奋性神经纤维
Inhibitory endings →
抑制性神经纤维

Frontal eye fields
(Brodmann's area 8)
额叶视区（Brodmann 8 区）

Occipital
eye fields
(Brodmann's
areas 17, 18, 19)
枕叶视区
（Brodmann 17,
18,19 区）

Interstitial
nucleus of
Cajal
Cajal 间
位核

Superior
colliculus
上丘

Oculomotor
nucleus
动眼神经核

Medial longitudinal
fasciculus
内侧纵束

Abducens
internuclear
neuron
projection
展神经核
间投射

Oculomotor（Ⅲ）nerve
动眼神经（Ⅲ）

滑车神经（Ⅳ）

Superior
oblique
muscle
上斜肌

Superior
rectus
muscle
上直肌

Medial rectus muscle
内直肌

Corticoreticular fibers
皮质网状纤维

Lateral
rectus
muscle
外直肌

Trochlear
nucleus
滑车神经核

Medial longitudinal
fasciculi
内侧纵束

Medial longitudinal
fasciculi
内侧纵束

Ascending tract
of Dieters
Dieters 上行通路

上 Superior
内侧 Medial
外侧 Lateral
下 Inferior

Vestibular
nuclei
前庭神经核

Inferior
oblique
muscle
下斜肌

Inferior
rectus
muscle
下直肌

展神经核

Vestibular nerve 前庭神经

Abducens（Ⅵ）nerve 展神经（Ⅵ）

Parapontine reticular formation (lateral gaze center)
脑桥周围网状结构（侧视中枢）

15.14　眼球运动的中枢控制

中枢对于眼球运动的控制是通过协调运动眼外肌的脑神经核实现的，包括第三对脑神经（动眼神经）、第四对脑神经（滑车神经）、和第六对脑神经（展神经）。在这过程中，脑桥周围的网状结构（水平凝视中枢）发挥重要作用，接受来自前庭神经核、上丘深层（V1、V2、V3 神经）、大脑皮质（额叶视神经）以及 Cajal 间质核（接受自前庭神经核和额叶视传入纤维）的传入神

经纤维。脑桥旁网状结构向同侧的展神经核（控制外直肌的运动），以及对侧的动眼神经核（通过展神经核的中间神经元），控制内直肌的运动，以此协调水平眼动。Cajal 间质核则协调垂直以及斜角眼动。次级前庭感觉投射纤维也终止于控制眼外肌的脑神经核。支配各个眼外肌运动的脑神经核间的联络纤维走行于内侧纵束中。详见 420 页临床意义。

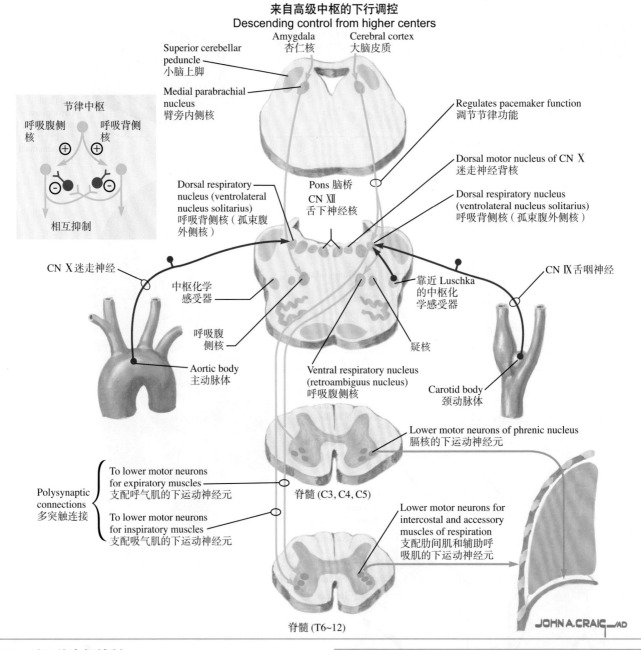

来自高级中枢的下行调控
Descending control from higher centers

Amygdala
杏仁核

Cerebral cortex
大脑皮质

Superior cerebellar peduncle
小脑上脚

Medial parabrachial nucleus
臂旁内侧核

节律中枢

呼吸腹侧核　　呼吸背侧核

相互抑制

Regulates pacemaker function
调节节律功能

Dorsal motor nucleus of CN X
迷走神经背核

Dorsal respiratory nucleus (ventrolateral nucleus solitarius)
呼吸背侧核（孤束腹外侧核）

Pons 脑桥
CN XII 舌下神经核

Dorsal respiratory nucleus (ventrolateral nucleus solitarius)
呼吸背侧核（孤束腹外侧核）

CN X 迷走神经

中枢化学感受器

靠近 Luschka 的中枢化学感受器

CN IX 舌咽神经

呼吸腹侧核

疑核

Aortic body
主动脉体

Ventral respiratory nucleus (retroambiguus nucleus)
呼吸腹侧核

Carotid body
颈动脉体

Lower motor neurons of phrenic nucleus
膈核的下运动神经元

To lower motor neurons for expiratory muscles
支配呼气肌的下运动神经元

脊髓（C3, C4, C5）

Polysynaptic connections
多突触连接

To lower motor neurons for inspiratory muscles
支配吸气肌的下运动神经元

Lower motor neurons for intercostal and accessory muscles of respiration
支配肋间肌和辅助呼吸肌的下运动神经元

脊髓（T6~12）

JOHN A.CRAIG—AD

15.15　呼吸的中枢控制

　　吸气和呼气由网状结构的神经核进行调控。呼吸背核（孤束外侧核）发出纤维，交叉至对侧，吸气相关的神经元，包括支配膈肌运动的脊髓颈段下运动神经元和控制肋间肌和辅助呼吸肌的胸段下运动神经元。呼吸腹侧核（疑后核）发出纤维，交叉至对侧，呼气相关的神经元，即辅助呼吸肌的脊髓胸段下运动神经元。呼吸背侧核接受颈动脉体（通过舌咽神经）、主动脉体化学感受器（迷走神经）以及延髓外侧中枢化学感受器的传入纤维。呼吸背侧核和腹侧核相互抑制。臂旁内侧核作为呼吸节律的控制中心，调节呼吸背侧核和腹侧核。臂旁内侧核接受高级中枢的传入纤维，如杏仁核和大脑皮质。

临床意义

　　呼吸背侧核（孤束外侧核）发出的纤维投射至脊髓颈段支配膈肌运动的下运动神经元和胸段控制肋间肌和辅助呼吸肌的下运动神经元，调节吸气。呼吸腹侧核（疑后核）发出纤维投射至对侧胸段脊髓支配呼气的辅助呼吸肌下运动神经元。臂旁内侧核作为呼吸节律的控制中心，接受高级中枢的传入。前脑以及脑干的进行性破坏会对呼吸功能产生相对可预见性的影响。而位于间脑以及端脑的进行性破坏则会引发 Cheyne-Stokes 呼吸（递增 - 递减模式，无呼吸与过度呼吸相交错）症状。过度呼吸期是因为无呼吸期二氧化碳蓄积而刺激中枢所导致的过度通气，而过度通气后，二氧化碳分压降低，再次导致无呼吸期的出现。若损伤延伸至中脑和脑桥上部，呼吸将变得浅并伴过度通气，但是患者仍将处于相对缺氧状态。若损伤延伸至脑桥下部，呼吸则会变为呼气相前的长吸气间歇，称为长吸呼吸。若损伤延伸至延髓，则会出现不规律的共济失调性呼吸，包括吸气窒息和阶段性的无呼吸。这种呼吸模式预示着脑干呼吸中枢的损伤和由此引发的全面呼吸衰竭及死亡。

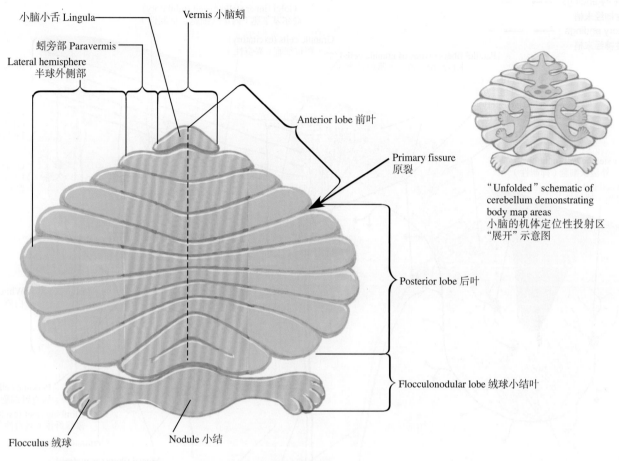

小脑小舌 Lingula

蚓旁部 Paravermis

Lateral hemisphere
半球外侧部

Vermis 小脑蚓

Anterior lobe 前叶

Primary fissure
原裂

Posterior lobe 后叶

Flocculonodular lobe 绒球小结叶

Flocculus 绒球

Nodule 小结

"Unfolded" schematic of
cerebellum demonstrating
body map areas
小脑的机体定位性投射区
"展开"示意图

"Unfolded" schematic of cerebellum demonstrating regions and lobes
小脑分区和分叶的展开示意图

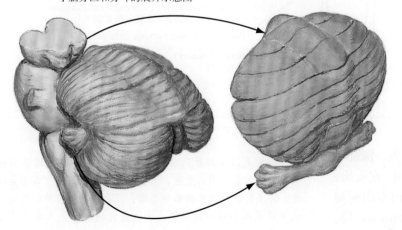

Schema of theoretical "unfolding"
of cerebellar surface in derivation
of above diagram
上述小脑平面示意图的理论性图解

小脑

15.16　小脑的功能分区

　　小脑可分为小脑前叶、中叶（后叶）和绒球小结叶（FN），各叶的损伤均可造成同侧功能异常，如僵硬步态（前叶）、协调运动障碍、测距不良、意向性震颤、肌张力减退、共济失调和运动碎片化（中叶），以及躯干共济失调（绒球小结叶）等。除此之外，也可以按照

小脑皮质向小脑深核投射，继而投射至特定的上运动神经元组并调控相应功能活动的顺序，纵向划分小脑。本示意图显示了纵向划分后的小脑蚓和绒球小结叶（投射至顶核和前庭神经外侧核）、蚓旁部（投射至球状核和栓状核）以及半球外侧部（投射至齿状核）。每个小脑分区均与特定的上运动神经元系统环路相交联。

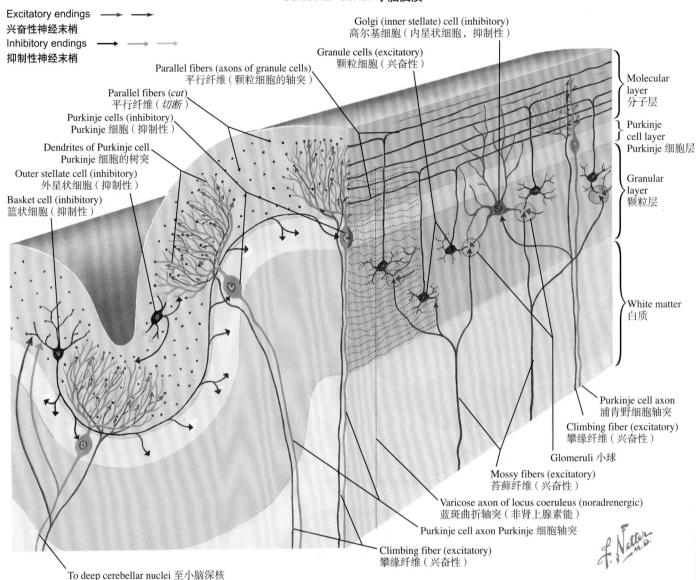

Cerebellar Cortex 小脑皮质

Excitatory endings ⟶ ⟶
兴奋性神经末梢

Inhibitory endings ⟶ ⟶ ⟶
抑制性神经末梢

Golgi (inner stellate) cell (inhibitory)
高尔基细胞（内星状细胞，抑制性）

Granule cells (excitatory)
颗粒细胞（兴奋性）

Parallel fibers (axons of granule cells)
平行纤维（颗粒细胞的轴突）

Parallel fibers (cut)
平行纤维（切断）

Purkinje cells (inhibitory)
Purkinje 细胞（抑制性）

Dendrites of Purkinje cell
Purkinje 细胞的树突

Outer stellate cell (inhibitory)
外星状细胞（抑制性）

Basket cell (inhibitory)
篮状细胞（抑制性）

Molecular layer
分子层

Purkinje cell layer
Purkinje 细胞层

Granular layer
颗粒层

White matter
白质

Purkinje cell axon
浦肯野细胞轴突

Climbing fiber (excitatory)
攀缘纤维（兴奋性）

Glomeruli 小球

Mossy fibers (excitatory)
苔藓纤维（兴奋性）

Varicose axon of locus coeruleus (noradrenergic)
蓝斑曲折轴突（非肾上腺素能）

Purkinje cell axon Purkinje 细胞轴突

Climbing fiber (excitatory)
攀缘纤维（兴奋性）

To deep cerebellar nuclei 至小脑深核

15.17　小脑的神经传导环路

　　小脑由四部分构成：表面三层皮质、白质、深部小脑核以及与延髓、脑干和丘脑相连接的小脑脚。在皮质，Purkinje 细胞（主要传出神经元）在分子层内发出树突（彼此排列成相互平行的板层），其胞体位于 Purkinje 层，而其轴突则延伸至颗粒层和深部白质。攀缘纤维（自下橄榄核）、苔藓纤维（除单胺能外其他传入纤维），或精细弯曲的树枝状分支纤维（非肾上腺素能和其他单胺能传入纤维）传入小脑皮质。苔藓纤维与颗粒细胞形成突触，后者的轴突平行排列，延伸越过上百个 Purkinje 细胞树突。其他中间神经元在分子层（外星状细胞）、Purkinje 细胞层（篮状细胞）以及颗粒层的细胞 - 分子联络层（高尔基细胞），调控其内部之间的相互联系。蓝斑的非肾上腺素能轴突在三个层面终止，调节其他小脑连接结构的兴奋性。

临床意义

　　小脑是许多显著药物副作用的靶器官，有些副作用在药物的治疗剂量范围内发生，有些则是在药物达到中毒剂量时发生。许多药物不仅直接影响小脑，还会影响整个神经系统，造成神经系统的缺血或缺氧。小脑损伤通常首先表现为步态障碍，进而发展为肢体共济失调。这些小脑副作用通常在停药后可以缓解，但是某些症状也可能会持续。一些抗癫痫药物，如苯妥英、卡马西平和巴比妥，会导致小脑综合征；尤其是接受长期治疗，尤其是使用苯妥英的患者，可能会遗留持久性的损伤，如 Purkinje 细胞的退行性变。丙戊酸可能会导致意向性震颤。一些肿瘤化疗药物也可能导致小脑副作用反应，甚至在极个别情况下造成永久性损伤。精神疾病治疗所使用的多药联合方案，尤其是包含精神抑制药物，也会对小脑功能产生影响。暴露于危险环境因素引起的毒性损伤也会影响小脑功能，如暴露于有机磷和有机溶剂，会产生小脑损伤的症状。暴露于重金属，包括甲基汞、铅和铊，会引起步态异常以及共济失调。

A. General Scheme
整体示意图

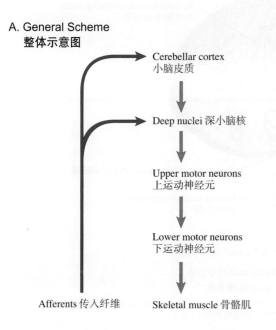

Cerebellar cortex
小脑皮质

Deep nuclei 深小脑核

Upper motor neurons
上运动神经元

Lower motor neurons
下运动神经元

Afferents 传入纤维

Skeletal muscle 骨骼肌

B. Deep Nuclei Relationship with Afferents
小脑深核的传入纤维联系

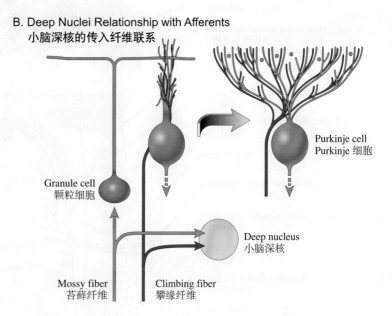

Purkinje cell
Purkinje 细胞

Granule cell
颗粒细胞

Deep nucleus
小脑深核

Mossy fiber
苔藓纤维

Climbing fiber
攀缘纤维

C. Circuitry of Cerebellar Neurons - Mossy Fibers
小脑神经元 - 苔藓纤维环路

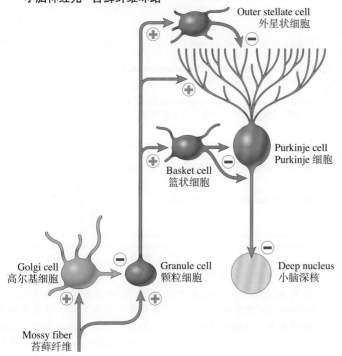

Outer stellate cell
外星状细胞

Purkinje cell
Purkinje 细胞

Basket cell
篮状细胞

Golgi cell
高尔基细胞

Granule cell
颗粒细胞

Deep nucleus
小脑深核

Mossy fiber
苔藓纤维

D. Circuitry of Cerebellar Neurons - Climbing Fibers
小脑神经元 - 攀缘纤维环路

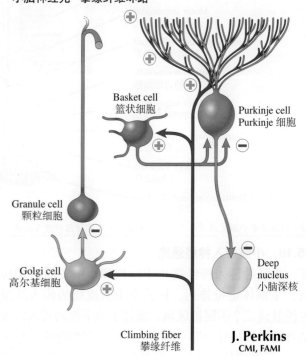

Basket cell
篮状细胞

Purkinje cell
Purkinje 细胞

Granule cell
颗粒细胞

Golgi cell
高尔基细胞

Deep nucleus
小脑深核

Climbing fiber
攀缘纤维

J. Perkins
CMI, FAMI

15.18　小脑传入纤维联系环路图

　　小脑的传入纤维包括苔藓纤维、攀缘纤维和蓝核非肾上腺素能纤维。苔藓纤维与小脑深核以及颗粒细胞形成突触。攀缘纤维缠绕于 Purkinje 树突丛。蓝斑非肾上腺素能纤维的轴突则与小脑皮质的各类细胞相互连接。

图 C 和 D 显示了中间神经元的传入调节和 Purkinje 细胞的传出联系。小脑皮质的这一完整环路为小脑深核对信息的初级加工提供了精细的调节。所有至小脑深核的 Purkinje 细胞传出信息均是以 γ- 氨基丁酸（GABA）作为神经递质的抑制性介导。

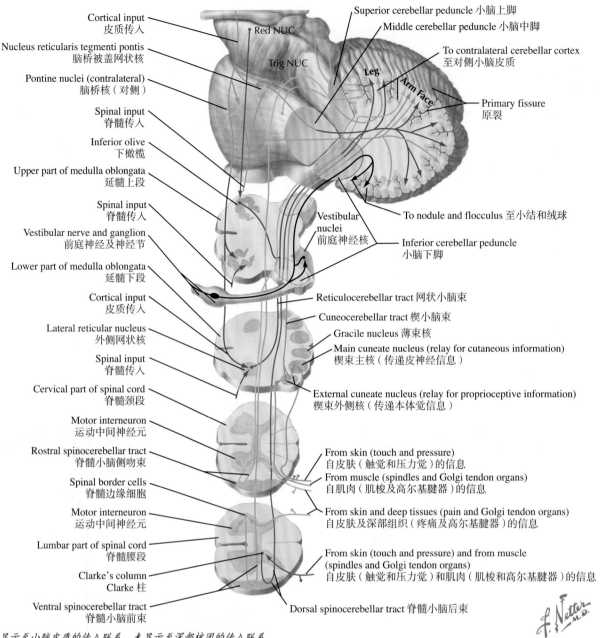

Cortical input 皮质传入
Nucleus reticularis tegmenti pontis 脑桥被盖网状核
Pontine nuclei (contralateral) 脑桥核（对侧）
Spinal input 脊髓传入
Inferior olive 下橄榄
Upper part of medulla oblongata 延髓上段
Spinal input 脊髓传入
Vestibular nerve and ganglion 前庭神经及神经节
Lower part of medulla oblongata 延髓下段
Cortical input 皮质传入
Lateral reticular nucleus 外侧网状核
Spinal input 脊髓传入
Cervical part of spinal cord 脊髓颈段
Motor interneuron 运动中间神经元
Rostral spinocerebellar tract 脊髓小脑侧吻束
Spinal border cells 脊髓边缘细胞
Motor interneuron 运动中间神经元
Lumbar part of spinal cord 脊髓腰段
Clarke's column Clarke 柱
Ventral spinocerebellar tract 脊髓小脑前束

Red NUC
Trig NUC
Superior cerebellar peduncle 小脑上脚
Middle cerebellar peduncle 小脑中脚
To contralateral cerebellar cortex 至对侧小脑皮质
Leg
Arm Face
Primary fissure 原裂
To nodule and flocculus 至小结和绒球
Vestibular nuclei 前庭神经核
Inferior cerebellar peduncle 小脑下脚
Reticulocerebellar tract 网状小脑束
Cuneocerebellar tract 楔小脑束
Gracile nucleus 薄束核
Main cuneate nucleus (relay for cutaneous information) 楔束主核（传递皮神经信息）
External cuneate nucleus (relay for proprioceptive information) 楔束外侧核（传递本体觉信息）
From skin (touch and pressure) 自皮肤（触觉和压力觉）的信息
From muscle (spindles and Golgi tendon organs) 自肌肉（肌梭及高尔基腱器）的信息
From skin and deep tissues (pain and Golgi tendon organs) 自皮肤及深部组织（疼痛及高尔基腱器）的信息
From skin (touch and pressure) and from muscle (spindles and Golgi tendon organs) 自皮肤（触觉和压力觉）和肌肉（肌梭和高尔基腱器）的信息
Dorsal spinocerebellar tract 脊髓小脑后束

注：仅显示至小脑皮质的传入联系，未显示至深部核团的传入联系

15.19 小脑传入神经通路

小脑的传入神经终止于深核和小脑皮质的相应区域，呈躯体定位排列。机体至小脑皮质的传入纤维至少投射到三个不同的区域。通过小脑下脚的传入纤维包括脊髓小脑神经通路（脊髓小脑后束和侧吻束、楔小脑束）、下橄榄传入纤维、自外侧网状核以及其他区域的网状结构传入纤维、自前庭神经核和前庭神经节的前庭传入以及一些三叉神经传入纤维。小脑中脚主要通过脑桥小脑纤维，传递对侧的皮质脑桥小脑传入信号。通过小脑上脚的传入纤维包含脊髓小脑前束、顶盖小脑的视觉和听觉传入、一些三叉神经传入、以及非肾上腺素能的蓝斑传入。脊髓小脑后束以及楔小脑束主要传入来自肌梭的信息，脊髓小脑后束和侧吻束则主要传递来自高尔基腱器和其他感受器的信息。

临床意义

多种进行性的神经退行性疾病会影响小脑及其连接，这些疾病包括 Friedreich 共济失调和橄榄脑桥－小脑萎缩。Friedreich 共济失调是一种常染色体隐性遗传病，通常自幼年后期发病，并持续进展数十年。症状常常始于共济失调、步态障碍、辨距不良、运动碎片化以及构音困难，也可出现痉挛性运动障碍以及感觉缺失。神经病理学检查显示脊髓白质的轴突和初级传入纤维出现退行性变，尤其是后索和外侧索，包括脊髓小脑束。轴突损伤也可发生在周围神经系统和中枢神经系统中，但是小脑本身通常不直接出现神经退行性变。

橄榄脑桥－小脑萎缩症是一种以常染色体显性遗传为主的进行性神经退行性变，多发于中年人。起于步态障碍，后进展为全面的小脑功能障碍，伴构音不良以及步态共济失调。其他症状包括：舞蹈症、肌张力异常以及木僵，提示并发基底神经节退行性变。神经病理学检查通常会显示小脑皮质、下橄榄核以及脑桥核的神经退行性变，导致小脑下脚和小脑中脚的结构消失。此症还常常伴发大脑皮质、下行上运动神经元以及基底神经节的退行性变。

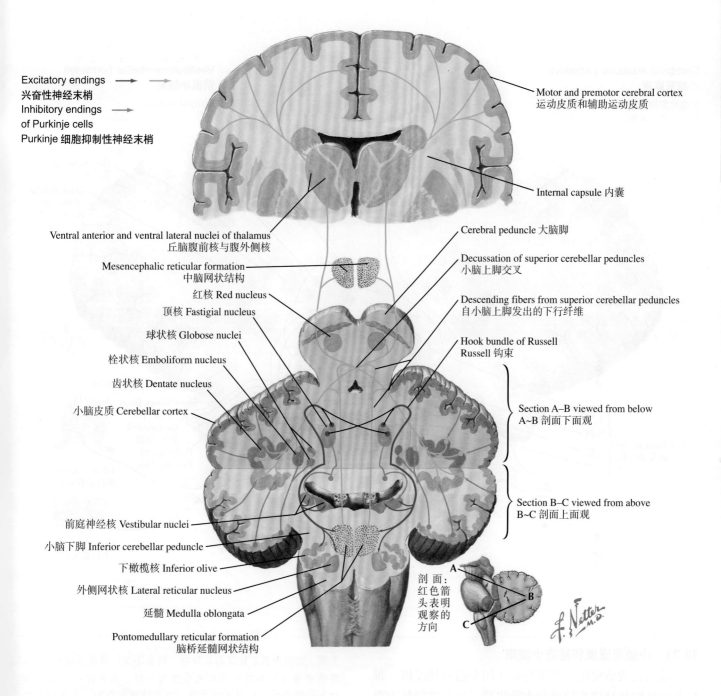

Excitatory endings →
兴奋性神经末梢
Inhibitory endings →
of Purkinje cells
Purkinje 细胞抑制性神经末梢

Motor and premotor cerebral cortex
运动皮质和辅助运动皮质

Internal capsule 内囊

Ventral anterior and ventral lateral nuclei of thalamus
丘脑腹前核与腹外侧核

Cerebral peduncle 大脑脚

Mesencephalic reticular formation
中脑网状结构

Decussation of superior cerebellar peduncles
小脑上脚交叉

红核 Red nucleus

Descending fibers from superior cerebellar peduncles
自小脑上脚发出的下行纤维

顶核 Fastigial nucleus

球状核 Globose nuclei

Hook bundle of Russell
Russell 钩束

栓状核 Emboliform nucleus

齿状核 Dentate nucleus

小脑皮质 Cerebellar cortex

Section A–B viewed from below
A~B 剖面下面观

Section B–C viewed from above
B~C 剖面上面观

前庭神经核 Vestibular nuclei

小脑下脚 Inferior cerebellar peduncle

下橄榄核 Inferior olive

外侧网状核 Lateral reticular nucleus

延髓 Medulla oblongata

Pontomedullary reticular formation
脑桥延髓网状结构

剖面：
红色箭
头表明
观察的
方向

A
B
C

15.20 小脑传出神经通路

小脑的传出纤维自小脑深核发出。来自顶核的投射纤维通过小脑下脚，在同侧的前庭神经外侧核、其他前庭神经核以及发出网状脊髓束的脑桥和延髓的网状神经核处终止。这些传出纤维主要调节前庭脊髓束以及网状脊髓束上运动神经元的活动。球状核以及栓状核发出的轴突主要通过小脑上脚交叉至对侧的红核，并向丘脑腹外侧核发出少量纤维，调节红核脊髓束的活动。齿状核发出的轴突通过小脑上脚交叉投射至对侧的丘脑腹外侧核和少量的腹前核，调节皮质脊髓束的活动。少量来自齿状核的纤维也投射至对侧的红核和脑干网状结构运动核。

临床意义

副肿瘤综合征是一种继发于肿瘤、相对少见、进行性发展的疾病，会对小脑和其他的神经结构产生损害。小脑的症状有时甚至会比肿瘤本身出现更早。解释这种异常的一个主要假说称，在机体对于肿瘤细胞的一种免疫反应中，一些表位相关的抗体与神经系统靶点发生交叉反应，导致了副肿瘤综合征的发生。Purkinje 细胞似乎是这些 IgG 抗体的一个主要靶点。此综合征经常会被化疗、放疗所诱发或恶化。整个小脑都可能成为靶点。该病的症状包括步态障碍、肢体共济失调以及其他小脑症状，如构音不良和眼球协调运动障碍。副肿瘤综合征的其他可能靶点包括大脑皮质、上运动神经元投射以及周围神经。

Cerebellovestibular pathways
小脑前庭束

兴奋性数据末梢 ⟶
抑制性神经末梢 ⟶

Vestibulocerebellar pathways
前庭小脑束

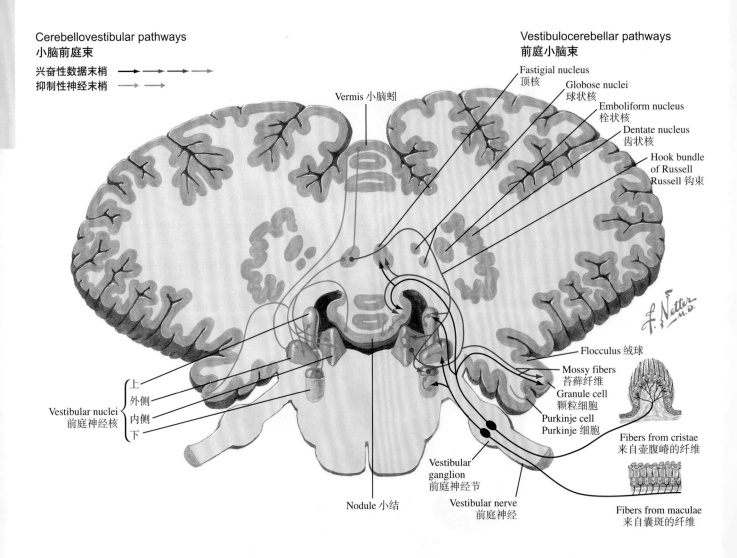

Vermis 小脑蚓

Fastigial nucleus
顶核
Globose nuclei
球状核
Emboliform nucleus
栓状核
Dentate nucleus
齿状核
Hook bundle
of Russell
Russell 钩束

上
外侧
内侧
下

Vestibular nuclei
前庭神经核

Flocculus 绒球
Mossy fibers
苔藓纤维
Granule cell
颗粒细胞
Purkinje cell
Purkinje 细胞
Fibers from cristae
来自壶腹嵴的纤维

Vestibular
ganglion
前庭神经节

Vestibular nerve
前庭神经

Nodule 小结

Fibers from maculae
来自囊斑的纤维

15.21　小脑前庭束和前庭小脑束

前庭初级感觉传入纤维终止于四个前庭神经核、顶核和小脑蚓和绒球小结叶的小脑皮质。前庭神经核也投射至小脑蚓和绒球小结叶的小脑皮质。小脑蚓和绒球小结叶的 Purkinje 细胞依次返回投射至前庭神经核和顶核。顶核投射至前庭神经核和脑桥及延髓的网状结构。因此，初级和次级前庭神经元投射至顶核和小脑皮质，而小脑皮质和小脑深核返回投射至前庭神经核。这种广泛的相互关联的前庭小脑环路调节着基本空间定位与机体的肌张力与姿势。

临床意义

酒精摄入会造成急性或慢性小脑及其通路的功能障碍。急性酒精中毒会造成全小脑功能异常，包括剪刀步态、肢体共济

失调、辨距不良、轮替动作障碍、构音不良以及眼球运动障碍。酒精中毒的小脑功能测试包含直线步行、指鼻试验、语言结构与协调程度，以及步态测试。随着酒精的代谢，广泛的小脑影响将逐渐消失。慢性酒精中毒则会造成更加永久性的小脑损伤，以小脑前叶和蚓部为主（古小脑）。患者可表现为剪刀状、宽步伐步态伴随着木僵的下肢运动。这种不同于一般小脑损伤的特殊表现（相比之下，发生于全小脑，尤其是小脑半球外侧损伤表现为低肌张力、共济失调性步态），是由于小脑前叶通过小脑前庭通路对前庭神经外侧核的影响被去除了，进而失去了对伸肌为主的运动神经系统的抑制。这种前小脑综合征有可能会随着患者的戒酒而减轻。随着更多的酒精摄入，小脑的各个部分可能会受到更加严重的破坏，表现出典型的全小脑破坏的征象，包括步态障碍、肌张力低下、构音不良、肢体共济失调以及眼外肌运动障碍。除了酒精对于小脑的直接损伤之外，慢性酒精中毒所造成的维生素缺乏、肝功能障碍以及其他酒精代谢问题也可能引起神经系统损伤。包括大脑皮质在内的脑的其他部分也可能被慢性酒精中毒严重破坏。

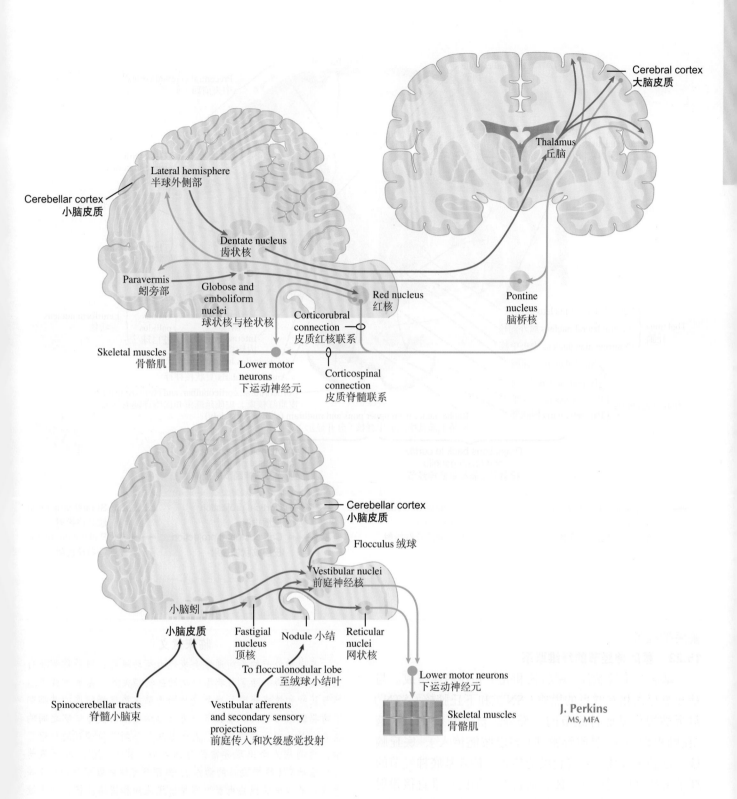

15.22　小脑至上运动神经元系统的传出神经通路示意图

　　小脑半球外侧部经齿状核与丘脑腹前核（VA）、腹外侧核（VL）相互联系，这些核团是发出皮质脊髓束，到达运动皮质、辅助运动皮质和前运动皮质的始细胞。小脑蚓旁皮质通过球状核和栓状核，与红核脊髓束的起始点红核相互联系。小脑与皮质脊髓束和红核脊髓束的起始细胞的联系大部分是交叉的，但这些上运动神经元

在终止于下运动神经元之前还要再次交叉，故小脑在两次交叉后支配同侧的下运动神经元。小脑蚓部和绒球小结叶与顶核和前庭神经外侧核相互联系，顶核发出的纤维主要投射至同侧的前庭脊髓束和网状脊髓束的起始核，通过这些上运动神经元系统调节同侧肢体的脊髓下运动神经元。前庭神经外侧核是前庭外侧束的主要起始核团，负责调控对同侧伸肌脊髓下运动神经元的支配。

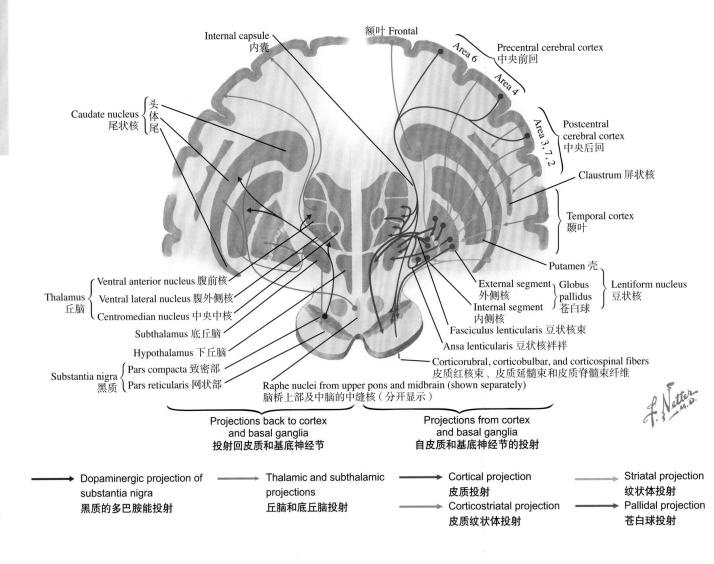

Internal capsule 内囊

额叶 Frontal

Area 6

Precentral cerebral cortex 中央前回

Area 4

Area 3,7,2

Caudate nucleus 尾状核 {头 体 尾}

Postcentral cerebral cortex 中央后回

Claustrum 屏状核

Temporal cortex 颞叶

Putamen 壳

Thalamus 丘脑 {
Ventral anterior nucleus 腹前核
Ventral lateral nucleus 腹外侧核
Centromedian nucleus 中央中核
}

External segment 外侧核 } Globus pallidus 苍白球 } Lentiform nucleus 豆状核

Internal segment 内侧核

Subthalamus 底丘脑

Fasciculus lenticularis 豆状核束

Hypothalamus 下丘脑

Ansa lenticularis 豆状核襻

Substantia nigra 黑质 {
Pars compacta 致密部
Pars reticularis 网状部
}

Corticorubral, corticobulbar, and corticospinal fibers 皮质红核束、皮质延髓束和皮质脊髓束纤维

Raphe nuclei from upper pons and midbrain (shown separately) 脑桥上部及中脑的中缝核（分开显示）

Projections back to cortex and basal ganglia 投射回皮质和基底神经节

Projections from cortex and basal ganglia 自皮质和基底神经节的投射

→ Dopaminergic projection of substantia nigra 黑质的多巴胺能投射

→ Thalamic and subthalamic projections 丘脑和底丘脑投射

→ Cortical projection 皮质投射

→ Striatal projection 纹状体投射

→ Corticostriatal projection 皮质纹状体投射

→ Pallidal projection 苍白球投射

基底神经节

15.23　基底神经节的纤维联系

　　基底节由纹状体（尾状核和壳）和苍白球组成。与基底节存在相互联系的黑质（SN）和下丘脑核（STN）常常被视作基底神经节的一部分。自大脑皮质、丘脑（丘脑板内核）、黑质致密部（多巴胺能传入）、底丘脑核、延髓中缝核（5-羟色胺能传入）传入基底神经节的纤维大都直接到达纹状体，而自底丘脑的纤维直接投射至苍白球。纹状体发出的纤维也投射至苍白核球。苍白球内侧核向丘脑（腹前核、腹外侧核、中央内侧核）发出投射纤维，而其外侧核则向底丘脑核发出投射纤维。丘脑腹前核和腹外侧核向皮质脊髓束的起始细胞发出纤维投射。基底神经节损坏通常会导致运动功能障碍。黑质致密部的多巴胺能神经元损伤会导致帕金森病（以静止性震颤、肌肉僵直、运动徐缓和躯体不稳定为特征）。

临床意义

　　基底神经节的疾病通常会表现为运动障碍，曾被称为非自主性运动障碍。除了与典型的运动症状相关外，基底神经节也参与认知和情感处理，尤其是协助大脑皮质选择需要的并抑制不需要的活动模式。基底节一方面协助建立动机与情感之间的联系，另一方面协调运动。对于基底节不同部位梗死的观察显示，这类病人会出现异常的身体姿势，伴随肌强直和其他运动如徐动症（缓慢颤抖的动作）、舞蹈病（快的舞蹈样动作）等症状。尾状核受损的患者更容易出现认知和情绪症状，如无欲症、思维缓慢和情感淡漠（意志力丧失），这可能与尾状核与前额叶的相互联系有关。一些经典的运动障碍疾病的症状往往是混合的，如进行性神经退行性变疾病，会出现运动减缓（运动启动困难或如眨眼等动作减少）以及运动增多的症状，如肌肉僵直、手足徐动症、舞蹈病以及肌张力异常。作为运动增多的例子，Tourette综合征涉及抽搐和不自主发音，有时伴模仿言语症、呻吟、声带痉挛、突发秽语以及多动症行为，通常在儿童期开始出现。治疗策略包括使用多巴胺D2受体拮抗剂，如氟哌啶醇。

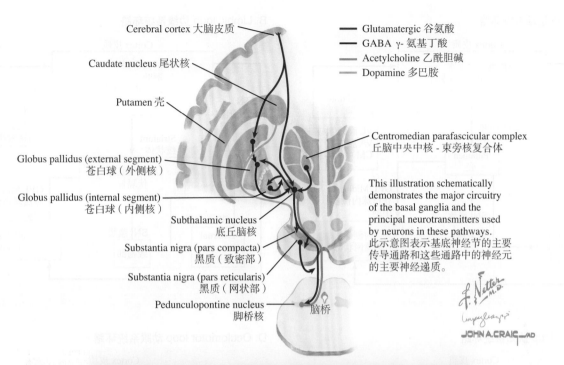

Cerebral cortex 大脑皮质

Caudate nucleus 尾状核

Putamen 壳

Globus pallidus (external segment)
苍白球（外侧核）

Globus pallidus (internal segment)
苍白球（内侧核）

Subthalamic nucleus
底丘脑核

Substantia nigra (pars compacta)
黑质（致密部）

Substantia nigra (pars reticularis)
黑质（网状部）

Pedunculopontine nucleus
脚桥核

脑桥

Centromedian parafascicular complex
丘脑中央中核 - 束旁核复合体

— Glutamatergic 谷氨酸
— GABA γ- 氨基丁酸
— Acetylcholine 乙酰胆碱
— Dopamine 多巴胺

This illustration schematically demonstrates the major circuitry of the basal ganglia and the principal neurotransmitters used by neurons in these pathways.
此示意图表示基底神经节的主要传导通路和这些通路中的神经元的主要神经递质。

A. 青年人的黑质致密部多巴胺能神经元。GA 荧光组织化学。

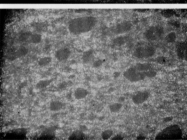

B. 老年人的黑质致密部多巴胺能神经元。显示神经元减少合并黄染的脂褐素（衰老色素）。GA 荧光组织化学。

C. 青年人的尾状核多巴胺能神经元。GA 荧荧光组织化学。

D. 老年人的尾状核多巴胺能神经元。显示多巴胺能神经末梢密度和数量的减少以及出现黄染的脂褐素。GA 荧光组织化学。

15.24　基底神经节环路和神经递质原理图

临床意义

　　在帕金森病中，黑质致密部会出现以多巴胺为主要神经递质的神经元色素丧失（含黑色素）。黑质和其轴突投射的靶区尾状核和壳中的多巴胺含量严重耗竭。当帕金森病出现临床症状时，黑质致密部的多巴胺能神经元已有至少 50%（有时多达 80%）发生了退行性变。黑质神经元有时会出现 Lewy 包涵体或神经原纤维缠结，进一步证实了帕金森病的退行性病变过程。帕金森病的神经病理变化有时还涉及中脑腹侧被盖的多巴胺能

神经元、中缝核的 5- 羟色胺能神经元、基底神经核的胆碱能神经元以及其他如存在于迷走神经背核的色素神经元。尽管黑质的多巴胺减少是帕金森病最显著的病理变化，这些其他神经元的退行性变也会造成帕金森病症的加重。帕金森病的主要表现分为阴性症状和阳性（过度）症状，包括：①静止性震颤（大约 2Hz），随着活动而减弱（即，非运动性震颤）；②肌肉僵直（铅管样强直），被动屈伸运动的全程均可感受到阻力（与肌痉挛不同）；③运动徐缓（运动始动困难或运动开始后难以停止）和④姿态不稳。有时还可会表现出头部震颤（蹒跚）、面具脸（面部表情严肃、变化减少）以及抑郁。

A. Motor loop 运动系统环路

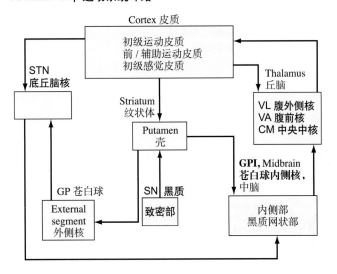

B. Limbic loop 边缘系统环路

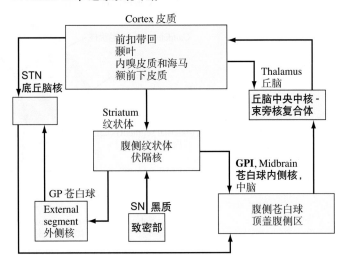

C. Cognitive loop 认知系统环路

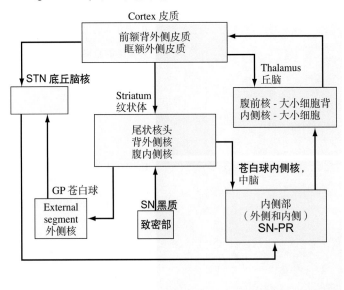

D. Oculomotor loop 动眼系统环路

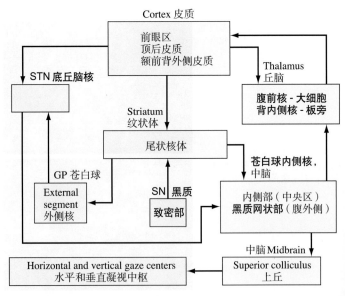

CM = Centromedian nucleus 中央中核
GPI = Globus pallidus internal segment 苍白球内侧核
magno = Magnocellular 大细胞
MD = Medial dorsal nucleus 背核内侧

parvo = Parvocellular 小细胞
PC = Pars compacta 致密部
PR = Pars reticulata 网状部
SN = Substantia nigra 黑质

STN = Subthalamic nucleus 底丘脑核
VA = Ventral anterior nucleus 腹前核
VL = Ventrolateral nucleus 腹外侧核

15.25　经基底神经节的并行环路系统

皮质纹状体系、纹状体苍白球系和苍白球丘脑系统相连形成运动、边缘、认知和动眼的并行环路系统。运动环路系统经壳传导；边缘传导环路经腹侧苍白球和伏隔核传导；认知系统环路经尾状核头传导；动眼系统环路经尾状核体传导。通过苍白球和黑质致密部或被盖腹侧区的纤维投射到丘脑的相应区域后返回皮质纹状体纤维的起始部神经元。这些通过基底神经节和皮质的并行环路调节特定的皮质活动，有别于皮质下通路的固有功能。黑质致密部可能是这些并行环路之间的主要联系枢纽。

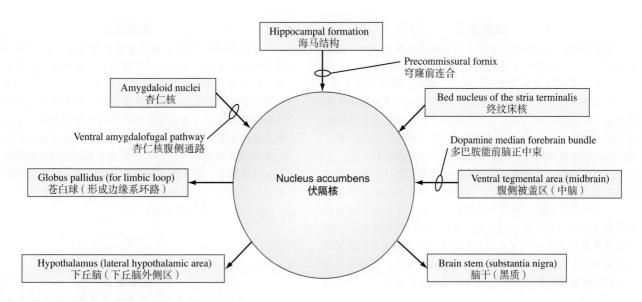

Connections of Nucleus Accumbens
伏隔核的纤维联系

15.26 伏隔核的纤维联系

伏隔核位于纹状体的前端，前脑末端的腹内侧（见图 13.12）。其传入纤维富含多巴胺能，来自边缘结构（杏仁核、海马结构、终纹床核）和中脑被盖腹侧区。伏隔核是动机和成瘾行为的中枢，也是脑内有关高兴、愉快和赞赏的奖励环路的主要区域。伏隔核参与特定的边缘基底神经节环路（经苍白球），协助调节情绪反应的运动表达和维持相关的姿势及行为举止。

临床意义

泛杏仁核结构是指涉及评判风险 – 获益分析的部分前脑神经环路。其通路包括终纹床核和伏隔核。这个前脑结构与皮质 – 杏仁核中央中核相互连接（见 16.34 有关杏仁核环路的综述）。与杏仁核主要处理更具体的威胁和风险不同，终纹床核主要处理不确定性和不确定的威胁及风险。伏隔核参与控制面对不确定性危险时的行为，并且与杏仁核和额叶皮质相互联系，参与主动躲避行为（见 Joseph LeDoux 及同事的研究）。

当杏仁核和泛杏仁核结构被潜在的威胁启动时，丘脑无意识传出预警（而不是丘系丘脑详细分析信号），并使脑干环路对于可能的行动做出准备。若杏仁核将相关的信息传入到前额叶皮质（内侧和外侧）以及顶叶皮质，有意识的威胁感和相应的决断机制也可被激活。相对更加特定的威胁则通过杏仁核和对应的丘脑感觉皮质联系与前额叶皮质相互沟通处理。

临床意义

见图 14.9。儿童时期的水痘－带状疱疹病毒是一种可以在背根神经节、三叉神经（感觉神经）节以及其他感觉神经节潜伏的病毒。当机体免疫力低下（药物、肿瘤、慢性应激）时，这些病毒就会再度激活，并且出现沿着感觉神经根和部分三叉神经分布的痛性水泡，又称带状疱疹神经痛。常发部位在胸部神经根或三叉神经的眼神经（V1）。皮损表现为水泡，伴相应部位的放射性锐痛或灼痛。有时疼痛会先于皮损出现几天。三叉神经的眼神经受累所带来的主要风险是角膜溃疡，并造成角膜透明度下降。这些神经（节）以及周围组织有时会出现炎性反应。通常经过抗病毒和联合镇痛剂治疗后，皮损会在一周左右消退，然而治疗后的神经痛（灼痛）可长达数周到数月，且可能需要按照其他神经源性痛（反射性交感萎缩症／复杂性区域痛综合征）的治疗方案进行治疗，包括镇痛药、调整痛阈的三环类抗抑郁药、膜稳定剂、抗炎药及其他方法。

临床意义

见图 15.9。红核脊髓束自红核的大细胞神经元发出，是皮质－红核－脊髓系统的一部分，代表了一类间接性的皮质脊髓通路。红核脊髓束支配对侧肢体，一般通过中间神经元间接地支配 α 和 γ 下运动神经元。一些学者认为红核脊髓束对人类的作用很小，然而损伤后发生的去皮质和去大脑强直则对这一观点提出了的质疑。在上运动神经元病变中，皮质－红核－脊髓系统常常伴随皮质脊髓束一同损伤（内囊后肢、脊髓外侧索），导致上运动神经元综合征。双侧前脑和间脑损伤会破坏除了红核脊髓束、网状脊髓束以及前庭脊髓束之外的所有连接，导致经典的双侧上运动神经元综合征（双上肢屈曲、双下肢伸展，称为去皮质姿势）。若损伤向下延伸，超过红核，则会发生明显的前庭脊髓外侧束去抑制，导致四肢均伸展（去大脑强直）。这些现象表明红核脊髓系统主要驱动上肢的屈肌活动，对下肢驱动的作用较小。

临床意义

见图 15.11。网状脊髓束自脑桥和延髓网状结构内侧的类树突神经元发出。脑桥网状结构发出网状脊髓（内侧）束，主要支配近端肌群。延髓网状结构则发出延髓网状（外侧）束，走行于脊髓外侧索，并支配肢体肌肉。网状脊髓束调节肌张力和姿势反射，有时还会帮助协调不同脊髓节段的下运动神经元对肌肉的支配。网状脊髓束还直接调控机械运动，比如向想要抓取的物体伸展手臂等。网状脊髓束可以选择性地影响 α 和 γ 下运动神经元，因此在其他下行系统受损，比如皮质脊髓束和皮质－红核－脊髓系统损伤的情况下，该束可维持动态和静态 γ 下运动神经元系统的激活。

临床意义

见图 15.14。前庭神经核接受来自半规管壶腹毛细胞的传入纤维，并与眼外肌相关的运动核相互连接，对眼球运动进行反射调节，形成前庭－眼反射连接。当头部转向一侧时，外侧半规管启动前庭－眼反射，促使眼球向相反方向运动，从而维持眼球的位置。对毛细胞一侧的前庭感受器进行冷水刺激外耳道实验时（冷热水实验），同侧的脑干会认为发生了移动，并作出相应的眼球运动。这种效应被称为 Caloric 眼震，可产生一种向同侧倾倒的感觉（巴腊尼指向试验阳性）。一侧前庭神经的受损或激惹也会导致运动感，引起病理性眼震。当人向一方向旋转的程度大于了可以通过简单前庭－眼反射的范围，眼球则会先向反射的方向转动到最大，然后会迅速的回归头部所指的视线中央。这一现象被称为旋转性眼震，包含了移动到对侧的慢相，以及迅速回复到视野中央的快相，其中快相是由枕叶视皮质所调控。当旋转停止，受试者仍会有旋转感，但是是在相反方向（旋转后眼震），伴随与原运动方向相反的眼球扫视，以及对于扫视方向的过渡。若受试者为静止，而物体从视野内移向视野外（如在移动的车辆上看电线杆），追踪反射则会指引眼球运动，发生由大脑皮质主导的快速眼动。这种正常生理现象被称为视动性眼球震颤。

16

自主神经 – 下丘脑 – 大脑边缘系统

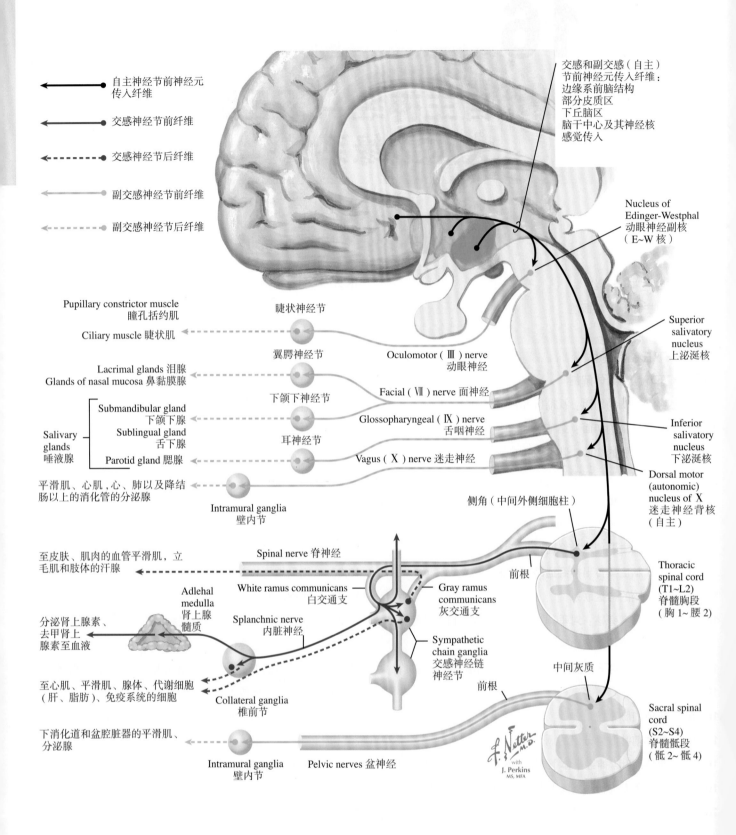

自主神经节前神经元传入纤维

交感神经节前纤维

交感神经节后纤维

副交感神经节前纤维

副交感神经节后纤维

交感和副交感（自主）
节前神经元传入纤维：
边缘系前脑结构
部分皮质区
下丘脑区
脑干中心及其神经核
感觉传入

Nucleus of
Edinger-Westphal
动眼神经副核
（E~W 核）

Superior
salivary
nucleus
上泌涎核

Inferior
salivary
nucleus
下泌涎核

Dorsal motor
(autonomic)
nucleus of X
迷走神经背核
（自主）

Pupillary constrictor muscle
瞳孔括约肌

Ciliary muscle 睫状肌

睫状神经节

Lacrimal glands 泪腺
Glands of nasal mucosa 鼻黏膜腺

翼腭神经节

Oculomotor（Ⅲ）nerve
动眼神经

Facial（Ⅶ）nerve 面神经

下颌下神经节

Salivary
glands
唾液腺

Submandibular gland
下颌下腺
Sublingual gland
舌下腺
Parotid gland 腮腺

耳神经节

Glossopharyngeal（Ⅸ）nerve
舌咽神经

Vagus（Ⅹ）nerve 迷走神经

平滑肌、心肌，心、肺以及降结
肠以上的消化管的分泌腺

Intramural ganglia
壁内节

侧角（中间外侧细胞柱）

至皮肤、肌肉的血管平滑肌，立
毛肌和肢体的汗腺

Spinal nerve 脊神经

Adlehal
medulla
肾上腺
髓质

White ramus communicans
白交通支

Splanchnic nerve
内脏神经

Gray ramus
communicans
灰交通支

前根

Thoracic
spinal cord
(T1~L2)
脊髓胸段
（胸 1~ 腰 2）

分泌肾上腺素、
去甲肾上
腺素至血液

至心肌、平滑肌、腺体、代谢细胞
（肝、脂肪）、免疫系统的细胞

Sympathetic
chain ganglia
交感神经链
神经节

Collateral ganglia
椎前节

中间灰质

前根

下消化道和盆腔脏器的平滑肌、
分泌腺

Intramural ganglia
壁内节

Pelvic nerves 盆神经

Sacral spinal
cord
(S2~S4)
脊髓骶段
（骶 2~ 骶 4）

General Organization of the Autonomic Nervous System
自主神经系统概述

自主神经系统

16.1　自主神经系统概述

自主神经系统是由节前神经元通过神经节连接到内脏靶组织的两级神经元链构成，其中内脏靶组织包括心肌、平滑肌、腺体、代谢细胞和免疫系统细胞。交感部分（交感神经系统；SNS）起自胸、腰段脊髓（T1～L2）侧角的中间外侧柱细胞，经椎前节和椎旁节发挥作用，是在紧急情况下，如或战或逃中，迅速做出反应的神经系统。副交感部分（副交感神经系统）的节前神经元是由与脑神经（CNs）Ⅲ、Ⅶ、Ⅸ和Ⅹ相关的脑神经核团以及骶2至骶4（S2～S4）段脊髓的中间灰质副交感核组成，第Ⅲ、Ⅶ、Ⅸ对脑神经通过脑神经节发挥作用，迷走神经和骶神经通过壁内或壁旁节发挥作用。副交感神经系统是机体稳态恢复系统。前脑边缘叶、下丘脑和脑干在中枢神经系统中相互联系，通过迷走神经和交感神经节前神经元实现对交感与副交感神经系统至机体传出的调节。

临床意义

位于脑干和脊髓骶段的副交感节前神经元，以及在胸、腰段脊髓的交感节前神经元投射到神经节细胞，以乙酰胆碱作为其主要的神经递质。神经节细胞上主要分布有烟碱胆碱能受体，负责转导快神经传递反应。节后交感神经元主要以去甲肾上腺素为其神经递质，而副交感节后神经元则以乙酰胆碱作为其主要递质。靶组织上有 α 和 β 肾上腺素受体亚型以及胆碱能毒蕈碱受体亚型（M1～M3）。刺激 β1 受体可增加心肌收缩力和心率，增加心输出量、扩张冠状动脉。刺激 M2 受体则将低心肌的收缩力和心率，从而减少心输出量。α1 受体引起血管平滑肌及瞳孔、膀胱、输尿管平滑肌收缩，α2 受体也可致血管平滑肌收缩。β2 受体引起气管支气管系统、子宫平滑肌和胃肠道血管平滑肌松弛。α1 受体还可导致胃肠道平滑肌松弛，而 M1 受体可导致其缓慢收缩。M3 受体可导致大部分由副交感神经支配的平滑肌组织收缩。在唾液腺，α1 受体刺激唾液分泌，β2 受体则引起黏液分泌。在脂肪组织中 α1 受体引起糖原分解，β1 受体引起脂肪分解，而 α2 受体则抑制脂肪分解。在汗腺，α1 受体可引起汗液分泌。在肾，α1 受体增强 Na^+ 的重吸收，β 受体激发肾素释放。在肝和骨骼肌，β2 受体导致糖原分解。在胰腺，β2 受体刺激胰岛素释放，α2 受体则抑制胰岛素释放。在免疫细胞，β-肾上腺素能受体降低自然杀伤（NK）细胞的活性，并减少由 Th1 淋巴细胞分泌的 Th1 细胞因子（γ-干扰素、白细胞介素2）。

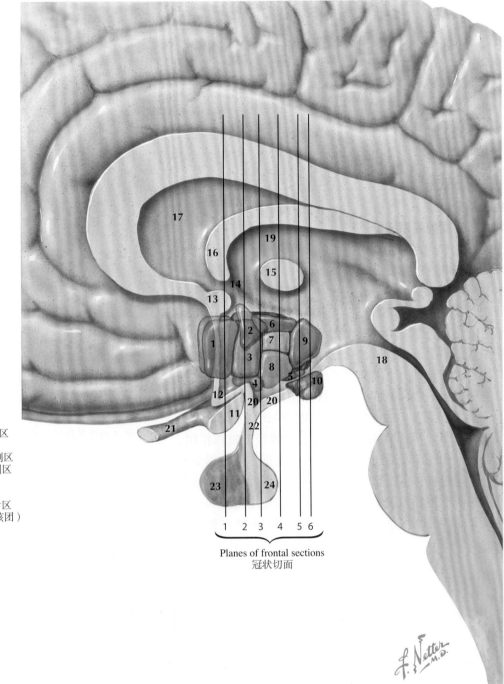

1　Preoptic nuclei 视前核
2　Paraventricular nucleus 室旁核
3　Anterior hypothalamic area 下丘脑前区
4　Supraoptic nucleus 视上核
5　Lateral hypothalamic area 下丘脑外侧区
6　Dorsal hypothalamic area 下丘脑背侧区
7　Dorsomedial nucleus 背内侧核
8　Ventromedial nucleus 腹内侧核
9　Posterior hypothalamic area 下丘脑后区
10　Mammillary body (nuclei) 乳头体（核团）
11　Optic chiasm 视交叉
12　Lamina terminalis 终板
13　Anterior commissure 前连合
14　Hypothalamic sulcus 下丘脑沟
15　Interthalamic adhesion 丘脑间黏合
16　Fornix 穹窿
17　Septum pellucidum 透明隔
18　Midbrain 中脑
19　Thalamus 丘脑
20　Tuber cinereum 灰结节
21　Optic nerve 视神经
22　Infundibulum 漏斗
23　Anterior lobe of pituitary 垂体前叶
24　Posterior lobe of pituitary 垂体后叶

Planes of frontal sections
冠状切面

下丘脑和垂体
16.2 下丘脑的大体解剖

　　下丘脑为位于间脑腹侧的神经核群和纤维束的汇集处，具有调节内脏自主神经功能和神经内分泌功能，尤其是经垂体的前、后叶。下丘脑的后界（乳头体）和前界（终板、前连合）处有多个神经核；这些核团可细分为 4 个下丘脑区：①视前区；②前区或视上区；③结节区；④乳头体区或后区。从第三脑室的内侧边界到外侧边界，这些核团又被细分为 3 个带：①室周带；②内侧带；③外侧带。垂体与下丘脑底部经漏斗（垂体柄）相连。这一区域为神经内分泌的重要转换区，称为正中隆起。

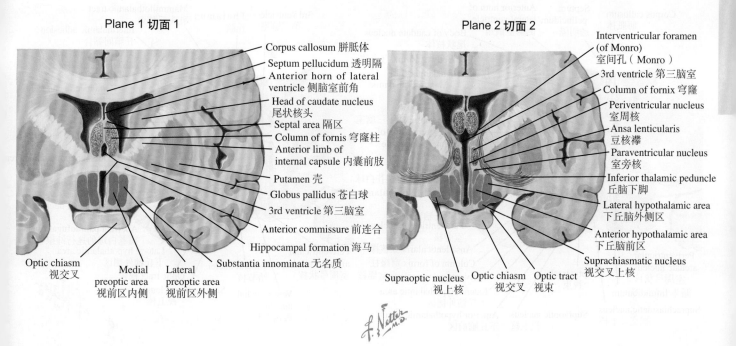

Plane 1 切面 1

Corpus callosum 胼胝体
Septum pellucidum 透明隔
Anterior horn of lateral ventricle 侧脑室前角
Head of caudate nucleus 尾状核头
Septal area 隔区
Column of fornis 穹窿柱
Anterior limb of internal capsule 内囊前肢
Putamen 壳
Globus pallidus 苍白球
3rd ventricle 第三脑室
Anterior commissure 前连合
Hippocampal formation 海马
Substantia innominata 无名质

Optic chiasm 视交叉
Medial preoptic area 视前区内侧
Lateral preoptic area 视前区外侧

Plane 2 切面 2

Interventricular foramen (of Monro) 室间孔（Monro）
3rd ventricle 第三脑室
Column of fornix 穹窿
Periventricular nucleus 室周核
Ansa lenticularis 豆核襻
Paraventricular nucleus 室旁核
Inferior thalamic peduncle 丘脑下脚
Lateral hypothalamic area 下丘脑外侧区
Anterior hypothalamic area 下丘脑前区
Suprachiasmatic nucleus 视交叉上核

Supraoptic nucleus 视上核
Optic chiasm 视交叉
Optic tract 视束

f. Netter M.D.

16.3 经下丘脑的切面：视前区和视上区

视前区的主要神经核（切面 1）包括视前内侧核和外侧核。终板血管器（OVLT）位于下丘脑区域，属于室周器官（不含血脑屏障）。视上区（前区）的主要神经核（切面 2）包括视上核（SON）、室旁核（PVN）、视交叉上核、下丘脑前区以及下丘脑外侧区（LHA）。有些核团，如室旁核（PVN），具有许多亚区（如大细胞和小细胞区），这些亚区包含许多具有独立投射和特殊功能的化学能神经元（20 个或更多）。这些神经元有时会相互混杂在一个神经核亚区内。

临床意义

下丘脑和脑干结构参与睡眠－觉醒周期的调节。视前区的消融损伤会导致失眠。一部分视前神经元在睡眠时被近乎最大限度地激活，用以抑制下丘脑后区神经元（如结节乳头神经元）等有助于清醒的神经元。下丘外侧区（LHA）也通过分泌一种活性神经肽——下丘脑分泌素参与觉醒。

LHA 激活结节乳头神经元以及脑桥蓝斑——一群去甲肾上腺素能细胞，投射纤维至中枢神经系统（CNS）的所有区域，对唤醒起到重要作用。早期曾流行的昏睡性脑炎（昏睡病）表现为患者中脑和下丘脑后区受损的症状，这一现象体现了下丘脑后区在交感神经激活和唤醒中的作用以及前区和视上区在副交感神经激活和安静、修复、稳态维持中的作用。嗜睡症包含周

期性发作的压倒性白天嗜睡以及突然发作的昏睡，这种突然发作甚至会发生在正在进行活动时。患者会在发作后醒来并达到觉醒。夜间睡眠可能会易醒，但这并不是白天睡眠发作的原因；嗜睡症患者进入快速眼动睡眠只需要几分钟而不是几小时。很多刺激因素（如：强烈的情感、兴奋、大笑）可能会导致猝倒症的发作，期间膝关节瘫软、跌倒，后紧随突然的睡眠发作。睡眠呼吸暂停是常见的睡眠障碍，常伴随肥胖。临床表现包括长时间憋气后深呼吸、睡眠不安和重度打鼾。睡眠呼吸暂停是心脏病的一个主要危险因素。

视交叉上核（SCN）位于视交叉上方，包含中枢神经系统中作为"起搏器"控制昼夜（或昼夜节律）的主要神经元。从对生活在没有外部光源的穴居人群的研究中发现，这种内源性的起搏器周期比 24 小时稍长；然而视网膜到视交叉上核的传入信号可以将昼夜节律调整为 24 小时。昼夜节律调节许多激素、代谢水平（如：傍晚时皮质醇含量低，在早晨起床前含量高；褪黑素在晚间含量最高）和生理功能（如：清晨时血压和中心体温最低，下午时最高）。这些昼夜节律的叠加受到更加广泛的因素的影响，如睡眠－觉醒周期、生活压力、活动量和其他环境因素。睡眠对调节皮质醇节律尤为重要。睡眠障碍或睡眠不良会打乱皮质醇的昼夜分泌节律，导致皮质醇水平升高，引起脂肪在腹部沉积，还有可能会导致代谢综合征，伴随炎症介质 [C- 反应蛋白和白介素（IL）-6] 水平升高以及心血管疾病、卒中、2 型糖尿病和多种癌症风险的增加。SCN 可被边缘系统和其他前脑因素叠加影响的昼夜节律所干涉。反之，SCN 向下丘脑、蓝斑和边缘系统其他区域发出的轴突投射可对相应的激素分泌和生理功能进行昼夜节律调节。

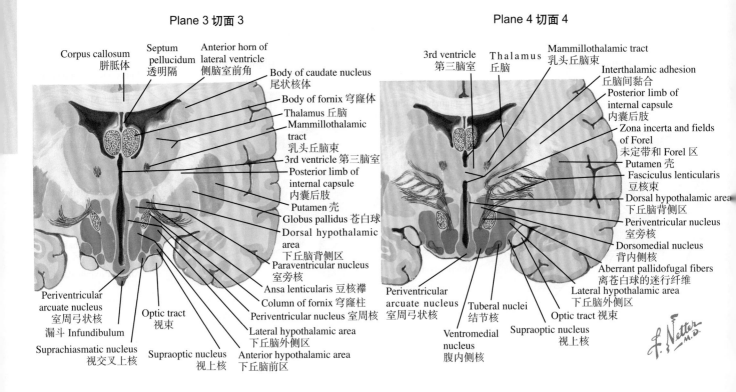

Plane 3 切面 3

Corpus callosum 胼胝体
Septum pellucidum 透明隔
Anterior horn of lateral ventricle 侧脑室前角
Body of caudate nucleus 尾状核体
Body of fornix 穹窿体
Thalamus 丘脑
Mammillothalamic tract 乳头丘脑束
3rd ventricle 第三脑室
Posterior limb of internal capsule 内囊后肢
Putamen 壳
Globus pallidus 苍白球
Dorsal hypothalamic area 下丘脑背侧区
Paraventricular nucleus 室旁核
Ansa lenticularis 豆核襻
Column of fornix 穹窿柱
Periventricular nucleus 室周核
Lateral hypothalamic area 下丘脑外侧区
Anterior hypothalamic area 下丘脑前区
Supraoptic nucleus 视上核
Suprachiasmatic nucleus 视交叉上核
Infundibulum 漏斗
Periventricular arcuate nucleus 室周弓状核
Optic tract 视束

Plane 4 切面 4

3rd ventricle 第三脑室
Thalamus 丘脑
Mammillothalamic tract 乳头丘脑束
Interthalamic adhesion 丘脑间黏合
Posterior limb of internal capsule 内囊后肢
Zona incerta and fields of Forel 未定带和 Forel 区
Putamen 壳
Fasciculus lenticularis 豆核束
Dorsal hypothalamic area 下丘脑背侧区
Periventricular nucleus 室旁核
Dorsomedial nucleus 背内侧核
Aberrant pallidofugal fibers 离苍白球的迷行纤维
Lateral hypothalamic area 下丘脑外侧区
Optic tract 视束
Supraoptic nucleus 视上核
Tuberal nuclei 结节核
Ventromedial nucleus 腹内侧核
Periventricular arcuate nucleus 室周弓状核

16.4 经下丘脑的切面：结节区

结节区的主要神经核团（切面 3 和 4）包括背内侧核、腹内侧核、室周区及核、弓状核、弓状核周围区（β-内啡肽细胞）、结节核、下丘脑背侧区以及下丘脑外侧区（LHA），部分起自视上区的核团（PVN，SON，LHA）也向尾侧延伸至结节区。正中隆起也由此区延伸，神经纤维经漏斗下降至接触区，将含有控制垂体前叶激素释放的释放因子和抑制因子（激素）释放至该处的垂体门脉系统中，与垂体前叶细胞进行物质交换。

临床意义

垂体前叶的激素分泌受释放因子（激素）和抑制因子（激素）的调节。这些因子由下丘脑和邻近位点的神经元产生，由这些神经元的轴突分泌到垂体门脉血管，以极高的浓度运输至垂体前叶细胞。其中一个为人熟知的释放因子是肾上腺皮质激素释放激素或因子（CRH 或 CRF）。它是由室旁核的小细胞性神经元产生，负责调控肾上腺皮质激素（ACTH）和皮质醇的分泌。另一个重要的释放激素，生长激素释放激素，是由弓状核的神经元产生，并由这些神经元的轴突运输到垂体门系统的。促生长素抑制素是生长激素的抑制素，它是由弓状核其他的神经元以及其他位点产生的。这些激素的分泌由神经联系、激素和代谢因子进行调控。

在睡眠的第 3 和第 4 阶段，生长激素（GH）呈脉冲式分泌，占 GH 释放的 70%。GH 的释放也受到运动、急性应激、低血糖

和蛋白摄取的刺激，并受葡萄糖和许多脂肪酸摄取的抑制。经历过情感剥夺的儿童生长激素分泌水平低，并可能导致生长停滞。近期的研究显示，观看幽默视频时的哄堂大笑明显有促进 GH 分泌和减少皮质醇、肾上腺素分泌的效果。更值得一提的是，当受试者预期会看到幽默的东西时，期待本身就可以引起与第 3、第 4 阶段睡眠同等程度甚至更多的 GH 分泌。

性类固醇激素影响大脑发育。在男性胎儿中，发育中的睾丸提供雄激素（在脑中转化为雌二醇），使得中枢神经系统在关键发展时期发育为男性型。所有的发育中的胎儿皆暴露于母体的雌激素以及一些胎盘激素中，但雌激素与甲胎蛋白的结合可以保护女性胎儿的中枢神经系统不被男性化。胎儿暴露于性类固醇后可导致下丘脑通过垂体前叶调控促卵泡激素（FSH）和促黄体生成激素（LH）。在女性，这些激素呈循环式释放；在男性，FSH 和 LH 以稳定量释放。这种不同的释放模式取决于中枢神经系统在胎儿发育期间是被暴露于雌激素还是雄激素。在中枢神经系统，FSH 和 LH 的分泌被促性腺素释放激素（GnRH）调控，更确切的名称为促黄体素释放激素。GnRH 神经元在视前区投射至正中隆起的接触区，终止于垂体门脉血管。GnRH 神经元只在女性大脑（而不是男性大脑中）对雌激素有响应，或许是造成 FSH 和 LH 的在女性大脑中循环性释放的原因。下丘脑的腹内侧核（VM）似乎对性行为有一定影响；VM 神经元在女性大脑中通过受体响应孕酮，在男性大脑中则没有。在行为上，男性大脑响应雄激素循环而不是雌激素循环。在解剖学上，视前区和腹内侧核神经元表现出就形态和突触功能上的男女差异。性异形核是视前区的一个分化区域，男性大脑中的性异形核大于女性大脑中的性异形核，这是由发育中男女大脑暴露于不同的性激素所导致的。

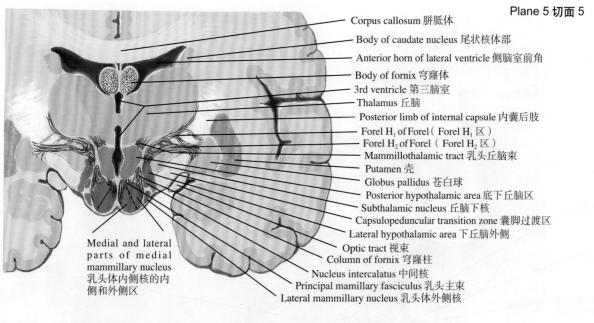

Plane 5 切面 5

Corpus callosum 胼胝体
Body of caudate nucleus 尾状核体部
Anterior horn of lateral ventricle 侧脑室前角
Body of fornix 穹窿体
3rd ventricle 第三脑室
Thalamus 丘脑
Posterior limb of internal capsule 内囊后肢
Forel H₁ of Forel（Forel H₁ 区）
Forel H₂ of Forel（Forel H₂ 区）
Mammillothalamic tract 乳头丘脑束
Putamen 壳
Globus pallidus 苍白球
Posterior hypothalamic area 底下丘脑区
Subthalamic nucleus 丘脑下核
Capsulopeduncular transition zone 囊脚过渡区
Lateral hypothalamic area 下丘脑外侧
Optic tract 视束
Column of fornix 穹窿柱
Nucleus intercalatus 中间核
Principal mamillary fasciculus 乳头主束
Lateral mammillary nucleus 乳头体外侧核

Medial and lateral parts of medial mammillary nucleus 乳头体内侧核的内侧和外侧区

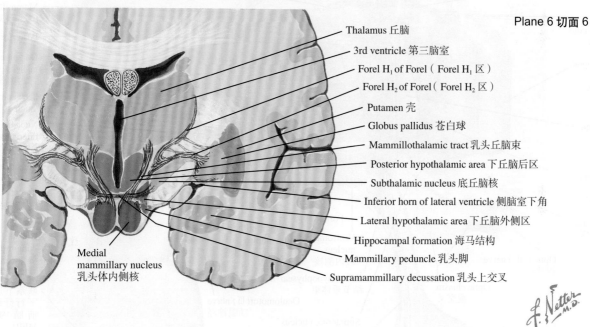

Plane 6 切面 6

Thalamus 丘脑
3rd ventricle 第三脑室
Forel H₁ of Forel（Forel H₁ 区）
Forel H₂ of Forel（Forel H₂ 区）
Putamen 壳
Globus pallidus 苍白球
Mammillothalamic tract 乳头丘脑束
Posterior hypothalamic area 下丘脑后区
Subthalamic nucleus 底丘脑核
Inferior horn of lateral ventricle 侧脑室下角
Lateral hypothalamic area 下丘脑外侧区
Hippocampal formation 海马结构
Mammillary peduncle 乳头脚
Supramammillary decussation 乳头上交叉

Medial mammillary nucleus 乳头体内侧核

16.5 经下丘脑的切面：乳头区

乳头区的主要神经核（切面 5 和 6）包括乳头体内侧、外侧核，下丘脑后区以及下丘脑外侧区（LHA）。下丘脑外侧区延伸至下丘脑全长的大部分，并且具有脑干网状结构神经元的特征。

临床意义

20 世纪 30 年代，詹姆斯·帕佩兹（James Papez）提出了一个控制情绪行为与记忆，特别是从短期记忆到长期记忆的巩固和转化的大脑环路。帕佩兹环路包括海马（尤其是海马下托）经穹窿到乳头核（特别是内侧核）的投射，经乳头丘脑束传到丘脑前核，再经由扣带回多突触连接到内嗅皮质、下托和海马的投射。

这一环路是 Wernicke-Korsakoff 遗忘综合征的主要损伤部位，常见于缺乏维生素 B₁（硫胺素）的慢性酒精中毒患者。这种综合征包括 Wernicke 脑病和 Korsakoff 遗忘综合征。Wernicke 脑病涉及意识模糊和精神障碍，包括虚构现象（从过去模糊的记忆和经历虚构出的故事）、小脑共济失调、眼外肌和凝视麻痹以及眼球震颤。Korsakoff 遗忘综合征包括无法巩固近期和短期记忆到长期记忆（顺行性遗忘），以及针对自疾病发作以来发生的事件的长期记忆丧失。在该病患者的乳头体、穹窿、海马和前、背侧丘脑中已发现神经变性。然而乳头体在记忆巩固过程中的作用还有待证实。补充硫胺素可以改善一些症状，但遗忘症可能仍会存在。只补充葡萄糖（糖类负荷）而不给硫胺素可能会诱发营养性继发性心肌病，导致死亡。

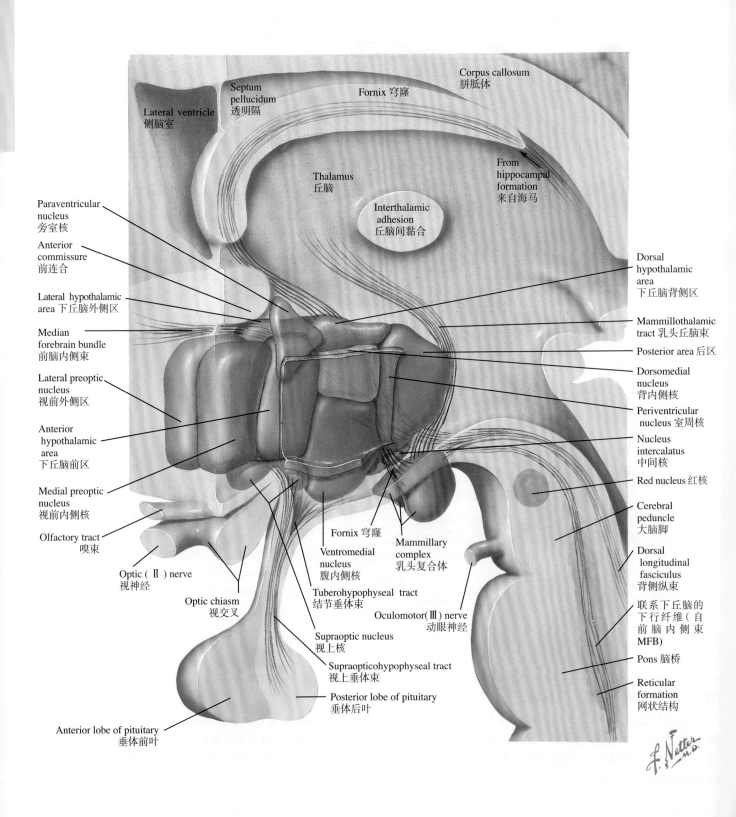

16.6　下丘脑重建示意图

　　矢状面的三维重建示意图显示了下丘脑的核团、区和带，它们占据了小而紧凑的间脑的大部分区域。图中还显示了许多通路，包括穹窿、乳头丘脑束、前脑内侧束、视上垂体束、结节垂体束（结节漏斗）以及脑干与下丘脑相联系的通路。这一通路中包含背侧纵束、前脑内侧束下行纤维、乳头被盖束及室旁核至自主神经节前神经核的下行纤维。

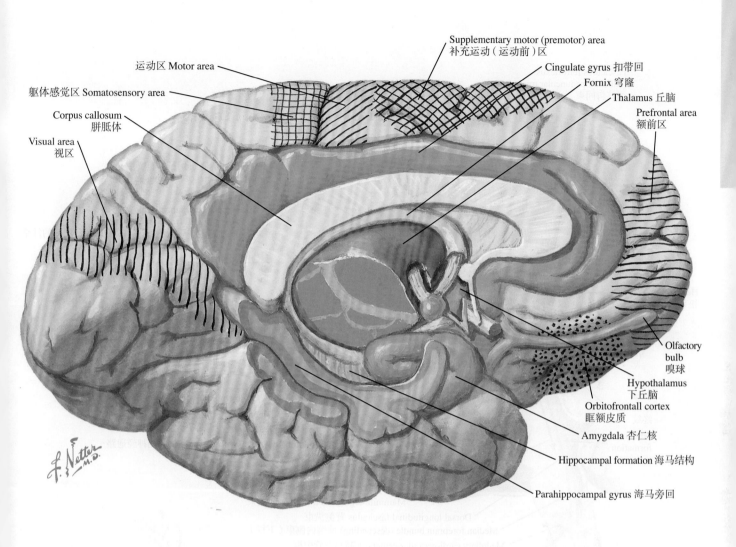

运动区 Motor area

躯体感觉区 Somatosensory area

Corpus callosum 胼胝体

Visual area 视区

Supplementary motor (premotor) area 补充运动（运动前）区

Cingulate gyrus 扣带回

Fornix 穹窿

Thalamus 丘脑

Prefrontal area 额前区

Olfactory bulb 嗅球

Hypothalamus 下丘脑

Orbitofrontall cortex 眶额皮质

Amygdala 杏仁核

Hippocampal formation 海马结构

Parahippocampal gyrus 海马旁回

16.7　与下丘脑相关的前脑区

前脑的许多区域通过直接或间接的纤维投射，与下丘脑形成密切的联系。重要的大脑皮质区包括前脑皮质、眶额皮质、扣带皮质、岛叶皮质、海马旁皮质和杏仁核周围皮质。重要的前脑边缘系统皮质下区包括海马、杏仁核和隔核。重要的丘脑联系包括丘脑背内侧核和丘脑前核。重要的嗅觉联系包括嗅束、嗅神经核和嗅皮质。

临床意义

安慰剂效应（placebo effect）是指患者的预判、与医务人员的沟通和用本身无效的治疗（如药片）使患者对症状的主观体验有了积极的变化，包括疼痛调节、心血管功能变化和免疫反应的变化（先天性和后天性）。对这种预判和沟通的不相信所产生的负面作用被称为**反安慰剂效应**（nocebo effect）。安慰剂效应一直以来被形容为"不真实""非药物性""基于信念"和"对疾病发展和病情没有实际作用"的。然而，在对高反应性的药物进行药物试验时，安慰剂几乎与治疗药物对临床转归有着同样的功效。安慰剂效应通常涉及条件反应，确实可以影响生理过程。"安慰剂"影响较大时，可以通过如条件性免疫反

应等机制扭转试验模型中免疫相关疾病的致命性（见 Robert Ader 及 Nicholas Cohen 的研究）。

安慰剂效应通过已知的大脑通路和回路产生，包括前额皮质、前岛叶皮质、扣带皮质前喙区、部分杏仁核和脑干、中脑导水管周围灰质，这些结构通过自主神经和神经内分泌传出神经信息，并通过启动适当的行为反应产生影响。上述前脑神经回路的中断会阻碍安慰剂的生理效应。神经递质系统如内啡肽、大麻、多巴胺等儿茶酚胺类递质以及皮质醇参与安慰剂效应的介导，它们所产生的药理影响（如：用于疼痛调节的安慰剂纳洛酮阻断阿片受体）可以阻碍安慰剂效应所产生的生理和行为的改变。

安慰剂效应和条件反射的运用在临床医学以及疾病治疗中具有重要作用，许多辅助性药物疗法很有可能是动用了一部分前脑回路和神经递质系统所产生的安慰剂效应。这与 Herb Benson 及其同事所描述的"松弛反应"以及引导图像的运用、冥想、气功和其他副交感神经诱导训练的研究结果一致。

见讨论安慰剂效应的相关参考文献：

Kaptchuk TJ, Miller FG: Placebo effects in medicine. *N Engl J Med* 373:8-9, 2015.

Finnias DG, Kaptchuk TJ, Miller FG, Bennetti F: Biological, clinical, and ethical advances of placebo effect. *Lancet* 375:686-695, 2010.

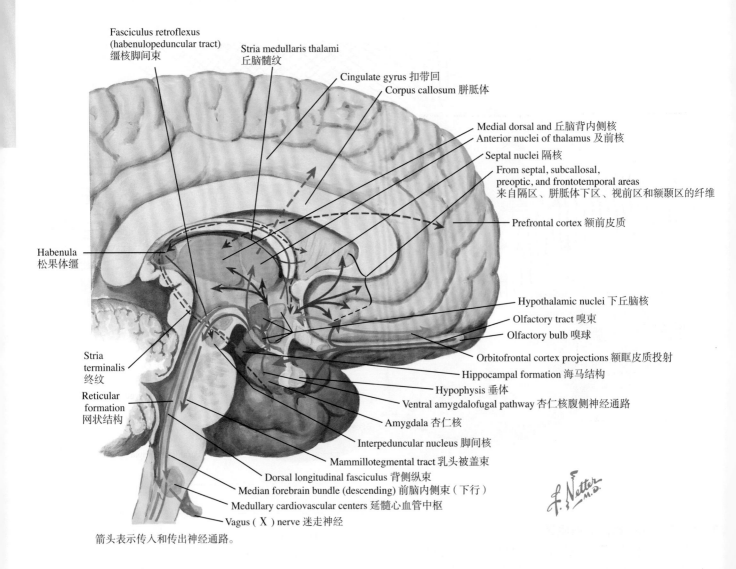

Fasciculus retroflexus
(habenulopeduncular tract)
缰核脚间束

Stria medullaris thalami
丘脑髓纹

Cingulate gyrus 扣带回
Corpus callosum 胼胝体

Medial dorsal and 丘脑背内侧核
Anterior nuclei of thalamus 及前核

Septal nuclei 隔核

From septal, subcallosal,
preoptic, and frontotemporal areas
来自隔区、胼胝体下区、视前区和额颞区的纤维

Prefrontal cortex 额前皮质

Habenula
松果体缰

Hypothalamic nuclei 下丘脑核

Olfactory tract 嗅束

Olfactory bulb 嗅球

Stria
terminalis
终纹

Orbitofrontal cortex projections 额眶皮质投射

Hippocampal formation 海马结构

Hypophysis 垂体

Reticular
formation
网状结构

Ventral amygdalofugal pathway 杏仁核腹侧神经通路

Amygdala 杏仁核

Interpeduncular nucleus 脚间核

Mammillotegmental tract 乳头被盖束

Dorsal longitudinal fasciculus 背侧纵束

Median forebrain bundle (descending) 前脑内侧束（下行）

Medullary cardiovascular centers 延髓心血管中枢

Vagus（X）nerve 迷走神经

箭头表示传入和传出神经通路。

16.8 下丘脑的传入和传出神经通路

下丘脑的神经联系多而复杂。大脑皮质的一些区域（额前区、额眶）和丘脑（前部）直接投射到下丘脑，多条传入神经通路起于海马和海马下托（穹窿）、杏仁核（终纹、杏仁核腹侧神经通路）以及缰核（缰核脚间束），视网膜直接发出视网膜下丘脑纤维至下丘脑的视交叉上核。许多致密或弥散的脑干投射纤维经多神经通路上升至下丘脑（未在此显示）。发自下丘脑的传出神经投射至正中隆起（来自多个核团）、垂体后部（视上核垂体束）、隔核与前穿质（前脑内侧束）、丘脑（乳头丘脑束）和许多其他脑干、脊髓的区域（背侧纵束、前脑内侧束、乳头被盖束以及自室旁核到节前神经元的直接纤维联系）。缰核经由丘脑髓纹从隔核、下丘脑视前外侧核和丘脑前核接受传入神经信息，并将信息传递至视前区和隔核。

临床意义

下丘脑接受来自海马结构和下托、杏仁核、缰核、视网膜、一些大脑皮质区域和许多脑干区域的神经传入，这些传入神经大部分负责前脑边缘系统和脑干的联系。下丘脑具有调节内脏微环境和神经内分泌的作用，特别是通过垂体前叶和后叶。下丘脑的传出神经执行了上述作用，它们投射到垂体后叶和正中隆起的过渡区（控制垂体前叶的激素分泌）以及一些前脑边缘结构和广泛散布的参与内脏调节的脑干及脊髓区域的自主神经核，协调机体对外源及内源性刺激和对环境中的挑战所作出的适当行为反应。下丘脑后区与外侧区同样参与交感神经驱动，如食物和水的摄取、中心体温的升高、交感神经激活、对环境的应激反应和觉醒状态等。这些活动中多数是经前脑内侧束进行协调的。相比之下，下丘脑前区和内侧区则着重参与副交感神经功能，比如饱食、中心体温的下降、安静、恢复内环境稳态以及睡眠，这些活动中大部分是经背侧纵束和其他下行通路进行协调的。

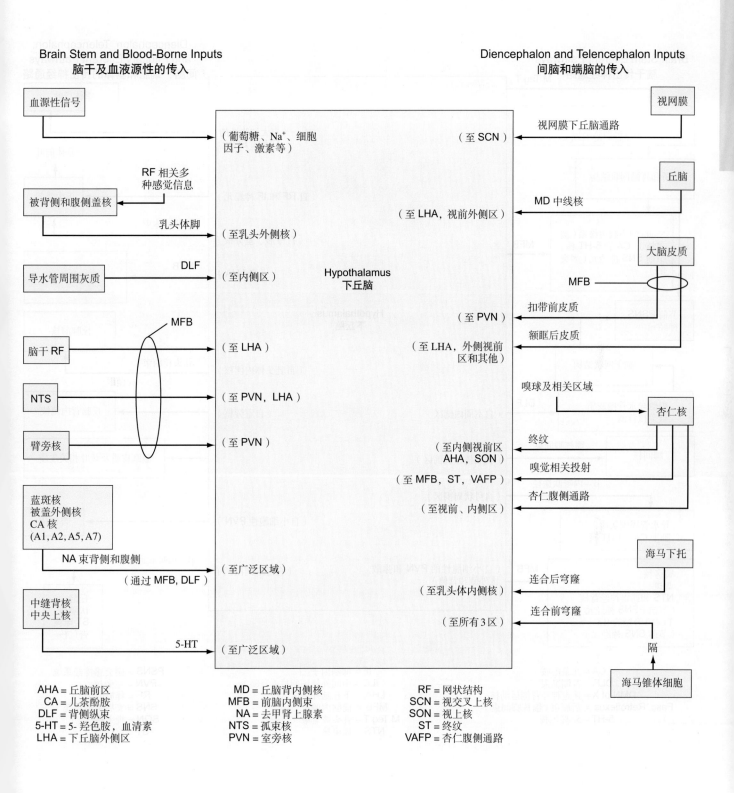

Brain Stem and Blood-Borne Inputs
脑干及血液源性的传入

Diencephalon and Telencephalon Inputs
间脑和端脑的传入

AHA = 丘脑前区
CA = 儿茶酚胺
DLF = 背侧纵束
5-HT = 5-羟色胺，血清素
LHA = 下丘脑外侧区

MD = 丘脑背内侧核
MFB = 前脑内侧束
NA = 去甲肾上腺素
NTS = 孤束核
PVN = 室旁核

RF = 网状结构
SCN = 视交叉上核
SON = 视上核
ST = 终纹
VAFP = 杏仁腹侧通路

16.9　下丘脑主要传入神经通路示意图

下丘脑接受来自中枢神经系统许多区域的广泛传入神经联系。下行的传入纤维来自前脑边缘系统（海马结构、海马下托、杏仁核）、大脑皮质（扣带回前部、额眶区、额前区）和丘脑（背内侧）。上行的传入纤维来自脑干自主神经相关的广泛区域（被盖核、导水管周围灰质、臂旁核、孤束核、蓝斑和被盖儿茶酚胺能神经核、中缝5-羟色胺能神经核）以及脑干的网状结构。视网膜直接将传入纤维发送至视交叉上核，下丘脑也通过该核调节昼夜节律。血液转运来的物质（细胞因子、激素、葡萄糖、钠和其他）可以通过多种途径和不同作用机制来影响下丘脑的活动。

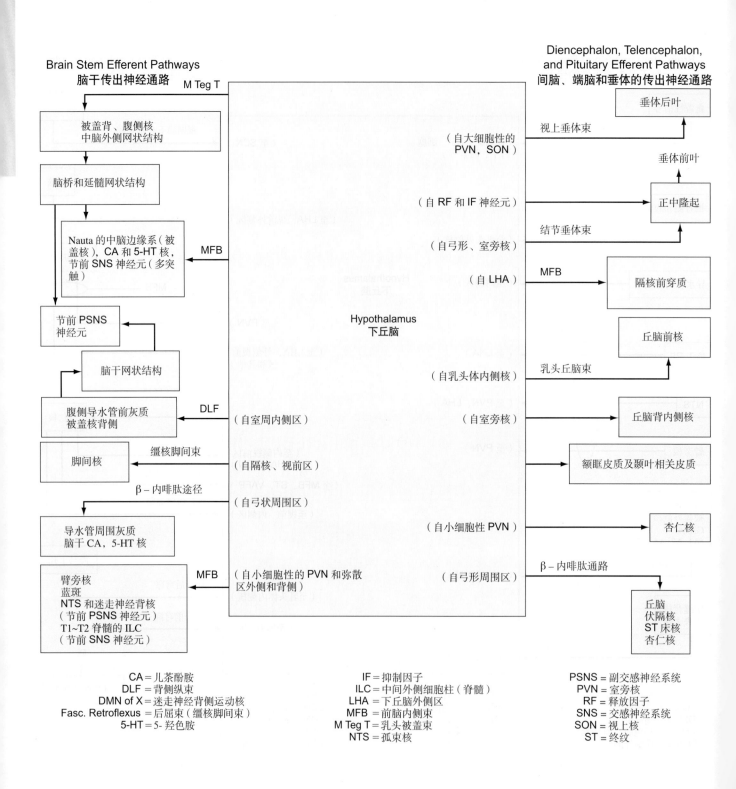

Brain Stem Efferent Pathways
脑干传出神经通路

Diencephalon, Telencephalon,
and Pituitary Efferent Pathways
间脑、端脑和垂体的传出神经通路

16.10　下丘脑主要传出神经通路示意图

　　下丘脑发出许多向中枢神经系统投射的传出纤维。其上行的传出神经纤维投射至前脑边缘结构（杏仁核、隔核、前穿质）、大脑皮质（额眶皮质和颞叶相关皮质）以及下丘脑（背内侧核、前核）。大量的纤维投射还至正中隆起（释放控制垂体前叶激素，控制来自弓状核、室旁核的多巴胺投射抑制因子）和垂体后叶。大量传出纤维（前脑内侧束、背侧纵束、乳头被盖束，另有来自室旁核的直接投射）直接或间接地投射至交感和副交感神经系统的节前神经元。传出纤维还投射至广泛分布于脑干的自主神经核和内脏相关核（去甲肾上腺素能神经元、5-羟色胺能神经元、臂旁核、孤束核、导水管周围灰质、被盖核和脚间核）以及脑干的网状结构。

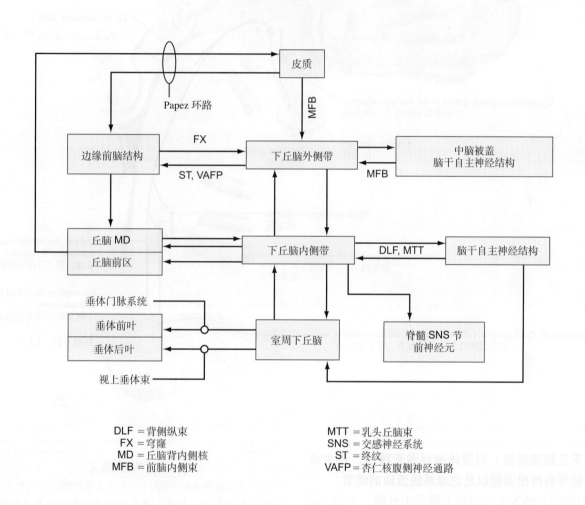

DLF = 背侧纵束
FX = 穹窿
MD = 丘脑背内侧核
MFB = 前脑内侧束

MTT = 乳头丘脑束
SNS = 交感神经系统
ST = 终纹
VAFP = 杏仁核腹侧神经通路

16.11　下丘脑的神经联系

下丘脑的外侧带、内侧带和室周带与大脑皮质、前脑边缘结构、丘脑以及脑干中的广泛区域有着特定的纤维联系。下丘脑传出纤维的广泛投射直接调控交感和副

交感节前神经元，并调节垂体前叶和后叶的激素释放。垂体前叶分泌的激素可调控全身激素分泌和许多靶器官的功能活动。

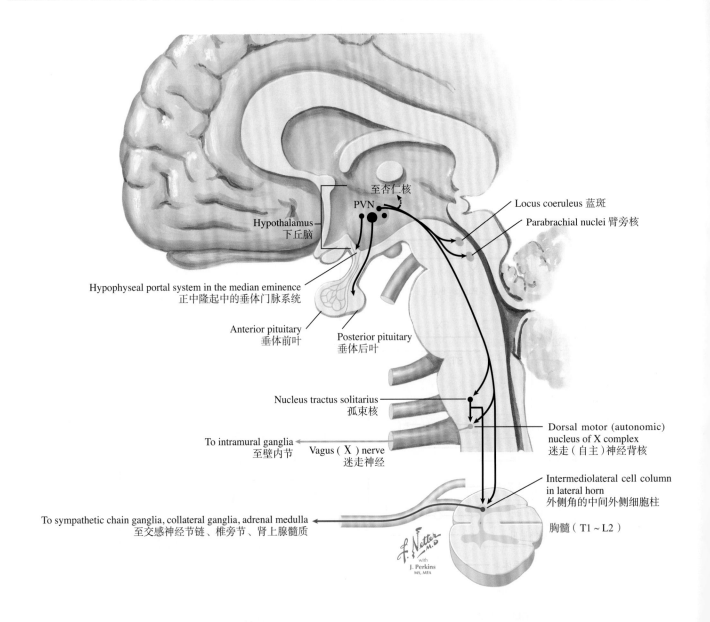

至杏仁核

PVN

Locus coeruleus 蓝斑

Parabrachial nuclei 臂旁核

Hypothalamus
下丘脑

Hypophyseal portal system in the median eminence
正中隆起中的垂体门脉系统

Anterior pituitary
垂体前叶

Posterior pituitary
垂体后叶

Nucleus tractus solitarius
孤束核

To intramural ganglia
至壁内节

Vagus（X）nerve
迷走神经

Dorsal motor (autonomic)
nucleus of X complex
迷走（自主）神经背核

Intermediolateral cell column
in lateral horn
外侧角的中间外侧细胞柱

To sympathetic chain ganglia, collateral ganglia, adrenal medulla
至交感神经节链、椎旁节、肾上腺髓质

胸髓（T1～L2）

16.12　下丘脑室旁核：对垂体神经激素释放、自主神经节前传出调控以及边缘系统活动的调节

室旁核的（PVN）发出的大量传出纤维，有助于调节垂体神经激素的分泌、自主神经节传出和边缘系统的活动。大细胞神经元发出轴突至垂体后叶，并释放催产素和加压素，进入体循环。促肾上腺皮质激素释放因子（CRF）神经元和一些加压素神经元发出轴突至正中隆起，这些轴突释放的激素进入垂体门脉系统，影响促肾上腺皮质激素的释放。PVN 的室旁核神经元直接发出下行纤维投射至副交感（迷走神经背核）和交感（T1～T2 脊髓侧角的中间外侧细胞柱）以及孤束核的节前神经元。PVN 的小细胞神经元也发出轴突至几个关键的边缘系统相关结构，例如杏仁核、臂旁核和蓝斑。

临床意义

下丘脑室旁核（PVN）位于下丘脑背侧，第三脑室上部边界的一个小区域，包含一群具有显著的化学特异性的神经细胞。大细胞神经元生成催产素和加压素，伴随神经垂体束投射到正中隆起。一些小细胞神经元向正中隆起的交界区发出突触，合成促肾上腺皮质激素释放激素，释放到垂体门脉血管中。小细胞神经元还可以发出下行投射到脑干（特别是孤束核）和胸腰段脊髓的中间外侧细胞柱，激活交感神经系统。因此，PVN 可以协调激活应激反应的神经内分泌部分（下丘脑－垂体－肾上腺轴和皮质醇的分泌）和自主神经部分（交感神经系统活化、副交感神经系统失活）。PVN 的传入神经纤维束自边缘系和脑干多个区域（臂旁核、脑干的去甲肾上腺素核、孤束核）传递内脏相关信息。此外，PVN 还接收多种传入信息，以及反映外界化学环境的小分子（如一氧化氮），由此调控炎症因子[IL-1β、IL-6、肿瘤坏死因子（TNF）-α、前列腺素 E2（PGE2）]的分泌，这些信息通过下丘脑和室周器官，还有一部分通过迷走神经中的传入神经和孤束核被接收。综上所述，PVN 是调节自主神经性行为反应的关键位点。

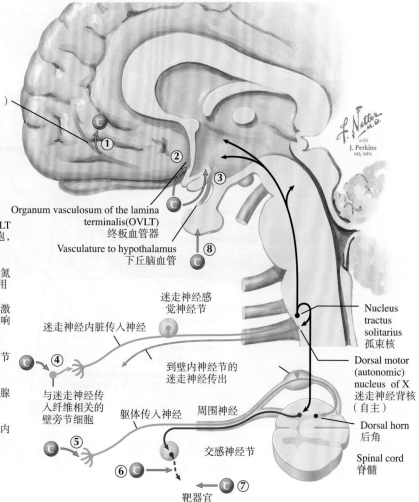

细胞因子影响的行为：
疾病行为
情感行为
认知行为
自主和神经内分泌的调节

脑血管系统与血脑屏障（BBB）

= 白介素 -1β（IL-1β）
其他作用于脑的细胞因子：
IL-6（白介素 6）
TNF-α（肿瘤坏死因子 -α）
IL-2（白介素 2）

① 细胞因子直接通过血脑屏障 (BBB)

② 细胞因子和前列素 E_2（PGE_2）进入 OVLT 的脑脊液，或者作用于释放 PGE_2 的细胞，或投射到内脏自主神经元

③ 细胞因子刺激所释放的小分子（如一氧化氮和 PGE_2）作为介质直接进入大脑发挥作用

④ 细胞因子和 PGE_2 对迷走神经传入的刺激（通过椎旁神经元）调节孤束核活动，影响室旁核和许多其他位点的活动

⑤ 细胞因子和 PGE_2 激活其他传入纤维，调节后角 对许多位点的感觉处理

⑥ 细胞因子调节交感神经末端的去甲肾上腺素释放

⑦ 细胞因子调节靶细胞内神经递质的细胞内信号

⑧ 细胞因子调节垂体激素的释放

Organum vasculosum of the lamina terminalis(OVLT)
终板血管器

Vasculature to hypothalamus
下丘脑血管

迷走神经感觉神经节

迷走神经内脏传入神经

到壁内神经节的迷走神经传出

Nucleus tractus solitarius
孤束核

Dorsal motor (autonomic) nucleus of X
迷走神经背核（自主）

与迷走神经传入纤维相关的壁旁节细胞

躯体传入神经

周围神经

交感神经节

Dorsal horn
后角

Spinal cord
脊髓

靶器官

16.13 细胞因子对下丘脑、其他脑区及行为活动的影响机制

细胞因子，包括白介素 -1β、白介素 -6、肿瘤坏死因子 -α 和白介素 -2，可以影响中枢神经的活动和行为。本图描绘了白介素 -1β 进入脑的途径：①直接通过血脑屏障进入脑（特别是皮质区）；②作用于室周器官（终板血管器）并释放小分子介质，如前列素 E2；③作用于血管内皮细胞，释放作用于中枢神经系统的一氧化氮；④兴奋通过椎旁节细胞投射到孤束核的迷走传入纤维；⑤兴奋其他的传入神经纤维。白介素 -1β 能引发疾病症状（发热、诱导慢波睡眠、食欲下降、嗜睡等典型症状），并影响自主神经和神经内分泌的调控，还可能会影响情感与认知的功能和行为。

临床意义

细胞因子广泛作用于神经系统，特别是炎性细胞因子（IL-1β、IL-6、TNF-α）以及前列腺素 E2（PGE2）。这些因子的一个重要靶区域是下丘脑的室旁核（PVN）。炎性细胞因子能刺激皮质醇的大量分泌（通过下丘脑垂体 - 肾上腺轴）并激活交感神经系统（SNS）（通过 PVN 的下行投射）。长期处于应激状态会导致诸多慢性疾病患病风险的增加，例如心血管疾病和卒中、代谢综合征、2 型糖尿病和多种癌症。细胞因子可以通过多种机制影响室旁核和中枢中的神经元，包括直接运输到前脑、刺激 OVLT 神经元释放 PGE2 或向室旁核传入神经信号、刺激血管内皮细胞释放一氧化氮和 PGE2，以及激活迷走传入纤维和其他向室旁核传递神经信号的传入纤维。炎性细胞因子也可以刺激垂体细胞分泌激素，改变中枢神经系统和自主神经系统神经递质（特别是交感神经的去甲肾上腺素）的释放，还能与神经递质相互作用，影响自主神经支配的靶细胞。其他细胞因子如 IL-2 也作用于中枢神经系统。某些应用 IL-2 的癌症免疫治疗会因 IL-2 对脑的不良反应而终止，这些不良反应包括导致抑郁和自杀行为。

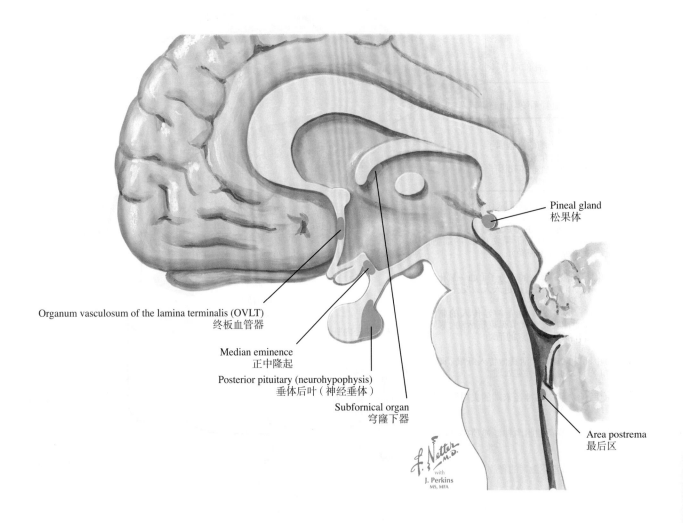

Pineal gland
松果体

Organum vasculosum of the lamina terminalis (OVLT)
终板血管器

Median eminence
正中隆起

Posterior pituitary (neurohypophysis)
垂体后叶（神经垂体）

Subfornical organ
穹窿下器

Area postrema
最后区

16.14　室周器官

　　室周器官是"大脑的窗口"，此处的血管缺乏通常紧密连接的内皮，取而代之的是有孔内皮的脉管系统。因此，室周器官处没有血脑屏障。某些室周器官（终板血管器、穹窿下器和最后区）发出纤维投射到下丘脑和其他内脏结构的相关神经元。它们还含有能释放小分子物质如 PGE2 至脑脊液的细胞，并由此影响远距离的靶结构。神经垂体是释放催产素和精氨酸抗利尿激素至体循环的结构（来自室旁核和视上核神经元）。正中隆起则是释放因子和抑制因子进入垂体门脉系统的神经内分泌过渡区；这些因子影响垂体前叶激素的释放。松果体合成并释放褪黑素。

临床意义

　　中枢神经系统受到血脑屏障的保护，避免了外周血中许多潜在有害物质可能带来的伤害。中枢神经系统的毛细血管内皮细胞为紧密连接，并含有针对某些重要物质（如合成神经递质所需的氨基酸、葡萄糖）的特定运输机制。脑毛细血管也能主动地泵出一些大脑中的物质。大脑中的某些区域为有孔毛细血管，允许该处神经元监测血液循环中的物质。这些区域就是室周器官。其中，最后区含有投射至孤束核、可以激活呕吐反应的神经元。穹窿下器含有应答于血液中盐含量、引起保护性神经内分泌反应的神经元。OVLT 中含有通过血管紧张素 II 机制协助调节血压的神经元。这些神经元还能调节室旁核和其他中央区域 PGE2 的供给，影响下丘脑－垂体－肾上腺轴和 SNS 的激活。OVLT 和穹窿下器还对热源有应答，协助下丘脑调节体温。在正中隆起，血液循环激素及其他物质与在投射至过渡区的轴突末端相互作用，这些轴突末端分泌释放激素和抑制激素，可以调节垂体前叶的激素分泌。垂体后叶和松果体也包含有孔毛细血管，这可以使其分泌的激素直接进入体循环。

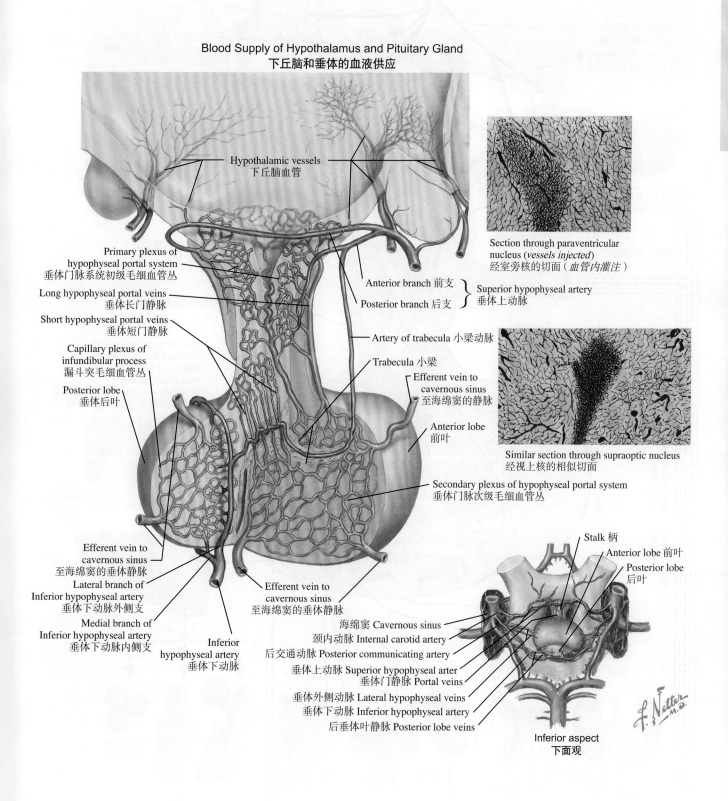

Blood Supply of Hypothalamus and Pituitary Gland
下丘脑和垂体的血液供应

Hypothalamic vessels
下丘脑血管

Primary plexus of hypophyseal portal system
垂体门脉系统初级毛细血管丛

Long hypophyseal portal veins
垂体长门静脉

Short hypophyseal portal veins
垂体短门静脉

Capillary plexus of infundibular process
漏斗突毛细血管丛

Posterior lobe
垂体后叶

Efferent vein to cavernous sinus
至海绵窦的垂体静脉

Lateral branch of Inferior hypophyseal artery
垂体下动脉外侧支

Medial branch of Inferior hypophyseal artery
垂体下动脉内侧支

Inferior hypophyseal artery
垂体下动脉

Anterior branch 前支
Posterior branch 后支
} Superior hypophyseal artery 垂体上动脉

Artery of trabecula 小梁动脉

Trabecula 小梁

Efferent vein to cavernous sinus
至海绵窦的静脉

Anterior lobe
前叶

Secondary plexus of hypophyseal portal system
垂体门脉次级毛细血管丛

Efferent vein to cavernous sinus
至海绵窦的垂体静脉

Section through paraventricular nucleus (*vessels injected*)
经室旁核的切面（*血管内灌注*）

Similar section through supraoptic nucleus
经视上核的相似切面

Stalk 柄
Anterior lobe 前叶
Posterior lobe 后叶

海绵窦 Cavernous sinus
颈内动脉 Internal carotid artery
后交通动脉 Posterior communicating artery
垂体上动脉 Superior hypophyseal arter
垂体门静脉 Portal veins
垂体外侧动脉 Lateral hypophyseal veins
垂体下动脉 Inferior hypophyseal artery
后垂体叶静脉 Posterior lobe veins

Inferior aspect
下面观

16.15　垂体门脉系统

　　垂体门脉系统来自于下丘脑基底部进入正中隆起的微动脉。初级毛细血管丛含有影响垂体前叶激素分泌的释放因子和抑制因子。这些释放因子和抑制因子由位于下丘脑和其他不同中枢神经系统位点的神经元轴突所释放（神经分泌），以高浓度穿过小静脉壁至次级毛细血管丛，并直接作用于垂体前叶细胞，调节垂体前叶激素的合成和分泌。

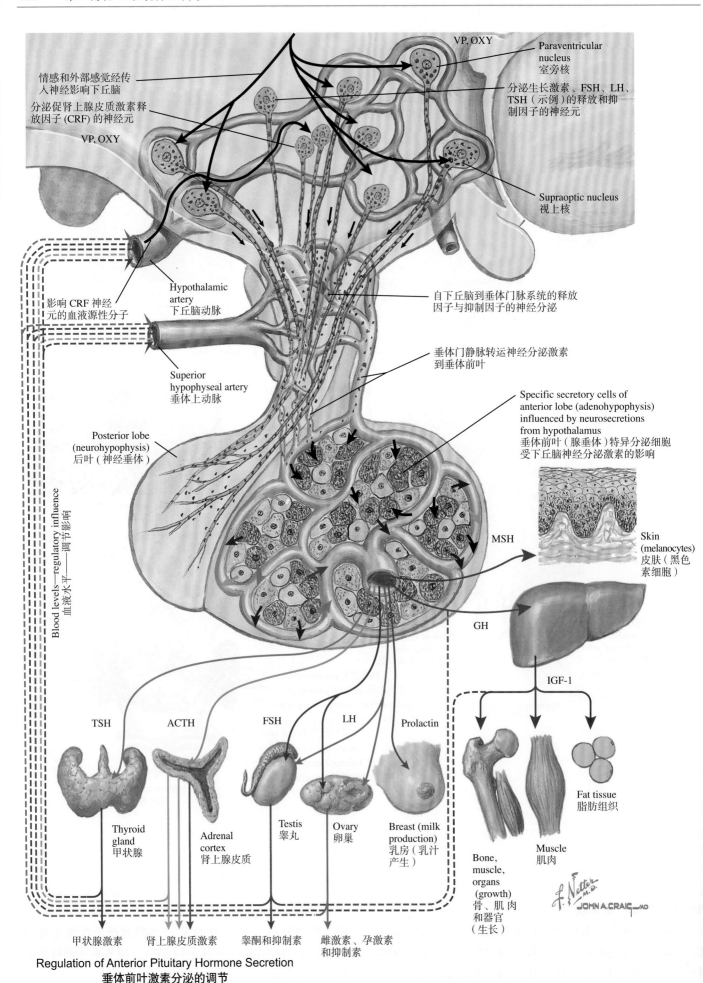

情感和外部感觉经传入神经影响下丘脑

分泌促肾上腺皮质激素释放因子 (CRF) 的神经元

VP, OXY

VP, OXY

Paraventricular nucleus
室旁核

分泌生长激素、FSH、LH、TSH（示例）的释放和抑制因子的神经元

Supraoptic nucleus
视上核

影响 CRF 神经元的血液源性分子

Hypothalamic artery
下丘脑动脉

Superior hypophyseal artery
垂体上动脉

Posterior lobe (neurohypophysis)
后叶（神经垂体）

自下丘脑到垂体门脉系统的释放因子与抑制因子的神经分泌

垂体门静脉转运神经分泌激素到垂体前叶

Specific secretory cells of anterior lobe (adenohypophysis) influenced by neurosecretions from hypothalamus
垂体前叶（腺垂体）特异分泌细胞受下丘脑神经分泌激素的影响

MSH

Skin (melanocytes)
皮肤（黑色素细胞）

GH

IGF-1

Fat tissue
脂肪组织

Blood levels—regulatory influence
血液水平——调节影响

TSH

ACTH

FSH

LH

Prolactin

Thyroid gland
甲状腺

Adrenal cortex
肾上腺皮质

Testis
睾丸

Ovary
卵巢

Breast (milk production)
乳房（乳汁产生）

Bone, muscle, organs (growth)
骨、肌肉和器官（生长）

Muscle
肌肉

甲状腺激素

肾上腺皮质激素

睾酮和抑制素

雌激素、孕激素和抑制素

Regulation of Anterior Pituitary Hormone Secretion
垂体前叶激素分泌的调节

16.16　垂体前叶激素分泌的调节

合成调控垂体前叶激素分泌的释放和抑制因子的神经元发出轴突，终止于垂体门脉系统（神经内分泌过渡区），将上述因子释放到垂体门脉血液中。这些因子继而进入次级垂体门脉血管丛，调控垂体前叶激素的释放。垂体前叶的主要激素有促甲状腺激素（TSH）、促肾上腺皮质激素（ACTH）、促卵泡激素（FSH）、黄体生成素（LH）、催乳素（LTH）、生长激素（GH）与促黑素细胞激素（MSH）。这些垂体前叶激素作用于外周靶器官，调控靶器官的激素释放或机体代谢及功能活动。例如，促肾上腺皮质激素释放因子（CRF，又称CRH）神经元释放CRF至垂体门脉，调节促肾上腺皮质激素（ACTH）的释放。后者又进一步调控肾上腺皮质的肾上腺皮质激素（Cortisol）的释放。室旁核和视上核的大细胞神经元发出轴突，直接投射至垂体后叶，向体循环释放催产素和精氨酸加压素。

临床意义

垂体功能减退症（hypopituitarism）是指因长期缺乏一个或多个垂体前叶激素而引发的疾病。因为垂体激素有着大量的分泌储备，垂体功能减退的发病过程可以非常缓慢；超过75%的垂体前叶被破坏时才能体现出明显的症状。垂体损伤可能是由肿瘤、缺血和梗死、浸润性病变（如结节病）、颅脑损伤、怀孕期间的免疫损伤或其他原因造成的。一些肿瘤如垂体腺瘤可能是由于激素分泌受阻而诱发出的初始症状，比如促性腺激素释放激素（GnRH）分泌受阻，可以导致催产素、促卵泡激素、黄体生成素、促肾上腺皮质激素和皮质醇分泌升高，引起性腺功能障碍等。随着垂体功能逐渐衰退，第一个分泌水平明显下降的激素就是生长激素（GH）。生长受阻的情况在儿童中尤为显著。GH下降还会引起女性闭经和男性性功能障碍、阳痿。在后期，TSH、ACTH、催产素和其他激素分泌受阻陆续发生，此时必须要进行激素替代治疗。垂体功能减退也可能导致垂体后叶受损，并发尿崩症。许多垂体瘤分泌垂体前叶激素，导致垂体激素分泌过多的症状。催乳素瘤（腺瘤）导致催乳素分泌过剩，出现性腺功能减退症及溢乳症。GH腺瘤在长骨骨垢板未闭的青少年中能导致巨人症，在成年人，则表现为肢端肥大症。肢端肥大症主要表现为软组织增大、手脚粗大和五官粗糙。ACTH分泌腺瘤可以导致Cushing病。垂体瘤常常侵犯视交叉，引起双颞侧视野缺损（双颞侧偏盲），通常始于上外侧视野。

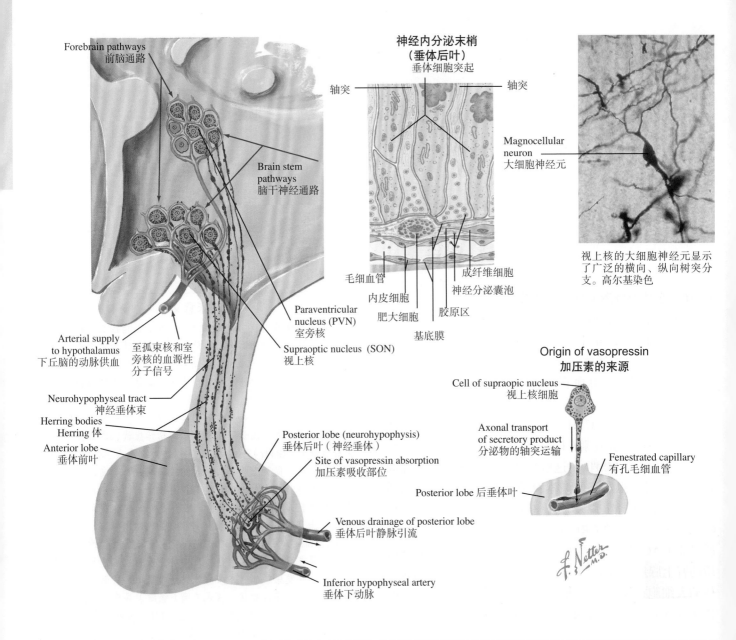

神经内分泌末梢
（垂体后叶）
垂体细胞突起

轴突　　　　　　　轴突

Forebrain pathways
前脑通路

Brain stem
pathways
脑干神经通路

Magnocellular
neuron
大细胞神经元

视上核的大细胞神经元显示
了广泛的横向、纵向树突分
支。高尔基染色

毛细血管
内皮细胞
肥大细胞
基底膜
成纤维细胞
神经分泌囊泡
胶原区

Arterial supply
to hypothalamus
下丘脑的动脉供血

至孤束核和室
旁核的血源性
分子信号

Paraventricular
nucleus (PVN)
室旁核

Supraoptic nucleus (SON)
视上核

Neurohypophyseal tract
神经垂体束

Herring bodies
Herring 体

Anterior lobe
垂体前叶

Posterior lobe (neurohypophysis)
垂体后叶（神经垂体）

Site of vasopressin absorption
加压素吸收部位

Venous drainage of posterior lobe
垂体后叶静脉引流

Inferior hypophyseal artery
垂体下动脉

Origin of vasopressin
加压素的来源

Cell of supraopic nucleus
视上核细胞

Axonal transport
of secretory product
分泌物的轴突运输

Fenestrated capillary
有孔毛细血管

Posterior lobe 后垂体叶

16.17 垂体后叶（神经垂体）分泌的激素：催产素和加压素

　　室旁核（PVN）和视上核（SON）的大细胞神经元直接发出轴突投射经漏斗区和垂体柄，终止于神经垂体处的血管。以上两个核的神经元均合成并释放催产素和精氨酸加压素，进入体循环。脑干和前脑的神经通路止于大细胞神经元，调节催产素和升压素的分泌。这些大细胞神经元具有广泛的蛋白质合成和转运囊泡的能力，激素被包裹在这些囊泡中，经快速轴浆运输运送往轴突末端。激素在轴突末端被释放，并通过有孔毛细血管直接进入血液循环。

临床意义

　　视上核和下丘脑室旁核的大细胞神经元合成并分泌催产素、精氨酸加压素（抗利尿激素，ADH），以及它们的后叶激素

载体蛋白。大部分加压素来自于视上核，大部分催产素来自于室旁核的大细胞神经元。这些神经元群发轴突到垂体后叶，在有孔毛细血管处终止，分泌激素进入全身血液循环。这种神经元被称为神经内分泌传感细胞。催产素细胞应答于雌激素和喂奶所带来的传入信号，刺激乳腺分泌（射乳反射）和妊娠期间的子宫收缩。加压素神经元应答于血液渗透压的变化，在高渗透压下分泌加压素，导致肾的集合管增强水的重吸收，抗利尿。与垂体柄层面损伤的结果相同，视上垂体束或相关神经元受损（常见于先天性疾病）也会导致尿崩症。尿崩症包括加压素分泌丧失和大量稀释尿液（每天大于10 L）的生成，引起明显的多饮。此时，加压素替代疗法很有必要。饮酒、服用某些抗癫痫药物（苯妥英钠）和服用抗胆碱能药物也可以抑制加压素的分泌。加压素分泌过剩（称为ADH分泌异常，或SIADH）可能是由下丘脑局部损伤、外周肿瘤分泌加压素（如肺癌）、化疗或其他药物治疗所导致的。SIADH可以导致低血浆渗透压、低血钠和高尿渗透压。

抗利尿激素（ADH）调节尿量及尿浓度的机制

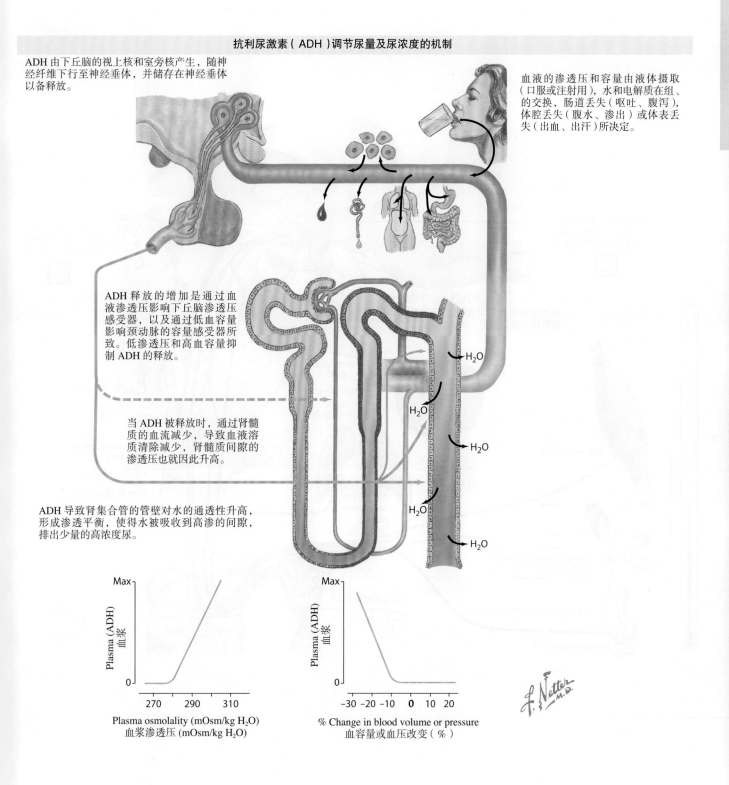

ADH 由下丘脑的视上核和室旁核产生，随神经纤维下行至神经垂体，并储存在神经垂体以备释放。

血液的渗透压和容量由液体摄取（口服或注射用），水和电解质在组、的交换，肠道丢失（呕吐、腹泻），体腔丢失（腹水、渗出）或体表丢失（出血、出汗）所决定。

ADH 释放的增加是通过血液渗透压影响下丘脑渗透压感受器，以及通过低血容量影响颈动脉的容量感受器所致。低渗透压和高血容量抑制 ADH 的释放。

当 ADH 被释放时，通过肾髓质的血流减少，导致血液溶质清除减少，肾髓质间隙的渗透压也就因此升高。

ADH 导致肾集合管的管壁对水的通透性升高，形成渗透平衡，使得水被吸收到高渗的间隙，排出少量的高浓度尿。

H_2O

Plasma (ADH) 血浆 — Max — 0

270　290　310

Plasma osmolality (mOsm/kg H_2O)
血浆渗透压 (mOsm/kg H_2O)

Plasma (ADH) 血浆 — Max — 0

-30　-20　-10　**0**　10　20

% Change in blood volume or pressure
血容量或血压改变（%）

16.18　加压素（抗利尿激素）调节水平衡和液体渗透压

加压素调节肾的排水量。加压素的分泌由体液渗透压、血容量与血压调控。体液渗透压的一个微小变化就足以改变加压素的分泌，而血容量和血压需下降 10% ~ 15% 或更多才能影响加压素的分泌。大的肺血管、颈动脉窦和主动脉弓中有血容量和血压感受器。这些压力感受器会应答由血容量和血压决定的血管壁牵拉。本图显示了加压素作用于肾，影响尿量和尿液浓度的作用机制。

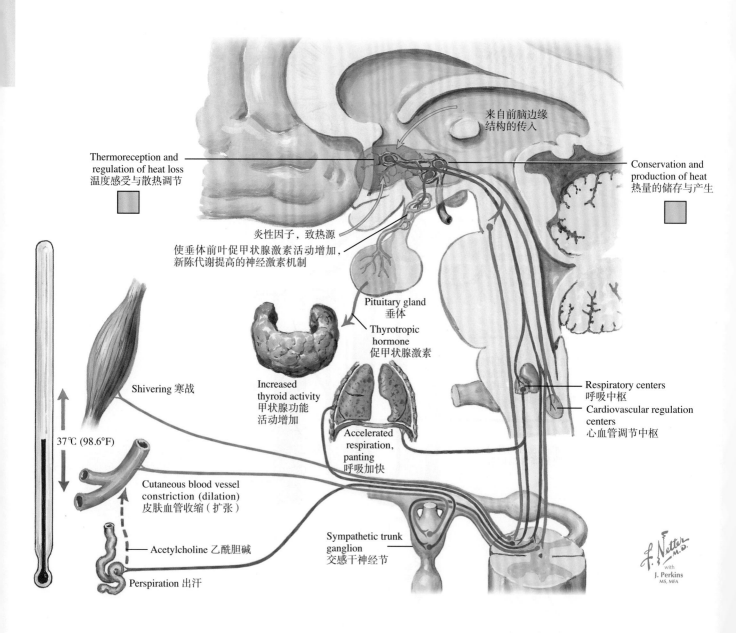

Thermoreception and regulation of heat loss
温度感受与散热调节

来自前脑边缘结构的传入

Conservation and production of heat
热量的储存与产生

炎性因子，致热源

使垂体前叶促甲状腺激素活动增加，新陈代谢提高的神经激素机制

Pituitary gland 垂体

Thyrotropic hormone 促甲状腺激素

Shivering 寒战

Increased thyroid activity 甲状腺功能活动增加

37℃ (98.6°F)

Respiratory centers 呼吸中枢

Cardiovascular regulation centers 心血管调节中枢

Accelerated respiration, panting 呼吸加快

Cutaneous blood vessel constriction (dilation) 皮肤血管收缩（扩张）

Sympathetic trunk ganglion 交感干神经节

Acetylcholine 乙酰胆碱

Perspiration 出汗

16.19 下丘脑和体温调节

下丘脑的视前区含有热敏感神经元，下丘脑后区则含有冷敏感神经元。视前区和下丘脑前区启动神经元对散热的应答（副交感神经），下丘脑后区则启动神经元对产热的应答（交感神经）。源于脑干和前脑边缘系的神经通路可以改变体温调节系统的神经活动。视前区可对致热源和炎性细胞因子白介素-1β产生反应，出现一个提高温度的温度调节点，从而引发与疾病相关的发热。下丘脑与脑干和脊髓的广泛纤维联系可引起适当的散热或产热反应。适当的行为反应也可以将体温调节在理想水平（如：制造一个相对更温暖或更凉爽的地方）。

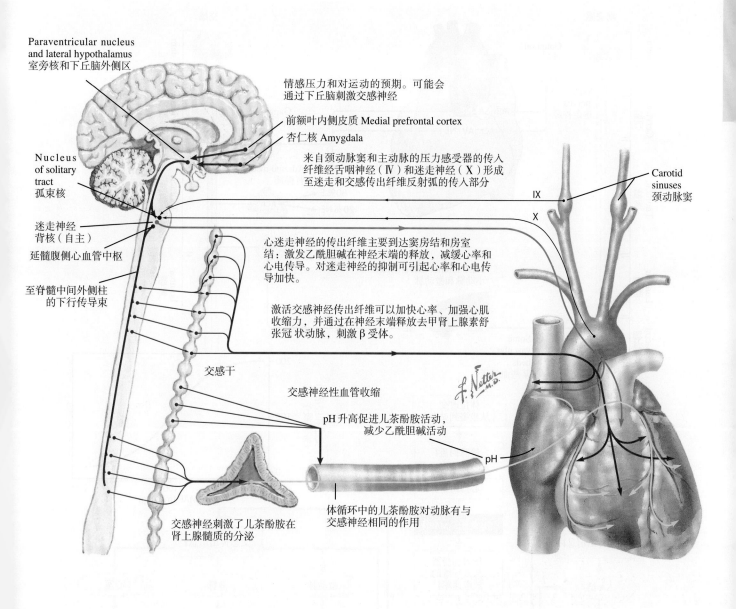

Paraventricular nucleus
and lateral hypothalamus
室旁核和下丘脑外侧区

Nucleus
of solitary
tract
孤束核

迷走神经
背核（自主）

延髓腹侧心血管中枢

至脊髓中间外侧柱
的下行传导束

交感干

情感压力和对运动的预期。可能会
通过下丘脑刺激交感神经

前额叶内侧皮质 Medial prefrontal cortex

杏仁核 Amygdala

来自颈动脉窦和主动脉的压力感受器的传入
纤维经舌咽神经（Ⅳ）和迷走神经（Ⅹ）形成
至迷走和交感传出纤维反射弧的传入部分

IX

X

Carotid
sinuses
颈动脉窦

心迷走神经的传出纤维主要到达窦房结和房室
结：激发乙酰胆碱在神经末端的释放，减缓心率和
心电传导。对迷走神经的抑制可引起心率和心电传
导加快。

激活交感神经传出纤维可以加快心率、加强心肌
收缩力，并通过在神经末端释放去甲肾上腺素舒
张冠状动脉，刺激 β 受体。

交感神经性血管收缩

pH 升高促进儿茶酚胺活动，
减少乙酰胆碱活动

pH

交感神经刺激了儿茶酚胺在
肾上腺髓质的分泌

体循环中的儿茶酚胺对动脉有与
交感神经相同的作用

F. Netter M.D.

16.20　下丘脑对心脏功能的调节

脑对心脏（CV）功能的调节涉及若干个神经调控区。在前脑，前额叶内侧皮质、边缘系统皮质区和杏仁核负责调节情感和行为反应，并对心脏功能进行相应的调节。这些前脑区域发纤维投射到下丘脑，来实现调节作用（涉及区域包括：下丘脑外侧区、室旁核、负责副交感调控的视前区与下丘脑前区、负责交感调控的下丘脑后区）。

这些下丘脑调控区域随即向脑干的许多靶点发出投射纤维，包括臂旁核、延髓腹侧的心血管中枢、孤束核、

迷走神经背核和胸段脊髓侧角的中间外侧柱。

臂旁核同时也应答于内脏传入和伤害性传入，调控心血管功能，对疼痛、呼吸困难和胃肠活动产生反应。延髓腹内侧心血管中枢引起产热反应所需要的心血管变化，腹外侧区则负责维持身体直立时的血压，使 CV 适应压力感受性反射。

孤束核是下行纤维（边缘系统和下丘脑）、脑干局部纤维和调节自主神经节前反应的上行纤维（迷走神经背核、交感神经中间外侧细胞柱）的主要中继站。

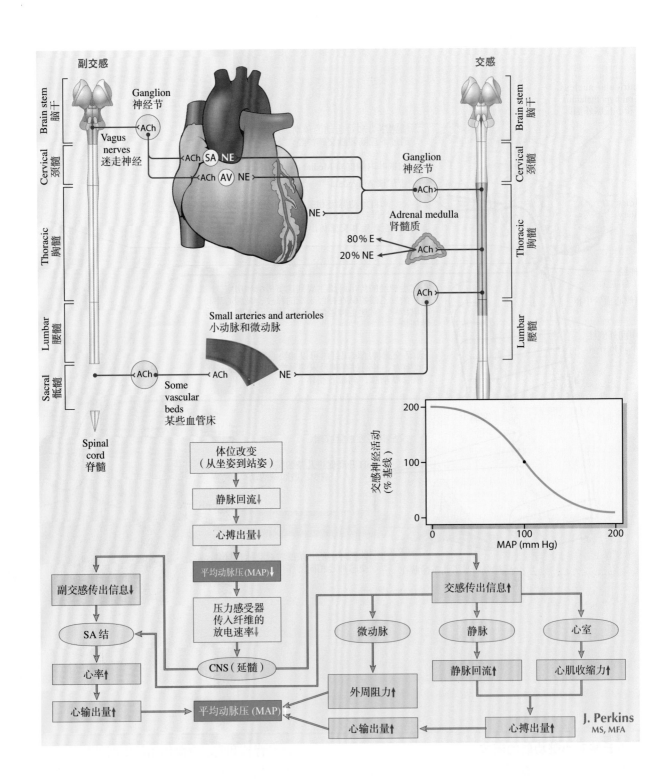

16.21　血压的短期调节

　　自主神经系统的交感和副交感神经参与了每时每刻的血压维持。许多来自脑干的下行通路（包括孤束核、被盖儿茶酚胺核、蓝斑、中缝核、延髓头端腹外侧区与其他延髓网状结构区域、臂旁核、血管紧张素 II‑神经元以及其他位点）和下丘脑共同调控了与短期血压调节相关的自主神经节前神经元的传出信息。下丘脑和孤束核是整合前脑边缘系统和皮质对脑干影响的关键位点，这些脑干区域之间有着广泛的相互联系。上图描述了以体位改变为例的血压调节（ACH= 乙酰胆碱，AV= 房室结，E= 肾上腺素，MAP= 平均动脉压，NE= 去甲肾上腺素，SA= 窦房结）。

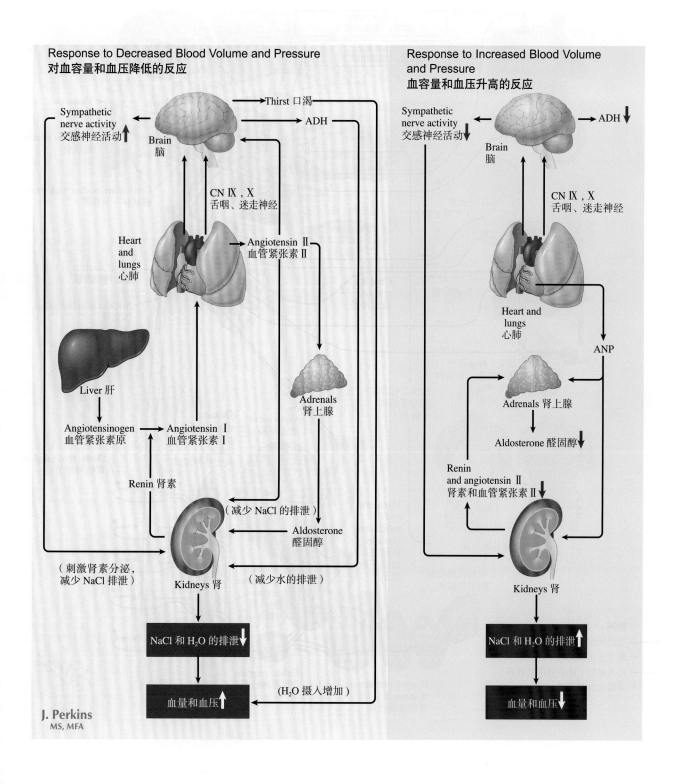

Response to Decreased Blood Volume and Pressure
对血容量和血压降低的反应

Response to Increased Blood Volume and Pressure
血容量和血压升高的反应

16.22　血压的长期调节

当血容量和血压变化时，肾通过保留 NaCl 和水，或排出 NaCl 和水，将血容量恢复至正常稳态。随着交感神经活动增加，交感神经末端和肾上腺髓质分泌的去甲肾上腺素和肾上腺素增多，进入血液循环作用于肾脏，减少 NaCl 的排出〔ADH= 抗利尿激素（也称加压素）；ANP= 心钠素〕。

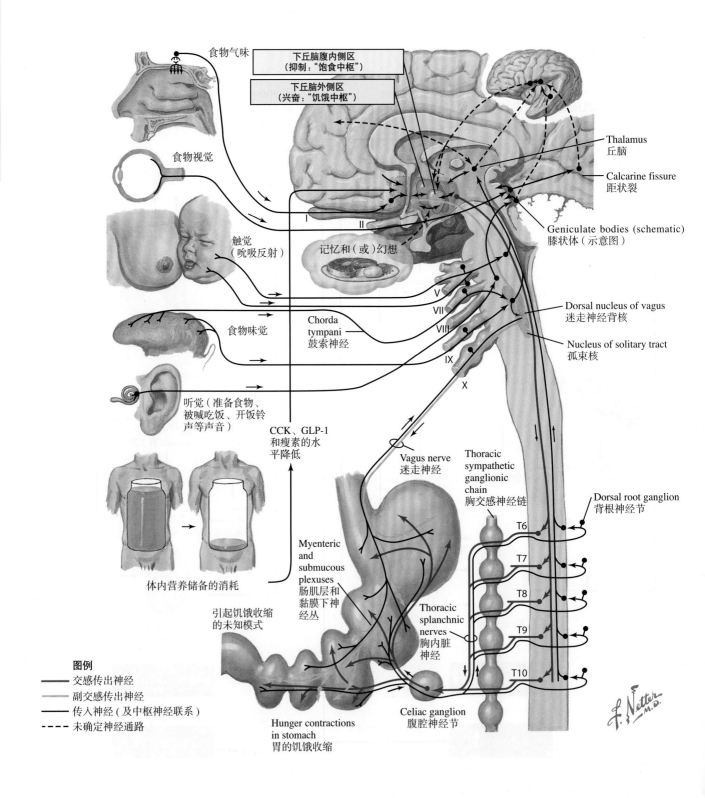

食物气味

下丘脑腹内侧区
（抑制：“饱食中枢”）

下丘脑外侧区
（兴奋：“饥饿中枢”）

食物视觉

Thalamus
丘脑

Calcarine fissure
距状裂

触觉
（吮吸反射）

记忆和（或）幻想

Geniculate bodies (schematic)
膝状体（示意图）

食物味觉

Chorda tympani
鼓索神经

Dorsal nucleus of vagus
迷走神经背核

Nucleus of solitary tract
孤束核

听觉（准备食物、
被喊吃饭、开饭铃
声等声音）

CCK、GLP-1
和瘦素的水
平降低

Vagus nerve
迷走神经

Thoracic
sympathetic
ganglionic
chain
胸交感神经链

Dorsal root ganglion
背根神经节

体内营养储备的消耗

Myenteric
and
submucous
plexuses
肠肌层和
黏膜下神
经丛

引起饥饿收缩
的未知模式

Thoracic
splanchnic
nerves
胸内脏
神经

图例
—— 交感传出神经
—— 副交感传出神经
—— 传入神经（及中枢神经联系）
---- 未确定神经通路

Celiac ganglion
腹腔神经节

Hunger contractions
in stomach
胃的饥饿收缩

16.23 食欲和饥饿的神经调控

饥饿感和饱腹感是复杂的，涉及了多条神经通路和多种循环激素。本图描绘了与饥饿感相关的神经通路。尽管 我们现在对其尚未完全了解，但已经知道下丘脑在调控食欲和食物摄取方面起着重要作用。当摄入食物时，肠道内的神经内分泌细胞分泌胆囊收缩素（CCK）和胰高血糖素样肽-1（GLP-1），这些激素抑制食欲并

产生饱腹感。当没有食物摄入时，这些激素的水平就会降低。长期的摄食调控与脂肪细胞分泌的瘦素（leptin）有关。当脂肪储存量多时，瘦素被释放并作用于下丘脑以抑制食欲。当体内营养储备被消耗时，瘦素水平降低。其他激素如 ghrelins 也参与了饥饿感和饱食感的调控。大脑皮质和边缘系统均与下丘脑存在纤维联系，实现了认知与情感因素对食欲和摄食行为的调节。

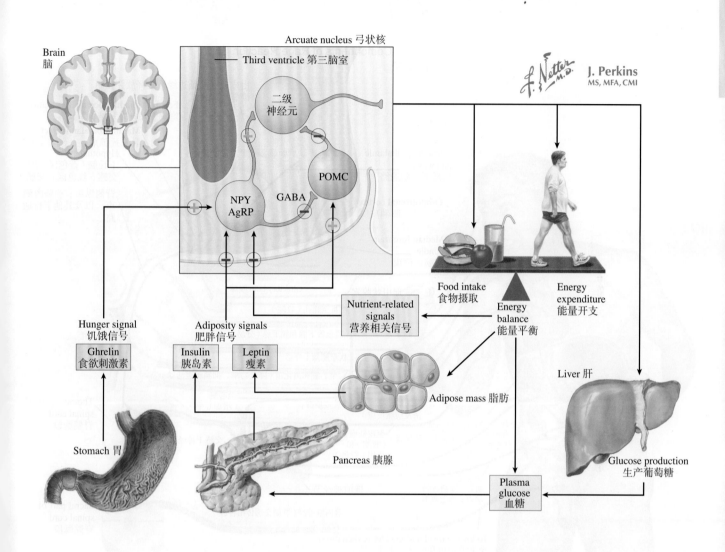

16.24　参与摄食、体重和代谢调节的信号系统

　　下丘脑参与调节食物摄入量、体重和新陈代谢。空腹时，胃黏膜产生 ghrelin，刺激下丘脑弓状核的细胞以提高摄食量。瘦素（leptin）是一种由白色脂肪组织在代谢活动中生成的激素，同样作用于弓状核。高水平的 ghrelin 和低水平的瘦素均可刺激摄入食物，但高水平的瘦素并不抑制摄食活动。

　　Ghrelin 和瘦素能通过垂体门脉系统的血管进入缺乏血脑屏障的弓状核，作用于下丘脑弓状核的神经元。这些神经元利用神经肽 Y（NPY）和刺鼠相关蛋白（AgRP）作为神经递质，通过与室旁核、下丘脑腹内侧核、背

内侧核和下丘脑外侧区的联系，以及至臂旁核的下行联系，来激活摄食行为。

　　弓状核的其他神经元利用阿黑皮素原（POMC）的衍生物，如 α- 促黑素细胞激素和 β- 内啡肽，与上文所提到的下丘脑及脑干的靶区建立联系，抑制摄食行为。来自视上核的昼夜节律相关神经纤维投射至上述下丘脑核团，将昼夜节律的影响叠加至摄食行为之上。

　　同样叠加在这一通路上的还有来自边缘系统和大脑皮质的联系，包括嗅觉投射。这为食物摄取和食欲提供了情感、行为和意志活动的调控。

Neural, Neuroendocrine and Systemic Components of Rage Reaction
愤怒时神经、神经内分泌和机体的反应

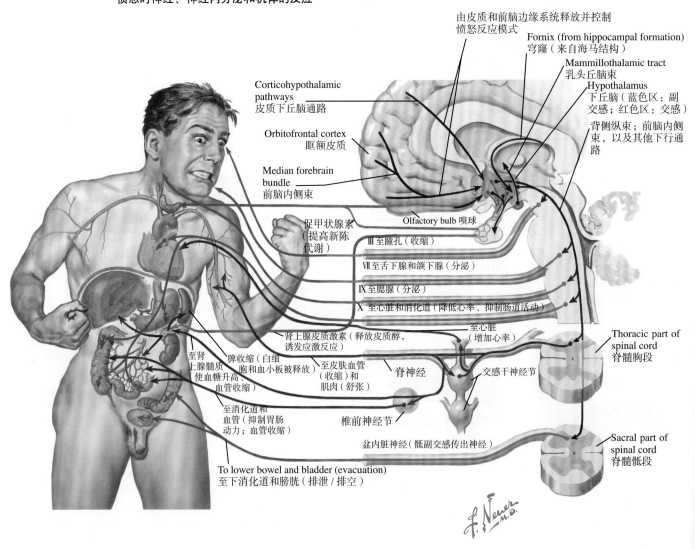

由皮质和前脑边缘系统释放并控制
愤怒反应模式

Fornix (from hippocampal formation)
穹窿（来自海马结构）

Mammillothalamic tract
乳头丘脑束

Hypothalamus
下丘脑（蓝色区：副
交感；红色区：交感）

Corticohypothalamic
pathways
皮质下丘脑通路

背侧纵束；前脑内侧
束，以及其他下行通
路

Orbitofrontal cortex
眶额皮质

Median forebrain
bundle
前脑内侧束

促甲状腺素
（提高新陈
代谢）

Ⅲ至瞳孔（收缩）

Olfactory bulb 嗅球

Ⅶ至舌下腺和颌下腺（分泌）

Ⅸ至腮腺（分泌）

Ⅹ至心脏和消化道（降低心率、抑制肠道活动）

至心脏
（增加心率）

肾上腺皮质激素（释放皮质醇，
诱发应激反应）

至肾
上腺髓质
使血糖升高、
血管收缩）

脾收缩（白细
胞和血小板被释放）

至皮肤血管
（收缩）和
肌肉（舒张）

脊神经

交感干神经节

Thoracic part of
spinal cord
脊髓胸段

至消化道和
血管（抑制胃肠
动力；血管收缩）

椎前神经节

盆内脏神经（骶副交感传出神经）

To lower bowel and bladder (evacuation)
至下消化道和膀胱（排泄/排空）

Sacral part of
spinal cord
脊髓骶段

16.25　神经和神经内分泌功能在应激反应中的作用

　　本图所描述的是典型的交感神经在应激反应中的一种情况：愤怒反应。应激反应涉及神经内分泌"应激激素"的分泌，包括来自下丘脑 - 垂体 - 肾上腺轴（HPA）分泌的皮质醇以及来自交感神经末端和肾上腺髓质的去甲肾上腺素与肾上腺素。交感神经与内脏的联系启动了支持应激反应的生理变化，这些生理变化包括：血液从内脏和皮肤流向肌肉、心率和心输出量增加、支气管扩张、瞳孔扩张、胃肠道活动减少、肾泌尿功能减弱、肝糖原分解导致血糖升高等。来自前脑边缘区域、大脑皮质和脑干的传入信号调节下丘脑复杂的神经内分泌与自主神经传出，并在启动应激反应中起到重要作用。在应激反应中，脑干的副交感神经元受到抑制。

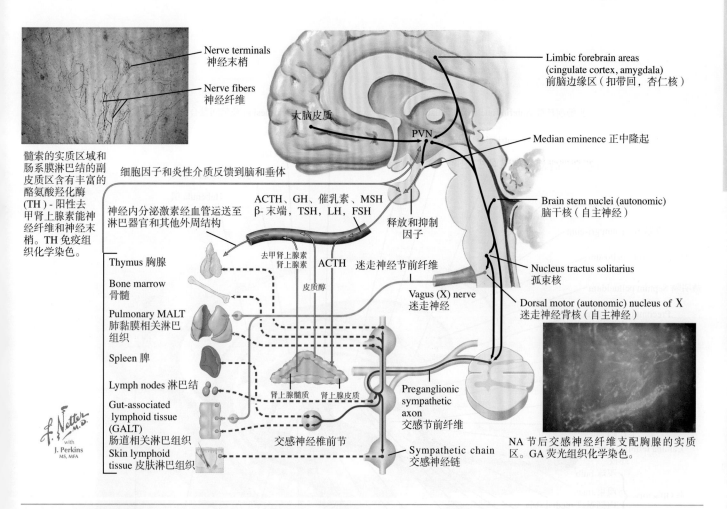

髓素的实质区域和肠系膜淋巴结的副皮质区含有丰富的酪氨酸羟化酶(TH)-阳性去甲肾上腺素能神经纤维和神经末梢。TH免疫组织化学染色。

NA节后交感神经纤维支配胸腺的实质区。GA荧光组织化学染色。

16.26 神经免疫调节

来自大脑皮质、前脑边缘系统、下丘脑和脑干的神经纤维对自主节前传出和神经内分泌传出信息起到了广泛的调节作用。它们释放的激素和神经递质作用于淋巴器官和免疫系统细胞,为行为、情感反应、慢性应激、主动代偿与行为干预等神经免疫调节提供了基础。交感神经(SNS)节后去甲肾上腺素能纤维直接支配几乎所有的免疫系统器官,包括:①初级淋巴器官(骨髓、胸腺);②次级淋巴器官(脾、淋巴结);③黏膜相关淋巴组织(肠和肺)以及④皮肤相关淋巴组织。迷走神经节后纤维支配肺和肠道的淋巴组织。血液循环中的垂体激素(如CRF、ACTH、催乳素、GH、内啡肽)和其他靶器官激素(皮质醇、甲状腺激素)调节各个淋巴器官的免疫反应。皮质醇、去甲肾上腺素和肾上腺素对调节与慢性应激相关的免疫反应尤为重要。循环中的和局部的细胞因子以及炎性介质皆作用于脑和垂体,提供来自淋巴器官的反馈信息(免疫-神经信号)。这些细胞因子还可以调节中枢神经系统神经递质的周转、炎性反应和疾病行为。局部环境内的多种信号分子可以调控分泌细胞所泌激素的基因表达、免疫系统细胞的细胞因子、以及支配淋巴器官的神经元的神经递质。有些介质是由神经元、旁分泌细胞和免疫系统细胞产生的。这些介质同样参与上述系统的调控(GALT,肠道相关淋巴组织;MALT,黏膜相关淋巴组织)。

临床意义

下丘脑的室旁核是神经免疫调节的重要位点。它通过激素分泌和自主神经调节这两种途径发挥作用。支配外周免疫细胞的主要神经传出为HPA轴和SNS到免疫系统器官的联系,主要激素调节则来自于全身血循环。HPA和SNS的激活可以适当抑制免疫防御,以此形成对病毒更高的易感性(在小鼠流感试验模型中为10倍)。其他垂体前叶激素也能发挥免疫调节作用。慢性应激可以影响通过皮质以及边缘系统与下丘脑(特别是PVN)联系的神经免疫传出。慢性应激还可以同时诱发HPA和SNS的效应,降低细胞免疫功能,抑制自然杀伤细胞(NK细胞)。免疫抑制和免疫增强都可以通过经典条件反射来实现。这一过程需要前脑的参与以及随后的神经调节和激素分泌(但不是皮质醇;条件反射的免疫抑制只发生在肾上腺被切除的动物中)。循环中的细胞因子和内源性脑细胞因子,包括IL-1β、IL-6和TNF-α,均可作用于PVN以及其他神经内分泌和SNS的免疫靶向中枢神经位点。这些因子能显著激活皮质醇的生成与儿茶酚胺的分泌。在成人,对危险炎性介质分泌的调控以及行为与生活方式对HPA轴和SNS的影响可能是机体维持强大的抗病毒、抗肿瘤免疫、和防护慢性疾病的重要方法。上文所提到的介质是综合治疗的重点针对性目标。

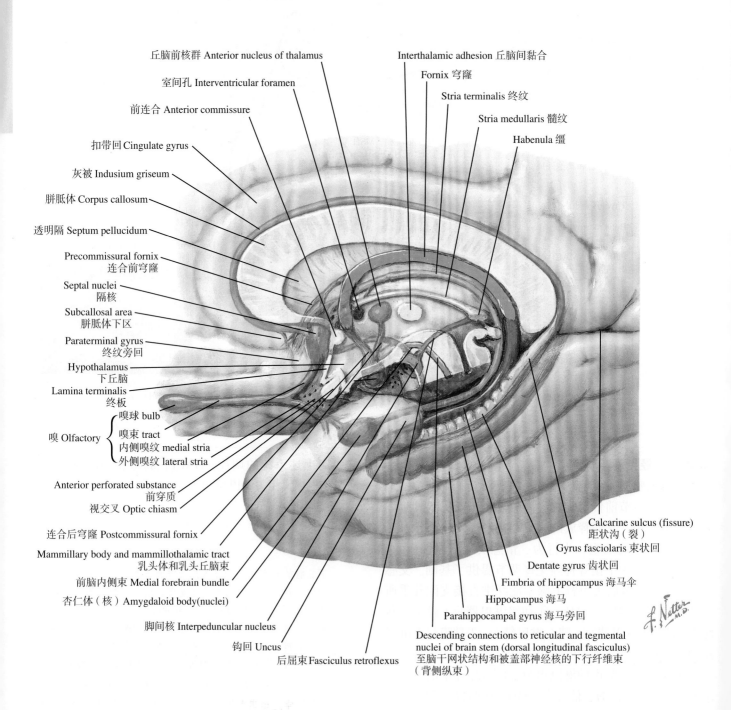

丘脑前核群 Anterior nucleus of thalamus

室间孔 Interventricular foramen

前连合 Anterior commissure

扣带回 Cingulate gyrus

灰被 Indusium griseum

胼胝体 Corpus callosum

透明隔 Septum pellucidum

Precommissural fornix
连合前穹窿

Septal nuclei
隔核

Subcallosal area
胼胝体下区

Paraterminal gyrus
终纹旁回

Hypothalamus
下丘脑

Lamina terminalis
终板

嗅 Olfactory { 嗅球 bulb
嗅束 tract
内侧嗅纹 medial stria
外侧嗅纹 lateral stria

Anterior perforated substance
前穿质

视交叉 Optic chiasm

连合后穹窿 Postcommissural fornix

Mammillary body and mammillothalamic tract
乳头体和乳头丘脑束

前脑内侧束 Medial forebrain bundle

杏仁体（核）Amygdaloid body(nuclei)

脚间核 Interpeduncular nucleus

钩回 Uncus

后屈束 Fasciculus retroflexus

Interthalamic adhesion 丘脑间黏合

Fornix 穹窿

Stria terminalis 终纹

Stria medullaris 髓纹

Habenula 缰

Calcarine sulcus (fissure)
距状沟（裂）

Gyrus fasciolaris 束状回

Dentate gyrus 齿状回

Fimbria of hippocampus 海马伞

Hippocampus 海马

Parahippocampal gyrus 海马旁回

Descending connections to reticular and tegmental
nuclei of brain stem (dorsal longitudinal fasciculus)
至脑干网状结构和被盖部神经核的下行纤维束
（背侧纵束）

边缘系统

16.27 前脑边缘的解剖

前脑边缘结构呈环状（缘状）环绕间脑。两个颞叶的主要结构：海马结构及其穹窿，杏仁核及其终纹，发出"C"形轴突，通过前脑环绕间脑，投射至下丘脑和隔区。杏仁核还有通向下丘脑的更直接的通路（杏仁核腹侧通路）。隔核位于下丘脑吻侧，经丘脑髓纹向缰核发出轴突。扣带回、前额区、眶额区、内嗅区和杏仁核周的皮质与前脑边缘系统的皮质下结构和海马结构相互联系，并常被视为边缘系统的一部分。边缘系统被认为是调节情感反应和行为、个体对感觉刺激、内源刺激的反应以及记忆整合的主要部位。

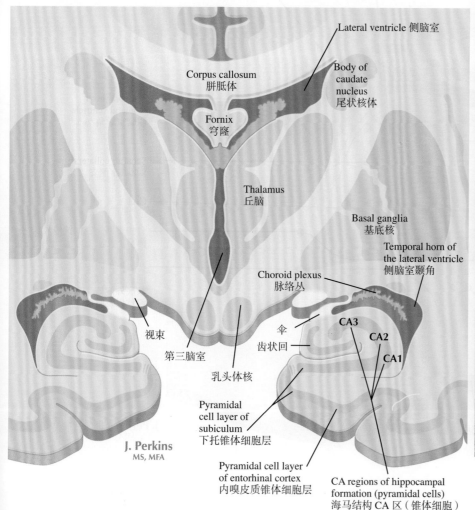

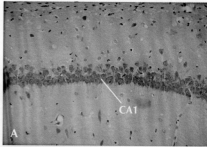

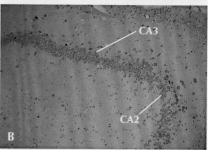

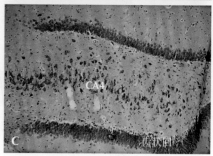

（A）海马 CA1、（B）CA2 和 CA3，以及（C）CA4 的锥体细胞和齿状回的颗粒细胞。细胞染色。

16.28　海马结构：大体解剖

　　海马结构由齿状回、海马（cornuammonis，CA 区）和海马下托组成。这些结构与相邻的内嗅皮质紧密相连。海马是一个位于颞叶前部内侧，向外侧凸起至侧脑室颞角的海马状结构。海马被分为几个锥体细胞区，称为 CA 区（CA1～CA4）。齿状回和海马均是三层皮质区。齿状回内布满了颗粒细胞，而海马 CA 区的主要神经元则是锥体细胞。海马结构与皮质联合区域和前脑边缘结构有着广泛的相互联系，如与隔核和扣带回。海马协同新皮质的广泛区域将短期记忆巩固至长期记忆。

临床意义

　　海马 CA1 区的锥体细胞尤其容易因缺血而导致细胞凋亡。心脏病发作伴随延迟复苏所诱发的脑缺血发作、多发梗死或愈发减弱的大脑前部血液循环均可以损坏 CA1 区（Sommer's sector）的神经元，导致短期记忆丧失与空间定向障碍。CA3 区的锥体细胞特别容易受到高水平或持续升高的皮质醇（或人工合成的糖皮质激素）影响，导致相似的功能障碍。脑缺血和高皮质醇联合发作尤其会对海马造成损害。这种脑缺血和高糖皮质激素的结合常见于有动脉粥样硬化并因此出现脑血流量减少（但仍未见症状）的老年人中。这些老年人在高度应激的状态下（如：住院）接触到医源性微生物，产生细胞因子反应，进一步加剧皮质醇的分泌。这种情况可能会加重海马的损伤，导致短期记忆巩固问题与记忆混乱，产生定向障碍，在住院或被收容的老年患者中较为常见。

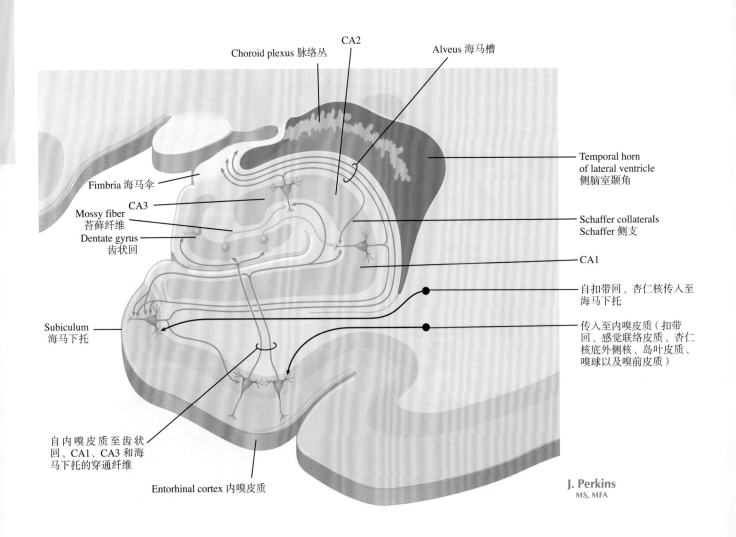

CA2

Choroid plexus 脉络丛

Alveus 海马槽

Temporal horn
of lateral ventricle
侧脑室颞角

Fimbria 海马伞

Schaffer collaterals
Schaffer 侧支

CA3

Mossy fiber
苔藓纤维

Dentate gyrus
齿状回

CA1

自扣带回、杏仁核传入至
海马下托

传入至内嗅皮质（扣带
回、感觉联络皮质、杏仁
核底外侧核、岛叶皮质、
嗅球以及嗅前皮质）

Subiculum
海马下托

自内嗅皮质至齿状
回、CA1、CA3 和海
马下托的穿通纤维

Entorhinal cortex 内嗅皮质

J. Perkins
MS, MFA

16.29　海马结构中的神经纤维联系

海马结构与内嗅皮质存在内在的相互联系。内嗅皮质的锥体细胞发送轴突至齿状回的颗粒细胞树突。这些颗粒细胞的轴突（苔藓纤维）再与 CA3 区的锥体细胞树突形成突触。CA3 区的锥体细胞随后投射至 CA1 区（Schaffer 侧支）和 CA2 区的锥体细胞树突，CA1 区的锥体细胞投射至海马下托的锥体细胞上；海马下托的轴突遂投射回内嗅皮质的锥体神经元。这一环路体现了海马与内嗅皮质之间的内在联系，叠加于这一环路之上的是该区域与新皮质和其他前脑边缘系统结构的相互联系。海马下托的神经元和 CA1、CA3 的锥体细胞向穹窿发送出轴突，是抵达靶器官的传出投射。海马下托还可投射至杏仁核以及颞叶联络区。

临床意义

颞叶的许多结构与海马结构存在往返的神经通路，这些结构包括海马、海马下托、内嗅皮质以及颞叶皮质的联络区域。

这些大脑皮质中的许多区域尤其容易受到阿尔茨海默症（Alzheimers disease，AD）的影响，引发神经元变性。AD 是一种神经元变性疾病，损害和破坏大脑皮质和更较高级中枢的神经元，造成明显的认知功能障碍。海马环路的损坏可以导致短期记忆无法巩固形成长期记忆。AD 还可以使颞叶的损坏和颞叶与基底前脑、扣带回皮质、额叶皮质及其他前脑结构之间的联系中断，导致 AD 患者的认知能力加剧下降。AD 患者的大脑中常见广泛的神经损失、突触连接的功能损失、参与如记忆等功能的重要神经递质系统的损坏等。AD 的病理特征是神经系统异常蛋白的累积：在神经元内的被称为神经原纤维缠结（NTFs），神经元外的则被称为老年斑（SPs）。然而，严重的认知能力下降也可以在没有老年斑与神经元纤维缠结形成的情况下发生，也就是说脑中异常蛋白的存在并不总能预测认知功能障碍。AD 的发病机制主要包括 β 淀粉样蛋白及其前体蛋白的积累（斑）和（或）使神经元结构完整的 tau 蛋白的过度磷酸化（缠结）。一种载脂蛋白 E（$\varepsilon 4$）与自由基的过度产生相关，后者可能会导致神经元的凋亡。炎性因子（如 IL-1β）也有可能会引起神经元的损伤。迄今为止，尚没有一个特定的 AD 病因学说被公认。

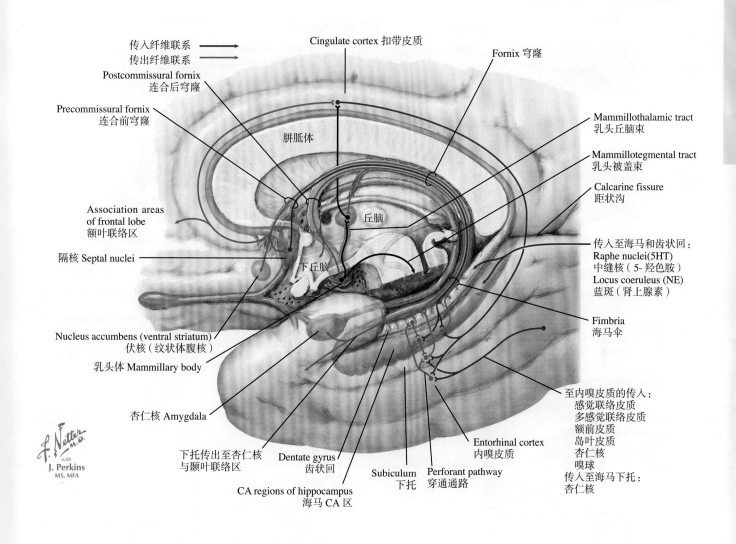

传入纤维联系 ⟶
传出纤维联系 ⟹

Postcommissural fornix
连合后穹窿

Precommissural fornix
连合前穹窿

Cingulate cortex 扣带皮质

Fornix 穹窿

胼胝体

Mammillothalamic tract
乳头丘脑束

Mammillotegmental tract
乳头被盖束

Calcarine fissure
距状沟

Association areas
of frontal lobe
额叶联络区

丘脑

传入至海马和齿状回：
Raphe nuclei(5HT)
中缝核（5-羟色胺）
Locus coeruleus (NE)
蓝斑（肾上腺素）

隔核 Septal nuclei

下丘脑

Fimbria
海马伞

Nucleus accumbens (ventral striatum)
伏核（纹状体腹核）

乳头体 Mammillary body

至内嗅皮质的传入：
感觉联络皮质
多感觉联络皮质
额前皮质
岛叶皮质
杏仁核
嗅球
传入至海马下托：
杏仁核

杏仁核 Amygdala

下托传出至杏仁核
与颞叶联络区

Dentate gyrus
齿状回

Entorhinal cortex
内嗅皮质

Subiculum
下托

Perforant pathway
穿通通路

CA regions of hippocampus
海马 CA 区

16.30　海马结构的主要传入和传出纤维联系

　　海马下托和海马 CA1、CA3 区的锥体神经元发出传出纤维形成穹窿。海马下托经连合后穹窿投射轴突至下丘脑的核团（主要是乳头体核）以及丘脑的核团。海马的 CA1 与 CA3 区发送轴突至隔核、伏核、视前区和下丘脑前区、扣带皮质以及额叶的联络区。来自隔核的胆碱能传入纤维通过穹窿供应齿状回和海马 CA 区。大量的传入信息自感觉联络皮质、多感觉联络皮质、额前皮质、岛叶皮质、杏仁核和嗅球，通过内嗅区的投射到达海马结构，内嗅皮质完全整合于海马结构的内部环路中。海马下托与杏仁核相互联系，并发轴突至颞叶皮质联络区［5-HT，5-羟色胺（血清素）；NE，去甲肾上腺素］。

临床意义

　　显性记忆是对于可以有意识召回的对象、刺激和信息的采集，其中包括个体事件、事实性知识和有认知评估参与的信息。

　　显性记忆涉及内侧颞叶，包括海马结构。隐性记忆是学习如何执行任务或在不需要有意识回忆的情况下获得技能的过程。这种形式的记忆依赖于大脑的其他环路，在海马有病变时通常不会丧失。显性记忆的召回依赖于大脑中存储的信息的重组，包括感官知觉的重建。这种召回指的不是对外部事件精确的视频记录，它可以与现实有着显著的不同。这一特点使人们对"回忆"的准确性提出了强烈质疑。新突触连接的形成以及激活新神经元蛋白的基因表达对显性记忆来说是必不可缺的。短期记忆到长期记忆的巩固，涉及长时程增强现象。在长时程增强现象中，一连串突发的神经活动以特定的时间模式从轴突传入，提高靶神经元被相同或其他的传入信息激活的可能性，增强靶神经元对同等程度的兴奋性刺激的反应。也就是说，一个简洁的、持久的传入模式可以增加该突触在未来被激活的可能性。长时程增强发生于齿状回颗粒细胞、CA1 神经元和 CA3 神经元中，前两种神经元依赖 NMDA 受体的激活、去极化、钙离子内流以及突触前、后结构的物质交换。CA3 神经元的长时程增强则依赖于突触前的钙离子内流和随后的环磷酸腺苷依赖性蛋白激酶的生成。

内嗅皮质的传入和传出纤维联系

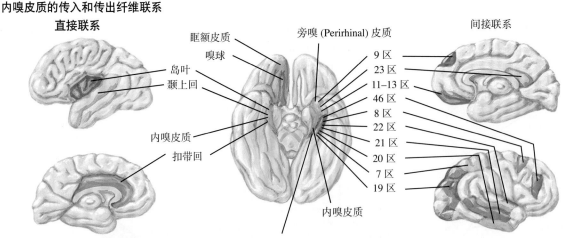

直接联系

岛叶
颞上回
内嗅皮质
扣带回

眶额皮质
嗅球

旁嗅 (Perirhinal) 皮质

内嗅皮质

间接联系

9 区
23 区
11–13 区
46 区
8 区
22 区
21 区
20 区
7 区
19 区

内嗅皮质是海马的主要纤维投射来源（近期记忆的主要处理中心）。多感觉联络皮质直接投射至内嗅皮质，或通过旁嗅皮质或海马旁回皮质间接投射至内嗅皮质。联络皮质接受到来自内嗅皮质的对向投射。区域编号遵循 Brodmann 分区系统。

可能的近期记忆处理环路

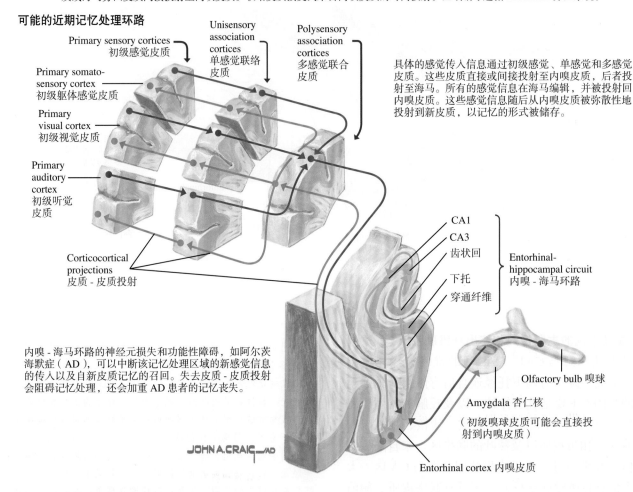

Primary sensory cortices 初级感觉皮质
Unisensory association cortices 单感觉联络皮质
Polysensory association cortices 多感觉联合皮质

Primary somato-sensory cortex 初级躯体感觉皮质
Primary visual cortex 初级视觉皮质
Primary auditory cortex 初级听觉皮质

Corticocortical projections 皮质 - 皮质投射

CA1
CA3
齿状回
下托
穿通纤维

Entorhinal-hippocampal circuit 内嗅 - 海马环路

Olfactory bulb 嗅球

Amygdala 杏仁核

（初级嗅球皮质可能会直接投射到内嗅皮质）

Entorhinal cortex 内嗅皮质

具体的感觉传入信息通过初级感觉、单感觉和多感觉皮质。这些皮质直接或间接投射至内嗅皮质，后者投射至海马。所有的感觉信息在海马编辑，并被投射回内嗅皮质。这些感觉信息随后从内嗅皮质被弥散性地投射到新皮质，以记忆的形式被储存。

内嗅 - 海马环路的神经元损失和功能性障碍，如阿尔茨海默症（AD），可以中断该记忆处理区域的新感觉信息的传入以及自新皮质记忆的召回。失去皮质 - 皮质投射会阻碍记忆处理，还会加重 AD 患者的记忆丧失。

JOHN A. CRAIG AD

16.31 内嗅皮质的传入和传出纤维联系

内嗅皮质位于内侧颞叶，整合于海马结构的内部环路当中。它参与记忆的形成和陈述性记忆与空间性记忆的巩固。

至内嗅皮质的传入投射来自大脑皮质和皮质下结构。皮质的传入区包括联络皮质（来自所有感觉）、旁嗅皮质、海马旁皮质、眶额皮质和前额皮质、扣带回皮质和海马（至 V 与 VI 层）。皮质下的传入区来自隔区（特别是经穹窿的胆碱能内侧隔核）、基底前脑（无名质、斜

角带核以及嗅球）、杏仁核（基底外侧核）、屏状核、丘脑（主要是中线核）和脑干的单胺类神经核（多巴胺能腹侧被盖区、去甲肾上腺素能蓝斑和 5- 羟色胺能延髓中缝核）。

传出纤维直接投射至海马环路的组成部分、多感觉联络皮质以及下托区域。在海马环路中，第 II 层的神经元投射到齿状回和 CA3 区，第 III 层的神经元投射到 CA1 区和下托。至皮质下区的传出纤维投射至屏状核、伏核和丘脑（背内侧核、背外侧核、丘脑内侧枕）。

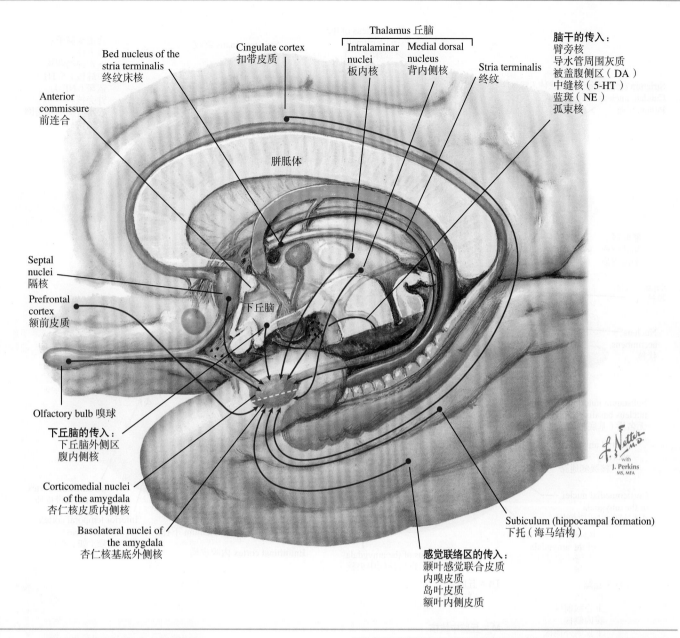

16.32　杏仁核的主要传入纤维联系

　　杏仁核位于颞叶前区的内侧部，是一个呈杏仁状的神经核团的复合体。它参与对外部感觉信息和内在状态的情感解读，提供了机体在恐惧和愤怒时的特异性行为反应和情感反应。杏仁核分为皮质内侧核、基底外侧核（接受传入信息并投射轴突至靶结构）和中央核团。中央核主要发出至脑干的传出投射。进入皮质内侧核的传入纤维主要来自皮质下的边缘结构，包括嗅球、隔核和下丘脑核团（VH、LHA）、丘脑（板内核）、终纹床核以及脑干的众多自主神经神经核和单胺类神经核。进入基底外侧核的传入纤维主要来自皮质区，包括广泛的感觉联络皮质、额前皮质、扣带皮质和海马下托［5-HT，5-羟色胺（血清素）；NE，去甲肾上腺素］。

临床意义

　　杏仁核位于颞叶前区的内侧部，是一个皮质下神经核团的复合体。杏仁核参与情感解读，并对外部感觉信息和内在状态进行"调味"。到达皮质内侧核的传入纤维多来自于皮质下的边缘系统；到达基底外侧核的传入纤维则主要来自大脑皮质。人类双侧杏仁核损坏大部分是外伤或是为治疗癫痫的颞叶手术造成的，这种损伤所波及的不单单是杏仁核。基于对灵长动物的研究和对人类的观察，杏仁核病变似乎会导致患者出现平和行为，即在面对通常的恐惧刺激时，缺乏恐惧反应，并出现社会性退缩。正常的情绪反应和认知加工的整合被破坏。研究发现双侧杏仁核受损的病人往往不能通过识别他人的面部表情来判断恐惧情绪，并且无法学习或记住含有强烈情感因素的事件。Klüver-Bucy综合征可以发生在双侧颞叶受损，尤其是皮质广泛受损和皮质下神经元被破坏的病人当中。该综合征的特征是平和行为、缺乏对潜在危险对象的恐惧和对环境强迫性地探索（特别是用口来识别）、视觉失认、食欲旺盛（特别是对不可食用的物品）和性欲亢进。在某些情况下，患者还会出现记忆巩固功能的丧失（如损伤涉及海马）和认知障碍。

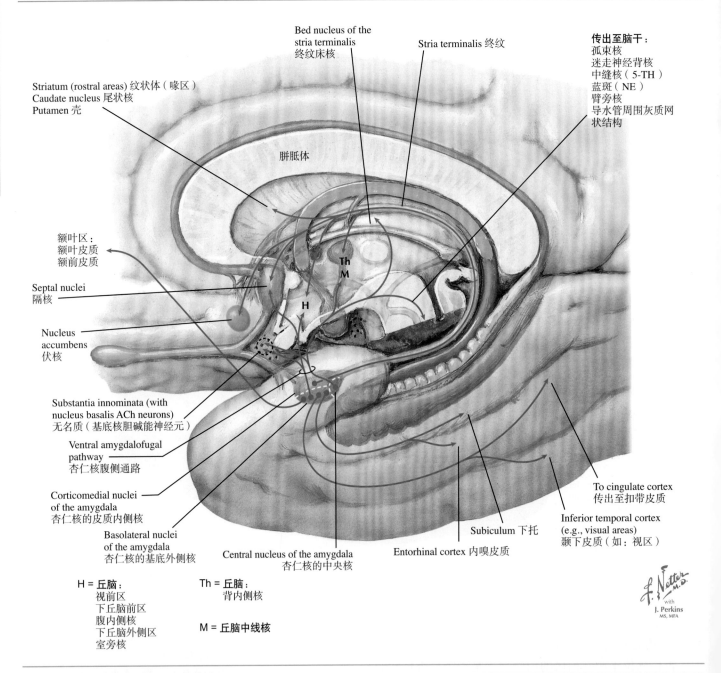

Bed nucleus of the stria terminalis 终纹床核

Stria terminalis 终纹

传出至脑干：
孤束核
迷走神经背核
中缝核（5-TH）
蓝斑（NE）
臂旁核
导水管周围灰质网状结构

Striatum (rostral areas) 纹状体（喙区）
Caudate nucleus 尾状核
Putamen 壳

胼胝体

额叶区：
额叶皮质
额前皮质

Septal nuclei
隔核

Nucleus accumbens
伏核

Substantia innominata (with nucleus basalis ACh neurons)
无名质（基底核胆碱能神经元）

Ventral amygdalofugal pathway
杏仁核腹侧通路

Corticomedial nuclei of the amygdala
杏仁核的皮质内侧核

Basolateral nuclei of the amygdala
杏仁核的基底外侧核

Central nucleus of the amygdala
杏仁核的中央核

Entorhinal cortex 内嗅皮质

Subiculum 下托

To cingulate cortex
传出至扣带皮质

Inferior temporal cortex (e.g., visual areas)
颞下皮质（如：视区）

H = 丘脑：
视前区
下丘脑前区
腹内侧核
下丘脑外侧区
室旁核

Th = 丘脑：
背内侧核

M = 丘脑中线核

16.33　杏仁核的主要传出纤维联系

　　来自杏仁核皮质内侧核的传出纤维经终纹投射至皮质下的神经核团，如隔核、丘脑背内侧核、下丘脑核团、终纹床核、伏核和纹状体喙。来自基底外侧核的传出纤维经杏仁核腹侧通路投射至皮质区，包括额叶、扣带回皮质、下颞叶皮质、海马下托和内嗅皮质。该传出纤维还投射至皮质下的边缘系统，包括下丘脑核团、隔核和无名质的胆碱能基底核。杏仁核的中央核团主要接受来自杏仁核内部的传入联系，并通过杏仁核腹侧通路向自主神经核和脑干单胺类神经核、丘脑中线核、终纹床核以及胆碱能基底核发出传出纤维。

临床意义

　　来自杏仁核皮质内侧核的传出纤维主要投射至皮质下的边缘系统，来自基底外侧核的传出纤维则经杏仁核腹侧通路投射至广泛的皮质区域和皮质下结构。杏仁中央核发出广泛的传出纤维至可被杏仁核激活的、与情绪反应机制相关的脑干核团。该中央核的传入信息主要来自杏仁核内的其他核团。对杏仁核的刺激曾在人类（癫痫手术中）和实验动物中进行，刺激皮质内侧核能引起冻结反应（随意运动终止）、无意识动作（咂嘴）和副交感神经的激活，可导致排尿和排便。对基底外侧核的刺激能引起警觉反应，使实验对象变得更加警觉并开始观察周围环境。上述反应很大程度上体现了杏仁核到脑干环路的传出。这种传出信息能协调机体针对刺激的情感部分做出适当的行为反应。条件性恐惧反应和对压力的反应需要神经内分泌、自主神经反应和行为反应相互协调。在人类中，对杏仁核的刺激可以引起恐惧和焦虑相关情绪（5-HT，5-羟色胺（血清素）；NE，去甲肾上腺素）。

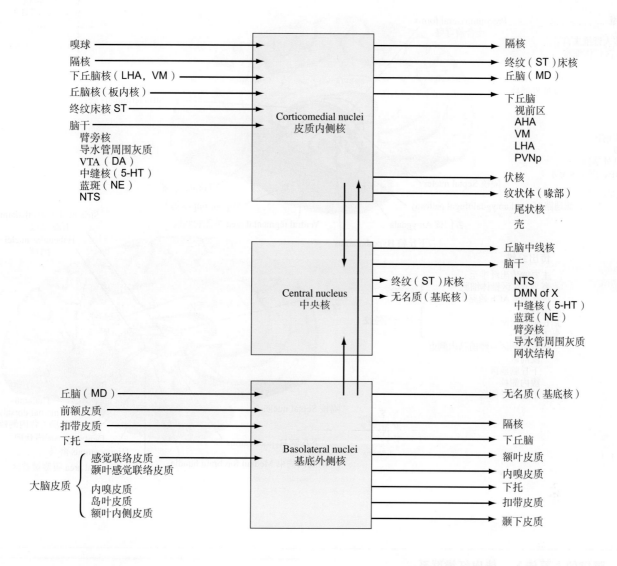

AHA = Anterior hypothalamic area 丘脑前区
DA = Dopamine 多巴胺
DMN of X = Dorsal motor (autonomic)nucleus of X 迷走神经背核
5-HT = 5-Hydroxytryptamine (serotonin) 5- 羟色胺（血清素）
LHA = Lateral hypothalamic area 下丘脑外侧区
MD = Medial dorsal nucleus of thalamus 丘脑背内侧核

NE = Norepinephrine 去甲肾上腺素
NTS = Nucleus tractus solitarius 孤束核
PVNP = Paraventricular nucleus, parvocellular 室旁核，小细胞性的
ST = Stria terminalis 终纹
VM = Ventromedial 腹内侧核
VTA = Ventral tegmental area 被盖腹侧区

16.34　杏仁核的主要传入、传出和内部纤维联系的概述

　　杏仁核的皮质内侧核主要与皮质下的前脑边缘结构存在相互的纤维联系，并从脑干的自主神经和单胺能神经核广泛接受额外的传入信息。杏仁核的基底外侧核则与边缘皮质和联络皮质建立广泛的相互纤维联系，并向皮质下的前脑边缘结构发送额外的传出纤维联系。无论是皮质内侧核还是基底外侧核，都发出轴突至杏仁核中央核。中央核将大量的传出纤维发送至脑干的自主神经和单胺能神经核及一些皮质下的前脑边缘结构。这些纤维与大脑皮质、前脑边缘叶和脑干自主 / 边缘神经核的相互联系形成回路，允许机体对外源、内源信息进行分析，并为启动和控制适当的行为和情感反应提供了情绪基础。对杏仁核，包括终纹床核和伏核的简述见图 15.26。

传入纤维

主要的传入纤维来自：
海马 CA 区锥体细胞
杏仁核
　经终纹的皮质内侧核
　经杏仁腹侧通路的基底外侧核
　被盖腹侧区
下丘脑
　视前区
　下丘脑前区
　室旁核
　下丘脑外侧区
蓝斑（NE，图中未显示）

传出纤维

主要的传出纤维至：
海马 CA 区锥体细胞
齿状回（ACh 通路）
｝经穹窿
缰核
丘脑背内侧核
｝经丘脑髓纹
下丘脑
被盖腹侧区 – 经前脑内侧束
　视前区
　下丘脑前区
　腹内侧核
　下丘脑外侧区

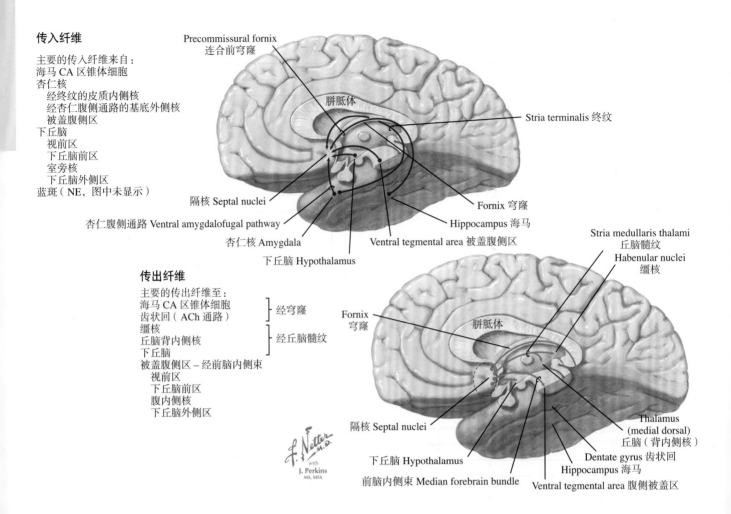

Precommissural fornix
连合前穹窿
胼胝体
Stria terminalis 终纹
隔核 Septal nuclei
杏仁腹侧通路 Ventral amygdalofugal pathway
杏仁核 Amygdala
下丘脑 Hypothalamus
Fornix 穹窿
Hippocampus 海马
Ventral tegmental area 被盖腹侧区

Stria medullaris thalami
丘脑髓纹
Habenular nuclei
缰核
Fornix
穹窿
胼胝体
隔核 Septal nuclei
下丘脑 Hypothalamus
前脑内侧束 Median forebrain bundle
Thalamus
(medial dorsal)
丘脑（背内侧核）
Dentate gyrus 齿状回
Hippocampus 海马
Ventral tegmental area 腹侧被盖区

16.35 隔核的主要传入、传出纤维联系

　　隔核属于皮质下神经核。对隔核的切除和刺激曾最初被用于调节情绪反应，如调节愤怒行为。实验中发现，隔核似乎在情感行为、性行为、攻击性行为中扮演重要角色，并可以调节自主神经功能、注意力和记忆功能（通过胆碱能神经元）。隔核的传入纤维主要来自海马、杏仁核的皮质内侧核和基底外侧核、中脑的被盖腹侧核以及一些下丘脑核团。隔核的传出纤维主要投射至海马和齿状回（经穹窿）、缰核（经丘脑髓纹）、丘脑背内侧核（经丘脑髓纹）、被盖腹侧区（经前脑内侧束）和一些下丘脑核团。

临床意义

　　隔区的缺血性损伤可以在一些人中导致愤怒行为，与早期在啮齿类动物实验中所获得的实验结果一致。隔核病变引起啮齿类动物对适当的和无害的（假）刺激均做出过激反应。与其相反的是，在通过向隔核植入电极实现的自主刺激研究中，长期、反复的刺激可以引起愉悦反应。

　　至缰的传出纤维和经此传出通路到达脑干的纤维，如后屈束（缰核脚间束）以及经前脑中间束到下丘脑和脑干的纤维，均代表了来自隔核的下行调节环路。通过这些下行调节环路，部分联络行为得以实现。近期的研究发现，隔区中的一个胆碱能细胞群同终纹床核一起，经穹窿向海马结构发出轴突。这些轴突在 AD 患者的大脑中往往已经退化，也就是说，这些胆碱能神经元可能对短期记忆到长期记忆的巩固有所帮助。对整体胆碱能神经元的破坏（包括 Meynert 基底核）可以引发同样的记忆障碍。但是实验也表明，对隔核和终纹床核的胆碱能神经元进行选择性破坏不会造成明显的记忆功能丧失。这有可能是因为至海马结构和大脑皮质的胆碱能纤维呈分散式投射，通过影响整个认知与记忆功能回路来影响记忆功能。

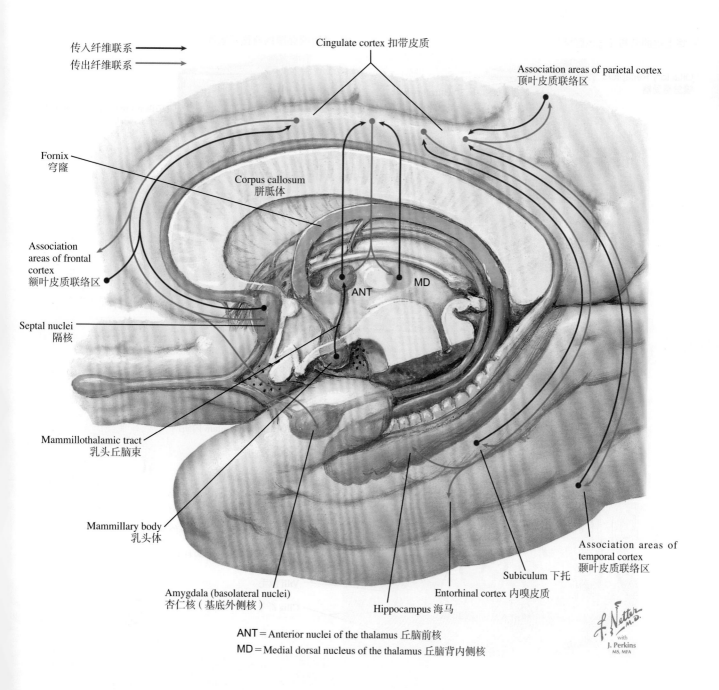

传入纤维联系 ⟶
传出纤维联系 ⟶

Cingulate cortex 扣带皮质

Association areas of parietal cortex
顶叶皮质联络区

Fornix
穹窿

Corpus callosum
胼胝体

Association
areas of frontal
cortex
额叶皮质联络区

ANT　　MD

Septal nuclei
隔核

Mammillothalamic tract
乳头丘脑束

Mammillary body
乳头体

Association areas of
temporal cortex
颞叶皮质联络区

Subiculum 下托

Amygdala (basolateral nuclei)
杏仁核（基底外侧核）

Entorhinal cortex 内嗅皮质

Hippocampus 海马

ANT = Anterior nuclei of the thalamus 丘脑前核
MD = Medial dorsal nucleus of the thalamus 丘脑背内侧核

16.36　扣带皮质的主要纤维联系

　　扣带皮质位于胼胝体上方。该区域参与调解自主神经功能（呼吸、消化、心血管、瞳孔）、某些躯体功能（运动张力、运动的进行）、情感反应与情感行为。扣带回皮质的损伤，如眶额皮质损伤，可以导致痛觉和其他情感相关感觉的淡漠与社会冷漠。至扣带回的传入纤维可能来自额叶、顶叶和颞叶的联络区、海马下托、隔核以及丘脑核团（背内侧核、前核）。从扣带回发出的传出纤维会投射至额叶、顶叶和颞叶的联络区以及前脑边缘结构，如海马、下托、内嗅皮质、杏仁核和隔核。这些前脑边缘区域向下丘脑发出广泛的投射，调节脑干、脊髓的自主神经和躯体神经相关区域的功能。

临床意义

　　在受到相互矛盾的刺激时，扣带皮质可能会参与选择出一个恰当的反应。传入扣带皮质的纤维来自许多区域，包括额叶、顶叶和颞叶的联络区、下托、隔核以及丘脑背内侧核（前额叶联系）。扣带回的传出联系多数会投射回上述区域，并投射至杏仁核和内嗅皮质。这些传出纤维联系形成至脑干的环路，负责适当协调自主神经和躯体功能。扣带皮质的损伤可以导致痛觉和其他情感相关感觉的淡漠。该处的损伤还可以导致社会冷漠和情感淡漠（apathy）。患者失去语调起伏，甚至发生人格改变。双侧前扣带损伤，又称扣带回移除，曾被当作"精神外科手术"用来缓解疼痛、焦虑、强迫性行为和难治性抑郁症。后扣带皮质的损伤可以导致空间定向能力的丧失。

A. 嗅上皮的分布（蓝色区域）

B. 通过嗅黏膜的断面示意图

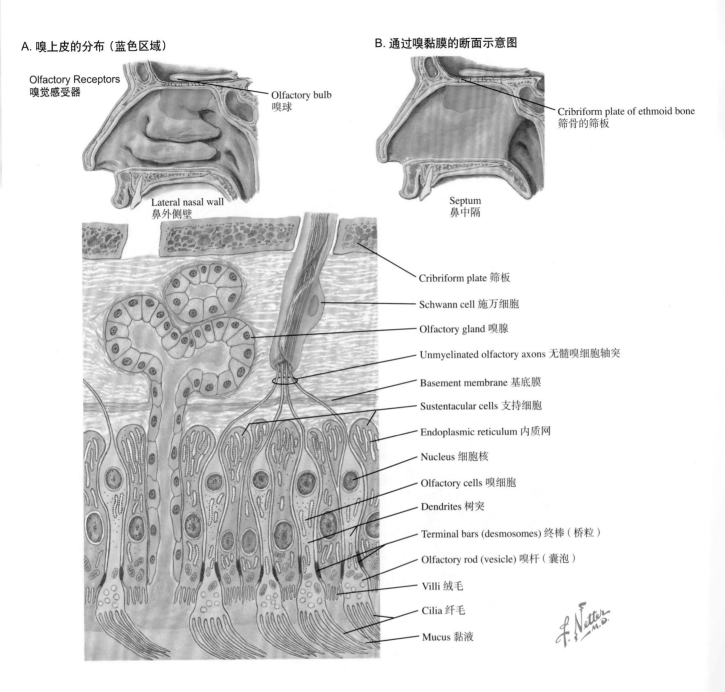

Olfactory Receptors
嗅觉感受器

Olfactory bulb
嗅球

Lateral nasal wall
鼻外侧壁

Cribriform plate of ethmoid bone
筛骨的筛板

Septum
鼻中隔

Cribriform plate 筛板

Schwann cell 施万细胞

Olfactory gland 嗅腺

Unmyelinated olfactory axons 无髓嗅细胞轴突

Basement membrane 基底膜

Sustentacular cells 支持细胞

Endoplasmic reticulum 内质网

Nucleus 细胞核

Olfactory cells 嗅细胞

Dendrites 树突

Terminal bars (desmosomes) 终棒（桥粒）

Olfactory rod (vesicle) 嗅杆（囊泡）

Villi 绒毛

Cilia 纤毛

Mucus 黏液

嗅觉神经系统

16.37 嗅觉感受器

嗅觉感受器位于鼻腔顶部内外侧壁的嗅上皮中，是一群原始的、特化的双极神经元，其细胞核位于上皮的基底部。一个树突延伸至上皮表面，扩展为具有 10～30 个纤毛的嗅杆并延伸至被黏液覆盖的表层。气味分子作用于这些纤毛上的感受器（G 蛋白偶联受体），产生缓慢的去极化启动电位。气味分子与感受器的相互作用十分复杂，往往需要气味分子结合蛋白携带气味分子穿过黏膜。由于嗅上皮的基底干细胞可以不断取代和更新这些神经元，嗅上皮的双极神经元被划分为十分特殊的一类中枢神经系统神经元。无髓的嗅细胞轴突在穿过筛板之前聚集成束（一同被一个施万细胞的髓鞘所包裹）。筛板损伤可以撕裂这些轴突，导致嗅觉丧失。

临床意义

嗅觉丧失（anosmia）对患者来说可能并不是很明显，有些只是表现为味觉识别障碍。最常见的嗅觉丧失原因是感冒，其次是过敏性鼻炎。单侧嗅觉丧失不是由鼻腔局部问题引起的，而很有可能是嗅神经、嗅球、嗅束和嗅纹的问题。筛板外伤是最常见的嗅神经损伤原因。如果嗅觉识别能力减退但依然可以闻到气味，则暗示有可能是前脑的损伤。例如 Wernicke-Korsakoff 综合征中的边缘系统回路损伤、前额叶皮质损伤、AD 中的皮质神经变性损伤以及丘脑区的损伤。

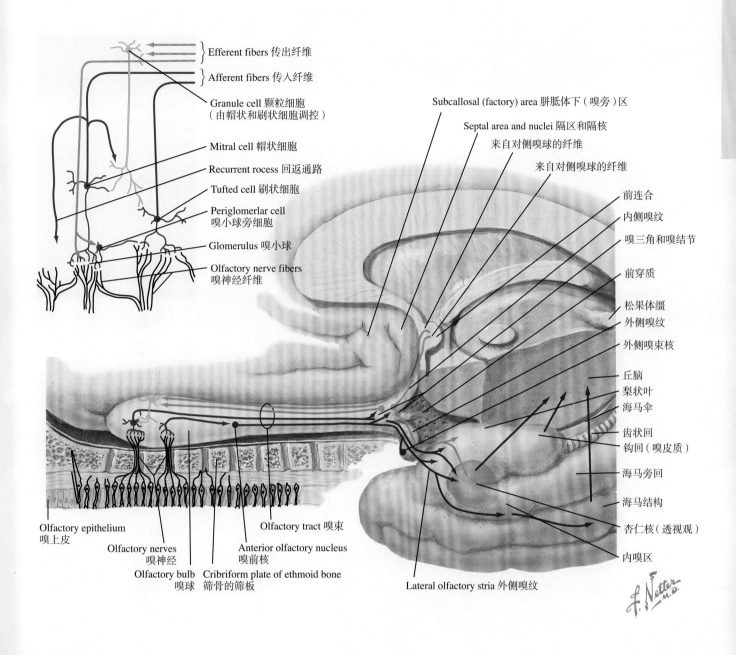

Efferent fibers 传出纤维

Afferent fibers 传入纤维

Granule cell 颗粒细胞
（由帽状和刷状细胞调控）

Mitral cell 帽状细胞

Recurrent rocess 回返通路

Tufted cell 刷状细胞

Periglomerlar cell
嗅小球旁细胞

Glomerulus 嗅小球

Olfactory nerve fibers
嗅神经纤维

Subcallosal (factory) area 胼胝体下（嗅旁）区

Septal area and nuclei 隔区和隔核

来自对侧嗅球的纤维

来自对侧嗅球的纤维

前连合

内侧嗅纹

嗅三角和嗅结节

前穿质

松果体缰

外侧嗅纹

外侧嗅束核

丘脑

梨状叶

海马伞

齿状回

钩回（嗅皮质）

海马旁回

海马结构

杏仁核（透视观）

内嗅区

Olfactory epithelium
嗅上皮

Olfactory nerves
嗅神经

Olfactory bulb
嗅球

Cribriform plate of ethmoid bone
筛骨的筛板

Olfactory tract 嗅束

Anterior olfactory nucleus
嗅前核

Lateral olfactory stria 外侧嗅纹

16.38 嗅觉传导通路

来自双极神经元的初级感觉纤维经筛板在嗅小球层的嗅小球形成突触。嗅小球是处理具体气味信息的功能单位。嗅神经纤维与帽状细胞和刷状细胞的树突形成突触。帽状细胞和刷状细胞是发出嗅束投射的二级感觉神经元，嗅小球旁细胞是联系嗅小球内细胞的中间神经元。颗粒细胞调节帽状细胞和刷状细胞的兴奋性。某些传出神经纤维（如来自 5- 羟色胺能中缝核和去甲肾上腺素能蓝斑），可以调节嗅小球球旁细胞的活动。嗅束绕过丘脑投射至嗅前核、伏核、初级嗅皮质（在钩回）、杏仁核和杏仁核周围皮质。嗅皮质与眶额皮质、岛叶皮质、海马和下丘脑外侧均有相互联系。

临床意义

嗅球和嗅束可能会被嗅沟或罕见的蝶骨嵴脑膜瘤所侵犯，这种肿瘤会导致 Foster-Kennedy 综合征，该综合征的临床表现包括由直接压迫造成的病变侧嗅觉丧失和视神经萎缩，以及由颅内压增高所造成的对侧视盘水肿。如果同侧的视神经完全萎缩，则不会再观察到视盘水肿。嗅球和嗅束还有可能会被额骨肿瘤、向额叶扩散的垂体肿瘤、额叶肿瘤如恶性的神经胶质瘤、Willis 环的动脉瘤和脑膜炎所侵犯。医生可以根据上述病变所造成的症状，与嗅沟脑膜瘤进行鉴别。

索 引

页面编号后面带 "f" 的是指该词位于图中。

页面编号后面带 "b" 的是指该词位于 "临床意义" 部分。

注：未分三、四级

M